글루트 랩

GLUTE LAB

스트렝스의 예술과 과학 및 피지크 트레이닝

브렛 콘트레라스 박사, 글렌 코르도자 지음
김재걸 감수 | 강주한, 조욱래, 차민기 옮김

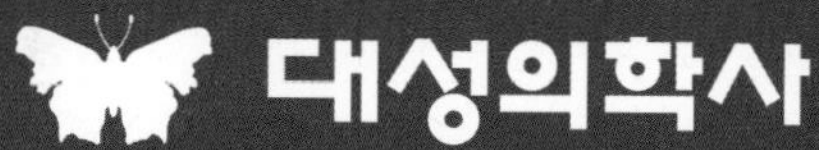
대성의학사

'글루트 가이' 브렛 콘트레라스의 여정

20년이 넘는 시간 동안 브렛 콘트레라스 박사는 인체 퍼포먼스를 향상시키기 위한 연구에 몰두하고 있으며, 특히 인체에서 가장 큰 근육인 대둔근을 집중적으로 연구해왔다. 처음에는 자신의 약하고 평평한 엉덩이를 개선하려는 개인적인 동기에서 출발했지만, 대둔근이 다양한 기능적 움직임에 얼마나 중요한 역할을 하는지 깨닫게 되면서 그의 연구는 빠르게 발전했다. 올바르게 단련된 대둔근은 더 무거운 중량을 들어 올리고, 더 높이 점프하며, 더 빠르게 달리고, 더 강하게 휘두를 수 있도록 도와줄 뿐만 아니라 무릎, 엉덩이, 허리 통증 및 부상을 예방하는 데에도 중요한 역할을 한다. 콘트레라스 박사는 스포츠 과학 박사 학위를 취득한 이후, 현재 전 세계적으로 가장 저명한 근력 및 체형 훈련 전문가로 인정받고 있다.

이 책에서 배우게 될 내용

이 책은 미적 완성도, 건강, 근력, 그리고 운동 능력을 향상시키기 위해 대둔근을 훈련하는 방법을 다룬 종합 가이드이다. 다음과 같은 내용을 확인할 수 있다.

- 대둔근의 해부학과 기능
- 자신의 체형과 훈련 목표에 맞는 운동 선택법
- 대둔근을 더 둥글고 강하게 만드는 가장 효과적인 운동 방법
- 힙 쓰러스트, 데드리프트, 스쿼트 등의 운동 변형과 응용법
- 다양한 훈련 목표와 선호도에 맞춘 샘플 트레이닝 템플릿과 스플릿 프로그램
- 고급 훈련 기법을 루틴에 적용하는 방법
- 체중 감량 및 체형 관리를 위한 식단 전략
- 대둔근에 초점을 맞춘 샘플 번아웃 운동과 템플릿
- 초급, 중급, 고급 수준별 12주 전신 훈련 프로그램
- 자신만의 맞춤형 훈련 프로그램 설계법
- 훈련, 근력, 체형에서 정체기를 극복하는 전략

Contents

추천사

"표지만 보고 책을 판단하지 말라"는 말이 있다. 처음 『글루트랩』의 감수를 의뢰받았을 때, 이 말이 내게 꼭 필요한 조언이었다.

삶의 경험이 쌓일수록 우리는 익숙한 정보처리 방식을 고수하게 된다. 나는 이를 종종 '정보처리의 효율성'이라는 말로 너스레를 떨지만, 그런 시스템도 때로는 심각한 오류를 일으킨다. 『글루트랩』을 처음 접했을 때가 그랬다.

표지를 보는 순간, '엉덩이 모양을 예쁘게 만드는 법'을 다룬 책일 거라 지레짐작했고, '이런 책을 왜 나에게 감수해달라고 부탁했을까?'라는 의문이 들었다. 그러나 책장을 넘긴 바로 그 순간, 나는 내가 구축해온 정보 처리 시스템이 완전히 잘못 작동했음을 직감했다.

저자 브렛 콘트레라스는 친구의 농담 한마디에서 출발해 박사 학위까지 취득하고, 힙 쓰러스트 Hip Thrust라는 혁신적인 운동을 고안한 인물이다. '엉덩이 덕후'라는 수식어가 전혀 과하지 않을 정도로, 그는 이 주제에 몰입했고, 진지하게 파고들었으며, 결국 세계적인 권위자로 자리매김했다.

책을 자세히 들여다보면, 엉덩이라는 부위 하나에 국한되지 않는다. 해부학, 생리학, 운동생리, 심리학, 그리고 실제 훈련 프로그램 설계까지 아우르는 체계적이고 과학적인 접근이 인상적이다. 심지어 '엉덩이'라는 단어를 빼고 봐도, 이 책은 모든 트레이너와 운동 지도자에게 유익한 정보로 가득 차 있다.

만약 여러분이 이 책을 서점의 한 코너에서 우연히 마주친다면, 제발 나처럼 그 표지만 보고 판단하지 않길 바란다. 『글루트랩』은 제목보다 훨씬 더 크고 깊은 내용을 담고 있다. 이것은 단순한 '엉덩이 책'이 아니라, 강하고 건강한 몸을 만들고자 하는 모든 이들을 위한 '운동 과학의 집대성'이라 할 수 있다.

감수 김재걸

MADMAX S&C
KSCPA 공동 협회장
WSBB SS
CSCS

역자 서문

이 책, 『글루트 랩Glute Lab: 스트렝스의 예술과 과학 및 피지크 트레이닝』은 전 세계적으로 유명한 글루트 트레이닝 전문가 브렛 콘트레라스Bret Contreras와 글렌 코르도자Glen Cordoza가 공동 집필한 작품이다. 이 책은 단순한 운동서적을 넘어, 근력과 체형 훈련의 예술과 과학을 심도 있게 탐구하는 지침서로서, 다양한 운동과 프로그램을 통해 글루트(엉덩이 근육)의 발달과 강화에 대한 포괄적인 가이드를 제공한다.

이 책은 건강관리 전문가인 한의사, 트레이너, 물리치료사가 함께 공동 번역하였다. 번역을 하면서 역자들은 많은 부분에서 깊은 인상을 받았다. 저자들이 제시하는 운동법과 이론은 단순히 실험적인 접근을 넘어서, 철저한 과학적 근거와 연구에 기반하고 있음을 확인할 수 있었다. 이러한 점에서 이 책은 트레이너, 피트니스 전문가, 그리고 운동을 사랑하는 모든 분들에게 큰 도움이 될 것이라 확신한다.

특히, 운동 문화와 체형 관리에 대한 관심이 높아지는 지금, 이 책이 제공하는 체계적인 트레이닝 방법론과 실용적인 팁들은 매우 유익할 것이다. 번역 과정에서 원문의 의도와 내용을 최대한 충실하게 전달하기 위해 노력했으며, 한국의 독자들이 쉽게 이해하고 적용할 수 있도록 세심하게 다듬었다.

이 책을 통해 독자 여러분들이 글루트 훈련의 중요성을 깨닫고, 건강하고 균형 잡힌 몸을 만드는 데 큰 도움을 받길 바란다. 또한, 저자들이 강조하는 과학적 접근과 체계적인 훈련 방법이 여러분의 운동 목표를 달성하는 데 있어 큰 자산이 되기를 기원한다.

끝으로, 어려운 출판 환경 속에서도 한국의 운동 지도자들을 위해 좋은 책을 출판해주시는 대성의학사 출판사와 관계자분들께 깊은 감사를 드리며, 독자 여러분들의 많은 사랑과 관심을 부탁드린다.

서문

존경하고 좋아하는 사람이 쓴 책에 서문을 쓰라는 요청을 받는 것은 언제나 영광이다. 그 사람이 브렛 콘트레라스일 때는 더욱 기쁘다. 개인적으로나 직업적으로 그만큼 존경하고 신뢰하는 사람은 없다.

피트니스에 입문한 지 얼마 안 된 사람들은 브렛이 이 업계에 미친 엄청난 영향을 제대로 실감하지 못할 수도 있다. 사실, 브렛이 피트니스 애호가와 전문가 들이 둔근 훈련에 접근하는 방식을 바꾸었다고 해도 과언이 아니다.

브렛이 이 분야에 기여한 바를 완전히 이해하기 위해서는 그가 피트니스 분야에 등장하기 전의 운동 관련 문헌을 살펴보는 것만으로도 충분하다. 2000년대 후반까지 거의 모든 둔근 훈련 관련 기사들은 스쿼트와 데드리프트를 무겁고 강하게 하라고 조언했을 것이다. 드물게 런지나 스티프 레그 데드리프트 세트가 포함된 논문도 있었지만, 소위 많은 권위자들은 런지를 '나약한 운동'으로 치부하기 일쑤였다. 그와 같은 이유로, 케이블 킥백이나 시티드 힙 앱덕션 머신 역시 '약한 사람들'을 위한 운동으로 여겨졌다. 맨몸 운동, 밴드를 사용한 운동, 한 다리 운동, 고반복 운동은 모두 둔근 발달에 비효과적인 것으로 간주되었다. 백 익스텐션은 주로 허리 근육을 목표로 수행되었으며, 글루트 브리지와 힙 쓰러스트라는 카테고리 자체가 존재하지 않았다.

브렛은 하루의 대부분을 증거 기반 둔근 훈련을 연구하는 데 보낸다. 관련 문헌을 샅샅이 뒤지고 자신의 이론을 실제로 테스트하는 데 이만큼 시간과 에너지를 쏟는 사람은 없다. 실제로, 브렛은 바벨 글루트 브리지, 바벨 힙 쓰러스트, 프록 펌프, 그리고 거의 모든 로드된 브리지와 쓰러스트 베리에이션 운동을 발명했다. 더 나아가, 그는 둔근 우세 백 익스텐션(둥근 등과 바깥쪽으로 돌린 발), 측면 힙 레이즈, 확장된 범위의 측면 힙 앱덕션, 그리고 많은 인기 있는 둔근 운동들을 발명했다. 그는 발을 안쪽으로 돌려서 하는 전면 힙 앱덕션 운동을 대중화했고, 미니 밴드와 탄성 루프를 둔근 훈련에 사용하는 것을 크게 유행시켰으며, 둔근 발달을 위해 머신, 케이블, 고반복 운동을 사용하는 것을 수용 가능하게 만들었다. 브렛은 둔근 운동 카테고리를 구분하고 프로그램 설계를 돕기 위해 힘 벡터 용어도 창안했다. 이러한 목록은 끝이 없다.

브렛의 연구실과 체육관에서의 끊임없는 연구는 오늘날 우리가 둔근을 훈련하는 방식을 혁신했다. 그의 연구는 전 세계적으로 퍼져나가고 있다. 지난 수십 년 동안 가슴, 삼각근, 광배근, 팔, 대퇴사두근, 햄스트링 훈련 전략은 크게 변하지 않았지만, 둔근 훈련의 과학과 실천은 브렛 덕분에 기하급수적으로 발전했다. 특히 힙 쓰러스트의 경우, 이 운동을 발명하고 대중화한 공로는 전 세계 어느 누구도 브렛만큼 인정받을 수 없다. 이 운동은 이제 전 세계 피트니스 시설에서 매일 수행되고 있다. 나는 여전히 체육관에 갈 때마다 브렛이 고안한 운동을 누군가가 수행하는 것을 볼 때 큰 기쁨을 느낀다. 브렛 콘트레라스만큼 둔근에 열정을 가진 사람을 만날 수는 없을 것이다. 나는 그와 수십 편의 연구 논문, 기사, 팟캐스트에서 협력한 것이 자랑스럽다.

나는 브렛과 글렌이 2년 동안 『글루트 랩』을 위해 끊임없이 노력했으며, 그 결과 브렛의 둔근 훈련 시스템을 대중들이 쉽게 이해할 수 있도록 만들었다는 것을 알고 있다. 당신이 퍼스널 트레이너, 스트렝스 코치, 운동선수, 물리치료사이거나 단순히 둔근의 힘과 외형을 개선하고 싶은 사람이라면, 꼭 『글루트 랩』을 읽어보라. 후회하지 않으리라 장담한다.

피트니스 전문가, 브래드 쇤펠드, PhD

들어가기

신체의 어느 한 부위를 개선할 수 있다면 어떤 부위를 개선하고 싶은가? 나에게는 항상 대둔근, 즉 둔근이다.* 대둔근이 신체에서 가장 큰 근육이거나 가장 중요한 근육 중 하나이기 때문이 아니다. 사실 나는 둔근이 없어서 둔근에 처음 매료되었다.

내가 '글루트 가이'로 알려지기 훨씬 전, 깡마른 10대였다. 특히 납작한 엉덩이는 늘 부끄러움의 원인이었다. 어떤 남자들은 부끄러워하지만 멋진 둔근은 건강, 스트렝스, 운동 능력, 아름다움의 상징인 동시에 매력적이고 바람직하다는 것은 누구나 알고 있는 사실이다. 하지만 나는 둔근이 전혀 없었다.

고등학교 시절, 여학생들이 친구들의 엉덩이에 대해 이야기하는 것을 종종 엿듣곤 했다. "저 친구는 엉덩이가 예쁘다", "저 청바지에 엉덩이가 잘 어울린다" 같은 말을 하곤 했다. 나는 종종 그들이 저에 대해 무슨 말을 하는지 궁금했다. 그러던 중 잊을 수 없는 한 가지 사건이 나에게 분명한 깨달음을 주었다.

여동생의 남자친구와 골프를 치고 있었는데, 한 번은 그가 "브렛, 너 엉덩이가 없잖아"라고 말하며 클럽을 휘둘렀다. 그는 손으로 허공에 곧은 수직선을 그리고 있었다. "네 등이 다리로 바로 들어가잖아!"라고. 나는 망연자실했다. 그는 방금 내 가장 큰 불안감을 지적한 것이었다. 설상가상으로 학교 여학생들이 저에 대해 무슨 말을 하는지 알게 되었다. 여동생의 남자친구가 이렇게 생각한다면 학교의 모든 여자아이들은 어떻게 생각할까 하는 생각이 들었다.

이것은 나에게 전환점이 되었다. 무언가 변화가 필요했다. 나는 둔근을 만들어야 했다.

그때부터 나는 둔근 운동에 집착했다. 둔근이 발달하지 않은 나는 둔근을 강화하고 발달시킬 수 있는 최고의 훈련 방법과 기술을 찾기 위해 노력했다. 28년간의 훈련, 코칭, 실험, 그리고 박사 학위를 받고 수많은 연구 논문을 발표한 끝에 세계 최초의 종합적인 둔근 훈련 시스템을 개발했다. 이 책이 바로 그 시스템이다. 둔근 훈련이 중요한 이유, 둔근의 기능, 둔근이 신체에서 수행하는 중요한 역할, 그리고 가장 중요한 것은 둔근 발달과 퍼포먼스를 극대화하는 프로그램을 설계하고 기술을 수행하는 방법을 배울 수 있다.

하지만 시스템에 대해 자세히 알아보기 전에 시스템과 기술이 발달한 이유와 방법을 설명하기 위해 나의 여정을 공유하고자 한다.

이 책에서 둔근이라는 단어를 사용할 때(그리고 실제로 이 단어를 많이 사용한다)는 엉덩이를 구성하는 대둔근, 중둔근, 소둔근의 세 가지 둔근을 가리킨다. 둔근의 이름은 엉덩이를 뜻하는 그리스어로 글루토스와 라틴어로 maximus(최대), medius(중간), minimus(최소)에서 유래했다. 대둔근은 주요 근육이다. 대둔근은 세 근육 중 가장 큰 근육이며 우리가 비공식적으로 엉덩이라고 부르는 모양과 모양을 만든다. 이러한 이유로 둔근은 주로 대둔근을 의미하지만 다른 두 개의 작은 둔근도 포함한다. 5장에서는 세 가지 근육에 대해 더 자세히 설명한다.

둔근을 얻기 위한 탐구

둔근을 단련하기로 결심하고 가장 먼저 한 일은 손에 잡히는 모든 보디빌딩 잡지와 책을 읽는 것이었다. 둔근 훈련에 관한 모든 것을 배우고 싶었다. 한 가지 문제가 있었는데, 그 당시에는 아무도 둔근 훈련에 대해 이야기하지 않았다. 보디빌더들은 다리를 단련하는 날이 있었고, 다리 운동 루틴에 스쿼트와 데드리프트만 포함하면 둔근이 잘 발달할 것이라고 생각했다. 그래서 나는 그렇게 했다.

수년 동안 나는 스쿼트와 데드리프트를 강박적으로 하고, 스텝업과 스플릿 스쿼트 등 둔근을 단련하는 다른 다리 운동도 병행하며 둔근을 단련했다. 그리고 한동안은 효과가 있었다. 힘이 강해지고 체격도 좋아졌고 기분도 좋아졌다. 하지만 어느 순간 둔근 발달이 멈췄다.

뒤돌아보면 두 가지 이유가 있었다.

첫째, 유전적 요인이 나에게 불리하게 작용했다. 유전학은 둔근 발달에 큰 역할을 하는 것으로 밝혀졌다. 유전학의 역할에 대해서는 2부에서 자세히 알아보겠다. 어떤 사람들은 평생 단 하루도 운동을 하지 않았는데도 완벽한 엉덩이를 가지고 있는 반면, 어떤 사람들은 수년간 지칠 줄 모르고 노력해야만 둔근을 만들 수 있다. 나는 후자의 범주에 속한다. (나와 같은 경우라면 유전적 요인에 좌절하지 마라. 이 책에서 소개하는 둔근 훈련 기술과 프로그램을 통해 체격, 건강 및 퍼포먼스를 향상시킬 수 있다.)

둘째, 스쿼트와 데드리프트 패턴은 하체의 스트렝스와 근육을 키우는 데는 좋지만 대퇴사두근과 햄스트링과 같은 정도로 둔근을 운동하지는 않는다. 스쿼트는 주로 대퇴사두근을, 데드리프트는 주로 햄스트링을 운동한다(특히 내가 데드리프트하는 방식은 고관절이 높은 편이다). 물론 여러 근육이 동시에 작동하지만 움직임을 파워풀하게 만드는 지배적인 근육이 있으며, 다른 근육보다 더 높은 수준으로 수축하는 근육이 있다.

따라서 나의 둔근 발달이 부진한 것은 부분적으로는 유전학과 둔근 전용 운동(또는 이 책의 뒷부분에서 언급하듯이 둔근 우세 운동)을 수행하지 않았다는 사실 때문이었다. 당시 나는 유전학의 역할에 대해 무지했지만 스쿼트와 데드리프트에 대해 충분히 배웠기 때문에 둔근이 주 근육이 아니라는 것을 알 수 있었다.

둔근 위주의 운동을 더 많이 해야 한다는 것을 깨달은 나는 인터넷을 통해 다른 코치들이 어떤 운동을 하는지 살펴봤다. 그러던 중 마크 버스테겐, 조 드프랑코, 에릭 크레시, 마이크 로벗슨, 마이크 보일, 마틴 루니의 작품을 접하게 되었다. 이들은 글루트 브릿지, 버드 독, 사이드 라이닝 클램 등 다양한 둔근 운동을 가르치고 있었다.

이러한 운동들은 훌륭한 둔근 운동이지만, 체중을 싣고 밴드를 이용한 움직임이다. 좋은 운동 효과를 얻으려면 수많은 반복 퍼포먼스를 수행해야 했다. 사실, 이 코치들은 둔근을 단련하기 위해 이 운동을 사용하지도 않았다. 저부하 활성화 운동으로 간주되어 근육을 강화하거나 성장시키는 것이 아니라 근육을 자극하는 데 사용되었다. 예를 들어 이러한 운동은 운동을 위한 워밍업으로 사용되거나 근육 불균형(한쪽 둔근이 다른 쪽보다 큰 경우), 자세 문제(허리 통증) 또는 잘못된 움직임 패턴(나쁜 자세로 스쿼트)을 치료하기 위한 교정 운동으로 사용될 수 있다. 확실히 근육을 키우기 위한 처방은 아니었다.

그 당시에는 근육을 키우려면 무거운 리프팅을 해야 한다고 생각했다는 사실을 뒤로 미뤄두는 것이 중요하다. (지금은 고반복으로도 근육을 만들 수 있다는 것을 알고 있는데, 이에 대해서는 2부에서 알아보겠다.) 그래서 나는 이 운동들을 접했을 때 마음에 들었지만 내가 원하는 결과를 얻을 수 있을 거라 생각하지 못했다. 나는 더 크고 강한 둔근을 원했고, 이를 달성하려면 둔근을 목표로 할 뿐만 아니라 무거운 것을 들어 올리면서 수행할 수 있는 움직임을 수행해야 했다. 하지만 내가 찾아본 바로는 그런 움직임은 존재하지 않았다.

그러던 중 이런 일이 일어났다.

2006년 10월 10일이었다. 나는 당시 여자 친구였던 잔느와 함께 UFC 경기를 보고 있었다. 켄 샴록이 티토 오티즈와 맞붙고 있었는데, 나는 멋진 경기를 기대하고 있었다. 오티즈가 샴록을 핀에 빠뜨렸고 경기는 끝이 난 것처럼 보였다. 나는 경기가 그렇게 끝나는 게 싫어서 나는 "그를 때려눕혀, 때려눕혀!"라고 소리쳤다.

아마도 어린 시절 쌍둥이 동생 조엘과 레슬링 시합을 할 때, 고관절을 격렬하게 신전시켜 조엘의 밑에서 빠져나오려고 했던 기억을 떠올리고 있었던 것 같다(브릿징이라고 불리는 이 움직임은 레슬링과 주짓수 같은 그래플링 종목의 기본 기술이기도 하다).

물론 프로 종합격투기에서는 그렇게 쉬운 일이 아니다. 하지만 나는 바닥에서 브릿징이 쉽다는 것을 알고 있었다. 그러다 깨달음의 순간이 왔다. 동작에 부하나 무게를 더하고 동작 범위를 넓히면 둔근을 강화하고 근육을 키울 수 있겠다는 생각이 들었다.

경기가 끝난 후 나는 서둘러 차고로 나가 잔느에게 장비를 옮기는 것을 도와달라고 전화했다.

"지금은 밤 9시 30분이에요." 그녀가 말했다. "지금은 이 일을 하고 싶지 않아요."

"알았어요! 내가 직접 할게요." 나는 글루트 햄을 리버스 하이퍼로 올리면서 대답했다.

장비를 정렬한 후, 나는 딥 벨트로 허리에 45파운드의 플레이트를 여러 개 감고 조심스럽게 등을 글루트 햄 디벨로퍼에, 발을 리버스 하이퍼에 포지션했다. 분명히 이것은 올바른 장비 사용 방법이 아니다. 아무리 봐도 어설펐다.

나는 천천히 고관절을 위아래로 움직이면서 15회 반복했다. 내 인생에서 이렇게 둔근 타는 듯한 느낌은 처음이었다. 15번째 반복을 할 때쯤에는 둔근이 제발 자비를 베풀어달라고 비명을 지르고 있었다. 처음으로 둔근이 실제로 둔근 운동의 한계라고 느꼈고, 너무 지쳐서 더 이상 반복할 수 없을 때 세트가 끝났다.

그 순간을 되돌아보니 이 실험이 효과적이었던 만큼 위험하기도 했다는 것을 깨달았다. 만약 두 기구가 미끄러졌다면 나는 꼬리뼈가 쉽게 부러졌을 수도 있었다. 하지만 당시에는 안전에 대해 생각하지 않았다. 스쿼트가 대퇴사두근을, 데드리프트가 햄스트링을 목표로 하는 것과 같은 방식으로 둔근을 목표로 하는 전체 범위의 움직임, 즉 둔근 훈련의 누락된 고리를 찾았다는 것을 알았기 때문이다. 게다가 부하(무게)를 가하여 퍼포먼스를 수행할 수 있었다.

유치하게 들릴지 모르지만, 촬영을 마친 후 앞마당으로 나가 하늘을 올려다보며 이렇게 말했다. "내 인생이 영원히 바뀔 거야. 이 운동을 대중화하는 것을 내 인생의 사명으로 삼겠어"라고 생각했다.

그렇게 힙 쓰러스트가 탄생했다.

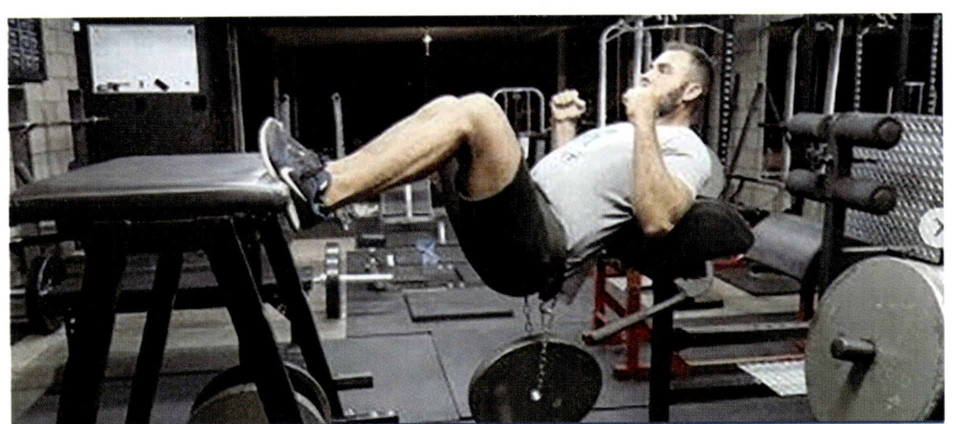

힙 쓰러스트의 오리지널 콘셉트

운동의 이름은 무엇으로 정할까?

힙 쓰러스트를 발명하고 나서 나는 이 움직임에 이름을 붙일 필요가 있다는 것을 깨달았다. 몇 가지 옵션이 떠올랐다. 과학적인 방법으로 '등 대고 구부린 다리 고관절 신전'이라고 부를 수도 있었지만 너무 장황해보였다. 불가리아 스플릿 스쿼트, 노르딕 햄컬, 루마니아 데드리프트 같은 운동과 경쟁하기 위해 '아메리칸 힙 익스텐션'으로 이름을 붙일 수도 있었지만, 대중성을 극대화하려면 좋은 전략이 아닌 것 같았다. 내 이름을 따서 '콘트레라스 둔근 리프팅'이라고 부를 수도 있었지만, 개인과 관련된 운동이 되고 싶지 않았다. 여러 가지 옵션을 고민한 끝에 엉덩이를 밀어 올리는 운동이 가장 비슷하기 때문에 '힙 쓰러스트'라고 하기로 결정했다.

쓰러스트 운동은 필수다

이 시점에서 나는 15년 동안 웨이트 리프팅을 해왔다. 대학을 졸업하고 석사 학위를 받았으며 공인 스트렝스 및 컨디셔닝 전문가(CSCS)가 되었고, 고등학교 수학 교사로 잠시 일하기도 했다. 가르치는 것도 좋았지만 내 진짜 열정은 퍼스널 트레이닝이었다. 내 생각의 전부였다. 그래서 6년간의 교직 생활을 그만두고 퍼스널 트레이너로 전향했다.

내 고객 대부분은 둔근 트레이닝을 좋아했고, 나는 그들과 힙 쓰러스트를 공유하고 싶었다. 그래서 차고에서 운명적인 밤을 보낸 다음 날, 당시 트레이닝을 하고 있던 이모에게 내가 고안한 새로운 운동에 대해 이야기했다. 내가 설명한 단점은 웨이트를 제자리에 놓고 패드를 등으로 밀어내는 것이 매우 번거롭다는 것이었다. 게다가 리버스 하이퍼와 글루트 햄 발달 기기를 사용할 수 있는 사람은 많지 않았고, 설령 사용할 수 있다고 해도 헬스장에서 두 기구를 다른 용도로 독점적으로 사용할 수 있는 것도 아니었다. 훌륭한 운동이지만 절차가 너무 복잡해서 실제로 아무도 하지 않을 것 같았다.

"그럼 뭔가 발명해보세요." 그녀가 나에게 말했다.

나보다 먼저 생각한 사람이 없는지 확인하기 위해 5일 동안 웹에서 이 운동에 대한 증거를 열심히 검색했다. '힙', '둔근', '골반', '등을 대고 누운 자세', '바닥'과 '브리지', '쓰러스트', '리프트', '레이즈'의 모든 조합을 시도해보았다. 또한 오래된 고전적인 스트렝스 트레이닝 텍스트를 모두 살펴봤다.

내가 찾은 유일한 것은 멜 시프와 유리 버코샨스키의 유명한 1977년 저서 『슈퍼트레이닝』에 실린 오래된 사진 한 장뿐이었는데, 이 사진에는 높은 브릿징 베리에이션이 묘사되어 있었지만, 수동 저항이나 작동하지 않는 다리에 케틀벨을 매달고 있는 모습만 있어 실용적이거나 헬스장에 적합하지 않다고 생각했다. 나는 괜찮아 보였다.

전직 고등학교 수학 교사였다가 지금은 개인 트레이너이자 발명가로 변신한 나는 세계에서 가장 뛰어난 디자이너는 아니었다. 내가 스코처라고 불렀던 초기 모델의 기계는 꽤 투박했다. 조정이 거의 불가능했고 패딩도 최적의 상태와는 거리가 멀었다. 후속 모델은 올바른 방향으로 나아가는 단계였지만 여전히 단점이 있었다. 예를 들어 부하(무게)를 가한 상태에서 움직임을 퍼포먼스하려면 두 명의 스포터가 바벨을 제자리에 올려야 했다. 그럼에도 불구하고 작업을 완료했다.

나는 스코처를 사용하여 애리조나주 스코츠데일에 있는 내 트레이닝 스튜디오 리프팅에서 고객들의 프로그램에 힙 쓰러스트를 통합하기 시작했다. 그 결과는 놀라웠다. 내 고객들은 "브렛, 나는 더 빨리 달리고 있고 엉덩이가 커지고 있는데 힙 쓰러스트 덕분이에요. 정말 좋아요!"

불가리안 스플릿 스쿼트, 스텝업, 런지, 스쿼트, 데드리프트, RDL, 백 익스텐션, 리버스 하이퍼, 글루트 햄 레이즈, 힙 쓰러스트(모두 책 뒷부분에 소개되어 있다) 등 우리가 했던 모든 둔근 운동 중에서 그들이 어떻게 힙 쓰러스트라는 것을 알 수 있었을까?

"달릴 때 힙 쓰러스트 동작을 할 때처럼 둔근에 힘이 느껴져요. 그게 바로 그것이라는 것을 알 수 있어요"라고 그들은 말한다.

힙 쓰러스트가 진짜라는 것은 분명했다. 하지만 나는 단순한 일화 이상의 증거가 필요했다. 동료 코치들과 트레이너들의 존경을 받으려면 이를 뒷받침할 과학적 근거가 필요했다.

당시 내가 알고 있던 둔근 훈련에 관한 가장 포괄적인 실험은 2006년 미국 운동 위원회(ACE)에서 발표한 'Glutes to the Max'라는 미공개 연구였다. 이 실험에서 연구자들은 근육 활성화를 측정하는 도구인 근전도 검사(EMG)를 사용하여 몇 가지 인기 있는 하체 운동의 둔근 활성화 정도를 비교했다.

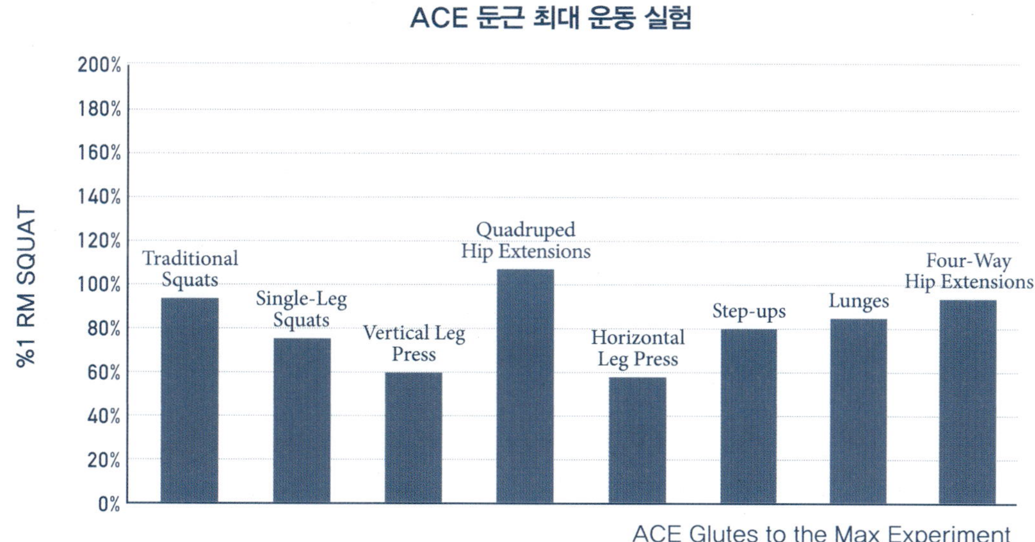

가장 큰 EMG 장비 제조업체가 바로 스코츠데일에 있다는 글을 읽은 기억이 났다. 그래서 두 번 생각할 필요도 없이 바로 전화를 걸어 내 장비를 주문했다. 다행히도 그들은 친절하게도 사용법을 가르쳐주었다.

새 근전도 장치를 가지고 고객과 내 자신을 대상으로 리프팅에서 했던 둔근 운동을 테스트하기 시작했다. 초기 결과는 희망적이었다. 힙 쓰러스트는 스쿼트, 데드리프트 및 기타 일반적인 둔근 훈련 운동보다 더 높은 수준의 둔근 활성화 수치를 보였다. 이는 내가 힙 쓰러스트가 제대로 된 둔근 강화 운동임을 입증하는 데 필요한 증거 기반 과학이었다. 하지만 재앙이 닥쳤다.

경기가 무너지고 리프팅 스튜디오가 있던 쇼핑몰이 폐업하면서 나는 스튜디오 문을 닫아야 했다. 동시에 투자자와 함께 스코처를 대량 생산하려는 노력도 실패로 돌아갔다.

힙 쓰러스트를 정통 스트렝스 트레이닝 운동으로 대중화하고 검증하고 둔근 운동의 이점을 널리 알리려던 내 꿈은 다음으로 미뤄야 했다.

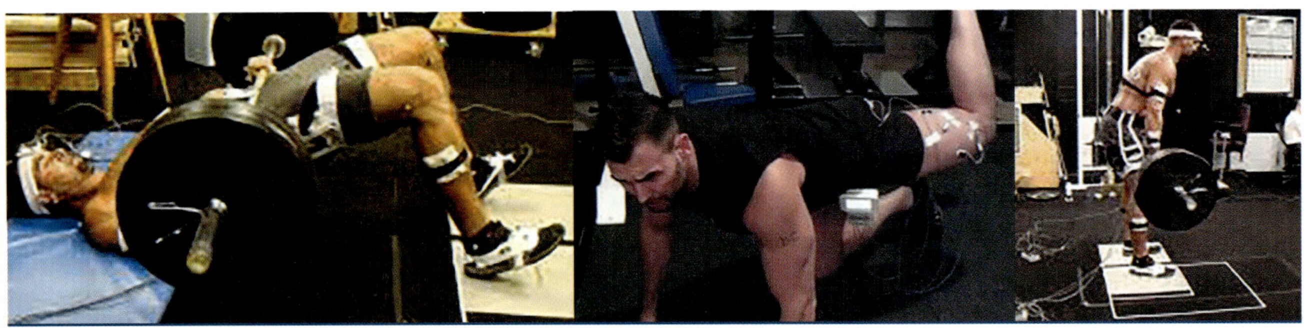

EMG 연구

엔터 더 글루트 랩

리프팅이 중단되면서 나는 내 방법을 가르칠 새로운 플랫폼이 필요했다. 그래서 BretContreras.com을 시작했고 블로그 게시물과 기사를 통해 내가 배운 둔근 트레이닝에 관한 모든 것을 공개했다. 그리고 트레이닝과 코칭을 멈추지 않았다. 지금은 차고 밖에서 사람들을 훈련하고 있지만 고객층이 늘어났고 시스템은 계속 발전하고 있다. 나는 다양한 프로그램을 실험하고 힙 쓰러스트 퍼포먼스를 위한 새롭고 더 나은 방법을 찾았다.

나의 리프팅 센터에서는 힙 쓰러스트에 스코처를 사용했다. 힙 쓰러스트를 수행하는 다양한 방법을 실험하던 중, 벤치에 등을 기대고 운동을 할 수 있다는 생각이 들었다. 이것은 힙 쓰러스트에 대한 훨씬 더 실용적인 접근 방식으로 밝혀졌으며 오늘날 많은 사람들이 이를 수행하는 방법이다.

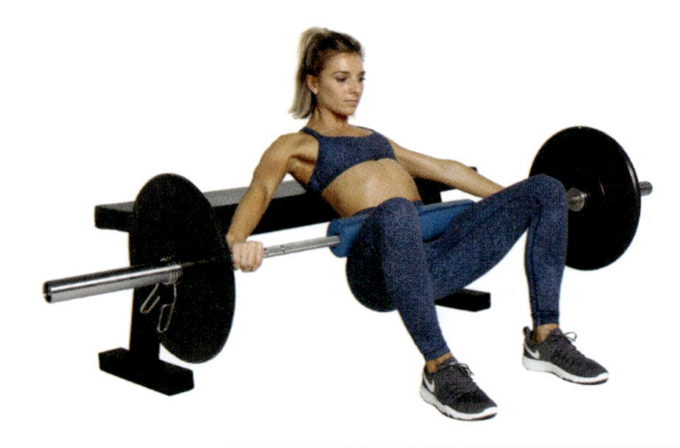

벤치 힙 쓰러스트

하지만 둔근 훈련은 아직 초기 단계였다. 스트렝스 및 컨디셔닝 커뮤니티는 여전히 스쿼트와 데드리프트를 둔근 강화 및 발달을 위한 최고의 움직임으로 간주했다. 하지만 나는 그렇지 않다고 생각했고 이를 증명하기 시작했다.

내 아이디어를 널리 알리기 위해 인기 있는 스트렝스 트레이닝 및 보디빌딩 웹사이트와 잡지에 글을 쓰기 시작했다. 특히 '둔근 신화를 없애기'라는 제목의 한 기사는 주목을 받았다. 이 글은 스트렝스 분야에서 가장 존경받는 웹사이트 중 하나인 T-Nation에 실렸다. 코치, 보디빌더, 파워리프터들을 위해 작성되었다. 이 글은 스쿼트와 데드리프트가 중요한 운동이지만, 더 크고 강한 둔근을 만들기 위한 최고의 움직임은 아니라고 제안했다.

스쿼트와 데드리프트를 둔근 발달을 위한 주요 전략으로 삼았던 사람들은 둔근을 발달시키기 위한 주요 전략으로 스쿼트와 데드리프트를 해온 사람들은 이에 대해 부정적인 의견을 많이 냈다. "무슨 말이야. 스쿼트와 데드리프트가 둔근에 가장 좋은 운동이 아니라고요?! 수년 동안 그렇게 해왔는데요!"

말할 필요도 없이, 이 글과 둔근 운동에 대한 나의 접근 방식은 사람들의 관심을 끌었다. 그리고 내 생각에 이의를 제기하는 사람들도 있었지만, 많은 사람들이 흥미를 보였다. 그 증거는 무시할 수 없었다. 사람들은 자신의 힙 쓰러스트 영상을 올리고 댓글을 달면서 운동하는 동안 둔근이 얼마나 튼튼해졌는지에 대해 댓글을 달았다. 여기서 주목할 점은 스쿼트나 데드리프트 퍼포먼스를 할 때 둔근이 항상 강하게 수축하는 것을 느끼는 것은 아니다. 반면에 힙 쓰러스트를 할 때는 일반적으로 둔근이 많이 수축하는 것을 느낀다. 앞으로 몇 페이지에 걸쳐 설명하겠다.

나는 이것이 힙 쓰러스트의 전환점이라고 생각한다. 이제 움직임이 시작되었다. 이제 이 동작을 프로그램에 포함할지, 다른 사람들에게 추천할지 여부는 각자의 몫이었다.

일부 부정적인 반발도 있었지만, 나는 일부 사람들이 화를 내는 이유를 이해했다. 폐쇄적이었다. 어떤 주제나 아이디어에 전념하고 있는데 누군가 와서 더 좋은 방법이 있다고 말하면 저항이 생기는 경향이 있다.

나는 항상 열린 마음으로 교육에 접근하기 위해 최선을 다했다. 나는 행운이 있었다. 운이 좋았다. 게다가 나는 사람들이 하는 말에 낙담하지 않았다. 힙 쓰러스트가 안전할 뿐만 아니라 효과적이라는 것을 알고 있었기 때문이다. 그리고 근전도 실험을 통해 힙 쓰러스트가 스쿼트보다 둔근을 더 많이 활성화하고 데드리프트보다 더 높은 수준으로 둔근을 활성화한다는 것을 알고 있었다. 당시에는 이것만으로도 충분한 증거였지만, 고관절 운동의 대중화를 위해 쓰러스트와 나의 둔근 훈련 방법을 대중화하려면 이를 뒷받침할 더 많은 과학적 근거가 필요했다.

문제는 내가 스트렝스와 컨디셔닝에 대한 정식 교육을 받은 적이 없다는 것이었다. 물론, 나는 수천 시간의 훈련, 코칭, 독서를 했지만 그것만으로는 충분하지 않았다. 결국 누가 전직 고등학교 수학 교사에서 퍼스널 트레이너로 변신한 사람의 말에 귀를 기울이겠는가?

내 아이디어가 받아들여지려면 더 많은 신뢰가 필요했다. 게다가 나는 혁신하고, 테스트하고, 실험하고, 연습할 수 있는 장소가 필요했다.

그래서 2011년에 오클랜드 공과대학교(AUT)의 박사 과정에 등록했다. 생체역학을 전공하는 존 크로닌 박사의 지도하에 박사 과정에 등록했다. 박사 과정 학생으로서 나는 다음과 같은 사실을 알게 되었다. 둔근에 대한 연구가 꽤 많이 이루어졌다는 것을 알게 되었고, 나는 그 모든 것을 섭렵했다. 나는 미친 듯이 둔근과 근력 운동과 관련된 모든 것을 밤낮을 가리지 않고 둔근 및 스트렝스 트레이닝과 관련된 모든 것을 읽었다. 시간이 지나면서 나는 둔근과 근력 운동과 관련된 1,200개 이상의 연구 자료를 모았다. 여기서 주목할 만한 점은 내가 처음 둔근 훈련과 관련된 기사를 찾기 시작했을 때, 나는 연구를 수행하는 방법을 정확히 몰랐고 연구 데이터베이스에 액세스할 수 없었다. 하지만 박사 과정 첫해에 모든 것이 바뀌었다. 내가 손에 넣을 수 있는 모든 것을 읽고, 공부하고, 정리했다.

AUT에서 공부할 때 가장 좋았던 점은 멀리서도 공부할 수 있다는 것이었다. 첫해는 오클랜드에서 지냈지만 그 후 다시 공부를 재개하기 위해 애리조나로 돌아왔다. 박사 학위를 취득하면서 최신 연구 동향을 파악할 뿐만 아니라 블로그도 운영하고, 교육도 받았다. 스포츠 과학 장비를 업데이트하고, 가장 중요한 것은 고객들을 코칭하는 것이었다.

리프트 스튜디오의 트레이너로서 나는 고객과 내 자신을 대상으로 둔근 훈련 방법을 테스트했다. 지금은 차량 4대가 들어가는 차고를 스트렝스 트레이닝 체육관으로 개조해 이 작업을 하고 있다. 체육관일 뿐만 아니라 내 아이디어, 이론, 기술을 테스트하는 장소이기도 했기 때문에 나는 그곳을 '글루트 랩'이라고 불렀다. 이미 근육 활성화를 테스트하는 근전도 장치가 있었지만 더 많은 관심 변수를 조사하고 싶었기 때문에 다양한 움직임 동안 지면 반력을 조사하는 힘판과 시간에 따른 근육 두께의 변화를 살펴볼 수 있는 초음파 장치를 구입했다. 당시 나와 함께 일하던 고객인 '더 글루트 스쿼드'는 수많은 피드백을 제공했고, 내가 훈련 방법을 정리하여 시스템으로 만드는 데 도움을 주었다.

또한 박사 학위를 위해 수행한 두 가지 훈련 연구와 함께 근전도, 초음파, 힘판을 사용한 실험을 통해 글루트 랩에서 수행한 훈련의 효과를 더욱 검증할 수 있었다. 힙 쓰러스트의 이점은 더 이상 이론적인 것이 아니었다. 과학으로 증명할 수 있었다.

새로운 아이디어를 실험하고 테스트하는 것 외에도 나는 계속해서 장비를 혁신했다. 스쿨처가 실용적이지 않았던 것처럼 벤치에서 힙 쓰러스트 퍼포먼스를 하는 것도 실용적이지 않았다. 나는 힙 쓰러스트를 위해 특별히 고안된 장비, 즉 더 나은 장비가 필요했다.

그래서 나는 다시 원점으로 돌아갔다.

글루트 랩이란 무엇인가?

'글루트 랩'은 애리조나주 피닉스에 있는 내 집에 있는 차량 4대를 수용할 수 있는 규모의 차고 체육관을 일컫는 말이다. 이곳에서 고객과 나 자신을 훈련하고 박사 학위 논문을 위한 대부분의 연구를 수행했다. 나는 근전도 장치, 힘판, 초음파 기계 등 스포츠 과학 기술과 함께 멋진 둔근 단련 장비를 사용했다. 둔근과 관련된 여러 편의 독창적이고 동료 심사를 거친 저널 논문을 발표하는 것 외에도 이 체육관과 장비를 사용하여 수십 개의 소규모 실험과 사례 연구를 수행했다.

이제 글루트 랩은 단순한 헬스장이 아니라 스트렝스 및 피지크 트레이닝을 위한 나의 시스템이다. 이 책은 그 시스템의 책 버전이다. 이 책에 담긴 아이디어를 직접 보고 싶다면 글루트 랩 세미나에 참석하거나 캘리포니아 샌디에이고에 있는 내 체육관을 방문하라. 나는 글루트 스쿼드를 훈련하는 것 외에도 글루트 트레이닝에 대한 이해와 적용을 높이기 위한 연구를 계속하고 있다.

힙 쓰러스터

벤치를 이용해 힙 쓰러스트 퍼포먼스를 할 때는 벤치가 미끄러지거나 뒤로 넘어지지 않도록 벽이나 스쿼트대 같은 안정된 물체에 벤치를 고정하는 것이 관건이다. 처음에는 긍정적인 피드백을 많이 받았지만, 대규모 그룹에서는 실용적이지 않았고 잘못 세팅하면 위험할 수도 있었다. 또한 밴드를 벤치에서 적당한 거리에 있는 물체(무거운 덤벨이나 파워 랙의 발 등)에 고정해야 하기 때문에 밴드 힙 쓰러스트 퍼포먼스를 하기가 어려웠다.

나는 힙 쓰러스트 운동을 퍼포먼스하기 위해서는 벤치를 플랫폼에 부착해야 한다는 것을 깨달았다. 스코처 모델에서 더 나아가 힙 쓰러스터라는 새로운 제품을 개발했다. 이 새로운 디자인을 사용하면 바벨을 사용하여 안전하게 움직임을 수행할 수 있고 밴드 저항으로 힙 쓰러스트 퍼포먼스를 할 수 있으며 훨씬 더 비용 효율적이었다.

나의 팀과 나는 힙 쓰러스터를 좋아했지만, 꽤 혹독한 비판에 직면했다.

독일 철학자 아서 쇼펜하우어의 유명한 명언인 "모든 진실은 세 단계를 거친다"가 떠올랐다. 첫째, 조롱을 받는다. 둘째, 격렬하게 반대한다. 셋째, 자명한 것으로 받아들여진다.

이러한 프로그레션은 힙 쓰러스트와 힙 쓰러스터에서 특히 두드러졌다. 처음에는 사람들이 분노했다. 업계에서 가장 유명한 사람들 중 일부는 어리석고 위험하다고 말했다. 그러자 비방하는 사람들은 기능이 없다고 비난하기 시작했다. 힙 쓰러스트 자세를 취하면 등을 대고 누운 자세, 수파인 포지션으로 세 지점이 닿게 되는데, 등은 벤치에, 두 발은 바닥에 닿게 된다. 사람들은 이 포지션을 비기능적이라고 보는데, 그 이유는 이 동작을 수행하기 위해 많은 균형 감각이 필요하지 않고(실제로는 더 안전하다) 누워 있기 때문에 스포츠와 생활의 동작을 모방하지 않기 때문이다. 4장에서 둔근 트레이닝이 어떻게 기능과 퍼포먼스를 향상시킬 수 있는지에 대해 설명하겠다.

그런데 놀랍게도 사람들은 내가 힙 쓰러스트를 발명하지 않았다고 말하기 시작했다. 사람들은 지난 20년 동안 이 운동을 해왔다고 말하곤 했다. 물론 그 누구도 자신의 주장을 뒷받침할 사진이나 비디오 증거를 가지고 있지 않았다.

반대하는 사람은 언제나 있기 마련이다. 하지만 다음 두 페이지의 '변화'라는 제목의 전후 사진이 그 사실을 말해주고 있다. 그리고 내가 발표한 연구와 기사('파트 2'에서 다룬다)는 스트렝스, 건강, 퍼포먼스에 대한 기능적 이점을 입증한다.

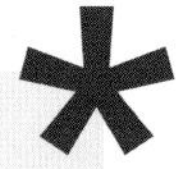

위에서 설명한 대로 벤치를 사용하여 힙 쓰러스트를 퍼포먼스할 수 있다는 점을 언급하는 것이 중요하다. 벤치에 기대어 하는 것이 불편하다면 312쪽에 설명된 다른 옵션도 있다. 내가 가장 중요하게 생각하는 것은 이것이다. 이 동작을 퍼포먼스하기 위해 힙 쓰러스터에 돈을 써야 한다고 생각하지 않았으면 좋겠다는 것이다. 이 책의 뒷부분에서는 벤치를 사용하여 힙 쓰러스트를 안전하고 효과적으로 퍼포먼스하는 방법과 다른 베리에이션을 사용하는 방법을 보여준다. 간단히 말해, 선택의 여지가 있다. 최근에는 일반 헬스장에서도 고가의 둔근 단련 기구가 점점 더 보편화되고 있다.

트레이닝의 미래

앞으로 몇 년 동안 전 세계의 더 많은 데이터가 내 고객들이 계속 느끼고 있는 것을 확증할 것으로 기대한다. 힙 쓰러스트가 가장 기능적인 운동 중 하나라는 것이다. 힙 쓰러스트는 놀라운 둔근 강화 운동일 뿐만 아니라 스프린트, 점프, 수평으로 밀어내는 힘, 허벅지 중간 부위의 당기는 힘, 스쿼트 및 데드리프트 근력을 향상시키는 데도 좋다.

그동안 나는 단순히 하나의 기사, 책, 연구 논문을 발표하고 모든 것이 한꺼번에 바뀌기를 기대해서는 안 된다는 것을 배웠다. 사람들은 압박감을 느끼지 않고 자신의 견해를 조정할 시간이 필요하다. 하지만 변화의 물결은 분명 움직이고 있다. 수천 명의 코치와 운동선수들이 힙 쓰러스트를 도입하고 내 둔근 트레이닝 방법을 받아들이고 있다. 소셜 미디어 덕분에 힙 쓰러스트는 이제 전 세계에서 볼 수 있다. 더 록, 케이트 업튼, 제임스 해리슨은 모두 힙 쓰러스트 퍼포먼스 영상을 올렸다.

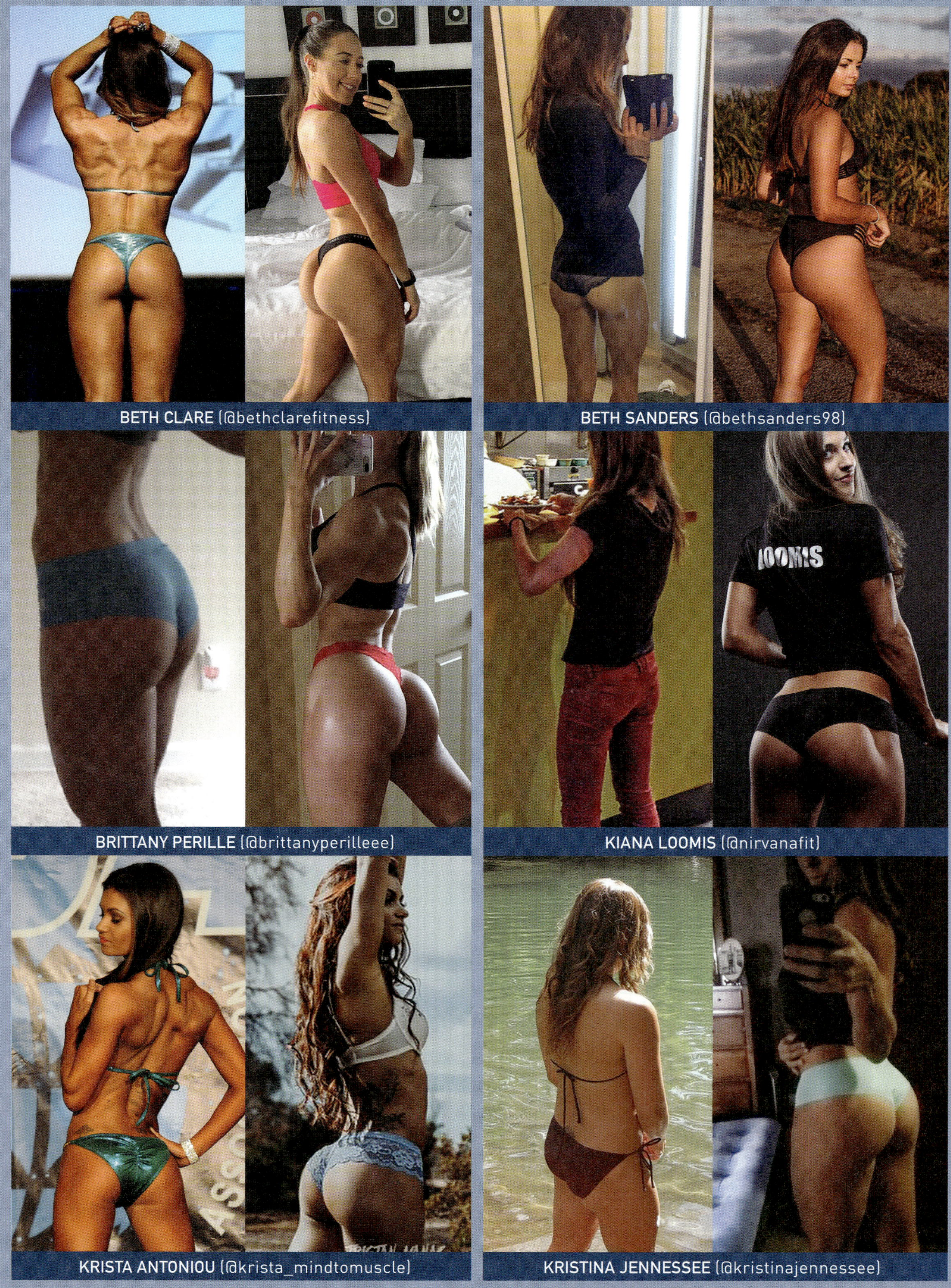

BETH CLARE (@bethclarefitness)

BETH SANDERS (@bethsanders98)

BRITTANY PERILLE (@brittanyperilleee)

KIANA LOOMIS (@nirvanafit)

KRISTA ANTONIOU (@krista_mindtomuscle)

KRISTINA JENNESSEE (@kristinajennessee)

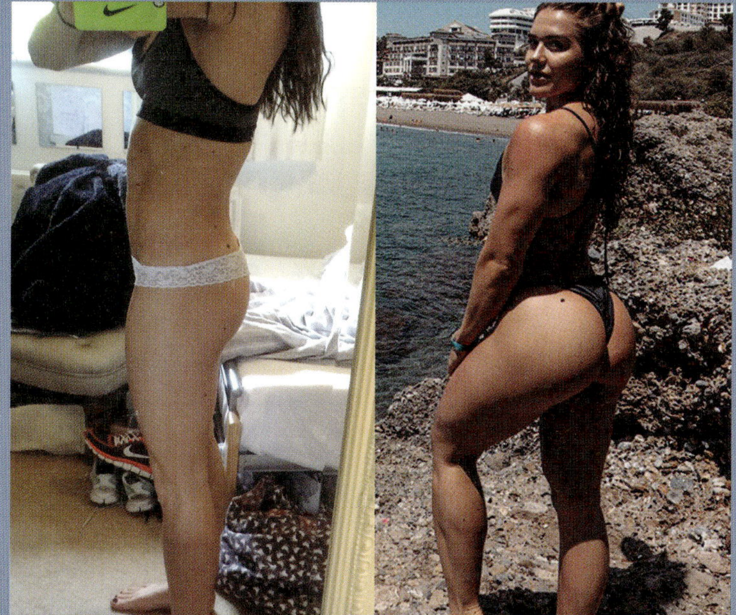

LUCY DAVIS (@lucydavis_fit)

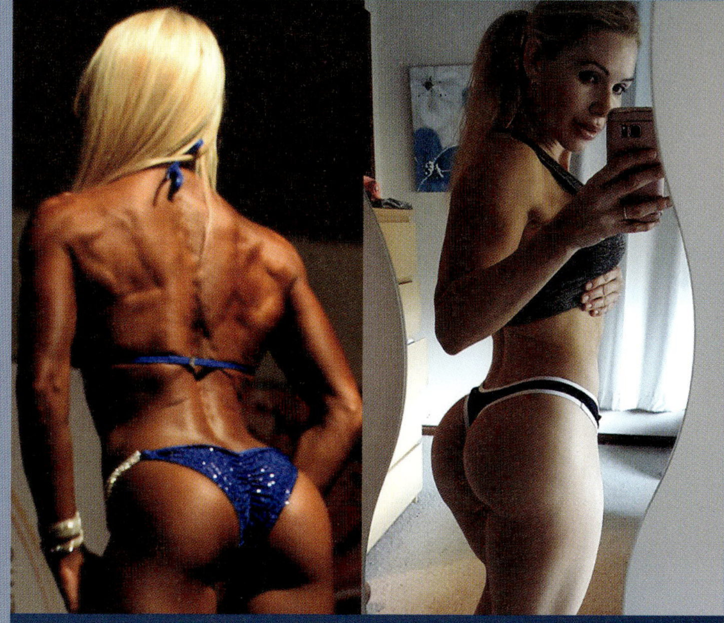

MELISSA CROWTHER (@enduringfitness)

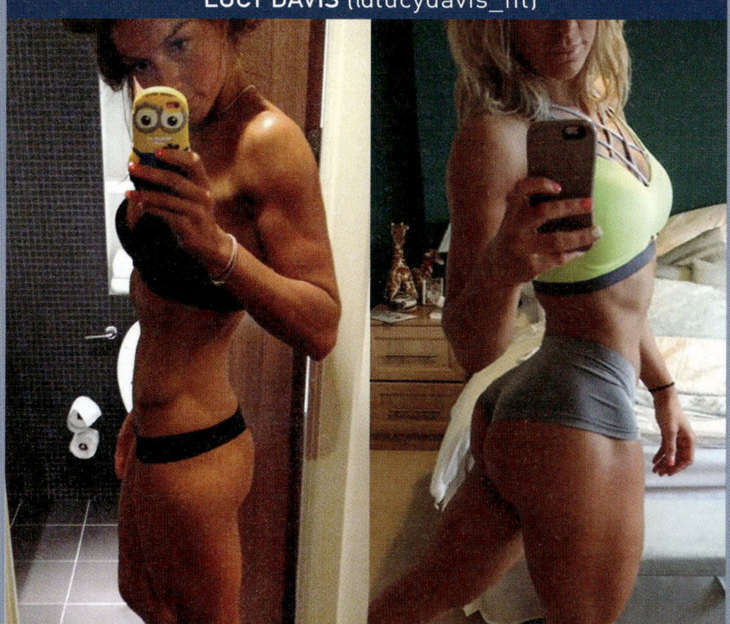

ROXY WINSTANLEY (@roxy_winstanley)

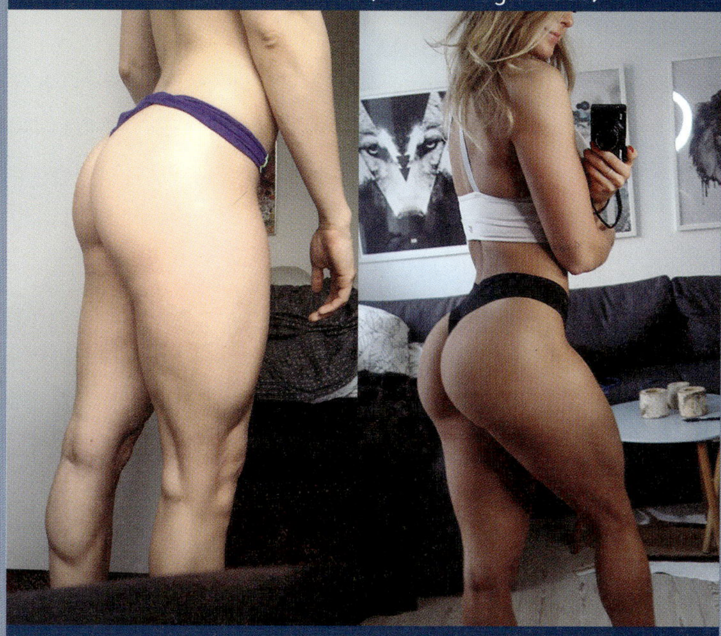

SARAH BARLOSE (@sarahbarlose)

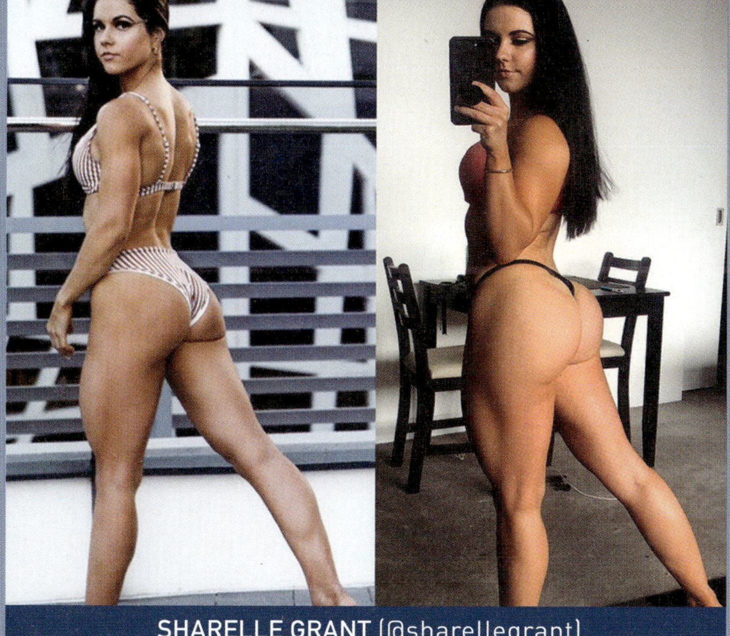

SHARELLE GRANT (@sharellegrant)

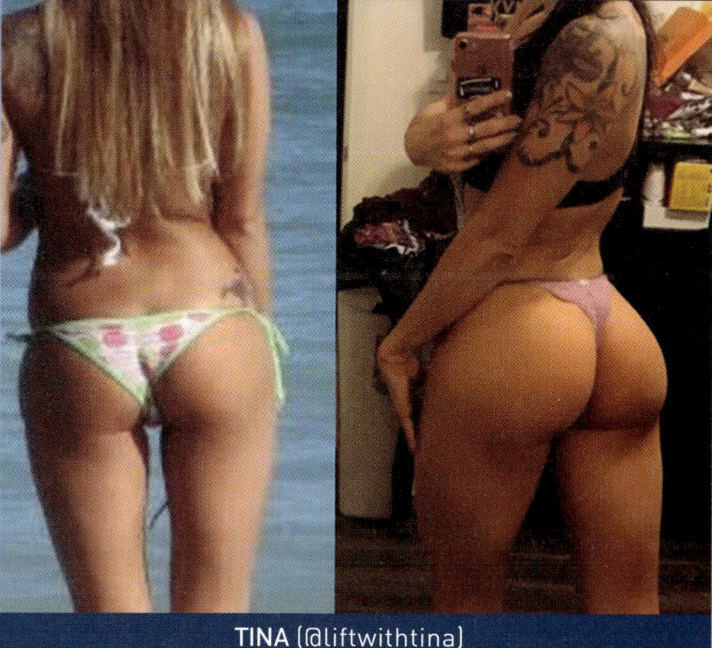

TINA (@liftwithtina)

따라서 반대파가 열등한 결과를 얻느라 바쁜 동안 나는 과학적 방법을 통해 쉽게 증명할 수 있는 것에 충실할 것이다. 물론 과학이 완벽하지는 않지만, 적어도 과학은 우리가 더 나은 체격을 만들고 건강, 스트렝스, 퍼포먼스를 향상시키기 위해 계속해서 배우고, 실험하고, 아이디어를 다듬고, 분야를 발전시킬 수 있게 해준다. 좋은 점은 사람들이 결과를 얻기만 하면 과학을 따르거나 심지어 과학을 믿을 필요도 없다는 것이다. '실제 경험해봐야 안다'는 속담이 있듯이 말이다.

나는 모든 답을 알고 있는 척하지 않는다. 호기심을 잃지 않고 틀에 박힌 생각에서 벗어나기 위해 최선을 다한다. 그리고 더 효과적인 교육 방법과 기술을 찾기 위한 노력을 멈추지 않을 것이다. 누군가 더 나은 방법을 제시한다면 나는 그것을 받아들일 것이다. 내 목표는 사람들이 틀렸다는 것을 증명하는 것이 아니라 목표를 달성하도록 돕는 것이다. 이 책이 여러분의 목표 달성에 도움이 되길 바란다.

이 책의 구성

퍼스널 트레이너, 리프터, 학생으로서 내가 배운 교훈은 무수히 많다. 그리고 스트렝스 및 피지크 트레이닝에 대한 나의 지식은 둔근 트레이닝의 특수성을 훨씬 뛰어넘는다. 이러한 이유로 모든 신체 부위에 적용되는 스트렝스 및 피지크 트레이닝 원칙, 방법, 기술을 포함했다. 다시 말해, 이 책은 단순히 글루트 트레이닝에 관한 책이 아니라 글루트 트레이닝에 중점을 둔 스트렝스 및 피지크 트레이닝에 관한 책이다. 예를 들어 스쿼트나 데드리프트와 같은 전신 움직임을 수행하는 방법을 배우게 되지만, 나는 이를 둔근 트레이닝의 맥락에서 설명한다. 또한 식이 전략, 부상과 불편함을 둘러싼 훈련 및 회복, 근육 성장과 프로그레션 과부하의 과학, 프로그램 설계 및 주기화 원칙에 대해 배우게 되며, 이는 모든 스트렝스 및 피지크 트레이닝 시스템에 적용될 수 있다.

이 책을 더 쉽게 탐색할 수 있도록 5개의 파트로 구성했다.

PART 1

둔근 훈련의 중요성

1부에서는 둔근을 단련하면 미적 감각, 건강, 스트렝스, 퍼포먼스를 향상시킬 수 있는 방법을 설명한다. 간단히 말해, 목표, 경험 수준, 체형에 관계없이 둔근 훈련의 다양한 이점과 둔근 훈련이 중요한 이유에 대해 배운다.

PART 2

스트렝스와 피지크 트레이닝의 과학

2부에서는 둔근의 해부학과 기능, 유전자의 역할, 근육이 성장하는 방법(근비대), 스트렝스를 얻는 방법, 둔근 훈련 운동을 분류하는 방법에 대해 설명한다. 과학을 처음 접하는 사람들도 걱정하지 마라. 핵심만 간추려서 설명했으니까. 다시 말해, 과학이라는 단어 때문에 이 섹션을 외면하지 마라. 둔근의 작동 방식, 유전자의 역할, 근육 성장 메커니즘, 점진적 과부하를 구현하는 방법, 운동을 분류하는 가장 좋은 방법을 배우고 나면 다음 부분에서 다루는 운동 및 프로그래밍 원칙을 더 잘 수행하고 가르칠 준비가 될 것이다.

솔직히 말하자면 이 자료 중 일부는 다소 어렵다. 하지만 시간을 내어 이 섹션의 장을 읽고 이해할 수 있다면 둔근 트레이닝(및 전체적으로 스트렝스 및 피지크 트레이닝)에 대한 지식이 90%의 퍼스널 트레이너와 코치의 지식을 능가할 것이다.

과학이 말하다

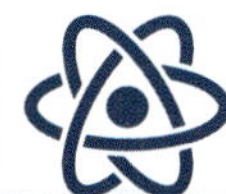

내가 하는 일에 익숙하거나 인스타그램(@bretcontreras1)을 팔로우하거나 내 블로그를 자주 방문한다면 내가 과학자라는 사실을 알고 있을 것이다. 나는 인간의 움직임에 수학과 물리학을 적용하는 생체역학에 중점을 둔 스포츠 과학 박사 학위를 받았으며, 앞서 설명했듯이 스트렝스 트레이닝에 대한 이해를 높이기 위해 끊임없이 연구를 읽고 있다.

이 책에서 내가 의도한 것은 경험과 배경에 관계없이 누구나 쉽게 접근할 수 있는 정보를 제공하는 것이었다. 이러한 이유로 나는 본문을 가능한 한 기본적인 내용으로 구성하고, 때로는 주제를 혼란스럽게 할 수 있는 연구 결과를 배제하기로 결정했다. 하지만 논의되는 주제와 관련된 중요한 연구나 생체역학적인 설명을 빼고 싶지는 않았다. 이는 내 동료 학자나 둔근 운동의 과학을 탐구하는 데 관심이 있는 모든 사람에게 큰 해가 될 수 있기 때문이다.

그래서 생체역학의 연구와 응용에 대해 더 깊이 파고들고 싶은 사람들을 위해 1부와 2부에 '과학이 말한다'라는 제목의 사이드 바를 포함했다. 이 사이드 바에 인용된 문헌은 책 뒤에 있는 참고 문헌 섹션에서 찾을 수 있다.

이 정보가 중요하고(이 책에서 다루는 기술과 개념을 과학이 입증하고) 모든 사람이 이 사이드 바를 읽으면 도움이 될 수 있다고 생각하지만, 반드시 읽어야 하는 것은 아니다.

다시 말해, 내 시스템을 효과적으로 활용하기 위해 복잡한 용어와 연구 내용을 모두 이해할 필요는 없다. 본문을 읽기만 해도 둔근 운동에 대해 알아야 할 모든 것을 배울 수 있다. 과학과 생체역학에 관심이 없다면 이 사이드 바는 건너뛰어도 된다.

또 다른 옵션으로 둔근 트레이닝을 처음 접하는 사람들에게 좋은 방법은 각 장의 본문을 먼저 읽는 것이다. 이렇게 하면 내 시스템에 대한 기본적이면서도 포괄적인 개요를 얻을 수 있을 뿐만 아니라 '과학이 말하다' 섹션에서 다루는 몇 가지 용어와 정의를 소개할 수 있다. 이러한 기초 지식이 쌓이면 학문적으로 밀도가 높은 사이드 바를 다시 살펴볼 때 정보를 더 잘 이해하고 소화할 수 있을 것이다.

PART 3

스트렝스 및 피지크 트레이닝의 기술

3부에서는 훈련 빈도(운동 빈도)와 세트 및 반복 또는 반복 계획(운동의 반복 횟수)부터 현실적인 목표와 기대치 설정, 식단 지침에 이르기까지 최적의 스트렝스 및 피지크 트레이닝을 위한 기본을 제공한다. 체육관에서 시간을 최대화하는 데 도움이 되는 기본 및 고급 트레이닝 방법과 체격, 운동 및 프로그래밍과 관련된 가장 일반적인 문제에 대한 문제 해결 솔루션을 모두 배우게 된다. 또한 운동 선택, 훈련 빈도, 템포, 휴식 시간, 운동량, 부하, 노력, 운동 순서 등 프로그램 설계 변수에 대해서도 배울 수 있다. 운동이 재료라면 이 파트에서는 레시피를 만드는 방법을 알려준다.

PART 4

주기 및 프로그램

4부에는 모든 피트니스 수준에 맞는 둔근 트레이닝이 강조된 전신 프로그램 샘플과 본인 또는 고객에게 사용할 수 있는 템플릿이 포함되어 있다. 이 책에 설명된 대부분의 기술과 전략을 통합한 초급, 중급, 고급 12주 프로그램을 제공한다. 샘플 프로그램을 제공하는 것 외에도 주기화 또는 장기 훈련 계획에 접근하는 방법을 설명하고, 훈련 스플릿(프로그램 템플릿)을 제공하며, 보디빌더, 파워리프터, 크로스핏 선수를 위한 샘플 둔근 훈련 프로그램을 포함한다.

샘플 프로그램은 샘플일 뿐이라는 점을 강조하고 싶다. 이 프로그램을 그대로 따라 해도 되지만, 회원이나 고객의 개별적인 필요에 맞게 수정할 수 있고 수정해야 하며, 그 방법은 3부와 18장의 FAQ 부분에서 배울 수 있다. 이 파트의 프로그램은 목표, 트레이닝 빈도, 경험 수준, 배경에 따라 변경할 수 있는 템플릿이라고 생각하라.

PART 5

운동

이 책의 마지막 부분에는 선택할 수 있는 가장 중요한 둔근 훈련 운동이 모두 포함되어 있다. 책 전체에서 반복하는 것처럼, 다양한 운동을 수행하는 것은 최고의 둔근, 다리 및 몸을 강화하고 구축하는 데 매우 중요하다. 운동을 쉽게 찾아볼 수 있도록 이 부분은 각 움직임 패턴에 대한 섹션이 있는 세 개의 장으로 나뉘어 있다. 둔근 우세 운동, 대퇴사두근 우세 운동, 햄스트링 우세 운동이다.

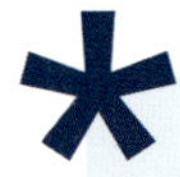

이 책에 포함된 운동을 시연하는 동영상을 보려면 glutelabbook.com을 방문하라.

각 챕터는 특정 근육군을 강조하는 운동에 초점을 맞추고 있지만, 모두 조금씩 다른 방식으로 둔근과 신체를 단련한다. 이는 모든 사람이 독특하기 때문에 중요하다. 대부분의 사람은 둔근 위주의 운동을 우선시할 때 최상의 결과를 얻을 수 있지만, 누구나 다양한 하체 움직임을 수행하면 이점을 얻을 수 있다. 이 책에서는 목표, 해부학, 인체 측정(몸통, 팔, 다리 길이), 경험과 같은 변수를 바탕으로 운동 선택에 대한 구체적인 전략을 논의한다. 여기서 주목해야 할 점은 최고의 둔근을 만들기 위해서는 다양성이 필수적이라는 것이다.

상체 운동은 어떻게 하나?

대둔근 훈련은 하체를 발달시키는 하나의 시스템이라고 할 수 있다. 하지만 많은 대둔근 운동이 전신을 사용한다는 점을 인식하는 것이 중요하다. 스쿼트, 데드리프트, 스윙, 썰매 밀기sled push, 그리고 그 외 일부 대둔근 운동들은 하체와 상체를 모두 자극하는 운동이다. 따라서 대둔근 중심의 프로그램만 따라도 어느 정도 상체 자극을 받을 수 있다.

그렇다 하더라도 상체 전용 운동을 함께 수행하는 것을 권장한다. 4장에서는 상체 운동이 포함된 분할 훈련 프로그램과 대둔근을 강조한 전신 프로그램을 함께 제시하고 있다.

이 책을 활용하는 방법

이 책은 전체를 읽어야 하지만 찾아보기용으로도 사용할 수 있다. 예를 들어 5부의 기술을 참조하면서 4부의 프로그램 중 하나를 따라 시작할 수 있다. 하지만 2부에서는 3부에 제시된 방법과 5부에서 다루는 기술을 검증하기 때문에 시간을 내어 2부의 과학을 읽고 이해하는 것이 좋다.

다르게 말하면, 더 멋진 엉덩이 모양을 만드는 데 주로 관심이 있거나 훌륭한 둔근 운동을 찾고 있다면 4부로 건너뛰고 내가 제공하는 많은 프로그램이나 템플릿 중 하나를 따라 시작할 수 있다. 이 경우 5부의 기술 설명을 참조하여 동작을 올바르게 교정하고 있는지 확인하라. 하지만 둔근의 작동 원리, 둔근을 단련해야 하는 이유, 효과적으로 운동하는 방법을 이해하려면 5부의 운동까지 책을 끝까지 읽어야 한다.

이 책에서 설명하는 원리, 방법 및 기술은 내가 헬스장과 일상에서 몇 번이고 효과를 본 적이 있기 때문에 믿을 수 있다. 남성이든 여성이든, 보디빌더, 파워리프터, 크로스핏 선수, 퍼스널 트레이너, 스트렝스 코치, 물리 치료사 또는 더 나은 엉덩이와 몸매를 원하는 사람이든 이 책에는 더 크고 강하며 매끈한 둔근을 만들기를 원하는 사람이라면 알아야 할 모든 것이 담겨 있다.

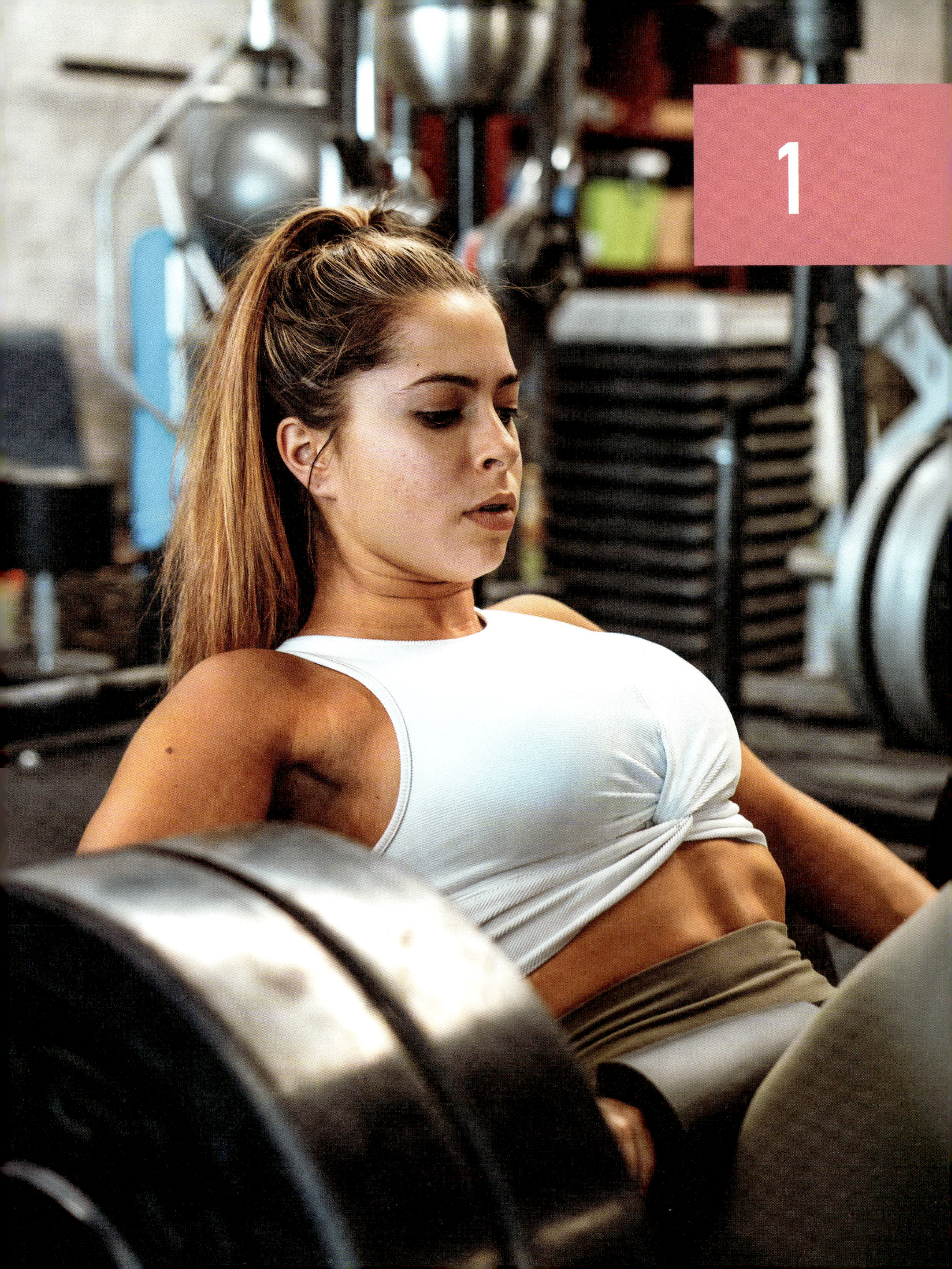

1

둔근 훈련의 중요성

둔근 운동이 왜 중요한지 궁금할 수 있다. 물론 크고 튼튼한 엉덩이는 타이트한 청바지에 잘 어울리므로 대부분의 사람이 둔근 운동을 시작해야 하는 충분한 이유가 된다. 하지만 다른 이점은 무엇일까? 그리고 왜 훈련에서 둔근을 우선순위에 두어야 할까?

이러한 질문에 답하려면 먼저 둔근이 특별한 이유를 이해해야 한다.

우선 둔근은 인체에서 가장 크고 파워풀한 근육 그룹이다. 둔근은 미적으로 매력적일 뿐만 아니라 다양한 기능적 움직임을 제어한다. 오르막길 걷기, 의자에서 일어나기, 바닥에 떨어진 물건 집기 등 둔근이 없으면 이러한 동작을 수행하기가 매우 어렵다. 또한 크고 튼튼한 둔근은 더 무거운 것을 들어 올리고, 더 높이 점프하고, 더 빨리 전력질주하고, 더 세게 스윙할 수 있게 해주며 무릎, 고관절, 허리 부상을 예방하는 데도 중요한 역할을 한다. 간단히 말해 둔근은 외모와 느낌부터 달리기, 점프, 컷팅, 리프팅, 트위스트 능력에 이르기까지 신체적 삶의 모든 측면에 영향을 미친다. 둔근은 신체에서 가장 중요하고 다재다능한 골격근이라고 해도 과언이 아니다.

그렇다면 신체의 다른 부위는 소홀히 하고 둔근에만 집중해야 한다는 뜻일까? 목표에 따라 다르다.

3부에서 배우게 되겠지만, 프로그래밍은 매우 개별화되어 있으므로 사람마다 다르다. 여러분이 좋아하고 목표를 달성하기 위해 프로그래밍해야 하는 운동은 내가 따르는 운동과 프로그램 또는 고객을 위해 작성하는 프로그램과 매우 다를 수 있다. 그렇기 때문에 자신만의 프로그램을 설계하는 방법을 이해하는 것이 중요하다. 4부에서 샘플 프로그램 템플릿을 제공하고 있으며, 그중 하나가 여러분의 필요에 잘 맞을 수도 있다. 하지만 어떤 근육을 운동해야 하는지, 어떤 움직임을 수행해야 하는지, 얼마나 자주 훈련해야 하는지는 오직 본인이나 코치만이 결정할 수 있다.

둔근 트레이닝이 운동의 전부이자 끝판왕이라는 의견을 남기고 싶지 않다. 신체의 다른 근육을 훈련하는 것을 피하지 말라는 점을 분명히 말하고 싶다. 모든 근육은 중요하며 몸 전체를 훈련해야 한다.

하지만 기능과 미적 측면에서 둔근은 최고이며, 대부분의 사람들에게는 훈련에서 우선순위를 두어야 한다. 이는 현재 스트렝스 트레이닝 프로그램을 보충하기 위해 일주일에 두 번 둔근을 훈련하는 것을 의미할 수도 있고, 일주일에 5일 동안 둔근을 훈련하는 것을 의미할 수도 있다. 어떤 목표를 세웠다고 해서 신체의 다른 부위를 소홀히 해서는 안 된다. 목표에 따라 상체를 단련하고 다양한 움직임을 수행해야 한다.

또한 둔근 훈련은 한 근육군만 단련하고 고립시킨다는 의미에서 근육 특정성 훈련이 아니라는 점을 알았으면 한다. 둔근을 단련할 때 한 근육만 단련하는 것은 실제로 불가능하다. 물론 둔근을 집중적으로 단련하는 운동도 있지만, 대부분의 움직임은 여러 근육군을 동시에 단련한다. 힙 쓰러스트, 런지, 스쿼트, 데드리프트, 백 익스텐션 등 이러한 운동은 둔근뿐만 아니라 다리, 코어 및 (덜한 정도는) 상체도 단련한다. 따라서 '둔근 훈련'이라는 말은 둔근을 우선적으로 단련하고 더 나아가 다리와 몸통까지 단련하는 운동을 선택한다는 뜻이다.

내가 둔근 트레이닝을 시작했을 때는 크고 파워풀한 둔근을 만드는 데에만 관심이 있었다. 하지만 지금은 둔근 운동에는 더 나은 엉덩이와 몸매를 만드는 것보다 훨씬 더 많은 것이 있다는 것을 깨달았다. 이는 사람마다 훈련하는 이유가 다르기 때문에 중요하다. 어떤 사람들은 지방을 줄이고 근육을 늘리며 체성분을 개선하는 등 주로 미적인 측면, 즉 외모에 신경을 쓴다. 다른 사람들은 주로 퍼포먼스 향상을 위해 훈련한다. 더 강해지고, 더 빠르고, 더 잘하고 싶어 한다. 또 다른 사람들은 단순히 운동을 즐기고 더 건강한 삶을 살고 싶어서 운동을 한다.

나와 같은 사람들은 이 모든 이유로 운동을 한다. 튼튼하고 매끈한 둔근이 내 목표이며, 다음 페이지에서 정확히 그 방법을 알려주겠지만, 전체적으로 더 강해지고, 더 젊어 보이고, 기분이 좋아지고 싶기도 하다. 그리고 즐겁게 운동하고 싶다. 트레이닝 프로그램의 가치는 포괄성과 적응력으로 측정할 수 있다. 광범위한 목표를 충족하고 개인의 필요에 맞아야 한다. 이것이 내 둔근 트레이닝 시스템의 기본이다. 둔근 트레이닝은 최상의 컨디션을 유지하고 건강, 스트렝스, 퍼포먼스를 향상시킬 수 있는 잠재력을 가지고 있다.

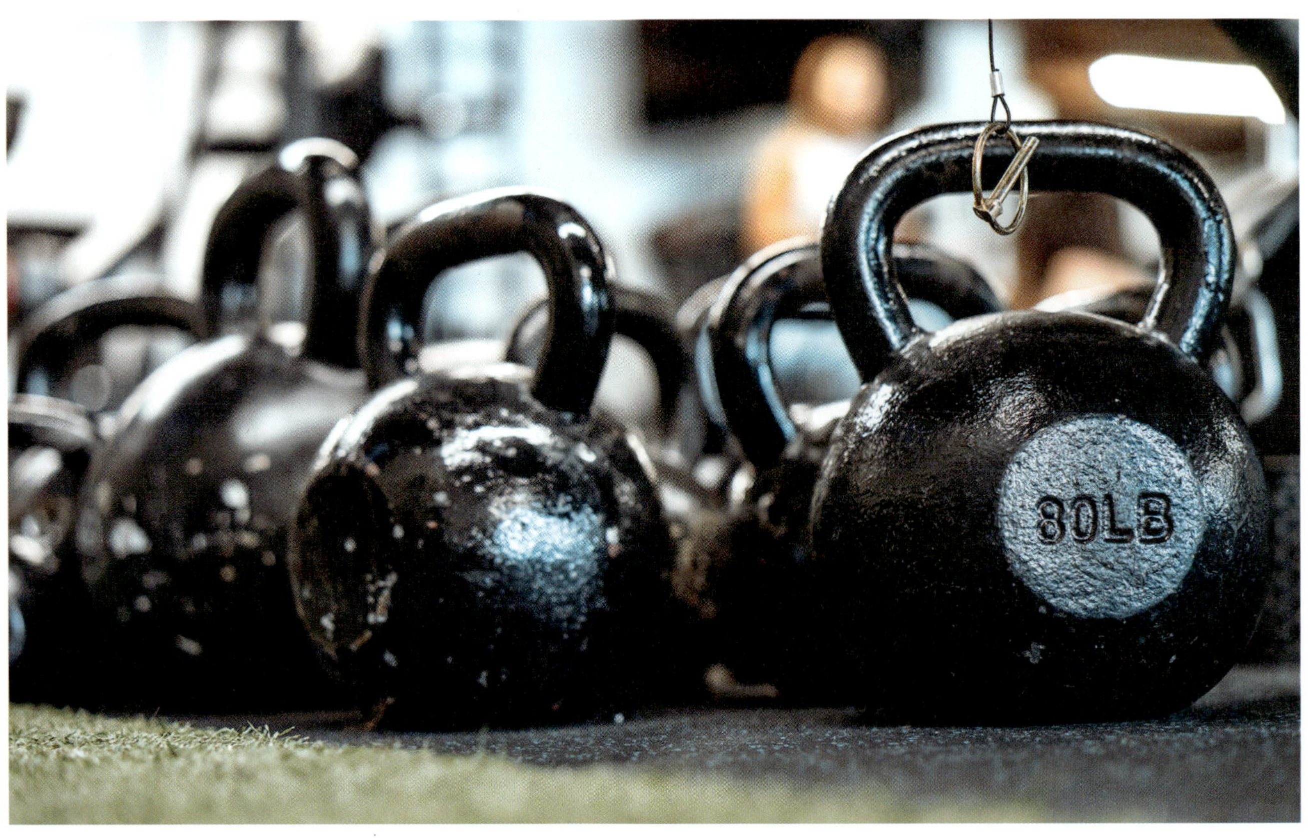

힙 쓰러스트 운동을 하는 가장 큰 이유는 무엇인가?

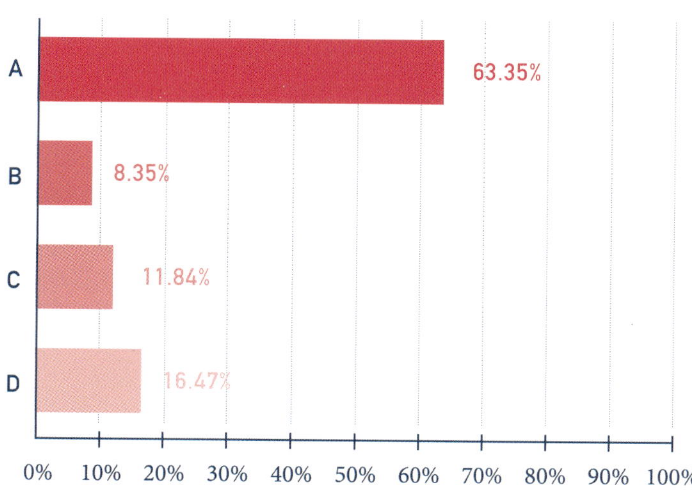

A 몸매/미적 요소
(더 나은 엉덩이)

B 기능/운동 능력
(더 빨리 달리기, 더 높이 점프하기 등)

C 스트렝스 전달
(스쿼트, 데드리프트 등 향상)

D 부상 예방
(자세 적응, 햄스트링 예방, 허리, 고관절, 무릎 등의 통증 제거 등)

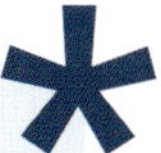

2017년 7월에 7,628명의 응답자를 대상으로 실시한 설문조사에 따르면 운동하는 사람들의 대다수(63%)가 체격과 미적 목적(더 멋진 엉덩이를 만들기 위해)으로 힙 쓰러스트를 하는 것으로 나타났다. 나머지 응답자는 부상/통증 예방(16%), 스쿼트 및 데드리프트에 스트렝스 전달(12%), 기능적 퍼포먼스 결과(8%)를 위해 힙 쓰러스트를 한다고 답했다. 사람들이 둔근을 훈련하는 이유를 파악하려면 더 많은 설문조사가 필요하다. 하지만 대다수의 사람들이 주로 미적인 목적을 위해 힙 쓰러스트를 훈련한다고 해도 과언이 아니다.

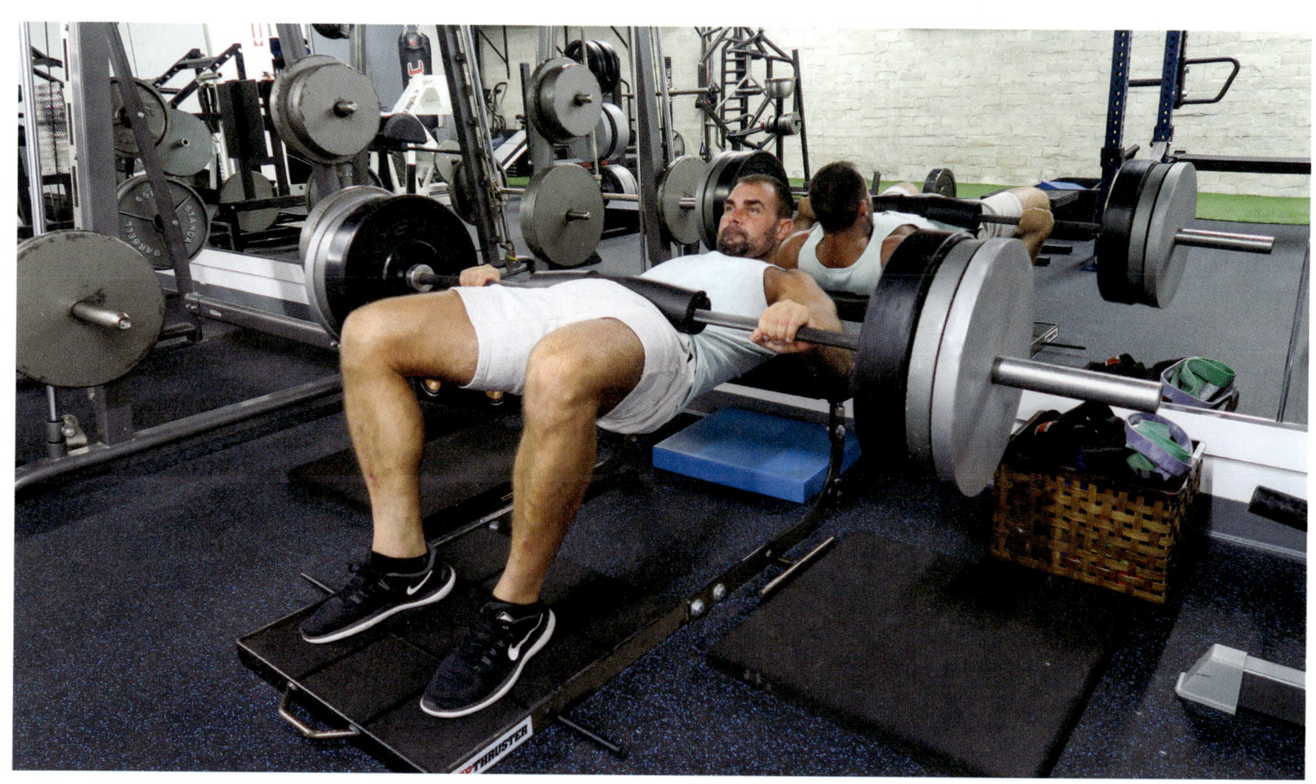

CHAPTER 1

아름다움을 위한 둔근 트레이닝

나에게 코칭을 받으러 오는 대부분의 사람들은 주로 몸매 개선이라는 한 가지에 관심이 있다. 그들은 자신의 미적 목표에 맞게 신체를 발달시키기를 원하며, 이는 일반적으로 더 크고 날씬하고 튼튼한 몸매를 만드는 것을 의미한다. 이러한 맥락에서 둔근 운동은 보디빌딩의 한 형태이다.

보디빌딩이라는 용어는 말 그대로 웨이트 트레이닝을 통해 몸을 만드는 것을 뜻한다. 어떤 사람들은 중량을 리프팅하여 외모를 변화시키려 하기 때문에 보디빌딩이 아니라 보디 스컬프팅이라고 생각하기도 한다. 예술가가 조형 기술을 사용하여 조각품을 만드는 것처럼 보디빌더는 중량을 들어 신체의 특정 부위를 조각한다.

나는 몸매를 조각한다는 개념이 마음에 들지만, 보디빌딩은 피지크 트레이닝 그 이상을 포함한다. 보디빌딩은 스트렝스 트레이닝과 신체적 운동의 한 형태이다. 하지만 보디빌딩의 핵심은 우리가 서로를 인간으로 보는 방식에 대한 중요한 측면을 나타낸다. 좋든 나쁘든 우리는 외모를 기준으로 서로를 판단한다. 누군가 날씬하고 근육질인 경우, 그 사람을 운동 능력이 뛰어나고 건강하며 강인한 사람으로 볼 수 있다. 반대로 병적으로 비만인 사람은 앉아서 생활하고 건강하지 않다고 생각할 수 있다.

이러한 판단이 옳든 그르든, 연구 결과에 따르면 외모는 다른 사람이 나를 보는 방식뿐만 아니라 나 자신에 대한 생각에도 영향을 미친다고 한다. 외모는 사람마다 취향과 의견이 다르고 유전, 문화, 환경의 영향을 받기 때문에 복잡하고 모호한 주제이다. 내가 섹시하다고 생각하는 것을 다른 사람은 추하다고 생각할 수도 있다. '아름다움은 보는 사람의 눈에 있다'는 속담이 있듯이 말이다.

스스로에게 물어봐야 할 질문은 다음과 같다. 무엇을 아름답다고 생각하는가? 어떤 몸매를 원하는가? 거울을 볼 때 무엇이 당신을 행복하게 하나? 바꾸고 싶은 신체 부위가 있나? 크고 파워풀한 엉덩이가 아름답다고 생각하고 더 강하고 매끈한 둔근을 원한다면 이 책의 방법과 기술을 사용하여 이상적인 몸매를 조각하는 데 도움을 받을 수 있다. 하지만 유전처럼 바꿀 수 없는 부분도 있기 때문에 원하는 결과에만 집중하지 않는 것이 중요하다. 나처럼 끔찍한 둔근 유전자를 물려받았다면 큰 엉덩이를 만들려는 시도는 적어도 단기적으로는 불가능할 수 있다. 따라서 몸매를 목표로 세울 때는 결과(미학)보다는 과정(트레이닝)에 집중하는 것이 중요하다.

다시 말해, 자신의 유전적 특성과 체형에 따라 현실적인 목표를 세우고 자신이 통제할 수 있는 것에 집중해야 한다(자세한 내용은 11장에서 설명한다). 무엇을 먹는지, 어떤 유형의 운동을 하는지, 활동 수준, 스트레스 관리 방법, 수면의 질 등은 외모, 기분, 자신에 대한 생각에 큰 영향을 미칠 수 있다. 퍼스널 트레이너로서 내 일은 체중 감량, 근육 성장, 근력 향상 등 고객이 목표를 달성할 수 있도록 돕는 것이다. 피지크 트레이닝은 많은 사람이 원하는 몸매를 만들면서 이 모든 것을 할 수 있다.

이 책을 읽는 여러분 대부분은 (자신 또는 다른 누군가를 위해) 더 나은 엉덩이와 몸매를 원하기 때문에 둔근 운동에 관심이 있다고 생각한다. 목표가 현실적이고 훈련이 안전하고 건강하다면 이상적인 체격을 만들기 위해 노력하는 것은 완벽하게 허용된다. 하지만 자신의 외모에 관심을 갖고 더 멋지게 보이고 싶어 하는 것과 외모에 집착하고 더 멋지게 보여야 한다는 것 사이에는 미세한 경계가 있다. 스펙트럼이 있다. 한쪽에는 운동을 전혀 하지 않고 앉아서만 생활하는 과체중인 사람이 있고, 다른 한쪽에는 모든 시간을 헬스장에서 보내며 자신을 확인하지 않고는 거울 앞을 지나치지 못하는 강박적인 리프터들이 있다. 두 극단 모두 건강하지 않으며, 균형을 찾는 것은 여러분의 몫이다.

하지만 죄책감이나 자괴감을 느끼지 않고도 더 나은 엉덩이와 몸매를 만들겠다는 목표를 가질 수 있다. 몸매를 개선하고 싶다고 해서 헛된 욕심을 부리는 것은 아니다. 인정하든 인정하지 않든 대부분의 사람들이 원하는 몸매를 개선하고 싶다는 뜻일 뿐이다. 그렇다면 둔근이 미학적으로 매력적인 이유는 무엇일까? 몇 가지 설명이 있다.

둔근에 대한 매력

연구에 따르면 크고 튼튼한 둔근과 매력적이고 운동 능력이 있는 것 사이에는 강력한 연관성이 있다고 한다. 멋진 엉덩이를 확인하려는 본능은 우리 유전자에 단단히 배어 있는 것 같다. 진화론적 관점에서 보면 당연한 일이다.

던지기, 전력질주, 주먹질과 같은 활동이 이메일 확인이나 자동차 운전만큼 중요했던 수렵 채집 사회에서 살았다고 상상해보라. 우리는 둔근이 기능적 움직임에 파워를 부여한다는 것을 알고 있으므로, 강력한 둔근을 가진 사람들이 생존에 필요한 중요한 행동을 더 능숙하고 잘 수행할 수 있었다고 생각하는 것은 무리가 아니다. 이것은 자연 선택이 작용한 결과이다. 더 크고 강한 둔근을 가진 수컷과 암컷은 기능과 파워가 증가하여 환경에서 생존하고 승리할 가능성이 더 높았다.

이는 다소 과장된 주장일 수 있고 입증된 사실은 아니지만 흥미로운 아이디어이다. 포식자나 다른 사람과 맨손으로 싸우고 먹이를 쫓아 전력질주해야 했던 전사 및 수렵 사회에서 둔근이 작지만 중요한 역할을 했을 것이라는 데는 의심의 여지가 없다.

그러나 둔근은 성적 선택, 즉 짝짓기 성공률을 높이는 특성(강한 둔근)을 선택하는 데 더 중요한 역할을 했을 가능성이 높다. 수컷과 암컷 모두 크고 강한 둔근과 생존, 번식, 사냥, 보호를 본능적으로 연결하여 멋진 둔근에 끌린 것은 당연한 일이다. 암컷은 사냥, 싸움, 보호 능력을 기준으로 수컷을 선택할 수 있다. 그리고 그러한 능력은 수컷의 강력한 둔근과 관련이 있을 수 있다. 남성도 같은 이유로 암컷을 선택했을 수 있지만, 둔근이 크면 아이를 낳기 좋은 고관절이라는 인식이 추가되었을 것이다. 가장 화려한 깃털을 가진 공작새가 짝짓기를 한다는 생각과 비슷하지만, 깃털 대신 근육이 있고 그중에서도 둔근이 가장 중요하고 눈에 띄는 부위이다.

오늘날에는 이러한 특성이 동일한 기능을 수행하지는 않지만, 우리의 DNA는 그 차이를 알지 못한다. 균형 잡힌 마른 근육질 몸매에 둔근이 강한 사람을 보면, 우리는 그 사람이 빠르고 파워풀하며 운동 능력이 뛰어나고 매력적일 것이라고 자동적으로 추측한다. 일반적으로 사람들의 시선을 끄는 것은 바로 이 매력 부분이다. 사람들이 멋진 둔근을 원하는 이유는 더 강하고, 더 빠르고, 더 운동 능력이 뛰어나서가 아니라 뒤에서 보기 좋게 보이고 싶기 때문이다.

둔근 만들기

미용 목적으로 둔근 운동을 하는 경우, 둔근을 만들고 유지하기가 어렵다는 점을 이해하는 것이 중요하다. 나이가 들면 모든 근육과 마찬가지로 둔근도 쇠퇴하기 시작한다. 방치하면 둔근이 위축되기 시작하여 약해지고 처지기 시작한다. 고등학교 시절에는 하루 종일 걷고 스포츠를 하는 등 젊고 활동적이기 때문에 둔근이 좋은 사람도 있다. 하지만 시간이 지나면서 점점 더 앉아 있는 시간이 많아지고 활동량이 줄어들면서 결국 단단하고 동그랗던 엉덩이가 약해지고 납작해진다. 젊은 시절을 뒤돌아보면 '젠장, 예전에는 엉덩이와 다리가 좋았어. 정말 멋져 보였는데. 그걸 다시 되찾고 싶어'라고 생각할 수 있다.

나와 같은 과정을 겪은 사람들이 나를 찾는 경향이 있다. 그들은 원하는 결과를 얻지 못하거나 자신의 몸매에 만족하지 못해 내 트레이닝 방법을 따르기 시작한다. 그들은 여전히 신체의 다른 부위를 훈련하지만 다양한 둔근 운동을 수행하고 둔근을 더 자주 훈련한다. 당연히 그들은 원하는 결과를 얻기 시작한다.

소개에서 언급했듯이 스쿼트와 데드리프트는 둔근을 발달시키지만 주로 대퇴사두근과 햄스트링을 목표로 한다. 나와 함께 운동하는 많은 여성들이 스쿼트와 데드리프트로만 만든 자신의 몸매를 좋아하지 않는다고 말한다. 그들은 대퇴사두근과 햄스트링이 과도하게 발달하여 둔근이 발달하지 않았다고 이야기한다. 힙 쓰러스트와 같은 둔근 강화 운동을 하지 않으면 대퇴사두근과 햄스트링이 둔근에 비해 불균형하게 발달해 엉덩이가 상대적으로 작아 보이는 것이 일반적인 현상이다. 하지만 이들은 특정 모양을 원하는 고객이다.

하루가 끝나면 여러분은 자신만의 몸매를 가꾸는 아티스트이다. 둔근을 단련하는 것은 운동을 통해 외모를 바꿀 수 있는 한 가지 방법일 뿐이다. 엉덩이를 돋보이게 하고 싶지만 자신의 몸매에 만족하지 못한다면 목표와 체형에 따라 전문 둔근 프로그램을 따라 하면 이상적인 몸매에 가까워질 수 있다. 예를 들어 대퇴사두근과 햄스트링이 발달해 있는데 엉덩이를 더 돋보이게 만들고 싶다면, 스쿼트나 데드리프트보다는 둔근 중심의 운동에 집중해야 한다. 반대로 엉덩이와 하체 전체를 함께 발달시키고 싶다면, 이 책에 수록된 모든 운동을 활용하는 것이 목표에 더 가까워질 수 있다.

체격과 미적 측면에서 여성은 남성보다 둔근을 더 중요하게 생각하지만, 둘 다 훈련에서 우선순위를 정해야 한다. 미학은 개인에 맞춰야 하지만, 나는 둔근의 여러 부위를 가장 잘 활성화하는 운동을 식별하고 개인에게 프로그램을 생체역학적으로 맞춤화하는 방법을 파악함으로써 남성과 여성 모두 몸매 목표를 발달시키는 데 도움이 되는 최고의 시스템을 개발했다.

나는 항상 둔근을 우선순위에 두고 운동을 해왔기 때문에 경험으로 말할 수 있다. 내가 사귀었던 여성들은 "엉덩이가 정말 예쁘다"는 칭찬을 많이 했다. "제 전 남자친구는 상체만 운동했어요"라는 말도 들었다. 남성이 여성의 엉덩이를 예뻐하는 것처럼 여성도 남성의 엉덩이를 예뻐하는 경향이 있다. 하지만 많은 남성들이 이 사실을 깨닫지 못한다. 그들의 자아가 그들을 뒤로 붙잡고 있다. 남성은 거울을 보며 복근이나 가슴 등만 뿌듯해하지만, 여성들은 그들의 가는 다리를 놀려댄다. 그들은 여성들도 멋진 둔근을 좋아한다는 사실을 깨닫지 못한다. 멋진 둔근이 있으면 더 멋져 보일 뿐이다. 파워풀하고 운동으로 다져진 둔근은 매혹적이고 매력적인 모습을 선사한다.

크고 파워풀한 둔근을 만드는 것이 목표라면 이러한 프로그램을 따르고 운동 루틴에 이러한 기술을 적용하는 것을 좋아할 것이다. 하지만 둔근 운동에는 뒤에서 보기 좋은 모습보다 더 많은 것이 있다. 많은 사람이 외모를 위해 훈련하면 건강, 기능, 퍼포먼스를 희생해야 한다고 잘못 생각한다.

일부 보디빌딩 시스템에서는 그럴 수 있지만, 내 둔근 트레이닝 시스템은 그렇지 않다. 올바른 운동을 선택하고 잘 설계된 프로그램을 따르는 것이 중요하다.

미적인 부분만을 위해 훈련하는 경우에도 프로그램과 메커니즘이 좋다면 더 강하고 건강해지며 더 나은 퍼포먼스를 낼 수 있다. 간단히 말해, 몸매를 가꾸기 위해 퍼포먼스, 스트렝스, 그리고 가장 중요한 건강을 희생할 필요가 없다.

과학이 말하다: 아름다움 향상

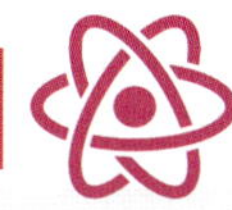

모양과 크기

외모를 변화시키는 능력은 부분적으로 유전적 요인에 의해 결정되지만, 둔근 훈련(운동 선택 및 프로그램 설계)을 통해 엉덩이 모양을 크게 개선할 수 있다. 모양 개선은 대부분 근육 단면적(근육 섬유에 수직인)의 변화를 통해 이루어진다. 이러한 증가는 끝에서 끝까지 측정할 때 중간 영역에서 가장 큰 경향이 있으며,[1,2] 이는 종종 최대 직경의 지점이다.[3,4] 간단히 말해서 둔근을 더 둥글게 보이게 하여 더 건강하고 운동적인 모습을 만들어주는 것이 둔근 훈련의 목표이다.

신체 구성

둔근을 단련하면 전반적인 신체 구성(근육 비율을 높이고 지방 비율을 낮춤)도 개선할 수 있다. 둔근을 단련하려면 힙 쓰러스트, 스쿼트, 데드리프트와 같이 고관절 신전 관절의 파워풀한 동작을 강조하는 운동을 수행해야 한다. 이러한 운동을 수행하면 주동근(대둔근, 4개의 햄스트링 근육 중 3개, 내전근)과 몸통 안정화근(척추 기립근 및 기타 코어 근육)을 포함한 많은 근육 그룹을 연결할 수 있다. 또한 주요 고관절 신전 운동에는 상체와 하체의 다른 많은 근육 그룹이 포함된다.

즉, 둔근 운동은 많은 근육군을 사용하므로 신진대사 비용(운동 세션 중과 후에 칼로리 소모)이 높다. 이러한 '애프터번' 효과를 운동 후 초과 산소 소비량 또는 줄여서 EPOC라고 한다.[5] EPOC 기간 동안 소모되는 칼로리는 운동 중 소모되는 칼로리에 비해 상대적으로 적지만, 하루에 약 100kcal에 달하며 최대 72시간 동안 지속된다![6] EPOC 효과는 고강도 인터벌 트레이닝(HIIT)을 포함한 모든 유형의 유산소 운동보다 스트렝스 운동 후에 더 크다. 운동량을 상당히 높게 유지하면 EPOC 기간 동안 소모되는 칼로리 수를 극대화할 수 있다. 휴식 시간을 짧게 하고 부하를 더 무겁게 하면 도움이 되며,[7] 휴식-정지 반복(205쪽)과 같은 특정 고급 훈련 기법도 도움이 될 수 있다.[8]

CHAPTER 2

건강을 위한 둔근 트레이닝

대부분의 사람들이 미용 목적으로 둔근을 단련하지만, 둔근 운동은 삶의 질에 큰 영향을 미칠 수 있는 다양한 건강상의 이점을 제공한다.

첫째, 둔근을 단련하는 것은 원치 않는 체중을 감량하는 좋은 방법이다. 둔근은 신체에서 가장 큰 근육이며 다양한 기능적 움직임을 제어하기 때문에(42쪽 참조), 둔근을 훈련하면 다른 신체 부위를 훈련하는 것보다 더 많은 칼로리를 소모하며, 특히 둔근 운동을 점진적으로 수행할 때 더 많은 칼로리를 소모한다. 이렇게 하면 식단에 큰 변화가 없다는 가정하에 근육을 키우는 동시에 지방을 감량하는 '재구성' 효과를 얻을 수 있다. 이렇게 하면 고관절, 다리, 몸통과 같이 지방이 많이 축적되는 부위를 포함하여 몸 전체의 지방을 감량하는 데 도움이 된다. 운동을 통해 건강한 체중을 유지하면 몸매를 개선하는 것 외에도 혈전 및 신장 질환에서 심장 마비 및 뇌졸중에 이르기까지 다양한 문제를 일으킬 수 있는 2형 당뇨병 및 고혈압과 같은 특정 질병의 발병 위험을 줄일 수 있다.

둘째, 둔근을 단련하면 근육, 골격, 심혈관계가 모두 단련된다. 2부에서 설명한 것처럼, 근육 성장을 위한 훈련에 대해 현재 알려진 것을 기반으로 최상의 결과를 얻으려면 샷건 접근 방식, 즉 다양한 움직임을 구현하고 다양한 세트 및 반복 계획을 수행해야 한다. 예를 들어 어느 날은 힙 쓰러스트로 하이 퍼포먼스를 하고 무거운 벤치 프레스를 하고, 다음 날은 데드리프트로 무겁게 하고 더 높은 반복 횟수의 풀업을 할 수 있다.

다양한 각도에서 다양한 부하와 속도로 다양한 퍼포먼스를 수행하면 움직임에 관여하는 뼈와 근육에 스트레스를 주고 강화할 뿐만 아니라 심박수를 높이고 혈액을 펌프질한다. 이는 혈액, 산소, 영양분을 몸 전체로 운반하는 심혈관계를 강화하여 체력과 지구력을 키운다.

둔근을 단련하면 체중 감량과 심혈관계에 도움이 되는 것처럼, 뼈와 근육을 발달시키고 강화하는 것도 건강에 매우 중요하다. 나이가 들어감에 따라 골밀도와 근육이 감소하고 근육이 약해지면 부상과 통증에 더 취약해진다. 그렇다면 어떻게 하면 튼튼한 뼈와 근육을 발달시키고 유지할 수 있을까? 저항 운동 또는 체중 부하 활동을 하는 것이다. 이렇게 하면 일상생활의 마모에 더 잘 대처할 수 있도록 자신을 준비할 수 있다. 다시 말해, 무릎, 고관절, 허리가 튼튼하고 웰니스가 잘 갖춰진 몸을 만드는 것이다.

하지만 단순히 웨이트를 리프팅하는 것만으로는 충분하지 않다. 스트렝스를 유지하고 통증과 부상을 방지하려면 전 범위 움직임, 즉 관절의 전체 움직임을 통한 운동도 수행해야 한다. 예를 들어 스쿼트를 할 때 무릎 아래로 엉덩이를 내리는 동작은 대부분의 사람에게 고관절이 전 범위로 움직이는 동작이다.

일반적으로 일상생활과 운동 중에 다양한 전 범위 움직임을 수행하는 사람들은 헬스장에서 무리하지 않는 한 부상과 통증이 없는 상태를 유지하기가 더 쉽다. 둔근 운동은 이러한 전 범위 움직임을 포함하며, 5부에 다양한 옵션을 포함하여 선택의 폭을 넓혔다.

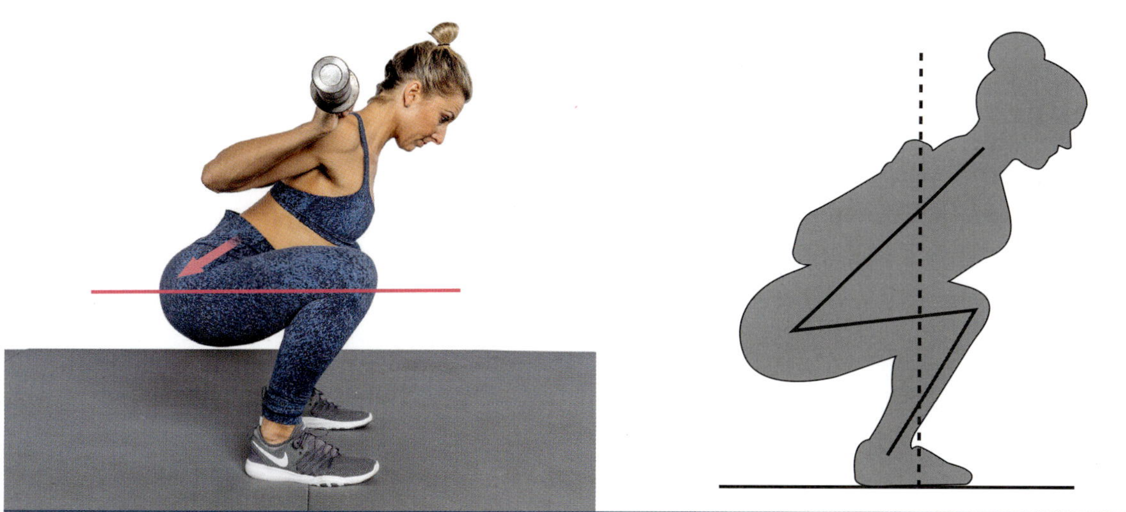

평행하게 스쿼트하기

평행 스쿼트를 하려면 무릎을 구부리고 고관절이 있는 다리 윗부분이 무릎 윗부분보다 낮아질 때까지(즉, 고관절이 무릎 관절보다 낮아질 때까지) 몸을 낮춰야 한다.

통증과 부상에 대한 해결책, 튼튼한 둔근

통증과 부상을 관리하고 예방하는 데 있어 또 다른 중요한 변수는 튼튼하고 균형 잡힌 골격을 갖추는 것이다. 한 근육이 약하거나 발달이 덜된 경우 다른 근육이 더 열심히 운동하여 보상 작용을 해야 한다. 따라서 둔근이 약해지면 뒤쪽과 다리 근육이 더 열심히 움직여야 한다. 즉, 전력질주의 햄스트링, 점프의 대퇴사두근과 종아리, 스쿼트의 내전근 또는 리프팅의 기립근과 같은 기능적 움직임 중에 둔근과 함께 작동하는 모든 근육 또는 근육 그룹은 둔근이 발달하지 않았거나 약하면 위험에 처하게 된다.

예를 들어 리프팅과 점프를 할 때 대퇴사두근에 크게 의존한다고 가정해보자. 이렇게 하면 고관절의 큰 엔진 대신 무릎에 부하가 걸리기 때문에 슬개대퇴 통증 증후군(일반적인 무릎 통증)이 발생할 가능성이 높아진다. 고관절과 둔근을 강화하면 운동 역학이 바뀌고 무릎에 가해지는 부하의 일부를 효과적으로 제거하여 무릎 통증이 발달하지 않도록 보호할 수 있다.

또 다른 일반적인 예는 햄스트링의 힘과 둔근의 힘 사이의 불균형이다. 이 경우 고관절을 신전하기 위해 햄스트링에 더 많이 의존해야 한다. 햄스트링이 대퇴골(허벅지 뼈)을 지탱하면 고관절의 볼이 소켓에서 앞으로 튀어나와 고관절 전방 통증을 유발할 수 있다. 둔근이 강하면 대퇴골이 뒤쪽으로 당겨져 소켓의 중앙에 위치하게 되고 고관절 전방 통증이 발생할 가능성이 줄어든다.

둔근이 약하면 시너지 효과를 내는 근육을 과도하게 사용하는 움직임 패턴이 만들어질 뿐만 아니라, 움직임의 역학이 바뀌면서 보상 작용을 하는 근육에 더 많은 마모가 가해진다. 반면에 크고 튼튼한 둔근은 몸의 균형과 안정성을 제공하여 잘못된 역학을 예방할 수 있다. 다음은 몇 가지 예시이다.

- 무릎: 둔근이 튼튼하면 달리거나 점프에서 착지할 때 무릎을 안정된 포지션으로 유지하기가 더 쉽다. 안정적이라는 것은 무릎이 안쪽으로 꺾이지 않는다는 뜻이다. 둔근이 약한 사람에게서 발생할 수 있는 무릎이 안쪽으로 휘는 경우(외반슬), 통증이 발생하거나 심할 경우 ACL 파열과 같은 무릎 부상으로 이어질 수 있다(다른 요인으로도 무릎 외반슬을 유발할 수 있음).
- 고관절과 허리: 둔근은 고관절 신전을 수행하는 데 도움이 된다. 둔근이 약하면 리프팅할 때 등을 더 많이 사용하게 되고, 기립근은 작업을 수행하기 위해 더욱 열심히 일하게 되며, 등척성보다는 동적으로 움직이게 된다. 이러한 방식으로 리프팅을 할 때 척추 디스크, 인대 및 근육에 스트레스가 가중되면 허리 통증, 좌상 및 부상(예: 허리 디스크)으로 이어질 수 있다.

튼튼하고 잘 발달된 둔근은 이러한 종류의 부상을 예방하고 허리 통증을 예방하는 데 도움이 될 수 있다. 둔근을 대상으로 하는 운동, 특히 둔근을 주로 사용하는 힙 쓰러스트 운동은 스쿼트에서 일어설 때와 같이 고관절 신전 시 허리나 햄스트링이 아닌 둔근에 의존하도록 신체를 훈련한다. 고관절에서 움직이고 둔근을 사용하면 등을 뒤로 젖히기 쉬워져 척추에 가해지는 스트레스를 줄일 수 있다. 실제로 둔근을 단련하면 골반 전방경사(허리가 과도하게 펴지는 현상)를 줄이고 흉추 후만증(허리가 둥글어지는 현상)을 줄여 자세를 개선할 수도 있다. 많은 리프터들은 데드리프트, 스쿼트, 힙 쓰러스트를 시작한 후 키가 더 커지고 더 운동성이 좋아 보인다는 것을 알게 된다.

이어지는 '과학이 말하다' 사이드 바에서 둔근 운동이 통증과 부상을 예방하는 방법에 대해 자세히 살펴보겠다. 지금은 우선, 통증은 다양한 심리적 · 사회적 요인과 관련된 다면적인 현상이며, 조직 손상과는 큰 상관이 없다는 점을 이해하는 것이 중요하다. 그렇다고 해도 웨이트 트레이닝이나 스포츠 상황에서는 일상생활보다 훨씬 큰 힘과 스트레스를 다루게 되므로, 둔근의 스트렝스와 지구력이 높을수록 서 있거나 걷고 움직일 때 좋은 자세를 유지하기가 훨씬 쉬워진다. 그리고 무거운 하중을 견디거나 빠르게 움직일 때 좋은 자세를 유지하면 주변 조직에 가해지는 스트레스를 줄일 수 있어, 통증과 부상을 예방하는 데 도움이 된다.

자신의 기준에 따라 외모가 좋아 보이면 더 당당하게 서서 자신의 매력을 뽐내는 경향이 있다. 본질적으로 자신감을 발산하는 것이다. 이러한 자신감은 통증을 해석하는 방식, 사람들이 자신을 보는 방식, 자신에 대해 느끼는 방식에 영향을 미칠 수 있다. 둔근 운동이 무조건 완벽한 움직임과 자신감을 준다는 것은 아니지만, 서 있는 자세와 몸가짐에 영향을 미쳐 건강과 외모에 더 큰 영향을 미칠 수 있다.

움직임과 운동의 형태로 활동하는 것은 건강한 삶의 기반이다. 통증은 삶의 자연스러운 일부이며, 통증을 경험하지 않고 살아갈 수 있다고 생각해서는 안 된다. 여기저기서 고통을 겪어보지 않은 엘리트 운동선수에 대해 들어본 적이 있나? 나도 마찬가지이다. 자세가 좋지 않은 상태로 서 있거나 허리 통증을 경험하거나 무릎이나 다리 부상으로 고통 받는 경우 둔근을 훈련하면 도움이 될 수 있다. 건강하고 피트니스가 좋아지면 운동의 다른 측면도 개선된다. 외모와 기분이 좋아질 뿐만 아니라 퍼포먼스와 스트렝스도 향상된다.

과학이 말하다: 부상과 통증의 위험 감소

관절 안정성

스포츠나 레저를 위한 훈련에는 항상 부상의 위험이 내재되어 있다. 부상의 근본적인 원인을 파악하기 어렵고 우발적인 요인이 큰 역할을 하지만, 좋은 자세를 연습하고 신체를 강화하며 약점을 보완하는 등 부상 가능성을 낮추기 위해 할 수 있는 일이 있다. 둔근을 단련하는 것도 부상 위험을 어느 정도 줄이는 데 도움이 될 수 있다.

현재로서는 둔근 단련이 부상 위험을 줄인다는 고품질의 연구는 부족하지만, 몇몇 생체역학 연구(그리고 풍부한 경험적 증거와 상식적 관점)를 통해 볼 때, 대둔근은 무릎, 엉덩관절, 척추, 천장관절 등 여러 관절에서 안정성을 제공하여 무릎, 엉덩관절, 척추 부상의 위험을 낮출 수 있다. 예를 들어 런지 동작 중 둔근은 정강뼈가 앞쪽으로 밀리는 움직임anterior tibial translation을 억제하는데, 이 움직임은 전방십자인대(ACL) 파열의 주요 기전 중 하나이며, 이는 아마도 둔근이 장경인대iliotibial tract에 붙는 부위를 통해 그런 역할을 하기 때문일 것이다.[1, 2]

정지 및 부착 지점에 대한 자세한 내용은 5장에서 확인할 수 있다. 지금 알아두어야 할 중요한 점은 둔근은 하체와 몸통에 안정성을 제공하는 데 도움이 되며, 관절이 안정적일수록 부상 가능성이 줄어든다는 것이다. 이 경우 둔근이 제공하는 추가적인 무릎 안정성은 ACL 부상을 예방하는 데 도움이 될 수 있다. 런지가 모든 스포츠 동작에 완벽하게 적용되는 것은 아니지만, 대부분의 스포츠와 활동에서 흔히 볼 수 있는 부하가 걸린 일방적인(한쪽 다리) 엇갈린 자세의 움직임이다.

최근 모델링 연구에 따르면 스쿼트 및 기타 유사한 고관절 신전 움직임 중 과도한 햄스트링 공동 수축(무릎 주변 햄스트링의 동시 수축)이 대퇴사두근의 힘을 증가시켜 슬개대퇴 관절 압력을 손상 수준까지 높일 수 있다고 결론지었다.[3]

예를 들어 바벨 백 스쿼트 퍼포먼스를 한다고 가정해보겠다. 둔근이 약하고 발달이 덜된 경우 고관절 신전 파워를 위해 햄스트링에 더 많이 의존하게 되고, 햄스트링 활성화가 무릎 관절에 작용하여 무릎에 가해지는 압력이 증가하기 때문에 대퇴사두근에서 더 많은 출력을 필요로 하게 된다. 이러한 압력은 무릎의 여러 구조에 다양한 문제를 일으킬 수 있다.

이는 바벨 백 스쿼트와 같이 하체에 부하가 많이 걸리는 허리 운동과 배구, 농구 및 드롭 랜딩(점프에서 착지하는 동작)과 같은 하체에 충격이 큰 스포츠를 할 때 둔근을 강화하고 발달시키는 것이 중요하다는 것을 강조하는 것이다.

근육 좌상

본문에서 언급했듯이 둔근은 하체 움직임 시 다른 근육과 시너지 효과를 발휘한다.[4] 예를 들어 스쿼트를 할 때 둔근은 하체에 가해지는 부하를 대퇴사두근과 햄스트링 같은 다른 근육에 분산하고 분담하는 데 도움을 준다. 둔근이 약하면 다른 근육이 보상 작용, 즉 작업을 수행하기 위해 더 열심히 일해야 한다. 이렇게 되면 운동과 활동 중에 다른 근육(대퇴사두근과 햄스트링)에 더 많은 스트레스가 가해져 근육 좌상이 발생할 위험이 높아질 수 있다.

스쿼트 모델링 연구에 따르면 둔근은 대퇴사두근, 햄스트링, 내전근(허벅지 안쪽 근육)과 함께 작용하여 고관절과 무릎 신전(스쿼트에서 일어서는 동작)을 함께 수행한다.[5, 6] 동일한 연구에 따르면 대둔근에 힘이 부족하면 스쿼트 및 기타 유사한 움직임 중에 과도한 햄스트링 동시 수축이 발생할 수 있는 것으로 나타났다. 따라서 둔근이 약하면 무릎 부상 위험이 높아질 뿐만 아니라 햄스트링 근육 좌상의 위험이 높아질 수 있다.[7] 이는 축구에서 자주 보이는 대퇴사두근 좌상과[8] 근육 긴장에 매우 취약한 내전근에도 적용될 수 있다.[9] 그리고 둔근이 스프린트에서 내전근과 상승적으로 작용한다고 가정할 수 있는 좋은 이유가 있다.[10]

외반슬

6장에서 배우게 되겠지만, 대둔근은 고관절 외회전(다리를 바깥쪽으로 회전)과 고관절 외전(다리를 몸에서 멀리 이동)에 중요한 역할을 한다. 고관절 외회전 및 고관절 외전 근력은 ACL 손상의 주요 예측 인자이다.[11] 또한 대둔근 근전도 진폭(근육 활성화의 척도)은 스텝다운[12] 및 점프 착지 시 무릎 외반슬(무릎이 안쪽으로 함몰되는 현상, ACL 부상의 메커니즘)과 중간 정도 및 음의 상관관계가 있다고 보고되었다.[13]

모든 연구에서 둔근의 스트렝스와 무릎의 외반슬 간에 밀접한 관련이 있다고 보고하는 것은 아니라는 점도 중요하게 짚고 넘어가야 한다. 이는 외반슬에 영향을 미치는 다른 요인들이 많기 때문일 가능성이 크다. 예를 들어 발목의 배측굴곡 가동범위(발가락을 정강이 쪽으로 당길 수 있는 능력)[14]나 운동 조절 능력(즉, 협응력과 자세)[15] 등이 그 예이다.

대둔근은 무릎 외반슬을 제어하는 데 핵심적인 근육이다. 따라서 둔근이 강하고 기능적일수록 무릎이 안쪽으로 비틀리는 것을 더 잘 제어하거나 예방할 수 있다. 그리고 외반슬을 더 많이 예방할 수 있을수록 ACL 부상의 가능성이 줄어든다.

슬개대퇴 통증

통증은 복잡한 문제이며, 자세나 생체역학적 요인만으로 결정되는 것은 아니다. 그럼에도 불구하고 고관절 운동, 특히 고관절 신근, 고관절 외회전근 및 고관절 외전근으로서의 다양한 역할을 하는 대둔근에 초점을 맞춘 운동은 슬개 대퇴 통증 재활을 위한 물리 치료 프로그램에 사용하기에 매우 효과적이라는 좋은 징후가 있다.[16]

고관절 안정성

둔근은 무릎을 안정시키는 데 도움이 될 뿐만 아니라 고관절 안정성에 필수적이다. 고관절 해부학적 측면(횡단면 및 시상면 포함-운동면-대퇴경 각도, 고관절 소켓 정렬 및 고관절 소켓 모양에 대한 자세한 내용은 114쪽 참조)은 개인마다 다르며,[17, 18] 이는 일부 사람들이 전방 고관절 통증을 경험할 위험이 더 높다는 것을 의미한다. 이러한 사람들은 스쿼트를 할 때 고관절 통증이 심해지는 경우가 많다.

또한 둔근은 고관절 신전 운동 중에 고관절을 뒤쪽으로 당겨서 전 대퇴골두가 고관절 소켓 내부로 이동할 수 있는 더 많은 공간을 만든다. 이렇게 하면 뼈가 소켓에 전방 방향으로 가하는 힘이 줄어들어,[19] 뼈가 측면과 접촉하는 것을 방지하는 데 도움이 된다.[20]

척추 안정성

척추 안정성과 관련하여 골반은 한 쌍의 힘 커플(관절을 움직이기 위해 함께 작용하는 근육 또는 근육 그룹)에 의해 균형을 이루며, 각 커플(근육)의 한쪽은 대둔근(뒤쪽)과 복부(앞쪽)로 구성된다.[21] 엉덩이 주변의 움직임을 생성하고 척추를 안정시키는 데 도움이 되는 다른 근육은 척추 기립근(뒤쪽)과 고관절 굴곡(앞쪽)이다.

간단히 말해 둔근은 척추를 안정적으로 유지하는 데 중요한 역할을 한다. 따라서 둔근 운동은 척추 안정성이 좋지 않은 사람들에게 도움이 될 수 있다.[22] 특히, 골반 후방경사 퍼포먼스에서 둔근의 역할은 허리 통증과 관련된 과도한 요추 신전(과신전)을 예방하는 데 도움이 될 수 있다.

골반 경사

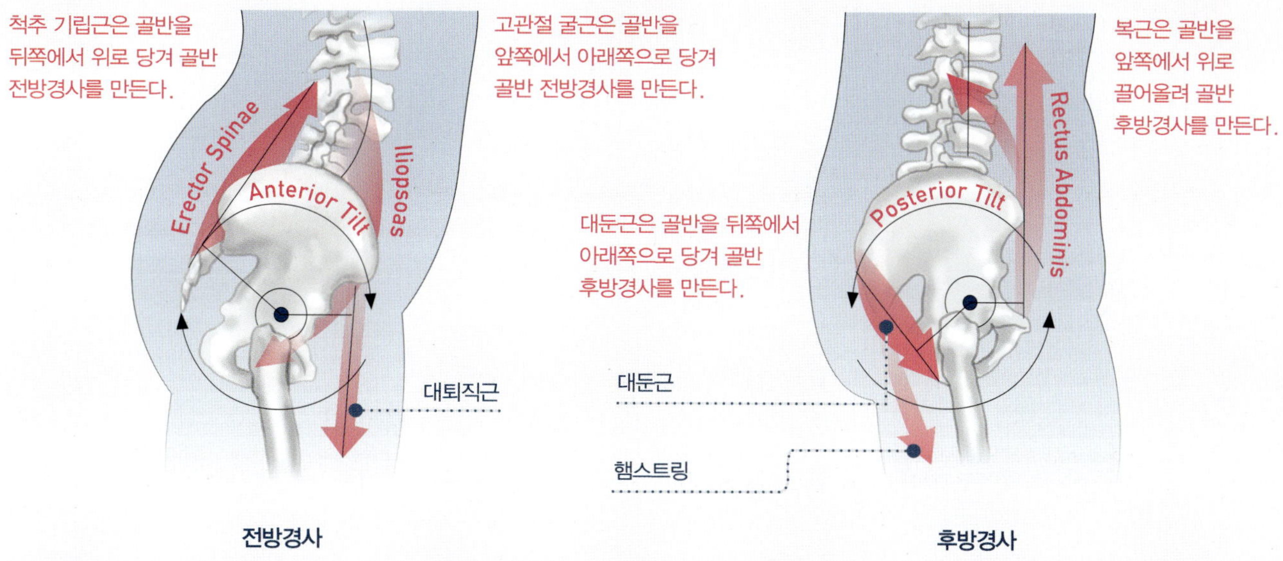

발췌: "Kinesiology of the hip" by D. A. Neumann

천장관절 안정성

둔근은 골반을 안정시키는 역할 외에도 천장관절(SI)의 불필요한 움직임을 방지하는 데 특정한 역할을 할 수 있다. 해부학적 조사에 따르면 SI 관절을 가로지르는 짧은 섬유가 있는 둔근의 깊은 영역이 발견되었다.[23, 24] 또한 생체역학적 모델에 따르면, 대둔근에 하중을 가하면 관절을 서로 끌어당겨 고정시키는 힘 닫힘force closure이 발생하여 움직임이 줄어드는 것으로 나타났다.[25, 26] 그리고 한 실험 연구에서 고관절 신근을 수축하면 SI 관절 가동성이 감소한다는 것이 확인되었다.[27]

연구에 따르면 둔근이 SI 관절을 안정시키는 데 도움이 된다고 말하는 것이 안전하다. 많은 수의 허리 통증이 SI와 관련된 것으로 생각되기 때문에,[28] 둔근은 SI 관절의 불안정성으로 인해 발생하는 특정 유형의 기계적 허리 통증을 예방하는 데 도움이 될 수 있다.

CHAPTER 3

스트렝스를 위한 둔근 트레이닝

근력 강화는 대부분의 운동선수와 중량을 다루는 선수의 공통된 목표인데, 이는 많은 무게를 리프팅하는 것이 멋있기 때문이기도 하지만 대부분의 웨이트 리프터가 증명하듯 근력 강화가 훈련의 목적이 되기 때문이기도 하다. 간단히 말해, 스트렝스 훈련은 자신의 프로그레션을 측정할 수 있는 좋은 방법이다. 체육관에서 새로운 개인 기록(PR)을 세우고 이전에 들어본 적이 없는 더 많은 무게를 리프팅하는 것에는 특별한 무언가가 있다.

기술, 식단, 휴식, 프로그램 등 많은 변수가 더 많은 무게를 리프팅하는 데 기여하지만, 스트렝스는 프로그레션을 측정하는 가장 구체적인 방법 중 하나이다. 근력은 확실하다. 같은 자세와 같은 동작 범위에서 지난달보다 오늘 더 많은 웨이트를 들어 올릴 수 있다면 더 강해진 것이며, 훈련이 성과를 거두고 있다고 정확하게 결론을 내릴 수 있다.

퍼스널 트레이너로서 내 경험에 따르면 근력 향상을 위해 훈련하는 사람들이 꾸준히 운동할 가능성이 더 높다. 측정하기 훨씬 어려운 피지크 트레이닝과 달리 스트렝스 트레이닝은 자신감과 일관성을 키울 수 있는 강력한 도구이다. 이러한 이유로 나는 더 나은 피지크를 위해 트레이닝하는 사람들을 포함한 모든 사람들께 스트렝스 트레이닝을 추천한다. 내가 코치하는 피트니스 모델과 비키니 대회 참가자들은 대부분 스트렝스 목표를 향해 노력하는 것을 좋아한다. 그들은 이미 멋진 외모를 가지고 있지만, 더 강해지는 것을 더 멋지게 보이는 것과 연관시키며, 당연히 그렇게 생각한다. 근력 강화와 근육의 성장(비대) 사이에는 직접적인(그러나 불완전한) 상관관계가 있으며, 그 반대의 경우도 마찬가지이다. 근육이 커지면 스트렝스도 커진다. 그렇기 때문에 많은 보디빌더가 헬스장에서 운동의 프로그레션을 측정하는 또 다른 방법으로 웨이트를 사용한다.

모든 사람이 미적 감각에 신경을 쓰는 것은 아니며 때로는 신체적 변화를 확인하기가 어렵다. 체중계나 거울을 사용할 때는 마음을 속일 수 있지만, 바벨은 거짓말을 하지 않는다. 그리고 모든 사람이 보디빌딩 쇼에 나오는 남자나 여자처럼 근육을 만들 수 있는 것은 아니다. 이런 사람들에게는 스트렝스 트레이닝이 중요한 목표가 된다.

둔근 강화 운동의 네 가지 주요 이점

1. 자세 개선
2. 부상 및 통증 예방
3. 운동 능력, 스트렝스 및 파워 증가
4. 몸매 개선

작지만 강력한 근육

소수의 사람들은 단순히 근육을 만들 수 있는 유전적 요인을 가지고 있지 않다. 이들은 원하는 만큼 열심히 훈련할 수는 있지만, 자연스럽게 근육이 생기는 것은 유전자가 아니다. 이 범주에 속한다면 스트렝스 트레이닝을 주요 목표로 삼아라. 근육을 키우려고 노력하는 대신 더 많은 무게를 들어 올리는 데 집중하라. 근력 강화가 운동하는 이유이다. 노력에 대한 보상이다. 버프를 받지는 못하더라도 더 강해지고 건강과 퍼포먼스 향상이라는 이점을 얻을 수 있다. 그리고 대부분의 사람들, 심지어 최고의 근육 형성 유전자를 가지고 있지 않은 사람들도 단순히 스트렝스 트레이닝을 통해 더 날씬하고 또렷한 체격을 갖게 될 것이다. 나는 이를 '작지만 강력한' 개념이라고 부른다. 원래 목표했던 몸매가 아니더라도 자신이 얼마나 열심히 노력했는지 알기 때문에 자신의 몸에 자신감을 가질 수 있고, 자신이 얼마나 강해졌는지 자랑스러워할 수 있다. 《ESPN 더 매거진》의 연례 보디 이슈에서 자신의 몸매를 자랑스럽게 뽐내는 운동선수들을 본 적이 있나? 이들은 모두 사회가 생각하는 이상적인 몸매를 가지고 있지는 않지만, 이에 아랑곳하지 않는다. 이들은 세계적인 수준의 운동선수들이며, 얼마나 마른지 또는 특정 근육이 얼마나 발달했는지와 상관없이 경기장에서 할 수 있는 일 때문에 자신의 몸을 사랑한다.

스트렝스는 어떻게 향상시킬 수 있을까? 간단하다. 더 강해지려면 더 무거운 무게를 리프팅하기 위해 지속적으로 노력해야 한다. 일정 기간 동안 근육에 가해지는 저항을 서서히 증가시키면 된다. 스트렝스 트레이닝 프로그램에서는 프로그레션 과부하 원리를 사용하여 이를 수행한다. 리프팅을 처음 하는 경우 점진적 과부하란 단순히 시간이 지남에 따라 더 많은 일을 하는 것을 의미한다. 예를 들어 리프팅에 더 많은 무게를 추가하거나, 더 많은 반복 횟수를 수행하거나, 더 생산적인 훈련 세션을 갖는 것은 모두 점진적 과부하의 범주에 속한다.

9장에서 점진적 과부하에 대해 더 자세히 살펴보겠다. 여기서 여러분이 이해했으면 하는 것은 근력을 향상하려면 더 많은 웨이트를 리프팅해야 한다는 것이다. 수행하는 모든 퍼포먼스와 움직임에서 근력을 향상하고 싶지만, 몇 가지 리프팅은 근력의 궁극적인 테스트가 될 수 있다. 파워 리프팅이 바로 여기에 해당한다.

더 강한 둔근 = 더 무거운 리프팅

보디빌더가 웨이트를 사용하여 몸을 조각하고 거울을 사용하여 성장을 측정하는 것처럼, 파워 리프터는 스쿼트, 데드리프트, 벤치 프레스의 세 가지 바벨 리프팅과 들어 올린 총 중량을 사용하여 자신의 스트렝스와 진행 상황을 측정한다. 좋은 소식은 이러한 움직임의 이점을 누리기 위해 파워 리프터가 될 필요는 없다는 것이다. 사실 이 세 가지 리프팅은 거의 모든 스트렝스 트레이닝 프로그램의 기초가 된다. 보디빌딩, 크로스핏 또는 둔근 훈련에 중점을 두든 상관없이 3대 파워 리프팅의 이점을 누릴 수 있다.

예를 들어 스쿼트와 데드리프트는 둔근을 포함한 전신 스트렝스를 측정할 수 있는 훌륭한 방법이다. 실제로 스쿼트와 데드리프트는 둔근 발달과 기능에 매우 중요하다. 물론 힙 쓰러스트 베리에이션과 다른 둔근 위주의 운동이 둔근을 더 효과적으로 단련하지만, 스쿼트와 데드리프트는 여전히 중요하다. 둔근은 이러한 움직임에 관여하기 때문에 둔근이 강해지면 이러한 동작을 수행할 때 스트렝스가 향상될 수 있다. 따라서 둔근 훈련이 보디빌더에게 좋은 것처럼 파워리프터, 올림픽 리프팅 선수, 근력 운동선수 또는 무거운 리프팅 퍼포먼스를 하는 모든 사람에게도 좋다.

이렇게 생각해보라. 힙 쓰러스트는 고관절 신전 운동으로, 엉덩이에 하중을 가한 다음 엉덩이를 바벨 쪽으로 신전하여 완전히 펴는 동작이다. 이 움직임 패턴이 강해지면 어떤 일이 일어날까? 바로 고관절 신전 근력이 증가한다. 파워리프터이거나 스쿼트 및 데드리프트의 스트렝스를 높이고 싶은 사람이라면 힙 쓰러스트 또는 기타 둔근 관련 움직임을 루틴에 포함하면 개선할 수 있는 좋은 방법이다.

내 요점을 설명하는 데 도움이 될 매우 일반적인 시나리오를 예로 들어보겠다. 누군가 엄청난 무게의 바벨을 들려고 한다고 상상해보라. 바닥에서 바를 들어 올려 무릎을 지나 바를 당긴 다음 고관절을 잠그기 위해 몸을 흔들고 휘청거리기 시작한다. 즉, 무게를 바닥에서 떼어내는 데는 성공했지만 고관절을 신전하고 똑바로 서서 리프팅을 완료할 수 없다. 지인에게 이런 일이 일어나는 것을 본 적이 있거나 직접 경험한 적이 있을 것이다. 나도 그런 경험이 있다.

이런 일이 발생하지 않도록 어떻게 예방할 수 있을까? 그립 실패나 잘못된 기술 등 많은 변수가 작용할 수 있지만 둔근 약화도 그중 하나일 수 있다. 둔근이 약하다면, 특히 엔드 레인지(락아웃)에서 고관절을 신전하여 리프팅을 완료하는 것이 어려울 수 있다. 힙 쓰러스트와 같은 둔근 위주의 운동을 할 때 훈련하는 동작이 바로 이 동작이다. 요점은 힙 쓰러스트, 글루트 브릿지 등을 통해 둔근과 고관절 신전 동작을 훈련함으로써 스쿼트 및 데드리프트와 같이 근력을 측정하는 데 가장 일반적으로 사용되는 움직임에 대한 역학과 힘을 향상시킬 수 있다는 것이다.

파워 리프팅은 스트렝스를 측정하는 훌륭한 방법이지만 스쿼트와 데드리프트에만 국한할 필요는 없다. 힙 쓰러스트의 주요 이점 중 하나는 둔근에 부하를 직접 가할 수 있다는 점이다. 스트렝스를 측정할 때 모든 사람은 특정 리프팅에 끌리게 된다. 이해해야 할 중요한 점은 인기 있는 하체 운동은 모두 둔근과 관련이 있다는 것이다. 스쿼트, 데드리프트, 런지, 굿모닝, 힙 쓰러스트, 레그 프레스, 스플릿 스쿼트 등의 베리에이션도 마찬가지이다. 즉, 둔근이 매우 약하다면 스쿼트나 데드리프트를 잘할 수 없다. 그리고 둔근이 약하면 많은 무게를 힙 쓰러스트할 수 없다.

둔근 스트렝스가 증가하면 다음과 같은 능력이 향상될 수 있다.

- 전방 스프린트에서 가속 및 최고 속도 향상
- 양방향 및 일방적인 수직 및 수평 점프의 파워
- 좌우 방향 전환에서의 민첩성과 순발력
- 측면 전력질주에서의 가속 및 최고 속도
- 스윙, 타격 및 던지기에서의 회전 파워
- 육상 종목의 달리기, 점프 및 던지기 퍼포먼스
- 스쿼트 및 데드리프트 스트렝스
- 역도의 스내치 및 클린 및 저크 파워
- 스트렝스맨 종목의 스트렝스 및 컨디셔닝
- 종합격투기(MMA)에서 탈출, 서브미션 및 방어를 위한 브릿징 및 외전근력
- 경사 스프린트 및 등반 스트렝스 및 지구력
- 백페달링, 외회전, 회전 움직임에서의 감속력
- 바닥 기반 수평 추진력

둔근 근력 테스트하기

스쿼트, 데드리프트, 힙 쓰러스트는 하체 근력을 측정하는 좋은 방법이지만 둔근 근력을 구체적으로 테스트할 수 있는 방법이 있을까? 나는 항상 이런 질문을 받는다. 안타깝게도 단순한 답은 없다. 어떤 사람들에게는 스쿼트, 데드리프트, 힙 쓰러스트로 둔근을 테스트하는 것이 좋은 출발점이 될 수 있다. 하지만 이러한 모든 움직임이 둔근을 많이 사용하지만 둔근 스트렝스의 정확한 척도는 아니다. 모든 고관절 신전 운동은 둔근, 내전근, 햄스트링을 활용한다. 무릎을 구부릴 때는 햄스트링의 기여도가 낮고 둔근의 기여도가 약간 높지만 세 근육 그룹이 모두 관여한다. 스쿼트 자세에서 일어설 때처럼 무릎을 동시에 펴야 하는 경우에는 대퇴사두근이, 척추와 골반을 안정시켜야 하는 경우에는 다양한 코어 근육이 서로 협력하여 작용해야 한다. 앞서 언급한 세 가지 리프팅은 특정 근육의 근력이 아닌 전반적인 하체 근력을 측정할 수 있는 좋은 방법이라고 보는 것이 정확하다. 고관절 외전 및 외회전 둔근 운동도 중둔근과 소둔근, 대둔근, 심부 고관절 회전근과 같은 다른 근육이 작용한다.

둔근 스트렝스를 테스트하는 또 다른 방법은 단순히 움직임 중에 근육이 수축하는지를 느끼는 것이다. 여기에는 약간의 심신 연결이 필요하다. 완벽한 세상이라면 우리 모두가 근전도 장치를 소유하고 다양한 움직임을 수행하는 동안 둔근의 근전도 출력을 측정할 수 있을 것이다. 하지만 이는 현실적으로 불가능하며 단순히 주의를 기울이는 것만으로도 충분할 수 있다. 스쿼트와 데드리프트를 할 때 둔근이 최대로 활성화되는 것을 느끼나? 힙 쓰러스트 퍼포먼스를 할 때 둔근이 더 많이 느껴지나? 싱글 레그 루마니안 데드리프트나 불가리아 스플릿 스쿼트와 같은 다른 움직임은 어떤가? 둔근이 단단하고 움직임 중에 매우 세게 수축하는 느낌이 든다면 근육을 단련하고 있다고 확실히 말할 수 있지만, 이는 둔근 스트렝스 테스트가 아니다.

요약하자면, 둔근의 스트렝스를 정확하게 평가할 수 있는 단일 검사나 운동은 없다. 왜냐하면 고관절의 신전, 외전, 외회전을 수행할 때 여러 근육들이 협응적으로 작용하며 그 기능을 나눠 갖기 때문이다. 둔근 근력의 지표를 측정할 수 있는 가장 가까운 방법은 1RM(최대 1회 반복) 힙 쓰러스트이지만, 이 경우에도 둔근 수축의 밀도를 측정하고 기술과 운동 범위가 견고한지 확인해야 한다.

다양한 둔근 운동과 반복 횟수 범위에서 근육이 커지고 강해지는 것 사이에는 상관관계가 있다고 말했던 것을 기억하는가? 둔근을 단련하고 근육을 키우고 있다면, 규칙적으로 연습한다고 가정할 때 둔근과 관련된 모든 움직임이 강해진다고 확신할 수 있다. 여기에는 점프, 스프린트, 스쿼트, 당기기, 파워 리프팅, 올림픽 리프팅, 스트롱맨 등이 포함된다. 다시 말해, 둔근은 스포츠든 일상 활동이든 거의 모든 스트렝스 동작에 관여한다. 따라서 더 강해지는 것이 목표라면 둔근을 단련해야 한다.

과학이 말하다: 힙 쓰러스트 스트렝스

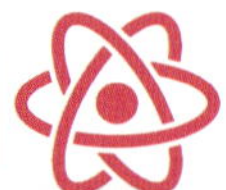

나는 힙 쓰러스트(그리고 일반적으로 둔근 훈련)가 스쿼트나 데드리프트와 같은 다른 리프팅 동작의 스트렝스를 향상시키는지에 대해 수년 동안 추측해왔다. 항상 둔근 훈련, 특히 힙 쓰러스트가 고관절 신전 근력을 향상시켜 고관절 신전 동작이 포함된 리프팅의 스트렝스를 향상시킬 것이라고 생각했다. 하지만 최근까지도 이를 뒷받침할 과학적 근거가 없었다.

네 가지 증거를 통해 힙 쓰러스트만으로도 스쿼트 및 데드리프트 근력뿐만 아니라 전반적인 고관절 신전 근력을 향상시킬 수 있다는 결론을 내릴 수 있었다.

쌍둥이 실험

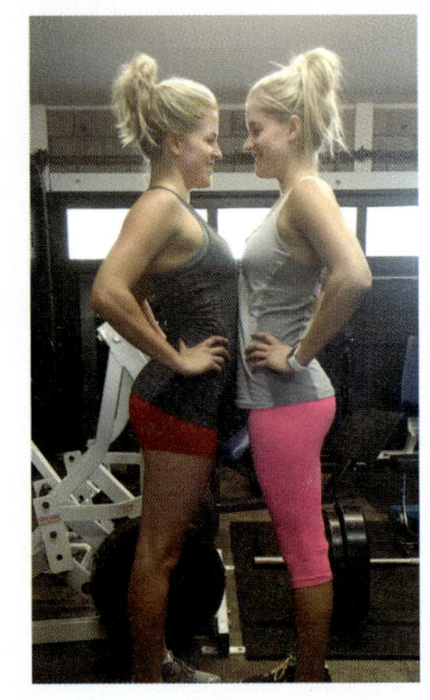

이 연구를 위해 한 쌍의 일란성 쌍둥이 자매를 대상으로 6주 동안 매주 3회씩 다양한 세트와 반복 횟수로 운동을 수행하는 매일 파동형 주기화(DUP$_{\text{daily undulated}}$) 방식으로 훈련했다.[1] 한 명은 하체 스쿼트만, 다른 한 명은 힙 쓰러스트만 수행했다. 그들이 한 운동은 다음과 같다.

일주일에 세 번, 각 쌍둥이는 개별 리프팅(힙 쓰러스트 또는 패러럴 백 스쿼트)을 6~15회씩 3~5세트로 수행했다. 첫째 날은 1RM의 약 75%인 4×10, 둘째 날은 1RM의 약 85%인 5×6, 셋째 날은 1RM의 약 65%인 3×15를 수행했다. 하지만 피험자가 마지막 세트에서 더 많은 반복 횟수를 퍼포먼스할 수 있다면 그렇게 할 수 있기 때문에 마지막 세트는 AMRAP 세트('가능한 한 많은 반복 횟수'의 약자)로 진행했다.

하체 리프팅 후 각 쌍둥이는 인클라인 프레스, 벤치 프레스 또는 클로즈 그립 벤치 프레스 2세트, 내번 로우, 광배근 풀 다운 또는 네거티브 턱걸이 2세트, 복근 매트 크런치, 일자 다리 윗몸일으키기 또는 매달린 다리 올리기 2세트를 수행했다. 매주 부하가 증가했다.

쌍둥이들은 연구 기간 내내 동일한 칼로리 및 다량 영양소 계획을 따르도록 지시받았으며, 6주 동안 체중은 크게 변하지 않았다.

DUP 방식으로 6주 동안 스쿼트 또는 힙 쓰러스트를 18회 실시한 결과 다음과 같은 결과가 도출되었다.

	1RM 스쿼트	1RM 힙 쓰러스트	수평 밀기 최대 스트렝스	대둔근 상부 두께	대둔근 하부 두께
스쿼트를 한 쌍둥이	↑63%	↑16%	↑20%	↑20%	↑21%
힙 쓰러스트를 한 쌍둥이	↑42%	↑54%	↑32%	↑28%	↑28%

보다시피 힙 쓰러스트 퍼포먼스를 수행한 쌍둥이는 스쿼트를 하지 않고도 스쿼트 스트렝스가 42% 향상되었다. 이것은 힙 쓰러스트가 스쿼트에 매우 잘 전달되어 스쿼트 움직임 자체를 수행하지 않고도 스쿼트 스트렝스를 향상시킬 수 있음을 분명히 나타낸다. 반대로 스쿼트 퍼포먼스를 한 쌍둥이는 힙 쓰러스트가 16%만 향상되어 스쿼트가 힙 쓰러스트에 전달되는 것보다 힙 쓰러스트가 스쿼트에 더 많이 전달된다는 것을 시사한다.

럭비 연구

다음 사례는 내가 박사 학위 논문의 일부로 발표한 연구이다. 이 연구는 청소년 럭비 선수들을 대상으로 진행되었으며, 쌍둥이 연구와 마찬가지로 힙 쓰러스트가 프런트 스쿼트 근력을 7% 향상시키는 것으로 나타났다.[2] 큰 개선은 아니었지만, 스쿼트를 하지 않고도 힙 쓰러스트가 스쿼트 근력을 향상시킨다는 것을 보여주었다.

야구 연구

이 8주간의 연구는 남자 대학 야구 선수 20명의 스트렝스에 대한 힙 쓰러스트 훈련의 효과를 조사했다.[3] 선수들을 두 그룹으로 나누어 한 그룹은 야구 훈련에 힙 쓰러스트를 추가하고 다른 그룹은 일반 야구 훈련 루틴만 따르도록 했다. 그 결과 힙 쓰러스트 그룹은 스쿼트를 하지 않았음에도 불구하고 스쿼트 근력이 28% 증가했다(스쿼트 근력이 약 185파운드에서 약 235파운드로 증가).

요추 신전 근력 연구

이 연구에서 연구자들은 스쿼트와 힙 쓰러스트가 요추 신전 근력에 미치는 영향을 확인하려고 했다.[4] 연구를 수행하기 위해 훈련된 남성을 두 그룹으로 나누어 일주일에 두 번 4주 동안 한 그룹은 스쿼트만 수행했고 다른 그룹은 힙 쓰러스트만 수행했다. 흥미롭게도 스쿼트나 힙 쓰러스트 모두 요추 신전 근력을 향상시키지 못했다. 그러나 힙 쓰러스트만 수행한 그룹은 스쿼트 강도가 7% 증가하여 한 고관절 신전 운동에서 다른 운동으로의 힘 전달에 대한 더 많은 증거를 제공했다.

힙 쓰러스트의 스쿼트 전이

	인구 집단	연구 설계	실험 전	실험 후	변화 %
쌍둥이 연구	2명의 일란성 쌍둥이	6주 동안 주 3회 DUP 백 스쿼트	95lbs	135lbs	42%
럭비 연구	28명의 청소년 남성 선수	6주 동안 주 2회 프런트 스쿼트 주기화 운동	171lbs	183lbs	7%
야구 연구	20명의 대학 남성 야구 선수	8주 동안 주 3회 주기화 백 스쿼트	185lbs	237lbs	28%
허리 스트렝스 연구	14명의 훈련된 남성	4주 동안 주 2회	242lbs	259lbs	7%

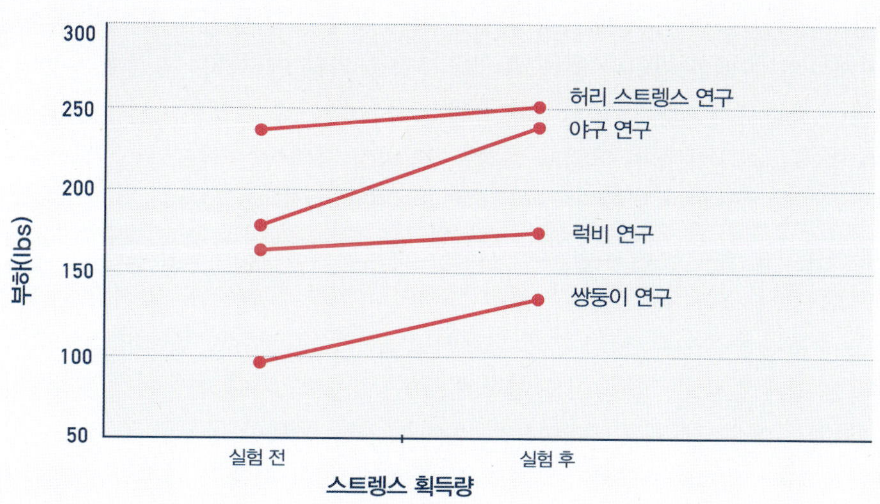

CHAPTER 4

퍼포먼스를 위한 둔근 트레이닝

20여 년 전 내가 처음 바벨을 들기 시작했을 때는 보디빌딩이 가장 보편적이고 널리 받아들여지는 스트렝스 트레이닝 형태였다. 강해지고, 퍼포먼스를 향상시키고, 근육을 키우고 싶다면 보디빌더처럼 웨이트를 들어 올리고 훈련, 즉 기능적 움직임과 고립된 움직임을 모두 포함하는 다양한 리프팅을 수행해야 한다.

기능적 움직임은 여러 관절과 근육을 동시에 사용하며, 스포츠와 생활의 동작을 모방하기 때문에 기능적 움직임으로 간주된다. 스쿼트, 데드리프트, 푸시업, 풀업은 기능적 움직임의 예이다. 고립된 움직임은 하나의 관절만 사용하는 운동으로 일반적으로 특정 근육 그룹을 대상으로 한다. 예를 들어 이두근 컬은 팔꿈치 관절을 운동하며 주로 이두근을 대상으로 한다.

이것이 왜 중요하며 둔근 운동과 어떤 관련이 있는지 궁금할 수 있다. 많은 사람이 둔근 운동을 보디빌딩의 한 형태로 간주하기 때문에 중요하다. 많은 사람이 보디빌딩을 기능적이지 않다고 생각하는 이유는 두 가지이다. 1) 보디빌딩은 고립된 움직임을 포함하며, 2) 보디빌딩의 대부분은 미학이나 피지크 트레이닝에 중점을 두고 있다. 하지만 그렇다고 해서 보디빌딩이 비기능적인 것은 아니다.

어떻게 이런 일이 일어났을까? 여러 이유가 있겠지만, 내가 관찰한 바에 따르면 다음과 같다. 기능적 피트니스가 인기를 얻으면서 사람들은 기능적이지 않은 움직임은 비판을 받고 버려지는 전환기를 거쳤다. 고립된 움직임은 보기 좋게 보이기 위한 운동이었으며 아무런 목적이 없었다고 여겨졌다. 복합 움직임은 매우 중요하다(이는 내 트레이닝 시스템뿐만 아니라 대부분의 보디빌딩 프로그램의 기초이기도 하다). 하지만 고립 운동이 비기능적이라는 주장은 단순히 잘못된 것이다. 예를 들어 연구에 따르면 라잉 레그 컬은 스프린트 속도를 향상시키며, 룸바 익스텐션 머신lumbar extension machine은 루마니안 데드리프트 스트렝스를 증가시키는 데 효과가 있는 것으로 나타났다.

부상을 입으면 어떻게 되나? 어깨를 다쳐서 풀업은 할 수 없지만 이두근 컬은 할 수 있다면 어떻게 해야 할까? 컬은 기능적이지 않다고 해서 피해야 할까? 팔꿈치 관절, 손목, 이두근, 팔뚝은 여전히 강화해야 한다. 목수에게 특정 작업에 맞는 특정 도구가 있는 것처럼 퍼스널 트레이너와 운동선수에게는 몸 전체를 단련할 뿐만 아니라 특정 부위를 단련하는 일련의 운동이 필요하다. 예를 들어 둔근이 발달하지 않은 운동선수와 함께 일하는 퍼스널 트레이너인데 스쿼트와 데드리프트로는 효과가 없다고 가정해보자. 어떻게 하겠는가? 미적 목적이든 퍼포먼스 목적이든, 개발되지 못하고 약한 부위를 공략하려면 복합 및 단일 관절 움직임이 모두 필요하다.

이 책에서는 둔근을 목표로 하는 기능적 움직임과 단독 동작을 모두 수행하는 방법을 배운다. 둔근 트레이닝을 보디빌딩 또는 피지크 트레이닝 범주에 묶을 수 있지만 기능적이지 않다고 말하는 것은 잘못된 주장이다. 나는 둔근 트레이닝이 가장 기능적인 형태의 스트렝스 트레이닝 중 하나라고 자신 있게 말할 수 있다. 이를 어떻게 알 수 있을까? 왜냐하면 둔근은(앞에서 설명했듯이, 그리고 다음 파트에서 더 자세히 다룰 예정이지만) 몸에서 가장 중요한 근육군 중 하나이기 때문이다. 그리고 이 둔근을 효과적으로 발달시키는 가장 좋은 방법은 이 책에서 제시하는 훈련 기법들을 실천하는 것이다.

둔근은 고관절을 신전하고 외회전하며 몸을 회전하는 역할을 한다는 사실을 잊지 마라. 이는 기본적으로 모든 범위의 기능적 움직임을 포괄한다. 둔근을 훈련하면 달리기, 점프, 스쿼트, 커팅, 캐리, 던지기, 밀기, 당기기, 펀치 등 둔근을 포함하는 움직임의 기능이 향상되는 것은 당연한 이치이다. 고관절이 기능에 중요하다는 것은 누구나 동의할 수 있다. 둔근은 고관절을 움직인다. 그리고 강하고 파워풀한 고관절은 종종 엘리트 운동선수와 일반 운동선수를 구분하는 요소이다.

더 강한 둔근 = 더 나은 운동선수

운동선수는 프로그레션이 진행됨에 따라 고관절(둔근)과 다리 근육을 움직임에 통합하는 방법을 배운다. 이는 복싱과 격투기에서 흔히 볼 수 있는 현상이다. 이제 막 시작한 선수는 어깨의 파워를 이용해 펀치를 던질 수 있다. 그러나 기술이 발전함에 따라 고관절과 하체를 움직임에 통합하기 시작하여 파워와 속도를 더한다.

또 다른 예는 던질 때 상체를 사용하는 초보 투포환 선수와 몸 전체를 사용하는 상급 투포환 선수를 비교하는 것이다. 간단히 말해, 선수는 고관절과 다리에서 최대한의 파워를 이끌어내는 방법을 배워야 발전할 수 있다. 그리고 이러한 발전이 이루어지기 위해서는 적절한 둔근 근력(한 가지 예를 들자면)의 기초가 절대적인 전제 조건이다.

둔근 근력과 크기가 스포츠에 중요한 또 다른 이유는 잘 발달된 둔근은 힘 발달, 즉 움직임의 힘이나 동작을 증가시키는 능력을 더 많이 가지고 있기 때문이다. 이는 일반적으로 모든 근육에 해당되는 이야기이다. 근육이 크고 강할수록 개선하려는 동작을 연습하는 데 충분한 시간을 할애한다는 가정하에 더 많은 힘을 생성할 수 있다.

둔근 중심의 움직임은 고관절 신전의 마지막 범위end-range를 강화하는 데에도 도움이 되며, 이 구간은 스프린트 시 지면에 접촉하는 순간과 관련된 구간으로, 몸을 앞으로 밀어내는 힘을 생성하는 데 가장 중요한 구간이다. 대부분의 스포츠에서 속도와 가속도가 중요하다는 것은 누구나 동의할 것이다. 따라서 둔근을 단련하면 스포츠 동작에 관련된 중요한 동작을 강화할 수 있다.

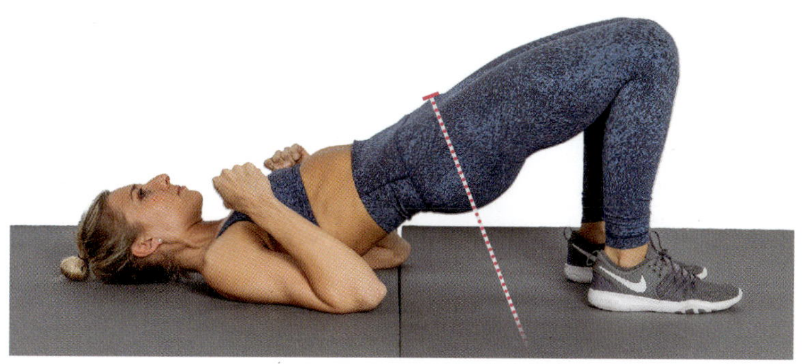

엔드 레인지 힙 익스텐션

풀 힙 익스텐션

둔근을 단련하면 달리기, 점프, 리프팅, 비틀기 능력을 향상할 뿐만 아니라 균형 감각도 향상할 수 있다. 한 다리로 서 있든 두 다리로 서 있든 둔근은 고관절과 다리에 안정성을 제공한다.

이러한 사실을 고려할 때 둔근 훈련이 기능적이지 않다고 주장하는 것은 어리석은 일이다. 나는 그 반대의 주장을 하며 둔근을 훈련하지 않으면 실제로 기능성이 떨어진다고 말하고 싶다.

결론은 튼튼하고 건강한 둔근은 외모와 기분을 좋게 만들고, 부상과 통증을 예방하며, 스트렝스를 극대화하고, 퍼포먼스를 향상시키는 데 도움이 된다는 것이다.

이 장에서 설명한 모든 이유로 인해 나는 모든 사람이 둔근 운동의 혜택을 누릴 수 있다고 생각한다. 여러분이 어떤 사람이든, 어떤 목표를 가지고 있든 이 책의 정보는 여러분에게 큰 도움이 될 것이다.

지금까지 둔근의 유전적 특성과 외형부터 스트렝스와 기능에 이르기까지 다양한 주제를 폭넓게 다루었다. 다음 파트에서는 둔근의 해부학, 둔근의 역할, 근육 성장 메커니즘(근비대), 운동을 분류하는 분류 체계에 대해 알아볼 것이다.

과학이 말하다: 기능 및 퍼포먼스

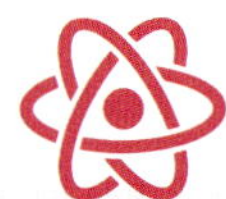

나이가 들면 걷기, 계단 오르기, 구부리고 스쿼트 리프팅, 앉았다 일어서는 동작, 물건 옮기기, 한 다리 자세 유지 등 기본적인 일상생활 활동의 수행 능력이 저하되는 것을 종종 경험하게 된다. 상상할 수 있듯이 이는 삶의 질에 큰 부정적인 영향을 미칠 수 있다. 다행히도 아래에서 소개하는 연구 결과를 통해 알 수 있듯이 둔근을 강화하고 발달시키면 노화로 인한 부정적인 결과를 상당 부분 피할 수 있다.

걷기: 둔근은 걷기에 관여하며 걷는 속도가 빨라질수록 활성화가 증가한다.[1, 2]

계단 오르기: 둔근은 계단 오르기에도 관여하며, 오르는 속도가 빨라질수록 활성화가 증가한다.[3]

앉았다 일어서기 움직임: 둔근은 앉았다 일어서기 움직임에서 매우 활성화되며 더 무거운 하중에서 다른 근육보다 활성화가 더 많이 증가한다.[4]

캐리: 둔근은 부하를 운반할 때 매우 활발하게 활동하며 한 손으로 잡는 가벼운 부하보다 두 손으로 잡는 무거운 부하에서 활성화가 더 크다.[5, 6]

걷기와 계단 오르기 속도가 빨라지고 앉았다 일어설 때와 부하를 옮길 때 둔근 활성화가 증가한다는 사실은 둔근이 이러한 움직임에서 중요한 역할을 한다는 것을 나타낸다. 간단히 말해, 둔근을 강화하면 이러한 기초적인 움직임 패턴의 기능이 향상된다.

고관절 신전 기능 향상

고관절을 신전할 때는 둔근, 햄스트링, 내전근(고관절 신전근이라고도 함)을 사용하여 동작을 수행한다. 고관절 신전 동작은 달리기, 점프, 낙하 착지, 클라이밍, 감속 및 방향 전환, 좌우로 커팅, 던지기, 스윙, 타격, 심지어 트럭 끌기와 같은 스트롱맨 종목을 포함한 광범위한 운동 움직임의 중심이다.[7, 8]

둔근(및 햄스트링 및 내전근)의 중요성은 부하와 속도가 증가함에 따라 그 역할이 증가한다는 사실에 의해 강조된다. 이를 스포츠 퍼포먼스에 대한 '고관절의 역할 증가' 이론이라고 한다. 스쿼트, 런지, 일반 데드리프트 및 헥스 바 데드리프트에서 부하가 무거워지고 달리기 속도와 수직 점프가 증가함에 따라 고관절의 회전력 요구량(고관절 신전 토크)은 움직임에 비례하여 더 증가하는 반면 무릎의 회전력 요구량(무릎 신전 토크)은 비례하여 덜 증가한다.[9]

이 이론은 순 관절 모멘트를 해석하기 어렵다는 이유로 비판을 받아왔지만,[10] 다른 조사 방법(근전도 및 근골격계 모델링 등)도 비슷한 결과를 도출한다.[11]

스프린트

고관절 신근, 특히 둔근은 고속에서 보폭의 증가를 통해 속도를 증가시키는 역할을 한다.[12] 또한 이들은 스윙 동작의 마지막 구간과 스탠스 구간에서 가장 활발하게 작용하는 근육군으로, 지면에 발이 닿을 때 발생하는 감속 충격을 흡수하는 데 핵심적인 역할을 한다.[13, 14, 15] 이 내용은 아래 도표에서도 잘 나타나 있다.

둔근은 고관절 외회전근과 외전근의 역할도 한다는 점을 명심하라. 둔근은 고관절을 신전시키고 다리를 아래로 스윙하는 데 도움을 줄 뿐만 아니라, 한쪽 다리로 지지하는 스탠스 단계 동안 고관절의 과도한 내전과 내회전을 방지함으로써 전두면과 횡단면에서 골반을 안정화시키는 역할도 수행한다[16]

방향 전환

둔근은 달리는 동안 좌우로 방향을 바꾸거나 방향을 전환하는 데 중요한 역할을 한다. 여러 평면에서 동시에 힘을 생성하는 둔근의 역할은 좌우로 커팅하거나 다른 측면 움직임의 특징일 가능성이 높다. 이러한 시나리오에서 둔근의 여러 부위는 고관절 외전, 고관절 외회전 및 고관절 신전을 동시에 생성하기 위해 협응 방식으로 수축해야 한다. 측면 움직임에서는 고관절 외전 스트렝스가 더 중요하다고 흔히 생각하지만, 실제로는 그렇지 않다. 측면 이동 능력을 더 잘 예측하는 요소는 고관절 외전 스트렝스가 아니라 고관절 신전 스트렝스다.[17, 18]

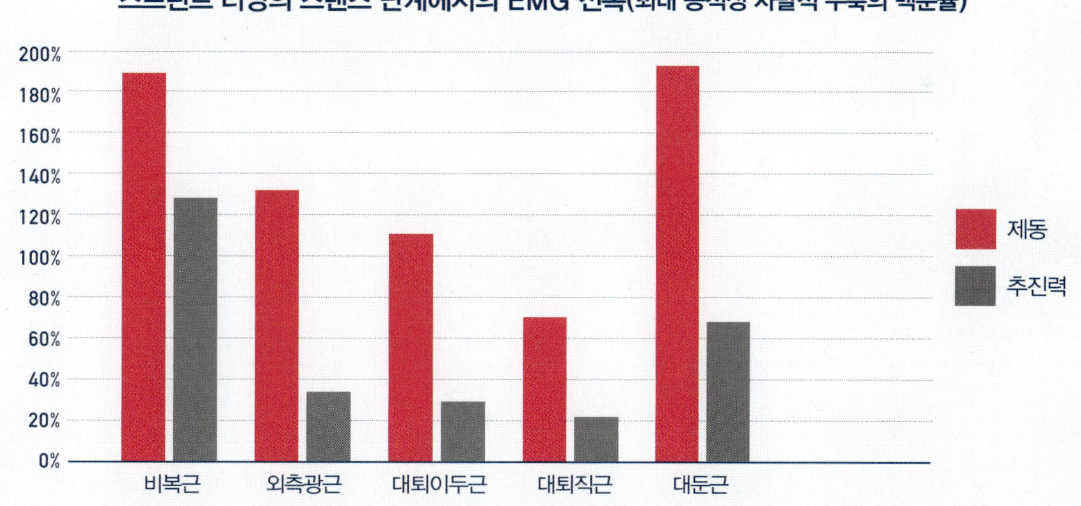

던지기 및 타격

뒷다리의 둔근은 던지거나[19] 클럽, 배트 또는 라켓을 휘두를 때 고관절 신전과 고관절 외회전을 모두 퍼포먼스하기 위해 작동한다. 이는 야구 투구 시 둔근이 매우 활동적인 이유를 설명한다.[20, 21] 요약하면 둔근은 타격과 던지기를 포함하는 스포츠에서 중요한 역할을 한다.

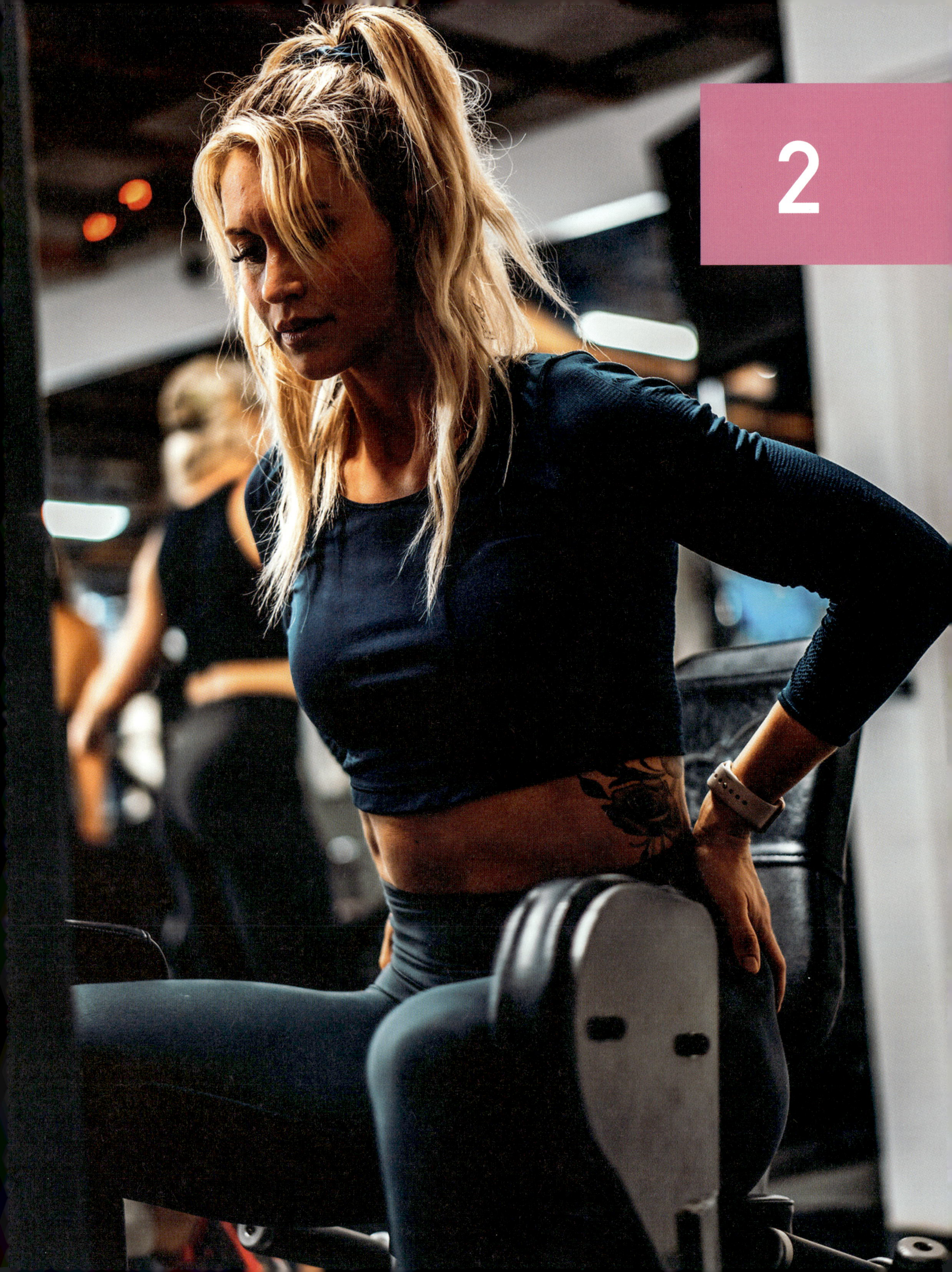
2

스트렝스 및 피지크 트레이닝의 과학

만약 과거로 돌아가 젊은 시절의 나에게 언젠가 내가 '글루트 가이'로 알려지고, 둔근 트레이닝 분야에서 세계적인 권위자가 될 거라고 말했더라면, 나는 절대 믿지 않았을 것이다. 아마 어리둥절한 표정을 지으며 이렇게 말했을 것이다. "내가 둔근 전문가라고? 말도 안 돼."

하지만 그런 일이 실제로 일어났다. 내가 누구보다도 대단한 둔근을 만들어서가 아니라(물론 그랬다면 멋졌겠지만), 둔근 트레이닝의 과학적 원리를 처음으로 본격적으로 탐구한 사람이었기 때문이다. 나는 둔근이 왜, 어떻게 성장하는지, 해부학적 구조와 둔근의 역할이 움직임과 외형에 어떤 영향을 미치는지, 그리고 둔근을 가장 효과적으로 단련할 수 있는 운동은 무엇인지 알고 싶었다.

그리고 나는 답을 찾았다. 둔근과 둔근을 가장 잘 훈련하는 방법에 대해 아직 배울 것이 많지만, 연구, 실험 및 관찰을 통해 많은 것을 알고 있다. 이 책에서는 가장 중요한 둔근 훈련 과학을 네 개의 장으로 나누어 설명한다. 둔근의 해부학과 기능, 그리고 둔근이 외모와 움직임에 미치는 영향을 배운다. 근육 성장의 과학과 더 큰 둔근을 강화하고 만들기 위한 최고의 방법을 배우게 된다. 마지막으로 특정 운동이 특정 목표에 적합한 이유와 특정 운동이 다른 운동보다 둔근에 더 효과적인 이유를 설명하는 운동 분류 시스템을 배우게 된다.

많은 사람들이 이 이론적 내용을 건너뛰고 책 뒷부분에 있는 운동과 프로그램만 따라 해도 좋은 결과를 얻기는 했다. 하지만 자신이 무엇을 하고 있는지에 대한 근본적인 과학을 이해하지 못한다면, 최고의 피지크 선수나 운동선수, 트레이너가 되거나 자신의 진정한 잠재력에 도달할 수는 없다. 왜 그럴까? 둔근이 어떻게 작동하고 왜 그런 식으로 작동하는지(둔근 훈련의 과학) 이해하면 자신이 수행하는 운동과 설계하는 프로그램(둔근 훈련의 예술)에 의미를 부여할 수 있기 때문이다. 자신이 하고 있는 운동이 효과가 있다는 것을 아는 것은 스스로 테스트해보았거나 다른 사람에게 효과가 있었기 때문이 아니라 과학을 이해했기 때문이다.

CHAPTER 5

둔근의 해부학

이 책을 읽는 여러분 대부분은 해부학에 대해 배우는 것보다 더 크고 튼튼한 둔근을 키우는 데 더 관심이 있다고 가정한다. 이것은 나쁜 일이 아니다. 사실 나도 더 건강하고 매력적으로 보이기 위해 청바지를 꽉 채우면서 '글루트 가이'의 길로 들어섰다. 따라서 둔근의 해부학을 배우는 것이 가장 중요한 목표는 아닐 수도 있다는 것을 알고 있다. 하지만 중요한 것은 해부학에 관심이 있든 없든, 적어도 기본적인 수준에서 몇 가지 주요한 이유를 이해하는 것이 중요하다는 점이다.

우선, 신체가 어떻게 작동하는지 아는 것은 모든 사람에게 도움이 될 수 있다. 결국, 나는 둔근을 성장시키고 강화하는 데 도움이 될 많은 권장 사항을 제시하고 수많은 아이디어를 제안하지만, 이러한 권장 사항은 여러분이 발달시키기 위해 열심히 노력하고 있는 근육에 대해 논의하지 않으면 유효하지 않는다. 둔근이 어떻게 생겼는지, 어디에 있는지(곧 소개할 세 개의 둔근을 언급하고 있다), 어떤 구조에 붙어 있는지, 왜 그런 모양인지 이해하면 이 책의 뒷부분에서 제공하는 둔근 훈련 기술과 프로그램뿐만 아니라 그 역할과 기능에 대해 완전히 새로운 인식을 갖게 될 것이다. 마찬가지로 중요한 것은 해부학을 이해하면 둔근이 얼마나 대단하고 다재다능하며 훈련에서 우선순위를 두는 것이 왜 그렇게 중요한지 깨닫는 데 도움이 될 것이다.

둘째, 둔근의 해부학은 개인 간의 미적 차이에 대해 많은 것을 설명하고 바꿀 수 있는 부분과 바꿀 수 없는 부분을 강조한다. 예를 들어 아무리 열심히 훈련해도 왜 엉덩이가 더 넓어지지 않는지, 왜 엉덩이 파임이나 힙 딥(엉덩이 측면의 안쪽 곡선)이 뚜렷한지 궁금하다면 해부학을 알면 명확하고 구체적인 해답을 얻을 수 있다. 간단히 말해, 해부학은 둔근의 미학과 외모를 부분적으로 설명해준다.

셋째, 자세와 부상 예방부터 퍼포먼스 및 전반적인 건강에 이르기까지 둔근이 일상생활에서 수행하는 중요한 역할을 이해하려면 피부 아래에서 무슨 일이 일어나고 있는지 이해해야 한다. 이 장을 진행하면서 고관절 해부학이 운동 방법을 결정하는 방법과 인체 측정(사지 및 몸통 비율)에 따라 원하는 결과를 얻기 위해 미적, 퍼포먼스 또는 전반적인 건강을 위해 둔근을 훈련할 때 어떤 조정이 필요한지 배우게 된다.

둔근의 해부학적 구조를 이해하면 움직임의 역학을 안내할 뿐만 아니라 운동을 수행할 때 느끼는 감각을 이해하는 데 도움이 된다. 8장에서 설명했듯이, 운동 중에 사용하는 근육을 마음속으로 상상하면(정신-근육 연결이라고 함. 95쪽 참조) 근육 성장을 촉진하는 것으로 나타났다. 또한 둔근의 해부학적 구조를 이해하면 상둔근, 하둔근 또는 다른 곳 등 운동 중 어느 부위에 통증이 느껴지는지 파악하여 필요한 조정을 할 수 있다. 요컨대, 해부학에 대한 기본 지식은 기술을 다듬고 미적 감각과 퍼포먼스 목표에 맞는 운동을 선택하는 데 도움이 된다.

특히 글루트 랩 시스템을 가르치려는 트레이너라면 해부학에 대한 실무 지식을 갖추는 것이 훨씬 더 중요하다. 여러분은 고객을 교육할 의무가 있다. 고객은 질문을 할 것이고, 증거 기반 과학에 근거한 답변을 제공하는 것은 여러분의 몫이다. 예를 들어 고객은 특정 운동이 다른 운동보다 더 좋은 이유, 둔근의 모양이 왜 그런지, 해부학 및 훈련 목표에 따라 특정 운동을 수행해야 하는 이유를 알고 싶어 할 수 있다. 근육의 위치와 근육이 무엇을 하도록 설계되었는지 이해하지 못하면 좋은 답을 얻을 수 없다. 고객의 호기심을 충족시키지 못할 뿐만 아니라 결과를 얻는 데 가장 중요한 동인인 자신감도 잃을 수 있다. 하지만 골격과 근육 해부학의 미묘한 차이와 그것이 둔근의 모양과 기능을 어떻게 결정하는지 설명할 수 있다면, 고객의 우려를 해소하고, 고객에게 제공하는 프로그램에 의미를 부여하며, 훈련의 가장 중요한 요소인 재미와 일관성 유지에 집중하도록 할 수 있다.

고관절 및 골반 골격 해부학

근육의 모양과 기능은 근육의 해부학적 구조, 즉 근육의 모양과 근육이 어디에 붙어 있는지를 보면 부분적으로 파악할 수 있다. 둔부 근육이 엉덩이 모양을 결정하지만 골반과 고관절의 골격 해부학이 그 모양을 결정한다. 또한 고관절과 골반의 해부학적 구조는 어떤 운동에 우선순위를 두어야 하는지, 해부학적 구조에 따라 어떻게 운동에 접근해야 하는지를 결정하는 중요한 변수이다. 이 모든 내용은 앞으로 이어질 페이지에서 자세히 설명하며, 이 책 전체에서 운동 역학 및 프로그램 설계와 관련된 해부학을 참조한다.

따라서 그림을 감상하기 전에 고관절 및 골반 골격 해부학은 둔근의 모양을 결정하는 데 중요할 뿐만 아니라 고유한 해부학적 형태에 가장 적합한 운동을 결정하는 데도 중요하다는 점을 이해해야 한다. 하지만 이 장에서 이러한 세부 사항을 자세히 살펴보기 전에 고관절과 골반의 주요 뼈가 무엇인지 알아야 한다.

각 뼈의 이름과 위치를 외워야 한다고 생각하지 마라. 이 장은 기본적인 골격 고관절 및 골반 해부학에 익숙해지기 위한 입문서일 뿐이다. 이 장을 진행하면서 이러한 뼈를 참조하여 골격과 해부학적 차이(크기와 모양)와 이러한 차이가 어떻게 독특한 미적 특성과 움직임 패턴을 만드는지 연결하도록 도와주겠다.

먼저 골반 부위의 해부학적 구조를 살펴보겠다. 보다시피 골반과 고관절은 장골ilium, 치골pubis, 좌골ischium, 천골sacrum, 미골coccyx의 다섯 가지 주요 뼈로 구성되어 있다.

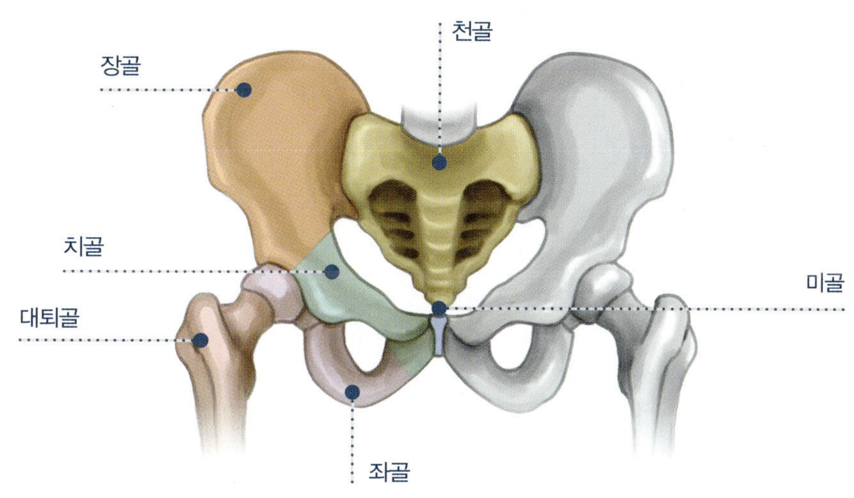

골반 측면에는 비구acetabulum(고관절 소켓)와 대퇴골femur이 있으며 여기에는 대퇴골두femoral head(공), 대퇴골 경부femoral neck, 대퇴골 대전자greater trochanter, 허벅지 뼈를 포함한다.

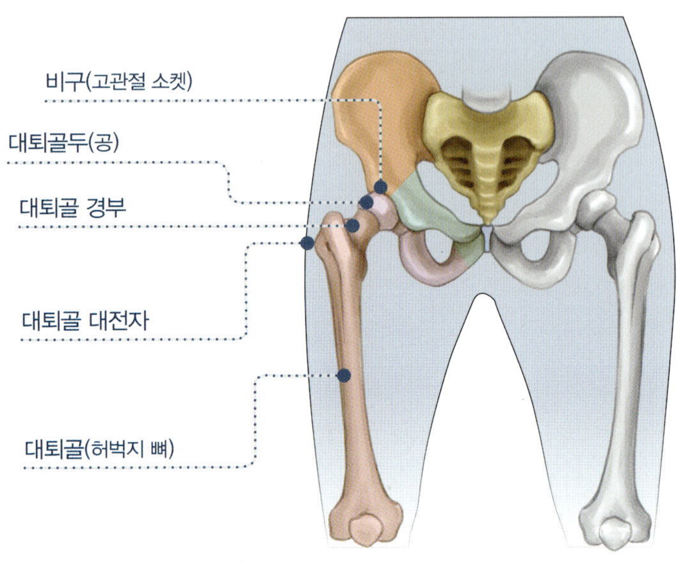

고관절과 골반의 해부학적 구조를 구성하는 뼈 구조가 어떻게 서로 맞물려 있는지 살펴보라.

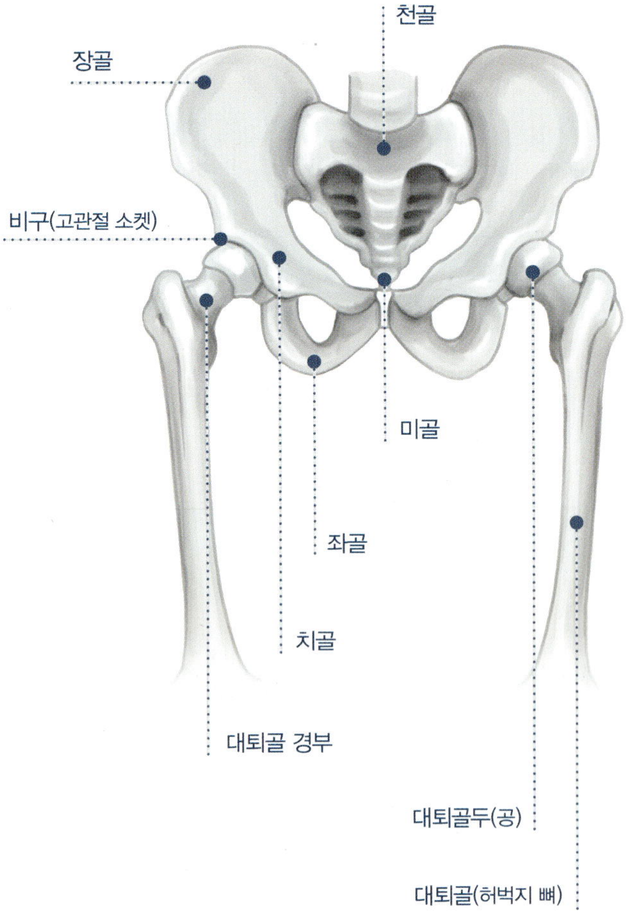

천골
장골
비구(고관절 소켓)
미골
좌골
치골
대퇴골 경부
대퇴골두(공)
대퇴골(허벅지 뼈)

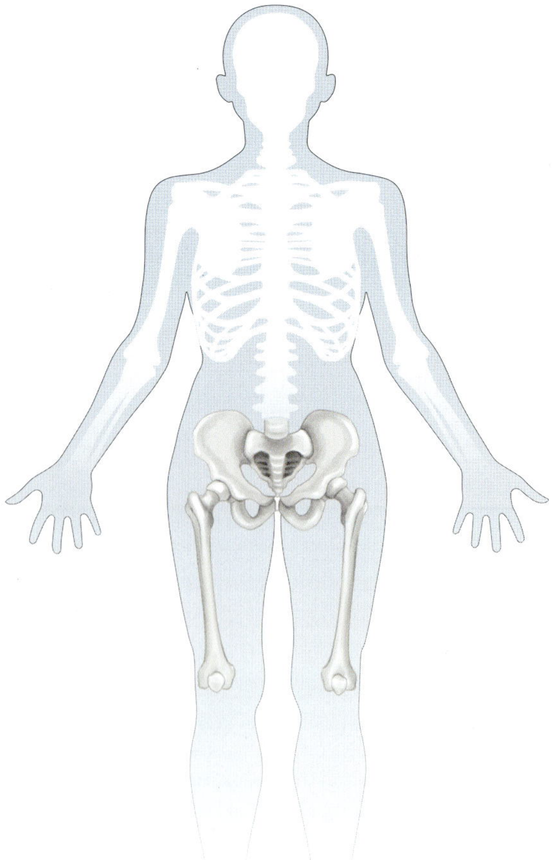

과학이 말하다: 남성과 여성의 엉덩이 해부학 차이점

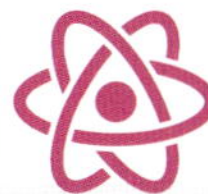

남성이든 여성이든 나는 그들의 목표를 중심으로 트레이닝 전략을 세우고 그들의 독특한 해부학적 구조에 따라 운동을 선택한다. 사람마다 해부학적 형태, 가동성, 부상 이력이 다르기 때문에 나는 모든 사람을 고유한 사례로 취급한다.

하지만 남성과 여성의 고관절 해부학에는 몇 가지 일반적인 차이가 있으며, 이는 특정한 외형적 특징이나 움직임의 특성을 설명하는 데 도움이 되기도 한다. 예를 들어, 남성의 골반은 일반적으로 여성보다 더 길고 좁으며, 관골구$_{acetabulum}$는 여성보다 남성에서 더 측면을 향해 있는 경향이 있다. 반면 여성은 좀 더 전방을 향한 방향을 가진다[1,2] 이로 인해 남성은 상대적으로 좁고 길쭉한 형태의 둔근을 가지는 반면, 여성은 더 넓고 짧은 둔근을 가지는 경향이 있다. 흥미롭게도, 남성의 둔근은 비율적으로 더 크지만, 상대적인 전체 크기는 남성과 여성 간에 거의 동일하다고 할 수 있다. 이는 주로 남성의 체구가 평균적으로 더 크기 때문에, 상대적인 비율로 봤을 때 둔근이 더 크게 보이는 것이다.[3]

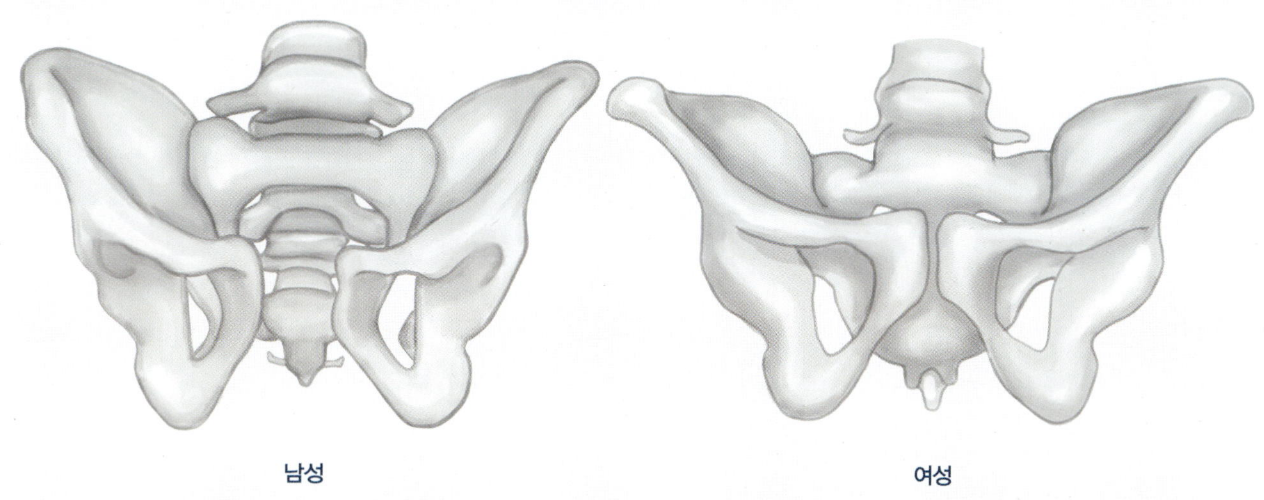

남성 여성

게다가 평균적으로 여성은 남성보다 비구의 깊이가 더 깊고 대퇴골두의 지름이 더 작은 경향이 있다.[1,4] 이러한 차이는 특정 자세나 움직임에서 고관절의 안정성에 영향을 줄 수 있으며, 어떤 경우에는 더 안정적이거나 덜 안정적일 수도 있다. 이러한 포지션과 움직임은 매우 다양한 변수에 따라 달라지기 때문에 확실하게 말할 수는 없다. 다만 평균적인 특성을 바탕으로 가정을 할 수 있을 뿐이다.

예를 들어 여성은 남성보다 상대적으로 엉덩이가 넓은 경향이 있다. 이러한 이유로 일반적으로 여성은 남성에 비해 Q각(대퇴사두근의 힘의 발생선을 나타내는 선으로 슬개골의 중간 지점에 ASIS 근처의 지점을 연결하여 만든 선)이 더 크다고 생각하지만, 이는 사실이 아니다.[5] 그럼에도 불구하고 여성은 엉덩이 운동 범위가 더 많은 경향이 있어 다양한 둔근 운동 시 남성보다 더 많은 운동 범위를 움직일 수 있다.[6,7] 여성은 또한 해부학적 및 신경 근육적 요인으로 인해 다양한 착지 및 스쿼트 움직임(8번째 연구)에서 남성보다 더 큰 무릎 외반슬(무릎의 안쪽 움직임)을 나타내는 경향이 있다.[8] 더 넓은 엉덩이는 다양한 한 다리 스쿼트 운동 중에 여성이 남성보다 더 많이 안으로 들어가는 것처럼 보일 수 있지만 때로는 이것은 단지 착각일 뿐이며 실제로 무릎이 안으로 들어가지 않는 경우가 있다.

또한 여성은 기립 천골 경사와 요추 전만 각도가 더 큰 경향이 있다(다양한 연구에 따르면 여성과 남성 사이에 7~13도 차이가 있음).[9,10] 이는 여성 둔근이 남성 둔근보다 더 튀어나와 보이는 이유를 설명하며 여성의 요추 운동 범위가 더 넓다는 것을 암시한다. 나도 이런 현상을 직접 경험했다. 실제로 내가 트레이닝하는 대부분의 여성은 남성보다 스쿼트나 데드리프트를 할 때 요추가 과도하게 신전되는 경향이 있는데, 이는 요추 운동 범위가 더 넓기 때문일 수 있다. 예를 들어 스쿼트나 데드리프트를 할 때 등을 둥글게 하지 말라는 '체스트 업' 큐를 사용하면 일부 여성은 골반 전방경사를 하고 등을 뒤로 젖히는 경향이 있어 요추에 불필요한 스트레스가 증가하게 된다. 따라서 '가슴 위로' 큐는 대부분의 남성에게 적합하지만 일부 여성에게는 적합하지 않다.

이러한 예는 일반적이지만 보편적인 것은 아니다. 내가 트레이닝하는 일부 남성은 스쿼트를 바닥까지 할 수 있는 반면, 일부 여성은 벗 윙크(스쿼트 바닥에서 골반을 뒤로 젖히는 동작) 없이는 평행을 이루지 못한다. 내가 트레이닝하는 여성 중에는 골반이 좁은 사람도 있고, 골반이 넓은 남성도 있다. 나와 함께 운동하는 여성 중에는 무릎 외반슬이나 요추 과신전으로 고생하는 사람이 없는 반면, 남성 중에는 그런 사람이 있다. 요점은 이러한 평균은 궁극적으로 각 사람의 외모와 움직임을 결정하는 개인의 다양성을 고려하지 않는다는 것이다. 따라서 이러한 평균을 사용하여 특정 미적 및 움직임의 차이를 설명할 수 있지만 개인의 부상 이력, 가동성, 경험 수준 및 목표, 골격 해부학도 고려해야 한다.

이제 기본적인 엉덩이와 골반의 골격 해부학에 익숙해졌으니 이제 이 뼈의 크기와 모양이 어떻게 특정 둔근 모양을 만드는지 알아보겠다. 그런 다음 이러한 차이가 어떻게 독특한 움직임 패턴을 만드는지 살펴보겠다.

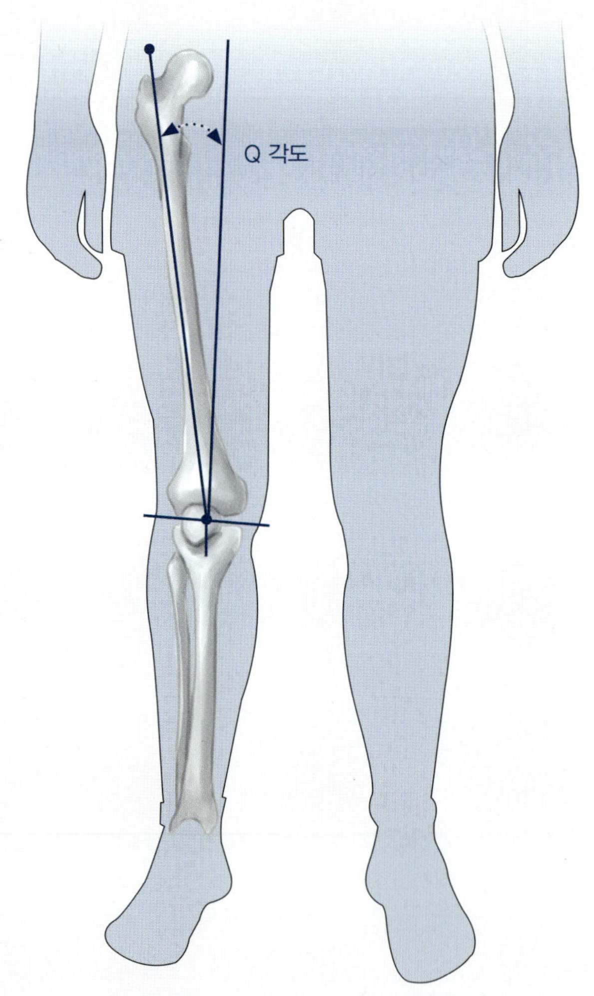

골격 해부학이 둔근 모양에 미치는 영향

알다시피 해부학적 골격 구조는 바꿀 수 없다. 그것은 전적으로 유전학에 달려 있다. 근육을 늘리고 지방을 줄임으로써 둔근의 모양을 조작할 수는 있지만 해부학적 구조는 변경할 수 없다. 이런 이유로, 그리고 아무리 강조해도 지나치지 않으니 바꿀 수 없는 것에 얽매이지 않기를 간곡히 부탁한다. 대신 체성분(지방과 근육의 비율), 근육 발달, 운동 선택, 그리고 마찬가지로 중요한 식단, 마음가짐, 생활 방식(수면 및 스트레스 관리)과 같이 조절할 수 있는 요소에 집중하라. 유전학이 중요한 것은 사실이지만, 외모와 느낌, 퍼포먼스에 영향을 미치는 다른 변수들이 있으며, 이러한 변수에 집중해야 한다.

이 책의 뒷부분에서는 특정 운동으로 특정 부위(상체 및 하체)를 목표로 삼아 근육 성장을 극대화하고 둔근의 모양을 바꾸는 방법을 배우게 될 것이다. 하지만 지금은 다양한 해부학적 형태와 이러한 해부학적 차이가 둔근의 모양을 부분적으로 결정하는 방식에 초점을 맞추고자 한다.

예를 들어 장골의 크기와 너비(A), 대퇴골 경부의 길이와 각도(B), 장골과 대전자 사이의 수직 거리(C), 대전자 크기(D)는 앞뒤에서 봤을 때 엉덩이, 허리 및 둔근의 모양을 부분적으로 결정한다.

둔근 모양에 영향을 미치는 요인

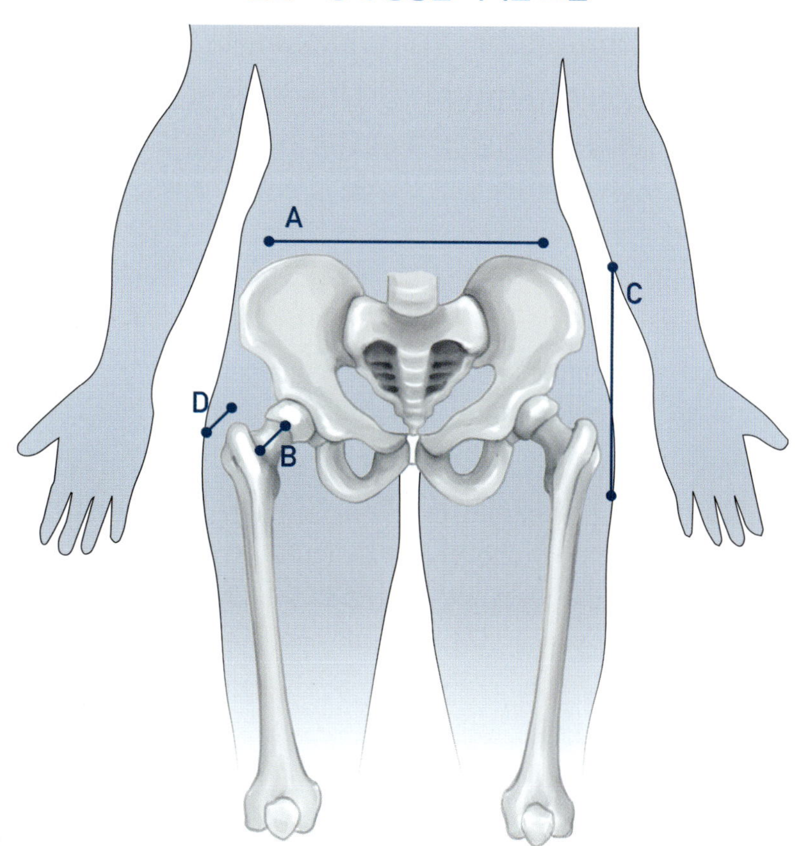

장골뼈가 넓고 대퇴골 경부가 길며 대전자뼈가 뚜렷한 경우 엉덩이 모양이 사각형 또는 원형일 수 있다. 장골 뼈가 중간 또는 좁고 대퇴골 경부가 길며 대전자뼈가 뚜렷한 경우 하트 또는 배 모양의 엉덩이를 가질 수 있다. 장골 뼈가 넓고 대퇴골 경부가 짧으며 대전자뼈가 작으면 V자형 엉덩이를 가질 수 있다.

다양한 유형의 둔근 모양

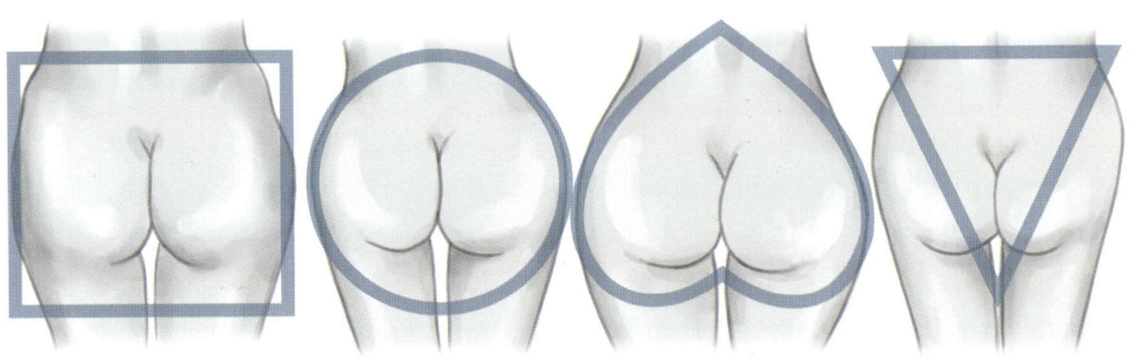

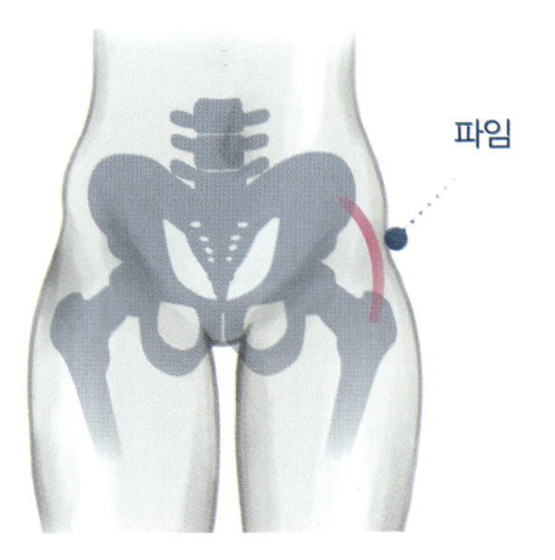

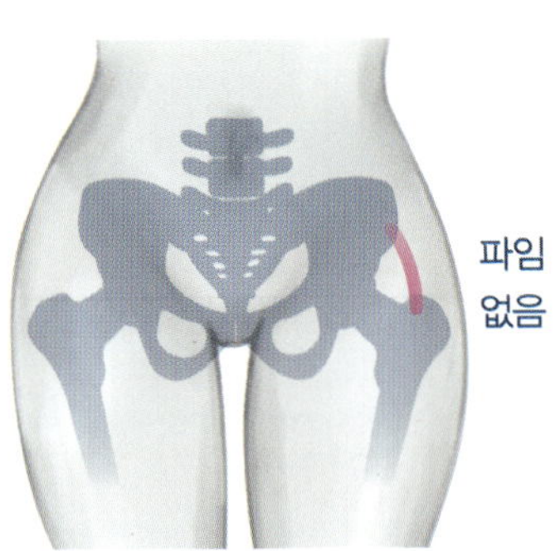

어떤 사람들은 바깥쪽으로 휘어져 공기방울 엉덩이처럼 보이는 반면, 어떤 사람들은 엉덩이뼈 안쪽을 따라 안쪽으로 움푹 파여 있는데, 이를 흔히 힙딥 또는 힙 디봇이라고 한다. 엉덩이와 대퇴골의 크기가 엉덩이 모양을 부분적으로 결정하는 것처럼, 안쪽 함몰의 정도도 부분적으로 결정한다. 마른 체형이고 엉덩이(장골)가 넓고 대퇴골 경부가 길며 대전자 크기가 큰 경우, 엉덩이가 좁고 대전자 크기가 작으며 체지방이 많은 사람보다 엉덩이 함몰이 더 뚜렷하게 나타날 수 있다. 또한 장골과 엉덩이 소켓 사이의 수직 거리도 중요하다. 이 거리가 짧으면 엉덩이 파임이 없을 수 있지만, 거리가 길면 엉덩이 파임이 더 뚜렷하게 나타날 수 있다.

둔근의 모양과 모양에 영향을 미치는 골격의 다른 측면으로는 천골의 각도와 천골과 대퇴골 사이의 거리가 있다. 누군가가 내 앞에 서서 옆에서 바라보고 있다고 상상해보라. 그 사람의 천골이 더 수평이고 천골에서 대퇴골까지의 수평 거리가 더 길면 둔근이 더 둥글고 커 보일 것이다. 천골이 더 수직이고 천골에서 대퇴골까지의 수평 거리가 더 짧으면 둔근이 더 평평하고 작아 보인다. 이는 둔근의 양에 관계없이 적용된다. 일부 인종은 다른 인종보다 미적으로 더 아름다운 둔근을 가진 것으로 알려져 있으며, 천골의 각도가 이러한 외모에 큰 역할을 한다.

물론 내가 제시한 모든 예는 지나친 일반화이며, 체성분과 근육 크기 등 이러한 모양을 결정하는 변수는 훨씬 더 많다. 여기서 말하고자 하는 바는, 엉덩이 뼈의 크기와 구조가 둔근의 형태와 외형에 어떤 영향을 미치는지를 강조하려는 것뿐이다. 다시 말해, 이런 형태들은 절대적인 것이 아니다. 자신이 어떤 특정한 체형이라고 느낀다고 해서, 실제 해부학적 구조가 꼭 그 체형과 일치하는 것은 아니다. 나는 엉덩이가 넓고 대퇴골 경부가 긴 여성과 엉덩이 골이 없는 뚜렷한 대전자형을 가진 여성들을 트레이닝해왔다. 내 요점은 해부

천골 경사의 정도는 둔근 모양에 영향을 미친다

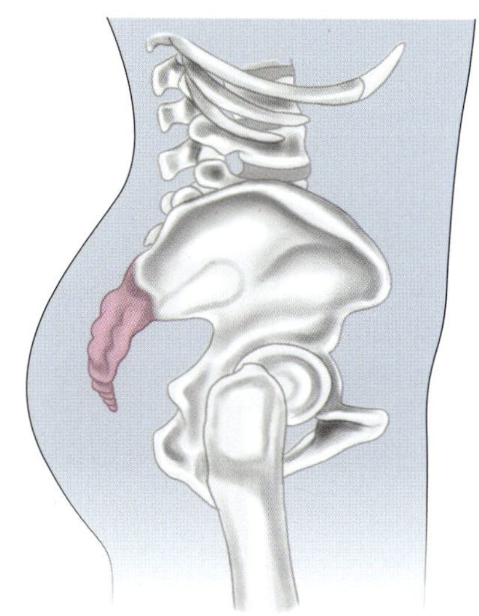

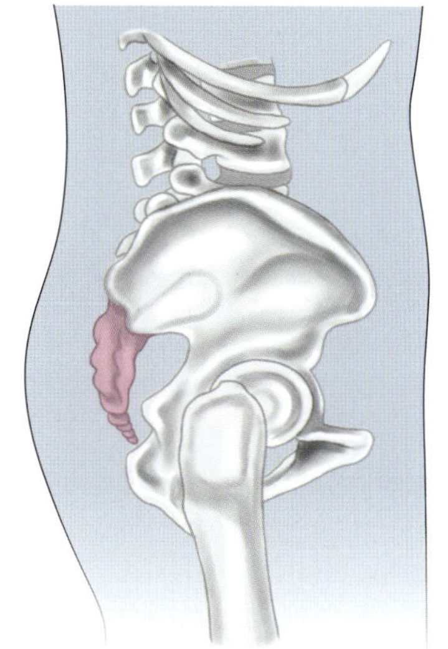

이 두 골반은 왼쪽 골반이 천골 경사가 더 커서 둔근이 더 두드러진다는 점을 제외하면 동일하다.

학이 중요하지만 그것이 전부는 아니라는 것이다. 둔근의 크기를 늘리거나(근육 추가) 체지방 비율을 조정하여(체중 감량 또는 증가) 외모를 바꿀 수 있다는 점을 아무리 강조해도 지나치지 않다. 다음 장에서 정확히 어떻게 하는지 알아보겠다.

골격 해부학이 외모에 미치는 역할을 살펴본 다음에는 골격 해부학이 움직임에 어떤 영향을 미치는지 살펴보자.

골격 해부학이 움직임 패턴에 미치는 영향

영양과 프로그램 설계에 대한 모든 것을 포괄하는 접근 방식이 없는 것처럼, 퍼포먼스를 수행하는 보편적인 방법도 없다. 고관절 소켓의 형태, 방향, 깊이, 대퇴골의 길이, 그리고 대퇴골두와 경부의 각도 등은 사람마다 모두 다르다. 따라서 이러한 해부학적 차이는 운동의 준비 자세, 수행 방식, 그리고 개인에게 적합한 운동 종류에까지 영향을 미친다.

예를 들어 어떤 사람이 고관절 오목이 얕고 대퇴골 경부가 길다면, 고관절의 가동범위가 더 넓을 수 있다. 엉덩이가 무릎 아래까지 내려가는 깊은 스쿼트를 수행할 수 있는 경우가 그렇다. 이는 대퇴골이 비구에 의해 움직임이 방해받지 않기 때문이다. 반면 엉덩이 소켓이 깊고 대퇴골 경부가 짧은 경우, 대퇴골이 비구 능선과 충돌하기 때문에 스쿼트를 깊게 하거나 무릎을 높이 들어 올리지 못할 수 있다. 이는 몇 가지 변수를 고려한 두 가지 예에 불과하다.

5부에서 설명했듯이 자세, 기술 및 퍼포먼스 선택은 자신의 경험, 체형 및 해부학적 구조를 기반으로 해야 한다. 바로 여기에서 훈련과 코칭의 기술이 발휘된다. 자신에게 가장 적합한 설정, 실행 및 운동 베리에이션을 찾으려면 약간의 손질과 실험이 필요하다. 하지만 해부학을 이해하면 어떻게 움직여야 하는지 알 수 있고 올바른 방향으로 나아갈 수 있다.

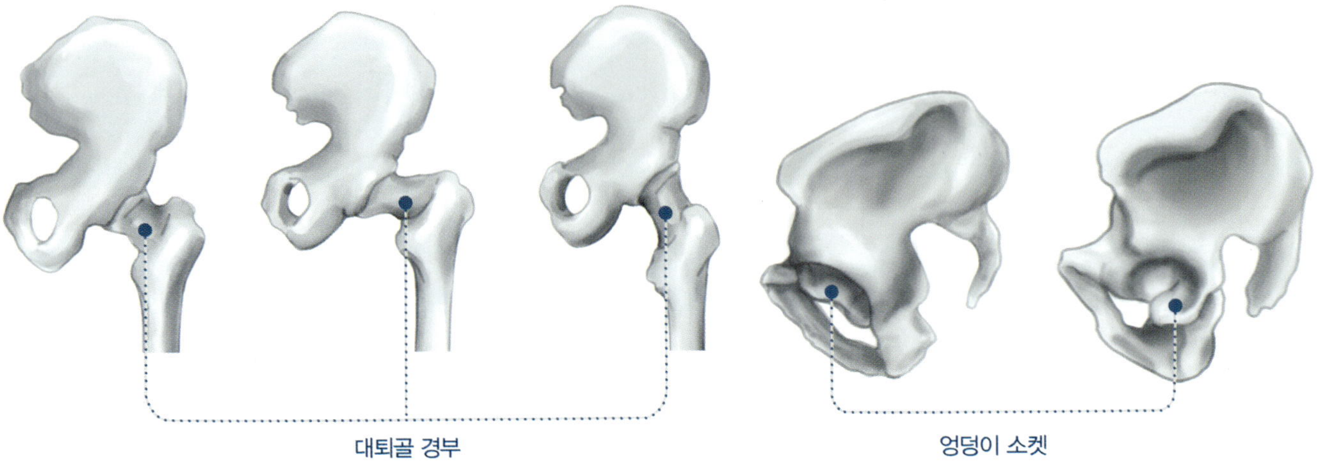

예를 들어 좁은 스탠스에서 깊이 스쿼트하면 고관절에 통증이 생기지만, 넓은 스탠스에서 평행선까지만 내려가는 스쿼트는 아무 문제가 없을 수 있다. 일부 트레이너들은 최고의 효과를 얻으려면 반드시 깊이 스쿼트를 해야 하며, 그걸 못하는 건 가동성 부족 때문이라고 말할 것이다. 하지만 실제로는 뼈의 해부학적 구조가 제한 요인일 수 있다. 해부학적 구조 때문에 개선되지 않을 가동성을 향상시키기 위해 시간을 들여 스트레칭을 반복하기보다는, 자신의 체형에 맞는 변형 동작을 수행하는 데 집중하는 것이 더 효과적이다.

해부학이 움직임에 영향을 미치는 또 다른 예로는 대퇴골과 몸통의 비율(인체 측정학)이 있다. 예를 들어 데드리프트와 스쿼트를 생각해보라. 균형을 유지하고 올바르게 움직임을 교정하려면 바벨이 발 중앙에 오도록 해야 한다. 몸통이 길고 다리가 짧은 사람은 스쿼트와 데드리프트 자세를 더 똑바로 세워야 하고, 몸통이 짧고 다리가 긴 사람은 몸통을 앞으로 숙여야 한다.

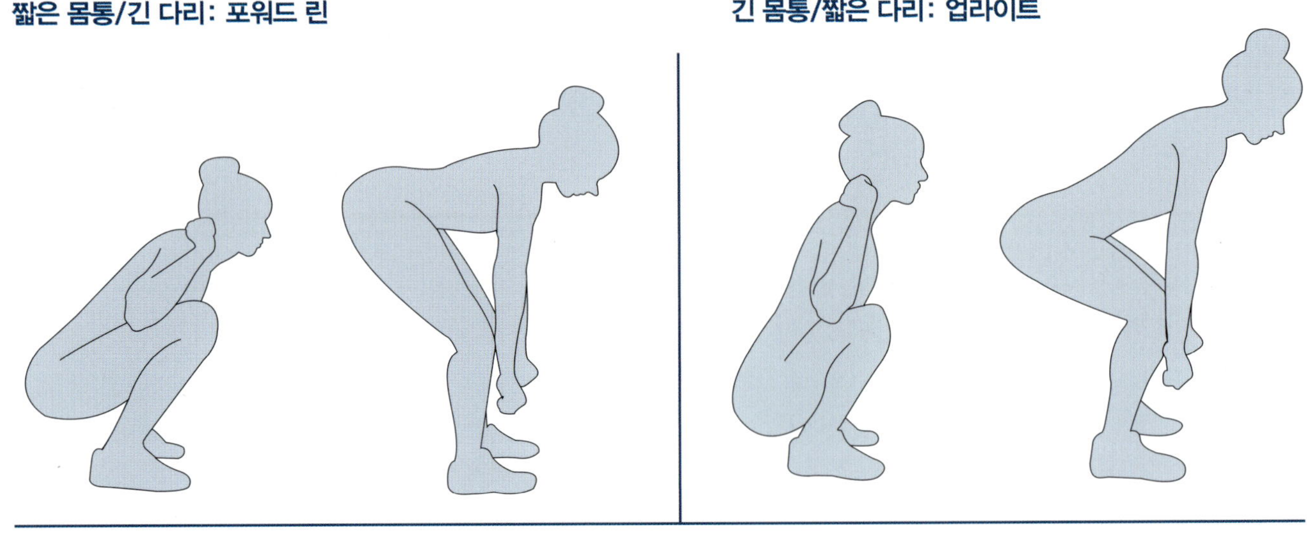

하지만 항상 그런 것은 아니다. 예외와 변칙이 항상 존재한다. 몸통이 짧고 대퇴골이 긴 사람이 똑바로 스쿼트를 하는 경우가 있는데, 이는 엉덩이 소켓의 방향, 모양 및 깊이, 대퇴골 경부의 길이, 크기 및 각도, 발목 배측굴곡 가동성 및 기술과 같은 다른 요인 때문일 수 있다.

요점은 모든 사람이 똑같이 움직일 수는 없으며, 그렇게 해서도 안 된다는 것이다. 우리가 움직이는 방식에 영향을 미치는 골격의 형태와 크기는 매우 다양하다. 따라서 코치가 모든 사람에게 똑같은 방식으로 스쿼트를 하거나 퍼포먼스를 하라고 말하는 것을 들으면 즉시 그 코치의 동기와 경험에 의문을 제기해야 한다.

또한 이러한 예는 단순한 일반화라는 점을 지적하는 것이 중요하다. 앞서 말했듯이 모든 규칙에는 예외가 있으며, 운동 방법과 수행해야 하는 운동 베리에이션에 큰 영향을 미치는 가동성 및 운동 제어(협응력)와 같은 많은 변수는 제외했다. 3부와 4부에서 이러한 변수에 대해 더 자세히 살펴보고 이 모든 것을 더 자세히 살펴보겠다.

여기서 중요한 점은 골격 해부학은 사람마다 다르며, 이러한 베리에이션은 외모뿐만 아니라 운동 범위와 움직임 역학에도 영향을 미친다는 것이다.

둔근 해부학

골격 해부학에 대한 기본적인 이해를 마쳤으니 이제 둔근에 대해 살펴보겠다. 알다시피 각 엉덩이에 있는 대둔근, 중둔근, 소둔근의 세 가지 근육을 총칭하여 둔근이라고 한다.

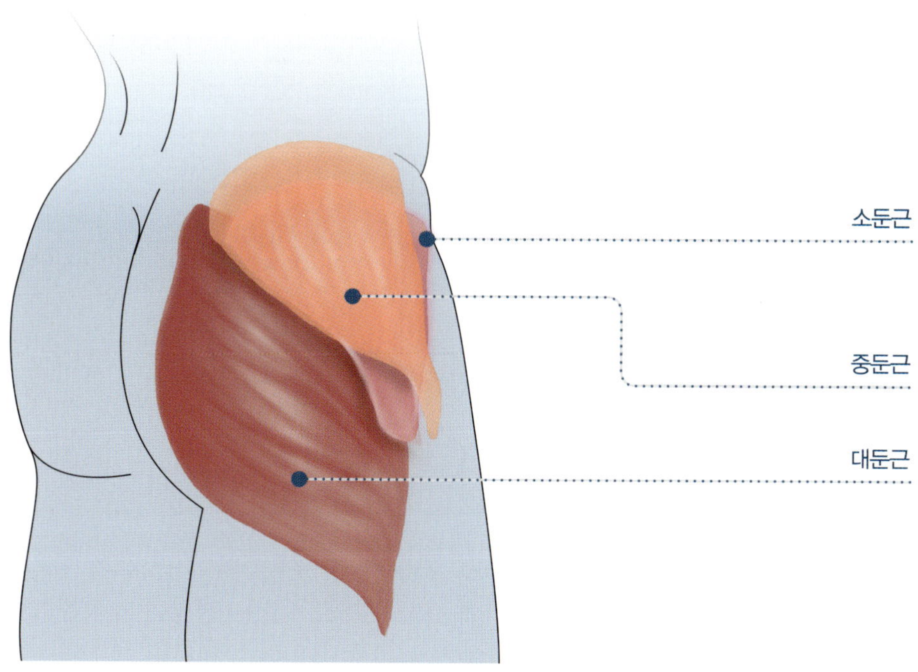

대둔근

대둔근은 세 개의 둔근 중 가장 큰 근육으로 엉덩이 모양을 만들어주는 역할을 한다. 대둔근은 일반적으로 상둔근과 하둔근의 두 가지로 나뉜다. 보다시피 대둔근은 가장 표피층(피부와 가장 가까운 최상층)을 형성하며, 중둔근의 일부를 덮고 있다(중둔근은 소둔근을 덮고 있다).

여기서 '둔근'이라고 할 때 대둔근을 주로 언급하는 이유는 대둔근이 둔근의 3분의 2를 차지하고 중둔근과 소둔근을 합친 크기의 두 배에 달하기 때문이라는 점을 다시 한 번 강조할 필요가 있다. 미적인 측면과 기능 및 퍼포먼스 측면에서는 세 근육을 모두 하나로 생각하는 것이 더 쉽다. (6장을 읽으면 더 이해가 쉬워질 것이다.)

운동 선택 및 둔근 다듬기, 즉 운동으로 둔근의 특정 부위를 목표로 하는 것과 관련하여 대둔근의 상부와 하부 세분화를 간단히 언급하겠다. 예를 들어 상부 둔근을 겨냥하여 흔히 선반이라고 불리는 부위를 만들고 싶다면 엉덩이 외전 운동을 하는 것이 가장 좋다. 하둔근을 단련하고 싶다면 스쿼트와 데드리프트를 더 많이 하는 것이 좋다. 그리고 상부와 하부를 동시에 단련하고 싶다면 힙 쓰러스트와 글루트 브릿지를 퍼포먼스로 수행하면 최상의 결과를 얻을 수 있다.

대둔근의 상부 및 하부

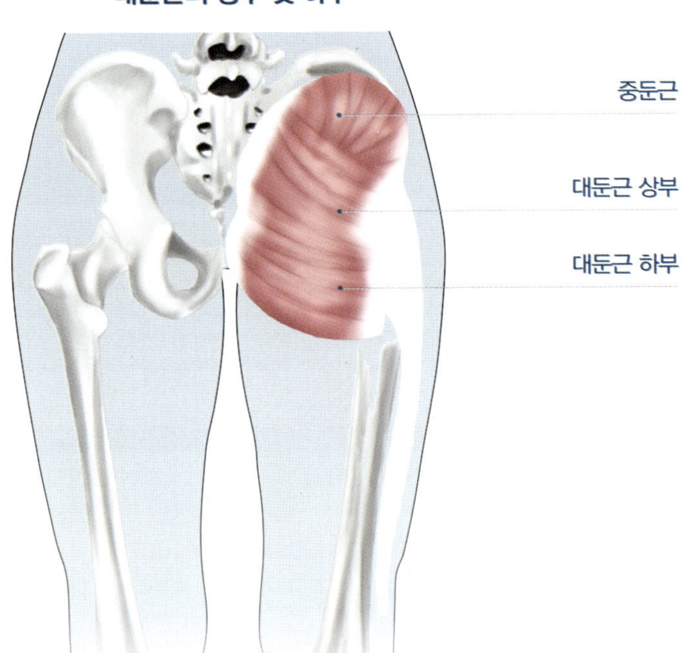

버터플라이 쉐이프

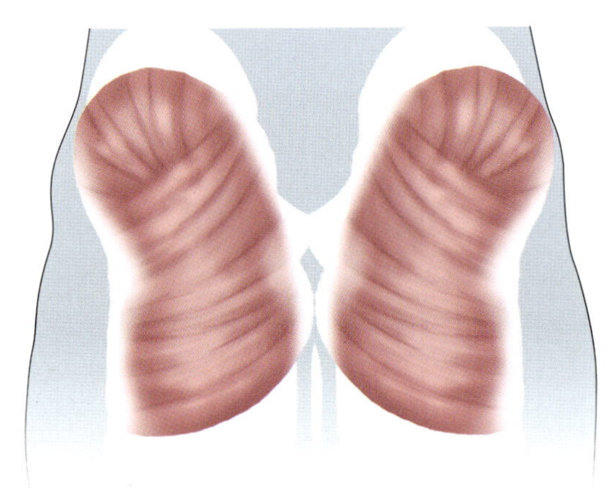

잘 발달된 군살 없는 둔근은 나비 모양을 띠게 된다.

대둔근의 해부학적 구조와 특성상 안쪽과 바깥쪽을 세분화하여 근육을 목표로 삼는 것은 불가능하기 때문에 안쪽과 바깥쪽으로 나누지 않는다. 예를 들어 대둔근을 보면 근육 섬유가 대각선으로 뻗어 있고 근육의 기시점부터 정지점까지 전체 길이를 가로지르는 경향이 있음을 알 수 있다. 이는 근육의 모양과 안쪽과 바깥쪽 영역을 타깃팅하기 어려운 이유를 이해하는 데 도움이 된다.

다음 장에서 분명히 밝히겠지만, 최대한의 발달을 보장하기 위해 다양한 운동을 수행하는 것이 좋다. 하지만 여기서 이해해야 할 중요한 점은 특정 운동을 통해 상부, 하부, 그리고 상부와 하부 모두를 목표로 할 수 있다는 것이다.

과학이 말하다: 근육 크기

훈련을 받지 않은 사람들의 경우, 대둔근의 부피는 약 200~1,000cm^3 범위로 나타나며, 이는 무려 5배 차이에 달한다. 이 수치는 훈련을 하지 않은 상태에서의 차이이다. 훈련을 하게 되면 개인마다 생리학적 반응에 큰 차이가 나타나는 것으로 연구에서 밝혀졌다. 이러한 차이의 큰 부분은 위성세포satellite cell의 작용 방식과 관련이 있다. 위성세포는 근육세포를 둘러싸고 있는 근육 줄기세포로, 근육이 새로운 핵을 필요로 할 때 이를 공급해주며, 이는 근비대의 세 가지 주요 기전 중 하나이다. 위성세포는 근육이 성장해야 한다는 신호를 보내는 백업 시스템이라고 생각하면 된다. 더불어, 골격 해부학 구조와 체지방 수준은 둔근의 외형에 큰 영향을 미치며, 이 두 요소 모두 유전적 영향을 크게 받는다

근육의 크기를 측정하는 방법에는 해부학적 단면적(CSAcross-sectional area), 근육 두께, 부피, 무게 등 여러 가지가 있다. 어떤 방법으로 측정하든 둔근은 신체에서 가장 큰 근육이다.

아래 차트를 보면 둔근은 하체에서 가장 무겁고[11] 가장 큰 근육이다.[12] 실제로 대둔근은 해부학적 CSA로 측정했을 때 신체에서 가장 큰 근육이며, 시체에서 48.4cm^2[13]에 달하고 자기공명영상(MRI) 또는 컴퓨터 단층촬영(CT) 스캔을 사용하여 살아있는 피험자에게 기록된 많은 값은 58.3cm^2[14, 15, 16, 17, 18, 19, 20]에 이른다.

남성과 여성의 대둔근 부피를 비교할 때 상대적인 측정값은 비슷하지만(전체 엉덩이 근육 부피의 비율로) 절대적인 측정값은 매우 다르며 전체 근육이 여성보다 남성에서 27% 더 크다는 점에 주목하는 것이 흥미롭다.[21]

스포츠에 따라 여성 운동선수는 둔근 발달 수준이 다르다.[22] 고충격 스포츠(배구 선수 및 높이뛰기 선수), 특이 충격 스포츠(축구 및 스쿼시 선수) 및 고강도 스포츠(파워리프터)에 참여하는 사람들은 모두 반복적인 충격 스포츠(지구력 달리기) 및 반복적인 비충격 스포츠(수영 선수)에 참여하는 사람들보다 훨씬 큰 둔근 크기를 보이는 경향이 있다. 전반적으로 특이 충격 운동을 하는 사람들의 둔근 크기가 가장 큰 것으로 나타났는데, 이는 다양한 부하 유형이 성공적인 대둔근 발달의 열쇠 중 하나라는 것을 암시한다.

한 명의 남성 카데바(58세)에서 측정한 다리 근육의 단면적

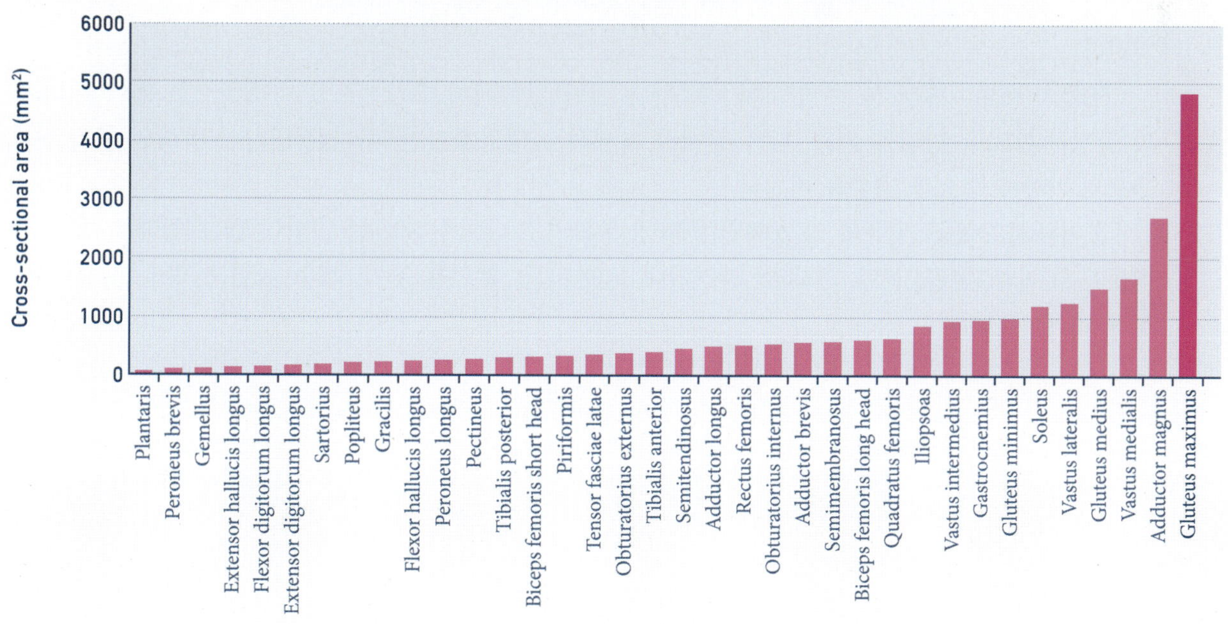

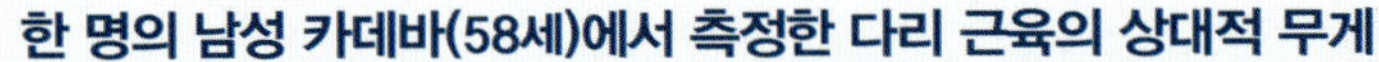
한 명의 남성 카데바(58세)에서 측정한 다리 근육의 상대적 무게

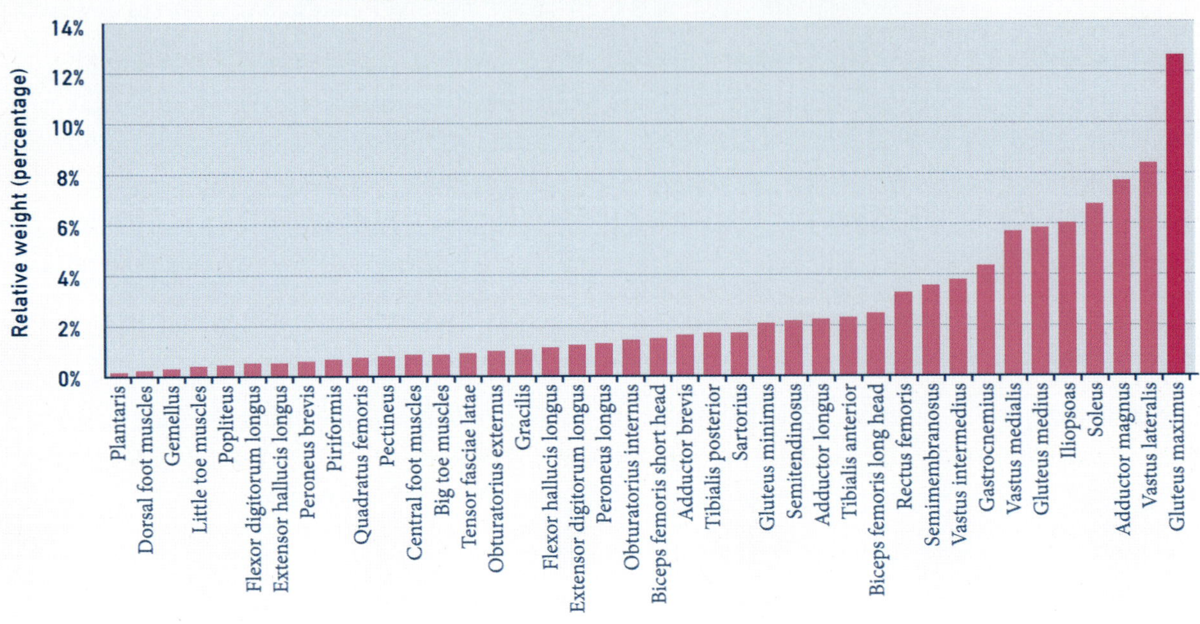

대둔근의 기시와 정지

근육의 기능은 기시점과 정지점이라고 하는 부착 지점을 보면 부분적으로 파악할 수 있다. 기시점과 정지점은 근육과 관련된 힘줄이 골격의 뼈에 부착되는 곳이다. 기시점은 몸의 중심에 더 가깝고, 정지점은 몸의 중심에서 더 멀리 떨어져 있다. 근육이 수축하면 기시점과 정지점이 서로 가깝게 당겨진다.

58쪽의 이미지에서 볼 수 있듯이 대둔근은 골반 뒤쪽에서 대각선으로 아래쪽으로 뻗어 대퇴골과 장경근(ITB)을 만나게 된다. 다음 장에서 자세히 설명하겠지만, 이러한 대각선 방향의 근섬유는 둔근의 기능에 중요한 영향을 미친다.

흥미롭게도 둔근 섬유의 약 20%만이 뼈에 부착되고 나머지 80%는 근막(결합 조직)에 부착된다. 대둔근은 미골, 천골, 골반, 대퇴골, 장경인대, 골반저근, 흉요추 근막, 척추 기립근, 중둔근, 천장관절 인대와 연결된다.

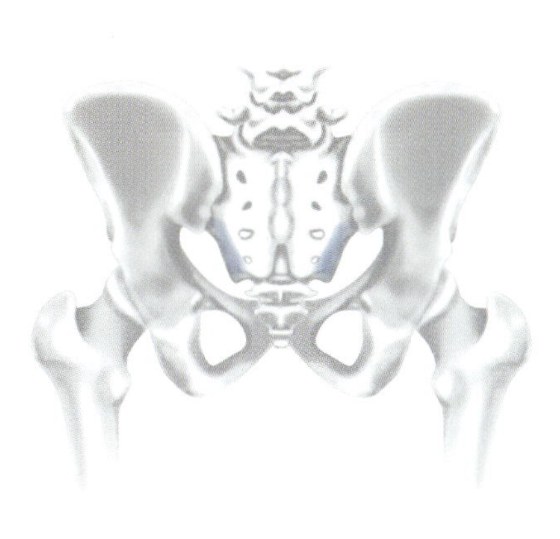

천골

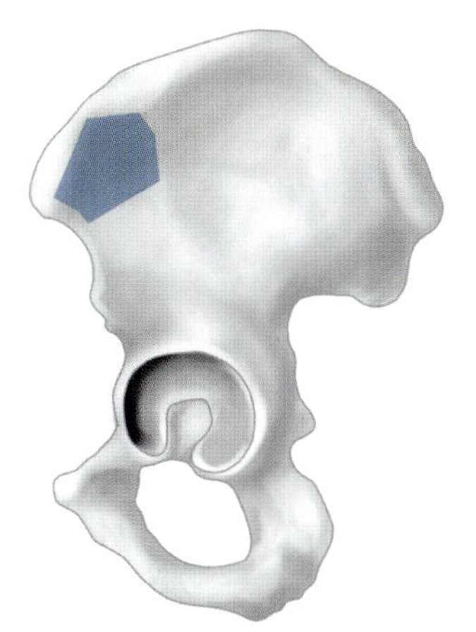

장골

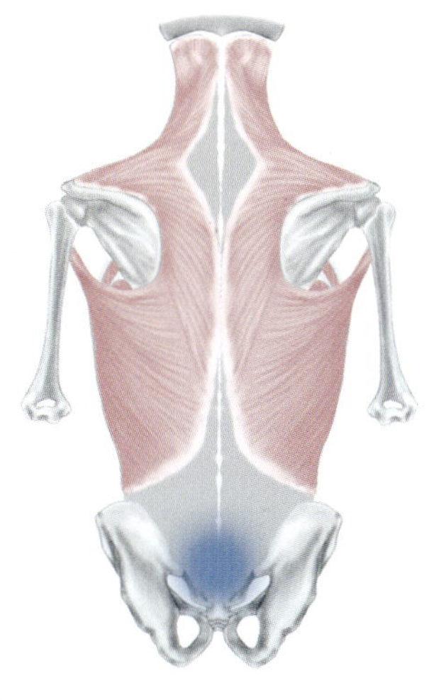

흉요근막

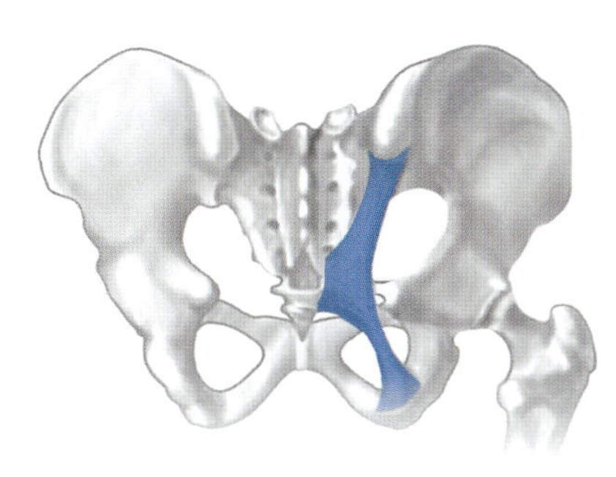

천장관절 인대

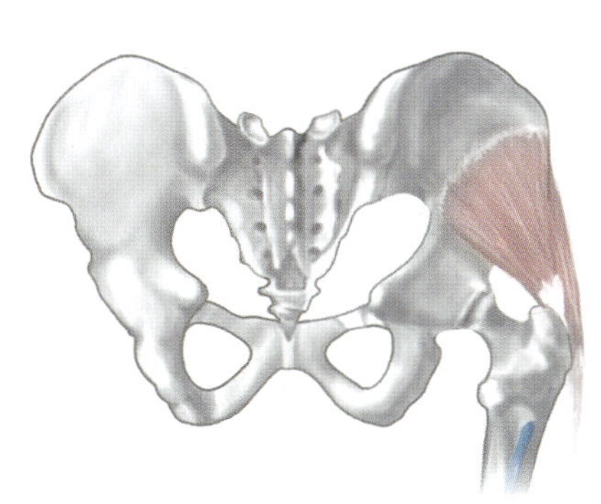

둔근 조면

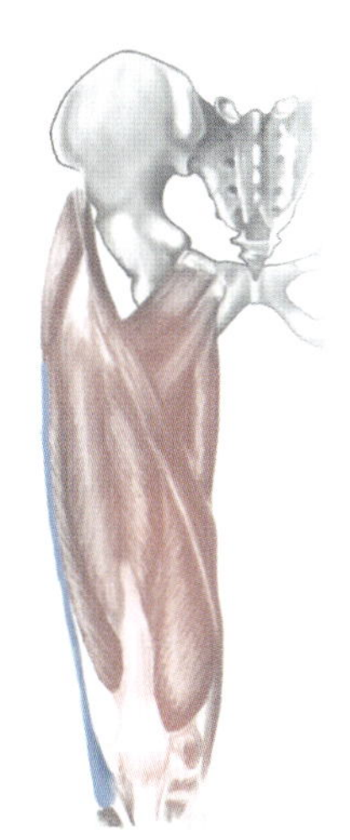

장경인대

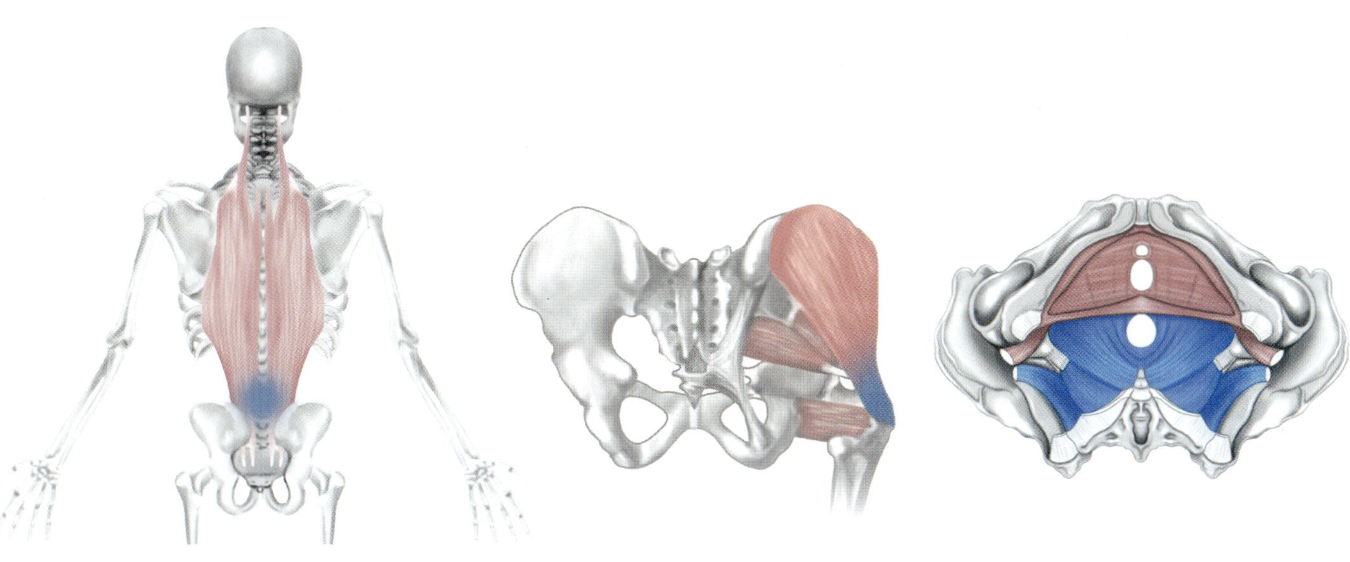

척추 기립근

중둔근

골반저

이 그림을 보면 대둔근이 방대한 부착 부위로 인해 인체에서 가장 중요한 근육 중 하나라는 것을 알 수 있다. 예를 들어 흉요근막을 통해 광배근을 통해 상완골(위팔의 긴 뼈)과 연결되고, 장경인대를 통해 경골(정강이뼈)과 연결돼 몸 전체의 움직임과 힘 전달에 영향을 미친다. 또한 이러한 부착점을 통해 고관절 신전, 고관절 외전, 고관절 외회전 등 일상생활의 움직임이 모두 표현된다.

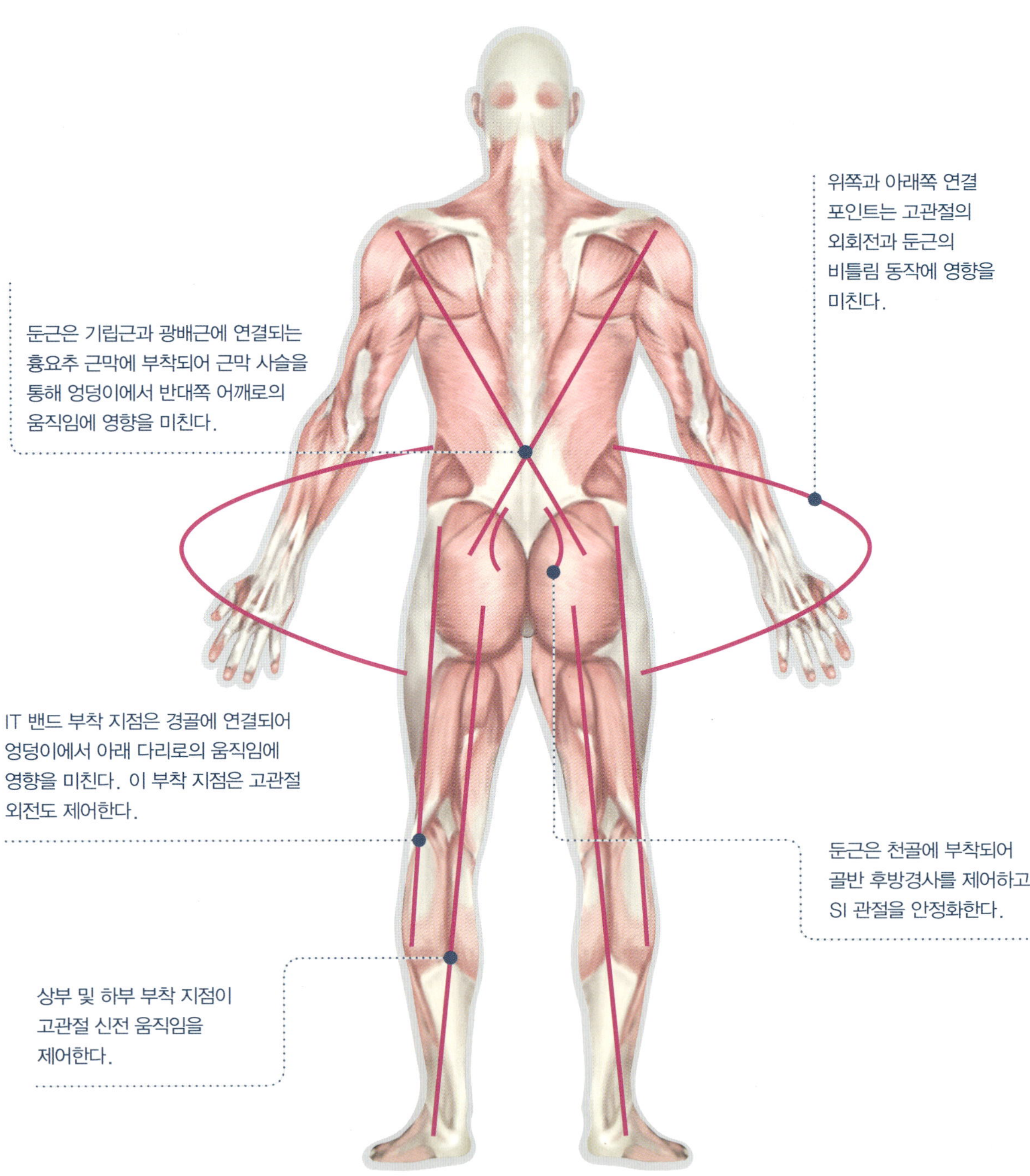

다음 장에서 둔근의 기능, 특히 고관절 신전, 고관절 외전 및 고관절 외회전의 역할에 대해 자세히 알아보겠다. 지금은 이러한 부착점이 스쿼트, 구부리기, 똑바로 서기, 걷기와 같은 일상적인 동작부터 전력질주, 점프, 회전과 같은 폭발적인 움직임에 이르기까지 광범위한 움직임을 가능하게 한다는 점을 이해하는 것이 중요하다.

중둔근

중둔근과 소둔근은 일반적으로 작은 둔근이라고 불리며 해부학 및 기능을 설명할 때 종종 같은 범주로 묶어 설명한다. 중둔근은 고관절 근처 또는 약간 위에 위치하며 둔근의 중간층을 형성하고 소둔근을 완전히 덮고 있다. 중둔근은 엉덩이 위쪽 부위에 어느 정도 모양을 제공하지만, 대둔근과 소둔근의 위쪽 부분과 기능을 공유하기 때문에 특정 운동으로 근육을 분리하기는 어렵다.

그럼에도 불구하고 많은 트레이너가 "중둔근을 단련하려면 래터럴 밴드 트레이닝을 해야 한다"고 말하는 것을 듣게 될 것이다. 이 주장의 문제점은 특히 굴곡(엉덩이를 구부리거나 다리를 들어 올리는 동작), 외전(다리를 몸에서 떼어내는 동작), 회전 등 엉덩이가 중립에서 벗어나는 움직임 중에 어떤 둔근의 어떤 세분 근육이 작동하는지 알기가 거의 불가능하다는 것이다. 아마도 여러분은 이 모든 동작을 어느 정도 하고 있을 것이다.

중둔근은 앞쪽, 중간, 뒤쪽의 세 부분으로 나뉘어져 있다. 각각은 기능적 움직임 중에 약간 다른 역할을 한다. 래터럴 밴드 워킹 퍼포먼스를 할 때 중둔근을 운동하는 것이지만, 대둔근과 소둔근의 상부 부분도 목표로 삼고 있다. 다시 말하지만, 이러한 이유로 나는 엉덩이 근육들을 통칭하여 둔근이라고 부르며 대둔근의 상부와 하부만 구분하는 경우가 많다.

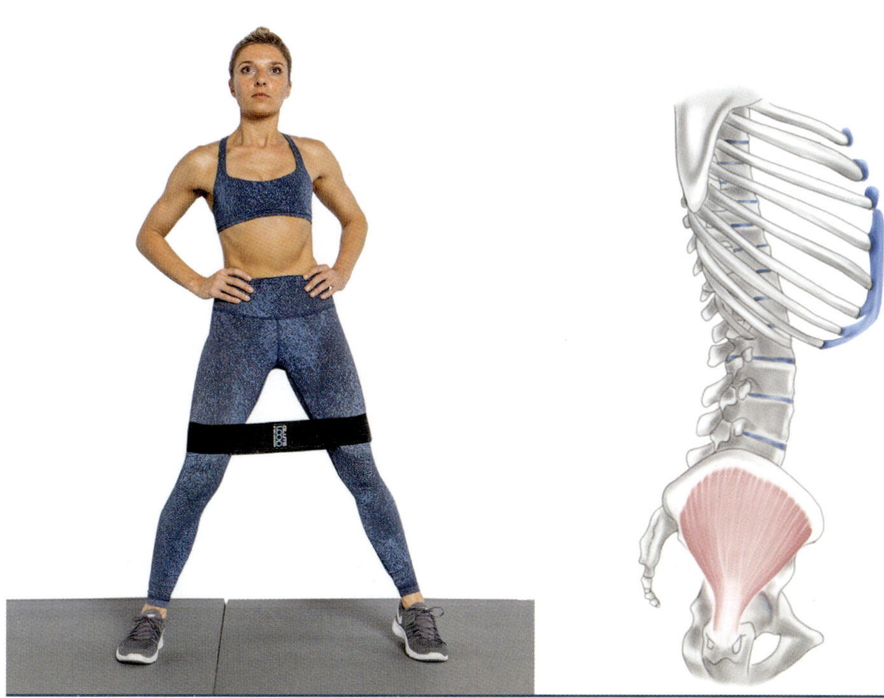

래터럴 밴드 워크

중둔근

중둔근 기시점과 정지점

중둔근은 장골에서 시작하여 대퇴골의 대전자에 (소둔근과 함께) 부착된다. 이러한 연결은 한쪽 다리로 균형을 잡거나 걷거나 뛸 때 엉덩이의 주요 안정화근 역할을 한다. 중둔근이 약화되어 있거나 단련되지 않은 상태라면, 골반의 안정성이 떨어지고 외반슬 현상이 심해질 수 있다. 보다 구체적으로는, 골반 한쪽이 아래로 처지면서 무릎이 안쪽으로 붕괴되는 현상이 나타난다. 골반이 한쪽으로 떨어지면 무릎, 엉덩이, 허리에 문제가 생길 수 있으므로 물리 치료사는 이 근육을 집중적으로 치료한다.

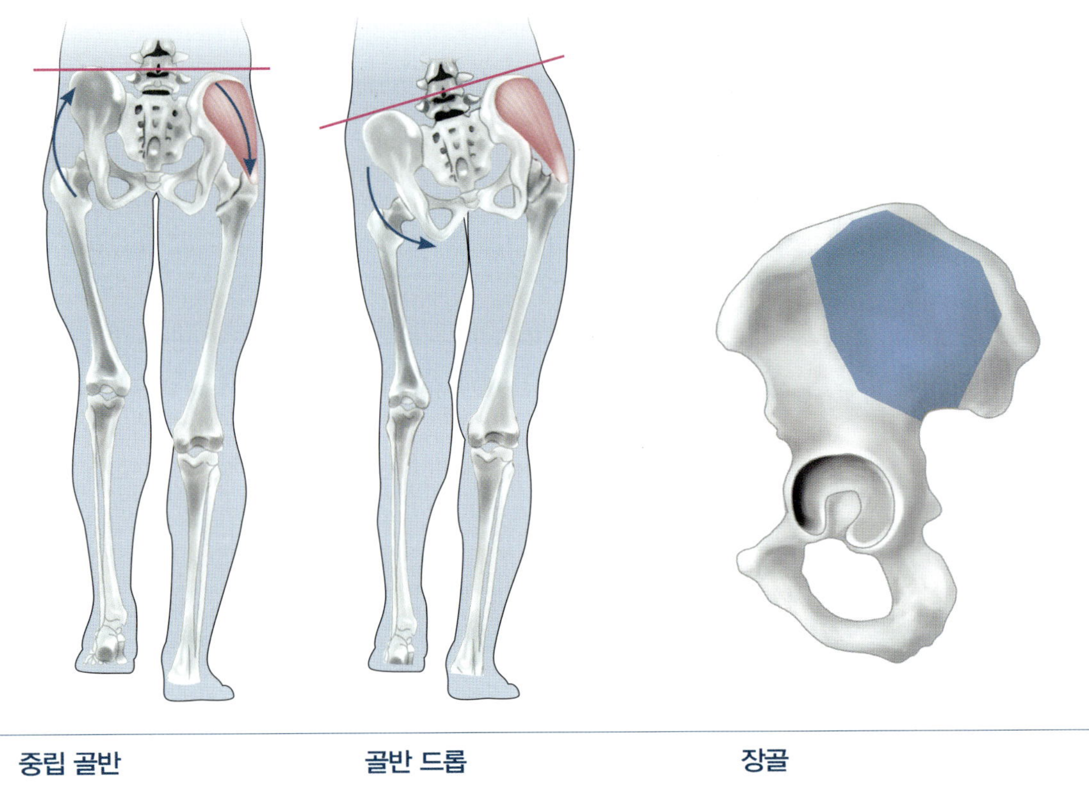

중립 골반 골반 드롭 장골

소둔근

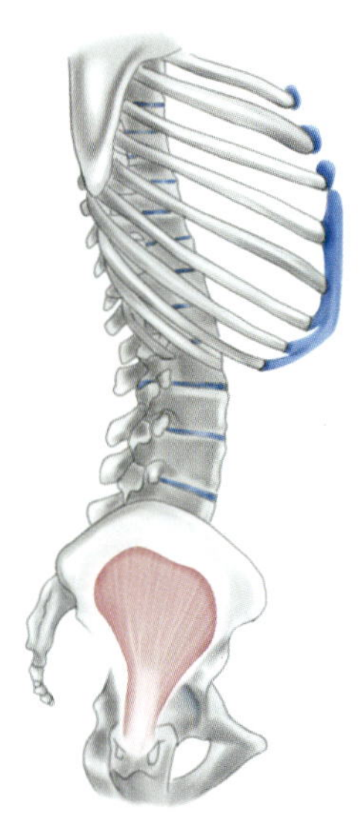

둔근 중 가장 작은 근육인 소둔근은 중둔근 아래에 위치한다. 방금 언급했듯이 소둔근은 기시점과 정지점이 같고 비슷한 움직임을 수행하기 때문에 중둔근과 같은 카테고리로 묶이는 일이 많다. 그러나 이 두 근육은 기능이 약간 다른 다른 근육이다. 중둔근과 마찬가지로 소둔근도 앞쪽, 중간, 뒤쪽의 세 부분으로 나뉘며, 기능적 움직임에서 각각 고유한 역할을 한다. 보다시피 소둔근은 중둔근 아래 장골에서 시작하여 대퇴골의 대전자에 삽입된다. 중둔근과 마찬가지로 이 연결 부위는 엉덩이에 안정성을 제공한다.

근육 구조

골격 해부학이 외모, 형태, 운동 선택에 영향을 미치는 것처럼, 고유한 근육 구조 또는 근육의 물리적 조직도 큰 역할을 할 수 있다.

우리 모두가 독특한 근육 구조를 가지고 있다는 것은 놀라운 일이 아니다. 골격 구조와 달리 근육 구조는 훈련을 통해 바꿀 수 있지만, 이러한 변화는 시각적으로 눈에 띄거나 눈에 띄지 않을 수 있다. 예를 들어, 근속 길이fascicle length나 근섬유 경사각pennation angle을 증가시키는 것은 둔근의 외형을 크게 변화시키지는 않지만, 근육의 기능은 향상시킬 수 있다. 근속 길이를 늘리면 본질적으로 근육 자체가 길어지기 때문에 더 빠른 힘 발휘가 가능해지고(이에 대해서는 아래 사이드 바에서 더 자세히 다룬다), 근섬유 경사각이 커지면 힘을 생성하는 능력이 더 커지게 된다.

이 장에서 다루는 것보다 둔근 해부학에는 훨씬 더 많은 것이 있다는 것은 말할 필요도 없다. 하지만 모든 것을 다루기 힘드니, 나는 둔근 해부학 및 외형과 관련된 필수 정보만 포함하고자 한다.

다음 장에서는 근육 섬유 구성, 둔근의 역할, 근육 크기를 늘리는 메커니즘, 다양한 운동을 수행하는 것이 둔근 증가를 극대화하는 데 필수적인 이유와 같은 더 많은 해부학적 정보를 다룰 것이다.

과학이 말하다: 근육 구조

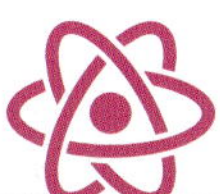

근육 구조muscle architecture란 근육 섬유들이 전체 근육 내에서 배열된 방식을 의미한다[23] 근육 구조는 세 가지 주요 요소로 구성된다. 첫째는 근속(fascicle, 근섬유 다발)의 길이, 둘째는 근속 각도(또는 근섬유 경사각pennation angle), 셋째는 근속 방향에 대한 단면적(CSAcross-sectional area)이다. 이때 단면적은 근속 방향에 따라 측정된 생리학적 단면적 physiological CSA을 의미한다.

신체 대부분의 근육은 두 가지 유형 중 하나에 속한다. 하나는 근속(골격근 섬유 다발)이 길고 얇으며, 근속 각도가 작고 생리학적 단면적(CSA)이 작은 형태이다. 다른 하나는 근속이 짧고 굵으며, 근속 각도가 크고 생리학적 단면적이 큰 형태이다. 길고 얇은 근육은 큰 가동범위(ROM)에서 빠른 속도로 낮은 수준의 힘을 발휘하는 데 적합하다. 반면, 짧고 굵은 근육은 작은 가동범위 내에서 느린 속도로 높은 수준의 힘을 발휘하는 데 더 적합하다.

대둔근은 특이한 근육 구조를 가지고 있으며, 두 가지 유형의 근육의 측면을 모두 나타낸다. 대둔근은 큰 근다발각, 큰 생리적 CSA, 긴 근다발을 가지고 있다. 따라서 작은 운동 범위를 통해 저속에서 높은 수준의 힘을 생성하는 것과 큰 운동 범위를 통해 고속에서 낮은 수준의 힘을 생성하는 기능을 모두 하는 것으로 보인다.[24, 25, 26, 27]

과학자들은 근육의 크기, 모양, 특성을 결정하는 근육의 다양한 측면을 분석한다. 이러한 독특한 구조적 특성은 일부 사람들이 특정 스포츠나 활동에 적합한 이유를 설명하는 데 도움이 된다. 예를 들어 섬유가 긴 근육은 더 빨리 단축되어 단거리 달리기나 점프와 같은 폭발적인 동작에 적합한 반면, 생리적 CSA가 높은 근육은 높은 수준의 힘을 생성하여 스트롱맨이나 파워 리프팅과 같은 고강도 동작에 적합하다. 다시 말하지만, 이는 성공적인 둔근 발달을 위한 하나의 열쇠로 다양한 부하 유형을 제시한다.

CHAPTER 6

둔근의 기능

둔근은 걷기, 의자에서 일어서기, 바닥에서 물건 들기, 식료품 나르기 같은 일상적인 움직임부터 달리기, 커팅, 리프팅, 점프, 던지기, 타격 같은 스포츠 동작까지 다양한 동작을 처리할 수 있는 진정한 스위스 아미 나이프 근육이다. 또한 한 발로 균형을 잡거나 무거운 물건을 리프팅하거나 폭발적으로 움직이거나 지구력을 발휘하는 등 둔근은 모든 작업을 처리하는 데 적합하다.

둔근의 해부학적 구조, 즉 부착 지점과 상체와 하체를 서로 연결한다는 사실을 살펴보면 근육 구조와 둔근이 제어하는 광범위한 움직임 사이의 연관성을 파악할 수 있다. 둔근의 해부학적 구조를 이해하면 둔근의 모양을 설명하고 운동 선택과 프로그램 설계에 도움이 되는 것처럼, 둔근의 역할, 즉 둔근이 만들어내는 움직임을 알면 목표에 맞는 훈련 전략을 개발하는 데 도움이 될 수 있다.

그렇다면 둔근은 정확히 어떤 역할을 할까? 둔근이 다양한 동작을 제어한다는 것은 알고 있지만, 이를 어떻게 알 수 있으며 구체적으로 어떤 동작을 말하는 걸까?

이 장에는 이러한 질문에 대한 답이 포함되어 있다. 하지만 관절의 움직임을 의미하는 구체적인 관절 동작에 대해 설명하기 전에 흔히 오해하는 한 가지를 명확히 하고자 한다.

각 둔근은 몸을 움직일 때 특정한 역할을 한다고 생각할 수 있고, 그 생각은 틀림없이 맞지만 그 역할이 정확히 무엇인지 우리는 알지 못한다. 예를 들어 대둔근은 고관절 신전(스쿼트 자세에서 일어서는 동작)을, 중둔근과 소둔근은 고관절 외전(다리를 몸에서 옆으로 움직이는 동작)과 일부 고관절 외회전(허벅지를 바깥쪽으로 돌리는 동작)을 담당한다는 말을 듣게 될 것이다. 부분적으로는 사실일 수 있지만, 모든 관절 각도에서 각 근육의 정확한 역할은 알 수 없다. 나도 둔근에 대해 정확히 알지 못한다.

여기에는 몇 가지 이유가 있다. 첫째, 각 근육에는 세분화된 역할이 있다. 이전 장에서 배운 대로 대둔근은 위쪽과 아래쪽의 두 부분으로 나눌 수 있다. 또한 서로 다른 기능을 가진 표면 근육 섬유와 심부 근육 섬유로 세분화하거나 특성화할 수도 있다. 중둔근과 소둔근은 앞쪽, 중간, 뒤쪽의 세 가지 세분으로 나뉘는데, 다시 앞쪽 섬유가 뒤쪽 섬유와 다른 역할을 수행한다는 의미로, 서로 다른 일을 한다.

둘째, 둔근은 고관절과 발의 위치에 따라 수행하는 역할이 달라진다. 예를 들어 똑바로 선 자세에서는 중둔근이 다리를 바깥쪽으로 움직이는 역할을 한다. 하지만 스쿼트처럼 고관절을 굽힌 상태에서는 이 근육의 역할이 달라진다. 바깥쪽으로 밀어내는 힘(무릎을 밖으로 미는 힘)을 생성하는 대신, 안쪽으로 당기는 힘(무릎을 안쪽으로 끌어당기는 힘)을 생성하게 된다. 다시 말하면, 중둔근은 고관절이 신전된 상태에서는 외회전을 조절하고, 고관절이 굴곡된 상태에서는 내회전을 조절한다. 이처럼 움직임, 가동범위, 관절 각도에 따라 근육의 역할이 달라지기 때문에 각 근육이 정확히 어떤 역할을 하는지 규정하기는 어렵다.

똑바로 선 해부학적 포지션에서 대둔근은 고관절 외전, 고관절 외회전, 고관절 신전을 담당하고 중둔근과 소둔근은 고관절 외전을 담당한다고 자신 있게 말할 수 있다. 그러나 우리는 움직일 때 똑바로 서 있는 (해부학적인) 포지션에 있는 경우가 거의 없다. 이러한 이유로 나는 각각의 특정 둔근을 목표로 하는 운동을 프로그래밍하지 않고 대둔근의 상부 또는 하부 부분을 목표로 하는 운동을 선택한다.

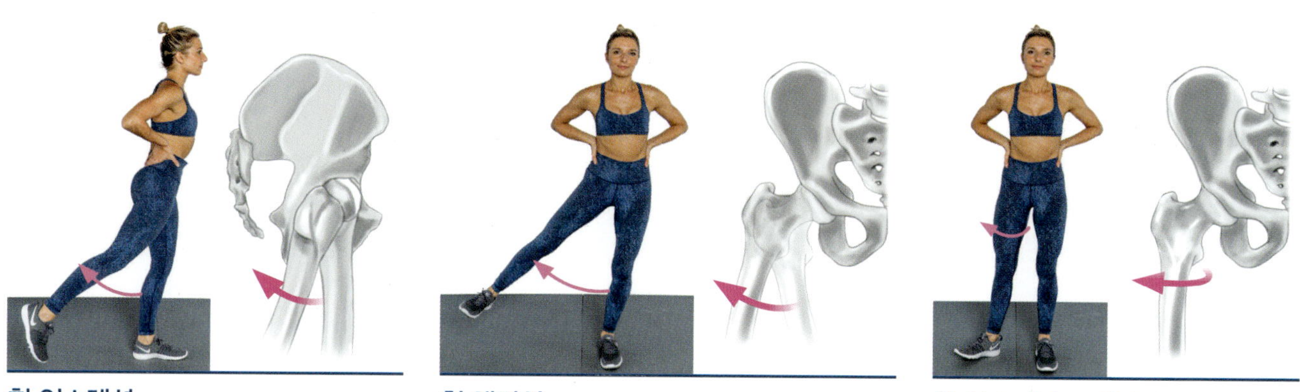

힙 익스텐션 / 힙 앱덕션 / 힙 익스터널 로테이션

관절 동작

각 둔근의 정확한 기능에 대해 더 많이 알아야 하지만, 둔근은 고관절 신전, 고관절 외회전, 고관절 외전이라는 세 가지 주요 관절 동작을 수행한다.

우리가 수행하는 대부분의 움직임에는 이러한 관절 동작의 조합이 포함되지만, 이러한 동작을 촉진하는 데 둔근이 수행하는 역할을 이해하면이 책에서 제공하는 방법과 기술을 사용하여 둔근의 기능과 훈련이 중요한 이유에 대한 이해도를 높일 수 있다. 인체의 가장 중요한 관절 동작 중 하나인 고관절 신전부터 시작하겠다.

*

고관절 신전 및 고관절 외회전을 포함한 많은 기본 고관절 동작에서[1,2] 둔근은 주동근으로, 즉 움직임을 만드는 데 책임이 있다. 이는 대둔근이 그저 단순히 보조적으로 배치된 협력근(움직임에 도움을 주는 근육)이 아니라 필수적인 역할을 한다는 것을 보여준다.

고관절 신전 운동

고관절 신전은 힙 쓰러스트, 스쿼트에서 일어설 때, 데드리프트에서 상체를 들어 올릴 때와 같이 고관절을 펴거나 여는 동작이다.

힙 쓰러스트

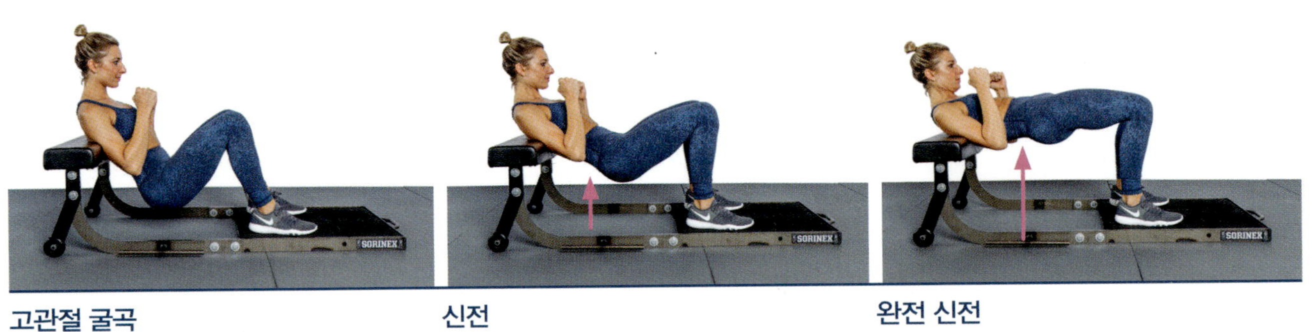

고관절 굴곡 신전 완전 신전

스쿼트

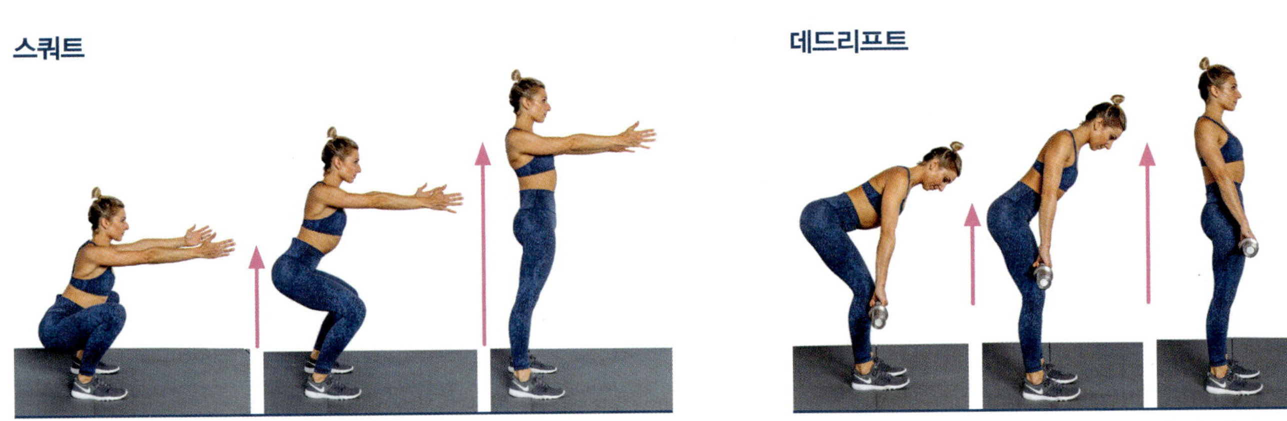

고관절 굴곡 신전 완전 신전

데드리프트

고관절 굴곡 신전 완전 신전

킥백이나 쿼드럽 힙 익스텐션과 같이 다리를 몸 뒤로 움직여 고관절을 신전할 수도 있다.

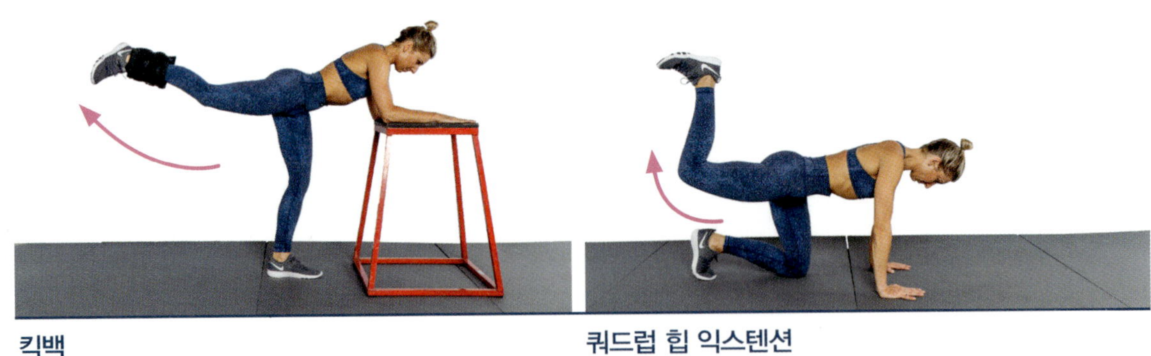

킥백

쿼드럽 힙 익스텐션

예시에서 볼 수 있듯이, 서 있는 자세, 얼굴을 아래로 한 수평 자세(복와위 또는 쿼드럽 자세) 또는 얼굴을 위로 향하게 한 수평 자세(앙와위 자세)에서 고관절 신전 동작을 수행할 수 있다.

둔근의 최대 활성화는 고관절 신전의 끝 범위에서 발생한다. 이는 프로그램에서 고관절 신전을 강조하는 운동, 특히 힙 쓰러스트와 글루트 브릿지를 항상 포함해야 함을 의미한다. (그러나 포지션과 수행하는 움직임에 따라 둔근은 다양한 정도로 활성화되고 발달한다. 예를 들어 케이블 킥백이나 쿼드 러프 고관절 신전을 수행하면 둔근 활성화가 짧지만 높은 급증을 경험하게 된다. 스쿼트를 할 때 둔근이 길어지고 늘어날 때 둔근 활성화가 최고조에 이르며, 이는 힙 쓰러스트 및 기타 둔근 위주의 운동과 비교하여 근육을 다르게 작동시킨다. 다음 장에서 둔근 활성화와 각 움직임 패턴이 둔근 스트렝스 및 성장에 미치는 영향에 대해 자세히 설명하겠다. 지금은 포지션, 벡터(저항선), 움직임 패턴이 모두 고관절 신전 관절 동작을 포함하지만 둔근 활성화 정도에 영향을 미친다는 점만 이해하면 된다.)

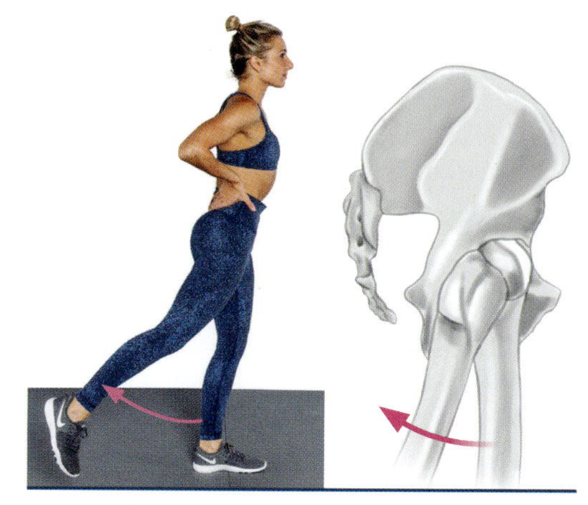

고관절 신전

고관절 신전에 대해 한 가지 더 주목할 점은 골반을 뒤로 젖히는 것 즉, 골반 후방경사와 동일하다는 것이다. 고관절 신전과 골반 후방경사는 엉덩이의 신체적 움직임만 보면 다르게 보이기 때문에 헷갈릴 수 있다. 그러나 고관절 내부에서 일어나는 일을 살펴보면 대퇴골이 엉덩이 소켓의 앞쪽에서 뒤쪽으로 또는 멀리 이동한다는 점에서 동일한 동작이다.

요컨대, 둔근은 골반 후방경사도 제어하며, 이 지식을 활용하여 더 높은 수준의 둔근 활성화를 달성할 수 있다. 다시 말해, 대부분의 사람은 힙 쓰러스트를 하는 동안 골반 후방경사를 할 때 둔근을 더 많이 느낀다.

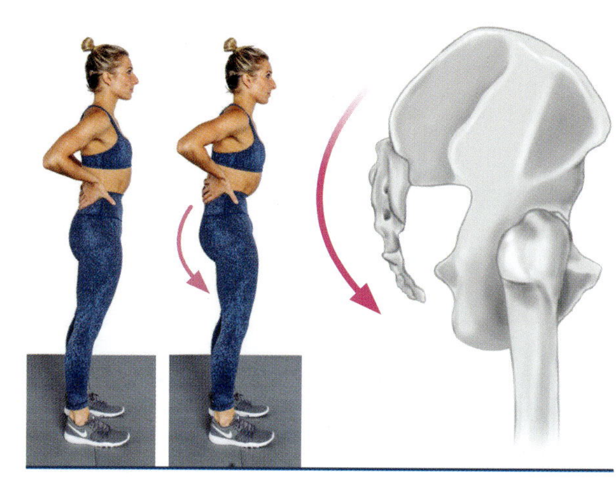

후방경사

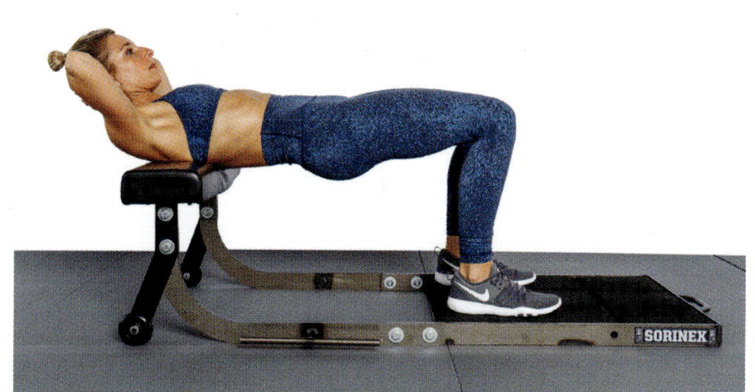

척추 중립 위치

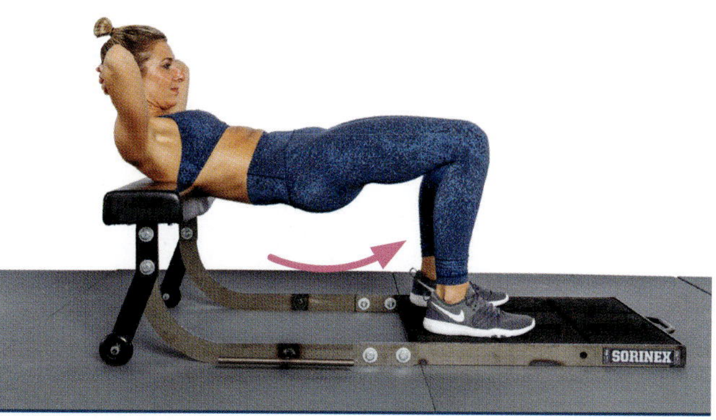

골반 후방경사

둔근은 육안 해부학, 근육 모멘트 암, 근전도 등을 통해 주요 고관절 신전근이라는 것을 알 수 있다. 육안 해부학은 근육 기능을 평가하는 방법으로 대략적으로만 신뢰할 수 있는데, 이는 카데바를 볼 때 다양한 관절 위치에서 근육의 정확한 위치를 파악하기 어렵기 때문이다. 근육 모멘트 암(힘의 선과 회전축 사이의 수직 거리)은 근육 기능을 결정하는 더 나은 방법이지만, 근전도만이 여러 근육과 수동 구조의 지지 텐션을 포함하는 관절 작용에 근육이 얼마나 관여하는지 알려줄 수 있다.

그럼에도 불구하고 척추와 골반 뒤쪽의 대둔근 섬유의 기시점과 대퇴골의 정지점을 보면[3] 이 근육이 고관절 신전을 수행하기에 좋은 위치에 있음을 알 수 있다. 또한 근육 모멘트 암 길이를 보면 둔근이 햄스트링 및 내전근과 마찬가지로 효과적인 고관절 신전근이라는 것을 알 수 있다.[4, 5, 6]

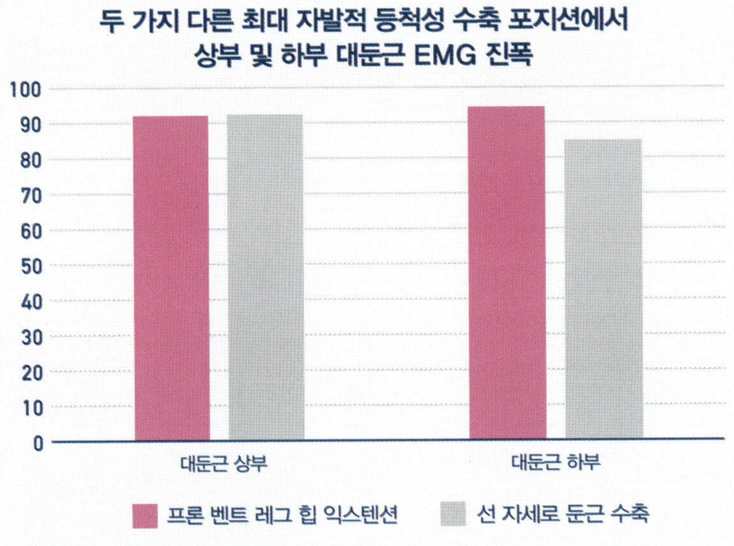

마지막으로, 근전도(EMG) 분석은 우리가 기본 해부학 지식과 근육의 모멘트 암 길이 계산을 통해 추론할 수 있는 사실을 뒷받침해준다. 즉, 둔근의 최대 활성화는 등척성isometric 고관절 신전 수축 중에 달성될 수 있다는 것이다. 이때 가장 큰 영향을 미치는 요인은 고관절 굴곡 각도로 보이며, 엎드린 자세에서의 등척성 고관절 신전이든, 선 자세에서 단순히 둔근을 수축시키는 동작이든 관계없이, 고관절이 완전히 신전된 위치에서 둔근의 상부와 하부 모두 매우 높은 활성화를 보이는 것으로 나타난다.[7]

이러한 이유로 일부 연구에서는, 둔근이 바벨을 들고 하는 스쿼트(고관절이 굴곡된 상태에서 최대 수축이 일어남)보다, 맨몸으로 수행하는 네발 기기 자세의 고관절 신전 운동(고관절이 완전히 신전된 상태에서 최대 수축이 일어남) 중에 더 활발히 활성화된다고 보고하기도 했다.[8] 또 다른 가능성은 고관절과 무릎 신전을 동시에 수행하는 동작에서는 고관절보다 무릎 주위 근육이 더 강조되기 때문일 수 있다.[9]

고관절 신전 움직임에서 둔근 활성화에 대한 이 중요한 발견은 거의 50년 전에 이루어졌다. 고관절 신전을 위해 힘을 가할 때 고관절 굴곡 정도가 클 때보다 고관절 신전(해부학적 위치)에서 대둔근 활성화가 훨씬 더 높다는 사실이 발견되었다.[10] 이는 30년 후 여러 관절 각도를 테스트한 더 자세한 실험에서 확인되었다.[11]

이러한 연구 결과는 둔근이 늘어난 상태(긴 길이)보다 수축된 상태(짧은 길이)에서 고관절 신전을 더 활발히 만들어낸다는 것을 보여준다. 이는 고관절 외전이 큰 자세,[12, 13] 골반이 후방 경사된 자세,[14] 그리고 고관절이 외회전된 자세[15]에서 강한 고관절 신전을 수행할 때도 관찰할 수 있다.

고관절 신전근의 평균 EMG 진폭 및 평균 고관절 신전 토크

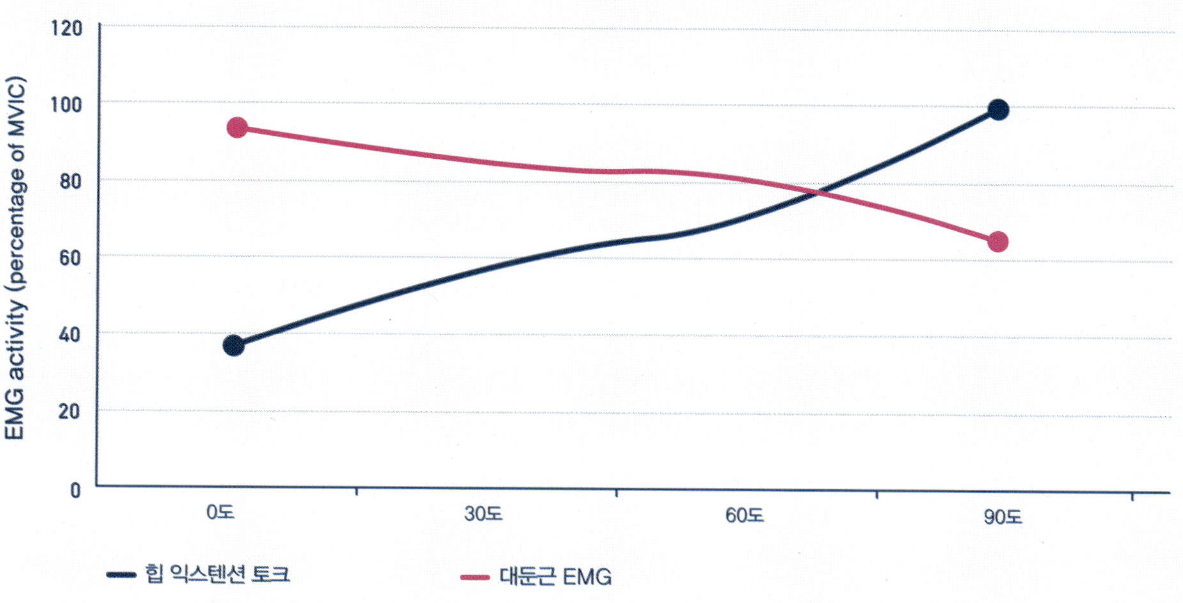

이 연구에 따르면, 고관절이 90도 굴곡된 상태에서는 대둔근의 활성도가 최대 등척성 수의 수축(MVIC)의 64% 수준이었지만, 고관절이 완전히 신전된 상태에서는 94% 수준으로 증가했다. 또한 고관절은 중립 자세에 있을 때보다 굴곡된 상태에서 신전하는 힘이 더 강한 것으로 나타났다.

훈련의 관점에서 볼 때, 다양한 운동 중에 이 정보를 현명하게 활용할 수 있다. 더 넓은 자세로 글루트 브릿지와 힙 쓰러스트를 수행하거나 무릎 주위에 탄성 저항 밴드를 착용하고 저항하면서 둔근을 활성화하면 둔근 활성화 효과를 높일 수 있다.

마지막으로, 무릎을 굴곡하고 최적의 길이 이하로 수축하여 햄스트링이 힘을 생성하기 어렵게 만드는 것도 대둔근 활성화를 증가시킨다.[16] 이는 햄스트링의 '능동 불충분'을 유발하는 것으로 불린다.

다시 말하지만, 이 정보는 둔근에 가장 적합한 운동을 예측하는 데 도움이 될 수 있다. 다리를 곧게 펴는 운동은 구부린 다리로 수행하는 운동보다 햄스트링을 더 많이 사용하고 둔근을 약간 덜 사용하는 것이 거의 확실하다. 즉, 힙 쓰러스트 및 글루트 브릿지 베리에이션과 같은 구부린 다리 고관절 신전 운동은 햄스트링 활성화가 감소하기 때문에 둔근이 더 많이 관여한다. (이에 대한 자세한 내용은 10장에서 설명한다.)

따라서 백 익스텐션은 둔근을 위한 훌륭한 운동이지만,[17] 무릎을 굴곡한 상태의 힙 익스텐션 운동만큼 둔근을 많이 활성화하지는 않으며, 이는 EMG 검사 중 MVIC 포지션에 사용될 정도로 효과적인 자세이다.[18]

후방경사

해부학적 구조와 근전도(EMG) 분석을 통해, 둔근이 골반을 후방 경사시키는 작용을 할 수 있다는 것은 이미 잘 알려져 있다. 물론, 육안 해부학gross anatomy은 근육의 기능을 평가하는 데 있어서 대략적인 신뢰도는 있지만, 사체 상태에서는 관절 위치에 따른 근육의 정확한 위치를 식별하기 어려워 제한이 있다. 그럼에도 불구하고, 대둔근 섬유가 척추와 골반의 후면에서 기시하고 대퇴골에 정지하는 명확한 구조는 이 근육이 골반을 후방으로 쉽게 회전시킬 수 있음을 보여준다.[138] 사실, 둔근이 몸통과 다리를 연결하며 골반을 가로지르는 두 쌍의 힘 커플force couple 중 하나로 작용한다는 점에서, 이러한 역할은 당연하게 여겨져야 한다.[139]

근전도 연구는 이러한 기본적인 해부학적 조사가 시사하는 바를 확인했다. 쿼드럽 자세에서 고관절 신전 동작을 할 때 골반 후방경사를 수행하면 동일한 골반 전방경사 동작을 할 때보다 대둔근 활성화가 증가한다. 마찬가지로, 진동하는 플랫폼에 후방골반 기울기로 서 있는 것만으로도 같은 자세에서 중립 또는 전방골반 기울기로 서 있는 것보다 대둔근 활성화가 더 커진다.

고관절 외회전

고관절 외회전은 무릎을 바깥쪽으로 돌리거나 허벅지를 정중선에서 멀어지게 회전할 때 발생한다. 고관절 외회전은 엉덩이와 전신의 회전을 생성하기도 하다. 예를 들어 고관절 외회전 운동을 할 때나 펀치를 던지거나 야구 방망이를 휘두를 때처럼 발을 디딘 상태에서 엉덩이를 회전하면 둔근이 다른 근육과 함께 작용하여 해당 동작을 만들어낸다.

밴드 힙 익스터널 로테이션

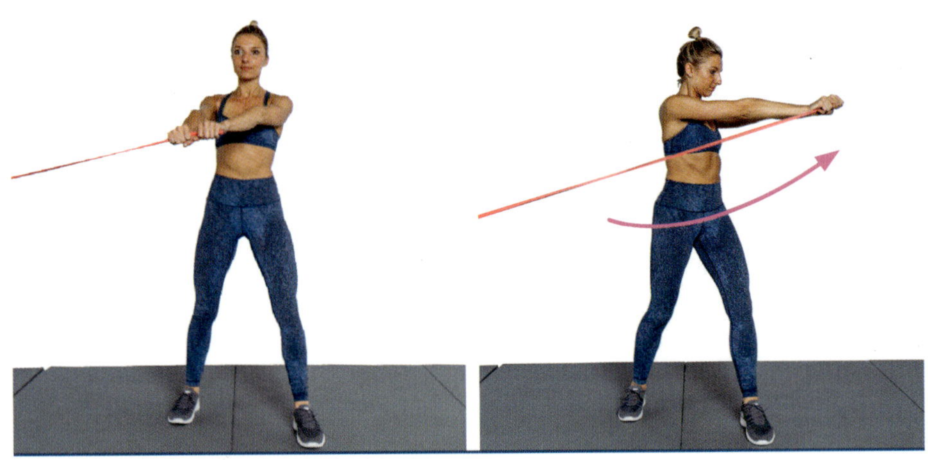

고관절 외회전은 특히 더블 및 싱글 레그 스쿼트 패턴, 글루트 브릿지 및 힙 쓰러스트 패턴과 같은 수많은 움직임 중에 골반, 무릎, 발목을 안정시키는 데 도움이 된다. 둔근이 외회전을 어떻게 제어하는지 느껴보려면 발을 똑바로 세우고 똑바로 선 자세에서 둔근을 꽉 쥐면 된다. 골반이 회전하고 다리가 바깥쪽으로 회전하면서 발에 바깥쪽 압력이 가해지는 것을 느낄 수 있을 것이다.

스탠딩 글루트 스퀴즈

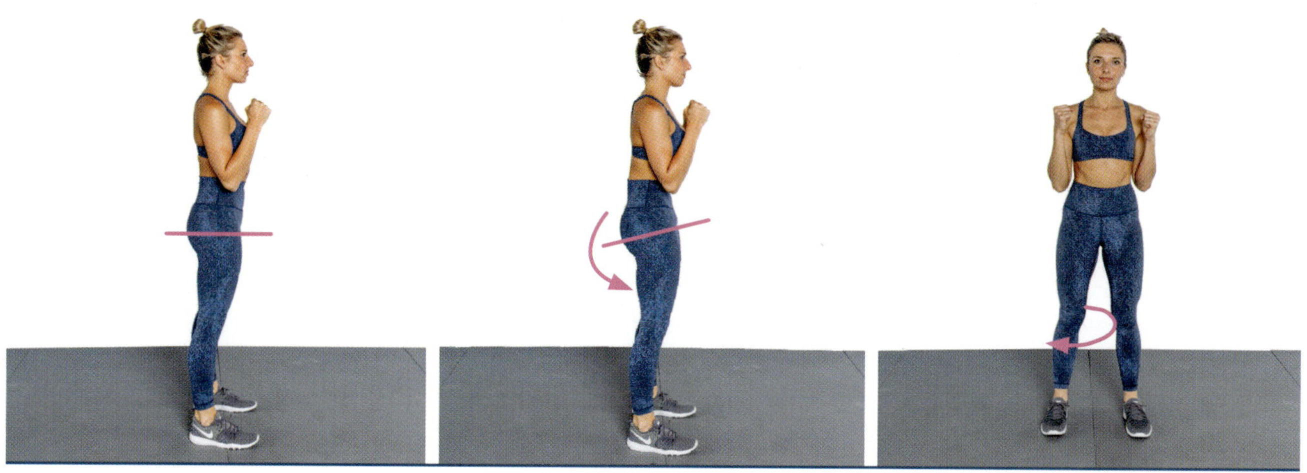

외회전은 종종 외전과 함께 발생한다. 이것이 어떻게 작동하는지 설명하기 위해 스쿼트를 예로 들어보겠다. 412쪽부터 시작하는 스쿼트 섹션에서 자세히 다루고 있는 스쿼트 시 가장 흔한 세 가지 결함은 위쪽 포지션에서 등을 지나치게 과도하게 펴는 것, 무릎이 안쪽으로 무너지는 것(무릎 외반슬), 아래쪽 포지션에서 골반이 지나치게 후방경사되는 것(벗 윙크)이다.

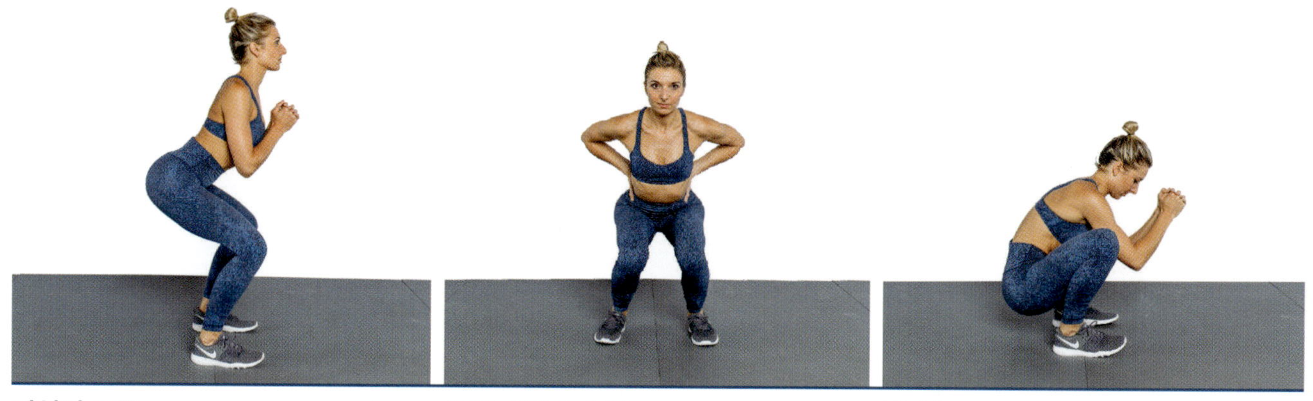

과신전 오류　　무릎 외반슬 오류　　벗 윙크 오류

허벅지를 바깥쪽으로 돌리고(고관절 외회전) 무릎을 밖으로 밀어내는(고관절 외전) 동작을 통해 하체 관절을 안정화시켜 무릎이 안으로 들어가는 것을 방지하고 골반 후방경사까지 줄일 수 있다.

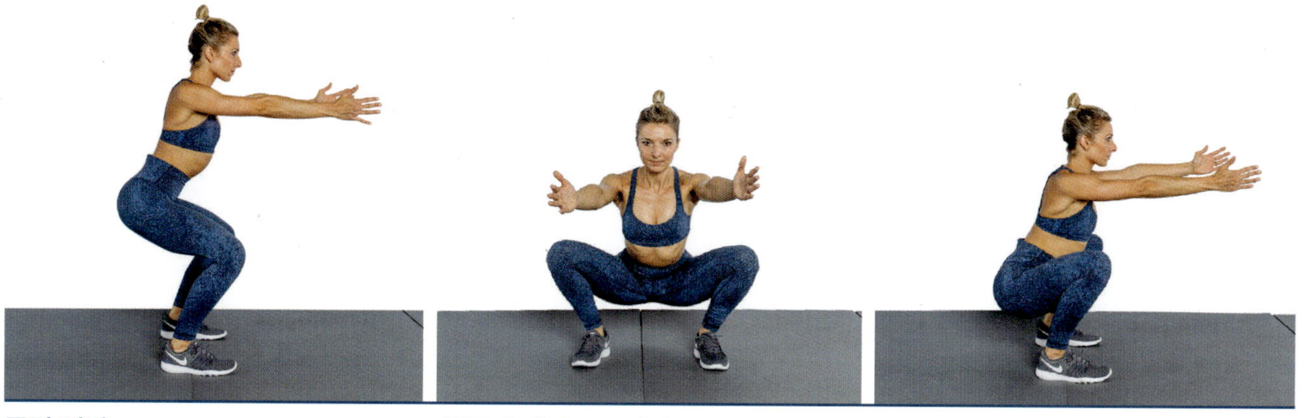

중립 허리　　무릎이 바깥으로 나감　　중립 골반

일부 코치들은 선수들에게 외회전 안정성을 위해 발을 바닥에 박도록 큐를 주기도 하지만, 나는 그럴 필요는 없다고 생각한다. 하지만 둔근 활성화에 도움이 될 수도 있으므로 본인에게 효과가 있다면 사용해라. 하지만 내 경험상 하강이 시작되자마자 다리를 바깥쪽으로 돌리고 무릎이 구부러진 상태에서 무릎을 밀어내는 것만으로도 효과가 있었다.

과학이 말하다: 고관절 외회전

둔근은 육안 해부학, 근육 모멘트 암 및 근전도 검사를 통해 가장 중요한 고관절 외회전근[19]이라는 것을 알고 있다. 대둔근의 정지점은 대퇴골 대전자 측면에 있기 때문에,[20, 21] 근육의 섬유가 짧아짐에 따라 자연스럽게 고관절 소켓에서 대퇴골을 측면으로 회전시킨다. 실제로 외회전근의 이러한 역할은 고관절 신전을 수행하는 역할만큼이나 중요할 수 있다. 대둔근의 해부학적 당김 선에 대한 논리적 가정을 기반으로 연구 저자는 최대 근육 힘의 71%가 외회전을 수행하는 데 사용될 수 있다고 계산했다.

더 나아가, 근육의 모멘트 암 길이를 면밀히 분석해 보면, 대둔근의 고관절 외회전 모멘트 암은 상당히 길며, 이는 중둔근의 후방 섬유(이 부위는 크기가 작고 힘 생성 능력이 적음)나 깊은 외회전근들(역시 작고 약한 근육들)보다 약간 짧을 뿐이다.[22, 23] 이러한 사실은 근전도(EMG) 분석을 통해서도 확인되는데, 여러 일반적인 고관절 외회전 운동에서 대둔근은 중간에서 높은 수준의 근활성도를 보이지만, 최대 수의 등척성 수축(MVIC) 수준을 넘지는 않는다.[24] 내가 테스트한 밴드를 이용한 고관절 외회전 운동에서는 대둔근, 특히 후면 둔부에서 매우 높은 수준의 근전도 활동이 나타났으며, 이는 대둔근이 고관절을 외회전시키는 데 매우 적합한 근육임을 보여준다.

고관절 외전

고관절 외전은 파이어 하이드런트나 래터럴 밴드 워킹처럼 다리를 몸에서 옆으로 움직일 때 발생한다.

파이어 하이드런트

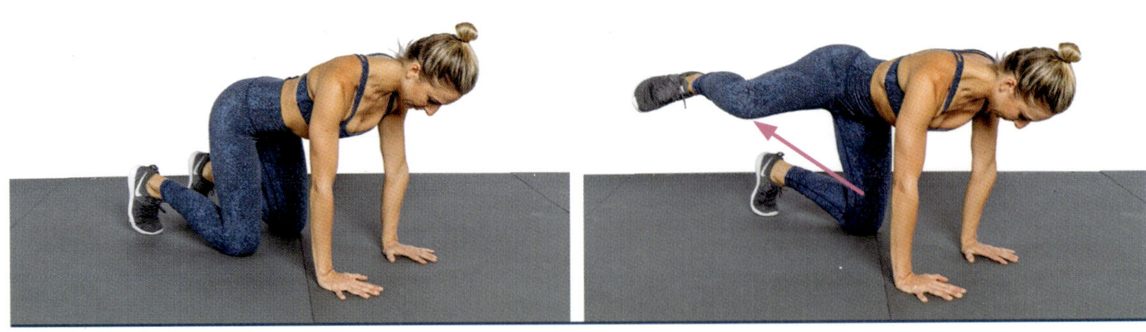

대부분의 고관절 외전 운동은 주로 상부 둔근 부위를 대상으로 한다. 하지만 운동하는 포지션에 따라 상부 둔근과 하부 둔근의 활성화 정도가 결정된다. 예를 들어 래터럴 밴드 워크와 스탠딩 케이블 힙 어브덕션은 전두면에서 수행되는 고관절 외전 운동으로, 고관절이 중립 위치에 있을 때 실시되며, 둔근의 상부를 강하게 활성화시킨다. 반면, 시티드 힙 어브덕션과 파이어 하이드런트 운동은 고관절이 굴곡된 상태에서 수행되고 고관절 외회전도 수반되기 때문에, 횡단면의 고관절 외전 운동으로 분류되며, 이들은 둔근의 상부와 하부를 모두 활성화시킨다.

래터럴 밴드 워크

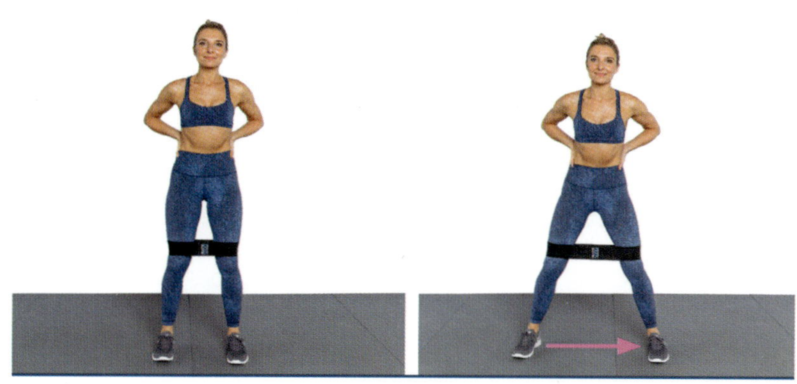

앞서 언급했듯이, 외전은 다양한 움직임에서 허리, 고관절, 무릎, 발목을 안정화시키는 데에도 중요한 역할을 한다. 가장 흔한 예로는 보행 중 골반이 한쪽으로 처지는 것을 방지하거나, 스쿼트나 스모 데드리프트에서 무릎을 바깥쪽으로 밀어내는 동작이 있다. 이러한 움직임은 둔근의 활성화를 높이는 것뿐만 아니라, 신체 전체에 긴장을 형성해 잠재적으로 해로운 자세를 예방하는 데 기여한다. 이러한 잘못된 자세와 교정에 대해서는 스쿼트 섹션에서 더 자세히 다루겠다.

다양성이 핵심

둔근은 세 가지 관절 동작을 동시에 할 수 있다는 점에서 독특하다. 예를 들어 니 밴드 바벨 힙 쓰러스트를 수행하면 고관절 신전, 고관절 외회전 및 고관절 외전을 조합하여 퍼포먼스를 수행하게 된다. 이는 둔근 활성화를 극대화할 뿐만 아니라 상부 및 하부 둔근을 목표로 한다.

고관절 신전, 고관절 외회전, 고관절 외전을 포함하는 대부분의 움직임에서 상부 및 하부 둔근이 고도로 활성화되지만, 특정 움직임과 포지션에서는 상부 둔근만 활성화되고 특정 움직임과 포지션에서는 하부 둔근이 상부 둔근보다 훨씬 더 많이 활성화된다. 이는 골격의 엄청난 수의 부착 지점, 독특한 근육 구조 및 근육 내 여러 하위 영역 때문이다. 이러한 사실을 고려하면 최적의 둔근 훈련을 위해서는 많은 양의 운동과 다양한 훈련이 필요하다는 것을 알 수 있다.

트리플 밴드 바벨 힙 쓰러스트

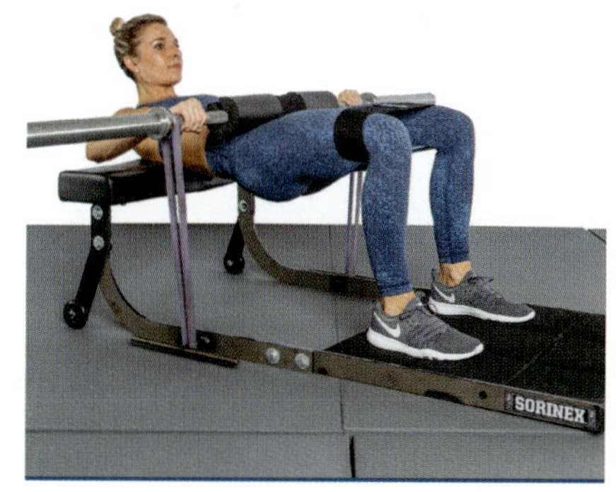

10장과 5부에서는 목표하는 부위와 근육에 따라 운동을 선택하는 방법을 배우게 된다. 여기서 내가 강조하고 싶은 점이자 책 전체에서 반복하는 점은 둔근을 완전히 발달시키기 위해서는 다양한 움직임을 수행하는 것이 중요하다는 것이다. 다음 장에서는 둔근 발달과 관련된 유전학의 역할을 살펴본 다음, 더 크고 날씬하고 튼튼한 둔근을 만들기 위한 구체적인 전략에 대해 자세히 설명하겠다.

CHAPTER 7

유전자의 역할

내 인생에서 가장 큰 기쁨 중 하나는 사람들이 스트렝스와 몸매 목표를 달성하도록 돕는 것이다. 피지크 트레이닝을 통해 놀라운 체형 변화를 경험했다는 후기를 받거나, 체중 감량을 돕고 헬스장에서 개인 신기록을 세우며 자신감이 치솟는 모습을 지켜보는 것보다 더 행복한 일은 없다. 이는 올바른 트레이닝 전략에 대한 증거일 뿐만 아니라 노력과 일관성이 결실을 맺는다는 것을 보여주는 것이기도 하다.

다음 장에서는 근육을 성장시키고 근력을 향상시키기 위한 근거 기반 원칙들을 배우게 될 것이다. 이 원칙들은 내 고객들과, 그리고 내 트레이닝 시스템을 따르며 꾸준히 노력해온 사람들과 유사한 성과를 내는 데 도움이 될 것이다. 물론 피트니스의 다른 모든 것과 마찬가지로 운동의 진행 속도는 여러 가지 요인에 따라 달라진다(이 책에서 대부분 다루고 있다). 그리고 거의 논의되지 않는 한 가지 요인은 유전학이다.

유전학은 스트렝스를 향상하고 근육을 만드는 데 있어 가장 중요한 변수 중 하나라는 사실은 변할 수 없다. 우리는 이미 골격 해부학이 둔근의 모양과 움직임 방식에 어떤 영향을 미치는지 살펴봤다. 저항 운동에 대한 반응도 부분적으로는 부모님이 물려준 유전적 요인에 의해 결정된다는 사실이 밝혀졌다. 유전은 중요하지 않다고 거짓말을 하고 싶지만, 실제로 둔근 훈련 전후의 둔근 모양은 개인의 유전적 요인에 따라 크게 달라질 수 있다.

유전적 차이

사람마다 다르고 유전학은 이러한 차이를 설명하는 데 도움이 된다는 것은 이미 들어봤을 것이고, 확실히 사실이다. 앞서 말했듯이 둔근은 다양한 모양과 크기로 존재한다. 어떤 사람들은 선천적으로 다른 사람들보다 더 강하고 근육이 많다. 예를 들어 다음과 같은 특이한 경우를 생각해보라. 세계 기록을 세운 파워리프터 앤디 볼턴은 처음으로 스쿼트를 했을 때 500파운드(227kg)를 들었고, 데드리프트는 600파운드(272kg)를 들어올렸다. 프로 보디빌더이자 미스터 올림피아 6회 우승자인 도리안 예이츠는 10대 시절 처음 벤치프레스를 시도하면서 315파운드(143kg)를 들어 올렸다. 아놀드 슈워제네거는 웨이트 트레이닝을 시작한 지 1년 만에 대부분의 사람들이 평생 운동해도 얻기 힘든 수준의 근육질 몸매를 만들어냈다.

둔근 역시 마찬가지이다. 한 연구에 따르면, 일반 인구 집단을 대상으로 했을 때 남성의 둔근 근육 부피는 198~958cm^3까지, 여성은 238~638cm^3까지 다양하게 나타났다. 즉, 어떤 남성의 둔근은 다른 남성보다 무려 384% 더 컸다.

기본 수준의 스트렝스와 크기에도 큰 차이가 있을 뿐 아니라, 사람들이 훈련에 반응하는 방식에도 큰 차이가 있다. 한 연구에서는 훈련을 받지 않은 585명의 피험자가 12주간의 스트렝스 트레이닝에 어떻게 반응하는지 평가했다. 똑같은 프로그램을 진행했음에도 불구하고 놀라울 정도로 다양한 반응이 나타났다. 최악의 반응을 보인 사람들은 실제로 근육 크기가 2% 감소하고 스트렝스가 전

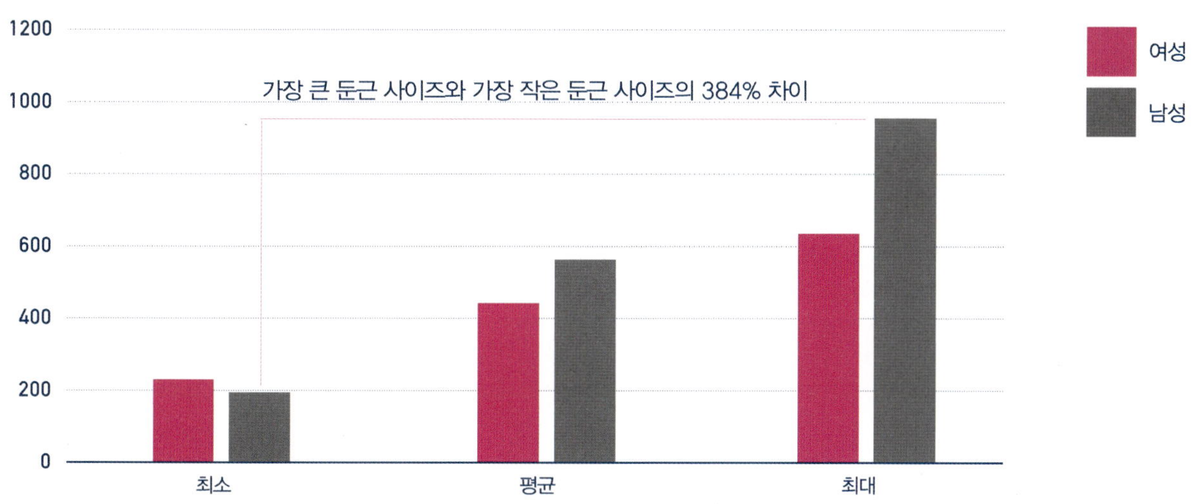

혀 증가하지 않았다. 반면에 가장 좋은 반응을 보인 사람들은 근육 크기가 59%, 스트렝스가 250% 증가했다. 또 다른 시도에서는 피험자의 26%가 16주간의 스트렝스 트레이닝 후 근육 크기가 전혀 증가하지 않은 것으로 나타났다.

이러한 연구 결과는 의심할 여지없이 유전자의 역할과 개인 간의 차이를 강조하지만, 연구에 사용된 훈련 프로그램이 개인별 베리에이션을 허용하지 않았다는 점을 인식하는 것이 중요하다. 모든 참가자는 동일한 세트, 반복 횟수, 빈도 및 운동으로 구성된 동일한 프로그램을 사용했다. 실험, 조정 또는 자동 조절 훈련(자신의 느낌에 따라 훈련을 조정하는 것, 바이오피드백이라고도 함)은 전혀 포함되지 않았다. 따라서 자신을 둔근 형성 유전자가 좋지 않은 사람으로 분류하기 전에 현재 따르고 있는 프로그램이 자신에게 적합하지 않을 수 있다는 사실을 고려해라.

예를 들어 많은 사람들이 코치처럼 보이고 싶어서 코치의 프로그램을 따르는 경우가 많다. 소셜 미디어는 사람들이 같은 방식으로 운동하여 비슷한 몸매를 만들고 싶어 자신의 프로그램을 구매할 것이라는 것을 알기 때문에 엉덩이가 멋진 여성들을 하룻밤 사이에 둔근 트레이너로 만들었다. 일부에게는 효과가 있을 수 있지만, 이는 포괄적인 전략이 아니다. 그리고 가장 원치 않는 것은 프로그램을 따라 하다가 약속한 결과를 얻지 못해 운동을 포기하는 것이다.

게다가 많은 시간과 실험 없이는 누군가가 근육과 스트렝스를 키울 수 있는 유전적 요인을 가지고 있는지 판단하는 것은 거의 불가능하다. 물론 앞서 언급한 예처럼 정상인이라도 헬스장에 온 첫날부터 약골처럼 보이는 예외적인 사람도 있고, 바벨만 쳐다봐도 근육이 생기는 사람도 있다. 하지만 대부분의 사람들은 자신의 목표와 독특한 신체적 특성에 맞는 프로그램과 운동을 찾기만 하면 잘 적응할 수 있다.

추가 정보: 개인차

연구 조사에서는 평균을 제시하지만, 우리 중 많은 사람이 평균 범주에 속하지 않기 때문에 이는 정확하지 않는다. 요컨대, 우리 모두는 다양한 훈련 자극에 다르게 반응하며, 사람마다 큰 개인차가 있다. 이에 대한 자세한 내용은 bretcontreras.com/individual-differencesimportant-consideration-fitness-results-science-doesnt-tell/에서 확인해라.

비록 모든 근육 생성 유전자가 밝혀진 것은 아니지만, 일부 사람들은 전신의 근육을 잘 발달시키는 유전자를 가지고 있고, 어떤 사람들은 특정 부위의 근육만 잘 발달시키는 유전자를 가지고 있으며, 또 어떤 사람들은 두 경우 모두 해당되지 않는 유전자를 지니고 있다는 사실은 이미 알려져 있다. 나는 가슴을 잘 만드는 유전자를 가졌지만 대퇴사두근은 그렇지 못한다. 어떤 근육에는 좋은 유전자를 갖고 있지만 다른 근육에는 좋지 않은 유전자를 갖고 있을 수 있다.

또한 운동을 하지 않았을 때의 유전적 특성과 운동 후의 유전적 특성을 인정하는 것도 중요하다. 예를 들어 둔근이 없는 상태에서 운동을 시작했다고 해서 강하고 매끈한 둔근을 발달시킬 수 있는 유전적 요인이 없다는 의미는 아니다. 훈련을 하지 않으면 마른 나뭇가지처럼 보일 수 있지만, 일단 웨이트를 리프팅하기 시작하면 근육이 생기고 탄탄해 보일 것이다. 요점은 시작점이 끝점을 반영하지 않는다는 것이다. 3개월 동안 트레이닝을 하고 "나는 근육을 만들 유전자가 없다"고 말할 수는 없다. 물론 프로그레션 속도는 부분적으로 유전적 요인에 의해 결정되지만, 현명한 훈련과 인내심, 일관성을 유지하면 충분히 오랜 기간에 걸쳐 결과를 얻을 수 있다.

개인에 따라 스트렝스 트레이닝에 매우 잘 반응하는 사람도 있고, 거의 반응하지 않는 사람도 있으며, 전혀 반응하지 않는 사람도 있다. 나는 둔근을 키우는 방법을 알아내기 위해 수년간의 고된 훈련과 실험이 필요했다. 둔근을 만드는 유전적 요인이 좋지 않다고 해서 낙담하지 마라. 모든 것이 암울하고 우울한 것은 아니다. 둔근이 크지 않을 수도 있지만 저항 운동에 잘 반응하면 둔근을 빠르게 만들 수 있다. 반대로 둔근이 작고 근육을 만드는 데 어려움을 겪을 수도 있지만, 날씬하고 튼튼한 몸매를 만들 수 있다.

유전자는 조절할 수 없지만 마음가짐은 조절할 수 있다

유전적 요인은 통제할 수 없지만, 많은 변수가 스트렝스를 향상하고 근육을 만드는 능력을 좌우하며 이는 통제할 수 있는 범위 내에 있다. 근육을 만드는 유전적 스펙트럼의 어디에 속하든 수면, 식습관, 운동 선택, 훈련 빈도 등 조절할 수 있는 변수에 주의를 집중하는 것이 중요하다. 어떤 사람은 다양한 운동에, 어떤 사람은 특정 운동에, 어떤 사람은 운동량, 어떤 사람은 노력, 어떤 사람은 운동 빈도에 가장 잘 반응한다. 자신의 신체에 가장 적합한 자극을 찾아야 하며, 이를 위해서는 끊임없는 실험뿐만 아니라 자신의 유전적 특성과 그것이 훈련 전략에 어떤 영향을 미칠 수 있는지 합리적으로 고려해야 한다.

개개인의 고유한 유전자 프로필을 기반으로 구체적인 훈련 프로토콜을 제공할 수 있다면 좋겠지만, 아직은 그렇지 못한다. 유전자 검사를 통해 유전자 구성에 따라 무엇을 먹어야 하는지, 얼마나 오래 자야 하는지, 어떻게 훈련해야 하는지 정확하게 알려주는 날이 올 것이다. 예를 들어 다음 장에서 다룰 세 가지 근육 성장 메커니즘 중 하나에 더 잘 반응한다는 것을 안다면 가장 적합한 운동을 더 정확하게 결정할 수 있다. 하지만 우리는 아직 거기까지 가지 못했다. 더 많은 것을 알기 전까지는 정확한 과학이라기보다는 예술에 가깝게 남아있을 것이다.

사실 모든 사람에게는 극복해야 할 유전적 요인이 있다. 어떤 사람들은 몸 전체에 과도한 지방이 쌓이는 반면, 어떤 사람들은 날씬하지만 뱃살과 엉덩이처럼 지방이 잘 붙는 부위가 있다. 어떤 사람은 근육을 만드는 데 어려움을 겪지만 강하고, 어떤 사람은 근육은 만들 수 있지만 허약한 신체 부위를 가지고 있다. 그리고 우리 중 몇몇은 여러 가지 문제를 복합적으로 가지고 있다.

내 유전적 불리함 목록은 끝도 없지만, 그럼에도 불구하고 나는 훈련을 통해 제법 괜찮은 둔근을 만들어냈다. 물론 그것이 가장 크고 강한 둔근이냐고 묻는다면, 그렇지는 않다. 실제로 나를 보는 대부분의 사람들은 이렇게 말할 것이다. "저 사람이 글루트 가이라고? 엉덩이가 평범하네!" 하지만 내 출발점을 보면 큰 차이를 느낄 수 있고 감탄할 것이다. 물론 수년간의 노력이 필요했지만 나는 먼 길을 걸어왔다. 여러분도 할 수 있다.

추가 정보: 보디빌딩 유전학

어떤 사람들은 다른 사람들보다 훨씬 더 큰 결과를 경험한다. 훈련과 식단은 근육을 만드는 능력에 큰 영향을 미치지만, 그 프로그레션 속도는 유전적 요인에 의해 크게 결정된다. www.t-nation.com/training/truth-about-bodybuilding-genetics에서 더 자세히 알아보라.

실제로 나는 현명하게 훈련하는 리프터, 즉 꾸준히 훈련하고 자신에게 가장 적합한 방법을 찾기 위해 실험하는 리프터가 결과를 보지 못하는 경우를 아직 본 적이 없다. 물론 전체적인 성장 속도와 정도는 유전적인 영향을 많이 받지만, 올바른 훈련 방법은 항상 좋은 결과를 낳는다. 즉, 지방을 줄이고 근육의 형태와 밀도를 높이며 스트렝스를 향상시킬 수 있다. 시작하자마자 결과를 바로 느끼지 못하더라도 올바른 마음가짐을 갖고 꾸준히 노력한다면 결과를 볼 수 있고 또 보게 될 것이다.

똑똑하게 훈련하고 열심히 노력하는 방법을 선택할 수 있다는 점을 기억해라. 훈련 결과를 극대화하기 위해 지식을 쌓는 방법을 선택할 수도 있다. 자신에게 가장 효과적인 방법을 찾기 위해 실험을 선택할 수 있다. 더 나은 수면, 식사, 생활을 선택할 수 있다. 자신의 유전적 특성을 받아들이고 훈련 과정에 빠져보라. 그리고 자신의 노력을 칭찬하고 꾸준한 훈련에 대해 스스로 보상해라. 우리 모두는 강점과 약점을 가지고 있다. 지속적인 프로그레션과 전반적인 행복의 열쇠는 자신의 강점을 자랑스러워하고 약점을 보완하기 위해 부단히 노력하는 것이다.

이러한 이해를 바탕으로 이 책의 뒷부분에서 다루는 훈련 전략, 운동 선택 및 프로그램 설계 변수에 어떻게 접근해야 하는지 더 잘 알 수 있다. 마찬가지로 중요한 것은 자기 이미지, 자신감, 훈련에 대한 의지를 개선할 수 있는 목표를 세울 수 있다는 것이다. 아는 것이 힘이라는 말은 괜히 나온 말이 아니다. 이 책에서 얻은 지식을 활용하여 훈련에 힘을 실어줄 뿐만 아니라 자신에 대한 생각을 개선하는 데에도 활용해라.

과학이 말하다: 근비대에 대한 유전적 영향의 메커니즘

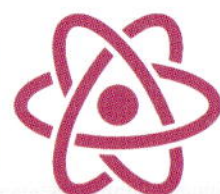

헬스장에서 보게 되는 운동 성과는 근섬유를 둘러싼 위성세포satellite cells(근비대에 관여하는 근육 줄기세포)가 어느 정도까지 자신의 핵을 근섬유에 융합시킬 수 있는가에 크게 달려 있다. 간단히 말해, 위성세포는 근세포가 성장하라는 신호를 보내는 유전 물질을 더 많이 생성함으로써 근육 성장에 기여한다.

한 연구에 따르면 스트렝스 트레이닝에서 우수한 반응자와 평균/비반응자의 차이는 대부분 위성 세포 활성화 정도의 차이로 요약된다.[1] 우수한 반응자는 근육 섬유를 둘러싼 위성 세포가 더 많을 뿐만 아니라 훈련 기간 동안 위성 세포 풀을 확장하는 능력이 더 커서 근육이 더 쉽게 붙는다는 것을 알 수 있다.

이 연구에서 우수 반응자의 근섬유 100개당 위성 세포 수는 시작 시점에 평균 21개였으며, 프로그램이 끝날 무렵에는 근섬유 100개당 위성 세포 수가 30개로 증가했다. 이는 평균 섬유 면적의 54% 증가와 함께 이루어졌다. 반면, 비반응자의 경우 시작 시점에 100개 섬유당 위성 세포가 평균 10개에 불과했다. 이 수준은 훈련 후에도 변하지 않았고, 근육 성장도 경험하지 못했다. 위성 세포의 변화 외에도 주요 근비대 신호 분자인 MGFmechanogrowth factor, myogenin, IGF-IEa는 모두 비반응자보다 반응자에서 훨씬 더 많이 상향 조절되었다.[2]

어떤 사람들은 유전자 복권에 당첨되어 상금을 받는데, 그 상금이 적지 않다. 일부 연구자들은 쌍둥이 연구 분석을 바탕으로 근육 크기의 개인별 변이의 50~80%를 유전적 요인이 담당한다고 제안했다.[3,4,5,6] 그렇다고 해서 어떤 유전자가 스트렝스 운동에 탁월한 반응을 보이는지에 대한 완벽한 지도를 가지고 있는 것은 아니다. 오히려 비대 반응성을 담당하는 유전자를 식별하는 방법은 비교적 새로운 것이기 때문에 연구는 아직 상당히 제한적이다.[7] 그리고 일부 연구자들은 이미 근육량의 우수한 증가와 관련이 있을 수 있는 소수의 다양한 유전적 특성과 SNPsingle nucleotide polymorphisms를 발견했지만, 이것이 훈련 반응성의 개인 간 다양성을 설명하는 정도는 작다.[8]

어떤 사람들은 유전적 복권에 당첨되지만, 다른 사람들은 유전적으로 불리한 조건을 타고난다. 유전적인 관점에서 보면, 근섬유가 기계적 부하(즉, 웨이트 트레이닝)에 반응하여 마이오뉴클레이(근핵)의 수를 증가시키는 능력에 부정적인 영향을 주는 모든 요인은 근육 크기와 근력을 키울 수 있는 잠재력을 낮춘다. 이러한 요인에는 신호 분자 생성량, 근섬유의 신호에 대한 민감도, 위성세포의 가용성, 위성세포 풀의 확장 능력, miRNA 조절 등이 포함된다.

유전학에 대한 마지막 한마디

앞서 말했듯이 꾸준하고 지혜롭게 훈련하며 자신에게 효과적인 방법을 찾아 실험하는 사람이라면, 몇 달간의 훈련 후에 눈에 띄게 좋아지지 않는 경우는 드물다. 운동을 시작하면 누구나 체지방이 빠지고 근육질 몸매를 갖게 된다. 따라서 유전적 요인을 핑계 삼아 운동을 하지 않는 것은 절대 금물이다. 인내심을 갖고 꾸준히 운동해라. 나의 가장 놀라운 변화는 몇 년에 걸쳐 이루어졌다. 영감이 필요하다면 16쪽과 17쪽의 변신 사진이나 내 인스타그램(@bretcontreras1)에서 확인하라.

CHAPTER 8

근육은 어떻게 발달하는가

처음 보디빌딩을 시작했을 때 내 목표는 간단했다. 더 크고 강한 둔근을 만드는 것이었다. 둔근을 특별한 방식으로 훈련해야 한다는 것을 깨닫기까지 몇 년이 걸렸지만, 대부분의 초보자와 마찬가지로 나는 내가 무엇을 하고 있는지 전혀 몰랐다. 경험 많은 보디빌더들의 조언을 듣고, 보디빌더 잡지의 트레이닝 프로그램을 따라 하고, 헬스장에서 탄탄해 보이는 다른 사람들을 따라 했지만 내 자세는 끔찍했고, 어색하거나 배우기 어려운 운동은 생략했기 때문에 내 프로그램은 형편없었다.

자, 이제 여러분은 내가 스트렝스나 사이즈가 전혀 늘지 않았을 것이라고 생각할 것이다. 결국 내 훈련은 체계적이지 못했으니까. 하지만 사실 나는 결과를 얻었다.

이것이 초보자의 가장 큰 장점이다. 대부분의 사람들은 꾸준히 열심히 훈련한다면 스트렝스와 사이즈를 매우 빠르게 늘릴 수 있다. 하지만 좋은 시기는 오래가지 않는다. 충분히 오랜 시간이 지나면 몸이 트레이닝에 적응하고, 그 이후에는 몸매와 스트렝스 목표를 달성하는 데 어려움을 겪게 된다. 게다가 부적절한 자세로 리프팅을 하거나 너무 세게, 너무 빠르게 훈련하면 부상을 입을 위험이 내재되어 있다.

이것이 바로 나에게 일어난 일이다. 몸은 점점 더 커지고 강해졌지만 나쁜 습관이 몸에 배어 있었다. 목표에 대한 직접적인 경로를 계획하는 대신 열심히 훈련한 다음 문제가 발생하거나 프로그레션이 멈출 때까지 문제를 교정하기 위해 기다렸는데, 이는 말이 안 되는 일이었다. 마치 GPS를 확인하기 전에 길을 잃기를 기다리는 것과 같다. 목적지에 더 빨리 도착하려면 목적지를 파악하고 그곳으로 가는 명확한 경로를 선택해야 한다. 더 크고 강한 둔근을 발달시키는 것이 목표라면, 어떤 지식은 초보자(및 상급자)가 흔히 저지르는 실수를 피하는 데 도움이 될 것이다.

우리 대부분은 이를 직관적으로 알고 있다. 더 많은 지식과 경험을 쌓을수록 목표에 더 빨리 도달할 수 있다. 하지만 많은 사람들이 처음 시작할 때 나와 같은 실수를 저지르는 것을 본다. 프로그레션이 멈추거나 문제가 발생하고 나서야 지도를 찾고 더 높은 형태의 지식을 찾기 시작하는 것이다.

이 책이 그 지도가 되기를 바란다. 말하자면, 열심히 훈련하는 것보다 현명한 훈련(즉, 과학을 활용하여 프로그램과 운동을 안내하는 것)이 더 중요하지만 둘 다 중요하다. 이 장에서 설명하는 원칙과 아이디어를 공부하면 나와 대부분의 리프터들이 훈련을 시작할 때 저지르는 많은 실수를 피할 수 있다. 즉, 근육이 어떻게 성장하고 근육 성장에 기여하는 변수를 이해하는 것은 몸매 목표를 달성하는 데 필수적이며, 근육 발달을 추구하는 과정에서 탈선하는 것을 방지할 수 있다.

둔근의 크기가 커지는 방법: 근비대의 세 가지 메커니즘

근육을 성장시키는 과학은 복잡하고 아직 발전 중인 연구 분야이다. 근육이 커지는 현상을 우리는 근비대hypertrophy라고 부르며, 이는 근육의 성장 또는 근섬유(근세포)의 확대를 의미한다. 근비대를 이해하는 또 다른 방법은 그것을 근위축atrophy(즉, 근육이 줄어들거나 근세포가 퇴화되는 현상)의 반대 개념으로 보는 것이다.

현재 알려진 바에 따르면 근육 비대를 유발하는 메커니즘은 기계적 텐션, 대사 스트레스, 근육 손상 등 세 가지로 생각된다. 많은 전문가들이 근육 손상과 대사 스트레스에 대해 이의를 제기하고 있지만, 기계적 텐션이 근비대에 가장 중요하며 가장 중요한 요소라는 데는 모두가 동의한다. 좋은 소식은 과학자들이 근육 성장에 관여하는 정교한 신호와 센서를 밝혀내기 위해 노력하고 있으며, 이를 통해 정확한 메커니즘에 집중할 수 있다는 것이다. 하지만 현재로서는 생리적 관점에서 근육 성장의 원인에 대해 아는 것이 많지 않기 때문에 세 가지 메커니즘을 모두 목표로 하는 훈련 전략을 수립하는 샷건 접근 방식을 취하고 있다.

기계적 텐션

무거운 웨이트를 리프팅할 때 근육의 미친 수준의 수축과 텐션으로 인해 근육이 뼈에서 찢어질 것 같은 느낌이 들 때가 있다. 이것이 바로 기계적 텐션이다.

이것이 어떻게 작동하는지 더 잘 이해하려면 텐션이 무엇을 의미하는지 간략하게 설명해야 한다. 근육에 텐션을 가하는 방법에는 두 가지가 있다.

1. 첫 번째는 수동적 텐션으로, 근육을 수동적으로 스트레칭하여 근육에 텐션을 가하는 것이다. 몸을 구부려 햄스트링 스트레칭 퍼포먼스를 한다고 생각해보라. 근육이 활성화되지 않았는데도 햄스트링이 매우 팽팽해지고 텐션이 증가하는 것을 느낄 수 있다.
2. 두 번째는 근육을 굴곡하거나 수축하여 근육에 텐션을 가하는 능동적 텐션이다. 팔을 최대한 강하게 구부려서 이두근을 과시한다고 생각해보라. 이것이 능동적 텐션의 예이다.

한편, 전체 운동 범위를 통해 웨이트를 리프팅할 때 근육은 수동적 텐션과 능동적 텐션의 조합에 놓이게 된다. 즉, 전체 운동 범위를 통해 활성화되는 동안 근육은 길어지고(원심성 단계) 짧아진다(구심성 단계). 여기서 '전체 운동 범위'란 관절의 전체 움직임 잠재력을 의미한다.

예를 들어 헤비 바벨 백 스쿼트 퍼포먼스를 한다고 가정해보겠다. 엉덩이를 무릎 주름 아래로 내리는 것은 엉덩이, 무릎, 발목의 움직임 잠재력을 상당히 완벽하게 표현하는 것, 즉 관절을 완전히 열고(신전) 닫는(굴곡) 동작을 하기 때문에 전체 운동 범위로 간주된다. 그리고 무거운 바벨 백 스쿼트를 퍼포먼스하기 때문에 무게를 올리고 내리기 위해 근육을 충분히 수축해야 하므로 근육에 많은 텐션이 생긴다.

기계적 텐션 경로를 사용하여 근육 성장을 극대화하려면 다음과 같이 해야 한다.

- 원심성 및 구심성 단계를 모두 포함하는 운동을 선택한다(원심성 및 구심성 근육 작용에 대한 자세한 내용은 85~86쪽의 근육 활동 사이드 바 참조).
- 적절한 동작 범위를 통해 움직이기
- 고중량을 리프팅하거나, 실패할 때까지 적당한 무게를 가능한 한 많이 들어 올리거나, 의식적으로 근육을 최대한 세게 수축하여 근육의 최대 활성화 및 수축을 만든다.

높은 텐션을 유지하는 시간도 고려해야 할 또 다른 중요한 요소이다. 근육이 커지려면 충분하고 규칙적인 신호가 필요하며, 근육이 성장하도록 유도하려면 충분한 자극을 주는 반복 횟수가 필요하다. 자극적인 반복 횟수는 근섬유분절 수준에서 크로스브리지 형성을 통해 최대 텐션을 달성할 수 있을 만큼 충분히 천천히 수행한다. 간단히 말해, 근육이 최대 텐션을 생성하려면 충분한 시간이 필요하다. 수축이 너무 빠르면 분자 수준에서 성장을 자극하기에 충분한 수준의 텐션을 얻을 수 없다. 운동 단위(운동 단위는 하나의 근육 수축을 조정하는 근세포들의 집단)를 완전히 동원하더라도, 점프나 스프린트 같은 활동 중에는 크로스브리지의 빠른 분리 때문에 긴장 수준이 낮게 나타날 수 있다. 충분히 무거운 중량[예: 1RM(최대 1회 반복 횟수)의 85~90% 이상]을 사용하거나 더 가벼운 중량으로 수행하지만 세트 마지막에 수행하여 근육 실패까지 수행하는 이 두 가지가 기준을 충족한다. 실제로 1RM을 수행할 때와 실패에 이르는 세트의 마지막 반복(예: 10RM의 10회째 반복)은 동일한 속도로 수행된다.

사실 모든 반복 횟수는 근육을 만들지만, 근육을 만드는 잠재력은 연속선상에 존재하며 무거운 반복 횟수와 실패에 가까운 반복 횟수가 가장 많은 근육을 만들 수 있는 잠재력을 가지고 있다. 가벼운 무게로 풀 레인지 스쿼트를 한 번만 수행하면 근육이 적응하고 크기를 늘릴 만큼 충분한 스트레스를 받지 못한다. 그러나 위의 세 가지 기준에 초점을 맞추고 정기적으로 충분한 양의 퍼포먼스를 수행하여 근육을 충분히 자극하는 반복에 노출시키면 근육에 충분한 텐션을 가하여 성장을 촉진할 수 있다.

또한 무거운 웨이트를 리프팅한다고 해서 자동으로 근육에 높은 수준의 기계적 텐션이 부여되는 것은 아니라는 점도 언급할 가치가 있다. 예를 들어 지렛대, 다른 근육의 기여 등을 사용하여 높은 수준의 근육 텐션을 생성하지 않고도 많은 양의 무게를 움직일 수 있다. 따라서 성장시키고자 하는 근육(예: 둔근을 위한 힙 쓰러스트)을 목표로 하는 운동을 신중하게 선택하고, 발달시키고자 하는 부위에 집중하여 근육 수축을 극대화하기 위해 노력해야 한다. 이를 정신과 근육의 연결이라고 하며, 이 장의 뒷부분에서 더 자세히 설명한다.

기계적 텐션을 만들기 위한 운동 전략

기계적 텐션을 만들어내는 방법에는 여러 가지가 있다. 가장 직접적인 전략은 점진적 과부하 원칙과 정신-근육 연결을 활용하여 무거운 중량을 들고, 낮은 반복 수에서 중간 반복 수(1~12회 반복)로 수행하며, 세트 사이에는 최대한 회복할 수 있도록 긴 휴식 시간을 갖는 것이다. 3부에서 다루는 다음과 같은 고급 훈련 방법을 활용할 수도 있다.

- 정신과 근육의 연결(95쪽)
- 점진적 과부하(104쪽)
- 클러스터/휴식-정지 반복(205쪽)
- 고중량 부분 반복
- 인핸스드 이센트릭(208쪽)
- 정지 반복(212쪽)
- 강제 반복

다음은 높은 수준의 기계적 텐션을 달성하기 위한 세 가지 운동 예시이다.

1. 워밍업을 충분히 하고 1RM의 85%로 3회 반복 4세트 헤비 스쿼트를 수행한다.

2. 1RM의 60%로 5회씩 3세트, 각 반복의 마지막에 3초간 정지하는 포즈 하프 스쿼트pause half-squat를 1RM의 60%로 3세트 수행한다.

3. 275파운드로 바벨 힙 쓰러스트 퍼포먼스를 수행한다고 가정한다. 이것이 6-rep max이다. 레스트-포즈 힙 쓰러스트rest-pause hip thrust를 실패까지 6회 반복한다. 그런 다음 10초간 휴식을 취하고 2회를 더 반복한다. 그런 다음 10초간 더 쉬고 1회를 더 수행한 다음 10초간 더 쉬고 마지막 반복을 수행한다. 세트가 끝나면 6-rep max로 10회 반복을 하게 된다.

근육 활동(수축 유형)

근육 활동이란 관절을 기준으로 한 근육의 움직임을 말한다. 이 책에서는 등척성, 원심성, 구심성의 세 가지 주요 근육 동작을 정의한다(이외 다른 활동도 있다).

등척성 근육 활동은 관절이 같은 각도로 유지될 때 발생한다. 일반적으로 근육이 같은 길이를 유지한다고 생각하지만 이는 사실이 아니다. 관절 각도를 바꾸지 않고 근육을 수축(힘 생성)하면 근육은 짧아지고 힘줄은 길어진다. 예를 들어 힙 쓰러스트 퍼포먼스를 하고 있는데 둔근을 최대한 세게 수축하면서 탑 포지션을 유지하라고 한다고 가정해보겠다. 둔근은 수축하지만 고관절의 관절 각도는 일정하게 유지되므로 이를 등척성 수축으로 간주한다.

등척성: 스쿼트 바닥 또는 힙 쓰러스트 탑 자세 유지

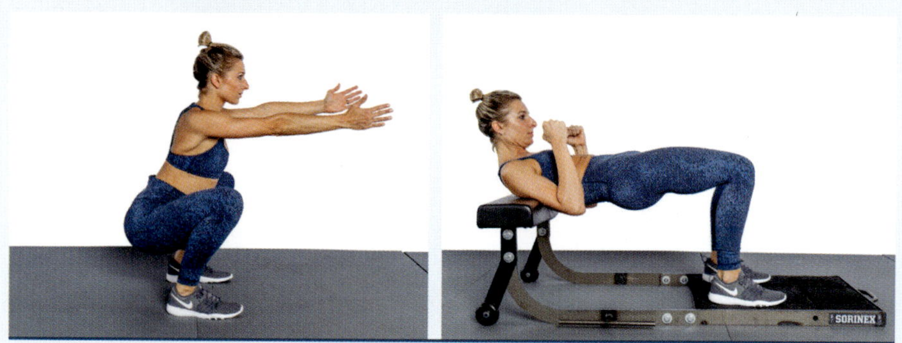

원심성 근육 활동은 텐션 상태에서 근육이 길어질 때 발생한다. 이러한 유형의 동작은 근육이 수축하여 짧아지려고 하는 동시에 늘어나려고 하기에 가장 많은 근육 손상을 유발한다.

원심성: 힙 쓰러스트 또는 스쿼트에서 하강

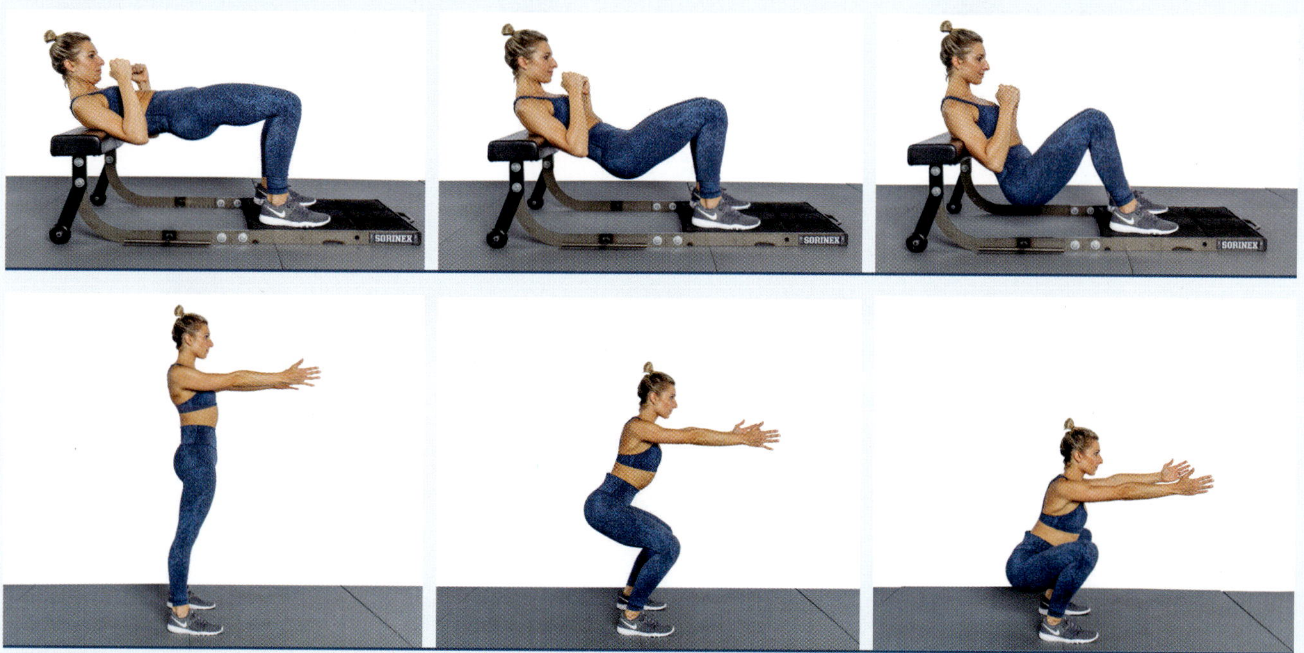

구심성 근육 활동은 근육이 짧아진다. 근육 수축이 다른 방향으로의 근육 수축을 넘어서는 힘이 작용하는 경우다. 예를 들어 스쿼트에서 일어나거나 바벨 힙 쓰러스트 중에 엉덩이를 들어 올릴 때, 엉덩이와 무릎을 펴고 중력의 하중을 극복할 수 있는 충분한 근육 텐션을 생성하는 것이다.

구심성: 힙 쓰러스트 또는 스쿼트에서 일어설 때 고관절 신전하는 동안

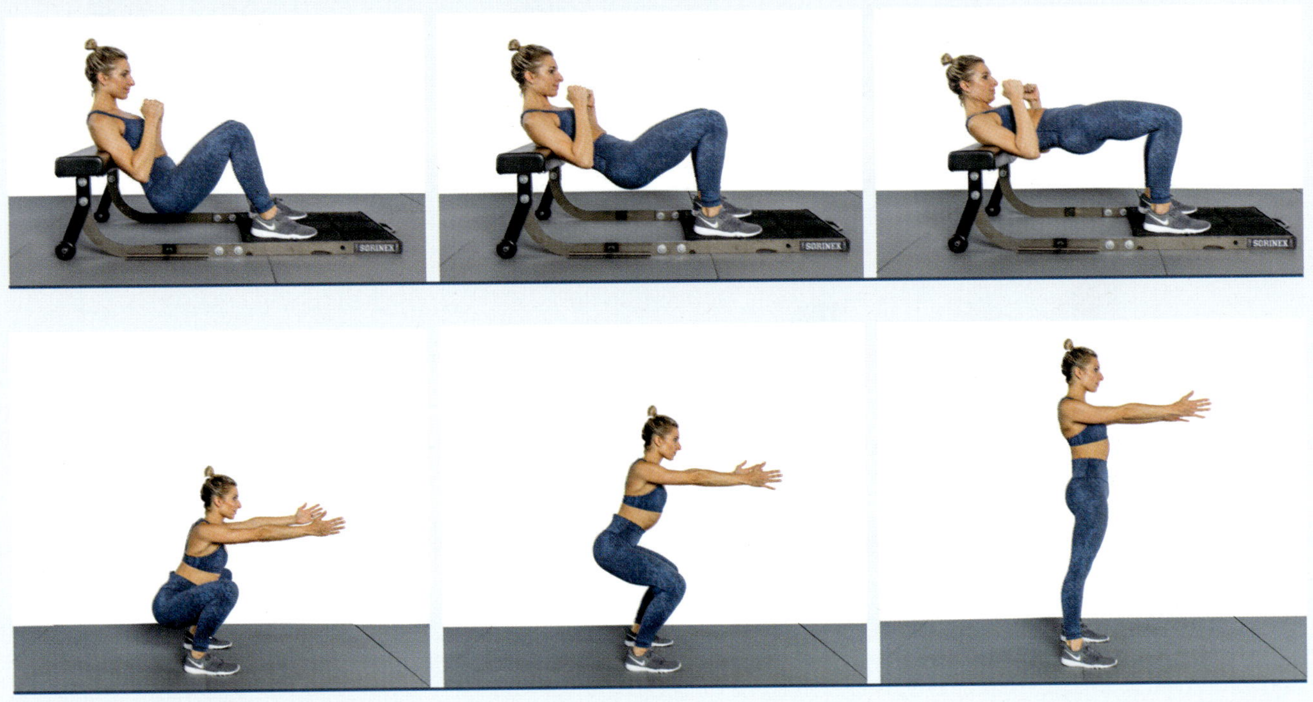

신진대사 스트레스

실제로 근육을 단련하고 있을 때 느끼는 느낌, 즉 타는 듯한 느낌과 근육이 부풀어 오르는 느낌을 생각해보라. 이 두 가지 메커니즘은 대사 스트레스라는 범주에 속한다.

대사 스트레스는 다음과 같은 여러 요인에 의해 발생한다.

- 지속적인 근육 수축으로 인해 정맥이 폐색(막힘)되어 혈액이 근육에서 빠져나가지 못한다.
- 혈액이 근육에 갇혀 근육에 저산소증이 발생하거나 산소 공급이 부족하다.
- 젖산염과 같은 대사 부산물의 축적 및 호르몬 급증
- 혈액 고임으로 인한 근육의 세포 부종 또는 '펌프 현상'

이러한 요소들은 근육 발달을 돕고, 텐션 및 점진적 과부하(시간이 지남에 따라 점진적으로 더 많은 부하를 적용하는 것)와 시너지 효과를 낸다고 여겨진다. 또한, 왜 가압 트레이닝Kaatsu training(혈류를 제한한 채 가벼운 중량으로 고반복 운동을 수행하는 것)이 전통적인 저항 운동에 비해 근육 텐션 수준은 낮음에도 불구하고 근비대를 유발하는 데 매우 효과적인지를 설명하는 데 도움을 준다. 피로는 근 활성도를 높이며, 이는 개별 근섬유에 더 큰 텐션을 가하게 된다.

세포 부종이라고도 하는 펌프 작용은 혈액이 근육에 갇혀 세포가 부풀어 오르는 현상과 관련이 있다. 예를 들어 웨이트를 리프팅하면 동맥이 근육으로 혈액을 펌프질하지만 근육 수축이 정맥을 막아 근육에 혈액이 갇히고 고이게 된다.

내가 트레이닝하는 여성들 대부분은 펌프를 목표로 운동하는 것을 좋아하는데, 이는 펌프가 주는 느낌과 운동 직후 둔근의 모양이 마음에 들기 때문이다. 일부 클라이언트들은 운동 후 둔근 둘레가 최대 2인치(약 5cm)까지 늘어나기도 한다. 펌프를 목표로 하는 트레이닝은 기계적 텐션 경로를 통해 근육 발달에도 도움이 되는데, 그 방식은 조금 독특하다. 이 방법은 세포 구조에 텐션을 가하고, 이에 반응하여 신체는 단백질 합성을 촉진시켜 결과적으로 근육을 더 크게 성장시킨다.

타는 듯한 느낌은 대사 스트레스와도 관련이 있다. 젖산염, 무기 인산염, 수소 이온과 같은 대사 부산물이 혈액에 축적되어 근육에 국소적인 열감을 유발할 때 타는 듯한 느낌을 받게 된다. 이론상으로는 다양한 요인을 통해 근육 성장을 증가시키며, 특히 근육 활성화와 근육 수축을 증가시킨다. 더 많은 퍼포먼스를 수행하고 타는 것을 느끼기 시작하면 더 많은 운동 단위를 모집하여 근육의 텐션을 증가시킨다. 하지만 대사산물 자체가 근육 성장으로 이어지는 것으로 생각되며, 이는 저산소 챔버에서 훈련할 경우 근육이 더 많이 성장한다는 사실로 입증된다. (산소 수준이 정상보다 낮은 헬스장에서 운동하면 신체가 더 많은 대사 부산물을 생성할 수 있다고 상상해보라.)

둔근 펌프와 타는 것을 설명할 때 보통 '번/펌프'로 표현하는 이유는 이 둘이 서로 연결되어 있기 때문이다. 하지만 엄연히 둘은 서로 다르며 둘 중 하나를 더 많이 할 수도 있다. 예를 들어 둔근의 타는 느낌을 최대화하려면 실패할 때까지 프로그 펌프 100회 1세트를 하면 된다. 하지만 가장 큰 펌프 효과를 원한다면 50회씩 4세트와 같이 낮은 반복 횟수로 여러 세트를 수행한다. 간단히 말해, 한 세트만으로는 좋은 펌프를 얻기가 어렵다. 대부분의 사람들은 여러 세트를 반복해야 근육이 잘 부풀어 오르는 효과를 얻을 수 있다.

과학자들은 펌프 현상과 타는 느낌이 근비대에 좋은지 아닌지 논쟁을 벌이지만 나는 이러한 것들이 효과가 있다고 생각한다. 펌프를 받으면 체액이 세포 내부에 축적되고 세포막(근섬유막)에 상응하는 외부 압력 또는 텐션이 가해진다. 세포는 이를 미세구조(세포 내 구조)에 대한 위협으로 인식하고 세포막이 두꺼워지는 방식으로 반응하여 근육이 성장한다. 하지만 이는 순전히 이론에 불과하며 이를 측정할 수 있는 기술이 없기 때문에 증명하거나 반증하기는 어렵다. 세포 부종이 간 조직이나 유선 조직과 같은 다른 조직에서 비대화를 일으킬 수 있다는 연구 결과가 있다. 하지만 근육에도 효과가 있을까? 충분할까? 부종은 세포 외가 아닌 세포 내 부종인가? 압력은 충분한가? 우리는 아직 이러한 것들을 알지 못한다.

위에서 언급한 이유로 펌프 앤 번 훈련이 근육 성장에 좋다고 생각하지만, 펌프 앤 번 이외의 다른 메커니즘에 의한 성장도 있을 수 있다. 높은 반복 횟수와 짧은 휴식 기간과 관련된 피로가 운동 단위 모집을 증가시키고 근육 수축 속도를 느리게 하여 둔근의 최대 텐션을 허용하는 것일 수 있다. 더 많은 것을 알기 전까지는 펌프 앤 번 훈련이 근비대에 좋다고 확실히 말할 수는 없지만 현재 나는 그렇게 믿고 있으며, 이것이 내가 프로그램에서 이를 권장하는 이유이다.

대사 스트레스를 일으키는 운동 전략

신진대사 스트레스를 만드는 방법에는 여러 가지가 있다. 가장 간단한 전략은 짧은 휴식 시간을 두고 빠르게 하이 퍼포먼스(20회 이상) 세트를 반복하는 것이다. 3부에서 소개하는 몇 가지 고급 훈련 방법을 활용할 수도 있다. 다음은 신진대사 스트레스를 유발하는 가장 좋은 방법이다.

- 빠른 속도로 높은 반복 횟수
- 짧은 휴식 시간
- 정신과 근육의 연결(95쪽)
- 밴드와 체인 사용
- 가압 또는 혈류 제한(BFR) 훈련
- 일정한 텐션(등척성 홀드)(204쪽)
- 부분 반복
- 피라미드(207쪽)
- 토크 더블링(209쪽)
- 드롭셋(211쪽)
- 슈퍼 세트(215쪽)
- 번아웃(215쪽)

다음은 높은 수준의 대사 스트레스를 달성하는 세 가지 운동 예시이다.

1 무릎에 밴드를 감고 프로그 펌프를 50회씩 4세트 동안 수행한다.

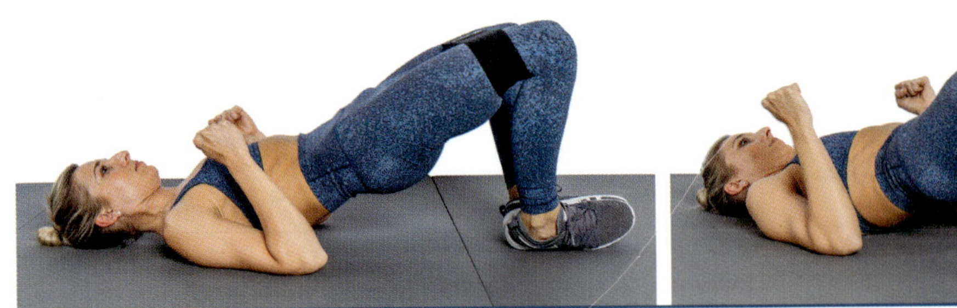

무릎에 밴드를 감고 뒤로 몸을 기울인 상태에서 앉아서 고관절 외전 30회, 상체를 똑바로 세운 상태에서 30회, 앞으로 몸을 크게 숙인 상태에서 30회 더 반복한다.

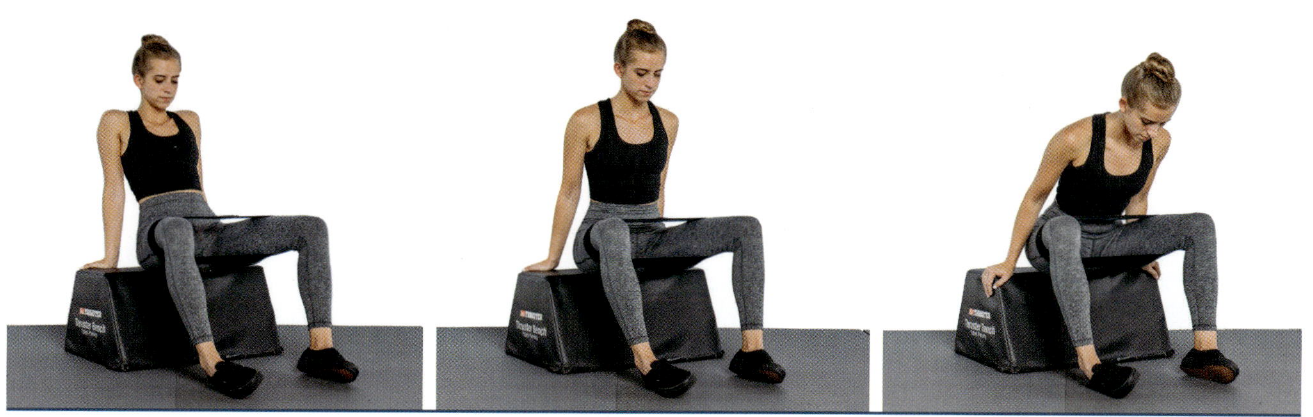

3

바벨에 45파운드 플레이트 1개와 25파운드 플레이트 3개를 각각 양쪽에 싣고 힙 쓰러스트 드롭셋 퍼포먼스를 수행한다. 이는 285파운드에 해당한다. 이 부하로 8회 퍼포먼스를 수행한 다음, 즉시 양쪽에 25파운드 플레이트 하나를 떼어낸다. 쉬지 않고 235파운드로 6회 더 퍼포먼스를 수행한다. 이 세트를 마친 후 즉시 서포터에게 양쪽에서 25파운드의 플레이트를 하나씩 더 떼어내도록 한다. 다시 쉬지 않고 185파운드로 6회 반복한다. 마지막 세트를 완료하려면 스포터에게 남은 25파운드의 플레이트를 떼어내고 135파운드로 10회씩 퍼포먼스를 수행하도록 한다. 결국, 비교적 짧은 시간에 135~285파운드의 부하로 총 30회의 퍼포먼스를 수행하게 되므로 많은 대사 스트레스를 유발하게 된다.

근육 손상

격렬한 운동 후 약 이틀이 지나면 근육통이 최고조에 달할 수 있다. 이러한 근육통은 근육 손상을 어느 정도 시사한다. 근육 손상은 익숙하지 않은 운동을 하거나, 근육을 길게 늘리는 운동을 하거나, 운동의 원심성 요소(수축하는 근육을 천천히 늘리는 것)를 강조하여 많은 양의 좌상을 유발할 때 발생한다. 예를 들어 런지는 텐션이 있는 상태에서 둔근을 늘리기 때문에 런지 및 스쿼트 동작 패턴에서 둔근 통증을 느끼는 경향이 있다. 반대로 근육 길이가 짧을 때(수축된 포지션에서) 둔근을 목표로 하는 운동은 둔근을 더 크게 만들 뿐만 아니라 통증도 덜 유발한다.

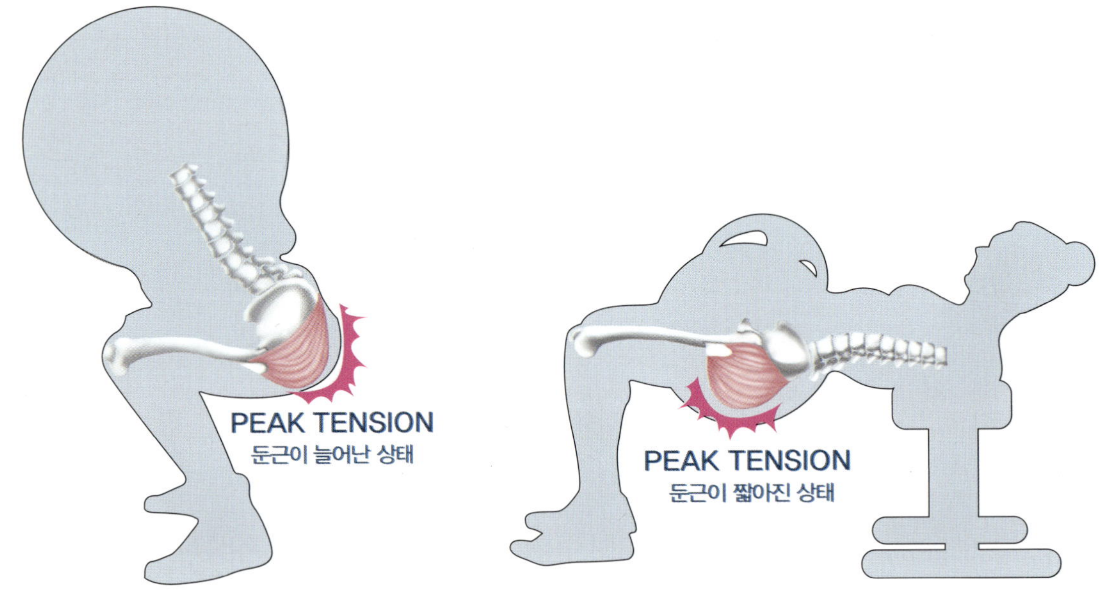

전통적인 생각은 중량을 들면 근육이 찢어지고 휴식을 취하면 근육이 다시 회복된다는 입장이지만, 신체는 굳은살처럼 과잉 보상하여 근육을 다시 더 강하게 만든다. 근육 손상은 미세 파열, 상처 및 관련 염증으로 구성되며 근섬유분절, 막, T-세관 및 근막 수준에서 존재한다. 근육 손상 자체가 근육을 키우지는 않지만, 운동 중 전 범위 운동을 통해 근육에 생성되는 텐션과 세포 부종으로 인해 다음 날 근육 세포 내부에서 경험하는 텐션이 성장의 원인이 될 수 있다.

어떤 경우이든 대부분의 전문가들은 손상이 매우 과대평가되어 있으며 제안된 세 가지 메커니즘 중 가장 중요하지 않다는 데 동의한다. 하지만 대다수의 사람들은 근육 성장을 촉진하려면 근육통이 있어야 한다고 잘못 믿고 있기 때문에 근육통을 숭배한다. 이러한 생각은 잘못된 것일 뿐만 아니라 득보다 실이 더 많을 수 있다. 월요일에 정말 열심히 훈련했는데 수요일에 너무 아파서 훈련할 수 없다고 상상해보라. 이제 더 많은 양을 감당할 수 없게 되고 통증은 근육 성장에 필수적인 근육 활성화를 억제한다.

훈련 횟수를 고려하는 것도 중요하다. 일주일에 한 번만 훈련하는 경우라면 통증에 대해 너무 걱정하지 말고 열심히 훈련해야 한다. 그러나 결과를 극대화하려면 일주일에 두세 번 훈련해야 한다. 문헌에는 이러한 주장을 뒷받침하는 증거가 거의 없지만, 나는 대부분의 사람들에게 일주일에 3일 둔근을 훈련하는 것이 이상적이라고 생각한다. 나는 지구상에서 둔근이 가장 잘 발달한 여성 중 절반과 함께 일할 수 있는 기쁨을 누렸고, 그들은 훈련에서 둔근을 우선시하며 일주일에 3~5회 둔근을 운동하는 경향이 있다. (이에 대한 자세한 내용은 12장에서 설명한다.) 일주일에 3일씩 훈련하는 경우, 무리하지 않도록 주의해야 한다. 약간의 통증은 필요하지만, 훈련 횟수를 방해할 정도로 통증이 심해서는 안 된다.

또한 내 고객 중에는 통증이 전혀 없는 사람도 있고, 그들 중 많은 사람이 놀라운 둔근 발달을 경험한다는 점을 지적하고 싶다.

근육 손상을 만들기 위한 운동 전략

근육 손상을 만드는 방법에는 여러 가지가 있다. 둔근의 경우 가장 간단한 전략은 둔근을 늘려주는 런지와 스쿼트를 하는 것이다. 일반적으로 원심성 단계를 강조하는 운동, 즉 텐션 상태에서 근육을 스트레칭하는 운동은 심각한 근육통을 유발할 가능성이 높다. 3부에서 자세히 설명하는 몇 가지 고급 훈련 방법을 활용할 수도 있다. 다음은 근육 손상을 일으키는 데 가장 좋은 운동이다.

- 스쿼트, 런지 등 근육을 늘려주는 운동
- 새롭고 익숙하지 않은 움직임을 포함한 다양한 운동
- 프리 웨이트(바벨, 덤벨, 케틀벨) 운동
- 인핸스드 이센트릭(208쪽)
- 액센튜에이티드 이센트릭(209쪽)
- 강제 반복 네거티브
- 네거티브를 하면서 치팅 반복
- 부하적용 스트레칭

다음은 근육 손상을 일으키는 세 가지 운동 예시이다.

1 6인치 스텝에 서서 덤벨 데피싯 리버스 런지를 10회씩 10세트 수행한다.

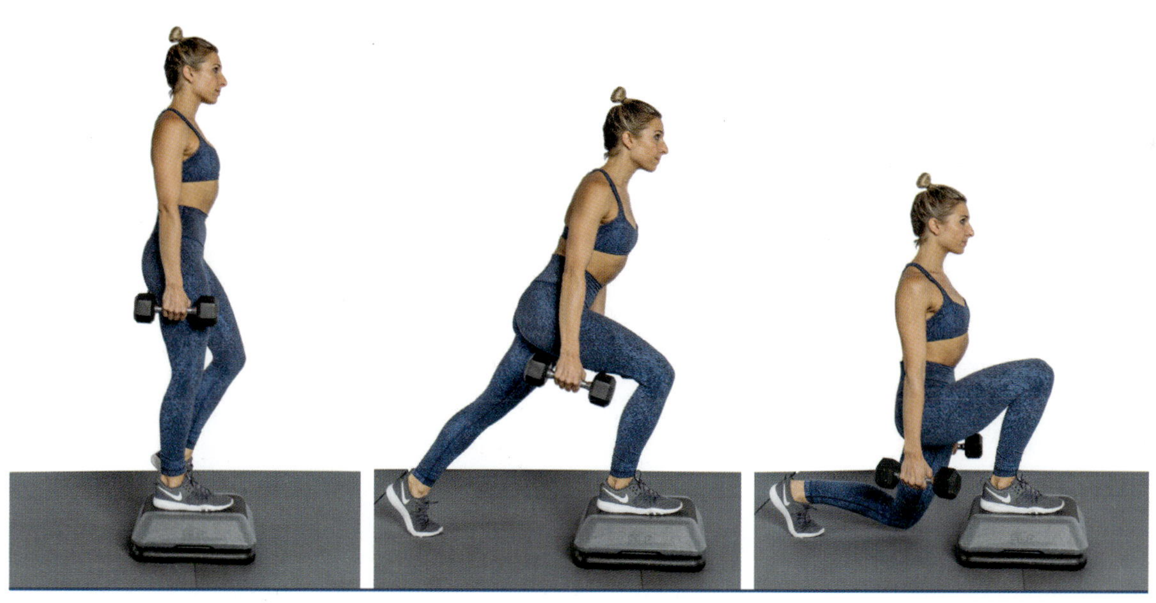

한동안 하지 않았던 동작을 수행. 예를 들어 덤벨 비트윈 벤치 스쿼트를 한 지 3개월이 지났다고 가정해보겠다. 해당 운동을 선택하고 12회씩 4세트를 수행한다.

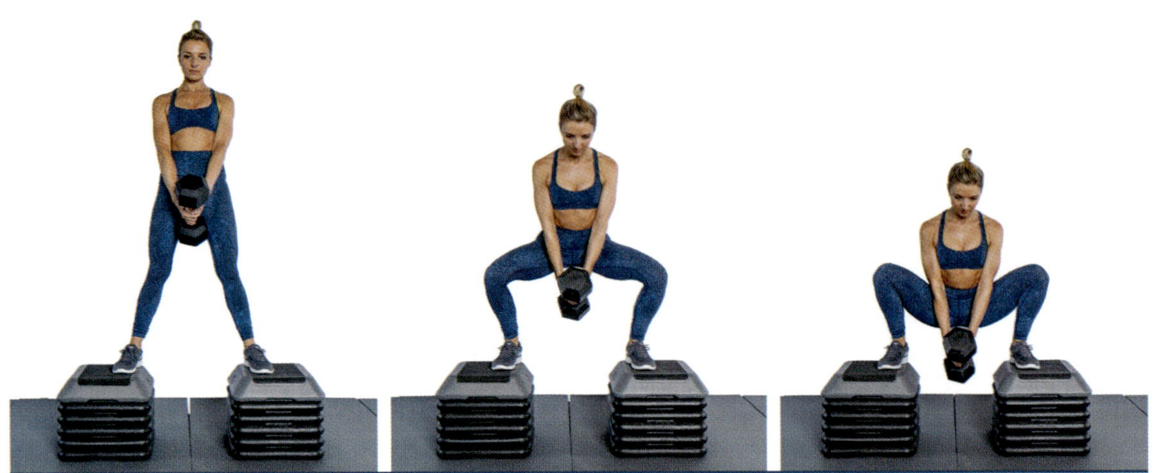

3

인핸스드-이센트릭 바벨 힙 쓰러스트를 수행한다. 훈련 파트너가 위에 서서 바벨을 최대한 세게 밀면서 하중을 내리는 단계에서 원심성 하중을 견뎌낸다. 그런 다음 하중을 구심성으로 올린다. 이 과정을 10회 반복한다. 명확하게 설명하자면, 파트너는 동작의 내리는 단계에서 100파운드의 추가 저항(꼭 100파운드일 필요는 없으며, 본인이 감당할 수 있는 무게에 따라 추가 무게)을 가하여 원심 단계와 구심 단계에 다른 하중을 가하는 것이다.

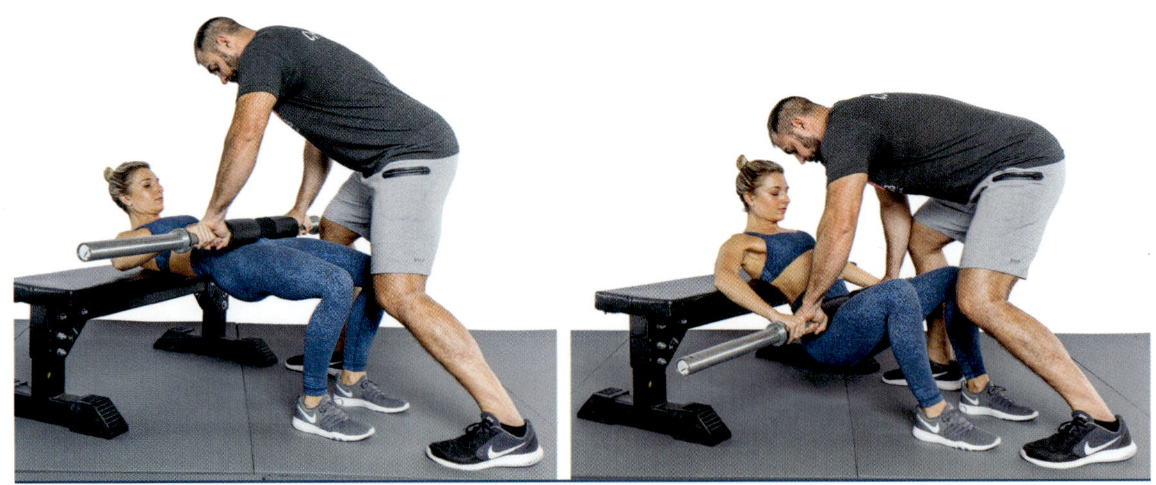

메커니즘의 상호 관계

기계적 긴장, 대사 스트레스, 근육 손상은 서로 연관되어 있으며, 여러 중복 경로를 통해 비대 반응을 나타낸다. 예를 들어 무릎 밴드로 고블릿 스쿼트를 한다고 가정해보자. 이 시나리오에서는 긴장 상태에서 둔근을 스트레칭하여 근육 손상을 일으키고, 추가 무게를 지고 밴드를 바깥쪽으로 밀면서 기계적 긴장을 일으키며, 계속해서 반복하면 근육 수축이 지속되어 대사 스트레스를 유발한다.

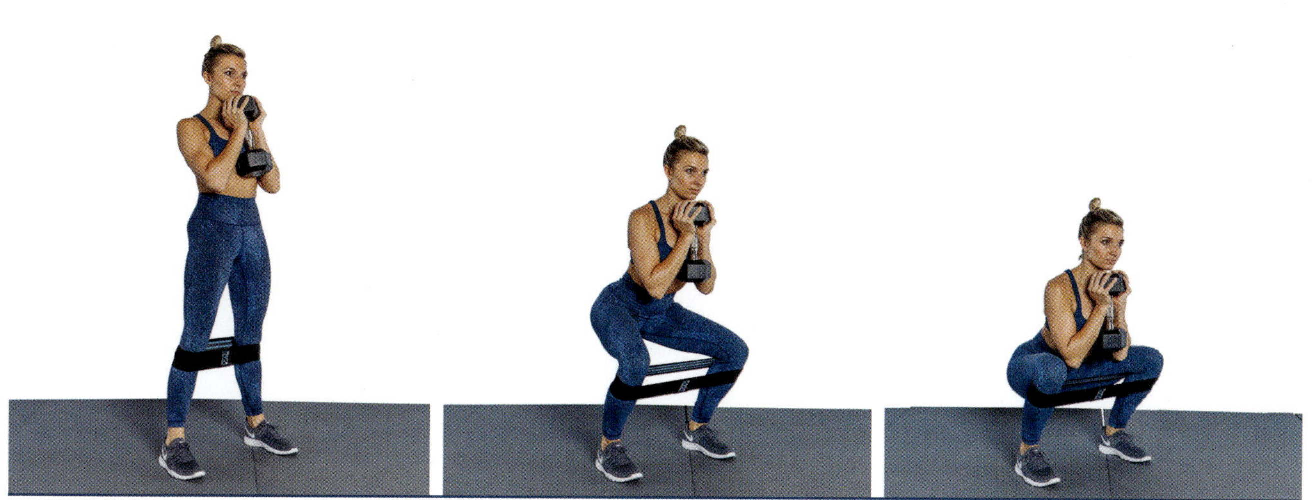

보다시피 세 가지 메커니즘은 서로 겹친다. 운동 선택, 템포, 부하 및 노력으로 특정 메커니즘을 강조할 수는 있지만, 한 가지 메커니즘을 완전히 분리하는 것은 불가능하다. 적어도 이것이 현재까지의 생각이다. 시간이 지남에 따라 개별 신호 경로에 대해 더 많이 알게 되겠지만, 지금은 다양한 수준의 노력으로 다양한 운동, 부하, 반복 범위를 수행하여 세 가지 메커니즘을 모두 목표로 삼아야 한다. 나는 이를 샷건 접근법이라고 부른다.

각 메커니즘에 적합한 운동 선택하기

지금까지 배웠듯이 어떤 운동은 다른 운동보다 펌프나 번을 유도하는 데 더 좋고, 어떤 운동은 다른 운동보다 근육이나 근육의 특정 부분의 텐션을 만드는 데 더 좋으며, 어떤 운동은 다른 운동보다 근섬유를 손상시키는 데 더 좋다. 이 모든 것을 간단히 정리해보겠다.

스쿼트, 데드리프트, 글루트 브릿지, 힙 쓰러스트와 같은 큰 복합 운동은 높은 하중으로 수행하여 관련 근육 그룹의 기계적 텐션을 극대화할 수 있다. 근력 회복을 돕기 위해 상대적으로 높은 하중을 낮은 반복 횟수와 긴 휴식 시간으로 사용하면 이러한 운동의 기계적 텐션을 높이는 데 도움이 될 수 있다. 기계적 텐션이 근육 성장의 가장 큰 원동력이고 무거운 물건을 들어 올리는 데 가장 많은 집중력과 에너지가 필요하므로 복합 동작을 우선순위에 두고 운동할 때 먼저 수행하는 것이 좋다.

근육에 지속적인 긴장을 주거나 짧은 근육 길이(수축된 자세)에서 목표 근육에 가장 큰 텐션을 주는 운동은 신진대사 스트레스를 자극하는 데 가장 좋다. 둔근의 경우, 글루트 브릿지나 힙 쓰러스트 베리에이션 동작을 사용하지 않고는 이 동작을 수행하기 어렵다. 글루트 브릿지와 힙 쓰러스트는 짧은 휴식 시간과 여러 세트로 중간에서 높은 반복 횟수를 사용하면 신진대사 스트레스 반응을 향상시키는 데 이상적인 번(타는 느낌)과 피부가 갈라지는 펌프를 생성할 수 있다. 여기서 한 걸음 더 나아가 밴드나 체인을 사용하여 각 반복에 걸쳐 부하를 더 일정하게 만들 수 있다. 운동이 끝날 때 번아웃의 형태로 이러한 베리에이션을 수행하는 것이 좋다(215쪽 참조).

긴 근육 길이(스트레칭 자세)에서 가장 큰 부하가 걸리는 동작은 근육 손상을 일으키는 데 가장 적합하다. 런지, 스쿼트, 불가리아 스플릿 스쿼트, 루마니안 데드리프트(RDL), 디폴트 데드리프트, 굿모닝 모닝은 둔근 손상을 유발하는 운동의 좋은 예이다.

순수 원심Pure eccentric, 원심 강화enhanced eccentric 또는 원심 강조eccentric-accentuated 반복은 근육 손상을 증가시키는 데 사용할 수 있지만, 최적의 운동과 과도한 운동 사이에는 미세한 경계가 있다. 다시 말하지만, 근육 손상은 과대평가되어 근력 향상과 훈련 빈도를 방해할 경우 득보다 실이 많을 수 있다. 다음 날 약간 쑤시는 정도는 괜찮지만 앉아 있을 수 없을 정도는 지나치다고 할 수 있다. 따라서 근육 손상을 유발하는 운동은 일주일에 한두 번만, 보통 운동 중간에 하는 것이 좋다.

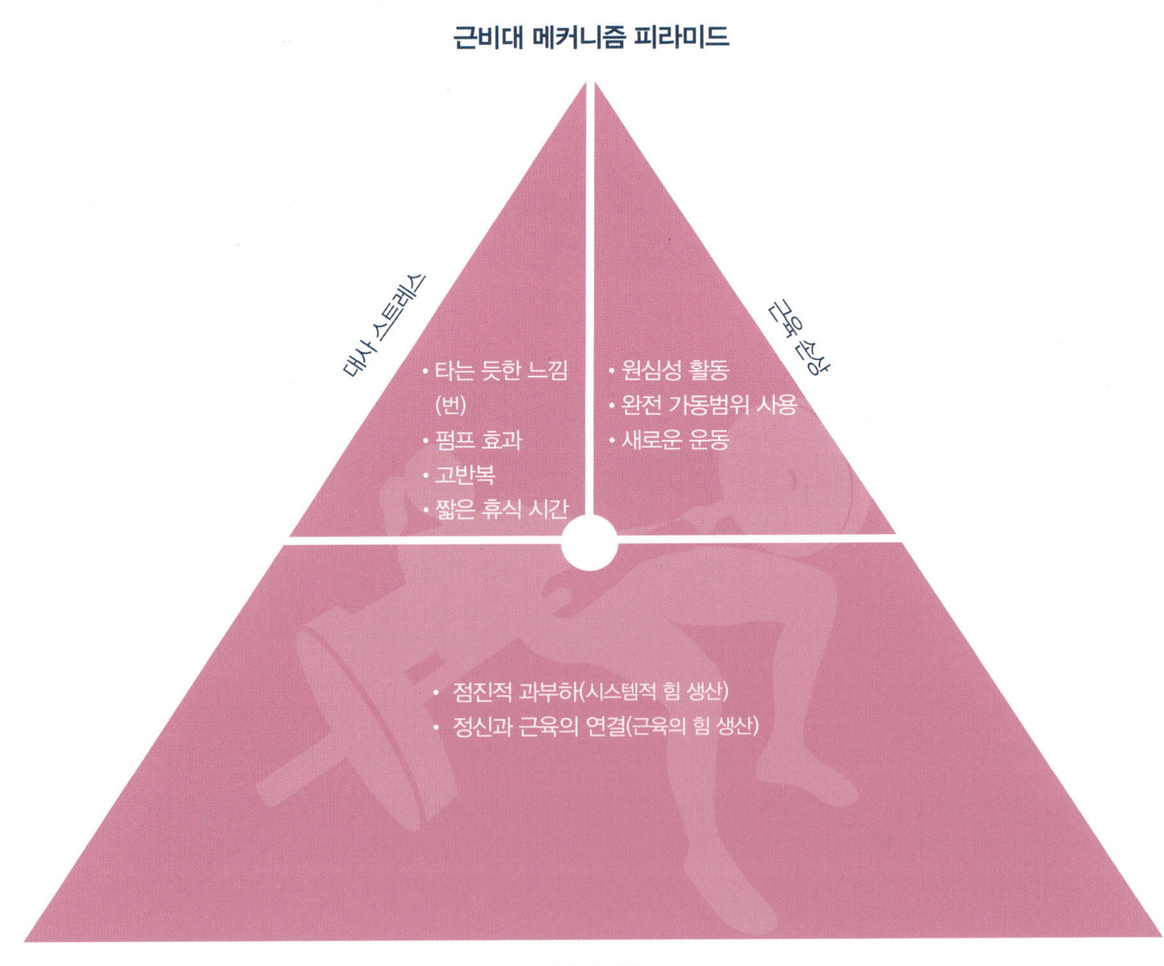

요약하자면, 근육 증가의 대부분은 근육에 더 많은 텐션을 가하는 데서 비롯된다. 이는 훈련 세션에 점진적 과부하를 가함으로써 달성할 수 있다(이에 대한 자세한 내용은 9장에서 설명). 간단히 말해, 시간이 지남에 따라 더 많은 무게, 더 많은 반복 횟수, 더 많은 세트 등을 수행해야 하며, 근육 형성의 가장 중요한 측면인 기계적 텐션을 만드는 데 집중해야 한다.

하지만 근육이 강해진다고 해서 목표 근육이 항상 더 큰 텐션 자극을 받는 것은 아니다. 운동 기술을 변경하거나, 모멘텀을 사용하거나, 운동 범위를 줄이거나, 또는 다른 근육에 너무 많이 의존하면 기계적 텐션을 만드는 데 실패할 수 있다. 그렇기 때문에 점진적 과부하와 함께 정신과 근육의 연결을 활용해야 한다. 한 가지 전략만으로는 다른 전략의 효과가 떨어진다. 근육을 키우기 위해 훈련하는 근육에 정신적으로 집중해야만 결과를 볼 수 있다.

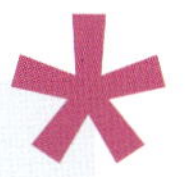

추가 정보: 정신-근육 연결

많은 연구에 따르면 목표하는 근육을 수축하는 것을 생각할 때 근육이 더 활성화되는 것으로 나타났다. 해당 정보는 나의 좋은 친구이자 동료인 브래드 쇤펠드와 함께 쓴 "Attentional Focus for Maximizing Muscle Development: The Mind-Muscle Connection."이라는 아티클에 요약되어 있다. bretcontreras.com/wpcontent/uploads/Attentional-Focus-for-Maximizing-Muscle-Development-The-Mind-Muscle-Connection.pdf.

정신-근육 연결

오랫동안 보디빌더들은 정신-근육 연결mind-muscle connection을 사용하여 운동하는 근육에 집중하는 방법을 사용해왔다. 주의 집중이란 움직임이나 운동을 수행하는 동안 생각하는 것을 말한다.

이 원리를 이해하는 데 도움이 되는 예를 들어보겠다. 바벨 힙 쓰러스트를 하고 있다고 가정해 보자. 이 동작을 수행하면서 둔근을 조이고 활성화하는 데 모든 정신적 집중을 한다. 바벨을 내리면서 근육에 텐션이 생기는 것에 집중하게 된다. 엉덩이를 들어 올려 고관절 신전에 도달할 때는 근육을 최대한 활성화하기 위해 근육을 수축시키는 데 모든 주의를 집중한다. 이것이 바로 정신-근육 연결이 작동하는 방식이다. 이를 내적 주의 집중이라고도 한다.

연구 결과는 분명하다. 근육에 대해 생각할 때 근육이 더 많이 활성화된다는 것이다. 목표하는 부위에 의식을 집중하면 근육에 더 많은 신경이 전달되어 텐션과 활성화가 증가한다. 나는 수많은 근전도 실험을 직접 해봤고, 이 방법이 효과가 있다고 말할 수 있다.

활성화가 증가하는 것 외에도 신진대사 스트레스도 증가한다. 정신근육 연결을 무시하면, 즉 둔근을 사용하는 운동을 할 때 둔근을 활성화하는 것을 생각하지 않으면 둔근을 덜 사용하고 대퇴사두근과 햄스트링과 같은 다른 협력근이 보상 작용을 하여 작업(웨이트 들기)을 수행할 수 있다.

근비대를 목표로 할 때는 주의를 근육 내부로 향하게 하는데, 이것이 바로 정신-근육 연결이다. 그러나 스트렝스와 퍼포먼스를 향상시키는 것이 목표라면, 운동하는 근육이 아니라 동기를 부여하는 신체 외부의 무언가에 집중하는 것(외부 주의 집중이라고 함)이 좋다. 즉, 둔근에 집중하면 더 큰 둔근을 키울 수 있는 능력이 향상된다. 더 멀리 또는 더 높이 점프하거나 더 많은 무게를 리프팅할 수 있도록 둔근을 단련하고 싶다면 근육에 집중해서는 안 된다. 대신 주의를 외부로 돌려 주변 환경에 집중하고 신체가 적절한 순간에 어떤 근육을 사용할지 알아내도록 하는 것이 좋다.

예를 들어 무거운 뒤로 스쿼트를 최대 1회 반복하려고 한다고 가정해보겠다. 이 상황에서는 움직임을 파워풀하게 하는 근육에 집중하기보다는 웨이트를 리프팅하는 데 집중하고 싶을 것이다. 따라서 웨이트를 들어 올리기 위해 동기를 부여하는 무언가, 예를 들어 바로 지붕을 뚫고 스쿼트를 하겠다는 생각을 할 수 있다. 작업과 환경에 집중하면 신체는 작업을 가장 효율적으로 수행하기 위해 어떤 근육을 불러올지 분류한다. 연구에서는 이를 내부 주의 집중과 외부 주의 집중이라고 한다.

둔근이나 작동 근육을 사용하지 않는다는 말이 아니다. 스쿼트, 힙 쓰러스트, 데드리프트를 할 때에도 여전히 좋은 자세를 취하고 안전을 유지하고 있다. 그러나 비대 효과를 위해 정신근육 연결에 집중할 때처럼 둔근을 최대로 작동시키려고 하는 것은 아니다.

마침내 과학적 증거를 찾았다!

브래드 쇤펠드와 나는 최근 정신-근육 연결이 근육 성장에 우수하다는 증거를 보여주는 실험 연구를 승인받았다. 이 논문은 이 현상을 조사한 최초의 논문이다. 우리는 근육에 대해 생각하면 근육 활성화가 증가한다는 것을 알고 있었지만, 이제는 더 많은 근성장으로도 이어진다는 것을 알게 되었다.

근비대 최대화

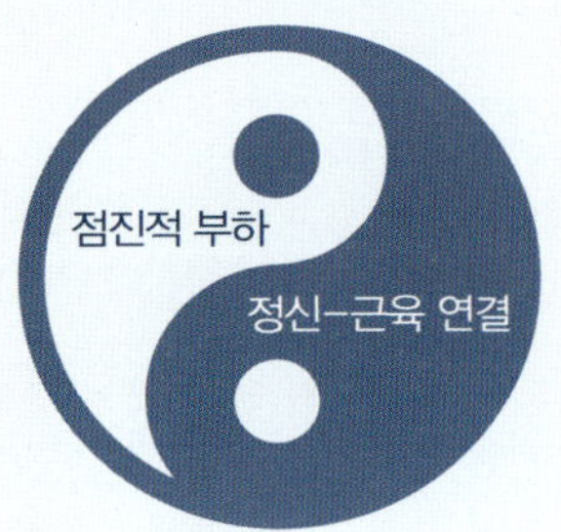

다음 장에서는 점진적 과부하에 대해 설명하는데, 이는 단순히 시간이 지남에 따라 더 많이 드는 것을 의미한다. 점진적 과부하는 근육 성장에도 중요하지만(같은 무게를 반복해서 리프팅만 하면 근육을 키우기 어렵다), 스트렝스 발달에도 특히 중요하다. 반면에 정신-근육 연결을 사용할 때는 작동하는 근육을 시각화하고 생각하면서 둔근이 주동적으로 움직이도록 하는 것이다.

무거운 무게를 리프팅하는 것과 작동하는 근육에 주의를 집중하는 것 모두 근비대에 중요하기 때문에 두 가지 방법 사이의 균형을 찾아야 한다. 중국 철학에서 음양이란 자연계에서 상반되거나 반대되는 것처럼 보이는 두 가지 힘이 실제로는 상호 보완적이고 상호 연결되며 상호 의존적일 수 있으며 서로 연관되어 서로를 발생시킬 수 있음을 설명하는 개념이다. 근육 성장을 극대화하기 위해 훈련할 때는 특정 움직임을 통해 시간이 지남에 따라 강해져야 한다. 그러나 때로는 양(점진적 과부하)에 신경 쓰지 말고 질(정신-근육 연결)에 초점을 맞춰야 한다. 두 가지 모두 최대 근비대를 발달시키는 데 필요하며, 어느 한쪽이 없으면 결과가 떨어진다. 나는 보통 무거운 리프팅을 목표로 하루의 첫 한두 가지 운동을 수행한 다음 나머지 운동은 무게가 아닌 느낌에 초점을 맞춰 수행한다.

점진적 과부하에 대해 자세히 알아보기 전에 근육 성장과 관련하여 고려해야 할 중요한 요소가 하나 더 있는데, 바로 근육 구성이다.

근육 구성

우리 몸의 모든 근육은 아래 그림과 같이 근육을 형성하는 길쭉한 세포인 근섬유로 구성되어 있다. 이 근육 세포는 힘을 생성하고 흡수하여 움직임을 제어하도록 설계되었다.

근육 수축

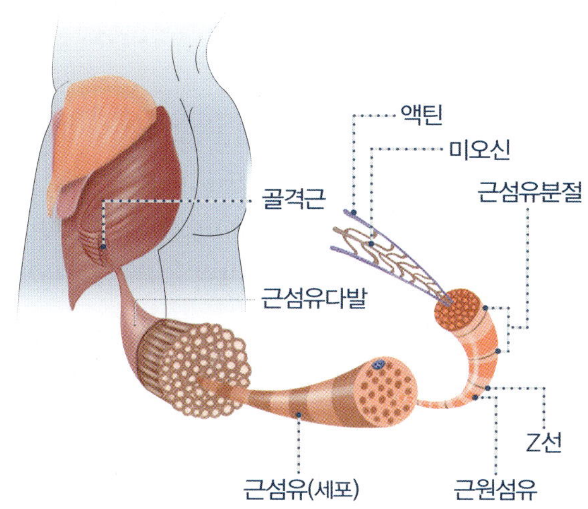

일반적으로 근섬유에는 두 가지 유형, 즉 느린 지근(I형)과 빠른 속근(II형)이 있다. 아마 지근과 속근에 대해서 들어봤을 것이다. 느린 지근 섬유는 마라톤 달리기와 같은 지구력 운동에 더 적합하고, 빠른 속근 섬유는 스프린트, 리프팅과 같은 스피드와 파워 동작에 더 적합하다. 이론에 따르면 마라톤 선수는 주로 느린 지근 근섬유를, 단거리 선수는 주로 빠른 속근 근섬유를 많이 가지고 있다.

근전도 연구를 보면, 의자에서 일어나거나 계단을 오르거나 정상적인 속도로 걷거나 둔근을 사용하는 일상생활 활동을 할 때는 둔근이 많이 사용되지 않기 때문에 둔근이 속근이라고 생각하는 것이 상식이다. 하지만 전력질주, 점프 또는 무거운 물건을 들 때는 둔근 활성화가 급격히 증가한다.

이런 의미에서 둔근은 폭발적이고 무거운 움직임을 수행할 때 호출되는 잠자는 거인과 같다. 이러한 이유로 모든 사람은 둔근이 주로 속근 섬유로 구성되어 있다고 생각했다. 하지만 두 개의 연구에서 둔근의 섬유 유형 구성을 조사했다. 첫 번째 연구에 따르면 둔근은 68%의 느린 지근과 32%의 빠른 속근으로 구성되어 있었다. 두 번째 연구에서는 둔근이 52%의 느린 지근과 48%의 빠른 속근으로 구성되었다는 것을 발견했다. 더 복잡하게 말하면, 상부 둔근 섬유가 하부 둔근 섬유보다 느린 지근 유형의 구성이 조금 더 많다는 연구가 있는데, 이는 상부 둔근이 골반에 더 많은 영향을 미치고 자세를 제어하고 기타 안정화 작용을 하기 때문에 이해가 된다.

둔근이 빠른 속근이든 느린 지근이든, 문제는 우리가 독특한 방식으로 훈련해야 하는가 하는 것이다.

이 질문은 스트렝스 및 컨디셔닝 분야에서 오랫동안 논의되어 왔다. 근섬유 유형에 맞는 운동 계획을 따라 근육을 단련해야 한다는 것이 핵심이다.

근섬유에 대한 애매한 측정 결과를 제공하는 회사도 있다. 결과에 따라 속근 또는 지근 섬유가 주로 많다는 것을 알 수 있다. 이 결과는 약간의 통찰력을 제공하지만, 둔근이 빠른 속근인지 느린 지근인지 알 수 있는 유일한 방법은 생검, 즉 근육에 바늘을 꽂고 수술로 샘플을 제거하고 실제 근육 섬유를 테스트하는 것이기 때문에 둔근 훈련 과정에 영향을 미친다. 다시 말해, 둔근이 빠른 속근인지 느린 지근인지 말하기는 어렵다. 그리고 검사를 하더라도 결과가 중요하지 않을 수도 있다.

이론은 다음과 같다. 주로 빠른 속근이라면 더 적은 횟수와 더 무거운 무게로 폭발적인 움직임을 수행해야 하며, 주로 느린 지근이라면 더 가벼운 부하로 더 많은 횟수를 수행해야 한다. 내 동료인 브래드 쇤펠드Brad Schoenfeld와 나는 2019년부터 트레이닝 연구를 통해 이 이론을 테스트하고 있으므로 시간이 지나면 더 많은 것을 알 수 있을 것이다.

이러한 접근법은 스포츠를 위해 훈련하는 사람들에게는 도움이 될 수 있지만, 둔근을 발달시키는 데 있어서는 아무런 차이를 만들지 않는다. 왜냐하면 고반복과 저반복 모두 근육 성장으로 이어진다는 것이 이미 알려져 있기 때문이다. 또한, 열심히 훈련하면 훈련 중에 어떤 섬유를 활성화할지 선택할 수 없다. 결국 모든 근육 섬유를 모두 모집하게 된다. 근섬유 유형의 비율은 사람마다, 근육마다 다르며 운동 단위(근육 수축을 협응하기 위해 신경계에 의해 모집된 근섬유 그룹)는 여러 섬유의 혼합으로 구성된다. 또한, 격렬한 훈련을 통해 시간이 지남에 따라 섬유 유형 구성을 변경할 수 있다는 새로운 증거가 있다. 따라서 순간적인 근피로에 가까운 지점까지 근육을 훈련하기만 하면, 그것이 힙 쓰러스트를 고반복으로 하든, 1회 최대 중량으로 하든, 또는 그 중간 어딘가에서 수행하든 관계없이 해당 근육의 모든 운동 단위를 활성화하고 두 가지 유형의 근섬유를 모두 동원하게 된다.

기억하라. 둔근은 매우 독특하고 다재다능한 근육으로, 느린 속도와 빠른 속도 모두에서, 짧은 가동 범위와 긴 가동 범위 모두에서 효과적으로 작용할 수 있으며, 단시간 운동뿐 아니라 장시간 운동에서도 피로에 잘 저항한다. 이는 다양한 운동 방식과 훈련의 중요성을 뒷받침하는 또 하나의 근거이다.

결론적으로, 근섬유 구성(속근 또는 지근)을 알려주는 유전자 검사는 좋지만 둔근 발달에 관한 훈련 프로토콜을 안내해주지는 않는다. 최상의 결과를 얻으려면 이 장의 마지막 섹션에 제시된 지침을 따라라.

근섬유는 다양한 방법을 사용하여 유형 분류를 할 수 있지만, 모든 방법의 기본 원리는 근섬유가 얼마나 빨리 단축될 수 있는지이다. 속근(유형 II 또는 MHC II라고도 함) 근섬유는 지근(유형 I 또는 MHC I라고도 함) 근섬유보다 훨씬 빠르게 수축한다.[1] 일부 연구자들은 이러한 방향의 경향을 보여주는 소수의 연구에 근거하여 낮은 부하와 높은 반복 횟수의 훈련은 지근 근섬유를 목표로 하는 반면 높은 부하와 낮은 반복 횟수의 훈련은 속근 근섬유를 목표로 한다고 생각한다.[2,3,4]

둔근의 근섬유 유형을 측정한 연구는 단 두 건에 불과하며, 안타깝게도 서로 다른 결론에 도달했다. 한 연구는 젊은 남성 피험자에서 52%의 지근 근섬유 비율을 발견했다.[5] 다른 하나는 엉덩이 고관절염이 있는 노인 환자에서 68%의 지근 근섬유 비율을 보고했다.[6] 확실히 알 수는 없지만 느린 근육 섬유의 비율이 더 높은 것은 피험자의 나이 때문일 수 있다. 어느 쪽이든 둔근은 빠른 속근이 아니라 지근과 속근 섬유가 고르게 분포되어 있을 가능성이 높다. 둔근 훈련의 핵심은 다양성이다!

근육 성장을 극대화하는 전략

이 장에서는 근비대의 세 가지 메커니즘부터 정신-근육 연결 및 근섬유 유형에 이르기까지 많은 부분을 다뤘다. 다음은 이 장의 가장 중요한 요점과 근육 성장을 극대화하기 위한 주요 변수를 간략하게 요약한 것이다.

근육 크기를 늘리기 위해 근육 실패에 가까운 운동을 수행하기

우리 대부분은 더 큰 근육을 원한다. 이를 달성하려면 근육을 더 강하게, 훨씬 더 강하게 만들어야 한다. 무거운 무게를 리프팅하여 스트렝스를 얻으면 시간이 지남에 따라 근육에 텐션이 증가하여 근육이 더 크게 성장하여 적응하게 된다. 더 무거운 무게는 더 큰 텐션과 같으며, 이는 더 큰 근육과 같다. 이해했나? 좋다!

하지만 무거운 무게만으로는 큰 근육을 만들 수 없다. 파워 리프팅 선수는 보디빌더보다 더 많은 무게를 리프팅하므로 근육에 더 큰 텐션이 가해진다. 그러나 이러한 추가적인 텐션에도 불구하고 보디빌더는 일반적으로 더 근육이 많다. 만약 텐션이 모든 것이라면 파워리프터들은 보디빌더보다 더 큰 근육을 가지고 있을 것이다. 타고난 보디빌더는 여전히 타고난 파워리프터보다 더 크고, 파워리프터가 근육을 키우고 싶을 때 보디빌더의 방법론을 차용하여 낮은 반복의 무거운 세트 대신 세트 사이의 휴식 시간이 짧은 하이 퍼포먼스 보조 리프팅을 사용하기 때문에 이것이 단순히 약물 때문이라고 말할 수는 없다. 또한 보디빌더의 운동은 더 많은 양을 지치지 않고 처리할 수 있기 때문에 더 효율적이다. 예를 들어 파워리프터는 데드리프트에서 최대 중량을 들어 올리고(무거운 중량과 긴 휴식 시간), 이후에 3~4세트만 더 수행하는 경우가 많다. 반면, 보디빌더는 더 가벼운 중량과 짧은 휴식 시간으로 데드리프트를 수행하며, 힙 쓰러스트나 백 익스텐션 같은 보조 운동도 추가할 수 있다. 이는 더 가벼운 중량과 짧은 휴식으로 실패 지점까지 반복하는 방식이 몸에 가해지는 부담이 상대적으로 적기 때문이다.

그렇다면 왜 이런 차이가 발생할까? 이에 대한 설명은 두 가지가 있다. 첫째, 파워리프팅 기법은 들어올릴 수 있는 중량을 극대화하는 데 초점을 맞추기 때문에, 더 많은 근육을 동원하게 되고 지면 반발력도 더 많이 발생시킨다. 반면, 보디빌딩 기법은 특정 근육에 가해지는 텐션을 극대화하는 데 집중하기 때문에, 목표한 근육에서 더 많은 근육력이 생성된다. 또한, 더 가벼운 중량을 사용할 경우에도 세트 전체를 통해 각 근섬유에 충분한 텐션이 가해진다는 것이 일반적인 견해이다. 이는 헤네만의 크기 원리Henneman's size principle에 기반한 것으로, 근육이 피로해질수록 낮은 역치의 운동 단위들이 더 이상 작업을 수행할 수 없게 되고, 그 결과 더 높은 역치의 운동 단위들이 동원되어 작업을 이어가기 때문이다.

가벼운 무게의 세트에서는 최대 근전도 활동이 무거운 무게의 세트만큼 높지 않지만, 세트가 수행되는 데 시간이 오래 걸리고 이 기간 동안 각 근육 섬유는 근비대 자극과 일치하게 충분한 시간 동안 모집된다. 이는 가벼운 무게와 무거운 무게가 근육 성장에 미치는 영향을 비교한 훈련 연구에서 분명하게 드러난다. 이 주제에 관한 논문은 20편 이상 발표되었으며, 두 가지 모두 동등한 성장을 보인다는 것이 압도적인 일치된 의견이다. 실제로 한 흥미로운 연구에 따르면 저항 없이 근육을 수축하는 것만으로도 근육 성장을 이룰 수 있다고 한다. 한 그룹의 참가자는 부하 없이 이두근을 쥐어짜고 다른 그룹은 덤벨 이두근 컬을 했다. 두 그룹은 비슷한 근비대를 보였다. 부하가 가벼우면 지근 섬유가 약간 더 많이 성장하고 부하가 무거우면 속근 섬유가 약간 더 많이 성장하지만 전체 성장은 결국 동일하다.

따라서 무거운 중량을 드는 것이 근육과 근력을 발달시키는 데 효과적인 것은 맞지만, 둔근 성장 극대화를 위해 반드시 무거운 중량을 들어야 하는 것은 아니다. 1회 최대 중량(1RM)의 40% 이상 되는 부하를 사용하고, 전체 가동 범위를 활용해 움직임을 수행하며, 근피로에 가까운 지점까지 반복한다면 유사한 근비대 효과를 얻을 수 있다. 다시 말해, 다양한 부하 범위(심지어는 체중을 저항으로 활용하는 맨몸 운동 포함)를 통해서도 근비대를 달성할 수 있으며, 이는 운동을 1~2회 정도만 더 하면 자세가 무너지거나 동작 범위를 속이지 않고는 더 이상 수행할 수 없는 지점까지 반복했을 때 가능한 일이다.

근비대에 효과적인 자극 반복수Stimulating REPS를 사용하라

실패 지점까지 가는 한 세트의 마지막 5회가 근육 성장 자극의 대부분을 제공한다. 예를 들어 1회 최대 중량(1RM)으로 한 번만 반복하면 매우 힘들긴 하지만 자극은 단 한 번뿐이다. 반면, 3회를 실패 지점까지 수행하면 세 번 모두가 근비대를 자극하게 된다. 5회도 마찬가지다. 하지만 5회를 넘어서면 자극이 되는 반복 횟수는 더 이상 늘어나지 않는다. 예를 들어 20회를 실패 지점까지 수행한다고 해도, 실질적으로 근육 성장을 유도하는 반복은 마지막 5회뿐이다. 그렇다면 만약 실패 직전까지 가지 않고 1~2회를 남긴다면 어떻게 될까? 이 경우는 자극 반복에서 남긴 횟수만큼을 빼면 된다. 예를 들어 10회를 수행하되 2회는 남긴 상태로 끝냈다면, 자극 반복은 3회가 된다. 물론 이 예시는 매우 단순화된 설명이다. 실제로는 모든 반복이 근육 성장에 조금씩 기여하지만, 실패에 가까운 반복일수록 자극 효과가 가장 크다. 단, 이 모든 것은 각 반복의 자세와 가동 범위가 완벽하다는 전제하에 가능하다. 자세가 흐트러진 반복은 아무리 반복 수가 많아도 효과가 떨어진다.

요약하면, 위의 프로토콜을 따르고 충분한 수의 자극적인 퍼포먼스를 수행한다면 기본적으로 선호하는 반복 횟수 체계를 선택할 수 있다. 주당 최적의 자극 횟수는 조사를 통해 결정해야 하며, 이는 사람마다 다를 수 있다. 하지만 5회 실패 지점인데 5회 5세트를 하면 자극 반복수는 25회, 1회가 실패 지점인데 1회 8세트는 자극 반복수가 8회, 15회 실패 지점인데 15회 3세트는 15회의 자극 횟수를 제공한다는 것을 알 수 있다.

런지나 데드리프트와 같은 특정 운동에서 실패할 때까지 훈련하는 것을 싫어한다고 가정해보자. 3회를 더할 수 있지만 8회씩 8세트로 이는 16번의 자극 반복 횟수에 해당한다. 실패 지점이 10회인데 피라미드로 구성해서 실패 지점이 점점 떨어지는 10/8/6/5회 반복으로 구성된 피라미드는 20회의 자극 횟수가 누적된다(5/5/5/5가 자극 반복). 이 시스템을 알면 이상적인 트레이닝 세션을 계획하는 데 도움이 된다.

이 시스템이 고강도 프로그 펌프와 같은 특정 운동에 어떻게 적용되는지 알려면 더 많은 연구가 필요하다. 50회씩 4세트를 하고 그중 어느 세트도 실패하지 않는다고 가정해보겠다. 이 시스템이 근육 성장을 자극하지 않는다고 생각할 수 있지만, 리프터와 트레이너로서의 내 경험에 비추어 볼 때 그렇지 않은 것 같다. 이러한 모델은 우리가 운동 방법을 이해하고 계속 추적하는 데 도움이 되지만, 과학적 검증을 통과하는 경우는 드물다.

샷건 접근 방식을 활용하고 다양성을 강조하라

한 가지 운동이 전부가 될 수는 없다. 지금까지 배운 대로 세 가지 근비대 메커니즘을 모두 목표로 삼고 모든 근육 섬유를 단련하려면 다양한 부하와 템포, 다양한 동작 범위로 다양한 운동을 수행해야 한다. 이것이 바로 내가 운동 선택과 프로그램 설계에 있어 샷건 접근법을 활용하는 이유이며, 이에 대한 자세한 내용은 200쪽에서 확인할 수 있다.

높은 활성화는 근비대와 관련이 있지만, 넓은 범위의 동작을 통한 느린 수축 속도도 필요하다

근전도 측정으로 측정한 활성화는 근비대와 관련이 있지만, 활성화가 근육 성장과 완전히 일치하지는 않으므로 완벽하게 비례하지는 않는다. 근육 수축 속도와 같은 다른 요인을 고려해야 한다. 예를 들어 점프에서 착지한다고 가정해보겠다. 대퇴사두근의 활성화는 최고조에 달하지만 잠깐 동안만 급상승한다.

근육 섬유에 적절한 텐션을 만들려면 지속적인 수축이 필요하다. 보다 구체적으로, 수축 또는 활성화는 근육 전체에 최적의 텐션을 생성할 수 있을 만큼 충분히 느려야 한다. 가능한 모든 액틴-미오신 교차결합(교차결합은 뼈를 당기는 힘을 생성하는 근육 텐션을 담당하는 구조)이 형성되어 움직임을 생성하는 데는 시간이 걸린다. 이는 무거운 것을 들어 올리거나 가벼운 부하를 실패할 때까지 리프팅함으로써 달성할 수 있다.

또한, 신장 및 활성화 관련 성장 측면에서 두 가지 장점을 모두 얻으려면 근비대를 극대화하기 위해 넓은 범위의 동작을 통해 텐션을 만들어야 한다는 근거도 있다. 그러나 모든 연구가 이를 입증하는 것은 아니므로 해당 근육/근육 그룹과 운동에 따라 달라질 수 있다. 한편, 등척성 운동은 근육을 전체 운동 범위로 움직이는 동적 운동만큼 근육을 키우는 데 적합하지 않은 것으로 보인다.

따라서 근비대에 더 큰 활성화가 더 좋은 것은 사실이지만, 근육 성장을 극대화하려면 적절한 부하, 템포 및 노력으로 넓은 범위의 동작을 통해 텐션(활성화)을 만들어야 한다.

둔근을 조이면 근비대에 좋다

힙 쓰러스트, 글루트 브릿지, 킥백, 쿼드 러프 힙 익스텐션 및 백 익스텐션과 같은 둔근 우세 및 특정 햄스트링 우세 움직임을 수행할 때 움직임의 상단에서 둔근을 짜는 것은 근비대에 좋다. 이러한 운동은 둔근 활성화가 매우 높기 때문에 고관절 신전 마지막에 1초간 둔근을 쥐어짜는 동작을 추천한다.

하지만 스쿼트나 데드리프트와 같은 움직임의 상단에서 둔근을 조일 때는 주의해야 한다. 대부분의 사람은 엉덩이를 고정하기 위해 이러한 움직임의 상단에서 자연스럽게 둔근을 조인다. 하지만 자세가 흐트러질 정도로 둔근을 과도하게 조이는 것은 피해야 한다. 예를 들어 스쿼트를 끝내기 위해 똑바로 서 있지만 둔근을 너무 세게 조여 골반 후방경사가 발생한다고 가정해보겠다. 이러한 상황에서는 요추가 구부러지고 엉덩이가 앞으로 밀려난다. 등 뒤에 무거운 바가 있으면 문제가 생길 수 있다. 부상을 입은 상태에서는 둔근을 키울 수 없으므로 주의해서 운동하고 자세를 우선시해라.

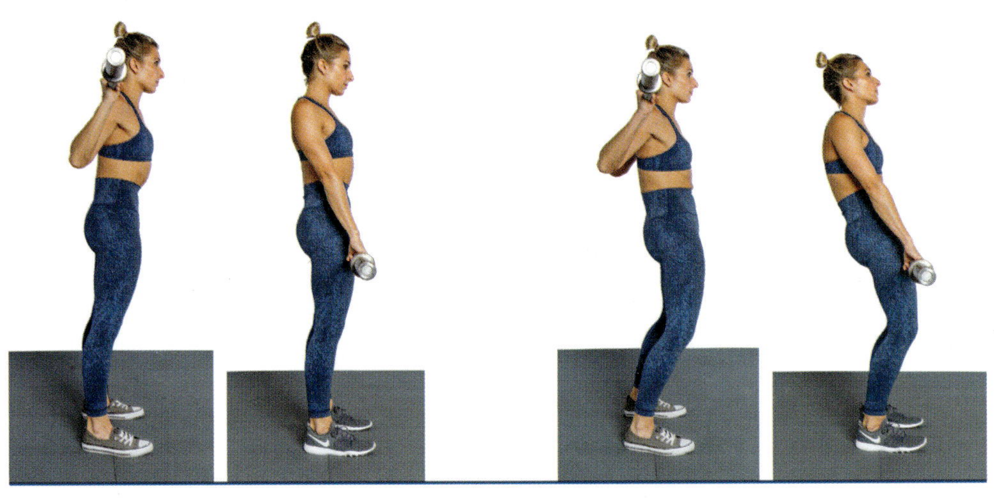

적절한 둔근 쥐어짜기　　지나친 둔근 쥐어짜기

펌프를 위한 훈련은 엉덩이를 커 보이게 하고 근육을 키울 수 있다

앞서 언급했듯이 개인적으로 펌프 훈련이 근육 성장에 좋다고 생각하지만 아직 이를 뒷받침할 구체적인 과학적 근거는 없다. 한 가지 확실한 것은 당신은 펌핑 후 엉덩이가 더 커 보이는 것을 좋아하게 될 것이며, 둔근을 키우는 데도 도움이 될 가능성이 높다는 것이다.

고관절 신전은 둔근을 키우는 데 가장 좋은 관절 운동이다

글루트 브릿지와 힙 쓰러스트 베리에이션과 같은 고관절 신전 운동만 해도 최대 효과의 90%를 달성할 수 있다.

최대 둔근 활성화는 둔근이 가장 짧은 포지션인 고관절 신전 끝 범위에서 발생한다는 점을 기억해라. 이러한 이유로(무엇보다도) 글루트 브릿지와 힙 쓰러스트가 훌륭한 둔근 강화 운동으로 간주된다. 앉거나 몸을 앞으로 구부린 다음 스쿼트 및 데드리프트와 유사한 방식으로 둔근을 최대한 세게 쥐어짜는 것으로 이 아이디어를 테스트해볼 수 있다. 이 굴곡된 포지션에서는 둔근을 수축할 수는 있지만, 수축을 통해 둔근 밀도를 극대화하는 측면에서 최고의 텐션을 얻을 수는 없다. 그러나 엉덩이를 완전히 펴고 똑바로 서 있으면 둔근을 최대한 조일 수 있으며, 이는 글루트 브릿징과 힙 쓰러스트와 유사하다.

운동하는 근육에 대해 생각하면 근비대가 증가한다

많은 연구에 따르면 작용하는 근육에 대해 생각하는 것, 즉 정신-근육 연결을 사용하면 활성화가 증가하며, 한 연구에 따르면 근비대가 더 증가한다고 한다. 따라서 이 사실을 반박할 수는 없다. 활성화 훈련을 통해 워밍업을 하든 특정 부위의 근육을 키우려고 하든, 의식적으로 그 근육을 수축시키려는 노력을 기울이면 최상의 결과를 얻을 수 있다.

둔근 발달을 위해 저항 훈련을 우선시하고 스프린트 및 플라이오메트릭을 피한다

둔근은 스프린트와 점프에 크게 관여하지만, 나는 두 가지 이유로 더 큰 둔근을 만들기 위한 전략으로 플라이오메트릭이나 스프린트를 권장하지 않는다. 첫째, 플라이오메트릭과 스프린트는 근육 좌상 및 파열에 더 취약하다는 점에서 위험하다. 둘째, 플라이오메트릭과 스프린트는 저항 운동만큼 근육을 잘 만들지 못한다. 세계 최고의 둔근은 거의 모두 저항 훈련을 통해 만들어지는데, 이는 저항 훈련이 플라이오메트릭이나 스프린트에서는 말할 수 없는 근육의 텐션을 최대화하기 때문이다. 또한 저항 훈련은 퍼포먼스 수행이 더 안전하고 예측 가능하다. 자세히 설명하겠다.

스포츠 트레이닝이 둔근을 키우고(최대화하지는 못하지만) 신경 출력을 향상시키는 것은 사실이다. 그라운드 스포츠(축구, 미식축구 등)를 해봤지만 바벨을 들어본 적이 없는 운동선수들과 함께 일할 때, 그들은 운동 경험이 없는 사람들보다 훨씬 더 빨리 결과를 본다. 이는 운동선수들이 모든 각도에서 둔근을 폭발적으로 활용하는 데 능숙하게 발달해왔기 때문이다. 반면 운동을 많이 하지 않은 초보자는 운동할 때 둔근을 많이 사용하지 않았기 때문에 운동 패턴과 정신-근육 연결이 아직 발달하지 않은 상태이다.

하지만 스포츠를 전혀 해본 적이 없는 초보자나 운동선수 출신인데 목표가 미적인 부분과 둔근 발달 극대화로 바뀐 사람과 함께 일한다고 가정해보자. 이러한 상황에서는 부상의 위험이 있으므로 전력질주, 점프 또는 폭발적인 훈련은 권장하지 않는다. 스트렝스 트레이닝은 근육 수축이 느리기 때문에 근육을 키우는 데 더 좋은 방법이다.

반면에 운동선수이고 퍼포먼스와 기능을 위해 훈련하는 경우, 근육을 키우려는 것이 아니라 스포츠에서 더 잘하기 위해(속도, 파워, 민첩성 및 협응력을 생각하라) 폭발성 및 플라이오메트릭 훈련이 필요하다. "그렇다면 [특정 종목의] 선수들은 왜 둔근이 좋은 걸까?"라고 궁금해할 수도 있다. 많은 운동선수가 놀라운 둔근 발달을 보이는 것은 사실이다. 하지만 이는 스포츠 훈련보다는 스트렝스 트레이닝이 더 큰 영향을 미쳤을 가능성이 높다. 웨이트 트레이닝이 대중화되기 전에는 운동선수의 둔근이 그다지 발달하지 않았기 때문이다.

CHAPTER 9

스트렝스를 갖는 방법

퍼스널 트레이너로서 내가 가장 좋아하는 경험 중 하나는 힙 쓰러스트, 스쿼트, 데드리프트에서 개인 신기록을 달성했을 때 고객의 표정을 보는 것이다. 그간의 훈련과 노력이 모두 인정받는 순간이기 때문에 모두에게 즐거운 순간이다. 고객이 이전보다 더 강해졌다는 것은 분명한 프로그레션의 척도이다.

나는 대부분의 고객에게 스트렝스에 따른 목표를 세우라고 권유하는데, 이는 매달 다시 돌아올 수 있는 무언가를 제공하기 때문이다. 그들은 새로운 PR을 달성하는 데 중독된다. 그 결과 헬스장에서 더 열심히 운동하고 훈련 순응도가 향상된다. 더 강해지고 더 꾸준히 운동하면 더 많은 체격 변화를 느끼기 시작하고, 이는 훈련을 계속하도록 장려한다.

11장에서는 나의 모든 고객이 6개월 동안 나와 함께 훈련한 후 달성하기를 기대하는 구체적인 스트렝스 목표를 다룬다. 지금은 스트렝스 향상을 위한 최고의 전략에 초점을 맞추려 한다. 스트렝스 훈련과 근비대 훈련 사이에는 어느 정도 겹치는 부분이 있지만, 예상할 수 있듯이 완벽하게 선형적이지는 않다. 즉, 몸집은 커지지만 스트렝스는 증가하지 않을 수 있으며 그 반대의 경우도 마찬가지이다.

그렇다고 근육 크기를 늘린다고 해서 근력이 증가하지 않거나 근력을 향상한다고 해서 근육 성장이 촉진되지 않는다는 뜻은 아니다. 스트렝스를 위한 훈련을 하든 근비대를 위한 훈련을 하든, 제대로 훈련한다면 두 분야에서 모두 이득을 볼 수 있을 것이다.

그러나 핵심은 스트렝스를 위한 훈련과 근비대를 위한 훈련은 같지 않다는 것이다. 고려해야 할 특수성 요소가 있다. 예를 들어 이전 장에서 언급했듯이 근비대를 위한 훈련을 할 때는 근육 실패에 가까운 움직임을 수행하는 한 무거운 리프팅을 할 필요가 없다. 그러나 스트렝스를 위해 훈련할 때는 무거운 웨이트를 리프팅하고 점진적 과부하 방법론을 활용해야 한다.

점진적 과부하

점진적 과부하는 단순히 시간이 지남에 따라 더 많은 운동을 하는 것을 의미한다. 이는 시간이 지남에 따라 더 많은 무게, 더 많은 반복 횟수 또는 더 많은 세트를 의미할 수 있지만, 스트렝스를 얻는 것이 목표라면 시간이 지남에 따라 더 많은 무게를 사용하는 것이 가장 좋다. 점진적으로 신체에 과부하를 주는 다른 방법도 많이 있다. 예를 들어 더 넓은 범위의 동작을 수행하거나, 더 매끄러운 템포를 사용하거나, 일시정지를 추가하거나, 폭발적인 요소를 추가할 수 있다.

요컨대, 스트렝스와 근육 크기를 발달시키는 가장 좋은 방법은 시간이 지남에 따라 더 많은 동작을 수행하여 작업 능력work capacity을 높이고 자세를 개선하는 것이다.

점진적 과부하는 비교적 단순한 개념이지만, 누군가에게 매주 같은 중량으로 반복을 두 번 더 하거나 10파운드를 더 추가하라고 말하는 방식은 지속 가능하지 않다. 사람마다 피트니스 능력에는 큰 차이가 있다. 이제 막 스트렝스 운동을 시작한다면 처음 몇 달 동안은 큰 효과를 볼 수 있지만, 정체기에 접어들거나 최고 퍼포먼스에 도달하기 시작하면 프로토콜이 훨씬 더 복잡해진다. 이러한 이유로 일률적인 처방전을 제공하는 것은 거의 불가능하다. 따라서 정확한 프로토콜을 제시하기보다는 점진적 과부하를 사용하여 결과를 극대화하는 데 도움이 되는 10가지 규칙 또는 지침을 간략하게 정리했다.

1. 점진적 과부하는 완벽한 기술 형태로 할 수 있는 것부터 시작한다.

특정 운동을 처음 시작한다고 가정해보자. 수백 파운드를 들어 올리는 강한 리프터들의 유튜브 동영상을 많이 보았을 것이다. 자신도 힘이 세다고 생각해서 바벨을 들어보지만 운동이 제대로 되지 않는다고 느낀다. 어색하고 부자연스럽고 근육이 제대로 움직이지 않는 느낌이 들며 관절에 무리가 가고 부상을 입을 수도 있다. 이 운동은 확실히 당신에게 맞지 않는 운동이다. 그렇지 않은가? 아니다! 이 운동은 아마도 당신에게 맞는 운동일 것이다. 단지 접근 방식을 달리할 필요가 있을 뿐이다.

다른 사람들의 부하(무게)에 신경 쓰지 마라. 운동을 시작할 때는 가볍게 시작해서 서서히 무게를 늘려라. 두 가지 예를 들어보겠다. 노약자가 아니며 부상을 입지 않은 가장 약한 초보자를 위한 시작점과 강인한 초보자 시작점이다. 여러분은 이 두 사람 사이 어딘가에 속할 가능성이 높다.

내가 트레이닝했던 가장 약한 초보자(약 15년 동안 완전히 앉아서만 생활했던 중년 여성)는 조절 가능한 스텝업 플랫폼에서 체중 하이박스 스쿼트를 시작해야 했기 때문에 박스 위에 앉기 위해 8인치 정도만 내려가야 했다. 이 고객은 또한 글루트 브릿지, 4인치 스텝에서 스텝업, 힙 힌지 훈련을 모두 체중만으로 수행했다.

하지만 그녀는 스쿼트, 힙 쓰러스트, 스텝업, 데드리프트를 하고 있었다. 물론, 그녀는 이러한 운동의 가장 교정적인 베리에이션을 수행했지만 당시에는 이것이 그녀에게 적합한 것이었다. 6개월 만에 그녀는 풀 레인지 고블릿 스쿼트, 바벨 힙 쓰러스트, 불가리아 스플릿 스쿼트, 바닥에서 95파운드의 데드리프트를 할 수 있게 되었다.

반대로 내가 훈련했던 가장 강한 초보자였던 고등학교 레슬링 선수는 풀 스쿼트에 185파운드, 데드리프트와 힙 쓰러스트에 225파운드, 벤치 프레스에 155파운드를 사용할 수 있었고 불가리아 스플릿 스쿼트, 싱글 레그 힙 쓰러스트, 턱걸이를 멋진 자세로 할 수 있었다. 그는 운동선수였지만 놀랍게도 웨이트 리프팅을 해본 적이 없었다. 운동을 통해 다리와 상체가 강화되어 대부분의 초보자보다 훨씬 더 높은 수준에서 시작할 수 있었다. 심지어 배구를 아주 잘하는 13살짜리 조카는 첫 웨이트 트레이닝 세션에서 스쿼트 95파운드, 트랩 바 데드리프트 135파운드, 싱글 레그 힙 쓰러스트(모두 훌륭한 폼으로)를 해냈다.

여러분은 이런 사람들이 아니다. 여러분은 독특한 체형 때문에 어떤 운동에는 장점이 있고 어떤 운동에는 큰 단점이 있다는 것을 알게 될 것이다. 대퇴골이 긴 편인가? 스쿼트 기록은 세우지 못하겠지만, 웨이트 백 익스텐션 스트렝스는 대단할 것이다. 팔이 길다고? 벤치 프레스 기록은 작별을 고할 수 있지만 데드리프트 록 스타가 될 수 있다.

리그레션-프로그레션 연속체(기본적으로 가장 쉬운 운동부터 가장 어려운 운동까지 운동의 베리에이션 목록)에서 자신이 어디에 속하는지 파악하고 더 강해지기 시작해라. 즉, 너무 빨리 프로그레션을 진행하지 말고 보수적인 자세를 유지하며 자신의 기술이 진행 상황을 잘 이끌도록 해라. 무게가 증가함에 따라 자세가 무너지기 시작하면 아직 그 정도의 무게를 리프팅할 만큼 강하지 않다는 뜻이다. 이런 상황에서는 한 발 뒤로 물러나 더 무거운 부하를 감당할 수 있도록 몸을 만들어야 한다.

사람들이 저지르는 또 다른 실수는 퍼센트 기반 프로그램, 즉 몇 년 전의 최대 1회 반복 횟수의 특정 비율을 리프팅하는 프로그램을 따르는 것이다. 훨씬 더 강하고 어렸을 때 했던 최대 1회를 기준으로 하기 때문에 처음부터 스스로를 망치고 있는 것이다. 백분율 기반 프로그램을 따르고 있다면 자신의 최대 1회 반복 횟수를 다시 테스트하고 그 수치를 시작점으로 삼는 것이 중요하다.

2. 초보자를 위한 점진적 과부하에는 몇 가지 원칙이 있다.

초보자를 위한 점진적 과부하 방법론은 상급자보다 초보자에게 더 적합하다. 또한 남성이 여성보다, 근육이 많은 사람과 근육이 많지 않은 사람에게도 다르다. 예를 들어 스트렝스 트레이닝을 처음 하는 여성에게 매주 스쿼트와 데드리프트를 위해 바에 10파운드를 추가하라고 말할 수는 없다. 먼저, 부하에 집중하기 전에 스쿼트와 데드리프트를 제대로 할 수 있도록 몇 가지 작업을 수행해야 할 가능성이 있다. 일부 고객은 체중 박스 스쿼트 및 랙 풀(높은 플랫폼에서 데드리프트)과 같은 부분 범위 리프팅으로 시작하여 매주 동작 범위를 조금씩 늘리는 프로그레션 거리 훈련에 집중해야 한다. 자신의 체중(또는 65파운드의 랙 풀)으로 스쿼트를 3세트씩 10회 반복하지만 매주 조금씩 더 깊게 내려간다면, 이는 점진적 과부하이다. 결국에는 전체 동작 범위를 사용하게 되고, 그다음에는 무게를 늘리는 것에 대해 걱정할 수 있다.

스쿼트, 힙 쓰러스트, 백 익스텐션, 런지와 같이 신체의 상당 부분을 움직이는 운동은 부하를 추가하기 전에 자신의 체중을 마스터해야 한다. 일반적인 가이드라인으로, 나는 고객이 부하를 추가하기 전에 체중 운동으로 전 동작을 20회씩 3세트를 수행할 수 있기를 바란다.

또한, 많은 리프팅 운동은 시간이 지남에 따라 부하를 아주 조금씩 증가시켜야 하며, 이러한 운동에서는 일반적으로 부하 대신 반복 횟수를 증가시키는 시도가 포함된다. 이는 케이블 킥백 및 케이블 스탠딩 힙 어브덕션과 같은 작은 부하를 사용하는 리프팅뿐만 아니라 스케이터 스쿼트, 싱글 레그 루마니아 데드리프트, 싱글 레그 힙 쓰러스트 및 프리즈너 싱글 레그 백 익스텐션과 같은 도전적인 체중 움직임을 사용하는 리프팅에 적용된다.

이는 특히 여성과 체구가 작은 남성의 경우 더 작은 판(예: 1.25 또는 2.5파운드)에 접근하거나 덤벨 또는 케틀벨 부하(예: 17.5파운드)에서 더 작은 중량 증가를 할 수 없을 때 중요하다. 50파운드 덤벨에서 55파운드 덤벨로 옮기는 것은 무게가 10% 증가하는 것이다. 그러나 10파운드 덤벨에서 15파운드 덤벨로 옮기는 것은 무게가 50% 증가하는 것이다. 부하가 50% 증가하여 지난주와 동일한 반복 횟수를 수행할 수는 없지만, 동일한 부하로 1~2회 더 반복할 수 있다.

한 주에 10파운드로 앵클 웨이트 쿼드럽 킥백을 15회 반복하는 퍼포먼스를 수행했다고 가정해 보겠다. 다음 주에는 부하를 15파운드로 늘리는 대신 10파운드 무게로 20회 반복하는 퍼포먼스를 시도해보라. 20회씩 3세트를 할 수 있게 되면 무게를 15파운드로 늘린다.

3. 점진적 과부하는 다양한 방법으로 달성할 수 있다(내가 생각할 수 있는 12가지 방법).

시간이 지남에 따라 더 많은 일을 할 수 있는 방법은 많다. 이미 동작 범위, 반복 횟수, 부하의 프로그레션에 대해 언급했다. 처음에는 동작 범위와 형태에서 프로그레션을 진행하고 싶을 것이다. 그렇다. 지난주에 했던 것과 동일한 운동을 더 나은 자세로 한다면 프로그레션이 이루어진 것이다. 더 나은 자세를 사용하면 목표 근육에 더 많이 사용하게 되므로 운동 패턴화(협응력 발달) 및 근력 측면에서 신경근육 시스템이 더 많이 발달한 것이다.

올바른 자세와 전체 운동 범위를 확립하고 뿌리내린 후에는 반복 횟수와 부하의 프로그레션에 대해 고민해야 할 때이다. 하지만 이러한 방법만이 프로그레션의 유일한 방법은 아니다. 내가 생각할 수 있는 실용적인 방법은 다음과 같다.

- 같은 부하를 같은 횟수로 리프팅하되 거리(동작 범위) 늘리기
- 더 나은 자세, 더 많은 제어력, 더 적은 노력으로 같은 부하에 같은 횟수 리프팅(효율성)
- 동일한 부하로 더 많은 반복수를 리프팅(볼륨)
- 더 무거운 무게(부하)로 동일한 횟수 수행(부하)
- 동일한 세트 및 반복 횟수에 대해 동일한 부하를 리프팅하고 세트 사이의 휴식 시간을 줄임(밀도)
- 더 높은 속도와 가속도로 동일한 부하를 리프팅(노력)
- 같은 시간에 더 많은 작업 수행(밀도)
- 동일한 작업을 더 짧은 시간에 수행(밀도)
- 동일한 부하와 반복 횟수(볼륨)로 더 많은 세트 수행
- 일주일 내내 같은 운동을 더 자주 리프팅(빈도)
- 체중을 줄이면서 동일한 운동을 하고 스트렝스를 유지(상대적 볼륨).
- 동일한 반복 횟수로 동일한 부하를 리프팅한 다음 강제 반복, 네거티브, 드롭 세트, 정적 홀드, 레스트 포즈, 부분 반복 또는 수퍼 세트를 사용하여 기술적 실패를 넘어 세트를 확장(노력)

형태와 동작 범위의 개선이 우선이고, 반복 횟수와 부하의 증가는 두 번째라는 점을 기억해라.

4. 점진적 과부하는 결코 선형적이지 않다.

많은 스트렝스 코치들은 점진적 과부하의 장점을 설명하기 위해 크로톤의 밀로 이야기를 좋아한다. 전설에 따르면 밀로는 매일 아기 송아지를 들어 어깨에 메고 다니곤 했다고 한다. 송아지가 자라면서 마일로는 점점 더 강해졌다. 결국 밀로는 실물 크기의 황소를 들어 올리고 아무렇지도 않은 듯 멍에를 메고 힘차게 걷기 시작했다. 꽤 멋진 이야기 아닌가?

안타깝게도 이 이야기는 말도 안 되는 이야기이다. 우선, 0.5톤짜리 황소는 한쪽으로 기울어진 동물의 특성과 거대한 크기 때문에 운반하기에는 너무 어색할 것이다. 그러나 이것은 중요하지 않다.

웨이트 트레이닝을 통한 가동성, 근비대, 근력, 파워, 지구력 또는 지방 감소와 같은 이득은 결코 선형적인 방식으로 발생하지 않는다. 신체는 그런 식으로 작동하지 않는다. 적응은 파도처럼 일어난다. 어떤 때는 특정 운동 능력이 일주일 만에 크게 향상되기도 하고, 어떤 때는 다른 운동 능력이 3개월 동안 정체되기도 한다. 장기적으로 보면 모든 것이 상승하지만 험난한 길이다. 이 현상에는 생리적 이유가 있으며, 이 책 전체에 걸쳐 강조되어 있다.

하지만 특정 리프팅 기구에서 1년 내내 선형적인 프로그레션을 이룰 수 있다고 잠시 가정해보자. 일주일에 10파운드씩 뛰면 1년에 520파운드에 해당한다. 일주일에 5파운드 점프도 1년에 260파운드에 해당한다. 또한 일주일에 한 번씩 중량을 늘리면 1년에 52회, 한 달에 한 번씩 점프하면 1년에 12회에 해당한다. 어떤 리프팅이든 1년에 260파운드나 520파운드가 늘어나지는 않는다. 대부분의 리프팅에서도 12회 또는 52회의 반복수 증가는 없다. 그런 일은 일어나지 않을 것이다. 어떤 세션에서는 놀라울 정도로 강해져서 큰 폭의 증가를 이루기도 하고, 어떤 세션에서는 이전 노력과

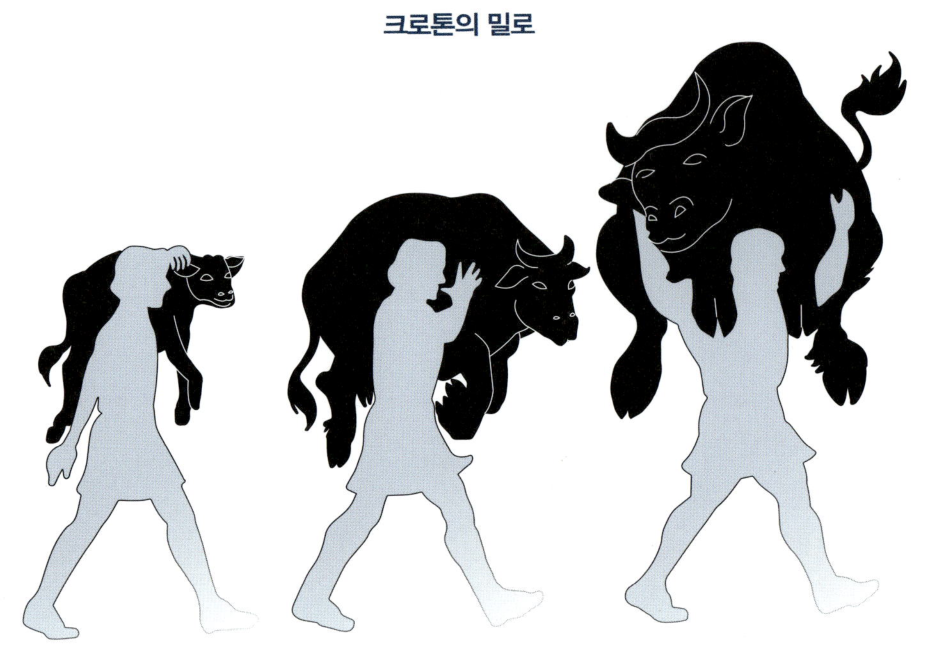

동률을 이루기도 하며, 어떤 세션에서는 오히려 약해져서 후퇴하는 경우도 있을 것이다. 하지만 6개월마다 더 강해지고 피트니스가 향상될 가능성이 높다.

아래 차트는 한 여성의 1년 동안의 체지방률과 제지방량 프로그레션을 보여준다. 이 여성의 변화는 지금까지 내가 본 것 중 가장 극적이었지만, 비선형적인 변화를 주목해라. 또한 모든 것을 올바르게 했음에도 불구하고 근육이 감소한 것도 주목해라. 이 여성은 스쿼트, 데드리프트, 힙 쓰러스트, 벤치 프레스, 밀리터리 프레스, 로우, 턱걸이에서 엄청난 스트렝스를 얻었고, 훈련 세션을 한 번도 빠지지 않았으며, 1년 내내 완벽하게 먹었지만 체지방률 10% 미만의 대회 몸매를 만들기 위해 1년 동안 약 11파운드의 근육을 잃었다. 그럼에도 불구하고 그녀는 첫 피겨 대회에서 우승하며 단숨에 인기 피겨 선수가 되었다.

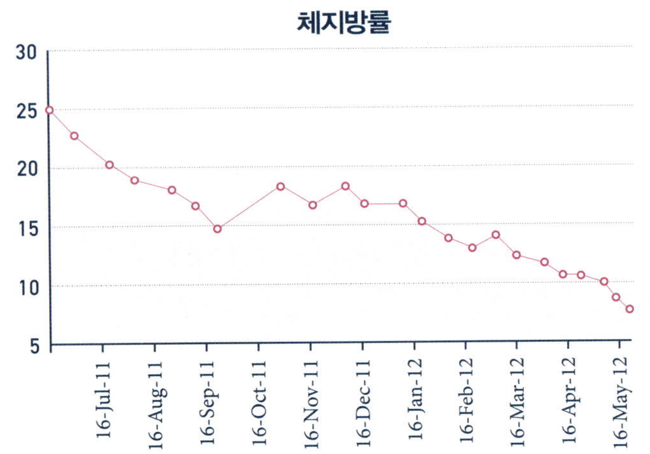

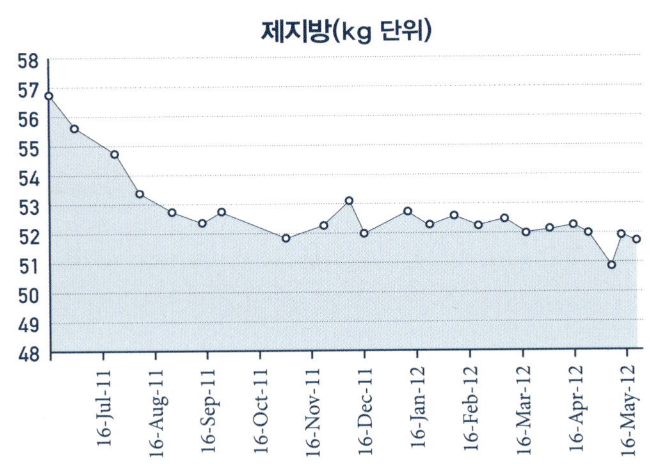

5. 점진적 과부하는 처음 3개월 동안 리프팅을 하는 것만큼 재미있을 수 없다.

초보자라면 뒤로 물러서서 즐겨라! 적절한 웨이트 트레이닝을 시작한 첫 3개월 동안의 스트렝스 증가율은 인생의 다른 어느 때보다 높을 것이다. 매주 개인 기록을 경신하게 될 것이다. 지난주에 10회만 반복했던 운동을 15회 반복하는 것은 드문 일이 아니다. 이는 대부분 근육 간 협응력이 급격히 향상되었기 때문이다. 자만하지 마라. 증가 속도가 급격히 느려질 것이고, 곧 다른 사람들과 마찬가지로 그 증가를 위해 지옥처럼 싸우게 될 것이다.

6. 베테랑 리프터의 점진적 과부하에는 진지한 전략과 전문성이 필요하다.

초보자는 일관성만 있다면 거의 모든 운동을 할 수 있고 스트렝스도 얻을 수 있다. 그러나 몇 년간의 탄탄한 훈련 후에는 새로운 수준의 스트렝스에 계속 도달하기 위해 프로그램에 대해 영리하게 생각해야 한다. 리프팅 횟수를 바꾸고, 프로그램 디자인을 현명하게 계획하고, 훈련 스트레스를 조절하고, 가장 개선하고자 하는 부분을 전문화하고, 방법론에 변화를 주어야 한다.

예를 들어 한 달은 데드리프트, 다음 달은 스쿼트, 그다음 달은 싱글 레그에 집중할 수 있다. 하지만 매달 스쿼트, 데드리프트, 힙 쓰러스트 베리에이션을 수행하게 된다. 한 가지 움직임 패턴에 우선순위를 두면 해당 리프팅 위주로 프로그레션이 진행된다. 스트렝스라는 요소는 잘 유지가 되기 때문에 다른 움직임을 덜 하더라도 당분간은 괜찮다. 예를 들어 스쿼트 전문 프로그램을 따르는 경우, 각 운동의 초반에 스쿼트를 하고 그다음에 둔근 전용 운동을 수행할 수 있다. 그다음 달에는 힙 쓰러스트 전문 프로그램을 따르고, 그다음 달에는 데드리프트 전문 프로그램을 따르는 식이다. 하지만 항상 각 운동의 베리에이션을 훈련에 포함시키게 된다. 이렇게 하면 특정 리프팅 동작으로 근력을 키우고 스트렝스를 프로그레션할 수 있다. 만드는 것은 어렵지만 유지하는 것은 쉽다는 점을 기억해라.

결국, 특정 리프팅 동작에 더 많은 무게를 싣거나 다른 반복 횟수를 늘리는 것이 어려워질 수 있다. 이런 상황에서는 몸이 회복할 수 있는 시간을 줘야 할 수도 있다. 내가 프로그램을 구성할 때(그게 나 자신이든, Booty by Bret 프로그램이든, 혹은 내 클라이언트 중 한 명을 위한 것이든) 보통은 3주간의 강도 높은 훈련 후 1주의 디로딩 주기를 갖는 방식이다. 예를 들면 다음과 같다.

- 1주차 = 전체 노력의 60~70%
- 2주차 = 전체 노력의 70~80%
- 3주차 = 전체 노력의 80~90%
- 4주차 = 전체 노력의 90~100%

그런 다음 주기가 반복된다. 3주 주기로 할 수도 있고 6~8주 주기로 할 수도 있지만, 나는 한 달 안에 끝낼 수 있는 4주 주기를 선호한다.

7. 체중 감량 시 점진적 과부하는 훨씬 더 힘들다.

초보자가 아닌 이상, 체중을 크게 줄이면서 동시에 스트렝스를 늘리는 것은 어려운 일이다. 사실, 체중을 줄이면서 근력을 유지하는 것만으로도 상대적인 근력(근력을 체중으로 나눈 값)이 증가하여 시간이 지남에 따라 더 많은 일을 하게 되므로 점진적 과부하의 한 형태다.

체중 감소는 일부 리프팅 동작에 더 큰 영향을 미친다. 스쿼트와 힙 쓰러스트는 급락하는 경향이 있는 반면, 데드리프트는 때때로 제자리에 머물고 싱글 레그 운동은 향상될 수 있다. 체중을 감량하면 체중을 이용한 운동의 스트렝스와 지구력이 크게 향상되므로 팔굽혀펴기, 턱걸이, 딥, 인버티드 로우, 노르딕 트레이닝의 반복 횟수를 늘려보라.

8. 점진적 과부하에는 때때로 자신만의 이유가 있다.

모든 것을 올바르게 수행하지만 더 강해지지는 않는 경우가 많다. 계획이 제대로 작동하지 않는다. 열심히 리프팅을 하고, 현명한 계획을 따르고, 잘 먹고, 제대로 잠을 자도 기록이 나오지 않을 것이다. 다른 때는 모든 것을 잘못하고도 어떻게든 스트렝스를 얻을 수 있다. 훈련은 엉망이 되고 식단과 수면은 엉망이 될 수 있지만 체육관에 가서 개인 기록을 세울 수 있다. 이것은 전혀 말이 안 되며 스포츠 과학에 정면으로 위배된다. 그럼에도 불구하고 이것이 때때로 신체가 작동하는 방식이다. 생리학은 까다롭고 여러 가지 요인이 복합적으로 작용한다. 자만해서, 과도하게 놀고 정크푸드를 주로 먹으며 가끔씩만 훈련하는 식의 어떤 비밀스러운 시스템을 우연히 발견한 것처럼 착각하지 말아야 한다. 이러한 행동 습성을 너무 오래 지속하면 오히려 역효과가 날 수 있으니 최선을 다해 실천해라.

9. 점진적 과부하가 올바른 자세보다 우선시되어서는 안 된다.

기록을 세우고 싶은 욕심에 무리한 자세를 취하면 오히려 기록을 세울 수 있다. 예를 들어 데드리프트 시 허리를 과도하게 뒤로 젖히거나 스쿼트 시 무릎을 안으로 굽히거나 스쿼트 깊이 또는 힙 쓰러스트 락아웃 동작 범위를 소홀히 하거나 런지 시 엉덩이를 위로 올리는 등의 자세를 취할 수 있다. 그러나 이는 피해야 할 잘못된 자세이다. 점진적 과부하는 시간이 지남에 따라 근육이 더 많은 일을 하도록 도전할 때만 작동하며, 자세가 엉성해지면 근육이 더 많은 일을 하도록 강요하지 않는다. 또한 부상을 입거나 지속적으로 통증을 느끼면 개인 기록을 세울 수 없다.

10. 점진적 과부하에는 표준화된 기술이 필요하다.

스트렝스가 증가했는지 여부를 알 수 있는 유일한 방법은 매번 똑같은 방식으로 리프팅을 퍼포먼스하는 것이다. 즉, 진정한 스트렝스 증가를 위해서는 적절한 깊이, 템포 및 실행이 필요하다. 많은 리프터들이 스스로에게 거짓말을 하며 근력이 강해졌다고 생각하지만, 동작 범위가 줄어들거나 자세가 흐트러지는 경우가 많다. 이러한 리프터들은 더 강해진 것이 아니라 더 엉성해진 것이다. 파워리프팅, 올림픽 역도, 스트롱맨 스포츠 연맹은 다양한 운동에 대한 규칙을 만들었다. 이러한 규칙을 숙지하여 훈련할 때나 자신의 최대 근력을 테스트할 때 항상 리프팅을 제대로 퍼포먼스할 수 있도록 하는 것이 좋다. 리프팅을 제대로 수행할 수 있다고 가정하면 항상 평행 또는 더 깊게 스쿼트하고, 항상 힙 쓰러스트와 바벨 글루트 브릿지를 잠그고, 일반적으로 항상 전체 동작 범위를 통해 무게를 제어하라.

이 10가지 지침이 여러분의 운동 계획을 유지하고 스트렝스를 극대화하는 데 도움이 되기를 바란다.

여러분과 공유할 조언이 하나 더 있다. 아무리 노련한 리프터라도 두 걸음 앞으로 나아가기 위해서는 한 걸음 뒤로 물러서야 할 때가 많다. 때때로 우리는 지속적인 개인 기록을 쫓다 보면 잘못된 근육에 의존하거나, 운동 범위에 의존하거나, 통증을 참으며 훈련할 정도로 자세를 바꾸게 되기도 한다.

1년에 한 번씩 점진적 과부하를 추구하면서 자신의 스트렝스 수준을 다시 테스트하는 것이 좋다. 지금까지 해왔던 모든 것을 창밖으로 던져버리고 전체 동작 범위를 통해 가능한 최상의 자세로 다시 시작해라. 이것이 새로운 기준선이다. 이제 그 자세를 고수하면서 시간이 지남에 따라 더 많은 동작을 해라. 장기적으로 보면 간단하지만 효과적인 이 트레이닝에 참여한 것에 대해 몸이 고마워할 것이다.

위험 완화하기

올바른 자세로 운동하거나 잘 설계된 훈련 프로그램을 따르지 않고 무거운 웨이트를 리프팅하는 것은 위험하다. 예를 들어 등을 지나치게 둥글게 구부린 상태에서 데드리프트를 하면 부상을 입을 수 있다. 하지만 척추를 중립 영역(등허리가 평평하고 윗등이 약간 둥글게 말린 상태)에 유지한다면 보통은 괜찮다. 프로그램 설계도 마찬가지이다. 일주일에 세 번씩 무거운 데드리프트를 하려고 하면 재앙을 초래할 수 있다. 신체가 회복하기에는 너무 많은 양이기 때문이다. 하지만 회복을 고려한 좋은 프로그램을 따르고 일주일에 한 번만 데드리프트를 한다면 아마 괜찮을 것이다.

무거운 웨이트를 리프팅하는 것은 관절에 더 많은 스트레스를 가하고 실수하면 위험해질 가능성이 높기 때문에 가벼운 웨이트를 들어 올리는 것보다 본질적으로 더 위험하다. 하지만 이러한 이유로 무거운 웨이트를 리프팅하거나 스트렝스 목표를 추구하지 못하도록 해서는 안 된다.

여러분과 코치가 자신이 무엇을 하고 있는지 알고 있다면 많은 위험을 줄일 수 있다. 간단히 말해, 자신의 몸에 귀를 기울이고, 현명한 프로그램을 따르며, 좋은 역학을 우선시한다면 고중량 리프팅은 안전하다.

CHAPTER 10

운동 분류

고객과 상담을 시작할 때 나는 보통 고객의 훈련 목표에 대해 물어보는 것으로 대화를 시작한다. 목표는 항상 다양하지만, 대부분의 경우 고객은 몸매 변화를 추구하거나 둔근 불균형 또는 부상을 교정하거나 특정 스트렝스 또는 퍼포먼스 목표를 향해 노력하고 있다.

트레이닝을 하는 이유는 모두 다르지만, 내가 프로그램을 설계할 때 사용하는 기본 원칙은 고객의 경험, 신체 구조 및 목표에 맞는 운동을 선택한다는 점에서 동일하다. 다시 말해, 운동 선택은 고객이 원하는 결과를 얻기 위해 매우 중요하다. 고객이 상부 둔근을 발달시키고 싶다면 그 부위를 주로 발달시키는 운동을 프로그램해야 한다. 고객이 한쪽 둔근이 다른 쪽보다 현저하게 큰 경우 불균형을 교정하는 데 도움이 되는 운동을 선택해야 한다.

장인 목수처럼 훌륭한 트레이너는 모든 상황과 환경에 맞는 구체적인 기술과 도구를 가지고 있다. 대부분의 상황에서 트레이너는 바벨 힙 쓰러스트 또는 백 스쿼트와 같은 기본 도구를 사용하지만 특정 상황에서는 싱글 레그 풋-엘리베이티드 밴드 글루트 브릿지와 같은 특수 도구를 사용한다. 훈련 목표를 달성하려면 자신에게 맞는 운동을 선택하는 방법을 알아야 한다. 그리고 기술을 분류하는 시스템이 없다면 업무에 적합한 운동을 선택할 수 없다. 수백 가지의 운동과 베리에이션 중에서 어떻게 선택하나? 기술을 정리하고 선택할 수 있는 분류 체계가 있으면 특정 운동이 왜 효과가 있는지, 그리고 마찬가지로 중요한 것은 언제 어떻게 적용해야 하는지 알 수 있다.

앞으로 배우게 될 동작 평면, 힘 벡터, 무릎 동작, 우세 근육군, 움직임 패턴, 팔다리 수, 부하 포지션, 저항 유형(장비) 등 둔근 트레이닝 운동을 분류하는 방법에는 여러 가지가 있다. 이 장에서는 동작 평면, 힘 벡터, 무릎 동작만 다루는데, 이는 이러한 분류 방법을 하나의 시스템으로 결합하면 가장 포괄적이고 정확한 범주를 만들 수 있기 때문이다.

5부에서는 주로 사용하는 근육, 움직임 패턴, 팔다리 수, 장비 및 부하 포지션(장비가 신체 어디에 위치하는가)에 따라 운동을 구성하는 방법을 설명한다. 이러한 방식은 운동을 넓은 범주로 분류하는 데 매우 유용하며, 이 책에서도 독자가 운동을 더 쉽게 찾아볼 수 있도록 같은 시스템을 사용하고 있다. 하지만(그리고 이것이 결정적인 차이점인데) 이런 방식은 개별 기법들을 가장 정확하게 분류하는 방법은 아니다.

특정 운동이 특정 목표에 적합한 이유와 특정 운동이 다른 운동보다 둔근에 더 잘 작용하는 이유를 확인하려면 움직이는 부하 또는 체중과 관련된 신체 위치를 살펴봐야 한다. 이것이 바로 이 장에서 배우게 될 내용이다. 예를 들어 서 있는 자세에서 수직 하중인 바벨을 뒤로 들고 스쿼트를 하면 왜 하둔근에 효과가 있는지, 하늘을 보고 누운 자세에서 수평 하중인 바벨을 엉덩이에 얹고 힙 쓰러스트를 하면 왜 상하 둔근 모두에 효과가 있는지 배우게 된다.

이 정보는 둔근을 완전히 발달시키는 방법을 배우는 데 관심이 있는 모든 사람에게 필수적인 정보라고 생각한다. 하지만 운동을 분류하는 것, 특히 운동 평면과 힘 벡터를 말하는 것은 머리가 아플 수 있다는 것을 알고 있다. 그래서 내가 여러분을 위해 모든 것을 한마디로 요약하자면, 둔근 훈련 프로그램을 최대한 활용하려면 다양한 포지션에서 다양한 각도로 둔근을 목표로 삼아야 한다는 것이다.

이 장에서는 이러한 각도와 포지션에 대해 자세히 설명한다. 이 지식은 4부에서 다룰 운동 선택과 프로그램 설계에 대한 접근 방식을 개선하는 데 도움이 될 것이다. 운동 분류 체계에 관심이 없거나 둔근 운동 방식에 따라 운동을 선택하는 간단한 방법을 알고 싶다면 126쪽과 127쪽의 둔근 운동 카테고리 차트를 참조해라. 이 차트는 앞으로 설명할 모든 정보를 알기 쉬운 인포그래픽으로 정리한 것이다.

과학이 말하다: 운동 분류

운동 분류는 일반적으로 어떤 운동이 특정 스포츠에 가장 잘 전이되는지 파악하기 위한 목적으로 사용된다. 훈련 전이란 최대 백 스쿼트 근력과 같은 근력 운동에 대한 적응이 수직 점프 높이와 같은 스포츠 작업에서의 적응으로 이어지는 정도를 말한다. 데이터를 수집한 다음 전이 효과 계수(TEC transfer effect coefficient) 비율을 사용하여 운동선수 그룹에 대한 훈련 전이를 추정할 수 있다. TEC 비율은 훈련 후 스포츠 작업 수행 능력의 증가(효과 크기: ESST)와 훈련 후 운동 1RM의 즉각적인 증가(효과 크기: ESEX)의 비율을 취한다.[1] 따라서 TEC ratio = ESST/ESEX 이다.

조금 덜 엄밀하게는 운동과 스포츠 작업 간의 유사성을 기반으로 훈련 전이를 예측할 수 있다. 이는 '특수 스트렝스 준비 수단이 특정 스포츠의 신경근육계 기능과 얼마나 밀접하게 일치하는가'라는 '동적 대응 dynamic correspondence'의 개념과 유사하다.[2]

운동의 동적 대응이 중요한 정도는 개인의 훈련 상태에 따라 크게 달라진다. 초보자의 경우 새로운 자극에 노출되면 모든 근육의 스트렝스가 빠르게 증가하기 때문에 거의 모든 운동이나 활동이 퍼포먼스를 향상시킨다. 하지만 상급자가 될수록 더 구체적인 훈련이 필요하다. 엘리트 운동선수의 경우, 훈련은 선수가 개선하고자 하는 작업에 매우 구체적이어야 한다.

운동은 광범위한 영역에 걸쳐 스포츠 작업과 동적 대응을 보여줄 수 있다. 구체적으로 보면 수축 유형(구심성, 등척성 또는 원심성 근육 작용), 수축 속도(폭발적 또는 조절), 부하(무거운, 중간 정도 또는 가벼운), 힘 벡터(축, 전후 또는 복합), 최대 수축이 발생하는 관절 각도, 운동 범위, 힘 발달에 사용 가능한 시간, 안정성 요구 사항, 자세, 작용하는 팔다리의 수 및 기타 여러 요인이 포함될 수 있다.[3]

문제는 각 사례를 평가할 때 이러한 요소 중 어떤 것이 가장 중요한지 확실하게 알 수 없다는 것이다!

전통적으로 헬스장에서의 운동과 스포츠 퍼포먼스 사이의 더 나은 동적 대응을 목표로 할 때, 스트렝스 코치는 자세와 안정성 요구 사항에 중점을 두었다. 서 있는 포지션과 바벨을 안정화해야 하는 필요성이 스포츠의 도전과 더 비슷하다고 생각했기 때문에 스쿼트 랙에 달려들었고 레그 프레스에서 멀어졌다. 나중에 달리기는 한 번에 한 다리로 밀고 나가는 것이 포함되고 많은 커팅 및 도약 움직임도 한 다리 또는 스플릿 스탠스에서 시작하기 때문에 싱글 레그 움직임으로 이동했다. 적용하는 데 오랜 시간이 걸렸던 한 가지 요소는 신체에 대한 힘의 방향인 힘 벡터다. 하지만 이것은 무시해서는 안 되는 특수성의 형태로 보인다.

운동 분류

다시 한 번 강조하지만, 운동을 분류하는 방법에는 여러 가지가 있다. 이 섹션에서는 동작 평면, 힘 벡터 및 무릎 동작에 중점을 둔다. 이러한 분류는 그 자체로는 불완전하지만 하나의 시스템으로 결합하면 상둔근, 하둔근, 상하둔근, 대퇴사두근 또는 햄스트링 등 원하는 움직임과 근육에 따라 효과적으로 운동을 선택할 수 있다.

예를 들어 움직임이 발생하는 위치(운동 평면)만으로는 특정 운동이 어떤 부위에 좋은지 설명하기 어렵다. 선택의 폭을 좁히려면 내 포지션(힘 벡터)에 대해 신체에 가해지는 부하가 어디에 위치하는지도 알아야 한다. 그리고 운동이 어떤 근육을 목표로 하는지 알기 위해서는 운동 중 무릎의 움직임(무릎 동작)을 살펴봐야 한다.

먼저 각 분류 방법을 소개하고 설명한 다음, 이 모든 방법을 하나로 묶어 둔근 훈련 운동을 분류하는 데 이러한 방법이 어떻게 사용되는지 명확히 설명하겠다.

운동 평면

운동을 분류하는 방법을 이해하기 위한 첫 번째 단계는 운동 평면에 대해 알아보는 것이다.

운동 평면은 움직임이 발생하는 특정 평면(앞뒤, 왼쪽과 오른쪽, 위와 아래)을 말한다. 다시 말해, 웨이트를 리프팅할 때 움직임은 일반적으로 정의된 운동 평면을 따라 발생한다. 이 분류 방법은 스포츠의 움직임을 설명하는 데 도움이 되기 때문에 스트렝스 코치들 사이에서 인기를 얻었다. 코치는 움직임이 발생하는 위치(운동 평면)를 살펴본 다음 통제된 환경에서 해당 움직임을 모방하여 특정 영역이나 동작의 퍼포먼스를 향상시키려고 노력한다. 예를 들어 전두면(좌우)을 가로지르는 움직임이 발생하면 코치는 체육관에서 좌우 또는 측면 움직임을 구현할 수 있다.

스포츠에서 움직임에는 여러 평면이 혼합되어 있기 때문에 많은 코치들이 '다중 평면' 운동을 처방에 통합한다. 이 책의 목적을 위해 나는 운동에 운동 평면 용어를 사용하고 전두면 고관절 외전 및 횡단면 고관절 외전과 같은 특정 움직임 패턴을 분리한다. 둔근의 여러 부위를 완전히 발달시키려면 두 가지 범주의 운동을 모두 수행해야 한다. (이에 대해서는 곧 자세히 설명한다.)

인간의 움직임은 전두면, 시상면, 횡단면의 세 가지 운동 평면에서 일어난다.

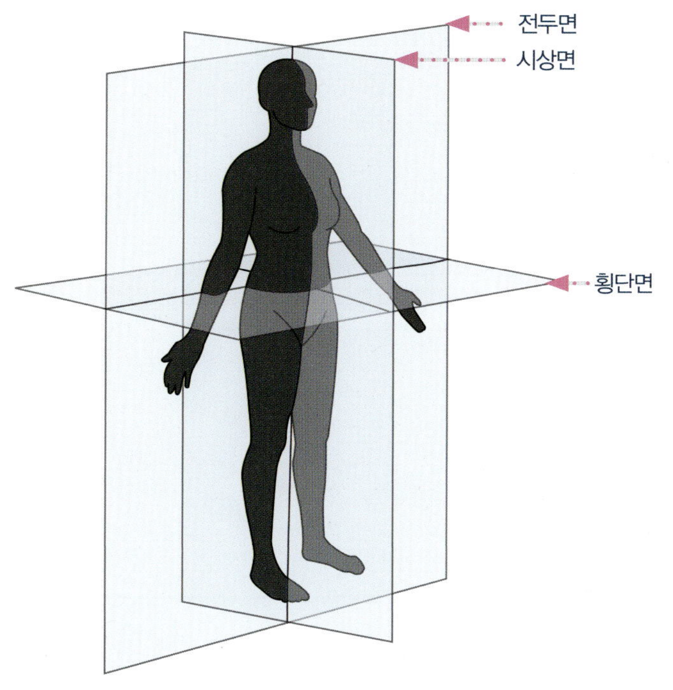

전두면은 몸을 앞뒤로 반으로 나눈다. 예를 들어 좌우 또는 측면 움직임과 업라이트 래터럴 밴드 워크, 사이드 라잉 힙 앱덕션과 같은 외전 운동이 포함된다. 전두면 운동은 주로 상부 둔근을 대상으로 한다.

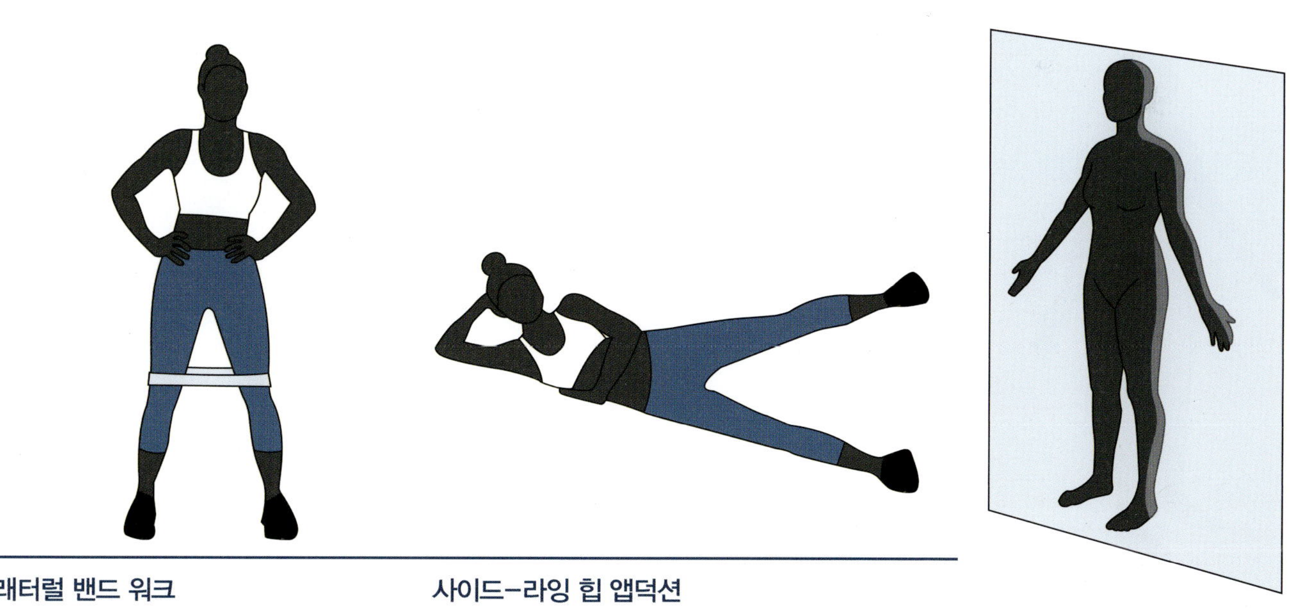

래터럴 밴드 워크

사이드-라잉 힙 앱덕션

시상면은 몸을 왼쪽과 오른쪽으로 나눈다. 예를 들면 힙 쓰러스트, 스쿼트, 데드리프트 및 좌우 또는 회전 움직임이 거의 또는 전혀 없는 모든 운동이 포함된다. 이 카테고리의 운동은 더 높은 부하로 수행할 수 있으며 일반적으로 주요 리프팅 운동이 포함된다.

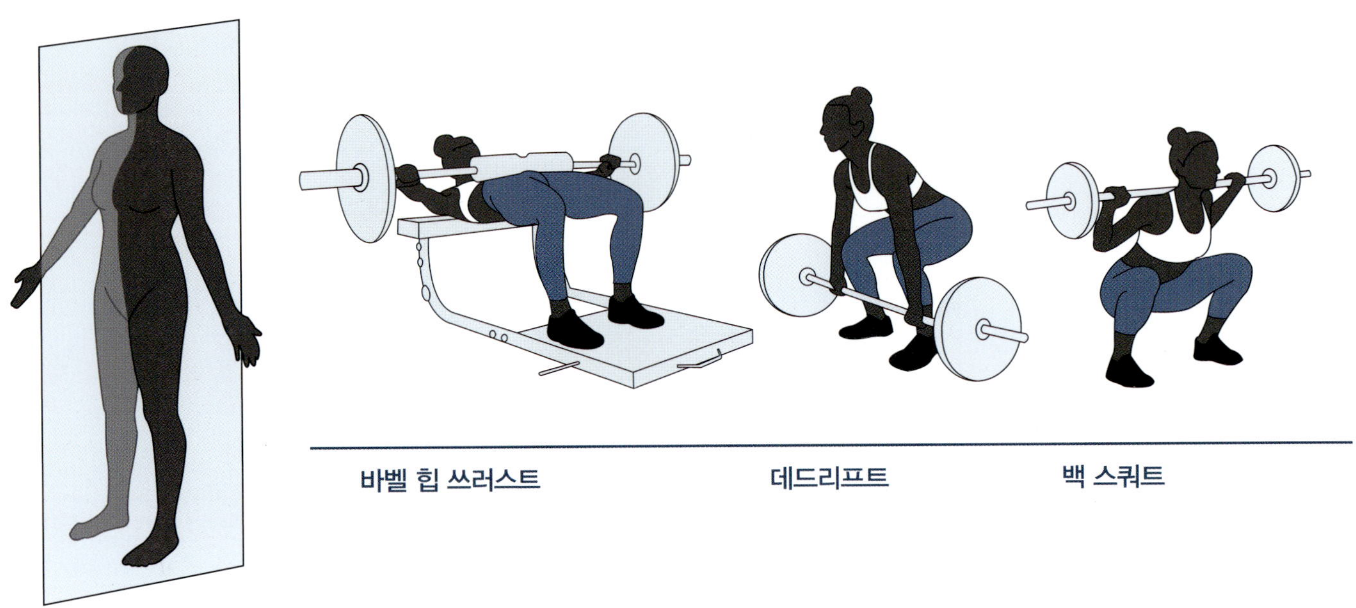

횡단면은 몸을 상반신과 하반신으로 나눈다. 예를 들어 밴드 또는 케이블 힙 익스터널 로테이션과 같은 회전 운동이 있다. 횡단면 운동은 상부 및 하부 둔근을 모두 대상으로 한다.

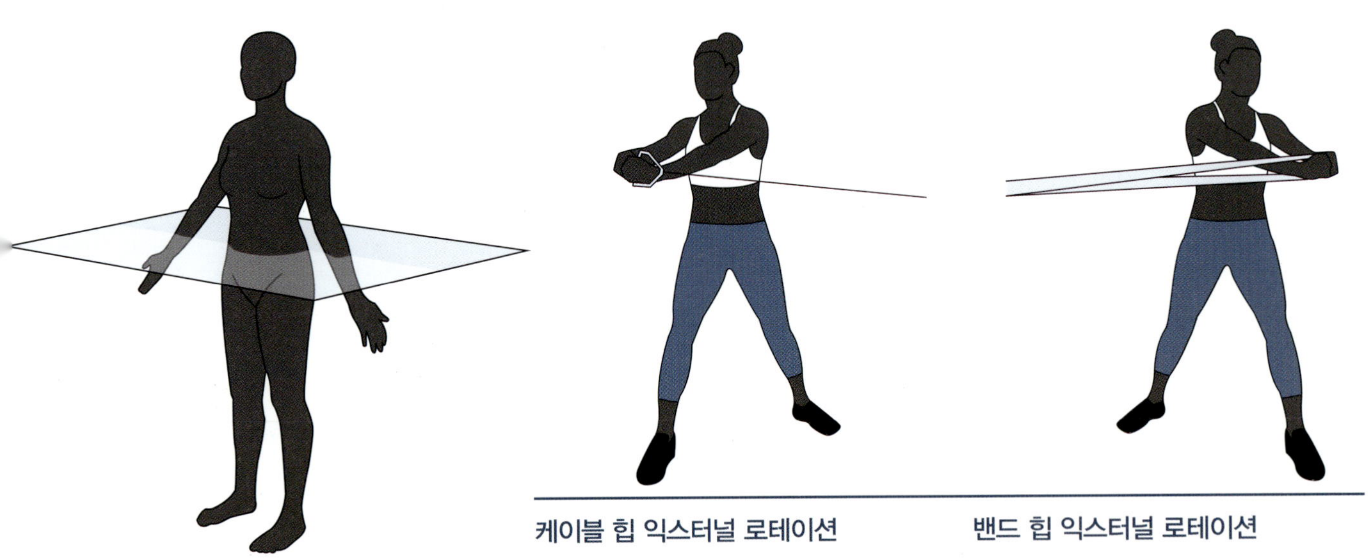

운동 평면을 사용하여 움직임을 분류하면 움직임이 발생하는 위치를 알 수 있긴 하지만 완전한 그림을 그리지는 못한다. 둔근 운동을 정확하게 분류하려면 움직임이 발생하는 위치뿐만 아니라 신체에 대한 저항선인 힘 벡터도 살펴봐야 한다.

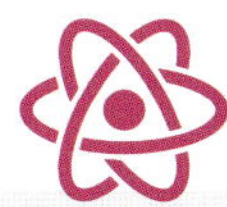

근육 모멘트 암

근육 모멘트 암은 지렛대의 측정치다. 근육이 특정 평면에서 모멘트 암을 가지고 있다면, 그 근육이 활성화되거나 늘어날 때 관절은 그 방향으로 회전하게 된다. 모멘트 암은 근육의 정교한 기능을 결정할 때 간과되는 경우가 많다. 그러나 근육이 특정 관절 각도에서 얼마나 효과적으로 회전력을 생성할 수 있는지 파악하는 데 필수적이다. 우리는 힘에 대해서는 근육의 수축에 대해 주로 생각하지만, 팔다리는 관절을 피벗으로 하여 각 운동을 하기 때문에 토크 또는 '회전력'라는 표현을 사용해야 한다. 토크의 양은 힘에 피벗으로부터의 수직 거리(모멘트 암 길이라고 하며, 그 순간 근육이 관절에 미치는 지렛대의 양)를 곱하여 계산한다. 피벗으로부터의 수직 거리가 길수록 토크가 커진다.

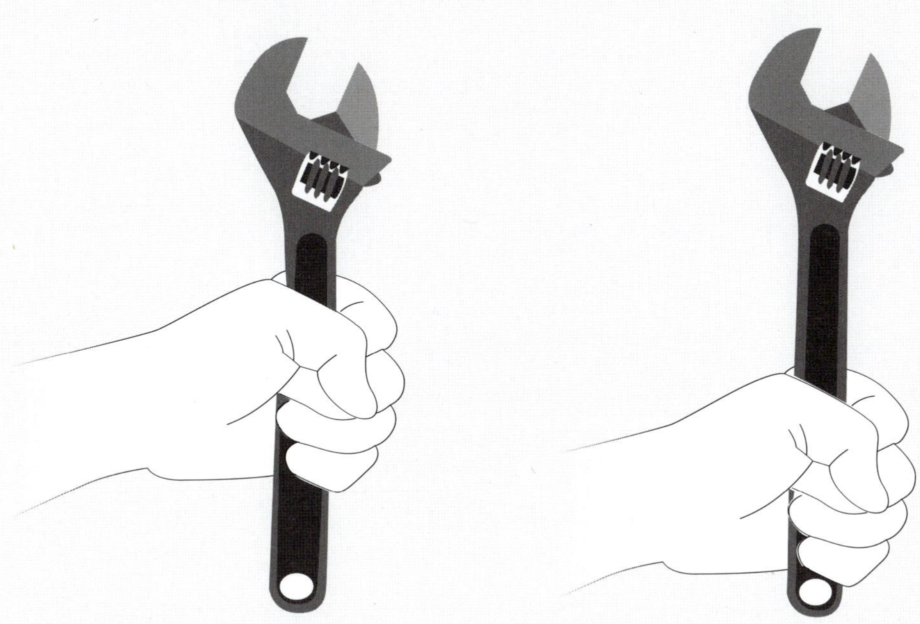

렌치를 손잡이 아래로 잡는 것이 위로 잡는 것보다 훨씬 쉽다. 모멘트 암이 길수록 레버에 같은 양의 근력을 가할 때 더 많은 토크를 생성할 수 있다.

운동 평면

근육은 시상면, 전두면, 횡단면의 세 가지 운동 평면 중 어느 평면에서나 모멘트 암(지렛대)을 가질 수 있다. 둔근은 최소 두 개의 평면에서 유의미한 모멘트 팔을 가지며, 세 번째 평면에서도 작지만 확실히 모멘트 팔을 가지는 것으로 보인다는 점에서 꽤 독특한 근육이다. 따라서 둔근은 고관절 신전에서는 핵심적인 역할을 하고, 고관절 외회전에서는 중요한 역할을 하며, 고관절 외전에도 다소 역할이 있다. 다음 차트에서 다른 고관절 근육과 둔근을 비교하여 볼 수 있다.[4]

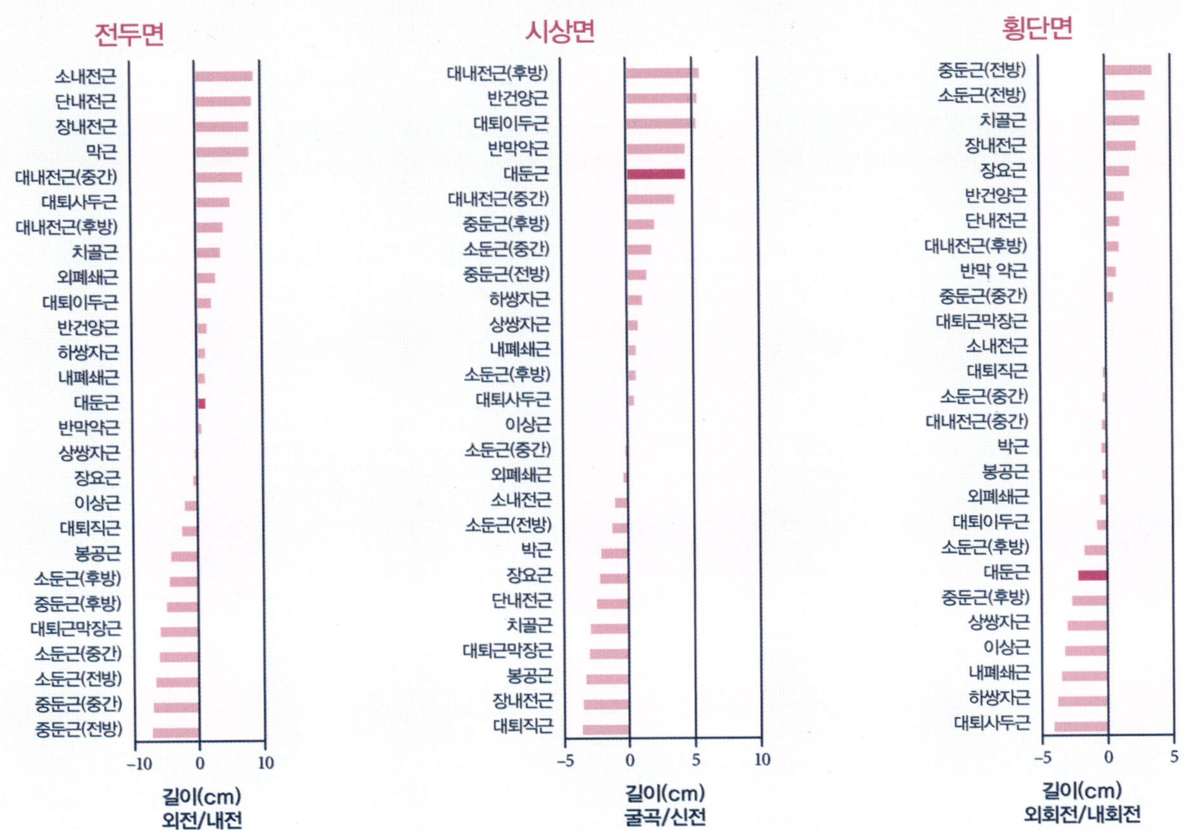

발췌: "Actions of hip muscles" by W. F. Dostal et al.

부하/힘 벡터

저항선을 기준으로 운동을 구성하면 움직임을 분류할 때 정확도가 한층 더 높아진다. 물리학에서 벡터는 크기와 방향을 모두 포함한다. 하지만 벡터는 저항선 또는 신체에 대한 부하의 방향이라는 측면에서도 생각할 수 있다. 예를 들어 바벨 백 스쿼트를 수행할 때 등에 가해지는 바벨은 수직 하중으로 간주되며, 이는 축 방향 벡터로 해석된다. 힘 벡터는 몸의 포지션에 따라 달라진다. 서 있는 자세(백 스쿼트)에서의 수직 하중은 축 방향 벡터를 형성하지만, 앙와위 자세(바벨 힙 쓰러스트)에서의 수직 하중은 앞뒤 방향 벡터를 형성한다. 이러한 이유로 나는 전후방 벡터가 있는 움직임을 수평 하중이라고 부르는데, 다시 한 번 신체 포지션에 대한 부하 방향을 고려하기 때문이다.

힘 벡터는 엉덩이가 움직이는 동안 둔근 활성화 수준을 결정하는 데도 도움이 된다. 굴곡 및 신전 운동 범위를 통해 고관절에 가해지는 텐션을 측정하는 것을 토크 앵글 커브torque angle curve라고 한다. 토크 앵글 커브는 텐션의 수준을 측정하는 것 외에도 움직임의 특정 단계에서 더 어렵거나 더 쉬운 것처럼 노력을 측정하는 것으로 생각할 수 있다. 예를 들어 스쿼트와 같이 수직(축 방향)으로 부하가 걸리는 운동은 하단 위치에서 매우 어렵고 상단 위에서 더 쉬운 토크 앵글 커브를 갖는다. 힙 쓰러스트와 같이 수평(전후) 부하가 걸리는 운동은 동작 범위 전체에 걸쳐 더 평평하고 일관된 토크 앵글 커브를 갖는다. 즉, 힘 벡터에 따라 고관절 신전 운동 범위에서 움직임이 더 쉬워지거나,

더 어려워지거나, 일관성이 유지된다.

따라서 힘 벡터를 결정하려면 저항의 방향 또는 선(부하의 위치)과 몸의 위치라는 두 가지를 고려해야 한다.

저항의 방향

둔근 운동에는 축(수직), 전후(수평), 외측(측면), 비틀림(회전) 등 네 가지 유형의 힘 벡터가 있다. 하지만 움직임이 여러 평면의 조합에서 발생하는 것처럼 힘 벡터도 서로 혼합되어 조합 벡터를 형성할 수 있다. 예를 들어 축 방향 전후 벡터(수직-수평 혼합 하중)는 대각선 부하 또는 저항선이다. 앞으로 여러 페이지에서 다양한 벡터 혼합에 대해 다루겠지만, 방금 언급한 다섯 가지가 가장 일반적인 것이다.

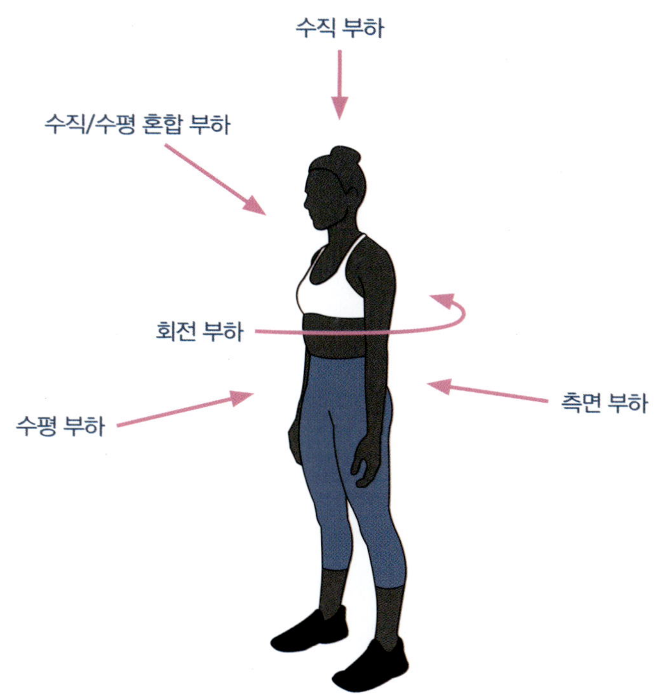

둔근 훈련의 주요 부하/힘 벡터

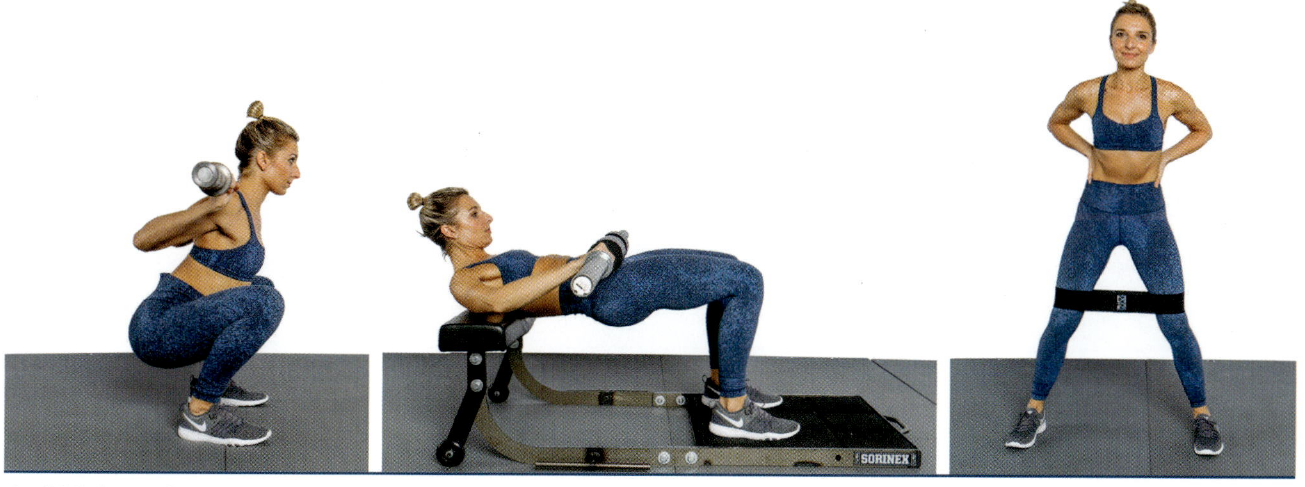

수직 부하: 스쿼트 / 수평 부하: 힙 쓰러스트 / 측면 부하: 래터럴 밴 워크

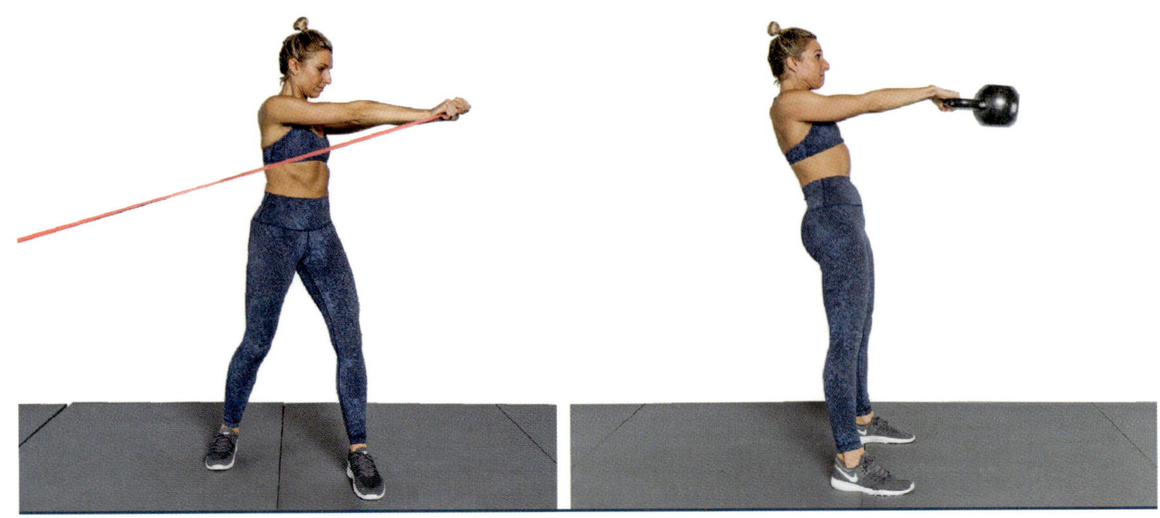

회전 부하: 힙 로테이션

수직/수평 혼합 부하: 케틀벨 스윙

지금까지는 똑바로 서 있는 사람의 힘 벡터를 살펴봤지만, 둔근 운동에는 서기, 앉기, 무릎 꿇기, 앙와위(엎드려 누운 자세), 사이드 라잉(옆으로 누운 자세), 복와위(엎드려 누운 자세), 쿼드럽(손과 무릎을 꿇은 자세) 등 다양한 자세가 존재한다. 다음은 각각의 운동 예시이다.

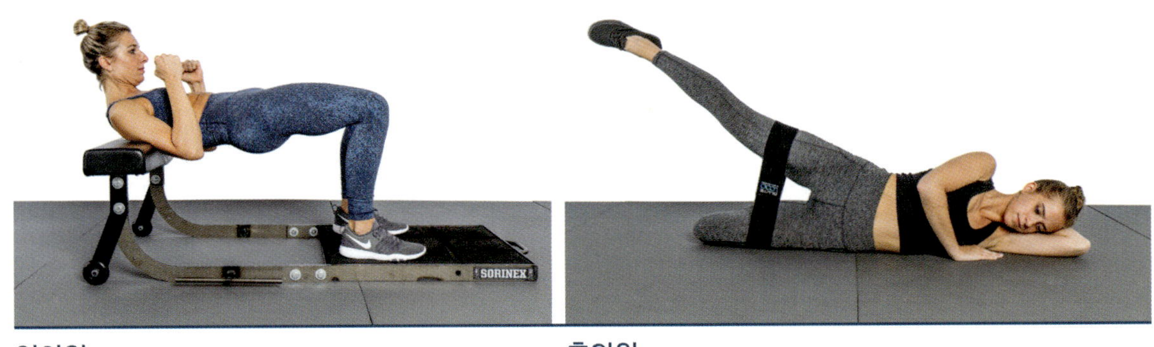

앙와위

측와위

복와위

네발기기

무릎 꿇기

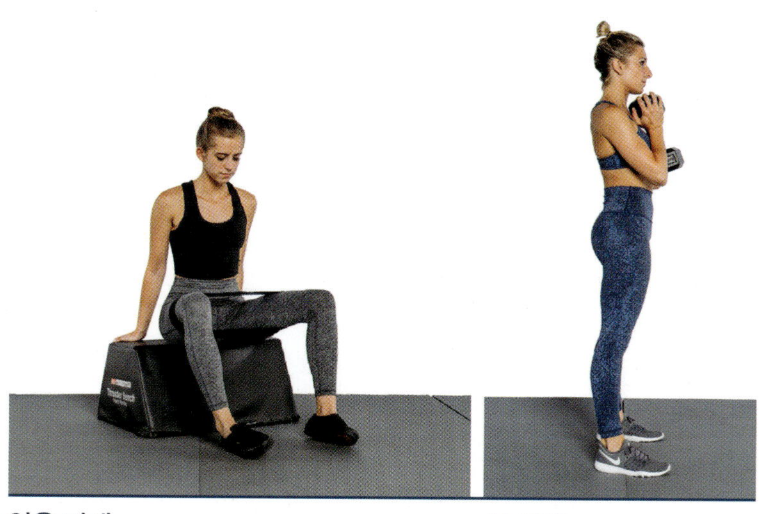

앉은 자세 선 자세

운동 평면과 힘 벡터를 이해한 후에는 움직임 패턴과 부하 위치에 따라 둔근 훈련 운동을 분류할 수 있다. 이것이 바로 앞으로 이어질 페이지에서 설명할 내용이다. 하지만 개별 카테고리를 살펴보기 전에 특정 운동이 다른 운동과 둔근에 다르게 작용하는 이유를 이해하는 것이 중요하며, 이는 무릎의 작용에 의해 결정된다.

무릎 동작

이 파트의 다른 장을 읽었다면 스쿼트와 데드리프트는 최대 수축 시 둔근 길이를 늘리고 글루트 브릿지와 힙 쓰러스트는 최대 수축 시 둔근 길이를 줄인다는 것을 알고 있을 것이다. 전자는 둔근을 더 많이 단련하지만 모든 근육 섬유를 활성화하지는 못하며 통증을 유발할 수 있다. 반면에 후자는 상부 둔근과 하부 둔근을 모두 단련하고 근육을 최대로 수축시키며 통증이 심하지 않는다.

고관절 신전은 관절 동작이며 둔근을 작동시키는 움직임 패턴이다. 우리는 여기에 더해 고관절 신전 동작 중 무릎의 위치와 무릎 동작에 대해서 자세히 알아볼 것이다. 고관절 신전 무릎 동작을 살펴보면 어떤 운동이 둔근의 특정 부위를 발달시키고 그 이유를 파악할 수 있을 뿐만 아니라 운동이 둔근 우세인지, 대퇴사두근 우세인지, 햄스트링 우세인지 판단할 수 있다. 고관절 신전 운동에서의 무릎 동작에는 힙 쓰러스트처럼 무릎이 구부러진 상태를 유지하거나, 스쿼트처럼 무릎을 구부렸다가 곧게 펴거나, 데드리프트나 백 익스텐션처럼 무릎을 곧게 펴거나 약간 구부리는 세 가지 주요 범주가 있다. 세 가지 동작을 모두 살펴보고 엉덩이를 신전하는 동안 활성화가 가장 높고 가장 낮은 위치를 표시해보겠다.

무릎이 구부러진 상태 유지

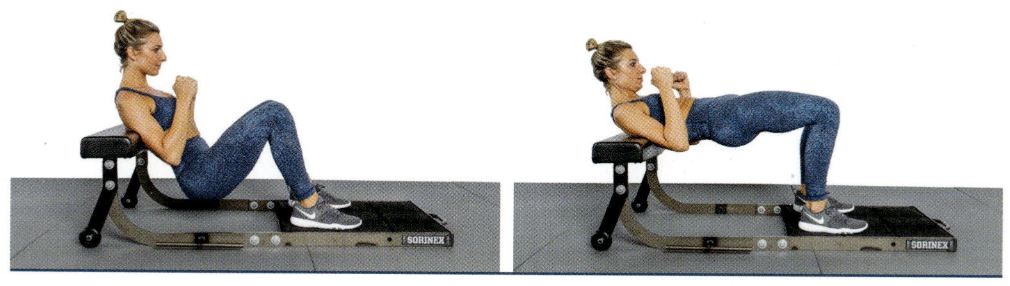

무릎을 구부렸다 펴기

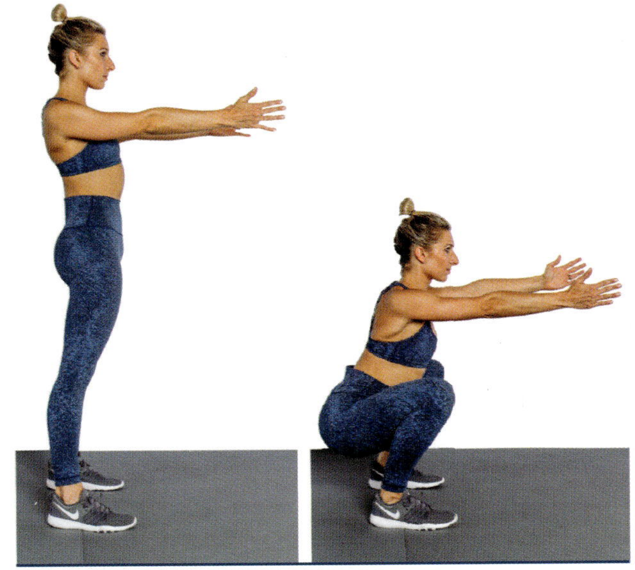

무릎을 곧게 펴거나 약간 구부림

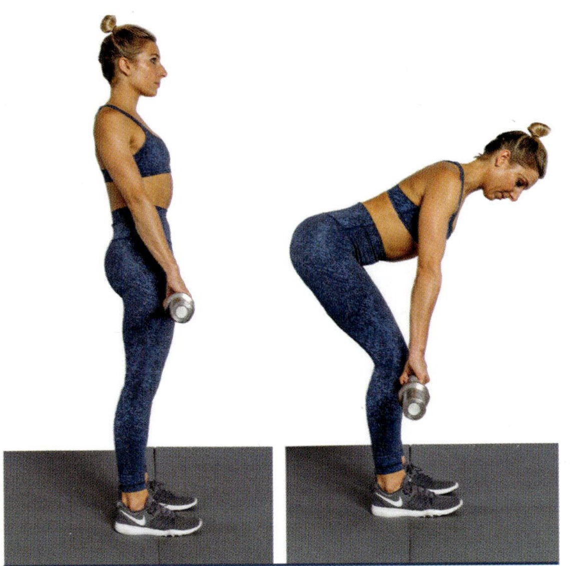

과학이 말하다: 무릎 동작

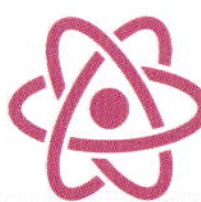

연구에 따르면 무릎의 각도는 엉덩이를 신전하는 힘을 생성할 때 대둔근 근전도 진폭에 영향을 미치는 것으로 나타났다.

무릎을 구부린 상태에서 고관절 신전을 수행하려고 하면(무릎 굴곡 상태) 다리를 곧게 펴고 고관절 신전을 수행하려고 하는 것보다 (무릎 신전 상태) 더 큰 대둔근 EMG 진폭을 유발한다.

예를 들어 Sakamoto 등(2009)은 다양한 관절 각도에서 네 가지 복와위 고관절 신전 움직임 동안 대둔근 EMG 진폭을 조사했다. 그들은 무릎 신전, 무릎 굴곡, 고관절 외회전 및 무릎 신전, 고관절 외회전 및 무릎 굴곡에서 복와위 고관절 신전을 테스트했다. 연구진은 무릎 굴곡에서 수행된 고관절 신전이 무릎 신전에서 수행된 고관절 신전보다 대둔근 근전도 진폭이 더 크다는 것을 발견했다(최대 자발적 등척성 수축 또는 MVIC의 23% 대 13%).[5]

0, 30, 60, 90, 110도의 무릎 각도를 조사한 Kwon 등(2013)의 연구에서도 비슷한 결과가 관찰되었다. 무릎 굴곡 0도 및 30도에서의 대둔근 근전도 진폭은 무릎 굴곡 60도, 90도, 110도(MVIC의 63~65%)보다 훨씬 낮았다(각각 48% 및 53%).[6]

무릎을 구부린 자세 유지(둔근 우세)

힙 쓰러스트나 글루트 브릿지처럼 무릎이 구부러진 상태를 유지하면 고관절을 펴는 역할을 하는 햄스트링(고관절 신전근)이 그 정도로 느슨해져 최대한의 텐션을 만들 수 없기 때문에 둔근 활성화가 더 높아진다. 즉, 햄스트링의 도움을 많이 받지 못하기 때문에 둔근이 엉덩이를 신전하는 데 가장 큰 역할을 해야 한다. 또한 무릎이 구부러진 상태를 유지할 때 둔근에 지속적인 텐션이 가해지기 때문에 엉덩이를 굴곡하고 신전할 때 둔근이 많이 활성화된다. 움직임은 여전히 아래쪽보다 위쪽이 더 어렵지만 햄스트링 활성화가 감소하기 때문에 전체 움직임 범위에서 더 높은 수준의 활성화 수준을 유지한다. 그렇기 때문에 글루트 브릿지와 힙 쓰러스트와 같은 구부린 무릎 고관절 신전 운동은 주로 둔근을 작동시키기 때문에 둔근 우세 운동으로 간주된다.

무릎 구부리고 곧게 펴기(대퇴사두근 우세)

무릎이 굽혀졌다가 펴질 때(굴곡과 신전), 둔근은 신장되며 동작의 하위 지점에서 최대 수축에 도달한다. 이는 엉덩이와 둔근에 걸리는 텐션이 동작의 하단에서 가장 크고, 상단 위치에 도달할수록 활성도는 낮아진다는 것을 의미한다. 스쿼트나 런지를 생각해보라. 이러한 운동은 하단 지점에서 둔근이 늘어날 때 가장 힘들고 고관절을 신전하여 둔근의 길이가 줄어들수록 쉬워진다. 또한 스쿼트에서 똑바로 서기 위해 무릎과 엉덩이를 신전할 때 대퇴사두근의 도움을 많이 받기 때문에 둔근의 활성화가 더욱 줄어든다. 그렇기 때문에 스쿼트와 런지는 둔근이 활성화되어 있고 여전히 움직임을 수행하는 데 중요한 역할을 하지만 대퇴사두근이 지배적인 움직임으로 간주된다. 간단히 말해, 대퇴사두근은 주동근 또는 운동 중에 작용하는 주요 근육이다.

무릎을 곧게 펴거나 약간 구부리기(햄스트링 우세)

데드리프트와 같이 무릎을 곧게 펴거나 약간 구부린 상태(햄스트링이 우세)에서는 고관절을 신전하고 몸통을 들어 올릴 때 햄스트링의 도움을 많이 받기 때문에 둔근의 활성화가 줄어든다. 그렇기 때문에 데드리프트는 둔근이 활동적이고 여전히 움직임을 수행하는 데 중요한 역할을 하지만, 햄스트링 위주의 운동으로 간주된다. 간단히 말해, 햄스트링이 주동근이다.

힘 벡터+무릎 동작

힘 벡터와 무릎 동작 분류를 결합하면 둔근을 단련하는 데 얼마나 좋은 운동인지 더 정확하게 예측할 수 있다. 이렇게 하면 고관절 신전 운동을 다음 7가지 범주로 나눌 수 있다.

고관절 신전의 힘 벡터 + 무릎 동작 운동 카테고리

힘 벡터(부하)	무릎 동작	운동 예시	주로 일하는 근육
전후방(수평 부하)	구부림	힙쓰러스트 글루트 브릿지	1. 둔근 2. 대퇴 3. 햄스트링
전후방(수평 부하)	폄	백 익스텐션 리버스 하이퍼	1. 둔근 2. 햄스트링 3. 기립근(허리)
전후방(수평 부하)	구부리고 폄(굴곡과 신전)	동키 킥 풀-쓰루	1. 둔근 2. 대퇴 3. 햄스트링
전후방(수평 부하)	펴고 구부림(신전과 굴곡)	글루트 햄 레이즈 롤링 레그 컬	1. 햄스트링 2. 기립근 3. 둔근
축방향(수직 부하)	반 구부림 또는 폄	데드리프트 루마니안 데드리프트 스티프-레그 데드리프트	1. 햄스트링 2. 하부 둔근 3. 대퇴
축방향(수직 부하)	구부림과 폄(굴곡과 신전)	스쿼트 런지스쿼트 런지	1. 대퇴 2. 하부 둔근 3. 햄스트링
축/전후방 혼합	다양함	45도 하이퍼 워킹 런지	동작에 따라 다양함

다소 복잡하지만 힘 벡터와 무릎 동작 카테고리를 적용하면 다양한 유형의 고관절 신전 운동에 대한 포괄적인 그림이 그려진다.

둔근 운동 카테고리: 모든 것을 종합하기

둔근 트레이닝 프로그램이 기능적이고 균형 잡히도록 하려면, 모든 움직임 평면, 힘 벡터, 그리고 무릎의 작용 형태를 포함한 운동을 수행해야 한다. 이러한 분류 기준을 종합하면 둔근 운동은 다섯 가지 범주로 나눌 수 있다: 수직 부하 운동, 수평 부하 운동, 회전 운동, 횡단면외전 운동, 그리고 전두면외전 운동이다. 여기서 주의할 점은, 전두면과 횡단면 운동 모두 측면 부하 운동으로 분류되지만, 신체 위치에 따라 둔근을 자극하는 방식에는 약간의 차이가 있다는 것이다. (이에 대해서는 곧 자세히 다룰 것이다.)

트레이너, 리프터, 운동선수들이 저지르는 가장 큰 실수 중 하나는 한 가지 부위의 운동만 퍼포먼스를 하는 것이다. 고객의 프로그램이 균형 잡힌 웰니스 프로그램이 되도록 하기 위해 나는 부하와 벡터 분류를 사용하는 3의 법칙 원칙을 만들었다. 일주일 동안 수행하는 둔근 운동의 약 1/3은 수평, 1/3은 수직, 1/3은 회전 및 측면(전두면과 횡단면 외전 운동 포함)으로 구성해야 한다. 3의 법칙은 200쪽에서 더 자세히 설명한다. 여기서 이해해야 할 중요한 점은 3의 법칙은 부하와 포지션의 균형 잡힌 조합을 만들어 모든 각도에서 둔근을 목표로 삼는 방법이라는 것이다.

다음의 둔근 운동 카테고리 인포그래픽을 살펴보면 각 카테고리가 운동 평면, 힘 벡터 및 무릎 동작에 따라 둔근에 조금씩 다르게 작용한다는 것을 알 수 있다. 이 인포그래픽을 사용하여 3의 법칙 프로그램 디자인 템플릿에 사용할 운동을 선택할 수 있다. 하지만 이 차트에 포함된 것보다 훨씬 더 많은 운동 옵션과 더 많은 카테고리(혼합 운동도 있다는 점을 기억해라)가 있다는 점을 인식하는 것이 중요하다. 각 카테고리와 해당 카테고리에 속하는 운동에 대해 자세히 알아보려면 계속 읽어 보라.

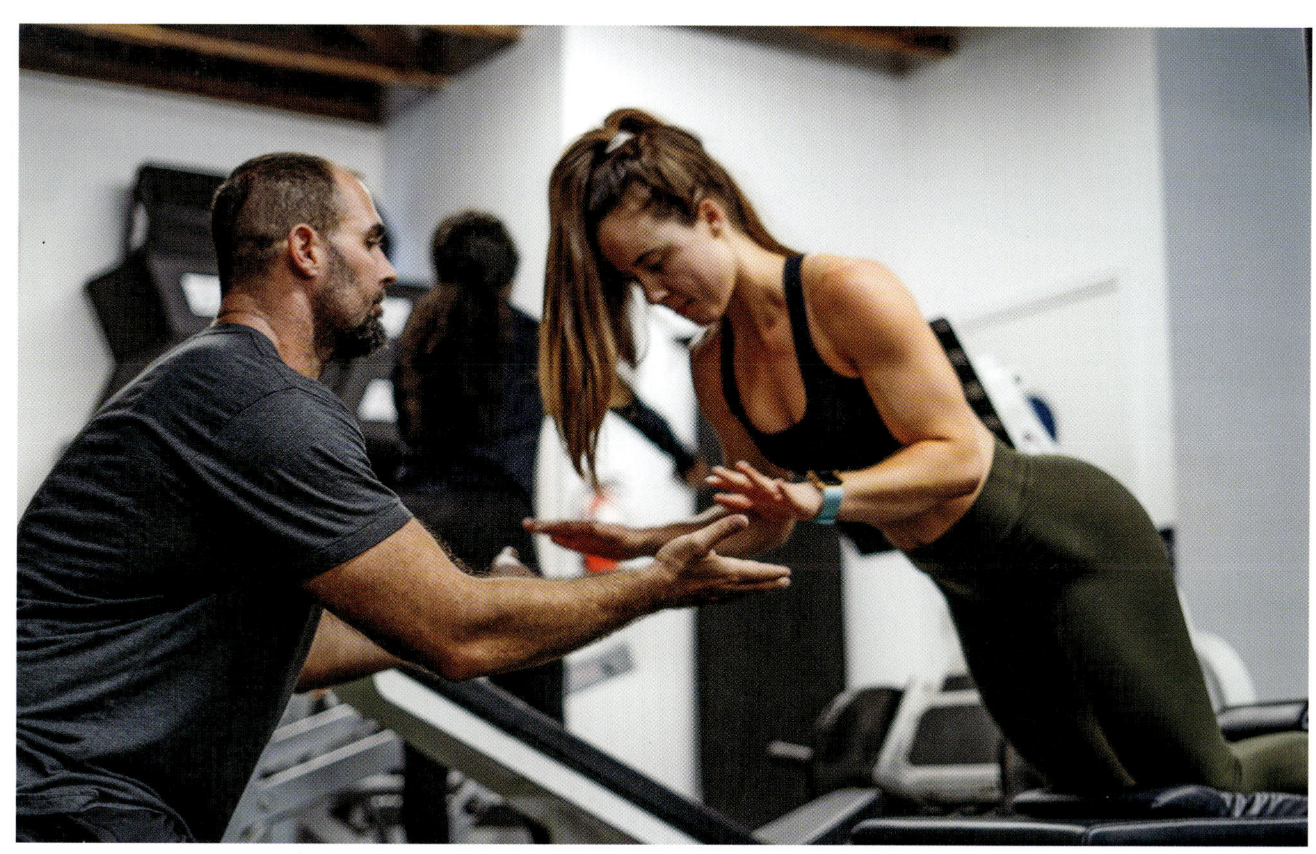

둔근 운동 카테고리

전두면 외전

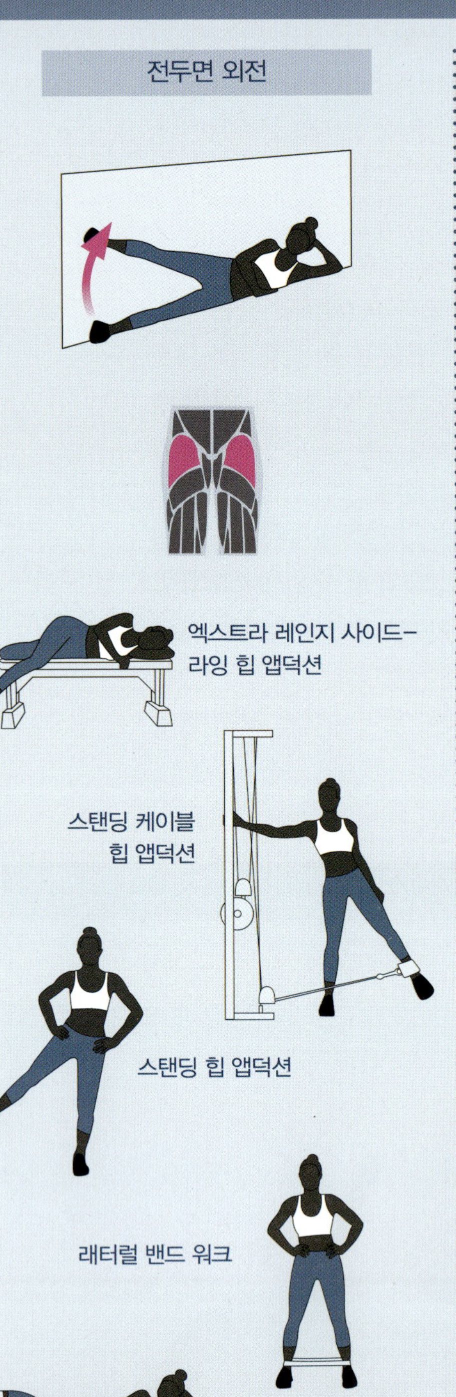

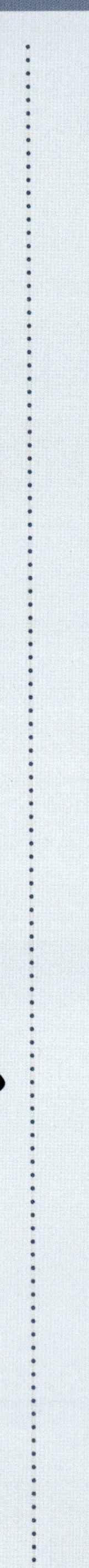

횡단면 외전

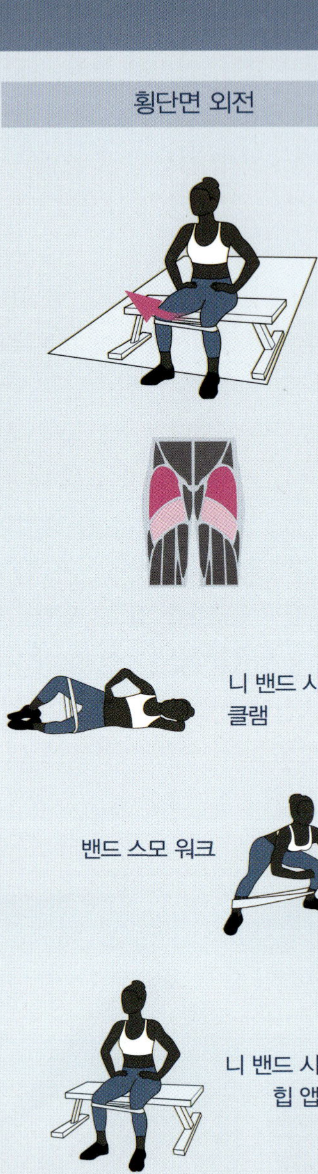

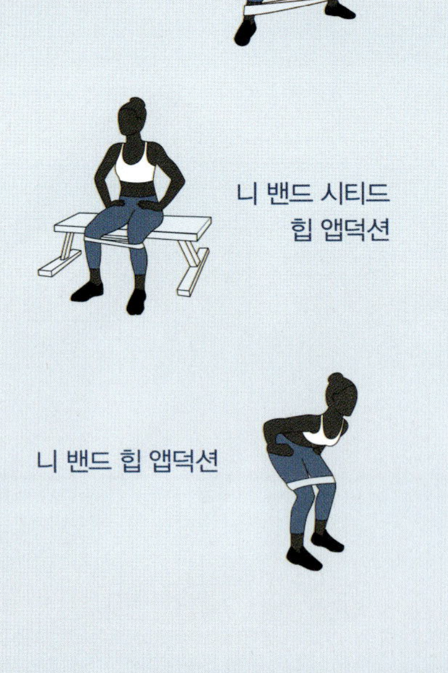

회전

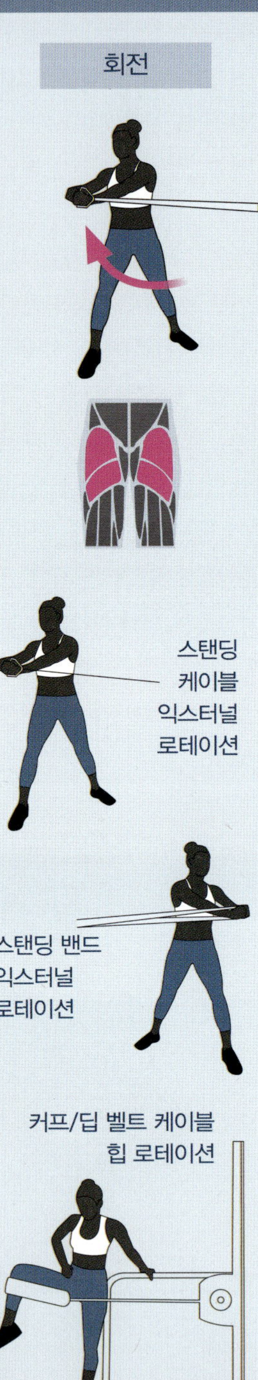

수평 부하

바벨 힙 쓰러스트

아메리칸 힙 쓰러스트

백 익스텐션

케이블 풀 쓰루

케이블 킥백

펜듈럼 쿼드럽 힙 익스텐션

밴드 쿼드럽 힙 익스텐션

핏-엘리베이티드 글루트 브릿지

스탠딩/닐링 밴드 힙 힌지

프로그 펌프

바벨 글루트 브릿지

더블 밴드 힙 익스텐션

수직 부하
불가리안 스플릿 스쿼트
런지
박스 스쿼트
풀 스쿼트
프런트 스쿼트
랜드마인 스쿼트
데피싯 커트시 런지
스텝업
스티프-레그 데드리프트
트렌디셔널 데드리프트
스모 데드리프트

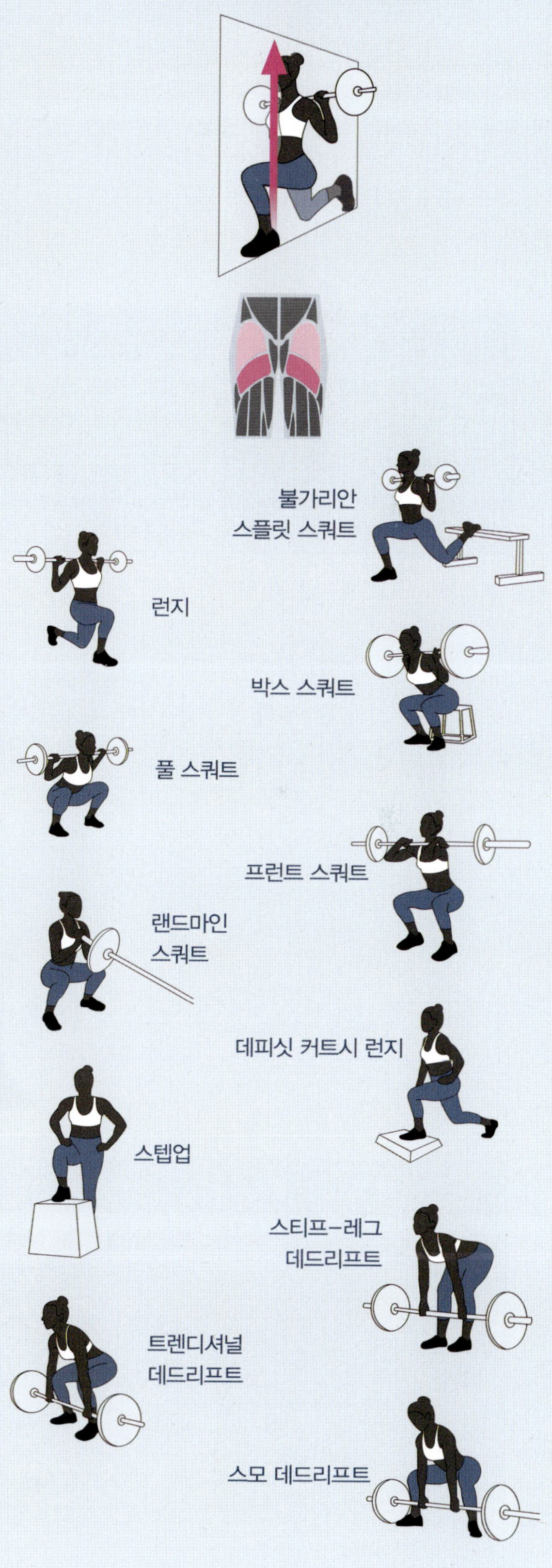

수직 부하 운동

수직 부하 운동은 신체에 가장 힘든 운동이며 상부 둔근보다 하부 둔근을 더 많이 단련한다.

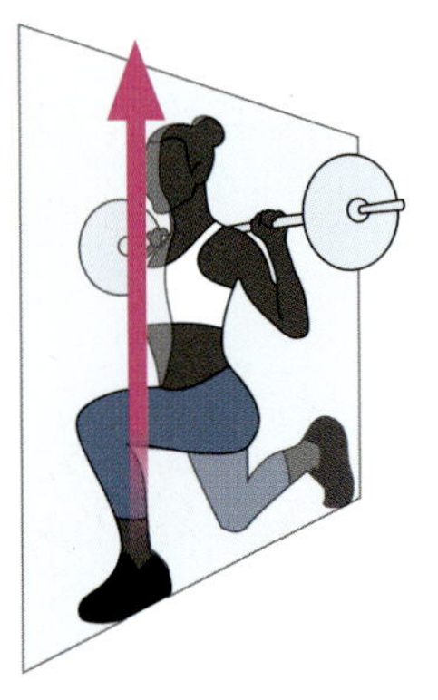
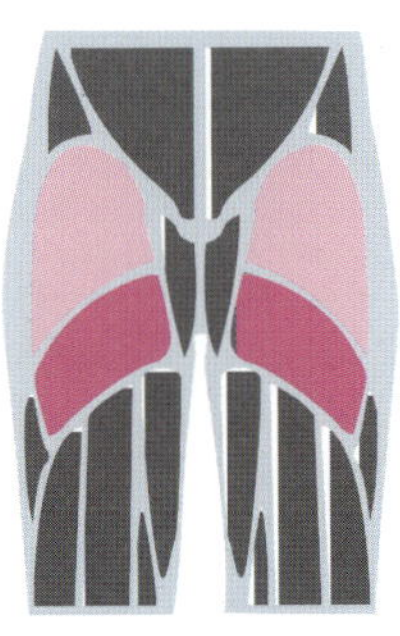

신체 포지션	운동
선 자세	스쿼트, 데드리프트, 굿모닝, 런지, 스텝업 및 스텝 다운, 불가리안 스플릿 스쿼트, 피스톨 및 싱글 레그 박스 스쿼트, 스케이터 스쿼트, 싱글 레그 RDL 및 킹 데드리프트, 올림픽 리프팅
누운 자세	누워서 하는 수평 레그 프레스 머신
무릎 꿇은 자세	닐링 스쿼트

수평 부하 운동

수평 부하 운동은 전체적으로 부담이 적고 상부 및 하부 둔근 최대 부위를 모두 활성화한다.

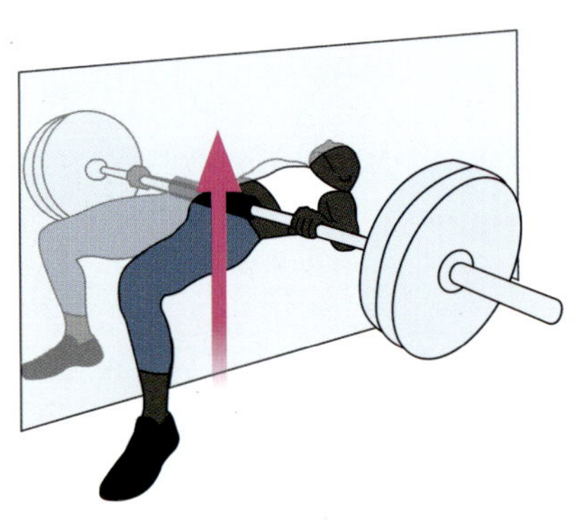
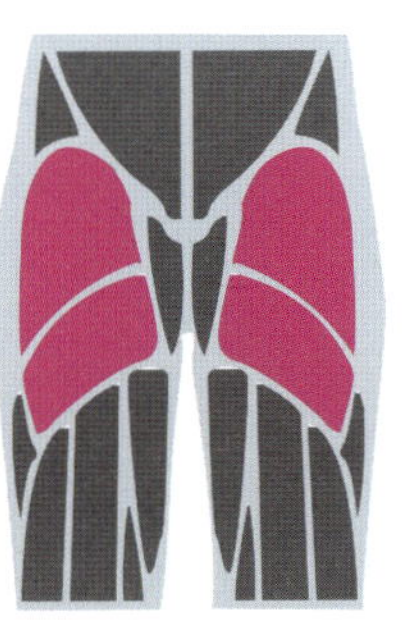

신체 포지션	운동
누운 자세	밴드/덤벨/바벨 싱글 레그 및 더블 레그 힙 쓰러스트, 덤벨/바벨 싱글 및 더블 레그 글루트 브릿지, 밴드/덤벨 프로그 펌프 및 프로그 쓰러스트
엎드린 자세	싱글 및 더블 레그 백 익스텐션, 싱글 및 더블 레그 앵클 웨이트 리버스 하이퍼스
네발 기기 자세	펜듈럼 쿼드럽 고관절 신전, 쿼드럽 밴드 및 케이블 킥백
선 자세	케이블 풀-스루, 밴드 및 케이블 스탠딩 힙 쓰러스트, 스탠딩 밴드 및 케이블 킥백
무릎 꿇은 자세	밴드 및 케이블 닐링 힙 쓰러스트

수직 및 수평 부하가 결합된 운동

복합 운동은 여러 가지 힘 벡터가 혼합된 형태로, 몸에 대각선 방향에서 작용하거나, 운동 범위에 따라 벡터가 변하는 방식이다. 예를 들어, 45도 하이퍼익스텐션은 굿모닝(수직 벡터)과 백 익스텐션(수평 벡터)이 결합된 형태로 볼 수 있다. 혹은 단순히 두 가지 형태의 저항을 포함할 수도 있다. 예를 들어 힙 밴드를 착용한 스미스 머신 무릎 스쿼트는 엉덩이를 뒤로 당기는 밴드에 의해 수평 저항이 발생하고, 어깨 위에 얹힌 바벨에 의해 수직 저항이 가해진다. 이러한 유형의 운동은 둔근 대근의 상부와 하부 분절을 모두 자극한다.

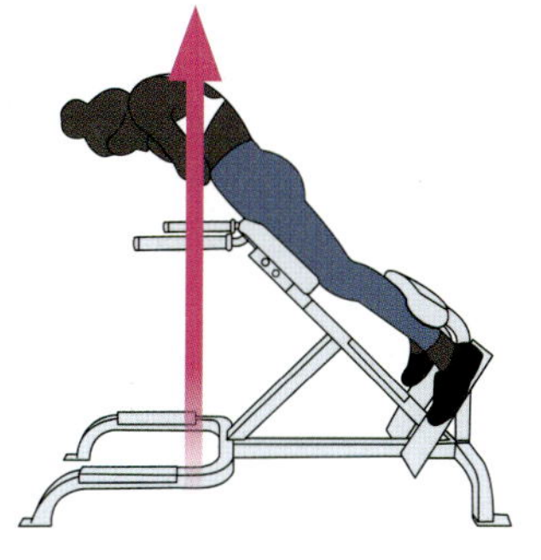

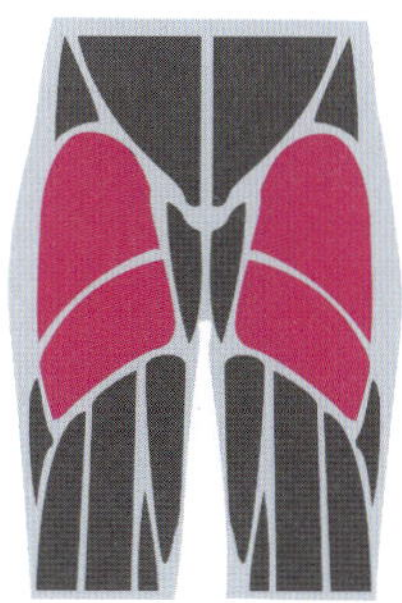

신체 포지션	운동
선 자세	케틀벨 스윙, 슬레드 푸시, 워킹 런지, 힙 밴드+바벨 루마니안 데드리프트, 4 웨이 힙 머신 힙 익스텐션
엎드린 자세	펜듈럼 싱글 레그 및 더블 레그 리버스 하이퍼, 싱글 및 더블 레그 45도 하이퍼, 리버스 핵 스쿼트
누운 자세	싱글 및 더블 레그 45도 힙 슬레드(레그 프레스), 핵 스쿼트
무릎 꿇은 자세	힙 밴드+바벨(또는 스미스 머신) 닐링 스쿼트/쓰러스트, 쿼드럽 펜듈럼 동키 킥

전두면 고관절 외전 운동

전두면 측면 운동은 대둔근의 상부 세분화를 목표로 한다.

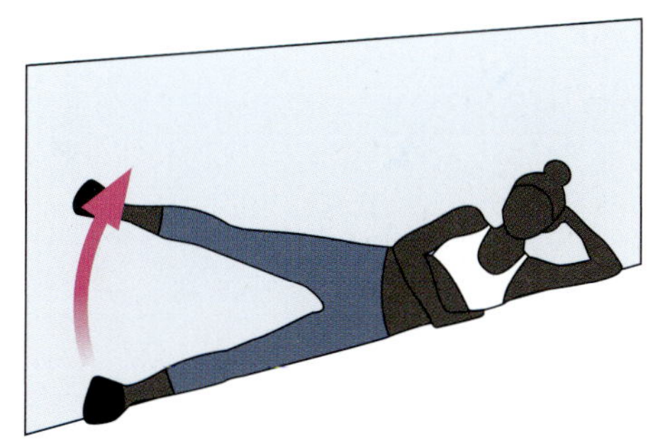

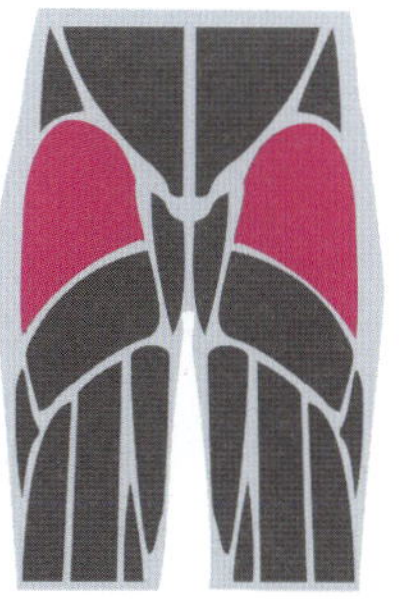

신체 포지션	운동
옆으로 누운 자세	니 밴드 사이드 라잉 힙 앱덕션, 앵클 웨이트 사이드 라잉 힙 앱덕션, 엑스트라 레인지 사이드 라잉 힙 앱덕션(오프 벤치), 탑 레그 어브덕션이 있는 사이드 라잉 힙 레이즈
누운 자세	니 밴드 수파인 벤트-레그 힙 앱덕션(글루트 브리지 상단 포지션)
엎드린 자세	앵클 밴드 힙 앱덕션
선 자세	래터럴 밴드/스모/X 워크, 롱 밴드 스탠딩 힙 앱덕션, 니 밴드 스탠딩 힙 앱덕션, 케이블 스탠딩 힙 앱덕션, 앵클 웨이트 스탠딩 힙 앱덕션, 더블 스탠딩 힙 앱덕션, 래터럴 슬레드 드래그

횡단면 고관절 외전 운동

횡단면 힙 앱덕션과 고관절 외회전 운동은 대둔근의 상부 및 하부 섬유를 모두 작동시킨다.

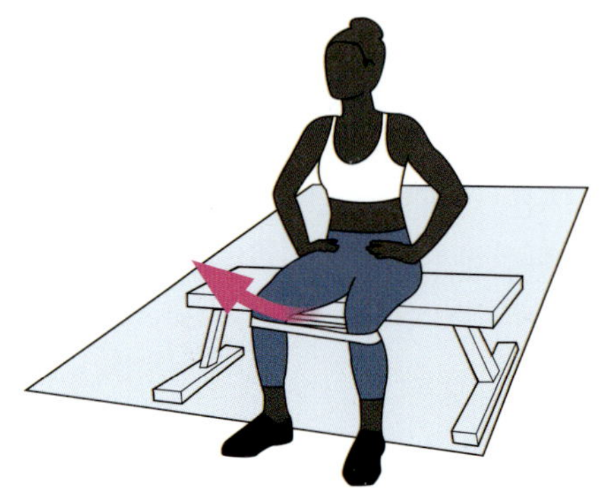

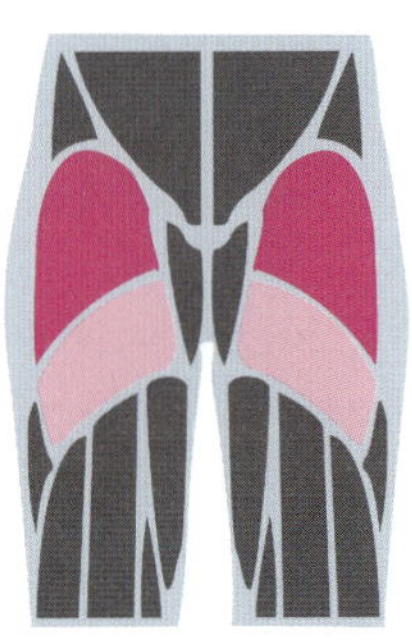

신체 포지션	운동
앉은 자세	머신 시트 힙 앱덕션(3레벨), 니 밴드 시트 힙 앱덕션(3레벨)
힙 힌지	니 밴드 힙 앱덕션
누운 자세	니 밴드 수파인 벤트-레그 힙 앱덕션(글루트 브리지 하단 포지션)(3-Level), 밴드 수파인 트랜스버스 힙 앱덕션
네발기기 자세	앵클 웨이트/니 밴드 파이어 하이드런트 및 더블 힙 앱덕션
옆으로 누운 자세	니 밴드 사이드 라잉 클램, 벤트-힙 벤트-무릎 레이즈, 엑스트라-레인지 벤트-힙 스트레이트 레그 레이즈(벤치에서)

횡단면과 전두면 결합 고관절 외전 운동

이 카테고리의 운동은 대둔근의 상부 및 하부 섬유를 모두 작동한다.

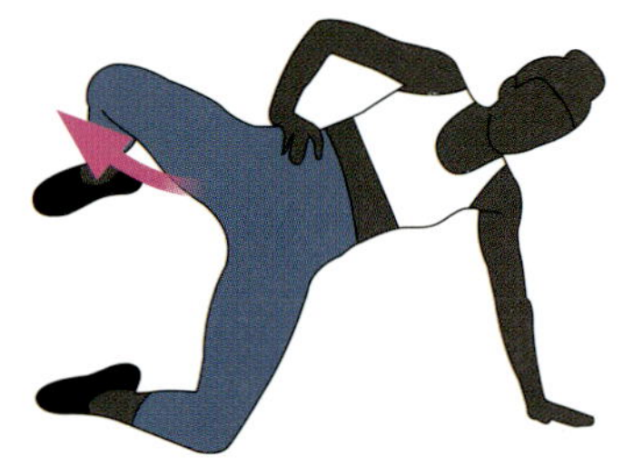

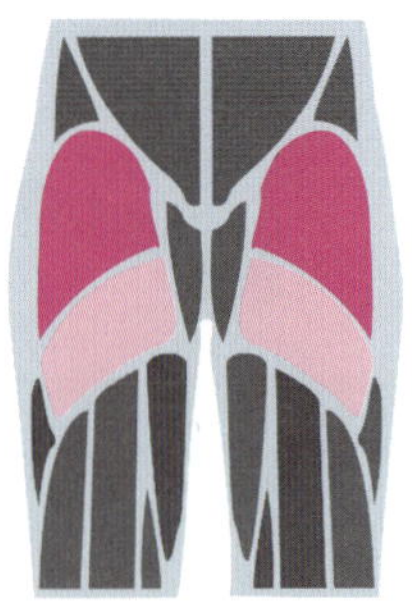

신체 포지션	운동
선 자세	니 밴드 바디웨이트 스쿼트, 점프 스쿼트, 글루트 브릿지; 래터럴 밴드 스쿼트 걷기; 포워드/백워드 밴드 워크(몬스터, 지그재그)
옆으로 누운 자세	바디웨이트 및 니 밴드 사이드 라잉 힙 레이즈

수직, 수평 및 측면 운동 결합

이 카테고리의 운동은 대둔근의 상부 및 하부 섬유를 모두 단련한다.

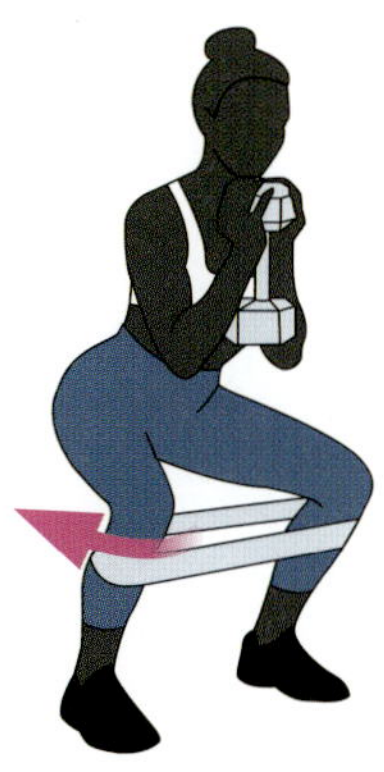
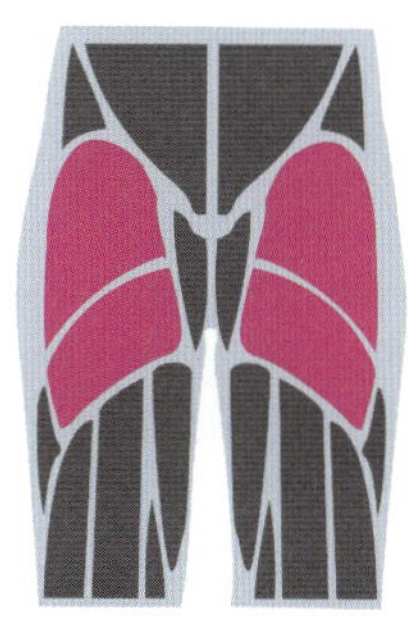

신체 포지션	운동
수직과 측면	니 밴드 고블릿, 프런트 및 백 스쿼트, 래터럴 런지 및 스텝업
수평과 측면	니 밴드 덤벨, 힙 밴드, 바벨 글루트 브릿지 및 힙 쓰러스트

회전 운동

엉덩이 외회전 운동은 대둔근의 상부 및 하부 섬유를 모두 단련한다.

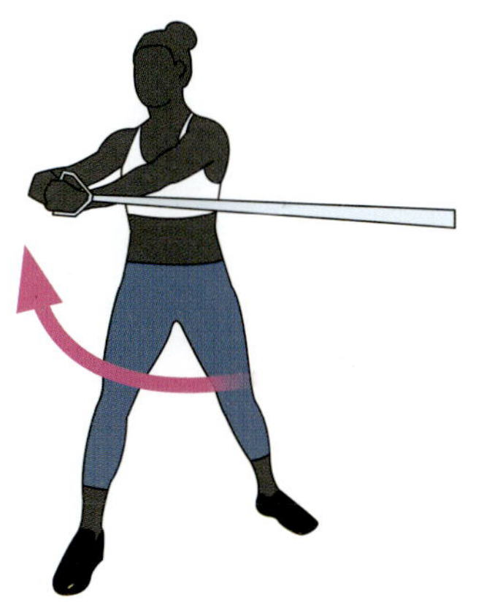
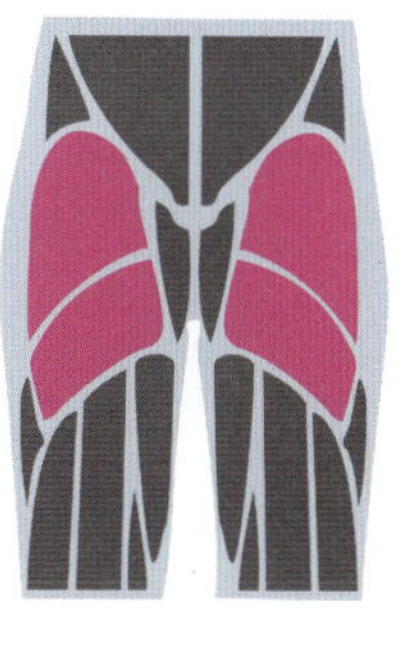

신체 포지션	운동
선 자세	케이블 및 밴드 스탠딩 힙 익스터널 로테이션, 케이블 및 밴드 스탠딩 안티 로테이션 프레스, 그래플러 및 랜드마인 회전, 커프/딥 벨트 케이블 힙 로테이션
하프-닐링 자세	케이블 및 밴드 하프 닐링 우찹, 케이블 및 밴드 하프 닐링 안티-로테이션 프레스

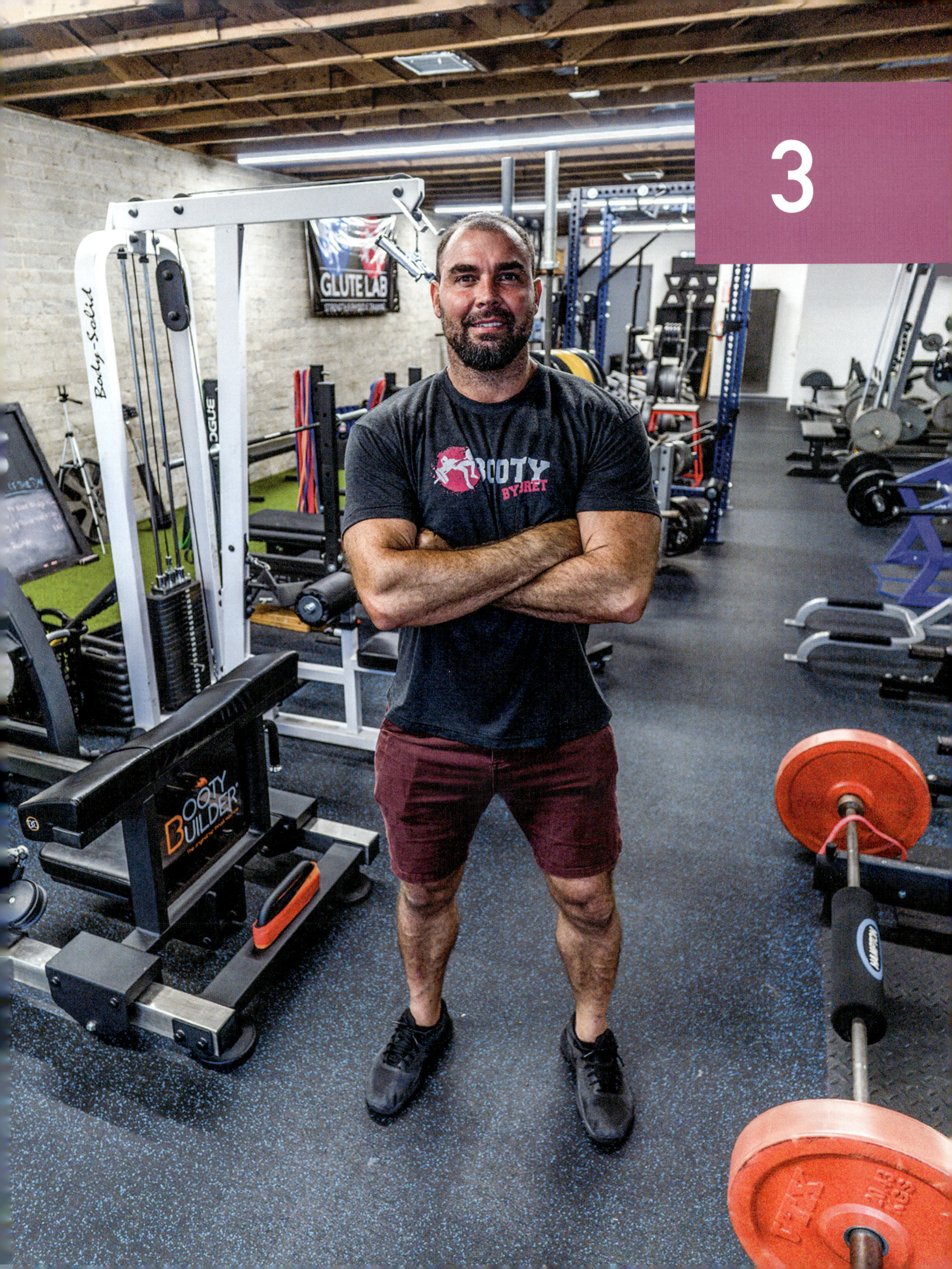

3

스트렝스 및 피지크 트레이닝의 기술

둔근 트레이닝은 일종의 부가 혜택에 불과하다. 우리같이 웨이트 트레이닝을 사랑하는 사람들은 흔히 근력 훈련이 충분한 자금 지원과 연구가 이루어진 분야라고 당연하게 생각한다. 하지만 이상적인 세상이라면, 다양한 집단과 훈련 방식에 대해 각각의 방법마다 50편 이상의 연구가 발표되고, 각 운동에 대해 체계적 문헌고찰과 메타분석까지 존재했을 것이다.

안타깝게도 그렇지 않다. 자금이 지원되는 대상은 심장병, 암, 비만, 만성 질환과 같이 우리를 죽이는 질병이다. 스트렝스 트레이닝, 그리고 그 연장선상에서 둔근 트레이닝은 사치로 간주된다. 그 결과 대규모의 장기적인 훈련 연구를 수행하는 데 필요한 자금이 지원되지 않는다.

활용할 수 있는 과학적 자료는 충분히 존재하지만, 그것만으로 결론을 내리기에는 아직 부족하다. 우리가 더 많은 것을 알아갈수록, 우리의 방법도 그에 따라 진화하게 될 것이다. 그동안 우리는 기존에 발표된 연구, 과학적 근거, 경험적 사례, 전문가 의견, 전통 등을 융합하고, 여기에 논리와 경험을 더해 다양한 형태의 증거들을 평가하며 최적의 트레이닝 계획을 구성해야 한다. 동시에 열린 사고를 유지하고 모든 가능성을 철저히 검토해야 한다. 이는 나이, 해부학적 구조, 부상 이력, 목표, 영양 상태, 사고방식, 생활 습관 등 수많은 변수들을 모두 고려해야 한다는 의미이다.

인간이라는 변수 때문에 둔근 트레이닝이 완벽한 과학으로 정립되는 일은 아마도 없을 것이라 말해도 무방하다. 그것은 절대 이렇게 단순하지 않다: "영희가 문을 열고 들어온다, 그녀가 원하는 것이 이것이다, 그리고 그것을 얻기 위한 정확한 방법이 바로 이것이다."

구체적인 목표가 있더라도 스트렝스 트레이닝 프로그램을 설계할 때 엄청난 자유도가 있다. 이 책에서 다루는 것과 같은 증거 기반 원칙을 따르는 한, 매우 다양한 훈련 전략으로 원하는 결과를 달성할 수 있다. 예를 들어 전 세계 상위 10명의 트레이너에게 동일한 목표를 가진 동일한 고객에게 각각 다른 전략과 프로그램을 제공해도 비슷한 결과를 얻을 수 있다.

이러한 이유로 둔근 운동(그리고 일반적으로 스트렝스 운동)은 항상 과학이라기보다는 예술에 가깝다. 여기서 '예술'이란 증거에 기반한 과학과 프로그램 설계 및 인간적 변수를 결합하는 것을 의미한다. 이는 현재의 연구로는 답할 수 없는 핵심적인 질문이 많기 때문에 특히 중요하다.

예를 들어 어떤 운동이 둔근을 키우는 데 가장 좋은지 우리는 아직 알지 못한다. 사실 우리는 근 비대가 어떻게 작동하는지도 정교하게 알지 못한다. 2019년 7월 기준으로 저항 훈련 프로그램 후 대둔근 비대를 측정한 연구는 몇 개에 불과하며, 이 연구들은 라잉 스쿼트 머신, 레그 프레스, 스티프 레그 데드리프트, 스쿼트 등을 조사했는데, 모두 대퇴사두근과 햄스트링 우세 범주에 속하며 둔근 비대를 위한 최고의 운동은 아닐 가능성이 높다. 현재까지의 연구 결과에 따르면, 최상의 결과를 얻기 위해 둔근을 얼마나 자주 훈련해야 하는지 또는 최상의 훈련량을 알 수 없다. 둔근이 더 많은 양을 감당할 수 있을까, 아니면 다른 근육과 같은 일반적인 패턴을 따를까? 더 고급 훈련 방법을 실행해야 할까, 아니면 기본에 충실해야 할까? 일주일에 3일 훈련하는 것이 더 나은가, 아니면 5일 훈련하는 것이 더 나은가? 이러한 질문은 탄탄한 코칭, 일관된 훈련, 정보에 입각한 실험, 지능적인 분석을 통해서만 답할 수 있는 질문이다.

다른 근육군을 조사한 발표된 연구에서 유용한 정보를 추출하여 특정 전략에 집중할 수 있지만, 아직 알아야 할 것이 너무 많으며 과학으로 이러한 질문에 답하기 위해서는 더 많은 연구가 필요하다. 그리고 과학에서 더 많은 것을 배우더라도 수많은 변수를 정확히 조합하는 방법을 연구로는 알 수 없기 때문에 훈련에는 항상 예술이 존재할 것이다. 과학은 특정 방식으로 우리를 인도할 수 있지만, 우리는 또한 많은 자유를 가지고 있다.

우리가 더 많은 것을 배우면 우리의 방법은 더욱 정교해질 것이며, 샷건 접근법 대신 라이플 접근법을 사용할 수 있을 것이다. 그동안 우리는 과학이 아직 조사하거나 설명하지 못한 많은 변수를 설명할 수 있도록 우리가 아는 것을 바탕으로 둔근 훈련의 기술을 적용해야 한다.

이 파트에서는 최적의 둔근 훈련의 기초와 둔근 훈련 프로그램을 설계하는 방법을 배운다. 정체기를 극복하고 운동을 최대한 활용하는 고급 방법을 통합하는 방법과 가장 일반적인 둔근 훈련 실수 및 질문에 대한 문제 해결 방법을 배운다.

이 부분의 정보는 현재 과학 문헌에서 말하는 내용을 고려하지만, 리프터로 28년, 퍼스널 트레이너로 23년, 공인 스트렝스 및 컨디셔닝 전문가로 16년, 글루트 트레이닝 박사, 수십 건의 연구 발표, 수천 명의 가상 트레이너, 수십 명의 성공적인 피지크 경쟁자와 운동선수의 코치 등 나의 경험을 바탕으로 한다.

다른 모든 예술 분야와 마찬가지로 운동의 숙달은 열정, 인내, 일관성, 훈련을 통해 이루어진다. 모든 기본 훈련 원칙과 프로그램 설계 변수를 혼합하는 방법을 이해하고 나면 둔근 운동 기술을 신체적 훈련에 적용하여 원하는 결과를 얻을 수 있다.

CHAPTER 11

최적의 스트렝스 및 피지크 트레이닝의 기초

스트렝스 및 피지크 트레이닝의 경우, 어떤 변수가 원하는 결과를 만들어내는 데 가장 큰 영향을 미치거나 프로그레션을 방해하는지 알기 어렵다. 유전학은 확실히 중요한 역할을 하지만, 훈련 빈도, 운동 선택, 볼륨 및 기타 여러 요인도 영향을 미친다.

예를 들어 사람들은 거의 매일 둔근의 놀라운 전후 사진을 보내주곤 한다. 이런 후기를 보면 내 방법이 효과가 있다는 것을 알 수 있다. 하지만 사람들은 결과를 얻었을 때만 비포 앤 애프터 사진을 보내주고 있다. 이러한 후기가 내 방법을 검증하는 데 도움이 되긴 하지만, 내 방법이 최적이라는 것을 의미하지는 않는다. 식단, 운동 빈도, 운동 선택 또는 다른 중요한 변수를 조정했다면 더 좋은 결과를 얻을 수 있었을 수도 있다.

이것이 바로 둔근 운동이 예술인 이유이다. 종합적이면서도 창의적이고 가장 큰 영향을 미치는 변수에 주의를 기울여야 하는데, 이는 측정하기 매우 어렵다. 변수가 너무 많고 사람마다 다르기 때문에 어떤 변수가 가장 큰 영향을 미치는지 알 수 없다.

사람들은 관엽식물을 돌보는 데 어려움을 겪지만, 식물의 경우 빛, 물, 토양이라는 세 가지 주요 변수만 있다고 생각하면 된다. 식물을 키우고 싶다면 창가 근처에 두어 햇볕을 충분히 받고 물을 충분히 공급해야 한다. 하지만 원하는 결과를 얻지 못한다면 어떻게 해야 할까? 빛은 적게 주고 물은 많이 주거나, 빛은 많이 주고 물은 적게 주거나, 빛은 적게 주고 물도 적게 주거나, 빛은 많이 주고 물은 많이 주나? 아니면 토양을 바꾸기 위해 영양분을 주어야 하나? 문제를 더 복잡하게 만들려면 식물과 환경마다 다르다. 주요 변수는 세 가지에 불과하지만 옵션은 매우 많다.

이제 사람이 근육을 키우거나 특정 목표에 도달하려고 할 때 프로그레션에 영향을 미칠 수 있는 변수가 수십 가지라고 상상해보라. 많은 프로그램이 실패하는 이유와 종합적인 접근 방식이 중요한 이유를 알 수 있을 것이다.

12장에서는 훈련 빈도, 볼륨, 노력, 운동 선택, 운동 순서, 부하, 템포, 휴식 시간 등 8가지 구체적인 프로그램 설계 변수에 대해 알아본다. 이러한 변수를 탐색하고 운동을 최대한 활용할 수 있도록 최적의 둔근, 스트렝스 및 피지크 트레이닝을 위한 몇 가지 핵심 원칙을 고안해보았다. 목표와 기대치 설정, 자세와 기술 이해, 부상과 회복 고려, 식단과 라이프스타일 관리, 마지막으로 운동의 다양성과 개인차를 고려하는 등 모든 것을 포괄하는 일반적인 지침이라고 생각하면 된다.

이는 훈련에 가장 큰 영향을 미치는 큰 그림의 변수이다. 이 장에서 다룬 기본 사항을 훈련의 기초로 삼고, 다음 장에서 다루는 프로그램 설계 변수를 훈련 계획을 구성하는 데 사용할 빌딩 블록으로 생각하라.

탑 가이드라인

이 장에서는 훈련 경험을 극대화하는 데 도움이 되는 일반적인 지침을 제공하며, 대부분 목표 설정, 우선되는 폼 지정, 식단 관리와 같은 큰 그림의 변수를 중심으로 설명한다. 즉, 이러한 지침이 반드시 둔근 훈련에만 적용되는 것은 아니다. 아래에서는 최적의 둔근 운동을 위한 가장 중요하고 구체적인 가이드라인을 강조한다. 이러한 가이드라인에는 2부에서 다룬 방법과 이후 페이지에서 제공하는 전략이 포함된다. 둔근 훈련을 최대한 활용하려면 큰 그림의 가이드라인을 따를 뿐만 아니라 다음 사항도 함께 수행해야 한다.

- 스쿼트, 데드리프트, 힙 쓰러스트와 같은 큰 리프팅 동작을 프로그램에 점진적 과부하로 구성한다(104쪽 참조).
- 다양한 자세, 부하 기구, 반복 범위, 템포, 싱글 레그 운동을 포함하는 스쿼트, 데드리프트, 힙 쓰러스트의 베리에이션을 수행하여 운동의 다양성을 우선시한다. (이것이 바로 샷건 접근법이다. 93쪽 참조).
- 정신-근육 연결을 규칙적으로 활용한다(95쪽 참조).
- 벡터, 부하, 노력에 대해 3의 법칙(200쪽 참조)을 따라라.
- 상부 둔근(예: 등 상부를 둥글게 마는 백 익스텐션과 래터럴 밴드 워크), 하부 둔근(데드리프트, 스쿼트, 런지, 싱글 레그 힙 쓰러스트), 상하부 둔근을 함께(글루트 브릿지와 힙 쓰러스트) 단련한다.
- 기계적 텐션과 충분한 신진대사 스트레스에 초점을 맞춰 근육 손상을 최소화해라.
- 몸에 귀를 기울이고 회복과 개인 기록(PR)을 허용해라.
- 프로그램 주기에 부하(가벼운 훈련) 주를 포함시키고 훈련 스트레스를 변동시켜라.
- 고급 훈련 방법을 통합한다(13장 참조).
- 각 운동에서 가장 중요한 운동을 먼저 수행하여 목표에 맞는 운동 순서를 사용한다.
- 주당 3~6회 운동에 걸쳐 30~36세트의 둔근 운동을 목표로 한다.

목표와 기대치

인생의 모든 일과 마찬가지로, 훈련에 대한 목표를 설정하고 기대치를 관리하는 것은 일관성을 유지하고 결과를 극대화하며 그 과정을 즐기는 데 기초가 된다. 목표와 기대치를 설정할 때는 몇 가지 핵심 사항을 염두에 두는 것이 중요하다.

외모와 상관없이 자신의 노력을 칭찬하라

나는 야수처럼 훈련하기 때문에 내 프로그레션이 자랑스럽다. 매주 글루트 랩에서 힙 쓰러스트, 스쿼트, 데드리프트, 런지, 프로그 펌핑을 하는 나를 볼 수 있다. 물론 내가 최고의 둔근을 가지고 있지는 않지만, 팬케이크처럼 납작한 엉덩이도 아니다. 세상에서 가장 멋진 둔근을 가져야만 행복할 수 있다고 생각하면 항상 다른 사람과 비교하게 되므로 결코 만족할 수 없다. 원하는 둔근에 집중하는 대신 최대한 열심히 훈련하는 데 집중하고, 열심히 훈련한 자신의 둔근을 자랑스러워해라.

낙관적인 사고방식 유지하기

나는 멋진 외모에도 불구하고 자신의 몸매에 만족하지 못하는 수많은 여성들과 함께 일한다. 나는 '글루트 가이'로서 누구 못지않게 열심히 둔근을 단련하지만, 유전적 요인으로 인해 라인배커처럼 둔근이 발달하지 않았고 앞으로도 그럴 일은 없을 것이다. 하지만 이런 사실에 우울해져서 훈련을 포기하는 대신 긍정적인 마음가짐을 유지하는 것이 일관성을 유지하는 비결이라는 것을 알기 때문에 긍정적인 마인드를 유지한다. 그리고 일관성을 유지하는 것이 프로그레션을 이루는 가장 좋은 방법이다.

자신의 유전적 특성과 경험을 바탕으로 현실적인 목표와 기대치를 설정하기

2부에서도 이 주제에 대해 언급했지만, 다시 한 번 강조할 필요가 있다. 둔근 유전적 요인이 좋지 않다면 훈련 전략 등 자신이 조절할 수 있는 부분에 집중해야 한다. 유전적 재능이 있는 사람이 기대할 수 있는 속도보다 느릴 뿐이지, 스트렝스 효과도 나타나고 몸매도 향상될 것이다.

스스로에 대한 기대치를 높게 설정하지 말라는 뜻이 아니다. 분명한 것은, 높은 기대치를 설정하되 현실적인 목표, 즉 실제로 달성할 수 있는 목표여야 하며, 그 목표를 달성할 수 있다는 것을 진심으로 믿어야 한다는 것이다. 스스로 설정한 목표를 달성할 수 있다고 믿지 않는다면 실패를 자초하는 것이다.

목표가 현실적이고 신념이 뒷받침되어 있더라도 목표를 달성하는 데 어려움을 겪는 시기가 있다는 것을 기억해라. 이러한 단계에서는 일관성을 유지하고 정체기는 지극히 정상적인 현상이라는 점을 명심해야 한다.

인내심을 갖고 프로그레션이 파도처럼 일어난다는 것을 이해하기

많은 팔로워들이 모르는 사실은 운동 전후 사진을 올리는 많은 여성들이 4년 이상 미친 듯이 둔근을 단련해왔다는 것이다. 둔근 발달은 하루아침에 이루어지는 것이 아니며 시간과 인내가 필요하다.

운동이 잘 안 되거나, 한 주 또는 한 달이 안 좋았다고 좌절하지 마라. 대신 장기적인 프로그레션에 집중하라. 현명하고 열심히 훈련한다면 계속해서 발전할 수 있다. 이 파트에서 설명하는 프로그램과 운동 가이드라인, 그리고 14장에서 제공하는 문제 해결 방법을 따르면 성과를 거두고 훈련 정체기를 극복할 수 있을 것이다.

둔근 운동이 처음이라면 이야기가 달라진다. 처음에는 거의 선형적으로 성장하므로 매일, 매주, 매월 더 나아질 수 있다. 체육관에 발을 들여놓을 때마다 새로운 기록을 세우게 된다. 이런 식으로 꾸준한 기록 향상에 익숙해져 버릇이 없어지기도 한다. 하지만 결국에는 정체기에 접어들게 된다. 몸은 영원히 선형적으로 올라가지 않는다. 어느 순간부터 프로그레션이 파도처럼 밀려오기 시작한다. 때로는 개인 최고 기록을 경신하고, 때로는 이전 기록과 동률을 이루고, 때로는 약간 후퇴하기도 한다.

또한 특정 리프팅에서 멈춰 있다가 다른 리프팅에서 프로그레션이 이루어지는 경우도 있을 것이다. 서핑과 비슷하다. 파도 속에 있을 때는 모든 것이 멋지고 매 순간이 즐겁다. 하지만 파도 밖으로 나와서 다시 노를 저어 나가려고 물살과 싸우고 있을 때는 훨씬 더 힘들고 재미가 떨어진다. 프로그레션의 물결을 타고 있을 때는 그 순간을 즐겨라. 그런 다음 파도를 벗어났을 때는 절제력을 유지하고 다음 파도를 위해 포지션을 잡는 데 필요한 일을 해라.

작은 성과에 자부심을 갖는 것이 중요하다. 너무 많은 고객이 한 번만 더 반복할 수 있거나, 5파운드 정도만 더 들 수 있게 되었다고 실망한다. 초기 발달 단계에서 경험한 것이 있기 때문에 더 큰 점프를 기대한다. 하지만 오랜 시간 트레이닝을 해왔다면 한 번 더 반복하거나 5파운드가 더 늘어나는 것은 놀라운 성취이다.

다른 사람의 시선이 아닌 자신의 몸매와 훈련에 대한 자부심을 가지기

이 점은 이미 언급했지만 강조할 가치가 있다. 많은 사람들이 멋진 둔근을 가진 모델과 자신을 비교하기 때문에 둔근 훈련을 시작할 때 낙담한다. 내 인스타그램에 가서 내가 팔로우하는 사람들을 보면 매일 그리스 신처럼 보이는 놀라운 리프터들에게 노출되는 것을 볼 수 있다. 그들과 나를 비교하면 낙담하고 운동을 포기할 수도 있다. 대신 나는 그들에게서 영감을 얻는다.

상위 0.1%와 자신을 비교하면 결코 행복할 수 없다. 자신과 자신을 비교하고 과거의 자신을 이기기 위해 노력해야 한다. 그래서 내 외모에 만족하는 것 같다. 나는 마르고 약하게 자랐다. 사실 내가 파워리프팅 세계 챔피언이 되거나 보디빌딩 트로피를 거머쥐지는 못하겠지만, 800파운드가 넘는 멋진 몸매나 힙 쓰러스트를 갖게 될 줄은 꿈에도 몰랐다. 나는 내 몸매가 자랑스럽고, 내 트레이닝이 자랑스럽고, 오랜 시간 동안 이 운동을 꾸준히 해온 내 자신이 자랑스럽다. 내가 내 결과에 만족할 수 있다면 여러분도 만족할 수 있을 것이다!

미적 목표보다 스트렝스 목표를 설정하고 우선순위를 정하기

사람들은 종종 둔근 운동과 관련하여 어떤 목표와 기대치가 현실적인지 물어본다. 대부분의 사람들은 내가 미적인 부분과 관련된 구체적인 목표를 제시해주기를 바라지만(예: 치수와 체중 감량), 사람마다 체형이 다르기 때문에 그렇게 하는 것은 정직하지 못한 일이다. 뿐만 아니라 몸매만 보고 트레이닝 결과를 판단하는 것은 항상 생산적이지 않다. 둔근은 날마다 다르게 보일 수 있으며, 마음가짐은 그날의 모습과 많은 관련이 있다. 스스로를 혹사하거나 원하는 결과를 얻지 못하면 낙담하기 쉽다. 그리고 사람들은 낙담하면 훈련을 중단한다.

이런 이유로 나는 스트렝스 목표를 설정하는 것을 선호한다. 앞서 말했듯이 대부분의 사람들은 프로그램을 진행하면서 근력이 강해지기 때문에 스트렝스를 측정하는 것이 더 쉽다. 예를 들어 10회 반복에 225파운드의 힙 쓰러스트와 같은 특정 목표를 향해 노력하고 있다면 집중할 수 있는 무언가가 있다. 둔근이 미친 듯이 커지지는 않지만 점점 강해지고 있을 수도 있다. 스트렝스가 증가하면 자신감도 함께 증가한다. 자신감이 생기고 운동이 제대로 된 느낌이 들면 외모도 좋아지고 기분도 좋아진다.

자신의 경험 수준에 따라 스트렝스 목표를 설정해야 하지만, 여성 고객이 6개월 이상 나와 함께 훈련할 경우 할 수 있기를 기대하는 목표는 다음과 같다.

- 힙 쓰러스트: 225~275파운드, 5~10회 반복
- 백 스쿼트: 115~155파운드, 5~10회 반복
- 데드리프트: 135~185파운드, 5~10회 반복
- 불가리아 스플릿 스쿼트: 60~100파운드, 5~10회 반복
- 백 익스텐션: 60~100파운드 10~20회 반복

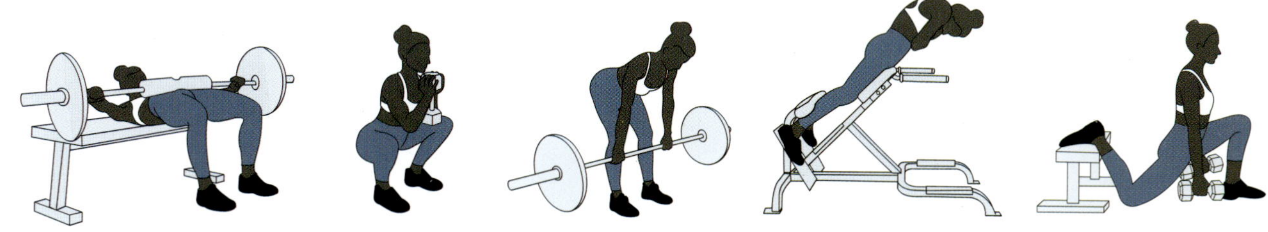

퍼스널 트레이너로서 고객에게 "넌 특별하지 않아, 절대 그렇게 강해지지 않을 거야"라고 말하는 것은 고객에게 큰 해를 끼치는 일이다. 한계를 뛰어넘고 한계에 도전해야 한다. 내 고객 중 일부가 위의 이정표 중 하나를 달성하거나 400파운드의 힙 쓰러스트를 하게 될지는 알 수 없었지만, 나는 선입견이 그들의 앞길을 막지 못하도록 했다.

또한 반복 횟수, 운동량, 운동 범위를 점진적으로 과부하시킬 수 있다는 점도 중요하다. 요컨대, 큰 리프팅 동작에서 항상 최대 1회를 목표로 할 필요는 없다. 최대 1회를 스트렝스 목표로 삼는 것이 적합하지 않다면 반복 횟수나 세트를 늘리거나 특정 운동의 동작 범위를 늘리는 방법(프로그레션 거리 훈련이라고 함)도 있다.

스트렝스, 체중, 사이즈, 거울에 비친 자신의 모습 등 모든 변수를 고려하기

앞서 말했듯이 외모, 몸무게, 리프팅 능력은 매일매일 달라질 수 있다. 따라서 훈련의 성공 여부를 판단할 때는 모든 지표를 고려해야 한다.

예를 들어 많은 고객이 1년 내내 같은 체중을 유지하지만 연말에는 둔근이 커지고 허리가 줄어들어 오래된 청바지가 더 이상 맞지 않는다. 근육은 지방보다 밀도가 높기 때문에 지방이 빠지고 근육이 늘어나면 체중은 그대로 유지되지만 전체적인 사이즈는 줄어들 수 있다. 체중계를 두려워해야 한다는 말은 아니지만, 체중계는 하나의 지표일 뿐이다.

변화는 빠르게 일어나지 않으며 많은 경우 시각적으로 프로그레션을 감지할 수 없다. 우리는 매일 거울을 보면서도 변화를 알아차리지 못한다. 또한 기분에 따라 인지가 달라지기도 한다. 기분이 우울하면 한 달 전보다 나아졌음에도 불구하고 자신이 쓰레기처럼 보인다고 판단할 수 있다. 체중계와 마찬가지로 거울은 오해를 불러일으킬 수 있다. 그렇기 때문에 비포 앤 애프터 사진을 찍거나 치수를 측정하여 월별로 몸매의 프로그레션을 정확하게 추적하는 것이 도움이 된다.

다른 사람들의 이야기에 귀를 기울이는 것도 중요하다. 열심히 운동하고 있다면 친구들이 여러분의 외보에 대해 칭찬을 해줄 가능성이 높다. 친구들은 여러분의 옷이 달라졌다는 것을 알아차릴 수도 있다. 그들은 여러분이 무엇을 하고 있는지 물어볼 것이다. 이러한 칭찬을 무시하지 마라(또는 그냥 지나치지 마라). 대신, 여러분의 노력이 결실을 맺고 있다는 사실에 자부심을 가져라.

통제할 수 있는 것에 집중하기

먹는 음식, 운동의 종류, 운동의 퍼포먼스(자세와 기술), 활동 수준, 스트레스 관리 방법, 수면의 질은 외모, 기분, 생각에 큰 영향을 미칠 수 있다. 다음 페이지에서 이러한 모든 주제에 대해 자세히 설명한다.

운동을 미니 대회처럼 대하기

이틀 후에 레이스(또는 어떤 종류의 이벤트나 리프팅 대회)에 출전한다고 하면, 여러분은 즉시 정신적으로 그 작업에 집중하기 시작할 것이다. 수면에 우선순위를 두고, 잘 먹고, 퍼포먼스를 저해할 수 있는 활동을 피할 것이다. 경기 당일에는 에너지를 극대화하기 위해 경기 전 적절한 시간에 적절한 양의 음식을 섭취하고, 낮잠을 자는 사람이라면 낮잠을 자고, 스트레스를 받지 않도록 일찍 출근한다. 이벤트 전에 무리하게 운동을 4번이나 하려고 하거나 전날 밤 파티를 하거나 바로 직전에 유산소 운동을 하는 일은 절대 없을 것이다.

이런 것들을 실천하면 좋은 퍼포먼스를 내고 개인 기록을 경신할 가능성이 높아진다.

이것이 운동과 무슨 상관이냐고 반문할 수도 있다. 점진적 과부하는 특히 몇 년 동안 훈련을 해온 사람에게는 힘든 일이다. 충분한 휴식을 취하지 못했거나, 회복이 덜 되었거나, 식사를 제대로 하지 못했거나, 스트레스를 받은 상태에서는 확실히 더 강해지지 않고, 근육에 더 많은 텐션을 줄 수 없으며, 체성분이나 몸매가 개선되지 않는다(식단은 그대로 유지한다고 가정할 때). 하지만 운동을 미니 대회처럼 대하고, 해야 할 일에 집중하고, 장애물과 방해 요소를 제거하면 의심할 여지없이 더 나은 결과를 얻을 수 있다.

스트렝스 및 피지크 트레이닝은 24시간 내내 노력해야 한다. 운동 효과를 극대화하려면 현명하고 열심히 훈련해야 한다.

폼과 기술

좋은 폼(기술, 역학, 운동 제어 및 협응력이라고도 함)으로 움직이는 것이 중요하고 잘못된 폼으로 움직이는 것은 안전하지 않고 비생산적이라는 것은 누구나 동의하는 사실이다. 좋은 폼을 배우고 연습하는 이유는 크게 두 가지이다.

1. 자세에 집중하면 시간이 지남에 따라 신체적, 운동 능력이 향상될 수 있다. 좋은 역학을 사용하면 생활과 스포츠에서 안전하고 효과적인 움직임 패턴을 보장하므로, 올바른 근육을 활성화하고 훈련 외에서도 유사한 움직임 패턴으로 변환되는 포지션으로 몸을 정렬할 수 있다. 예를 들어 스쿼트와 데드리프트의 교정 방법을 이해했다면 의자에서 일어나 바닥에 떨어진 물건을 집어 들기 위한 청사진을 갖게 된다. 또한 근육의 어느 부위에 텐션을 느껴야 하는지 알기 때문에 작업에 적합한 근육을 사용하고 있는지 알 수 있고(예: 데드리프트할 때 햄스트링과 엉덩이의 텐션을 느끼는 것), 발달하려는 부위의 스트렝스를 향상시킬 수 있다. 그렇다고 해서 연필을 떨어뜨릴 때마다 완벽한 데드리프트 자세로 허리를 굽혀서 집어야 한다는 의미는 아니며, 일상적인 움직임에 유연성을 기르고 다양한 움직임 패턴에 대처할 수 있도록 몸을 단련할 수 있다. 하지만 무거운 물건을 들어 올릴 때는 척추 역학에 신경을 써야 한다. 5부에서는 모든 운동에 대해 올바른 자세로 리프팅하는 기본을 배우게 된다.

2. 올바른 폼을 익히면 부상을 예방하는 데 도움이 된다. 다음 페이지에서 설명할 수많은 자세 관련 지침과 큐는 스트렝스와 근육 발달을 극대화하고 부상을 방지하는 데 도움이 될 것이다. 여기서 내가 강조하고 싶은 점은 데드리프트에서 허리를 과도하게 둥글게 하거나 스쿼트할 때 무릎이 안쪽으로 들어가게 하는 등 부적절하게 움직이면 신체에 불필요한 스트레스를 준다는 것이다. 또한 움직임을 지탱하는 데 필요한 근육을 사용하지 않게 된다. 불필요한 스트레스와 근육의 지지력 부족이 결합되면 부상을 당할 가능성이 높아진다. 따라서 해결책은 최적의 기술로 움직이는 방법을 배우고 모든 운동을 올바르게 교정하는 것이다.

최적의 기술로 움직이는 일반적인 가이드라인

나는 모든 사람에게 네 가지의 일반적인 기술 가이드라인을 추천한다. 하지만 모든 것이 개별화되어야 한다는 점을 기억하는 것이 중요하다. 즉, 스탠스, 셋업, 실행을 수정하고 자신의 고유한 해부학적 구조, 목표, 경험에 맞게 기술을 조정해야 한다. 또한, 자신의 몸에 귀를 기울이고 정신-근육 연결을 발달시켜야 한다. 특정 운동으로 둔근을 목표로 한다면 통증이나 불편함 없이 둔근이 최적으로 활성화되는 것을 느껴야 한다.

이를 염두에 두고 이 네 가지의 보편적인 규칙을 기본 둔근 운동 퍼포먼스 방법을 배울 때 출발점으로 삼을 수 있다. (참고: 이러한 큐가 5부에서 다양한 운동에 어떻게 적용되는지 배우게 된다.)

척추를 중립 영역에 유지해라

척추를 중립 영역에 유지한다는 것은 등허리를 평평하게 유지하는 것을 의미한다. 하지만 특히 무거운 짐을 리프팅할 때 척추를 완벽하게 중립으로 유지하는 것은 거의 불가능하다는 사실을 기억해라. 그렇기 때문에 나는 척추가 움직이지 않고 움직여서는 안 된다는 의미의 '중립 포지션'이라는 말을 좋아하지 않는다. 대신, 나는 척추가 움직일 수 있지만 여전히 중립으로 간주되는 약간의 흔들림이 있기 때문에 '중립 영역'이라고 말하는 것을 선호한다. 따라서 척추를 가능한 한 중립으로 유지하는 것이 중요하다. 무거운 웨이트를 리프팅할 때 허리를 과도하게 펴거나(과도하게 아치를 만듦) 과도하게 굴곡(둥글게 구부리는)하면 부상의 원인이 될 수 있다. 이 규칙은 주로 스쿼트, 데드리프트, 굿모닝에 적용되며 피스톨 스쿼트, 힙 쓰러스트, 둔근 위주의 백 익스텐션에는 그다지 많이 적용되지 않는다.

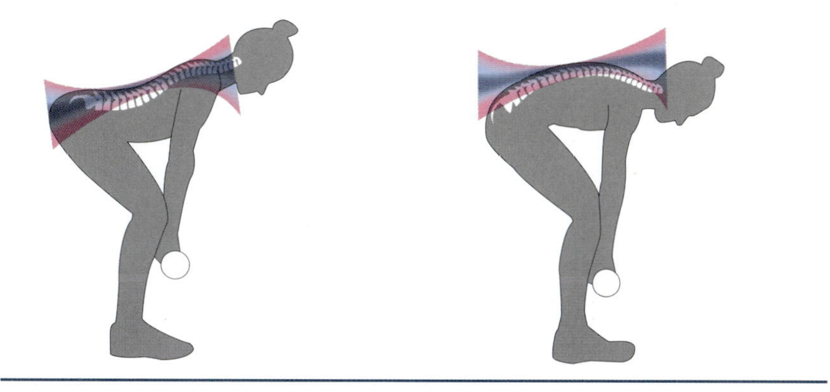

발췌: Eugen Loki (@pheasyque), "Neutral Is a Range and Not a Fixed Position"

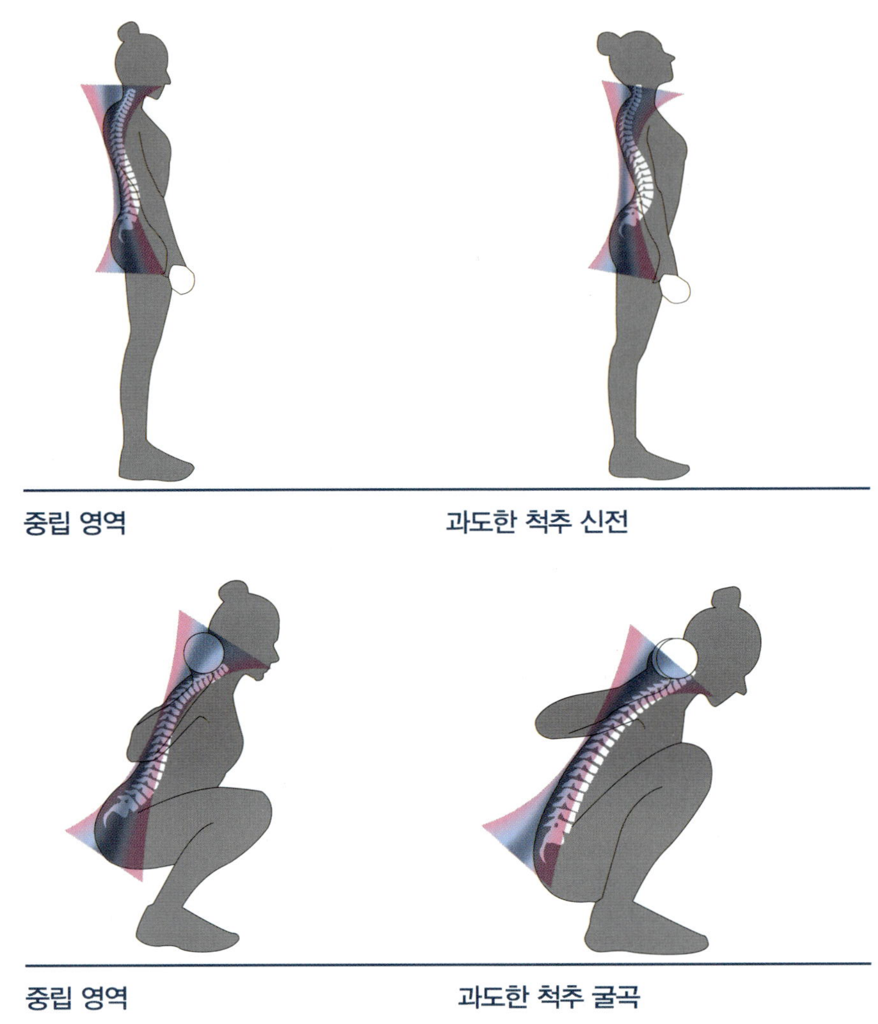

브레이싱과 호흡

척추를 중립 영역에 유지하고 스트렝스를 극대화하려면 브레이싱을 통해 포지션을 안정화해야 한다. 즉, 숨을 크게 들이마시고 몸통 근육을 사용하여 중립 영역에서 척추를 안정시켜야 한다.

브레이싱과 호흡 전략은 리프팅의 노력과 지속 시간에 따라 달라진다. 예를 들어 스쿼트, 데드리프트 또는 힙 쓰러스트와 같은 복합 리프팅으로 최대 1회를 반복하는 퍼포먼스를 수행한다고 가정해보겠다. 브레이싱을 위해 심호흡(최대 폐 수용력의 약 70%)을 한 다음 코어 근육(특히 횡격막)을 단단히 조여 포지션을 안정화한다. 그런 다음 스티킹 영역이라고 하는 움직임의 가장 어려운 부분을 통과할 때까지 숨을 참는다. 예를 들어 딥 스쿼트를 하는 경우, 스티킹 영역은 아마도 3분의 1 정도에서 시작하여 3분의 2 정도에서 끝날 것이다. 스티킹 영역은 움직임의 상단 근처에서 끝나기 때문에 반복을 완료할 때까지 숨을 참으면 된다.

2~5회 반복하는 최대 힘 리프팅 퍼포먼스를 하는 경우, 동작의 정상에 도달할 때까지(또는 스티킹 영역을 통과할 때까지) 숨을 참을 수 있지만 각 반복 후에 숨을 내쉬고 다시 브레이싱을 한다. 브레이싱을 하면 최대 10% 더 강해질 수 있다. 또한 복강 내 압력(IAP)을 생성하여 척추를 안정시키는 데 도움이 된다.

10회 이상 세트를 반복하는 경우 리드미컬하게 호흡하거나 움직임 중에 숨을 쉴 수 있다. 스쿼트를 예로 들면, 원심성 또는 하강 단계에서는 숨을 들이마시고 구심성 또는 상승 단계에서는 숨을 내쉰다.

무릎을 밖으로 내밀기

무릎을 바깥쪽으로 내밀면 무릎 외반슬(무릎 내측 변위라고도 함)을 예방하는 데 도움이 된다. 무릎이 과도하게 안쪽으로 들어가게 되면 점프에서 착지할 때 ACL 파열 및 기타 무릎 부상을 입거나 스쿼트와 같이 무릎을 주로 사용하는 운동 중에 일반적인 무릎 통증을 유발할 수 있다. (참고: 이 큐는 힙 쓰러스트와 데드리프트보다 스쿼트, 특히 스쿼트 하단에 더 많이 적용된다.)

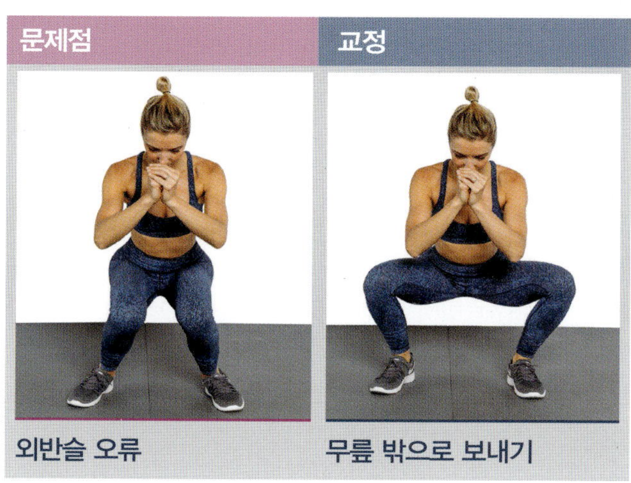

발뒤꿈치로 밀기

발뒤꿈치로 체중을 실으면 엉덩이에 텐션이 유지되고 안정적인 발 포지션을 유지하는 데 도움이 된다. 발볼로 올라오면 엉덩이보다 무릎에 더 많이 의존하여 움직임을 수행하게 된다. 오랫동안 이런 식으로 움직이면 문제가 발생할 것이다.

이 네 가지 큐 각각에 약간의 여유 공간이 있다는 점을 다시 한 번 강조할 필요가 있다. 예를 들어 어떤 사람들은 데드리프트를 할 때 등을 약간 둥글게 하거나 골반을 뒤로 젖히는 동작(일명 벗 윙크)을 통해 스쿼트 퍼포먼스를 할 수 있다(또는 경우에 따라 그렇게 해야 할 수도 있다). 대부분의 사람들에게는 이상적이지 않지만 해부학, 가동성, 연조직 스트렝스 및 근육 구조에 따라 특정 개인에게는 괜찮을 수 있다. 다치지 않고 통증을 느끼지 않는 한, 이러한 큐에서 벗어나도 안전하고 효과적일 수 있는 허용 가능한 영역이 있다.

5장에서 말했듯이 해부학적 구조에 따라 움직이는 방법을 결정해야 하며, 좋은 폼으로 움직일 수 있는 올바른 스탠스, 셋업, 자세를 실험하고 찾아내는 것은 여러분의 몫이다.

퍼포먼스를 저하시키고 부상을 유발하는 결함

대부분의 기술적 결함은 너무 무겁거나 세트를 너무 무리하게 했을 때 발생한다. 하지만 최적의 리프팅 방법을 배우지 않았거나 올바른 폼이 무엇인지 인식하지 못하는 경우도 많다. 다음은 둔근 운동과 관련된 8가지 기술적 결함과 이를 예방하는 데 도움이 되는 팁이다.

요추 과신전(일반적으로 과도한 골반 전방경사와 연관됨)

요추 과신전은 엉덩이를 신전하는 동안 척추가 과도하게 신전하는 것을 말한다. 데드리프트, 힙 쓰러스트 또는 백 익스텐션의 상단에서 가장 일반적으로 발생한다. 데드리프트의 바닥에서 골반 전방경사가 어느 정도 발생하므로 요추 과신전은 매우 경미하고 리프팅 중 적절한 타이밍에 발생한다면 항상 나쁜 것은 아니다. 그럼에도 불구하고 요추 과신전은 흔하며 그 원인은 다음과 같다.

- 무지, 또는 단순히 그것이 잘못되었다는 것을 모르는 경우.
- 중요한 움직임 패턴을 '고착화'. 이는 척추 신전 가동성이 좋고 '가슴을 위로' 큐를 따르는 사람들에게서 발생한다. 시간이 지남에 따라 과도하게 아치를 만드는 것을 고착화시킨 경우다.
- 스쿼트, 힙 쓰러스트 또는 데드리프트를 할 때 고관절 신전 운동 범위가 충분하지 않으면 고관절을 락아웃할 수 없다. 이러한 경우 움직임을 완성하기 위해 척추를 과도하게 신전하게 된다.
- 골반 전방경사를 통해 햄스트링을 늘리면 고관절 신전에 햄스트링이 더 관여하기 좋아져서 약한 둔근을 보상할 수 있다(항상 그런 것은 아니지만). 예를 들어 백 스쿼트를 할 때 등을 굽히고 골반을 앞쪽으로 기울이면 햄스트링이 길어져 햄스트링이 고관절 신전에 더 강하게 기여한다. 둔근이 튼튼하다면 학습되거나 보상적인 움직임 패턴이 아니라면 이 전략을 사용하지 않을 것이다.

척추 과신전 결함

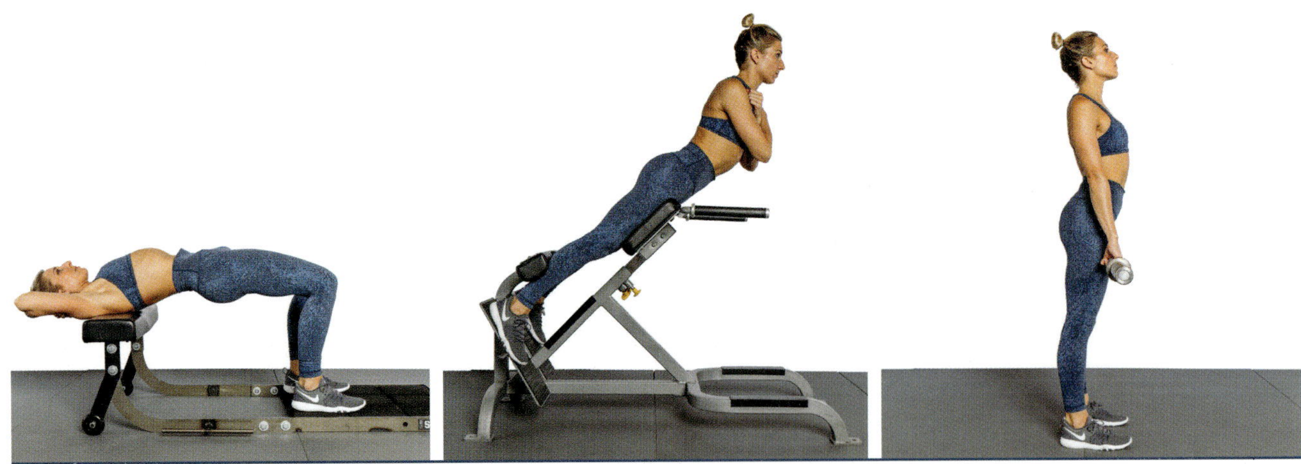

이 결함을 교정하는 것은 적절하고 수용 가능한 요추 골반(허리와 골반) 고관절 복합체의 역학을 배우는 것이다. 동시에 척추를 과도하게 펴지 않고 엉덩이를 신전해야 한다. 또한 무게가 무거워지고 세트가 실패에 가까워질 때에도 그렇게 해야 한다. 이를 위해서는 많은 훈련이 필요하다. 힙 힌지, 엔드레인지 고관절 신전, 둔근 강화 훈련, 그리고 단순히 가벼운 무게로 올바른 자세를 반복해서 연습하는 방법이 코치들이 이 목적을 위해 사용하는 가장 일반적인 교정 훈련이다.

외반슬 무너짐(과도한 무릎 내측 변위, 일반적으로 발목 회내, 고관절 내회전 및 내전, 골반 외측 하강과 연관됨)

외반슬은 엉덩이를 신전하는 동안 무릎이 안쪽으로 움푹 들어갈 때 발생한다. 스쿼트 바닥에서 일어날 때 가장 자주 발생하지만, 양측(양반다리) 및 편측(싱글 레그) 등 다른 운동에서도 발생할 수 있다. 나는 사람들이 힙 쓰러스트 중에 고관절을 신전할 때 무릎이 살짝 들어가는 정도는 문제가 있다고 생각하지 않기 때문에 교정하지 않는다. 그럼에도 불구하고 이 결함은 흔하며 다음과 같은 이유로 발생한다.

- 무지 또는 단순히 잘못되었다는 사실을 모르기 때문이다.
- 둔근과 엉덩이 외회전근이 약하거나 허벅지를 안쪽으로 보내면 내전근의 레버리지가 증가해서 둔근이 더 강해지기 때문이다.
- 대퇴사두근을 더 나은 포지션에 배치하면 힘이나 토크를 생성할 수 있다.
- 발목 배측굴곡 가동성이 부족하여 발목이 회내되어 무릎이 더 움직일 수 있다.
- 종아리, 대퇴사두근, 햄스트링의 약화와 타이트한 외측 다리 근육의 조합.
- 엉덩이에 작용하는 근육이 강하게 수축할 때 다리가 강제로 모이는 고관절 소켓의 유전적인 특정 형태.

외반슬을 교정하려면 고관절 신전 시 무릎을 밖으로 유지하는 방법을 배우고 이 패턴을 굳혀야 한다. 발목 가동성 훈련, 횡단면 고관절 외전 운동, 무릎에 저항 밴드를 두르고 스쿼트를 하는 것, 가벼운 무게로 올바른 자세를 반복해서 연습하는 것만으로도 교정 효과를 볼 수 있다. 무게가 충분히 무거워지거나 반복 횟수가 실패에 가까워지면 움츠러드는 경향이 항상 존재하기 때문에 절제력을 유지하는 것도 중요하다.

요추 굴곡 및 골반 후방경사(일명 벗 윙크)

벗 윙크 결함은 허리를 과도하게 둥글게 만드는 것이 특징이며, 이로 인해 허리가 비틀어지고 좌상이 발생할 수 있다. 이 결함은 데드리프트나 스쿼트를 할 때 가장 자주 볼 수 있다. 힙 쓰러스트나 백 익스텐션의 상단에서 약간의 골반 후방경사가 있는 것은 오히려 좋은 현상이므로, 다양한 움직임의 적절한 활용을 구분할 수 있어야 한다. 벗 윙크는 매우 흔하며 다음과 같은 이유로 발생할 수 있다.

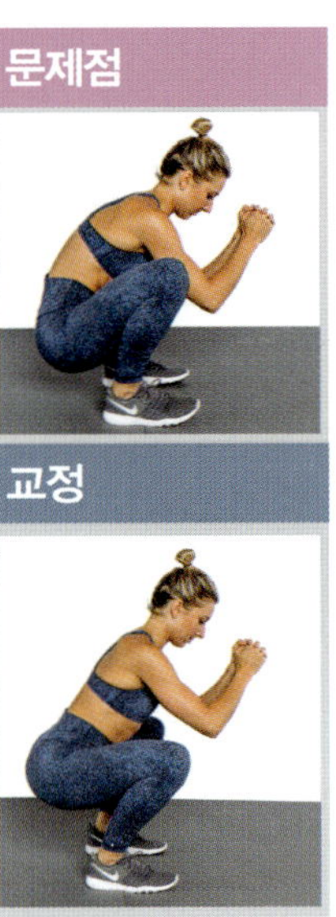

- 무지 또는 단순히 잘못된 동작이라는 것을 모르는 경우.
- 고관절 굴곡 가동성 부족, 고관절 힌지 운동인지 스쿼트 패턴인지에 따라 달라진다.
  a. 데드리프트와 같은 고관절 힌지 패턴에서는 일반적으로 타이트한 햄스트링이 원인이다.
  b. 스쿼트 패턴에서는 고관절의 골격 해부학적 구조가 원인인 경우가 많다. 스쿼트 바닥에서 리프터가 고관절 굴곡 운동 범위가 거의 평행에 도달한 다음 골반을 뒤로 기울이고 허리를 둥글게 하여 계속 내려가고 더 깊숙이 내려갈 때 이를 볼 수 있다.
- 보다 경제적인 움직임을 만들기 위한 시도이다. 척추를 완전히 둥글게 만들면 기립근이 꺼지고(이를 요추 굴곡 이완 현상이라고 한다), 결국 안정화근들이 활성화보다는 스트레칭의 방식으로 척추가 더 이상 둥글어지지 않는 방식을 선택하게 된다.
- 작업을 수행하기에 힘이 부족하기 때문에 고관절을 위로 쏘고 허리를 둥글게 만들어 햄스트링이 길어지고 대퇴사두근이 짧아지며, 엉덩이를 바에 더 가까이 가져감으로써 고관절 신전 토크가 약간 감소하여 리프팅을 완료할 수 있게 된다.
- 대퇴골이 상대적으로 길고 발목 배측굴곡 운동 범위가 충분하지 않은 경우 균형을 유지하기 위해 몸을 둥글게 만든다.
- 단순히 자신의 능력에 비해 너무 깊게 들어가는 경우(고관절 굴곡 가동성이 떨어지고 더 경제적인 동작을 시도하는 경우).

해결책은 척추를 굴곡시키지 않고 고관절을 신전하는 것이다. 대부분의 경우 깊게 들어가지 말고 평행 스쿼트나 블록 풀과 같은 얕은 스쿼트 및 데드리프트를 선택해야 한다. 햄스트링과 종아리 스트레칭, 고관절 힌지, 기립근 강화, 둔근 활성화 운동, 가벼운 무게로 올바른 자세를 반복해서 연습하는 것, 그리고 고관절 굴곡과 발목 배측굴곡 가동성 훈련이 예방과 교정에 도움이 된다.

발볼을 사용해 밀어내는 자세

이 결함은 스쿼트와 힙 쓰러스트에서 가장 흔히 발생한다. 싱글 레그 힙 쓰러스트 동작을 할 때나 스쿼트 바닥에서 체중이 앞으로 이동하는 것을 볼 수 있다. 이는 기본적으로 발뒤꿈치가 아닌 발볼을 통해 체중을 밀어내는 것과 같다, 따라서 대퇴사두근이 약간 더 지배적인 움직임을 만들고 둔근의 사용량이 줄어든다. 이 결함은 다음과 같은 이유로 발생한다.

- 무지, 또는 단순히 잘못되었다는 사실을 모르기 때문이다.
- 고관절에 비해 대퇴사두근이 더 강한 경우.
- 발목 배측굴곡 가동성 저하.

올바른 자세를 취하고 각 반복마다 '발뒤꿈치로 밀어낸다'고 생각하면 된다. 둔근 강화 및 발목 배측굴곡 가동성 훈련(423쪽 참조)을 사용하여 자세를 개선할 수도 있다. 웨지, 블록 또는 플레이트 위에 발뒤꿈치를 올리면 이 결함에 큰 도움이 되지만 스트레칭과 훈련을 통해 발목 가동성을 키우려고 노력하지 않은 사람에게는 버팀목으로 사용해서는 안 된다.

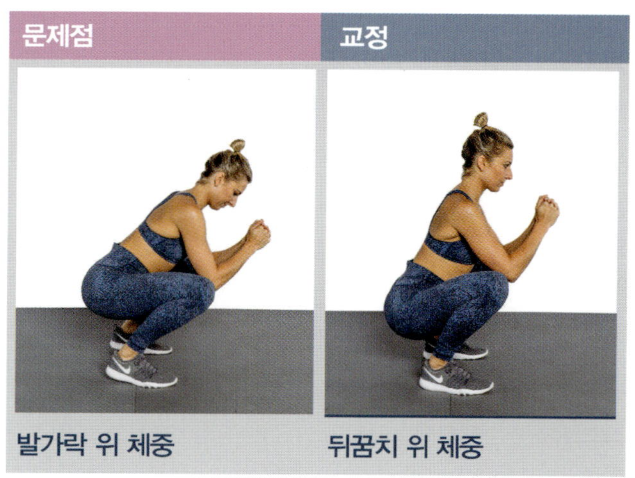

발가락 위 체중 / 뒤꿈치 위 체중

고관절을 밖으로 쏘아 올리기

이 결함은 스쿼트, 데드리프트, 런지, 불가리아 스플릿 스쿼트, 스텝업과 같은 수직 고관절 신전 운동 중에 발생한다. 리프터는 특정 몸통 각도로 하강하고 구심성(상승) 단계를 시작하고 홀 아웃으로 올라갈 때 고관절이 위로 솟아오르고 몸통이 더 수평이 된다. 이 결함은 다음과 같은 이유로 발생할 수 있다.

- 무지, 또는 단순히 잘못되었다는 것을 모르기 때문이다.
- 대퇴사두근에 비해 엉덩이가 더 강하다.

이 문제를 해결하려면 가벼운 무게로 올바른 자세를 연습하고 시간이 지남에 따라 대퇴사두근을 강화하여 고관절과 대퇴사두근의 스트렝스 불일치를 줄여야 한다.

이른 힙 드라이브 오류

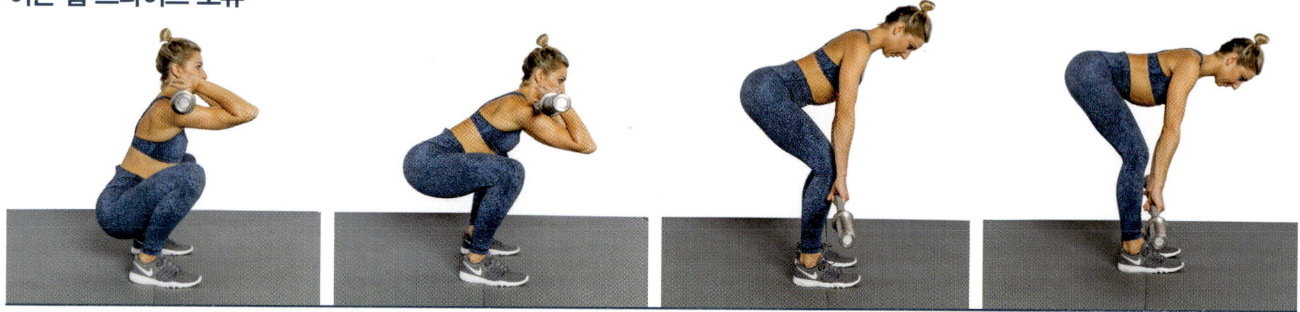

고관절과 무릎이 동시에 펴짐

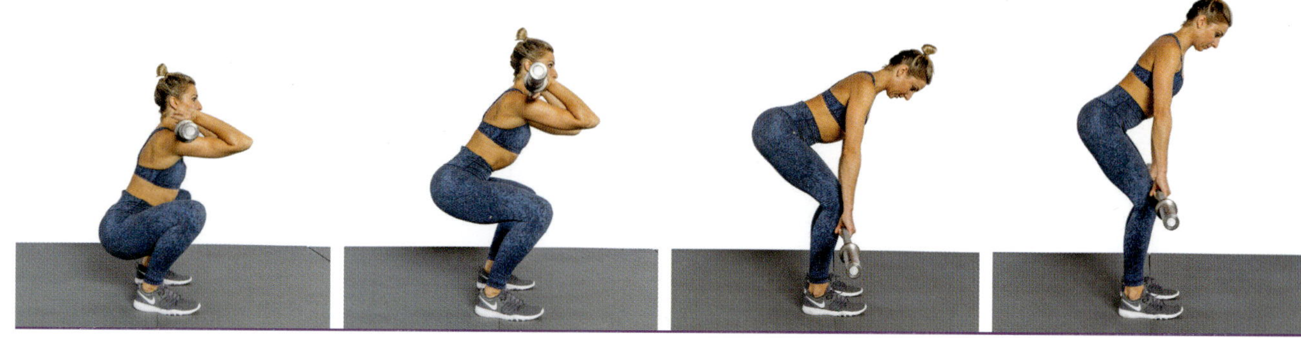

모든 반복 횟수에서 동일한 동작 범위와 형태를 사용하지 않는 경우

숙련된 리프터들을 관찰해보면 모든 리프터들이 놀라울 정도로 비슷해 보이는 경향이 있다는 것을 알 수 있다. 심지어 숙련된 리프팅 선수들은 자신만의 독특한 방식으로 셋업을 하고 차분하고 자신감 있어 보이는 리프팅 전 의식을 가지고 있는 경우가 흔하다. 반면 초보자는 매번 다르게 셋업을 하고, 한 세트의 모든 반복 동작의 형태와 깊이가 조금씩 다르며, 호흡이 제각각인 것처럼 보인다. 이는 대부분 경험이 부족하기 때문이지만 운동 감각에 대한 인식과 배우고자 하는 욕구와도 관련이 있다.

해결책은 올바르게 세팅하고 모든 반복 동작에서 자세에 세심한 주의를 기울이는 것이다. 그냥 동작을 따라 하는 것이 아니라 운동선수들이 자신의 스포츠를 위해 하는 것처럼 리프팅을 진지하게 생각하라.

비대칭으로 셋업하기

대칭으로 셋업해야 한다는 것은 초보자에게도 당연한 일이라고 생각할 수 있지만, 내가 헬스장에서 가장 많이 보는 실수이다. 바벨의 중심을 벗어나거나 한쪽 발이 다른 쪽 발보다 더 많이 나온 상태로 셋업을 하는 사람들이 얼마나 많은지 놀라울 때가 많다.

일부 숙련된 리프터들은 스쿼트나 데드리프트와 같은 특정 운동을 할 때 발 포지션의 약간의 편차가 퍼포먼스와 편안함에 도움이 된다는 것을 알기 때문에 일부러 이렇게 하기도 한다. 하지만 의도적으로 비대칭으로 세팅하는 것과 무의식적으로 비대칭으로 세팅하는 것 사이에는 큰 차이가 있다. 처음부터 자세가 틀어져 있다면 올바른 자세를 유지할 수 없다.

비대칭은 부주의와 방심 때문에 발생한다. 해결책은 다음과 같다.

- 바벨의 마킹을 사용하여 대칭적인 그립을 만들고 스쿼트를 하는 동안 발이 일직선이 되고 바깥쪽으로 같은 정도로 벌어지도록 해라.
- 패드가 바벨 위에 대칭으로 놓여 있고 힙 쓰러스트 시 바벨이 엉덩이 중앙에 있는지 확인한다.
- 데드리프트 중에는 그립의 간격이 대칭이 되도록 하고 양발이 일직선이 되도록 해라.

또한 둔근을 훈련하는 동안 옆을 쳐다보지 마라. 거울을 보고 싶은 유혹이 있지만 목을 옆으로 돌리면 몸이 약간 비틀어져 이상적이지 않다. 대신 리프팅하는 모습을 촬영하고 각 세트가 끝난 후 영상을 검토해라.

적절하지 않은 호흡

프로그 펌프와 같이 매우 높은 반복 횟수를 수행할 때는 원하는 대로 숨을 쉴 수 있다. 적당한 횟수의 퍼포먼스를 할 때는 원심성(하강) 단계에서는 숨을 들이마시고 구심성(상승) 단계에서는 숨을 내쉬면서 리드미컬하게 호흡해야 한다. 낮은 반복 횟수로 무거운 웨이트를 리프팅할 때는 척추를 보호하는 방법을 배워야 한다. 가슴과 배로 심호흡을 하고 폐를 수용력의 약 70%까지 채운 다음 코어 근육을 잠그면 된다. 대부분 횡격막이 아래로 내려가지만 골반저, 복사근, 복부, 기립근 등도 수축한다. 리프팅의 구심성 부분을 수행할 때까지 이 브레이스 호흡을 유지한 다음 고관절을 잠근 후 탑 위치에서 내쉰다. 각 반복마다 이 순서를 반복한다. 연구에 따르면 리프팅을 하는 동안 복부와 코어 근육이 적절히 활용될 때 고관절 신전근이 더 강해지고 둔근이 더 많이 활성화되는 것으로 나타났다.

움직임에 어려움을 겪는다면 폼에 더 의식적인 노력을 기울여라

어떤 사람들은 훈련할 때마다 리프팅을 올바르게 교정하도록 상기시켜야 하는 반면, 어떤 사람들은 처음부터 완벽하게 움직이는 것처럼 보인다. 운동은 움직임이고 움직임은 기술이라는 사실을 기억해라. 운이 좋아서 움직임을 금방 익히는 사람이 있는가 하면, 제대로 익히기 위해 열심히 노력해야 하는 사람도 있다.

기술을 습득하거나 움직임과의 협응력을 발달시키는 운동 학습에는 많은 연습과 반복이 필요하다. 따라서 첫 번째 또는 20번째 훈련 세션에서 동작을 익히지 못했다고 해서 좌절하지 마라. 나는 여전히 내 폼을 연구하고 있으며 28년 동안 리프팅을 해왔다. 훈련을 하는 한 항상 좋은 자세를 유지하기 위해 노력할 것이다.

좋지 않은 폼은 프로그레션을 저해하고 부상의 문을 열어준다는 마음가짐을 발달시켜라

마음가짐 연습과 더불어 코치와 협력하여 자신의 움직임을 촬영해야 한다. 이것은 매우 중요하다. 나는 정기적으로 선수들의 동작을 촬영하여 그들이 무엇을 잘하고 잘못하고 있는지 정확히 알 수 있도록 한다. 내 생각에 촬영은 움직임 오류를 예방하고, 강조하고, 교정하는 가장 좋은 방법 중 하나이다. 하지만 자신의 폼에 대한 편집증으로 인해 프로그레션을 방해하는 것은 원하지 않는다. 처음에는 새로운 움직임을 배우고 더 가벼운 부하를 리프팅하기 때문에 관절에 큰 무리가 가지 않는 범위 내에서 흔들릴 여지가 많다. 하지만 시간이 지나면서 힘이 강해지면 잘못된 자세가 위험해질 수 있다.

자세와 기술에서 최적의 지점 찾기

완벽한 기술에 집착하면 웨이트를 늘리고 더 강해지지 않을 수 있다. 덜 엄격해지는 것이 더 나을 수도 있다. 반면 폼에 전혀 신경을 쓰지 않고 엉성한 기술로 움직이는 사람들도 있다. 이런 사람들은 점점 더 강해지지만 결국에는 부러지고 다치게 된다. 이런 사람들은 테크닉을 훨씬 더 엄격하게 하는 것이 도움이 될 것이다.

안전과 발전을 유지할 수 있을 정도로 폼에 신경을 쓰되, 너무 엄격해서 움직임이 깔끔해 보이는 것에 집착하여 무게를 늘리지 않는 것이 가장 적절한 지점이다. 모든 동작을 완벽하게 할 수 있을 때까지 기다리면 절대 발전할 수 없다. 자신이 할 수 있는 것과 할 수 없는 것, 허용되는 것과 위험한 것을 구분해야 한다는 사실을 기억해라. 여기에는 경험, 연습, 코칭, 지능적인 운동 선택 및 프로그램 설계가 함께 제공된다.

완벽한 자세로 움직일 수 있을 때까지 기다리는 대신(절대 불가능하다), 능숙해질 때까지 기다려라. 능숙하다는 것은 중립 척추(평평한 등)로 움직일 수 있고 전체 움직임 범위에서 좋은 신체 포지션을 유지할 수 있다는 것을 의미한다. 마찬가지로 중요한 것은 움직임이 올바르게 느껴지고 불편함을 유발하지 않아야 한다는 것이다.

처음에는 기본 베리에이션을 고수한 다음 부하, 볼륨 및 동작 범위를 추가하여 천천히 프로그레션을 진행한다

너무 자주, 리프터와 운동선수들은 A에서 M으로, M에서 Z로 가려고 하지만 사실은 점진적으로 프로그레션을 진행해야 한다. 능숙해지면 리프팅하는 무게(부하)를 늘리거나 운동 세트 수(볼륨)를 늘리거나 운동 범위를 늘리는 등 그에 따라 도전해라. 자신의 페이스에 맞춰 운동해라. 그 과정에서 많은 몸매와 스트렝스의 변화를 느낄 수 있을 것이다.

특정 동작을 퍼포먼스하는 데 어려움이 있거나 지속적으로 다치거나 통증을 느낀다면 부하를 줄이거나 동작 범위를 줄이거나 베리에이션을 변경하여 되돌아가라. 예를 들어 힙 쓰러스트에 어려움을 겪고 있다면 발을 들어 올린 상태에서 둔근 브릿지를 시도해보라. 백 스쿼트가 힘들다면 하이 박스 스쿼트를 하거나 깊게 하지 말고 스텝업을 해보라. 데드리프트가 힘들다면 블록에서 리프팅(블록 풀)으로 동작 범위를 줄이거나, 루마니안 데드리프트(RDL)를 수행하여 상단 포지션에서 움직임을 시작하거나, 싱글 레그 RDL로 대체해라. 요컨대, 항상 수정할 수 있는 부분이 있다.

운동 범위가 제한되어 있다면 가동성을 개선하는 것도 폼에 도움이 될 수 있다

폼에 영향을 줄 수 있는 가동성 제한에는 두 가지 종류가 있다. 첫 번째는 연부조직 관련 제한으로, 타이트한 근육으로 인해 신체가 할 수 있는 정상적인 동작 범위를 사용하지 못하는 경우다. 이러한 유형의 제한은 스트레칭과 반복적인 움직임 연습을 통해 간단히 개선할 수 있다.

두 번째 종류의 가동성 제한은 골격 또는 해부학적 제한으로, 뼈 구조와 해부학적 구조로 인해 특정 범위로 움직일 수 없는 경우다. 예를 들어 스쿼트를 할 때마다 고관절 앞쪽이 찌릿한 느낌이 든다면 대퇴골이 비구(골반 앞쪽)의 능선과 충돌하는 것일 수 있다. 이 경우 자신의 독특한 해부학적 구조에 맞게 운동과 설정을 조정해야 할 수 있다.

자신에게 맞는 포지션을 찾을 때까지 다양한 자세와 설정을 실험해보고 동작 범위에 집착하지 마라

뼈 구조와 근육 구조가 스쿼트를 최대 깊이까지 할 수 없거나 전체 범위의 움직임을 수행할 수 없는 경우, 문제없다. 동작의 범위를 제한하거나 좋은 폼을 연습할 수 있는 범위 내에서만 움직임을 수행하면 된다. 내 고객 중에는 스쿼트를 평행하게 할 수 없는 사람도 있는데, 그들은 여전히 놀라운 둔근을 가지고 있다.

몸이 너무 타이트하다면 스트레칭을 통해 운동 범위를 늘려야 할 수도 있다. 고관절 굴곡근이 타이트해서 고관절을 완전히 신전할 수 없다면 요근과 대퇴직근(158쪽 참조) 등 고관절 굴곡근을 스트레칭하는 데 시간을 투자해라. 스쿼트 자세를 제대로 취할 수 없다면 422쪽에 설명된 기술을 사용하여 폼을 개선해라.

모든 반복에서 규율을 유지해라

열심히 훈련하고, 실패를 반복하고, 무거운 웨이트를 리프팅하면 폼이 무너질 수 있다. 절제력을 유지해야 한다. 반복 횟수를 짧게 커팅하거나 부하를 줄여야 할 수도 있다. 매일 자신의 몸에 귀를 기울이고 리프팅할 때마다 자신의 몸에 귀를 기울여야 한다. 어떤 날에 느낌이 좋지 않다면 그대로 조심하면서 필요한 조정을 해라.

더 이상 좋은 폼으로 움직임을 수행할 수 없을 때 세트가 중단된다는 점을 기억해라. 약간의 흔들림을 허용할 수도 있지만, 특정 지점을 지나 폼이 나빠지면 절제력을 유지하고 멈추는 것은 스스로에게 달려 있다.

다시 말해, 부하나 퍼포먼스 횟수에 관계없이 모든 반복 횟수는 비교적 비슷하게 보여야 한다. 135파운드를 20회 리프팅하든 225파운드를 12회 리프팅하든 모든 반복 횟수는 동일하게 보여야 한다. 등을 굽히기 시작하거나 고관절 신전이 완전히 이루어지지 않으면 세트를 중단해라. 잘못된 폼으로 계속 움직이면 잘못된 움직임 패턴이 몸에 배게 될 뿐만 아니라 부상의 위험도 커진다.

항상 좋은 폼으로 움직이면 결국 기본 움직임 패턴이 될 것이다. 잘못된 자세로 움직일 때도 마찬가지이다. 항상 엉성한 자세로 반복하면 곧 엉성한 폼으로 움직이게 된다. 절제력을 유지하고 테크닉에 집중하면 폼이 무너지기 시작하는 순간 바로 알아차릴 수 있다. 높이 올라가지 않거나 깊이 들어가지 않거나 무릎이 안쪽으로 들어가거나 허리가 둥글어지거나 허리가 과도하게 펴지는 순간 세트를 중단해라.

관절을 다치게 하지 않고, 최대한의 운동 효과를 얻을 수 있으며, 올바른 느낌(즉, 정신-근육 연결을 사용하고 올바른 근육을 사용한다는 의미)을 주는 움직임이라면 무엇이든 할 수 있다

내가 제공한 기술 가이드라인은 그야말로 가이드라인이라는 점을 기억해라. 좋은 포지션을 설정하고 움직이기 위한 일반적인 전략이다.

나와 함께 운동하는 사람들 중에는 이 틀에 완벽하게 맞아서 많은 조정을 할 필요가 없는 사람도 있고, 표준에서 크게 벗어나는 사람도 있다. 예를 들어 대부분의 고객은 힙 쓰러스트를 할 때 발을 바깥쪽으로 약간 더 넓게 벌린 자세를 취한다. 하지만 나는 최근에 발을 안쪽으로 돌린 좁은 자세를 선호하는 한 고객을 코칭했다. 전에는 그런 자세를 본 적이 없었고 그런 자세를 교정할 생각도 하지 못했다. 사실 나는 둔근 활성화를 위한 다양한 자세를 연구한 적이 있는데, 좁은 자세는 모든 자세 중에서 둔근을 가장 적게 활성화하는 것으로 나타났다. 그러나 그녀는 그렇지 않다! 그녀는 그 자세로 둔근을 엄청나게 활성화했고, 내가 본 것 중 최고의 둔근 발달을 보였다. 내가 어떻게 그녀에게 다르게 하라고 말할 수 있을까?

통증, 부상 및 회복

척추나 하체에 영향을 미치는 모든 부상은 어느 정도의 둔근 억제(활성화 및 수축 감소)를 초래하며, 심지어 발가락이 찌릿찌릿하거나 발목 염좌에서도 이런 일이 일어난다. 말할 필요도 없지만, 둔근의 이득을 극대화하려면 운동하는 동안 통증과 부상이 없는 것이 가장 좋다.

일반적으로 좋은 기술을 연습하고, 신중하고 개인화된 프로그램을 따르며, 식단과 생활 방식을 관리하는 것, 즉 이 장에서 제공한 지침을 준수하는 것은 통증과 부상을 피하는 데 필수적이다. 그러나 통증은 복잡한 주제이며 잘 이해되지 않는 부분이다. 해부학, 근육 구조, 연부조직 유전학, 프로그램 설계(및 프로그램 설계에 영향을 미치는 모든 변수), 훈련 경험, 스트렝스, 유연성, 폼, 나이, 생활 습관, 식단, 수분 섭취, 약물 사용, 이전 부상, 피로, 염증, 스트레스, 우울증, 불안, 공포, 움직임, 통증 및 신체에 대한 믿음 등 피트니스 세계의 거의 모든 것과 마찬가지로 통증과 부상을 유발하는 변수는 무수히 많으며 그 목록은 계속 이어진다.

통증에 대한 일반적인 반응은 "조직에 손상을 입어서 통증이 생겼어요"이다. 그러나 손상은 뚜렷하지만 통증이 전혀 없거나, 손상은 없고 통증만 뚜렷할 수 있다. 또한 연관통, 즉 실제 문제가 원인 부위와는 떨어진 곳에서도 통증을 느낄 수 있다. 예를 들어 내 동생은 리프팅으로 인한 허리 통증으로 고통 받고 있었는데, 알고 보니 역류성 식도염으로 인한 것이었다. 그는 몇 년 동안 담배를 씹다가 니코틴 껌으로 바꿨고, 결국 위식도 역류 문제가 생겼다. 위식도 역류 질환을 해결하자 허리 통증이 사라졌다. 그리고 자전거에서 넘어지는 것과 같은 실제 부상으로 인한 통증, 데드리프트 중 허리를 뒤로 젖히는 등 잘못된 폼으로 리프팅을 할 때 생기는 통증도 있다.

게다가 사람마다 통증을 다르게 해석하고 경험한다. 따라서 통증과 부상에 대한 정확한 처방이나 운동법을 제시하는 것은 불가능하다. 내가 할 수 있는 최선은 대부분의 사람들이 보편적으로 잘 견딜 수 있는 일련의 가이드라인을 제공하고 부상 후 회복을 가속화할 수 있는 청사진을 제시하는 것이다.

통증이 둔근 활성화를 억제하지 않고 운동 선택이 통증을 악화시키지 않는다면 지금 하고 있는 운동을 계속할 수 있다. 하지만 모든 운동이 통증을 악화시킨다면 통증이 가라앉을 때까지 휴식을 취해야 한다.

이 섹션에서는 부상에 대한 훈련과 부상 예방을 위한 모범 사례에 중점을 두고 있다는 점에 유의해라. 14장에서는 부상 회복을 위한 최상의 프로토콜을 배우게 된다.

통증을 이겨내려 하지 말고 통증을 다스려라

자기 조절이나 즉각적인 조정을 할 수 있는 충분한 훈련 능력을 갖추는 것은 장기적인 훈련의 필수 요소이다.

매주 근육에 약간의 트러블이나 통증을 느끼며 훈련해야 할 때가 있을 수 있다. 그렇기 때문에 항상 미리 작성된 훈련 프로그램만 고수할 수는 없다. 바이오피드백, 즉 자신의 느낌에 따라 조정해야 한다.

예를 들어 훈련 중에 무릎을 다쳤다면 프로그램을 조정하고 문제를 악화시키지 않는 운동을 선택해야 한다. 상식적인 이야기지만 사람들이 저지르는 가장 큰 실수 중 하나는 필요한 조정을 하지 않고 통증을 참으며 훈련하는 것이다.

나는 이 점을 깨닫는 데 20년이 넘게 걸렸다. 리프팅에 전념하는 사람으로서 내 몸에는 항상 해결해야 할 문제가 있다. 무거운 무게를 리프팅하고, 열심히 훈련하고, 노화하면서 생기는 현상일 뿐이다. 하지만 그날의 상황에 따라 프로그램을 수정하는 법을 배웠고, 이 원칙을 고수할 때 신체적 삶의 모든 측면이 더 좋아진다.

뭔가 불편한 느낌이 든다고 해서 기능 장애가 있거나 근육이 제대로 작동하지 않는다고 생각하는 함정에 빠지지 마라. 대부분의 경우 휴식을 취하거나 폼을 조정하거나 운동 선택과 프로그램 설계를 수정하면 된다.

내가 여러분에게 이 사실을 깨닫게 해드리고 여러분도 저처럼 20년이 걸리지 않는다면 나는 가치 있는 서비스를 제공한 것이다.

항상 이전 부상을 고려한다

가상 또는 대면으로 고객과 작업을 시작할 때 내가 가장 먼저 물어보는 질문 중 하나는 이전에 부상을 입은 적이 있는지 여부다. 이 정보는 몇 가지 이유로 매우 중요하다.

첫째, 부상의 성격을 알 수 있기 때문이다. 유전적 질환이든, 자동차 사고와 같은 치명적인 사건의 결과이든, 적절한 폼으로 움직이는 것과 같이 우리가 통제할 수 있는 요인이든, 이전 부상의 성격에 따라 계획을 세울 수 있다. 둘째, 더 중요한 것은 어떤 운동을 선택할지 알려준다는 점이다. 예를 들어 고객이 이전에 무릎을 다친 적이 있다면 어떤 움직임이 통증을 유발하는지 물어본다. 스쿼트를 깊게 할 때마다 무릎이 아프다고 하면 그 문제를 해결하기 위한 계획을 세울 수 있다. 부상에 따라 특정 스쿼트 패턴(런지나 피스톨 등)을 하지 않거나, 운동 범위를 줄이거나, 부하(무게)와 횟수(수행 횟수)를 조정할 수 있다. 시간이 지나면 보통 대부분의 운동을 통증 없이 할 수 있지만, 처음에는 편안하게 시작하고 점진적으로 프로그레션을 진행하며 천천히 난이도를 높여야 한다.

이전에 다친 부위를 중심으로 훈련하려면 할 수 있는 것과 할 수 없는 것을 파악해야 한다. 14장에서는 허리 통증 및 무릎 통증과 같은 특정 증상을 중심으로 훈련할 수 있는 운동 예시를 제공한다.

통증(근육통)이 너무 심해서 둔근을 자주 또는 충분히 강하게 훈련할 수 없는 경우

놀랍게도 큰 효과를 본 내 고객 중 상당수는 둔근 통증이 거의 없다. 누구나 다음날 약간의 통증을 느끼면 열심히 운동했음을 상기시키는 것을 좋아하지만, 과도한 통증은 둔근을 키우는 데 역효과가 있다.

근육통을 유발하는 요인은 다음과 같다.

- 새로움(새로운 것을 하거나 오랫동안 해보지 않은 것을 하는 것)
- 근육을 긴 길이로 늘리는 운동 선택(예: 런지)
- 운동의 하강 단계를 의도적으로 강조하기
- 둔근을 자주 훈련하기

근육통을 줄이는 요인은 다음과 같다.

- 일관성(매주 비슷한 움직임 패턴 수행)
- 짧은 근육 길이를 강조하는 운동 선택(예: 힙 쓰러스트)
- 본질적으로 더 구심성이 있는 운동 수행(예: 썰매 밀기)
- 둔근을 자주 훈련하기

연구에 따르면 근육 손상에는 유전적 요소가 크게 작용하는 것으로 밝혀졌다. 같은 운동을 해도 어떤 사람은 다른 사람보다 근육통이 현저하게 더 심하게 나타날 수 있다. 스트렝스가 늘고 운동 효과가 나타나는데 둔근 통증이 거의 없다면 기뻐해라. 둔근 통증은 큰 불편을 초래한다! 일어서거나 걸으려고 할 때마다 통증으로 움찔하는 것은 재미가 없다. 따라서 위의 요인을 고려하여 너무 아프지 않도록 노력해라.

운동 사이의 회복 기간을 단축하기 위해선 충분한 휴식과 회복 시간을 갖도록 한다

폼롤링이나 마사지를 받을 수도 있지만, 과대광고에 현혹되어 이러한 방법을 버팀목으로 삼지 마라. 다시 말해, 이러한 방법은 현명한 훈련과 생활을 대체하는 것이 아니라 보조적인 수단이어야 한다.

연구 결과에 따르면 폼롤링이 유익하다는 것은 꽤 분명하지만, 여러분이 예상하는 이유 때문은 아니다. 스트렝스 코치들은 일반적으로 폼롤링이 근막을 재정렬하고 흉터 조직과 유착을 끊고 트리거 포인트를 풀어 조직의 질을 개선한다고 말하지만 실제로는 통증을 줄이고 근육과 근막 내의 기계 수용체를 자극하여 뇌에 신호를 보내 특정 길항근(반대 근육) 운동 단위를 진정시켜 '브레이크를 해제'하고 주동근 운동 단위를 자극하여 퍼포먼스를 높이는 방식으로 작용할 가능성이 높다.

사람들이 무슨 일이 일어나고 있는지 정확히 안다면 외출할 때 폼롤러 하는 것을 두고 편집증에 빠질 일은 없을 것이다. 폼롤링이 쓸모없다는 뜻인가? 전혀 그렇지 않다. 기분이 나아진다면, 특히 운동 전후나 몸이 매우 타이트할 때 폼롤링을 하는 것이 좋다. 하지만 많은 물리 치료사들이 주장하는 모든 효과를 볼 수는 없다는 점을 이해해라. (자가 근막 이완과 폼롤링의 과학적 근거에 대해 자세히 알아보려면 책 뒤에 있는 참고 문헌을 참조해라.)

폼롤링의 이점을 얻기 위해 작동하는 모든 메커니즘을 이해할 필요는 없지만, 폼롤링을 매일 의무적으로 해야 한다고 생각해서는 안 되며 운동을 피하기 위한 핑계로 사용해서는 안 된다.

마사지를 받는 것도 마찬가지이다. 불가리아 역도 대표팀의 훈련 일정에 대해 읽은 적이 있는데, 하루에 여러 번 훈련을 하면서 세션이 끝날 때마다 마사지를 받는다고 한다. '젠장, 하루에 여러 번 마사지를 받을 수 있다면 정말 빨리 회복할 수 있을 것 같다'고 생각했다. 하지만 사실이 아니다. 마사지는 폼롤링과 마찬가지로 효과가 좋긴 하지만 근육 조직의 회복을 크게 앞당기지는 못한다.

이렇게 생각해보라. 웨이트를 리프팅하면 근섬유분절이 터지고, Z라인이 늘어지고, T-세관과 근섬유막의 미세한 파열과 찢어짐, 괴사 등 근육이 분해되는데, 이 모든 것을 복구해야 한다. 실제로 고강도 인터벌 트레이닝과 웨이트 트레이닝 후에 신진대사가 높아지는 주된 이유 중 하나는 바로 이러한 손상과 조직 복구가 필요하기 때문이다. 따라서 시간이라는 요소는 피할 수 없는 요소이다. 사람들은 마사지나 폼롤링만 받으면 통증이 없을 거라고 생각하는 함정에 빠지기도 한다. 하지만 실제로는 휴식을 취하고 조직이 회복될 때까지 기다리면 된다. 물론 걷기, 움직임, 폼롤링과 같은 적극적인 회복 퍼포먼스를 하면 한두 시간 동안은 기분이 나아질 수 있지만, 그 느낌이 사라지면 바로 다시 통증으로 돌아가는 것을 알 수 있다. 이러한 회복 활동은 어느 정도 도움이 되지만, 특히 지연성 근육통(DOMS)이 심한 경우에는 통증을 완전히 없애지는 못한다.

오해하지 마라. 마사지와 폼롤링은 확실히 그 나름의 역할을 하며, 특히 마사지를 즐기고 기분이 좋아진다면 더욱 그렇다. 하지만 치유 속도를 크게 앞당기지는 못한다. 때로는 운동을 중단하고 휴식을 취하면서 회복하고 다시 개인 기록을 설정하는 데 집중해야 한다.

활성화 훈련을 사용하여 고강도 운동을 위한 워밍업을 한다

글루트 브릿지 및 쿼드 러프 힙 익스텐션과 같은 둔근 운동은 더 격렬한 운동을 위해 둔근을 준비하는 방법으로 운동 초기에 할 수 있다. 이를 활성화 훈련이라고 한다. 스트렝스 코치들은 일반적으로 둔근 활성화 운동을 '저부하 둔근 활성화'라고 부르는데, 이는 둔근을 파괴하는 것이 아니라 자극하는 것이 목표이기 때문이다. 더 구체적으로 말하자면, 근육을 피로하게 하는 것이 아니라 근육을 깨우는 것이다. 예를 들어 활성화 훈련을 하는 경우 워밍업에서 각 다리로 글루트 브릿지와 쿼드 러프 힙 익스텐션을 10회씩 3세트 수행할 수 있다. 물론 마음만 먹으면 둔근 브리지를 100회도 할 수 있겠지만, 각 반복의 상단에서 둔근을 최대한 수축시키며 10회에서 멈추는 것이 좋다. 이렇게 하면 본격적인 복합 움직임으로 넘어갔을 때 둔근을 더 잘 사용할 수 있게 되며, 이는 자세를 더 잘 유지하게 해주고 동작의 무너짐도 예방해준다.

단, 여기에는 한 가지 주의점이 있다. 둔근을 피로하게 만들어서는 안 된다. 만약 둔근이 피로해지면, 이후 복합 움직임에서 둔근을 더 많이 사용하는 것이 아니라 오히려 덜 사용하게 된다.

다음은 하체 트레이닝 세션의 워밍업으로 또는 오랜 기간 활동하지 않은 후 근육을 '깨우고' 싶을 때 언제든지 수행할 수 있는 둔근 활성화 루틴의 예시이다.

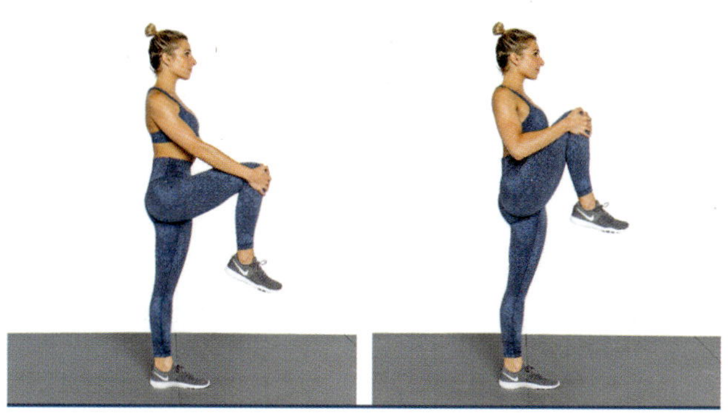

무릎 높이 워킹: 총 20회

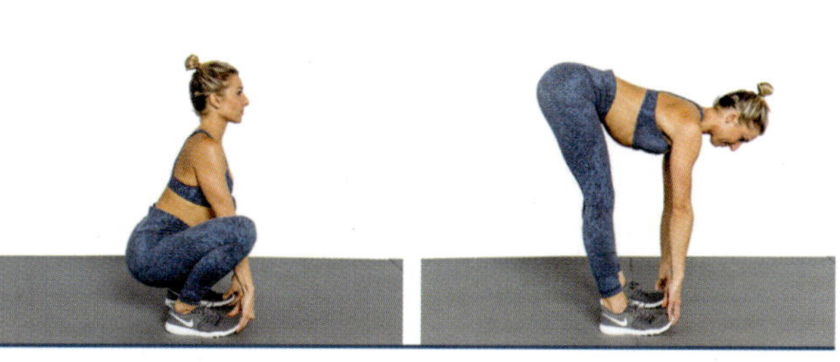

스쿼트 투 스탠드: 10회 반복

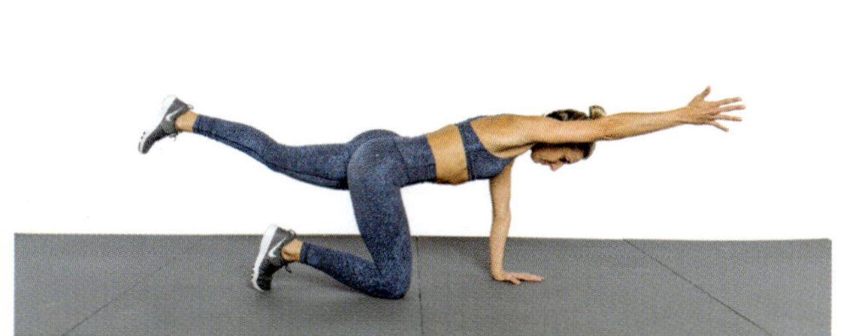

버드 독: 양쪽 10회씩

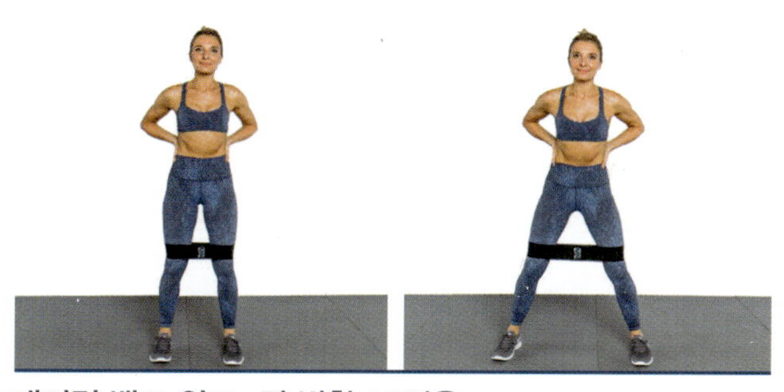

래터럴 밴드 워크: 각 방향 10걸음

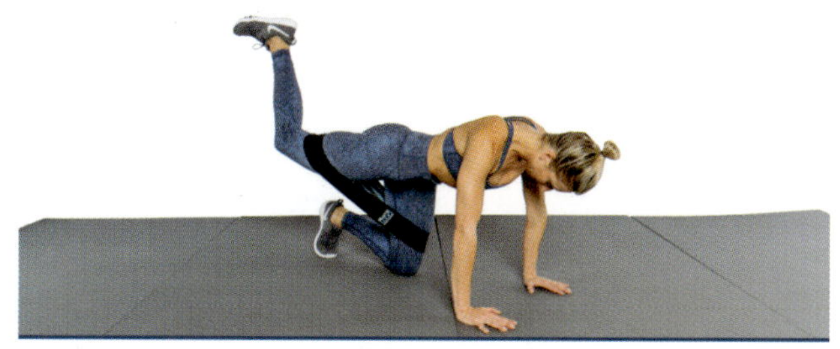

니 밴드 쿼드럽 힙 익스텐션: 양쪽 10회씩 반복

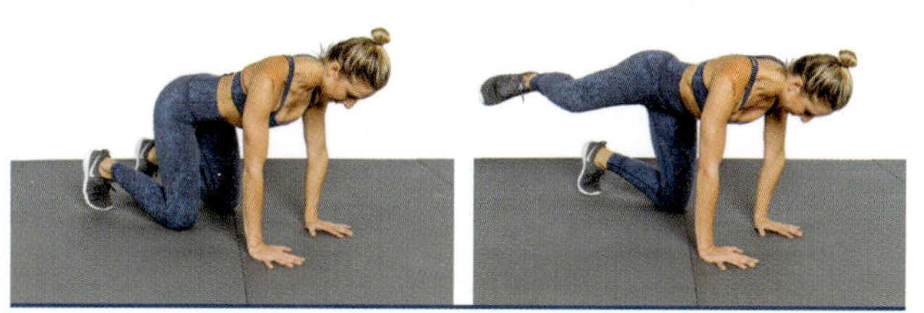

파이어 하이드런트: 양쪽 각 10회 반복

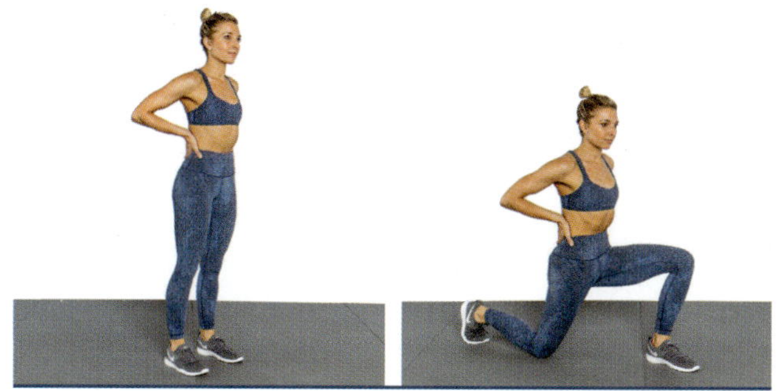

리버스 런지: 양쪽 각각 10회 반복

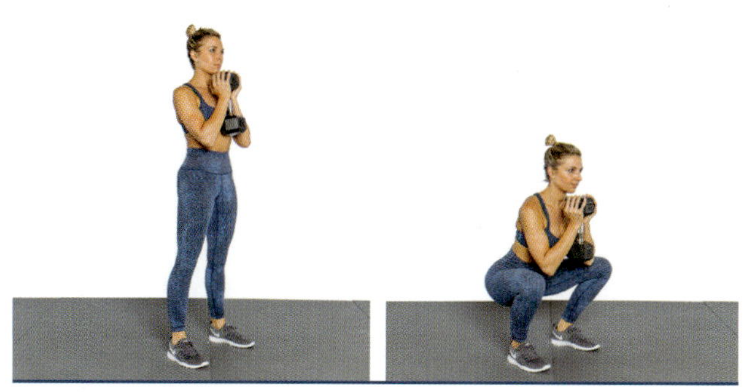

가벼운 고블릿 스쿼트: 10회 반복

운동 범위와 가동성

근비대를 극대화하려면 넓은 가동 범위를 통해 텐션을 만들어내야 한다는 근거는 있지만, 그렇다고 해서 짧은 가동 범위를 가진 운동이 무의미하다는 뜻은 아니다. 예를 들어 둔근 브리지는(그리고 그보다는 덜하지만 힙 쓰러스트 역시) 스쿼트나 런지에 비해 일반적으로 가동 범위가 짧지만, 오히려 둔근 발달에는 더 효과적인 운동이다. 따라서 넓은 가동범위를 사용해야 한다는 원칙이 항상 둔근 성장에는 그대로 적용되는 것은 아니다.

또한 운동 범위와 근육 성장에 관한 연구는 대부분 다른 근육 그룹을 조사한다는 점도 언급할 가치가 있다. 현재까지 둔근 성장과 관련된 운동 범위를 조사한 연구는 단 한 건으로, 깊은 스쿼트가 얕은 스쿼트에 비해 더 큰 둔근 비대로 이어진다는 것을 보여주었다. 하지만 대둔근은 대부분의 근육과 달리, 근육 길이가 가장 짧을 때 최대 활성도를 보이는 독특한 EMG-각도 곡선을 가지고 있다는 사실은, 다른 근육을 대상으로 한 기존의 연구 결과에 의문을 제기하게 만든다. 대부분의 근육은 중간 길이나 더 긴 길이에서 최대 활성화가 나타나는 반면, 대둔근은 예외적인 특성을 보이기 때문이다.

완전한 범위의 운동과 짧은 범위의 운동을 모두 수행해라

한 가지 운동이 전부가 될 수는 없다. 때로는 움직임을 제대로 수행할 수 있는 스트렝스, 협응력, 가동성이 발달할 때까지 운동 범위를 줄여야 할 때도 있다. 이 책에 포함된 모든 운동을 수행하지 못한다고 해서 자신에게 문제가 있다고 생각하지 마라. 둔근 성장을 극대화하는 것이 목표라면 완전한 범위의 운동과 짧은 범위의 운동을 모두 수행해야 한다. 즉, 힙 쓰러스트, 글루트 브릿지, 백 익스텐션, 런지, 스쿼트, 데드리프트, 래터럴 밴드 워크 등을 수행해야 한다.

저항 훈련과 스트레칭으로 운동 범위 개선하기

스트레칭은 관절 가동범위를 개선하는 데 좋으며 나도 몇 가지 기본 스트레칭을 제공하지만, 스트렝스 트레이닝 동작을 수행하면 가동성 또한 향상된다는 점을 이해하는 것이 중요하다. 스쿼트, 데드리프트, 런지, 힙 쓰러스트, 백 익스텐션, 래터럴 밴드 운동은 하체 전체의 가동성을 향상시킨다. 관절 가동범위 개선을 위한 스트렝스 운동과 스트레칭을 비교한 많은 연구가 진행되었으며, 그 결과도 비슷하다. 사실 근력 운동은 가동성 향상 외에도 해당 가동범위 전체의 근력을 발달시키기 때문에 근력 운동이 더 유익한 것은 틀림없다.

효과가 없다고 말하는 것은 아니다. 하지만 스트레칭은 스트렝스 운동처럼 근육의 역학적 특성을 변화시키지 않는다. 근육의 길이가 길어지거나 탄력이 생기는 것이 아니다. 다만 뇌가 해당 포지션이 신체에 해를 끼치지 않는다는 것을 인식하고 신경계가 텐션을 풀어주어 스트레칭을 좀 더 깊게 할 수 있게 해주는 것이다.

고관절과 다리의 유연성을 향상하는 데 좋은 스트레칭이 많이 있다. 둔근을 집중적으로 공략하는 몇 가지 스트레칭과 고관절 굴곡근을 공략하는 두 가지 스트레칭을 소개하겠다. 여기에 제공된 스트레칭을 시작점으로 삼아라. 각자에게 더 적합한 스트레칭이 많이 있으니 참고하기 바란다.

또한 스트레칭에는 다양한 방법이 있다는 점을 말하고 싶다. 예를 들어 동적으로(다이내믹 스트레칭이라고 함) 또는 정적으로(스태틱 스트레칭이라고 함) 스트레칭을 수행할 수 있다.

다이내믹 스트레칭: 이 형태의 스트레칭은 움직임과 함께 수행된다. 스트레칭을 유지하지 않고 펄스를 주거나 스트레칭 안팎으로 움직인다. 특정 신체 부위를 순간적으로 동작 범위의 한계(끝 범위라고 함)까지 움직인 다음 뒤로 물러나는 것이다. 이 과정은 일반적으로 3~10회 반복한다. 최상의 결과를 얻으려면 운동 전 워밍업이나 운동 세트 사이에 동적 스트레칭을 수행해라.

다이내믹 딥 런지 스트레칭

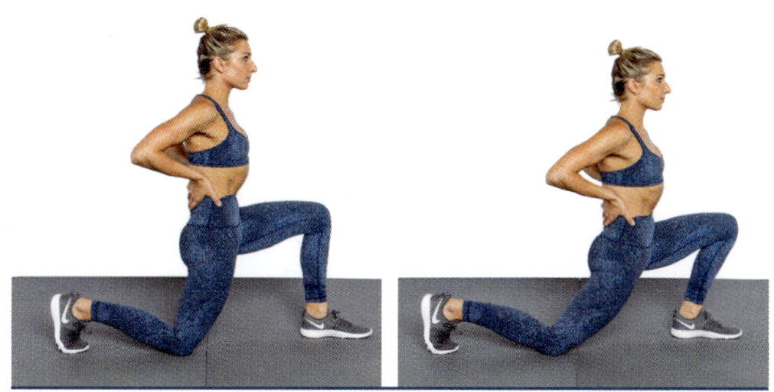

스쿼트를 하기 위해 워밍업을 하고 있다고 가정해보자. 이 상황에서 딥 런지 포지션을 취한 다음 고관절을 내리고 상체를 낮추며 무릎을 앞으로 밀면서 스트레칭을 3~6회 반복하여 다이내믹 딥 런지 스트레칭을 퍼포먼스할 수 있다.

스태틱 스트레칭: 이 형태의 스트레칭은 움직임 없이 수행되는 퍼포먼스로, 운동 범위의 한계에서 스트레칭을 장시간 유지하는 것을 의미한다. 운동 전에 하는 다이내믹 스트레칭과 달리 스태틱 스트레칭은 운동 후 쿨다운이나 저녁 늦은 시간에 긴장을 풀고 숙면을 취하기 위해 하는 것이 좋다. 스태틱 스트레칭은 스트레칭하는 근육을 순간적으로 약화시키므로 스쿼트, 데드리프트, 힙 쓰러스트와 같은 큰 리프팅을 하기 전에는 절대 하지 마라. 예를 들어 햄스트링을 스트레칭한 후 바로 데드리프트를 시도하면 힘이 약해지는 것을 느낄 수 있다. 운동 전에 스트레칭을 반드시 하고 싶다면, 동적 스트레칭을 하거나 길항근을 스트레칭하는 것이 좋다. 예를 들어 힙 쓰러스트를 할 예정이라면 둔근이 아닌 고관절 굴곡근을 스트레칭하는 것이 적절하다.

유연성을 향상하고 스태틱 스트레칭으로 최상의 결과를 얻으려면 다음 사항에 유의해라.

- 각 스트레칭을 30~60초간 유지하고 두세 번 반복한다.
- 리드미컬하게 호흡해라(숨을 참지 마라).
- 스트레칭하기 전에 준비운동을 한다.
- 가장 중요한 것은 근육에 텐션이 느껴지는 지점까지만 스트레칭하고, 편안한 정도를 넘어서거나 과도한 통증을 느끼면 절대 스트레칭하지 마라.

스태틱 딥 런지 스트레칭

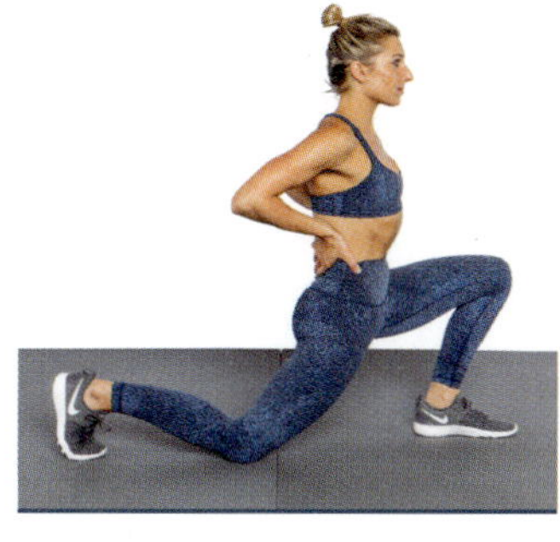

스태틱 딥 런지 스트레칭을 수행하려면 근육에 텐션이 느껴지도록 깊은 런지를 하고 통증 역치 이하로 유지한 다음 30~60초 동안 그 자세를 유지하면 된다.

운동 범위를 늘리거나 더 나은 포지션을 취하고 싶거나 단순히 회복을 위한 스트레칭이 마음에 드신다면 다음과 같은 방법을 추천한다.

딥 런지 스트레칭

다음과 같은 경우에 좋다.

- 요근 및 고관절 근육 스트레칭
- 힙 익스텐션, 딥 스쿼트 및 스플릿 스쿼트 동작 범위 개선

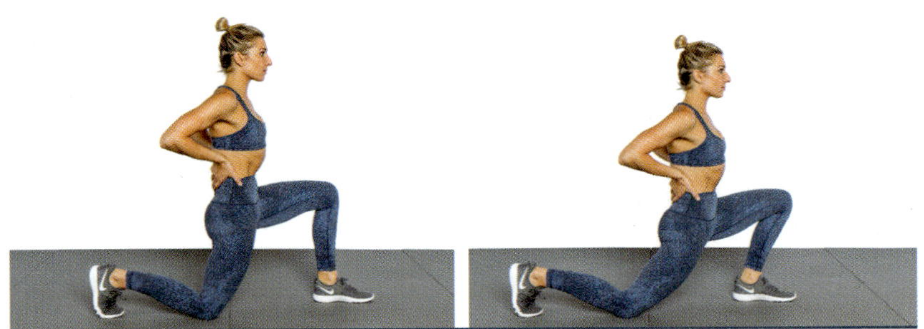

런지 자세를 취한 후 균형과 안정성을 위해 고관절이나 무릎에 손을 얹고 뒷다리를 몸 뒤로 뻗어 대퇴사두근이 바닥과 일직선이 되도록 유지한다. 뒷발은 발등을 펴거나 발볼을 그대로 유지해도 된다. 딥 런지로 내려가려면 고관절을 낮춘 다음 체중을 앞으로 이동한다. 앞쪽 무릎을 앞으로 또는 옆으로 밀어도 된다.

대퇴직근 스트레칭

다음과 같은 경우에 좋다.

- 대퇴직근 및 요근 스트레칭
- 힙 익스텐션 및 힙 쓰러스트 운동 범위 개선

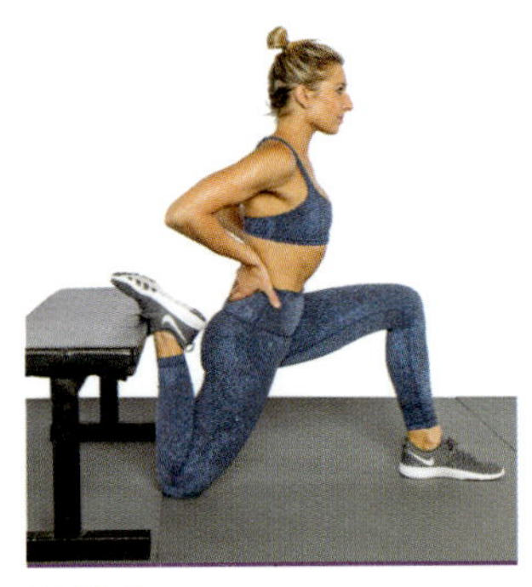

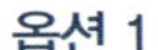

옵션 1

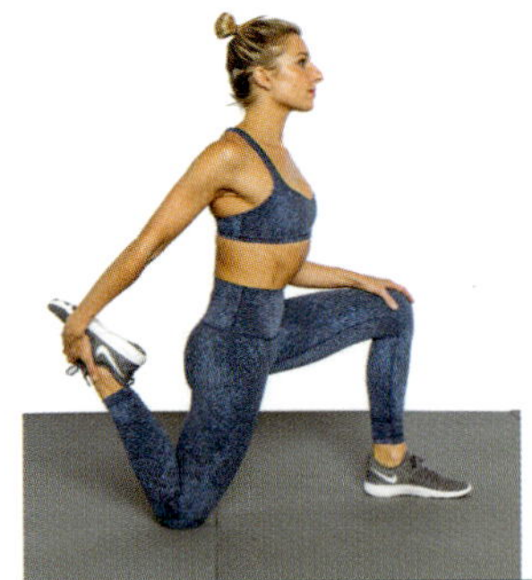

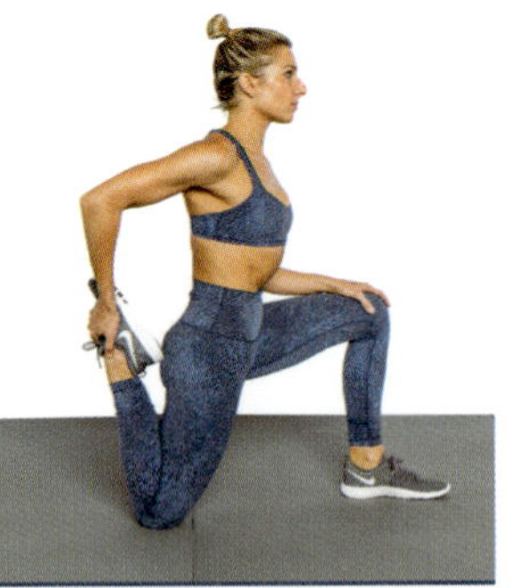

옵션 2

옵션 3

대퇴직근 스트레칭을 수행하는 방법에는 여러 가지가 있다. 아래쪽 다리를 벽이나 벤치에 붙인 다음(옵션 1) 상체를 들어 올리거나, 발을 잡고 런지 포지션으로 아래쪽 다리를 엉덩이 쪽으로 당기는 방법(옵션 2), 발에 밴드를 걸고 어깨에 걸친 다음 밴드로 바닥에 닿은 무릎을 더 깊이 구부릴 수 있다(옵션 3).

고관절 외회전 스트레칭

다음과 같은 경우에 좋다.

- 둔근 및 고관절 외회전 근육 스트레칭
- 고관절 외회전 운동 범위 향상

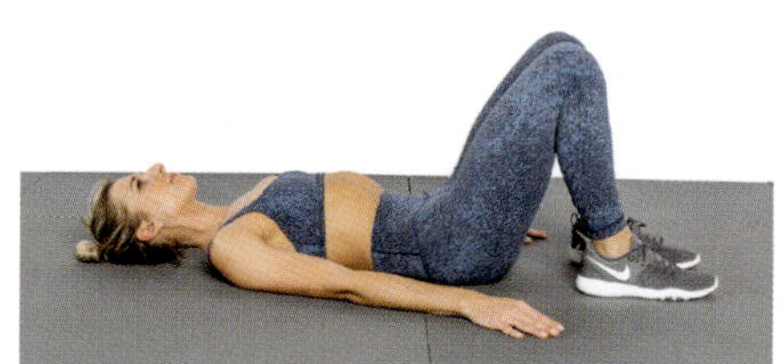
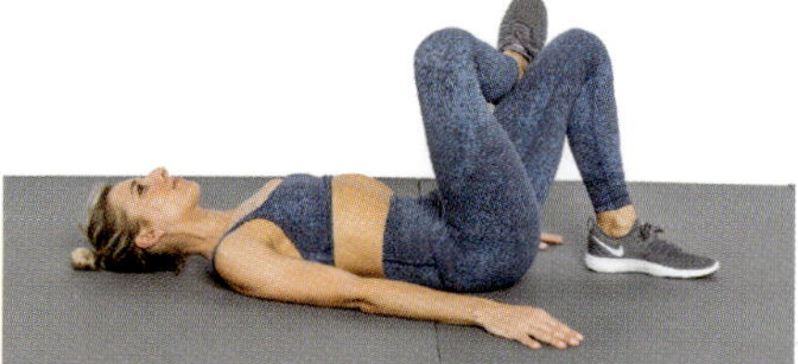
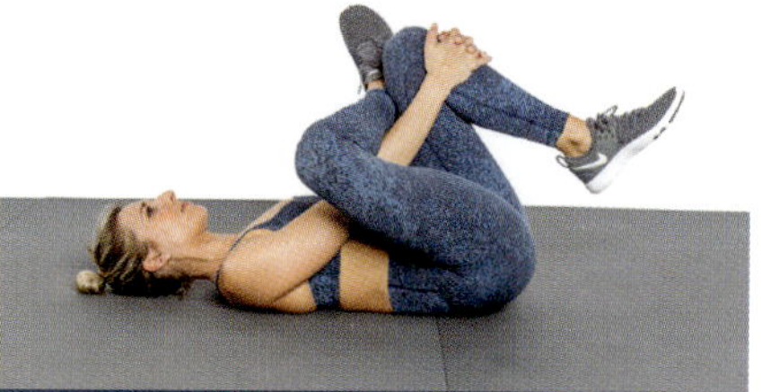

옵션 1

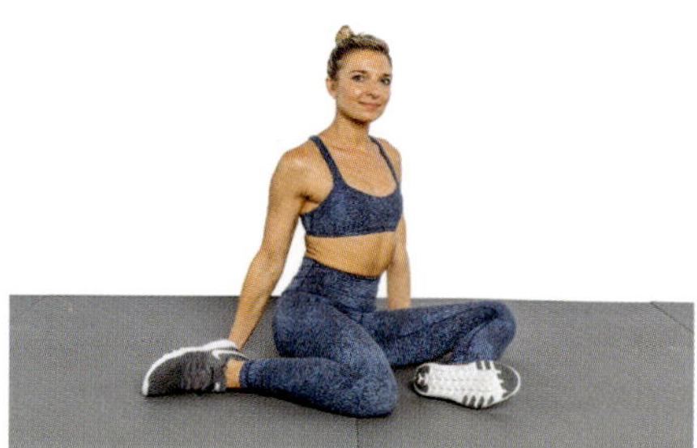
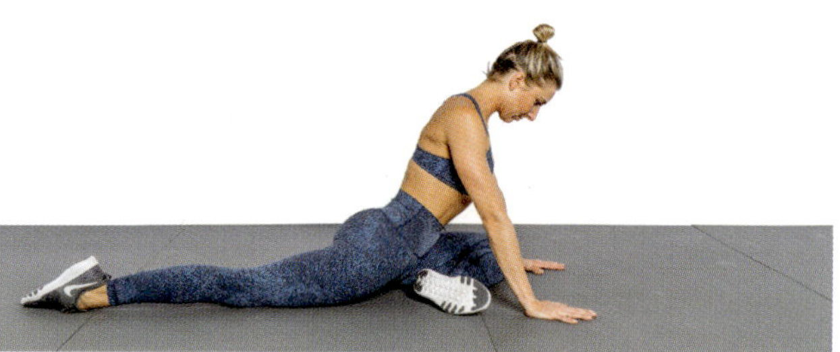
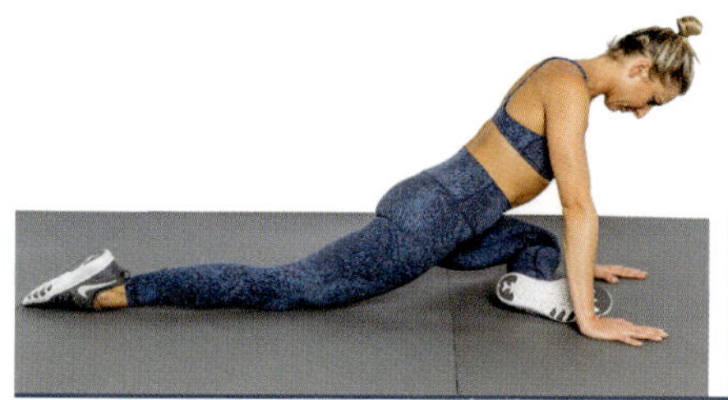
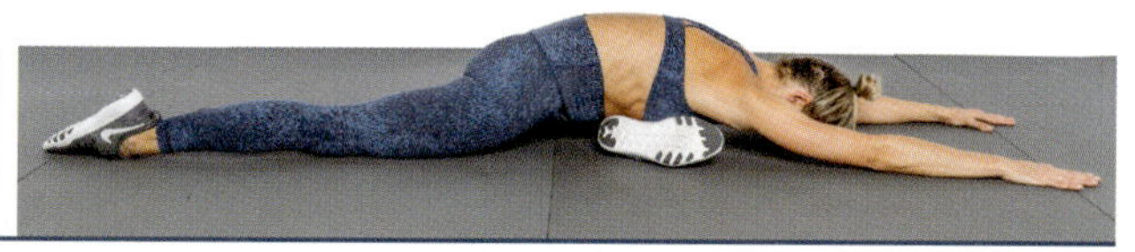

옵션 2

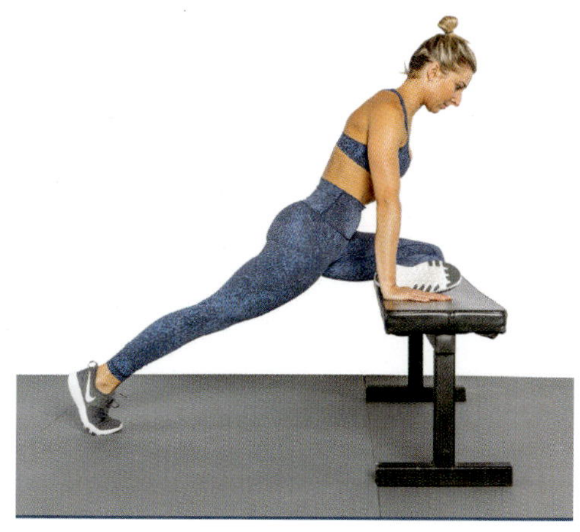

옵션 3

고관절 외회전 스트레칭의 가장 쉬운 베리에이션은 글루트 브릿지 퍼포먼스를 하듯 무릎을 구부린 채 뒤로 누워 발을 바닥에 평평하게 놓는 것이다. 한쪽 발을 다른 쪽 무릎 위로 교차시킨 다음 양손을 사용해 무릎을 가슴 쪽으로 당긴다(옵션 1). 비둘기 자세를 퍼포먼스할 수도 있다. 이 베리에이션을 하려면 한쪽 다리를 앞으로 말아 허벅지 바깥쪽과 아래쪽 다리가 바닥과 수평이 되도록 바닥에 앉는다. 다른 쪽 다리를 몸 뒤로 신전하여 대퇴사두근이 바닥과 일직선이 되도록 유지한다. 유연성이 부족하거나 몸이 타이트한 경우, 앞발을 고관절에 가깝게 붙이고 몸통을 똑바로 세우거나 약간 기울인 상태로 유지해라(옵션 2, 위). 더 깊은 스트레칭을 원한다면 앞발 정강이가 몸과 수직이 되도록 포지션을 잡고 몸통을 앞으로 기울여라(옵션 2, 하단). 이러한 베리에이션이 너무 힘들다면 앞다리를 벤치에 올려놓고 뒷다리로 체중을 지탱해보라(옵션 3).

트위스팅 글루트 스트레칭

다음과 같은 경우에 좋다.

- 대둔근 스트레칭하기
- 고관절 외회전 및 고관절 굴곡 운동 범위 개선

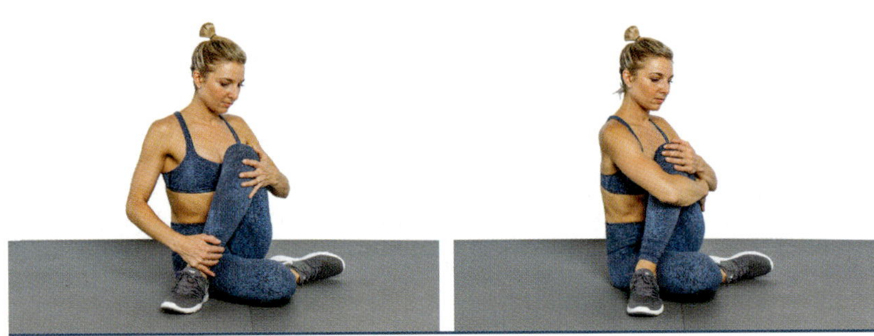

옵션 1

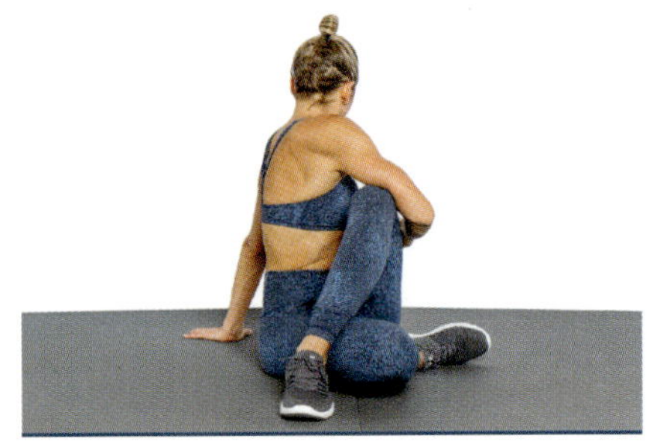

옵션 2

다리를 앞으로 쭉 뻗고 바닥에 앉는다. 한쪽 다리를 다른 쪽 다리 위로 교차하여 발을 허벅지 위로 최대한 높이 포지션한다. 바닥에 닿은 다리는 똑바로 유지하거나 그림과 같이 구부릴 수 있다. 팔로 위쪽 무릎을 감싸고 가슴 쪽으로 당긴다(옵션 1). 스트레칭을 늘리려면 위쪽 다리 쪽으로 약간 비틀어 팔을 허벅지 앞에 놓고 뒤쪽을 바라보도록 한다(옵션 2).

몸에 이상이 있거나 누군가가 약점을 지적해도 여러분은 정상이라는 사실을 기억해라

근육 불균형, 경미한 부상, 가동성 제한 등 신체에 어떤 문제가 발생했다고 해서 그것이 여러분에게 문제가 있다는 것을 의미하지는 않는다. 불균형은 정상이고, 통증은 자연스러운 경우도 있으며, 대부분의 사람들은 신체 어딘가에 가동성이 제한되어 있다.

스포츠 의사, 물리 치료사, 카이로프랙터, 도수 치료사, 운동 트레이너, 퍼스널 트레이너, 스트렝스 코치 사이에서 사소한 문제를 기능 장애로 분류하는 경향이 점점 커지고 있다. 이러한 분류는 광범위하고 광범위한 영향을 미친다. 말이 문제다. 누군가에게 도움을 요청했는데 기능 장애라는 말을 들으면 그 말을 문자 그대로 해석하고 아무것도 할 수 없다고 생각할 수 있다.

기능 장애는 제대로 기능하지 못한다는 것을 의미한다. 특히 열심히 훈련할 때 우리는 항상 100%의 컨디션을 유지하지 못한다. 이 '기능 장애'라는 표현은 고객이 계속 재방문하도록 하기 위한 겁주기 전략이다. 망치만 있으면 모든 것이 못처럼 보인다. 신체에서 '증후군'을 찾고 있다면 찾을 수 있다. 일부 사업자들은 고객의 순진함을 이용해 반죽을 긁어모으고 있다. 이러한 관행은 전문가들이 더 많은 돈을 벌기 위해 의도적으로 사람들을 의존적이고 나약하게 만든다. 다행히도 내 직업에서는 고객이 강해지면 더 많은 돈을 벌 수 있다.

나는 스트렝스 코치이기 때문에 고객에게 꼬리표를 붙일 자리가 없다. 내 직업은 사람들의 몸과 마음, 정신을 강화하고 자신감을 심어주고 자존감을 향상시키는 것이다. 나는 고객에게 둔근 기능 장애가 있거나 둔근이 최적으로 작동하지 않는다고 말한 적이 없는데, 이는 고객이 두려움을 발달시켜 버팀목으로 삼는 것을 원하지 않기 때문이다. 대신 나는 고객들에게 기초적인 운동부터 시작하여 자신감을 키워준다. 그런 다음 고급 운동으로 넘어가면서 그 과정에서 칭찬을 아끼지 않는다. 그리고 나는 인체는 놀랍도록 파워풀하고 다재다능하며 탄력적이라는 점을 강조한다. 이를 통해 두려움이나 의심이 아닌 권한 부여에 기반한 스트렝스 트레이닝과 건강한 관계를 구축한다.

통증을 유발하는 운동이 있다면 일반적으로 기능 장애가 있거나 교정 운동이 필요한 것이 아니라 잠시 휴식을 취하고 무리한 운동은 피해야 한다. 그런 다음 더 나은 폼을 연습하고, 몸에 귀를 기울이고, 프로그램 설계에 주의를 기울여야 한다(신체에 적합한 양과 빈도로 최적의 운동을 수행하고 있는지 확인하라).

웨이트 리프팅에는 위험이 따르기 마련이며, 훈련을 통해 한계를 뛰어넘는 것은 당연한 일이다. 더 강해지고, 더 커지고, 더 날씬해지고 싶기 때문에 열심히 훈련한다. 그리고 때때로 너무 열심히 훈련하다 부상을 당하기도 한다. 경미한 삠, 근육통, 통증은 웨이트를 리프팅하는 과정의 일부이다. 당연히 다치지 않도록 노력해야 하며, 내가 부상과 통증을 예방하는 데 도움이 되는 많은 지침을 제공하고 있다. 하지만 열심히 훈련하는 것과 통증 없이 운동하는 것 사이에는 미묘한 균형이 존재한다. 자신의 몸에 귀를 기울이고 언제 자신을 밀어붙이고 언제 뒤로 물러나야 하는지 아는 것은 그 자체로 기술이다.

예를 들어 어떤 사람들은 특정 부위의 연부조직이 약해 부상에 취약한 유전적 요인을 가지고 있다. 허리 통증과 지속적으로 싸우고 있다면 운동 범위를 조정하거나 런지 및 래터럴 밴드 워크와 같이 허리에 큰 부담을 주지 않는 운동을 선택해야 할 수도 있다. 다시 말해, 허리가 아픈 것은 기능 장애가 있어서가 아니라 내 몸에 맞지 않는 운동을 했기 때문에 아픈 것이다.

결론은 피트니스 전문가들은 사람들에게 기능 장애가 있다고 말하는 것을 그만두어야 한다는 것이다. 이는 두려움을 조장할 뿐만 아니라 '노시보 효과'를 일으킨다. 노시보 효과는 플라시보 효과와 반대되는 개념으로, 어떤 것이 문제를 해결하지만 치료 효과가 없는 경우를 말한다. 예를 들어 설탕 알약을 주면서 두통이 낫는다고 하면 효과가 있는 것과 같은 이치이다. 노시보 효과는 이와 똑같은 방식으로 작동하지만 그 반대이다. 내가 "어머나, 당신의 둔근을 보세요! 근육이 하나도 없네요. 허리에 통증이 있나요? 없나요? 당신의 한심한 둔근으로 인해 엄청난 허리 통증이 있을 것이라고 생각했기 때문에 충격적이네요. 와우, 운이 좋으시네요."

이제 여러분은 둔근이 없으니 허리 통증이 있을 수밖에 없다는 생각만 하게 될 것이다. 리프팅을 할 때마다 '뒤로 통증이 생기진 않을까'라고 생각하게 될 것이다. 그러다가 갑자기 허리 통증이 나타나면 그 말이 맞다고 생각하게 된다. 그러면 해결책을 찾기 시작한다.

형편없는 퍼스널 트레이너와 스트렝스 코치가 있듯이 형편없는 재활 전문가도 있다. 그들 중 리프팅 폼 비디오나 여러분이 따라하고 있는 훈련 프로그램의 사본을 보여달라고 요청하는 사람은 거의 없다. 간단히 말해, 많은 사람이 스트렝스 트레이닝을 이해할 수 있는 지식과 경험이 부족하다. 카이로프랙터는 뼈를 교정하고 교정해야 한다고 말할 것이다. 한의사는 기분을 좋게 하기 위해 몸에 침을 놓으라고 할 것이다. 마사지 치료사는 몸이 얼마나 타이트한지 알려주고 뻐근한 근육을 마사지해줄 것이다. 물리 치료사는 신체적 기능 장애를 알려주고 교정 운동을 알려줄 것이다 .

분명히 카이로프랙터, 한의사, 물리 치료사, 마사지 치료사를 위한 자리가 있다. 이들은 많은 사람들에게 도움이 되는 선의의 치료를 제공한다. 게다가 이들 중 상당수는 스트렝스 트레이닝과 통증 과학을 공부하고 자신의 말과 명칭의 파워에 대해 더 많이 배우고 있으며, 사람들을 돕는 데 더 능숙해지고 있다. 하지만 상식을 사용하고, 완벽하다고 느끼는 경우는 드물다는 것을 깨닫고, 자신이 생각보다 강하다는 것을 이해해야 한다. 그리고 통증(근육통)이나 부상에서 회복하는 데 있어 가장 중요한 변수는 시간이다. 물론 교정이나 마사지를 받으면 기분이 좋아지고 교정 운동이 도움이 될 수 있다. 하지만 많은 사람들이 깨닫지 못하는 것은 치료를 받는 동안에는 애초에 문제를 일으킨 원인을 피하고 있다는 사실이다. 다시 말해, 시간은 모든 상처를 치유한다. 유명한 프랑스 철학자 볼테르는 오래전 이렇게 말했다.

"의학의 예술이란, 자연이 병을 치유하는 동안 환자를 즐겁게 해주는 것이다."

많은 사람들처럼 나도 기능 장애로 분류된 적이 있기 때문에 이 말에 공감이 간다. 나는 15살 때 심각한 교통사고를 당했는데, 나를 진찰한 의사는 내 척추가 90세 노인의 척추라고 말했다. 그는 내 나이 또래의 사람에게서 본 것 중 최악의 디스크 변성 사례를 보았고, 무거운 무게를 리프팅하면 척추가 부러질 수 있으니 절대 하지 말라고 조언했다. 하지만 나는 620파운드의 데드리프트와 815파운드의 힙 쓰러스트를 했는데도 척추가 멀쩡하다.

자신에게 거짓말을 하고 아무 문제가 없는 것처럼 행동하라는 말이 아니다. 척추측만증이 있다면 척추측만증이 없다고 설득하려고 하지는 않겠다. 하지만 역사상 가장 강력한 데드리프트 선수 중 한 명이자 심각한 척추측만증을 앓았던 라마 간트에 관한 이야기를 소개하겠다. 그의 척추측만증은 오히려 그에게 이점을 제공했으며, 리프팅과 스트레칭이 건강을 유지하는 데 도움이 되었다고 한다.

이 장의 지침과 다음 장의 프로그램 설계 변수를 따르는 것이 열심히 훈련하는 동안 통증과 부상을 피하는 가장 좋은 방법일 뿐만 아니라 회복하는 가장 좋은 방법이라는 점을 강조하고 싶다. 무리해서 훈련을 하면 통증이나 불편함을 느끼는 것은 피할 수 없다. '안 돼, 난 망했어!'라고 생각하지 마라.

누구나 타고난 강점과 약점이 있다. 10가지 운동은 잘하고 나머지 5가지 운동은 평범하거나 못할 수 있다. 그리고 우리 모두는 개인의 해부학적 구조에 따라 기분이 좋지 않은 운동과 기분이 좋은 운동이 있을 것이다. 자신이 기능 장애가 있다고 생각하지 말고 통증은 고된 훈련과 노화의 일부일 뿐이라는 사실을 기억하고 논리와 경험을 바탕으로 문제를 해결하면 두려움이나 걱정 없이 문제를 해결할 수 있다.

식단 및 생활 방식

무엇을 얼마나 먹느냐가 둔근과 전반적인 몸매에 큰 영향을 미칠 수 있다는 것은 놀라운 일이 아니다. 프로그램 설계에 획일적인 접근 방식이 없는 것처럼, 무엇을 얼마나 먹어야 하는지는 목표와 개인의 필요에 따라 달라진다. 어떤 사람은 더 많이 먹어야 하고 어떤 사람은 더 적게 먹어야 한다. 어떤 사람은 특정 음식을 피해야 하는 반면, 어떤 사람은 피하지 않아도 된다. 이러한 이유로 나는 구체적인 조언을 드리는 것을 꺼려한다. 식습관과 체성분에 대한 포괄적인 접근법을 설명하는 것은 그 자체로 한 권의 책으로 만들어야 한다.

이 글에서는 다이어트의 세세한 부분까지 다루기보다는 영양 및 둔근 모양과 관련된 일반적인 가이드라인을 요약하고자 한다. 다이어트를 통해 체중을 감량할 때는 다음 네 가지를 염두에 두어야 한다.

모든 체중 감량 다이어트는 칼로리 부족을 유발하여 효과를 발휘한다

먼저 체중 감량이 목표라면 실제로는 지방을 줄이는 것이 목표라는 점을 말하고 싶다. 근육질 몸매를 유지하고 지방을 태워 에너지를 얻고 싶다면 인내심을 갖고 충분한 단백질을 섭취하고 웨이트 리프팅을 하면 되지만, 본론으로 들어가겠다.

일반적으로 일주일에 1~2파운드를 감량하려면 하루에 500~1,000cal를 커팅해야 한다고 한다(3,500cal는 약 1파운드의 지방과 같다). 신체가 신진대사 활동 조직을 잃거나 무기력해지지 않는다면 이 모든 것이 웰니스에 도움이 되겠지만, 실제로는 그렇지 않다. 따라서 적절한 속도로 체중을 계속 감량하려면 칼로리와 식사량을 계속 재조정해야 한다. 체중 감량 속도는 사람마다 다르며, 체격이 큰 사람은 초기에 더 공격적으로 지방을 감량해야 한다.

예를 들어 체지방이 40%인 경우 충분한 체중 감량을 위해서는 엄청난 칼로리 결핍 상태이거나 장기간 칼로리 결핍 상태에 있어야 한다. 체지방이 20%라면 식단을 그대로 유지하면서 근력 강화에 집중할 수 있다. 이를 신체 재구성 또는 줄여서 리컴포즈라고 한다. 즉, 체중은 동일하게 유지하되 점차적으로 근육을 늘리고 지방을 줄여 체성분을 개선하는 것이다. 칼로리 결핍 상태, 즉 섭취하는 칼로리보다 더 많은 칼로리를 소모하는 것(적게 먹고 같은 양을 움직이거나, 똑같이 먹고 더 많이 움직이거나, 적게 먹고 더 많이 움직이는 것)만이 체중 감량을 위한 유일한 방법이라는 점을 잊지 마라. 인기 있는 모든 다이어트는 다양한 규칙을 준수하여 더 적은 칼로리를 섭취하게 하는 방식으로 작동한다. 케토제닉 다이어트, 팔레오 다이어트, 존 다이어트, 웨이트 워쳐스, 사우스 비치 다이어트, 간헐적 단식 등 그 목록은 계속 늘어난다. 핵심은 운동에 필요한 에너지원을 충분히 섭취하되 체중이 증가하거나 지방을 감량하지 못할 정도로 많이 먹지 않는 균형을 찾는 것이다.

체중 감량을 위해 다이어트를 하면(초보자가 아니라면) 엉덩이가 줄어든다는 점을 잘 알고 있어야 한다. 내가 함께 일했던 모든 비키니 대회 참가자들은 이런 불만을 가지고 있었다. 몸무게가 150파운드일 때는 엉덩이가 크지만, 120파운드로 대회에 출전하면 엉덩이가 훨씬 작아지는 여성들이 많다.

대부분의 둔근을 유지하는 가장 좋은 방법은 서서히 체중을 줄이는 것이다. 점진적으로 체중을 감량할수록 더 많은 근육을 유지할 수 있다. 한 달에 20파운드를 감량하면 5개월에 걸쳐 20파운드를 감량하는 것보다 훨씬 더 많은 근육을 잃게 된다. 커팅하는 동안 가능한 한 많은 스트렝스를 유지(또는 더 키우기 위해)하고 적절한 단백질을 섭취하도록 노력해라.

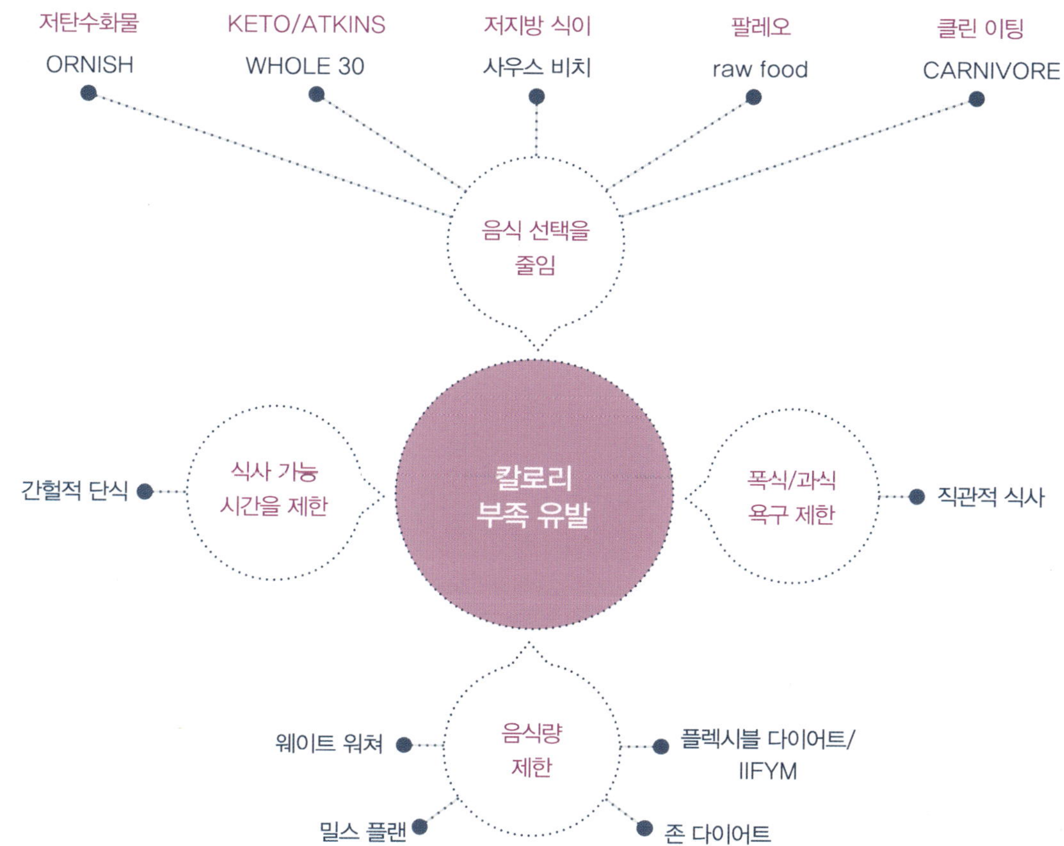

발췌: Marie Spano (@mariespano)

하루에 제지방량 1파운드당 약 1그램의 단백질을 섭취한다.

체지방이 20%이고 몸무게가 150파운드인 경우, 제지방량은 120파운드이다. 하루에 약 120g의 단백질을 여러 번에 나누어 섭취하는 것이 좋다. 체중에 0.8을 곱하여 하루에 그 수만큼의 단백질을 섭취할 수도 있다.

충분한 단백질을 섭취하면 근육을 유지할 수 있을 뿐만 아니라 식욕 조절에도 도움이 된다. 단백질은 포만감을 주기 때문에 식사량을 줄이는 데 도움이 될 수 있다. 또한 단백질은 발열 효과가 높기 때문에 탄수화물과 지방에 비해 섭취하는 양을 더 많이 연소시킨다. 단백질 섭취량이 충분하고 칼로리 부족 상태가 유지되는 한, 지방과 탄수화물 섭취량을 선택해서 섭취해도 체중을 감량할 수 있다.

충분한 단백질을 섭취하는 것이 중요하지만, 단백질 섭취 목표에 도달하지 못했다고 해서 당황하지 마라. 신진대사는 유연하기 때문에 하루에 많은 양의 근육을 잃지 않을 것이다. 또한 하루에 단백질을 너무 많이 섭취하더라도 걱정하지 않아도 된다. 칼로리 목표에 가깝게 유지하는 한 프로그레션에 지장을 주지 않는다. 요점은 여유가 있으므로 단백질에 집착하지 말아야 한다는 것이다. 또한 단백질 권장량을 초과한다고 해서 근육이 더 많이 생성되는 것은 아니다. 따라서 남은 칼로리는 지방과 탄수화물에서 섭취해야 한다. 이들은 맛있을 뿐만 아니라, 호르몬 생성, 미량영양소 흡수, 에너지 수준 유지 등에도 도움이 된다.

제지방량 계산하기

1. 체중과 체지방률을 파악한다.
2. 체중에 체지방률을 곱한다.
3. 체중에서 2단계의 결과를 뺀다.

체중: 150파운드

체지방률: 20%

150×0.2 = 30 | 150−30 = 120(제지방량)

유연한 다이어트 모델 따르기

식단 지침과 관련하여 나는 칼로리의 85%를 최소한의 가공을 거친 자연 식품에서 섭취하고 나머지 15%는 재량에 따라 섭취하는 유연한 다이어트 방식을 추천한다.

우리 모두는 때때로 무언가를 갈망하기 때문에 재량적인 부분이 중요하며, 지속적으로 박탈감을 느끼면 무언가를 고수하지 못할 것이다. 다이어트를 통해 체지방 수치가 낮아지면 자연스러운 '설정점'에서 벗어나게 되고, 다이어트를 계속 유지하기가 점점 더 어려워진다. 우리 몸은 무기력해지고 배고픔을 느끼는 것으로 반응한다. 이때 다이어트 휴식 시간이 유용할 수 있는데, 이는 유연한 다이어트의 요점인 순응도를 높이고 계획을 계속 유지할 수 있게 해준다. 아무리 훌륭한 다이어트도 중간에 포기하면 소용이 없다. 체중이 줄어들면 배가 더 고파져서 다이어트를 유지하기가 더 어려워진다. 원하는 음식을 소량만 허용하면 박탈감을 느끼지 않으므로 폭식하거나 완전히 포기하지 않을 수 있다. 또한 85/15 비율에 지나치게 집착하지 않도록 주의해라. 대부분의 음식이 영양소가 풍부한 식품이라면 어떤 음식은 재량으로 섭취할 수 있는지 여부에 대해 고민할 필요가 없다. 하지만 가공식품에 의존하고 재량 칼로리를 더 많이 섭취할수록 칼로리 목표를 지키기가 더 어려워진다는 점을 인식하는 것이 중요하다.

흥미롭게도 처음 두 가지 지침을 준수하는 한 정크푸드를 먹으면서도 체중을 감량할 수 있다. 반대로 건강한 음식을 먹어도 과식하면 체중이 증가할 수 있다. 하지만 건강과 장수는 중요하다. 최고의 외모와 기분을 원한다면 음식 선택에 신경질적이지 않고 체중 감량 목표를 고수할 수 있다면 정크푸드를 먹는 것보다 영양이 풍부한 음식을 먹는 것이 낫다.

나는 유연한 다이어트 모델을 따르며 대부분의 사람들에게 이를 권장한다. 하지만 체중, 유전, 일일 활동량, 목표에 따라 칼로리 섭취량과 다량 영양소(단백질, 탄수화물, 지방)를 조정해야 한다.

또한 유연한 식단에는 다양한 수준이 있다는 점을 지적하는 것이 중요하다. 체중을 측정하고 음식 섭취량을 추적하여 일일 섭취량이 목표에 부합하는지 확인할 수 있다. 예를 들어 체중이 150파운드에 체지방률이 20%이고 하루 1,800cal로 체중을 감량해야 하는 칼로리 부족을 만든다고 가정해보겠다. 목표 칼로리는 하루 120g(480cal)의 단백질이며, 나머지 칼로리는 탄수화물과 지방의 조합으로 섭취해야 한다. 탄수화물과 지방은 대체로 서로 바꿔 먹을 수 있으므로 나머지 1,320cal는 탄수화물 105g과 지방 100g, 탄수화물 218g과 지방 50g 또는 그 중간 정도에서 나올 수 있다. 일반적으로 하루에 체중 1파운드당 최소 0.4g의 지방을 섭취하는 것이 좋지만, 매일 이 목표에 도달할 필요는 없다.

다른 접근 방법으로는 칼로리만 추적하되 일반적으로 목표에 근접할 수 있는 음식만 섭취하거나, 칼로리와 단백질 섭취량만 추적하거나, 단백질 섭취량을 대략적으로 추적하되 매일 일정한 칼로리를 섭취하는 방법 등이 있다.

개인에게 맞는 방법을 선택해야 한다는 점을 기억해라. 어떤 사람들은 음식에 대한 신경증을 유발할 수 있으므로 체중을 측정하고 식사량을 추적해서는 안 된다. 대신 좋은 식습관을 만드는 데 집중해야 한다. 반대로 어떤 사람들은 칼로리와 식사량을 계산해도 괜찮고 오히려 더 나은 결과를 얻을 수 있다.

궁극적으로는 마음 편하게 먹으면서 목표 체중과 몸매를 유지할 수 있는 지점에 도달하는 것이 중요하다. 다시 말해, 자신의 기분에 따라 식사량을 조절하면서 꾸준히 유지할 수 있는 습관을 유지하는 것이다. 어떤 날은 더 많이 먹고 어떤 날은 덜 먹어도 항상 외모와 기분이 좋아진다. 그것이 목표다!

식사 시간은 중요하지만 다른 가이드라인보다 더 중요하지는 않다

체중 감량을 위한 모든 식단 지침과 마찬가지로, 언제, 얼마나 자주 먹어야 하는지(알려진 식사 타이밍)는 특정 퍼포먼스 및 건강 목표에 따라 달라진다. 근육 성장을 극대화하려면 하루 단백질 섭취량을 3~4번으로 나누어 섭취하는 것이 좋지만, 그 외에는 식사 타이밍이 크게 과대평가되어 있다. 예를 들어 하루에 여섯 번씩 자주 먹으면 '신진대사의 불이 붙고' 하루 종일 신진대사가 활발하게 작동한다고 생각했지만, 이제는 그렇지 않다는 것을 알고 있다.

또한 운동 직후에는 반드시 식사를 해야 한다고 생각했다. 사람들은 운동 후 한 시간 이내에 식사를 해야 한다는 강박관념을 가지고 있었다. 이를 동화 작용 시간이라고 하는데, 한 시간 안에 단백질과 탄수화물을 섭취해야 단백질 합성(근육 조직을 복구하기 위해 단백질을 만드는 과정)과 회복을 극대화할 수 있다. 하지만 단백질의 경우 대략 5시간의 시간이 주어지며 그 전에 먹은 음식도 중요하다. 따라서 운동 2시간 전에 식사를 했다면 그 음식은 아직 소화 및 흡수 중이므로 운동 후 단백질 합성을 최대화하기 위해 다시 식사를 할 필요가 없다.

탄수화물의 경우 상황에 따라 다르다. 근육을 키우는 데만 관심이 있고 일주일에 4일, 하루에 한 시간씩만 리프팅을 한다면 탄수화물 섭취 시기는 중요하지 않다. 하지만 운동을 하거나 하루에 여러 번 훈련하는 운동선수라면 운동 직후 탄수화물을 섭취해야 회복이 빨라진다. 그렇다고 해도 탄수화물 섭취에 집착할 필요는 없다.

중요한 것은 매일 섭취하는 칼로리와 다량 영양소의 양이지, 하루 종일 식사와 식사량을 어떻게 조정하는지가 아니다. 하지만 스트렝스 운동을 위한 에너지가 충분한지 확인하는 것이 중요하다. 이는 매우 중요하며, 이를 고려하지 않으면 운동 결과에 방해가 될 수 있다.

대부분의 사람들이 운동하기 한두 시간 전에 식사를 하는 것이 좋다. 일부 사람들은 공복 상태에서 운동할 수 있지만 나는 그런 사람이 아니며, 나와 함께 운동하는 대부분의 여성들은 배가 고프면 운동 효과가 떨어진다. 물론 너무 많이 먹거나 배가 부른 상태도 불편하기 때문에 좋지 않다. 따라서 운동 전 적절한 시간에 적절한 양의 음식을 섭취하되, 내 몸에 맞는 종류의 음식을 섭취해야 한다. 운동하는 동안 속이 불편한 것을 좋아하는 사람은 아무도 없다.

영양의 타이밍

얼마나 중요한가?

그다지 중요하지 않은 경우	중요할 수도 있는 경우	정말 중요한 경우
• 과체중/비만 대상자의 체중 감량 또는 일반적인 건강 증진 • 운동 초보자의 체성분 개선 • 1시간 미만의 비공복 상태 근력 운동 • 지구력 경기 출전을 목표로 하지 않는 경우 • 극단적인 근육 증가를 목표로 하지 않는 경우 • 극단적인 체지방 감소를 목표로 하지 않는 경우	• 숙련된 운동자의 극단적인 체지방 감소 • 숙련된 운동자의 극단적인 근육 또는 근력 증가 • 공복 상태(밤새 단식 후)에 수행되는 고강도 훈련 • 공복 상태에서 수행되는 지속적 훈련 • 1시간 이상 지속되는 고강도 또는 지속적 훈련	• 글리코겐 의존성이 높은 경기가 두 개 이상 있는 대회 • 경기 간 휴식 시간이 매우 짧은 대회 • 2시간 이상 지속되는 고강도 또는 지속적 훈련 • 2시간 이상 지속되는 경기

대부분의 사람들은 왼쪽 범주에 속하며 영양소 섭취 타이밍에 대해 크게 걱정할 필요가 없다.
발췌: Alan Aragon's Continuum of Nutrient Timing Importance (alanaragon.com)

동일한 체중을 유지하면서 체성분을 개선하려면(리컴핑이라고도 함) 칼로리 유지 전략을 따라라

리컴핑Recomping: 근육량을 늘리고 체지방량을 줄임으로써 체중을 동일하게 유지하면서 체성분을 개선하는 행위.

몇 년 전, 한 고객과 1년 동안 함께 일한 적이 있다. 그 고객은 키가 약 168cm에 몸무게가 132파운드였다. 그녀는 이미 건강한 식습관(하루 약 1,600cal, 110g의 단백질)을 유지하고 있었기 때문에 나는 그녀에게 같은 방식으로 계속 먹으라고 말했다.

1년 동안 그녀의 체중은 몇 파운드 이상 변동하지 않았다. 스쿼트 65파운드에서 215파운드, 데드리프트 65파운드에서 275파운드, 힙 쓰러스트 95파운드에서 365파운드, 벤치 프레스 45파운드에서 105파운드로 증가했으며, 체중 턱걸이 3개를 수행할 수 있었다. 체중과 칼로리 섭취량에는 변화가 없었지만 몸매는 눈에 띄게 개선되었고, 날씬하고 건강해 보였다. 리프팅을 시작하기 전에 입었던 바지를 입어보니 허리에 4인치의 틈이 있었지만 둔부 부위는 매우 타이트했다. 이것은 리컴핑의 완벽한 예이다.

리컴핑을 하면 같은 질량에서 근육이 지방보다 차지하는 공간이 줄어들기 때문에 전체적인 신체 부피가 줄어든다. 또한, 올바른 부위에 모양을 더하고 '문제' 부위의 모양을 희석하여 훨씬 더 심미적으로 만족스러운 외모를 만들 수 있다. 요컨대, 체중을 유지하는 칼로리 섭취량(칼로리 유지 또는 유지 칼로리라고 함)을 지키면서 근육은 늘고, 지방은 조금 빠지고, 더 튼튼해진다.

많은 고객들이 이런 식으로 다이어트를 한다. 몇 달마다 그들의 체성분이 개선된다. 물론 과체중 또는 저체중인 사람은 각각 칼로리 부족 또는 칼로리 과잉 상태에 놓이게 된다. 그러나 많은 사람들이 칼로리 섭취량을 동일하게 유지하면서(일반적으로 단백질 섭취를 늘리지만) 다양한 반복 범위에서 다양한 리프팅에 점진적 과부하를 활용하면서 더 강하고 더 강해지고 피트니스를 유지할 수 있다. 나는 이 사실을 상급자들과도 반복해서 증명해보았다.

벌킹과 커팅은 인기 있는 전략이다. 하지만 근육을 늘리기 위해 항상 칼로리 섭취량을 늘릴 필요는 없으며, 지방을 줄이기 위해 항상 칼로리 섭취량을 줄일 필요도 없다. 야수처럼 훈련하면서 칼로리 섭취량을 유지할 수 있는데, 이것이 바로 리컴핑이다. 체성분을 개선하기 위해 체중이 급격하게 변동해야 한다는 잘못된 인상을 받지 않도록 이 옵션에 대해 알아두는 것이 중요하다. 아주 약간의 칼로리 과잉 섭취를 하고 시간이 지남에 따라 체중을 서서히 늘리는 방법(예: 1년에 1~3파운드씩 체중을 늘리는 방법)으로도 '체중을 늘릴' 수 있다.

요약하면 다음과 같이 체중을 다시 늘리는 방법이 있다.

1. 칼로리 유지 수준(지방 및/또는 근육 조직의 증가 또는 감소 없이 체중을 유지하기 위해 매일 필요한 총 칼로리 수)으로 식사하고 하루에 제지방량 1파운드당 약 1g의 단백질을 섭취한다.
2. 더 강하고 더 튼튼하게 되도록 한다.
3. 원하는 만큼 마른 체형이 되어 체중을 더 늘리고 싶을 때까지 몇 달 동안 이 방법을 계속한다.

유지 칼로리를 가장 적게 계산하는 방법부터 가장 정확하게 계산하는 방법까지 네 가지 방법을 소개한다.

1. 체중(파운드)에 14 또는 15를 곱한다(예: 150파운드×15 = 하루 2,250cal).
2. 미플린-세인트 조르Mifflin-St Jeor 방정식을 사용하여 활동 변수와 함께 휴식 대사율 또는 RMR(휴식 중 신체가 소비하는 에너지)을 결정한다. RMR(kcal/일) = 10×(체중(kg)+6.25×(키(cm)−5×(나이(년)+5(남성) 또는 −161(여성)).
3. 하루 동안 미리 포장된 식품만 섭취하고 섭취한 칼로리를 합산한다(평소 일일 섭취량과 일치하도록 노력해라).
4. 저울로 섭취한 모든 음식의 무게를 측정하고 7일 동안의 칼로리를 추적한 다음 평균을 내라(일주일 동안 체중이 변하지 않았는지 확인하라).

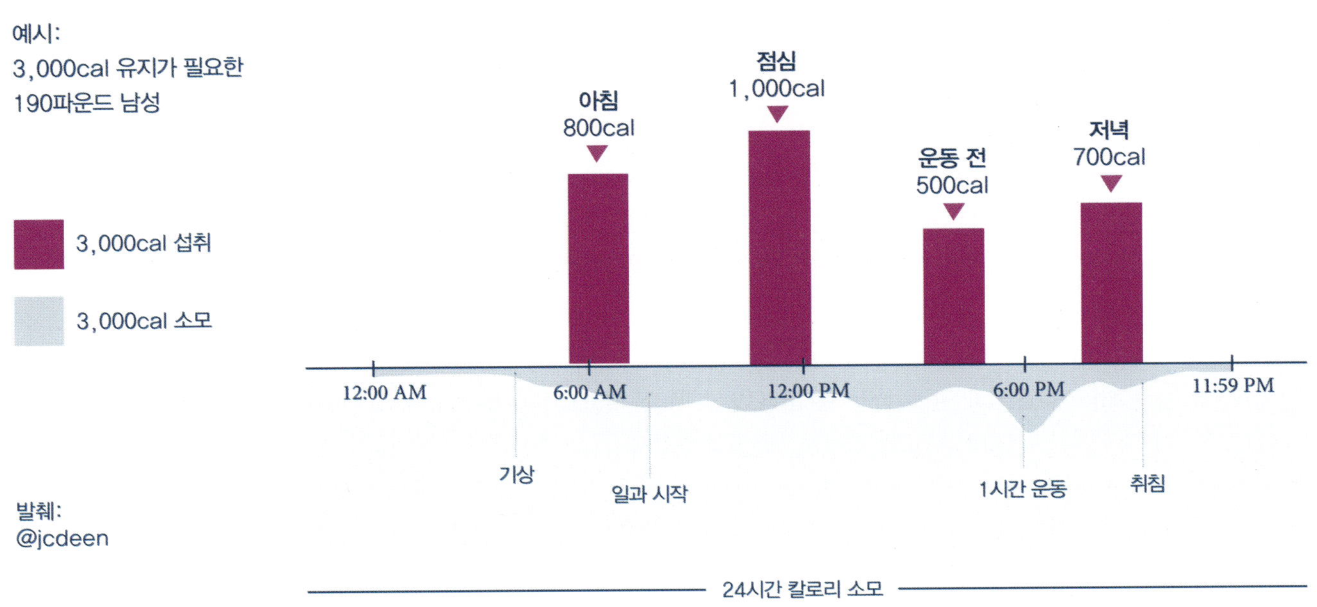

리컴핑하는 경우 유지 칼로리를 사용한다. 체중 감량을 목표로 하는 경우 방법 1에 10~12를 곱하고, 체중 증가를 목표로 하는 경우 16~18을 곱한다. 어떤 경우에는 지방 감량을 위해 곱하는 수를 8까지 내려가야 했고, 벌크업을 위해서 25배수로 늘려야 하는 사람도 있었지만, 이 범위는 대중에게 꽤 잘 맞는다. (역자주: 1번 방법은 체중을 파운드 단위로 사용하여 위와 같은 수를 곱한다. kg 체중을 2.2로 곱하면 파운드 체중이 나온다.)

방법 1의 간단한 배수와 방법 2의 더 복잡한 방정식을 사용하는 것 사이에 큰 차이를 발견하지 못했다. 첫 번째 방법은 적당히 활동적이며 일주일에 3~4일, 하루에 한 시간씩 리프팅을 한다고 가정한다. 물론 신진대사와 NEAT(비운동 활동 열 발생)에는 개인마다 큰 차이가 있다. 직장에서 하루 종일 뛰어다니고, 하루에 두 번씩 운동하고, 쉬지 않고 안절부절못한다면 유지 관리 필요성이 현저히 높아질 것이다. 나는 23배수인 사람들과 함께 일하고 있으며, 10배수를 유지하는 앉아서 일하는 사람들과도 함께 일했다. 방법 1과 2는 추정치일 뿐이라는 점에 유의해라.

대부분의 사람들은 식품 저울을 사용하지 않으므로 방법 3이 실행 가능한 전략이다. 요거트, 식사 대용 셰이크, 작은 시리얼 상자, 그리고 라벨에 영양 정보가 표시되어 있는 작고 미리 포장된 모든 식품을 섭취해야 한다. 체중을 측정하고 추적할 의지와 능력이 있다면 체중이 비교적 안정적으로 유지되는 상태에서 7일 평균을 측정하는 것이 가장 정교한 측정이 될 것이다.

조정할 수 있는 시작점만 있으면 된다. 정교한 유지 관리 수치를 얻기 위해 한 달 정도 시간을 두고 계획해라. 예를 들어 실제 유지 수치는 1,600이지만 1,900에서 시작한다고 가정해보겠다. 이 시나리오에서는 체중계 체중이 증가하므로 3주 연속으로 100cal를 줄여 한 달 안에 실제 수치가 될 수 있도록 한다. 체중이 몇 파운드 늘어날 수는 있지만, 이 기간 동안 에너지를 보충했기 때문에 운동을 열심히 했을 것이고, 스트렝스와 근육도 약간 더 높아질 것이다. 목표에 따른 기준선 설정은 이렇게 하면 된다.

다량 영양소를 추적하는 것이 매일 섭취해야 하는 단백질, 탄수화물, 지방의 양을 결정하는 좋은 방법이다

체중 감량, 리컴핑, 벌크업 등 체중 관리에 있어 칼로리 모니터링은 원하는 몸매를 만드는 데 가장 중요한 변수이다.

보충제
퍼포먼스 향상 및 신체 구성 개선 가능
영양소 섭취 타이밍
신체 구성과 퍼포먼스를 최적화하는 역할
10%를 결정
미량 영양소 및 섬유질
생리학적 최적화
다량 영양소
신체 구성에 영향
90%를 결정
총 칼로리 섭취량
체중 증가 또는 감소를 결정
kcal
행동 습성 및 라이프스타일

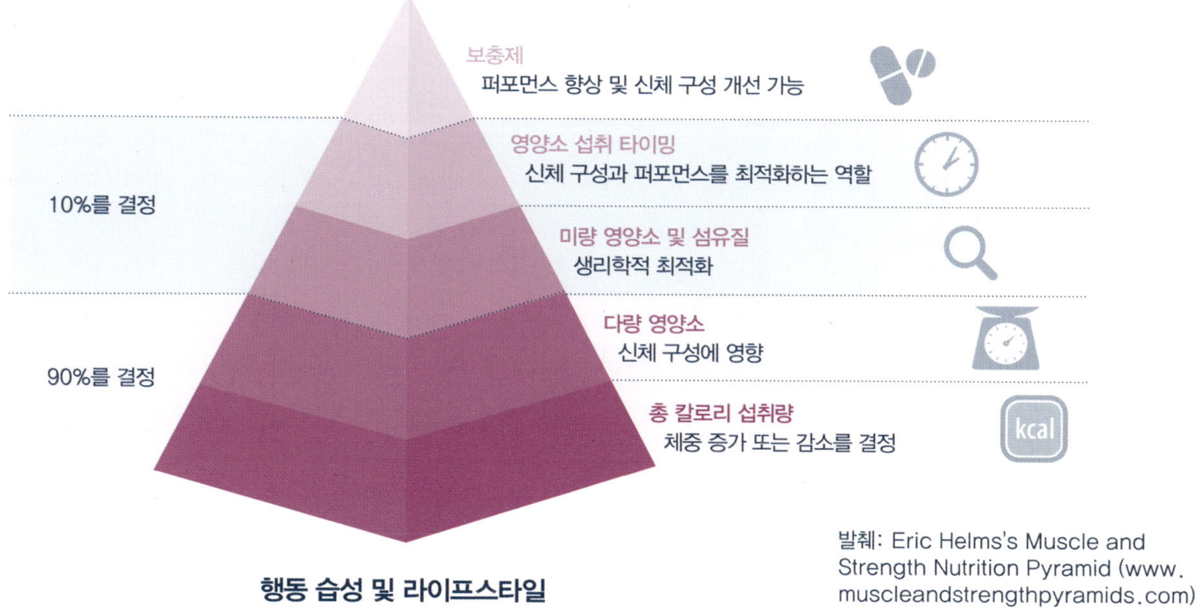

발췌: Eric Helms's Muscle and Strength Nutrition Pyramid (www.muscleandstrengthpyramids.com)

간단히 요약하자면, 체중 감량을 원한다면 칼로리 결핍 상태, 즉 신체가 매일 소모하는 칼로리보다 적게 섭취하는 상태여야 한다. 리컴핑을 원한다면 체중을 유지하는 데 필요한 일일 총 칼로리인 유지 칼로리 수준으로 섭취한다. 그리고 체중을 늘리고 싶다면 칼로리 과잉 섭취를 해야 한다.

각 시나리오에서 칼로리를 계산하여 먹는 양을 모니터링하는 것은 몸매 목표를 달성하는 데 있어 매우 중요한 부분이다. 칼로리 필요량에 따라 섭취해야 하는 단백질, 탄수화물, 지방의 그램 수를 계산하여 다량 영양소를 추적하면 한 단계 더 나아갈 수 있다.

다량 영양소를 추적하는 데에는 여러 이유가 있다. 각 다량 영양소를 얼마나 섭취해야 하는지(주로 단백질을 충분히 섭취하고 있는지) 더 잘 이해할 수 있을 뿐 아니라, 섭취하는 음식의 질에 대한 인식을 높일 수 있다. 사실 모든 칼로리가 똑같이 만들어지는 것은 아니다. 우리는 과잉 섭취하기 쉬운 고칼로리 음식에 둘러싸여 있다. 대부분의 경우 사람들은 자신도 모르게 너무 많이 먹고 있다. 예를 들어 칼로리가 높지 않다고 생각하고 소량을 먹지만 실제로는 칼로리가 높을 수 있다. 뿐만 아니라 음식에 따라 신체에 미치는 영향도 다르다. 200cal의 야채 한 조각은 200cal의 스낵바보다 부피가 크고 영양가가 높다.

다량 영양소를 추적하면 섭취하는 음식을 통제할 수 있고 신체 구성을 개선하는 데 도움이 되지만, 고려해야 할 중요한 심리적 요소도 있다. 어떤 사람들은 체중을 측정하고 추적한다는 생각에 스트레스를 받거나 신경증이 생기는 반면, 어떤 사람들은 통제할 수 있기 때문에 추적하는 것을 선호한다. 자신에게 맞든 맞지 않든, 다량 영양소 추적은 자신의 선호도, 목표, 유전적 특성에 따라 얼마나 먹어야 하는지 파악하고 불안을 유발할 정도로 지나치게 집착하지 않는 섬세한 균형이 필요하다. 계획에서 벗어난다고 해서 죄책감을 느끼지 않고 맛있는 저녁을 먹으러 외출할 수 있어야 한다. 그리고 스트레스나 부담감을 느끼지 않고 기준선을 달성하기 위해 추적할 수 있어야 한다.

칼로리와 다량 영양소를 잘 추적하고 있다면 계속 추적해라. 하지만 스트레스를 많이 받는 타입이라면 일주일 정도만 추적하여 기준선을 파악하고 어떤 부분을 조정해야 하는지 알아보는 것이 더 나은 방법일 수 있다. 너무 많이 먹어서 과체중이거나 신체 구성 목표에 도달하지 못하고 있다는 사실을 깨달을 수도 있다. 또는 목표를 달성하기 위한 단백질 섭취가 부족하거나 지방 섭취가 지나치게 많다는 사실을 깨달을 수도 있다. 물론 직관적으로 먹는 것이 목표일 수도 있지만, 유전적 특성, 즐겨 하는 운동의 유형, 식욕에 따라 직관적으로 더 많이 먹을 수도 있다. 그렇기 때문에 일주일 또는 1년 내내 주기적으로 칼로리와 다량 영양소를 추적하는 것이 좋다. 목표는 마음먹고 추적하는 것이지만, 실제로 체중을 측정하고 일정 기간 추적해야 식사량을 기준으로 칼로리와 다량 영양소를 추정하는 데 능숙해질 수 있다. 나는 경험이 많은 체중 측정 및 추적자조차도 특정 식사의 다량 영양소를 잘못 판단하는 경우를 많이 보았다.

경영 전문가인 피터 드러커는 '측정되는 것이 관리되는 것'이라고 말했다. 훈련이나 운동을 추적하지 않으면 자신에게 효과적인 것과 그렇지 않은 것을 알기가 훨씬 더 어렵다. 하지만 프로그램을 따라 충분히 오랜 기간 동안 운동하면 프로토콜을 준수함으로써 직관적으로 훈련을 시작할 수 있다. 음식, 수면, 활동량 또는 체중을 추적할 때도 마찬가지이다. 측정하여 현재 상태를 파악하고, 인식을 높이고, 어떤 조정이 필요한지 파악한 다음, 프로토콜을 관리하여 계속 추적할 수 있다.

내가 다량 영양소를 설정하는 방법은 다음과 같다. 다른 코치들은 다른 방법을 사용하지만 이 접근 방식은 많은 사람들에게 효과적이다.

1단계: 유지 칼로리 계산하기

먼저 칼로리 섭취량을 결정하는 것으로 시작해라. 이미 설명했듯이, 나는 더 복잡한 미플린-세인트 조르 공식보다 체중(파운드)에 적당한 활동 수준을 나타내는 14 또는 15를 곱하는 간단한 공식을 선호한다. 활동량이 많으면 더 높은 배수를 사용하고, 앉아서 생활하는 시간이 많으면 더 낮은 배수를 사용해라.

예시:	150파운드/약 68kg	하루 2,250cal

2단계: 단백질 섭취량 계산하기

옵션 1: 0.8g×체중(파운드)
옵션 2: 1g×제지방량

다음으로 단백질 섭취량을 파악해라. 하루 체중 1파운드당 1g을 사용하면 비만인 사람의 필요량을 과대평가하는 경향이 있으므로, 하루 제지방량 1파운드당 0.8g을 사용하는 것이 더 정확하다. 하지만 전자가 더 정확하다.

옵션 1 예시:

0.8g×150파운드(약 68kg)	하루 단백질 섭취량 120g

옵션 2 예시:

150파운드×20%(체지방)	30
150-30	120파운드(제지방)
1g×120	하루 단백질 섭취량 120g

3단계: 지방 섭취량 계산하기

그 후, 체중(파운드)에 0.45를 곱하여 지방 섭취량을 계산한다.

예시:

150파운드×0.45	하루 지방 섭취량 67.5g

4단계: 유지 칼로리에서 단백질과 지방 칼로리를 뺀 다음 4로 나누어 탄수화물 섭취량 계산하기

이제 칼로리, 단백질, 지방 섭취량을 설정했으니 다음 단계는 탄수화물 섭취량을 계산하는 것이다. 단백질 그램에 4를 곱하고 지방 그램에 9를 곱한 다음 총 칼로리 섭취량에서 이 둘의 합을 뺀 다음 마지막으로 4로 나누면 된다.

예시:

120g(단백질)×4cal(그램당)	480 단백질 칼로리
67.5g(지방)×9cal(그램당)	608 지방 칼로리
480(단백질 칼로리)+608(지방 칼로리)	1,088 단백질+지방 칼로리
2,250(총 칼로리)-1,088(지방/단백질 칼로리)	1,162 탄수화물 칼로리
1,162/4cal(그램당)	하루 탄수화물 섭취량 290.5g

따라서 체중이 150파운드인 사람은 대략 단백질 120g(480cal), 지방 67.5g(608cal), 탄수화물 290.5g(1,162cal)을 섭취하게 된다.

5단계: 포만감 반응, 생리학, 목표, 취향 등에 따라 조정

마지막 단계는 시간이 지남에 따라 모든 것을 미세 조정하는 것이다. 이 수치는 시작점일 뿐이다. 단백질을 더 많이 섭취하면 더 좋은 결과를 볼 수 있다. 어떤 사람들은 지방을 매우 많이 섭취하고 탄수화물을 최소한으로 유지하면 좋은 결과를 볼 수 있다(케토). 가장 날씬한 몸매의 경쟁자들은 탄수화물은 많이, 지방은 적게 섭취하는 경향이 있다는 점에 유의해야 한다. 탄수화물과 지방은 대체로 상호 교환 가능하므로 탄수화물에서 더 많은 칼로리를 얻고 지방에서 더 적은 칼로리를 얻거나 그 반대의 경우도 가능하다. 탄수화물과 지방을 전략적으로(또는 비전략적으로) 조절할 수도 있으며, 어떤 사람들은 탄수화물 섭취량을 주기적으로 조절하거나 리피드 데이를 정하기도 한다. 단순히 건강을 유지하려는 목적이라면 단백질 요구량을 훨씬 낮출 수 있다. 또한 근육량, 활동 수준, 피트니스 수준, 목표에 따라 시간이 지남에 따라 칼로리 요구량이 달라질 수 있다. 이때 경험이 풍부한 코치와 함께 일하면 적절한 조절을 할 수 있다.

결론은 몸매 목표를 달성하기 위해 다량 영양소를 계산할 필요가 없다는 것이다. 대다수의 사람들에게는 유연한 다이어트 프로토콜을 따르고 주기적으로 칼로리를 추적하여 목표에 도달했는지 확인하는 것이 완벽하다. 구체적인 체중 관련 목표가 있다면 칼로리 섭취량을 모니터링하는 것이 그다음 단계다. 식단을 제대로 이해하고 싶거나, 체중을 측정하는 것을 좋아하거나, 이벤트를 위해 훈련 중이거나, 최상의 체성분 결과를 얻고 싶다면 다량 영양소를 추적하는 것이 적합할 수 있다.

칼로리 섭취량을 과소평가하고 신체 활동을 과대평가하는 것이 흔히 일어난다

지난 수년간 내 체중 감량 고객 중 4분의 1은 체중 감량을 방해하는 일종의 대사 장애가 있다고 생각했다. 수많은 연구에 따르면 이는 사실이 아니다. 그 원인은 사람들이 생각보다 더 많이 먹고 운동을 덜 하는 단순한 경우다.

한 연구에서 연구자들은 체중 감량에 어려움을 겪고 있는 비만 피험자들이 실제 섭취한 칼로리와 수행한 운동량, 그리고 보고한 칼로리 섭취량과 운동량 사이의 불일치를 조사했다. 결과는 충격적이었다. 연구진은 모든 참가자('다이어트 저항성'이 있다고 믿었던 비만인 피험자)가 실제로는 정상적인 신진대사를 가지고 있다는 사실을 발견했다.

그렇다면 이들이 주장하는 다이어트 저항의 원인은 무엇일까? 그 결과, 참가자들은 칼로리 섭취량을 무려 47% 과소평가하거나 과소보고하고, 신체 활동을 51% 과대평가하거나 과대보고하고 있었다! 자세히 설명하자면, 피험자들은 하루에 1,028cal를 섭취하고 있다고 생각했지만 실제로는 2,081cal를 섭취하고 있었다. 또한, 하루에 1,022cal를 소비한다고 생각했지만 실제로는 771cal에 불과했다. 이 피험자들이 결과를 보지 못한 이유는 분명하다.

다른 연구에서도 마른 체형의 피험자들은 30%, 심지어 영양사들도 20% 정도 과소보고하는 경향이 있었다. 사람들이 자신의 칼로리와 다량 영양소를 정확하게 추적하는 방법을 배우면 바로 프로그레션이 시작된다. 칼로리 섭취량과 에너지 소비량에 대해 추측만 하고 있다면 칼로리 및 다량 영양소 섭취량과 활동량 추적을 시작하는 것이 좋다. 이를 위한 무료 앱이 많이 있으니 활용해 보라.

둔근을 키우기 위해 살을 찌울 필요는 없다

나는 퍼스널 트레이너로서 23년 동안 사람들의 피트니스 목표 달성을 도왔지만, 그동안 "1년 내내 30파운드 이상 과체중을 유지하다가 몇 달 동안 극단적인 방법으로 일시적으로 날씬해져서 마른 달에 사진을 많이 찍고 1년 내내 이 모습이 내 모습인 척하고 싶다"고 말한 사람은 한 명도 없었다.

벌킹과 커팅은 무대에서 체지방을 6%까지 낮추는 남성 보디빌더들 사이에서 시작되었다. 이는 지속 가능하지 않을 뿐만 아니라 근육을 만드는 생리학적으로도 이상적이지 않다. 그래서 그들은 1년 내내 무리해서 최대한 많은 근육량을 늘리려는 의도로 비시즌에 살을 찌우곤 했다. 다시 다이어트를 할 때는 보통 지난번보다 조금 더 나아진 몸매로 보상을 받곤 했다.

수백 명의 프로 비키니 선수들과 함께 일해온 내가 자신 있게 말할 수 있는 것은 그들 대부분은 근육을 만들 수 없을 정도로 체지방이 너무 낮아지지 않았고, 대부분은 비시즌 동안 체지방이 너무 높아지지 않았으며, 대부분은 비시즌 동안 자신의 외모가 마음에 들지 않았고, 대부분은 비시즌 동안 열심히 훈련하지 않고 준비할 때만 '운동'을 했다는 점이다. 요컨대, 그들은 벌크 사이클 동안의 모습을 싫어하고 커팅 사이클의 후반 단계에서만 보이는 모습을 좋아한다.

벌크와 커팅을 하는 동안의 모습을 진정으로 좋아한다면, 그렇게 해라! 그러나 일반인에게 더 나은 접근 방식은 자신이 편안한 체중에 도달한 다음 그 체중의 10% 이내를 유지하면서 점진적으로 리컴핑하는 것이다. 내가 샌디에이고로 이사하기 전에는 대부분의 고객들이 이렇게 했다. 그들은 1년 내내 열심히 훈련했고 몇 달마다 점점 더 좋아졌다. 그들은 목요일에 뒤늦게 운동하고 금요일에 반짝 살을 빼지 않았으며, 요일에 상관없이 비키니 사진을 올릴 수 있었다.

벌크업과 커팅에 대한 연구는 들어본 적이 없다. 적당한 방법은 극단적인 방법만큼 효과적이지만 심리적 고통, 식욕 증가, 인슐린 민감도 감소, 지방 세포 수 증가, 새 옷장 구입 등의 단점이 없다.

피지크 트레이닝을 위한 영양 및 운동 전략

나는 수백 명의 비키니 대회 참가자들과 함께 일해왔는데, 그 중 한 가지 흥미로운 점은 그들이 준비하는 방식이 매우 다양하다는 점이다. 코치마다 체형 관리 방법은 다르지만, 각각의 방법이 무대에서 만족스러운 결과를 가져올 수 있다.

그럼에도 불구하고 벌킹 및 커팅과 관련된 많은 오해가 있다. 벌킹을 할 때는 기본에 충실하여 훈련량을 줄이고 더 무거운 무게로 더 낮은 반복 범위에서 더 긴 휴식 시간 동안 더 많은 복합 운동을 수행해야 한다는 믿음이 있다. 반대로 커팅을 할 때는 더 적은 무게로 더 많은 단일 관절 운동을 더 짧은 휴식 시간 동안 더 높은 반복 횟수로 더 다양하게 수행해야 한다고 생각하는 사람들이 많다.

이러한 생각은 잘못된 생각이다. 훈련에 약간의 차이는 있지만 대부분의 경우 필요한 유일한 변화는 식단과 관련된 것이다. 준비 과정에서 칼로리를 줄여야 한다. 일부 연구에 따르면 상대적인 단백질 섭취량을 약간 늘려야 하며, 프로그레션의 진행 속도에 따라 유산소 운동량을 늘릴 수 있다고 한다. 나는 준비 기간 동안 유산소 운동을 전혀 하지 않고도 역대 최고의 컨디션을 유지하며 올림픽 무대에 출전한 몇몇 수준 높은 선수들을 트레이닝한 적이 있다.

오랫동안 꾸준히 열심히 훈련했다면 스트렝스 수준은 확실히 달라질 것이다. 일반적인 바벨 리프팅의 절대적인 근력은 떨어지는 반면, 일반적인 웨이트 운동의 상대적인 근력은 증가한다. 스쿼트나 힙 쓰러스트 기록을 세우지는 못하겠지만, 턱걸이나 노르딕 햄 컬과 같은 체중을 이용한 움직임에서는 최고가 될 수 있을 것이다.

근육이 잉여 상태일 때 근육을 가장 잘 키우는 운동은 근육이 부족할 때 근육을 가장 잘 유지한다. 체격 개선을 위한 피지크 트레이닝 방법은 벌크업이나 커팅을 할 때 크게 달라질 필요가 없다. 부상을 예방하기 위해 더 높은 반복 횟수 범위에서 훈련하거나 더 많은 고립 운동이나 기구를 사용하는 것이 유리할 수 있다. 예를 들어 내 주요 리프트들에서의 개인 기록(PR)은 모두 체중이 240~250파운드일 때 나왔다. 만약 내가 상당히 체지방을 줄이고 싶다면 체중을 215파운드까지 감량해야 할 것이고, 그 과정에서 절대적인 근력은 필연적으로 급감하게 될 것이다. 그 상태에서 여전히 데드리프트 545파운드를 7회 들거나, 밀리터리 프레스를 205파운드로 6회를 하려고 한다면 결국 부상을 입게 될 것이다.

요점은 스트렝스가 감소한다는 것을 인식하고 더 이상 멋진 폼을 유지할 수 없을 때 세트를 중단할 줄 안다면 운동이나 세트 및 반복 횟수 계획, 휴식 시간을 바꿀 필요가 없다는 것이다. 예를 들어 칼로리 과잉 상태에서는 5세트 5회 반복, 3분 휴식으로 하다가 칼로리 부족 상태에서는 3세트 20회 반복, 1분 휴식으로 할 필요는 없다. 다이어트를 할 때에도 모든 반복 횟수 범위를 달성해야 하고, 할 수 있다.

많은 사람이 벌크업할 때는 순수 파워리프팅을 하고 커팅할 때는 서킷 트레이닝으로 전환해야 한다고 잘못 알고 있다. 이는 사실이 아니다. 검증된 원칙을 고수하고 자신의 몸에 가장 잘 맞는 큰 리프팅으로 가능한 한 많은 스트렝스를 유지하려고 노력하는 것보다 애초에 근육을 만드는 데 도움이 된 모든 방법을 포기하면 다이어트를 할 때 더 많은 근육이 손실된다.

	체중 증가/벌크업	리컴핑/유지	체중 감소/컷팅
칼로리	▲	동일	▼
단백질	▼	동일	▲
유산소 운동	▼	동일	▲
운동 선택	동일	동일	동일
운동 순서	동일	동일	동일
빈도	동일	동일	동일
볼륨	동일	동일	동일
부하	▲	동일	▼
노력	동일	동일	동일
휴식 시간	동일	동일	동일
반복수 범위	동일	동일	동일
템포	동일	동일	동일
고급 테크닉	동일	동일	동일
개인 기록 시도 수	▲	동일	▼

운동에 필요한 충분한 칼로리 섭취

음식은 좋은 운동의 원동력이므로 둔근을 키우려면 충분한 칼로리를 섭취해야 한다는 사실을 기억해라. 운동을 열심히 하면 운동 세션에서 더 많은 칼로리를 소모하고 근육 손상이 더 많이 발생하며, 이를 복구하는 데 에너지가 필요하다. 근육 손상은 신진대사를 높이고, 꾸준히 열심히 운동하면 재생을 위해 항상 에너지를 소모하게 된다. 물론 운동으로 인해 너무 아파서 무기력해지지 않도록 주의를 기울여야 하며, 통증에는 적정선이 있고 지나친 통증은 오히려 역효과를 낸다는 사실을 기억해라. 또한, 좋은 식단은 에너지 수준을 높게 유지하여 하루 종일 활동적인 상태를 유지할 수 있도록 도와준다. 너무 공격적으로 다이어트를 하거나 과도한 유산소 운동을 하면 역효과를 낼 수 있다. 즉, 하루 종일 누워만 있을 정도로 지쳐서 정상적인 활동량이 급격히 줄어들 수 있다.

따라서 엉덩이 주변에 근육을 붙이고 싶다면, 먹는 것을 두려워하지 말고, 근력 훈련에 집중하며, 과도한 유산소 운동은 피해야 한다(221쪽 참고). 식단이 외모와 퍼포먼스에 큰 영향을 미치는 것은 사실이지만, 수분 섭취, 일상적인 활동량, 수면, 스트레스 관리와 같은 다른 생활 습관 요인들도 반드시 함께 고려해야 한다.

근육과 스트렝스를 키우는 데 보충제는 필수품이 아니다

많은 사람이 보충제가 마법의 약이라고 생각하지만, 강하고 근육질의 마른 체격 발달에 있어 보충제는 적절한 훈련, 식사, 수면, 스트레스 관리에 비해 그 중요성이 미약하다. 영양가 있는 식사를 하고 햇빛을 충분히 쬐고 있다면 보충제가 필요 없을 수도 있다. 하지만 현실에서 완벽한 것은 거의 없으며, 보충제는 부족한 부분을 채우는 데 도움이 될 수 있지만 기적을 기대하지는 마라.

예를 들어 크레아틴이 스트렝스와 근육 발달에 도움이 된다는 증거는 많지만 크레아틴에 반응하지 않는 사람도 있고, 내 피트니스 고객 중 상당수는 크레아틴을 복용하지 않는다. 크레아틴과 마찬가지로 베타 알라닌도 많은 연구 결과가 이를 뒷받침하지만 필수 영양소는 아니므로 돈이 부족하거나 보충제에 돈을 쓰는 것을 좋아하지 않는다면 복용에 대해 걱정하지 마라.

분지 사슬 아미노산(BCAA)은 과학 문헌에서 많은 지지를 받고 있는 또 다른 보충제이다. 그러나 충분한 단백질을 섭취하는 사람과 BCAA를 섭취하는 사람을 비교했을 때, 연구 결과에 따르면 측정 가능한 이점이 없는 것으로 나타났다. 따라서 실제 식품에서 단백질을 섭취하거나 유청 단백질 셰이크를 마시는 경우, 둘 다 BCAA가 다량 함유되어 있어 BCAA 보충제를 섭취한다고 해서 회복이 빨라지거나 그 어떤 효과도 기대할 수 없다. 하지만 단백질을 충분히 섭취하지 않는다면 BCAA 보충제를 섭취하는 것이 도움이 될 수 있다는 것이 여러 연구 결과를 통해 밝혀진 사실이다. 나는 (일반적으로 맛이 끔찍하고 다소 비싼) BCAA 보충제를 구입하는 데 돈을 쓰지 말고 그 대신 유청 단백질이나 고단백 식품에 돈을 쓰는 것을 추천한다.

하지만 보충제가 필요한 상황도 있다. 예를 들어 특정 비타민이나 미네랄이 결핍된 경우 보충제를 섭취하면 상황이 크게 달라질 수 있다. 따라서 정기적으로 혈액 검사를 받아 자신의 상태를 확인하는 것이 좋다. 예를 들어 나는 최근에 마그네슘이 부족하다는 사실을 알게 되어 마그네슘을 보충하기 시작했다. 수면이 즉각적으로 개선되는 것을 느꼈다. 많은 사람이 햇빛을 충분히 받지 못하고 비타민 D가 부족한데, 보충제를 섭취하면 큰 도움이 된다. '보험' 차원에서 양질의 종합 비타민/미네랄을 섭취하는 것이 좋지만, 매일 복용할 필요는 없다. 건강한 식습관을 유지한다면 2~3일에 한 번씩 복용해도 된다.

항산화제를 과도하게 섭취하면 근육 성장과 스트렝스에 방해가 된다는 점을 이해해라. 그렇다. 맞는다. 베타카로틴, 비타민 C, 비타민 E를 너무 많이 섭취하는 사람들은 실제로 근육을 만드는 노력을 방해한다. 냉수 담그기, 냉동 요법, 진통제(특히 비스테로이드성 항염증제 또는 NSAID)도 마찬가지이다. 염증은 신경근 발달에 중요하므로 염증을 최소화하고 싶지 않을 것이다. 운동 효과를 극대화하는 최적점이 있다. 지속적인 만성 염증은 문제가 될 수 있으며, 이는 오버트레이닝이나 고령자에게서 나타나는 허약 증후군frailty syndrome의 특징이기도 하다.

운동선수를 위한 냉수욕 및 크라이오 테라피

냉요법이 근육 성장에 최고는 아니지만 회복에 도움이 될 수 있으며, 훈련을 자주 하는 운동선수에게는 분명 도움이 될 수 있다. 따라서 운동선수라면 냉수욕이나 크라이오 테라피가 도움이 될 수 있다. 하지만 근육을 키우는 데 더 관심이 있고 하루에 여러 번 훈련하지 않는 사람이라면 오히려 역효과가 날 수 있다.

나는 고기와 달걀을 자주 요리하지 않기 때문에 유청 단백질로 보충한다. 항상 이 책 집필과 같은 프로젝트를 수행하느라 너무 바쁘기 때문이다! 그래서 매일 아침저녁으로 유청 단백질 두 스쿱을 탈지 우유와 섞어 마신다. 이렇게 하면 100그램의 단백질을 추가로 섭취할 수 있고 일일 목표인 190그램을 달성하는 데 도움이 된다. (내 몸무게는 240파운드이므로 0.8×240 = 하루 단백질 섭취량은 192g이다.) 하지만 아침에 달걀 요리를 하고, 점심에는 닭고기를 구워 먹고, 저녁에는 스테이크를 먹고, 우유 두 잔을 마시고, 하루에 그릭 요거트 두 통을 먹으면 유청 단백질을 보충할 필요가 없다. 여기서 말하고 싶은 것은 나는 유청 단백질을 엄밀히 말해 보충제라고 생각하지 않는다는 것이다. 나에게 유청 단백질은 음식이다.

오메가 3 지방이 풍부한 생선(주로 연어)을 일주일에 두어 번 먹고 호두를 정기적으로 섭취한다면 피쉬 오일 캡슐을 섭취할 필요가 없을 것이다. 하지만 그렇게 하기 힘들다면 양질의 피쉬 오일 캡슐을 보충하는 것이 좋다. 채소를 규칙적으로 먹지 않는다면 채소 파우더를 섭취하는 것도 좋은 방법일 수 있다.

카페인은 주목할 만한 또 다른 보충제이다. 카페인은 운동 퍼포먼스를 높일 수 있지만 수면을 방해할 정도로 과도하게 섭취해서는 안 되며, 수면 부족의 해결책으로 사용하지도 마라. 운동 전 보충제와 에너지 드링크도 마찬가지이며, 이는 오히려 낭패를 볼 수 있다. 물론 알파 리포산, 케르세틴, 피크노제놀, 레스베라트롤, 포도씨 추출물, 코엔자임 Q10, 나이아신, NAC, 글루코사민 또는 콘드로이틴과 같이 특정 상황에서 도움이 될 수 있다는 증거가 있는 보충제는 수도 없이 존재한다. 하지만 지구상에서 가장 오래 사는 사람들은 보충제를 많이 섭취하지 않는다는 사실을 알아두어라. 블루존(세계에서 가장 오래 사는 경향이 있는 지역)에 대해 읽어보고 장수와 활력을 위해 낮은 스트레스, 사회적 지지, 충분한 걷기, 양질의 영양 섭취가 중요하다는 점에 주목하기 바란다.

요약하자면, 근육과 스트렝스를 키우기 위해 반드시 보충제를 섭취해야 하는 것은 아니다. 하지만 상황에 따라 크레아틴, 유청 단백질(또는 기타 단백질 파우더), 피쉬 오일, 베타 알라닌, 종합 비타민/미네랄을 섭취하는 것이 도움이 될 수 있다.

하루 7~9시간의 수면을 취해라

양질의 수면을 취하는 것은 퍼포먼스를 향상시키는 가장 과소평가된 습관 중 하나이다. 여러분도 저처럼 잠을 제대로 못 자도 최고의 퍼포먼스를 낼 수 있다고 믿고 싶을 것이다. 하지만 이는 스스로에게 거짓말을 하는 것이다. 수면 부족은 인슐린 감수성 감소, 체지방량 및 비만 증가, 부상 및 질병 발생률 증가, 퍼포먼스 저하와 관련이 있다는 수많은 연구 결과가 있다.

물론 숙면을 취하지 못할 때도 있을 것이다. 이럴 때는 운동량 조절을 신중하게 고려해야 한다. 또한 식단에도 세심한 주의를 기울여야 한다. 내 경우 잠을 제대로 못 자면 정크푸드를 먹기 쉽다. 충분한 수면을 취하는 데 어려움을 겪고 있다면 다음 몇 가지 팁을 시도해보라.

- 백색소음을 사용하여 음향기기나 선풍기 등 주변 소음을 차단해라.
- 암막 커튼으로 침실을 어둡게 하거나 수면 마스크를 착용해라.
- 방 온도를 섭씨 약 19.4도로 설정한다.
- 차분한 취침 루틴을 만들고 명상이나 안내 이미지를 활용한다.
- 취침 2시간 이내에는 전자기기 사용 시 청색광 차단 안경을 착용하거나 전자기기 사용을 중단한다.
- 매일 같은 시간에 잠자리에 들고 일어나라.
- 잠자리에 들기 최소 6시간 전에는 카페인 섭취를 피한다.
- 매일 햇볕을 쬐라.
- 마그네슘, 멜라토닌, CBD 오일과 같은 보충제를 고려한다.

스트레스를 받으면 하루 휴식을 취하거나 운동량을 줄이는 것을 고려해라

나는 대학 시절 여자 친구에게 차인 후 스트렝스가 급격히 떨어졌다. 훈련 루틴에는 변화가 없었지만 우울하고 스트레스를 많이 받아서 체력이 많이 약해졌다. 지속적인 스트레스는 내 태도, 수면, 식단, 에너지 수준과 회복에 영향을 미쳤다. 이 모든 것이 합쳐져 훈련 결과가 좋지 않았다.

훈련에서 좋은 프로그레션이 보이지 않는다면 스트레스, 수면 또는 식단 때문일 수 있다.

또한 프로그램 설계와 운동 선택도 살펴볼 필요가 있다. 모든 것을 제대로 하고 있다고 생각하지만 실제로는 너무 많이 하거나 부족하게 하고 있을 수도 있다. 자신의 생활 방식과 식단이 최적화되어 있다고 생각되면 운동량을 줄이거나 늘리거나 새로운 프로그램을 설계하여 계속 실험해보라.

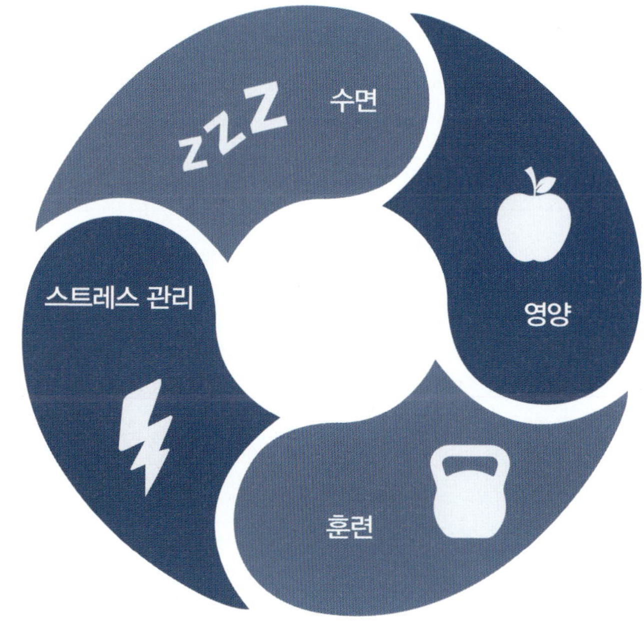

운동의 다양성과 개인차

이 책 전반에 걸쳐 운동의 다양성과 개인차가 중요하다는 점을 강조했으므로 여기서는 자세히 설명하지 않겠다. 이 섹션은 간략하게 요약한 내용이라고 생각하면 된다.

둔근을 최대한 발달시키려면 다양한 부하와 템포로 모든 방향에서 둔근을 단련해야 한다

5부에서는 수많은 운동 베리에이션을 다룬다. 이렇게 한 이유는 가능한 한 많은 옵션을 제공하고 싶고, 2부에서도 다루었듯이 둔근을 최대한 발달시키려면 다양한 각도에서 부딪혀야 하기 때문이다. 물론, 근육 길이가 짧은 근섬유에 스트레스를 주는 둔근 우세 운동(306쪽부터)을 수행하면 잠재적인 둔근 증가의 80%를 얻을 수 있지만, 나머지 20%는 근육 길이가 긴 근섬유에 스트레스를 주는 대퇴사두근과 햄스트링 우세 운동에서 얻을 수 있다.

다음 장에서는 운동, 부하 및 노력의 다양성을 프로그래밍하는 템플릿을 제공하는 3의 법칙(200쪽 참조)에 대해 설명한다. 모든 부하 벡터에서 둔근을 목표로 하는 방법을 배우려면 10장을 참조해라. 5부에서는 다양한 운동 베리에이션을 모두 수행하는 방법을 배우고, 각 운동이 둔근을 조금씩 다른 방식으로 작동하여 최적의 발달을 보장하는 방법에 대해 자세히 알아볼 수 있다.

자신이 즐기고 기분이 좋은 운동을 선택해라

훈련 과정을 즐기려면 어떤 운동을 좋아하고 싫어하는지 파악하는 것이 중요하다. 모든 운동이 효과가 있지만, 실험과 연습을 통해 자신에게 가장 적합한 운동이 무엇인지 알아내는 것은 본인에게 달려 있다. 이 장에서 설명한 가이드라인을 따르고 12장에 제시된 모든 프로그램 설계 변수를 고려한다면 목표와 개인의 필요에 맞는 프로그램을 설계하고 운동을 선택할 수 있을 것이다.

다양성은 필수적이지만 둔근에 가장 효과적인 운동의 우선순위를 정해야 한다

둔근(또는 근육 전반)의 발달을 위해서는 상위 몇 가지 핵심 운동만 집중적으로 해도 충분하다는 견해도, 다양한 운동을 골고루 수행해야 한다는 견해도 각각의 근거가 있다.

예를 들어 둔근 전체 즉, 상부와 하부 둔근 모두를 강하게 자극하는 엉덩이 운동이 있다고 가정해 보자. 동시에 당신이 부상에 취약한 편이고, 이전에도 여러 번 부상을 겪었으며, 다른 운동들이 반복적으로 문제를 일으켜 왔다면 어떨까? 이런 경우라면 단 하나의 운동에 우선순위를 두는 것도 나쁜 선택은 아니다. 특히 그 운동이 원하는 결과를 잘 내고 있다면 더욱 그렇다.

반대로, 특정 운동에서 엉덩이 근육이 가장 잘 활성화되는 느낌이 든다 하더라도 다양한 운동을 수행하는 쪽에 설득력을 부여할 수도 있다. 왜냐하면 각기 다른 운동들은 근섬유를 서로 다른 방식으로 늘리고 활성화시키기 때문이다. 하나의 운동만으로 모든 근섬유를 충분히 늘리고 자극하는 것은 사실상 불가능하다. 예를 들어 어떤 운동은 다른 운동보다 상부 둔근 부위를 더 효과적으로 자극할 수 있다.

운동만 다양하게 하는 것이 아니라 부하도 다양하게 해야 한다. 더 무거운 부하는 유형 II 근육섬유에 약간 더 잘 작용할 수 있는 반면, 더 가벼운 부하는 유형 I 섬유에 약간 더 잘 작용할 수 있다. 런지나 스쿼트처럼 둔근을 스트레칭하는 운동은 특히 둔근의 아래쪽에 있는 근육 손상에 더 효과적일 수 있으며, 힙 쓰러스트나 글루트 브릿지와 같은 운동은 역학적 긴장과 신진대사 스트레스를 유발하는 데 더 효과적일 수 있다.

둔근과 관련된 다양한 훈련에 대한 연구가 없기 때문에 가장 좋은 방법이 무엇인지 어느 정도 확실하게 말할 수 없으므로 최선의 판단을 내려야 한다. 하지만 생각해볼만한 흥미로운 개념인 것은 분명하다. 한 연구에서는 대퇴사두근 발달을 위해 스쿼트만 하는 것과 다양한 운동을 비교했다. 흥미롭게도 스쿼트만 수행한 그룹과 다양한 운동을 수행한 그룹에서 전체 대퇴사두근 비대는 비슷했다. 그러나 연구진이 대퇴사두근의 개별 부위를 살펴본 결과, 다양한 운동을 한 그룹이 더 나은 결과를 보였다. 물론 확실한 결론을 내리려면 둔근에 대한 연구가 필요하다.

하지만 내가 말할 수 있는 것은 다음과 같다. 특정 리프팅을 수행할 때 기분이 좋고 다른 리프팅을 수행할 때 다치는 경향이 있다면, 당신을 다치게 하지 않는 한 가지 운동을 고수하고 그 운동에서 정말 강해지고 피트니스를 얻기 위해 노력함으로써 더 나은 결과를 볼 수 있다. 앞서 설명했듯이 다치거나 통증이 있으면 둔근이 최대한 발달하지 않는다. 통증은 근육 활성화를 억제하여 훈련 결과를 감소시킨다. 운동 결과의 80%는 한 가지 움직임에서 얻을 수 있고, 나머지 20%는 반복 횟수, 부하 패턴, 자세 설정 등의 다양성에서 얻을 수 있다.

다양성이 중요할 수 있지만, 그 방법을 알아야 한다. 절대 피해야 할 것은 헬스장에 가서 목적 없이 무작위로 몇 가지 운동을 조합하여 동작을 반복하는 것이다. 먼저 내 몸에 맞는 큰 움직임을 몇 가지 퍼포먼스하고, 한 번에 몇 주 동안 프로그레션 접근 방식을 활용하고 개인 기록을 설정하는 것을 목표로 삼고 싶을 것이다. 그런 다음 새로운 운동과 베리에이션(또는 새로운 세트 및 반복 계획 또는 템포)으로 전환하고 몇 주 동안 기준선을 설정하고 무게, 반복 횟수 또는 세트를 늘리는 과정을 반복한다. 워크아웃의 후반부는 느낌에 따라 랜덤으로 진행할 수 있다. 즉, 기록을 세우려고 하거나 워크아웃의 모든 운동에 점진적 과부하를 활용하려고 해서는 안 된다. 큰 목표를 달성한 후에는 양이 아닌 질에 초점을 맞춰 재미있게 운동하고, 더 높은 반복 횟수와 세트 사이의 휴식 시간을 줄이면서 둔근을 느끼고 정신-근육 연결을 활용하는 데 집중할 수 있다.

다음 장에서는 이 모든 것에 대해 훨씬 더 자세히 설명한다. 프로그램 설계 변수와 안전하고 효과적인 개인 맞춤형 트레이닝 프로그램을 만드는 데 각 변수가 어떤 역할을 하는지에 대해 알아본다. 훈련 빈도 결정, 워크아웃 구성, 운동 선택 등을 위한 최적의 방법을 배우게 된다.

베스트 피지크

중요함 

- 기분이 좋고 전신을 단련하기 위해 점진적 과부하를 주는 6가지 운동 선택하기
- 식단을 유연하게 조절하고 영양소가 풍부한 음식을 85% 정도 섭취하기
- 일주일에 3~5회, 45~90분 동안 열심히 훈련하기
- 훈련 스트레스의 변동을 조절하면서 1년 내내 꾸준히 훈련하기
- 각 운동에 대한 적절한 폼과 운동 범위의 기초를 구축하기
- 프로그램을 즐기고 바이오피드백을 기반으로 조정하기
- 목표에 맞는 일일 평균 칼로리 섭취량 유지하기
- 체중 1파운드당 0.8그램의 단백질을 하루에 3회 이상 분산하여 섭취하기
- 유스트레스eustress(유익한 스트레스) 유지 및 디스트레스(부정적 스트레스)에서 벗어나기
- 워크아웃 후 회복된 느낌
- 숙면(수면의 질과 양)

중요하지 않음 

- 상상할 수 있는 모든 운동, 심지어 옳지 않다고 느껴지는 운동까지 하는 경우
- 몸이 맞지 않는 훈련 계획을 고집하는 경우
- 통증을 피하지 않고 훈련하기
- 모든 세트에서 실패할 때까지 훈련하기
- 1년에 52주 동안 열심히 훈련하기
- 워크아웃을 할 때마다 몸이 아프고, 화끈거리고, 펌핑되고, 지친 느낌이 듦
- 1년 내내 많은 유산소 운동을 하는 경우
- 식단을 지나치게 제한하고 어떤 대가를 치르더라도 식욕과 싸우기
- 다량 영양소 비율을 정교하게 맞추는 것을 매일 하기
- 하루 6~8끼 식사하기
- 워크아웃 후 1시간 이내에 단백질 섭취하기
- 보충제를 많이 섭취함

CHAPTER 12 프로그램 설계 변수

목표를 세우고, 좋은 폼으로 움직이고, 부상과 통증을 고려한 훈련, 식단과 라이프스타일 관리, 개인차를 고려하는 방법 등 최적의 스트렝스와 피지크 트레이닝의 기본을 이해했다면 이제 구체적인 프로그램 설계에 들어갈 수 있다.

앞으로 배우게 되겠지만, 프로그램 설계는 획일적이고 정형화된 접근 방식으로 요약할 수 없다. 어떤 프로그램이든 제대로 작동하게 하려면 8가지 프로그램 디자인 변수를 고려해야 한다. 이 장에서는 이러한 변수를 중점적으로 다룬다.

부하

부하는 사용하는 무게다. 맨몸 운동을 하는 경우 체중이 부하가 된다. 135파운드의 바벨을 리프팅하는 경우 바벨의 무게와 플레이트를 더한 무게가 부하가 된다. 상대적 부하라고 하는 1RM(최대 1회 반복 중량)의 백분율을 사용할 수도 있다.

운동에 능숙해지면, 즉 좋은 폼으로 움직임을 실행할 수 있게 되면 부하를 추가하기 시작할 수 있다. 특히 둔근 훈련의 경우 힙 쓰러스트, 스쿼트, 데드리프트와 같은 주요 리프팅에 부하를 추가하는 것이 중요하다. 하지만 반드시 바벨 베리에이션으로만 가능한 한 많은 무게를 리프팅하는 데 집중할 필요는 없다. 웨이트, 머신, 밴드, 덤벨, 케틀벨 운동으로도 근력 강화에 힘쓸 수 있다.

그러나 충분히 오래 훈련하면 대부분의 웨이트 운동이 너무 쉬운 지점에 도달하게 된다. 각 운동을 수백 회 반복하는 것이 아니라면, 약간의 저항이라도 부하를 추가해야 스트렝스를 극대화하고 근육 성장을 극대화할 수 있다.

가벼운 부하와 무거운 부하

8장에서 근비대를 위해 무거운 리프팅이 반드시 필요한 것은 아니라는 점을 기억할 것이다. 좋은 폼을 사용하고, 열심히 훈련하고, 근육 실패에 가까워지면 무거운 리프팅을 하는 것과 마찬가지로 근육을 만들 수 있다.

그러나 무거운 웨이트를 리프팅하면 약간의 이점이 있을 수 있다. 5%의 이점에 불과할 수도 있지만, 상급자라면 큰 도움이 될 수 있다. 또한 사람마다 다르므로 유전, 해부학적 구조 및 훈련 목표에 따라 다른 사람보다 무거운 것을 드는 것이 더 많은 이점을 얻을 수도 있고 덜 얻을 수도 있다.

예를 들어 대퇴골이 상대적으로 길거나 팔이 짧은 편이라면, 각각 스쿼트나 데드리프트를 할 때 상체를 더 앞으로 숙여야 하므로 허리에 더 많은 부담이 가해질 수 있다. 또는 고관절 굴곡 가동성이 부족하다면 데드리프트 시 허리가 둥글게 말릴 수 있다. 이런 경우라 해도 가벼운 중량으로 운동한다면 반드시 나쁜 것은 아니다. 하지만 이러한 상태에서 무거운 중량을 들게 되면 허리 구조물에 강한 압박력과 전단력이 가해져 부상의 위험이 크게 높아진다. 이런 관점에서 보면, 과도한 중량은 오히려 근육 비대 증가에 방해가 될 수 있다. 무겁게 할 때 느낌이 좋지 않고(즉, 5회 이상 반복할 수 없음) 가볍게 할 때는 괜찮다고 느끼는 리프팅이 있다면, 가볍게 유지하면서 실패할 때까지 하이 퍼포먼스를 수행하면 더 나은 결과를 볼 수 있다. 예를 들어 무거운 스쿼트와 데드리프트는 몸에 좋지 않지만 무거운 힙 쓰러스트와 레그 프레스는 괜찮다는 것을 알 수 있다. 모든 사람은 자신의 몸에 가장 적합한 리프팅을 찾기 위해 실험을 해야 한다.

그럼에도 불구하고 나는 여러분이 자신에게 좋은 느낌의 리프팅을 할 수 있고 또 해야 한다고 믿는다. 근력과 근비대를 개선하는 것 외에도 목표할 수 있는 근력 목표를 세울 수 있다. 또한 스트렝스를 향상시키려는 경우 무거운 부하는 필수적이다. 근력에는 기술과 특수성 요소가 있으므로 무거운 무게를 리프팅하고 점진적 과부하 방법을 따라야 한다(104쪽 참조). 예를 들어 스쿼트에 강해지고 싶다면 고중량 스쿼트를 프로그래밍해야 한다.

일반적으로, 다양한 중량을 조합하여 훈련 프로그램을 구성하는 것에는 분명한 이점이 있다고 본다. 이 장의 후반부에 나오는 '3의 법칙' 섹션을 참고하라. 하지만 이로 인한 추가적인 효과는 아마도 매우 미미할 것이다. 이는 어디까지나 이론적인 이야기이며, 개인차에 크게 좌우된다. 실제로는 8~12회 반복 범위(즉, 중간에서 무거운 중량)만으로도 근육 비대의 약 95% 정도의 효과를 얻을 수 있다. 따라서 목표가 단순히 근육을 키우는 것이라면, 자신이 선호하는 반복 범위와 중량을 선택해도 무방하다. 단, 일부 세트는 근육 실패에 가까울 정도로 밀어붙이는 것이 전제다.

스위트 스팟 찾기

무거운 무게를 리프팅하든 가벼운 무게를 리프팅하든, 중요한 것은 둔근을 최대한 활성화할 수 있는 부하의 스위트 스팟을 찾는 것이다. 예를 들어 185파운드로 바벨 힙 쓰러스트를 할 때 둔근이 더 많이 활성화되는 것을 느낄 수 있지만, 더 무거워지면 대퇴사두근이나 햄스트링과 같은 다른 부위에서 더 많이 느껴지기 시작한다. 이러한 상황에서는 자신의 스위트 스팟 내에서 운동하다가 가끔씩 다양한 변화를 위해 약간의 무게를 추가하는 것을 고려할 수 있다.

대부분의 경우, 이러한 접근 방식은 자신의 스위트 스팟 반복 범위를 확장시키는 데 도움이 된다. 예를 들어 현재 185파운드로 바벨 힙 쓰러스트를 8회 반복할 수 있다고 해보자. 여기에 주 1회 정도, 225파운드로 2~3회의 고중량 훈련을 병행하면, 몇 주 후에는 185파운드로 10~12회를 수행할 수 있을 만큼 근력이 향상되는 것을 느낄 수 있다. 이렇게 되면 당신의 스위트 스팟 중량도 190파운드 혹은 195파운드로 올라가게 된다. 그리고 기억하자. 고중량으로 훈련하거나 스위트 스팟 범위를 벗어난 중량으로 훈련할 때 엉덩이에 자극이 덜 느껴진다 하더라도, 엉덩이 근육은 여전히 작동하고 있다. 다만, 대퇴사두근과 햄스트링도 동시에 강하게 개입하기 때문에, 엉덩이의 자극이 상대적으로 덜 느껴질 뿐이다.

부하와 훈련 빈도

최적의 훈련 빈도를 결정할 때 부하도 중요하다. 예를 들어 무거운 리프팅을 할 때 전반적인 피로와 근육 손상을 많이 유발하는 운동이 있다. 고중량 백 스쿼트, 데드리프트 또는 바벨 힙 쓰러스트를 수행하면 지칠 수 있으며 이는 훈련 빈도에 영향을 미칠 수 있다. 즉, 운동할 때마다 무거운 리프팅을 한다면 무거운 부하가 몸에 부담을 주기 때문에 일주일에 한두 번만 훈련할 수 있을지도 모른다. 반대로 더 가벼운 웨이트를 사용하고 더 많은 퍼포먼스를 수행한다면 일주일에 3~5일 정도 훈련할 수 있다. 실제로 높은 반복 횟수는 낮은 반복 횟수보다 근육에 더 많은 손상을 주지만, 무거운 무게는 폼이 더 악화되기 때문에 관절에 더 많은 손상을 준다. 이러한 경향은 특히 낮은 반복 범위에서 큰 리프팅 동작을 올바른 자세로 유지하기 어려운 사람들에게 더욱 뚜렷하게 나타난다.

템포

템포는 케이던스다. 보다 구체적으로 템포는 웨이트를 내리는 데 걸리는 시간, 하단 포지션에 머무는 시간, 웨이트를 올리는 데 걸리는 시간, 마지막으로 상단 포지션에 머무는 시간을 포함한다. 따라서 네 가지 시간 단계가 있다. 예를 들어 스쿼트와 데드리프트의 일반적인 템포는 하강 2초, 하단에서 멈춤 없음, 상승 1초, 상단에서 멈춤 없음이다. 이를 2/0/1/0으로 표시한다. 때로는 하강 단계를 연장(강조)하거나 하단 또는 상단 포지션에서 일시 정지하여 템포를 조정하기도 한다.

리프팅 동작마다 스트렝스 곡선과 움직임 범위에 따라 고유한 템포가 다른 경향이 있다. 예를 들어 힙 쓰러스트는 리프팅의 하단에서 더 쉬우므로 더 빨리 내리고 올릴 수 있다. 힙 쓰러스트의 일반적인 템포는 내려갈 때 0.5~1초, 올라갈 때 0.5~1초다. 사람들은 일반적으로 15초 이내에 10회 반복한다(의도적으로 네거티브 페이즈를 느리게 하거나 상단에서 일시 정지하지 않는 한). 따라서 힙 쓰러스트는 보통 0.75/0/0.75/0 정도이다. 템포에 소수를 사용하는 것이 이상하지만, 실제 운동이 어떻게 이루어지는지 표현하려면 그렇게 해야 한다.

템포와 구현할 수 있는 다양한 전략에 대해 자세히 알아보려면 13장을 펼쳐보라.

휴식 시간

휴식 시간은 세트 사이에 쉬는 시간을 의미한다. 일반적으로 큰 리프팅의 경우 더 긴 휴식이 필요하며, 점진적 과부하를 목표로 하는 운동(예: 바벨 힙 쓰러스트, 스쿼트, 데드리프트)에서는 2~3분의 휴식이 권장된다. 반면, 운동 후반부에 대사적 스트레스, 즉 펌프와 작열감에 초점을 맞출 때는 휴식 시간을 30~60초로 줄일 수 있다. 즉, 고중량에 집중할 때는 더 오래 쉬는 것이고, 대사적 스트레스를 목표로 할 때는 더 적게 쉬는 것이 바람직하다.

일반적으로 2~3분이 권장되지만, 어떤 운동을 하느냐에 따라 휴식 시간이 달라질 수 있다. 예를 들어 최대 1회를 반복하는 경우에는 5분 동안 휴식을 취하고, 번아웃 퍼포먼스를 하거나 펌핑을 시도하는 경우에는 20초 정도 짧게 휴식을 취할 수 있다.

나는 보통 워크아웃 초반에 무거운 리프팅을 할 때는 2분 이상 휴식을 취한다. PR 기록을 목표로 하는 경우에는 최대 10분까지 휴식을 취하기도 한다. 워크아웃의 프로그레션이 진행될수록, 특히 후반부로 갈수록 휴식 시간이 짧아지는데, 이는 정신-근육 연결에 집중하고 펌핑을 하고 버닝되는 느낌(신진대사 스트레스)을 느끼려고 노력하기 때문이다. 예를 들어 프로그 펌프나 래터럴 밴드 워크 퍼포먼스를 할 때는 1분 이내로 휴식을 취한다.

2분 휴식은 좋은 기준점이지만, 회복 수용력에 따라 더 짧거나 더 긴 휴식 시간이 필요할 수 있으므로 몸의 반응에 귀를 기울여야 한다. 이 개념에 대한 훌륭한 연구가 있다. 한 그룹은 다양한 상체 및 하체 운동을 3세트씩 한 후 정확히 2분간 휴식을 취했고, 다른 그룹은 자신의 몸에 귀를 기울이고 스스로 휴식 시간을 선택했다. 두 그룹 모두 같은 무게로 3세트씩 퍼포먼스를 수행했지만, 스스로 휴식 시간을 선택한 그룹은 휴식 간격이 달랐다. 예를 들어 한 참가자는 첫 번째 세트 후 2분 13초, 두 번째 세트 후 1분 45초 동안 휴식을 취했다.

흥미로운 점은 스스로 휴식 시간을 선택한 그룹이 비슷한 횟수의 반복을 완료했지만 시간이 더 적게 걸렸다는 것이다.

따라서 적절한 휴식 시간이 무엇인지 궁금하다면 2분이 좋은 가이드라인이 될 수 있다. 운동량이 많다면 다음 세트를 시작하기 전에 충분히 회복하는 것이 좋다. 운동 강도와 자연 회복 속도에 따라 3~5분이 필요할 수도 있다. 펌핑이나 버닝을 하려는 경우에는 완전히 회복할 필요가 없으며, 휴식 시간을 1분으로 단축할 수 있다. 무거운 리프팅을 하든 반복 운동을 하든 주의를 기울이면 몸이 다음 세트를 할 준비가 되었음을 알려준다.

운동 선택

운동 선택은 프로그램에 포함할 운동을 선택하는 것을 말한다. 선택한 운동은 목표, 경험, 해부학적 구조 및 부상 이력과 잘 맞아야 한다.

예를 들어 상둔근을 단련하는 것이 목표라면 힙 쓰러스트, 백 익스텐션, 힙 앱덕션 베리에이션과 같이 상둔근을 목표로 하는 운동을 선택하는 것이 좋다. 하둔근을 단련하는 것이 주된 목표라면 런지, 스쿼트, 데드리프트 베리에이션과 같이 하둔근을 주로 단련하는 운동을 선택해야 한다. 이는 신체의 모든 부위에 적용된다. 발달하고 강화하고자 하는 부위를 목표로 하는 운동을 선택해야 한다. 마찬가지로 스포츠를 하면서 스피드와 파워를 발달시키고 싶다면 스쿼트 점프와 같은 폭발적인 움직임을 선택하고 이러한 움직임을 속도감 있게 퍼포먼스할 수 있는 밴드를 이용한 힙 쓰러스트를 선택해야 한다.

목표를 설정하는 것 외에도 실험을 해봐야 한다. 나는 고객과 함께 작업을 시작할 때 처음 몇 번의 트레이닝 세션에서 고객에게 많은 것을 던져주고 피드백에 세심한 주의를 기울인다. 이를 통해 고객이 어떤 운동을 좋아하는지, 그리고 이에 못지않게 중요한 것은 어떤 운동이 내성이 잘 생기는지 파악한다. 리프팅이 처음인 고객과 함께 작업하는 경우 일반적으로 체중과 덤벨로 시작하여 다양한 스탠스를 소개한 다음 고급 베리에이션을 추가한다.

예를 들어 햄스트링, 둔근, 기립근을 강화하고 데드리프트를 향상시키고자 하는 고객이 있다고 가정해보겠다. 이런 상황에서는 굿모닝 베리에이션을 가르쳐줄 수 있다. 먼저 기본 동작과 자세를 알려준다. 좋은 폼으로 움직임을 퍼포먼스하고 즐겁게 할 수 있다면 밴드 굿모닝을 시도한 다음 바벨 베리에이션으로 넘어가서 결국에는 바에 플레이트를 추가한다. 반대로 굿모닝을 좋아하지 않거나, 몸매 목표와 맞지 않거나(기립근이 과도하게 발달한 경우), 허리 통증의 병력이 있는 경우라면 하지 않을 것이다.

진짜 문제는 자신에게 가장 적합한 운동을 어떻게 찾을 수 있느냐는 것이다. 앞서 말했듯이 다양한 운동 베리에이션뿐만 아니라 다양한 부하, 스탠스, 셋업 및 자세로 수많은 실험을 거쳐야 한다. 자신에게는 효과가 있지만 다른 사람에게는 효과가 없는 폼을 우연히 발견할 수도 있으며, 이는 경험과 테스트를 통해서만 알아낼 수 있다.

몇 가지 실험을 통해 자신에게 가장 적합한 운동 카테고리를 좁힐 수 있다. 완벽한 세상이라면 헬스장에 들어가서 근전도 장치를 연결하고 여러 가지 운동을 해보면서 대둔근 상부와 하부를 가장 많이 활성화시키는 운동이 무엇인지 알아낼 수 있을 것이다. 그것이 불가능하기 때문에 엎드린 자세로 벤트-레그 힙 익스텐션과 서서 둔근 스퀴즈를 시도한 다음 어떤 운동이 둔근을 더 활성화하는지 느낌으로 평가하는 것이 좋다.

이 개념은 정신-근육 연결을 사용하여 어떤 포지션이 더 많은 활성화를 제공하는지 결정하기 위한 것이다. 두 가지 포지션에서 둔근이 더 많이 활성화되는 위치를 확인하기 위해 손으로 만져보는 촉진법을 사용할 수도 있다. 스탠딩 글루트 스퀴즈로 더 높은 수준의 둔근 활성화를 얻는다면 백 익스텐션 및 리버스 하이퍼와 같은 스트레이트 레그 운동이 둔근 발달에 더 좋을 수 있다.

엎드린 자세의 힙 익스텐션으로 더 높은 수준의 둔근 활성화가 가능하다면 힙 쓰러스트, 글루트 브릿지, 쿼드 러프 힙 익스텐션 운동이 둔근 발달에 더 좋을 수 있다.

프론 벤트-레그 힙 익스텐션

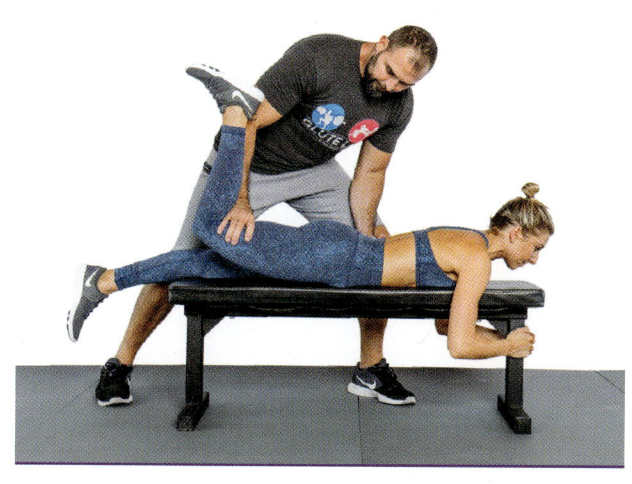

엎드린 상태에서 다리를 구부린 다음 트레이닝 파트너 또는 코치가 아래쪽 햄스트링을 손으로 누르는 동안 다리를 위로 신전한다. 파트너가 없는 경우에는 고관절을 최대한 위로 신전하고 둔근을 최대한 꽉 조인다.

스탠딩 글루트 시퀴즈

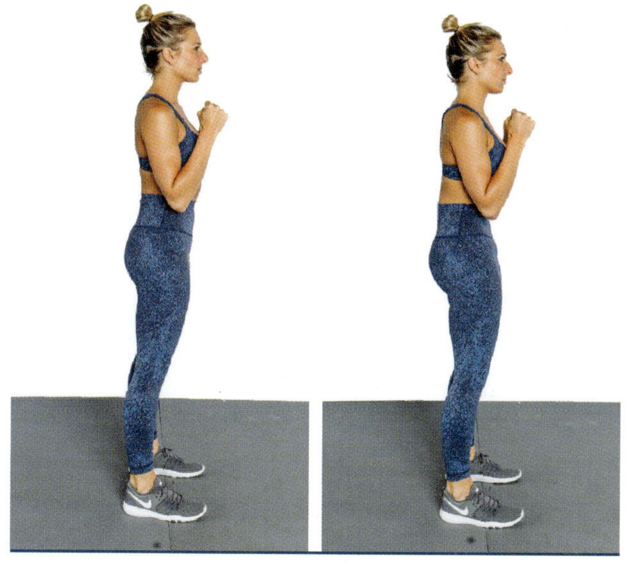

발을 고관절 너비보다 약간 넓게 벌리고 약간 바깥쪽으로 돌려 똑바로 선 다음 둔근을 최대한 힘껏 조인다.

운동 선택을 결정하는 7가지 전략

다음은 리프터, 코치 및 과학자가 당면한 과제에 가장 적합한 운동을 결정할 수 있는 7가지 방법이다.

1. 운동 퍼포먼스: 다양한 수준의 저항으로 운동을 몇 세트 열심히 해보고 운동이 효과가 있다고 느끼는 부분과 어느 범위에서 가장 많은 텐션과 대사 스트레스를 유발하는지 확인한다. ('펌핑' 및/또는 '타는 듯한 느낌'이 드는지 확인하라.)
2. 생체역학 분석: 다양한 근육 기시점과 정지점, 운동 범위 전반에 걸친 다양한 관절 각도에서 근섬유가 당기는 선, 관련된 관절 수와 총 근육 수, 관련된 관절의 토크 앵글 커브 등을 고려한다.
3. 기능적 분석: 움직임 패턴, 부하 벡터, 사용되는 팔다리의 수, 주동근 및 안정화근으로 작용하는 근육, 저항의 유형, 안정성 및 지지 수준, 몸 전체에 대한 무게 중심, 코어를 통한 근육 전달, 발을 통한 근육 전달, 운동 사슬 유형, 다평면 안정화 요구 사항, 스포츠 동작과의 유사성, '관절 친화성', 필요한 관절 가동성 수준, 등을 고려한다.
4. 근육 촉진: 운동하는 동안 손을 사용하여 자신이나 다른 사람의 근육을 느껴보라.
5. 지연성 근육통: 여러 세트를 하고 며칠 후 근육통이 느껴지는 부위를 확인한다.
6. 피드백: 다른 리프터, 코치, 트레이너, 운동선수들의 운동에 대한 피드백을 분석한다.
7. 연구: 운동에 대한 단기(예: 근전도) 및/또는 장기(예: 훈련) 연구를 확인한다.

이상적으로는(내가 자꾸 둔근 이야기를 꺼내는 것을 알지만, 조금만 참아라) 모든 운동에 대해 많은 역학 및 훈련 연구가 수행되어 운동이 생체역학적으로 어떻게 작동하는지, 일상생활과 스포츠 퍼포먼스로 어떻게 전달되는지, 운동 수행의 결과로 신체가 신경 근육 수준에서 어떻게 적응하는지, 프로그램 설계 변수 측면에서 가장 잘 처방하는 방법을 알려주는 리뷰 논문과 메타 분석을 할 수 있을 것 같다. 하지만 안타깝게도 어느 쪽이든 확신할 수 있을 만큼 충분한 연구가 이루어지지 않았다. 더 많은 것을 알기 전까지는 앞서 언급한 증거를 종합하고 증거 기반 접근 방식을 사용하여 의견을 공식화해야 한다.

완벽한 둔근 운동 찾기

이론적으로 완벽한 둔근 운동은 다음 기준을 충족해야 한다.

- 운동은 다리를 약간 내전하고 내회전하면서 고관절을 깊게 굴곡하는 포지션에서 둔근을 완전히 스트레칭해야 한다(커트 런지를 생각해보라). 이 경우 양쪽 다리로 동시에 수행하는 것은 불가능하므로 운동은 일측성으로 수행해야 한다.
- 고관절을 신전시키는 동작을 할 때, 동시에 외회전과 외전이 가능해야 한다.
- 무릎을 구부린 상태를 유지해야 햄스트링을 어느 정도 제거하고 둔근 활성화를 극대화할 수 있다.
- 전체 가동 범위 동안 엉덩이 근육에 비교적 지속적인 긴장을 유지할 수 있어야 한다. 이는 움직임 중간에 하중이 줄어드는 구간, 예를 들어 힙 쓰러스트의 아래 구간이나, 스쿼트의 위쪽 구간에서도 긴장을 유지해야 한다는 의미이다.

- 운동은 편안하고 편리하며 안정적이어야 하고, 협응과 조절이 쉬워야 하며, 시간이 지남에 따라 점진적으로 과부하가 걸리는 것이어야 한다.

문제는 이 모든 요소를 결합하여 하나의 공식으로 만들 수 없다는 것이다. 생체역학을 이용해 모든 것을 아우르는 완벽한 둔근 운동을 찾아보려고 노력했지만 불가능할 것 같다. 이론에 기반한 운동을 과학적으로 설계하는 것은 어렵다. 우리는 보통 다른 방식으로 배운다. 체육관에서 최고의 운동을 찾은 다음 생체역학을 사용하여 그 유용성을 더 잘 이해하려고 노력한다.

단 하나의 움직임으로 둔근을 스트레칭하고, 펌핑하고, 최고 수준으로 활성화하는 것은 불가능하기 때문에 둔근 발달을 위한 완벽한 운동은 존재하지 않는다. 힙 쓰러스트는 최고의 종합 둔근 운동이 될 수 있지만, 스쿼트 및 데드리프트 베리에이션을 통해 더 잘 수행되는 텐션 상태에서 전체 동작 범위를 통해 둔근을 스트레칭하는 것과 같은 요소가 빠져 있기 때문에 완벽하지 않는다. 모든 근육 섬유를 자극하고 모든 각도에서 둔근에 스트레스를 줄 수 있도록 다양한 운동을 수행해야 하는 또 다른 이유이다.

앞서 언급했듯이, 자신에게 가장 적합한 둔근 운동을 찾는 가장 좋은 방법은 100가지의 다양한 운동을 하고 다양한 자세와 스탠스에서 실험하여 가장 높은 근전도 등급(활성화)을 이끌어내는 운동과 포지션을 찾아내어 둔근에 대한 철저한 근전도 분석을 수행하는 것이다. 그런 다음 둔근을 가장 많이 활성화하는 운동에 우선순위를 두고 프로그램을 짜고, 그렇지 않은 운동은 생략한다. 이것은 프로그램을 맞춤화하는 데 이상적인 방법이다. 나는 실제 고객들과 이 방법을 사용하여 놀라운 성공을 거두었다. 안타깝게도 이러한 접근 방식은 대중에게는 불가능하며 이러한 서비스를 제공하는 회사도 없는 것으로 알고 있다.

그래서 대신 내가 추천하는 방법은 다음과 같다. 정신-근육 연결 모델을 사용하여 의식적으로 작동중인 근육에 대해 생각하고 다양한 스탠스, 골반 포지션, 자세 및 동작 범위를 실험하여 둔근을 가장 많이 활성화하는 움직임 패턴과 베리에이션을 찾는다. 간단히 말해, 직접 느껴야 한다. 근육을 느끼거나 다른 사람이 근육을 느끼게 하고 어떤 베리에이션이 근육에 가장 큰 텐션을 유발하는지 전달할 수도 있지만, 여기에는 약간의 기술이 필요하다. 둔근 발달이 가장 뛰어난 내 고객들은 자신이 좋아하는 운동을 퍼포먼스하는 독특한 방법을 가지고 있는데, 이는 곧 자신의 특정 해부학적 구조에 가장 적합한 운동이 무엇인지 파악하는 데 시간을 할애한다는 다른 의미이기도 하다.

운동 선택 및 훈련 빈도

어떤 운동을 선택하느냐에 따라 둔근을 훈련하는 빈도에 큰 영향을 미친다. 예를 들어 스쿼트, 웨이트 런지, 불가리아 스플릿 스쿼트와 같은 운동은 근육 손상을 더 많이 일으키고 일반적으로 둔근에 큰 통증을 남긴다. 이러한 근육통은 운동 빈도를 제한할 수 있는데, 근육통이 있으면 운동을 자주 할 수 없기 때문이다. 마찬가지로 무거운 데드리프트를 여러 세트 수행하면 다음 날 트럭에 치인 것 같은 느낌이 들어 훈련 빈도에 영향을 미칠 수 있다. 헤비 스쿼트, 데드리프트, 런지, 굿모닝만 했다면 일주일에 한두 번만 열심히 둔근을 훈련할 수 있을지도 모른다.

그런 다음 힙 쓰러스트 및 둔근 브리지 베리에이션과 같은 움직임은 둔근 활성화를 극대화하지만 다음 날 피곤하거나 아프지 않다. 밴드 베리에이션과 고관절 외전 운동도 이 범주에 속한다. 둔근을 주로 사용하는 움직임을 많이 하는 경우, 훈련해도 통증이 심하지 않으므로 더 자주 훈련할 수 있다. 둔근 위주의 베리에이션과 밴드 운동만 하는 경우라면 일주일에 3~6일 정도만 훈련해도 괜찮을 수 있다.

훈련 세션당 수행할 수 있는 운동 횟수는 훈련 빈도 또는 둔근을 얼마나 자주 훈련하는지에 따라 달라진다. 예를 들어 일주일에 5일 동안 둔근을 훈련하는 경우, 일주일에 2~3일만 둔근을 훈련하는 경우만큼 많은 운동을 수행할 수 없거나 수행해서는 안 된다.

대부분의 사람들이 일주일에 3일 동안 둔근을 훈련하므로 나는 훈련 세션당 약 4가지 운동을 권장하며, 3의 법칙에 따라 1~2가지 수평 운동(힙 쓰러스트 및 글루트 브리지 베리에이션), 1~2가지 수직 운동(스쿼트 및 데드리프트 베리에이션), 1~2가지 측면/회전 운동(고관절 외전 또는 외회전)을 한다.

이렇게 하면 다양한 옵션이 제공된다. 하루는 2개의 수평 운동(싱글 레그 힙 쓰러스트와 백 익스텐션), 1개의 수직 운동(고블릿 스쿼트), 1개의 래터럴/로터리 운동(니밴드 시팅 힙 앱덕션)을 수행하고 다음 날은 1개의 수평 운동(바벨 힙 쓰러스트), 2개의 수직 운동(불가리아 스플릿 스쿼트와 싱글 레그 루마니아 데드리프트), 1개의 래터럴/로터리 운동(사이드 라잉 힙 앱덕션)을 수행할 수 있다. 한 세션에는 횡단면 고관절 외전 운동이 포함되고 다음 세션에는 전두면 고관절 외전 운동이 포함된다는 점에 유의해라.

이보다 더 많이 훈련하는 경우(예: 일주일에 5일) 세션당 세 가지 운동만 선택할 수 있다. 일주일에 3일 미만, 즉 한 번만 훈련하는 경우에는 세션당 6가지 운동을 선택할 수 있다. 하지만 리프터이자 코치로서 내 경험에 비추어볼 때 일주일에 3일이 가장 좋은 것 같다. (이에 대해서는 곧 자세히 설명하겠다.)

운동 순서

운동 순서는 워크아웃에서 운동의 순서를 정하는 방법을 말한다. 워크아웃에서 가장 먼저 진행되는 운동이 가장 좋은 결과를 가져온다. 따라서 일반적으로 개선하고자 하는 운동이나 부위의 우선순위를 먼저 정하는 것이 좋다. 예를 들어 둔근 불균형이 있거나 약한 부위를 강화해야 하는 경우 우선순위를 정하고 약한 쪽만 먼저 운동해야 한다. 그렇지 않다면 바벨 힙 쓰러스트, 스쿼트, 데드리프트 베리에이션 등 기본 리프팅을 우선적으로 하는 것이 좋다.

기본 리프팅 후에는 부수적인 운동을 하는 것이 좋다. 여기에는 상체 운동부터 싱글 레그 베리에이션 또는 힙 쓰러스트, 스쿼트 또는 데드리프트의 다른 베리에이션까지 모든 것이 포함될 수 있다. 예를 들어 힙 쓰러스트를 먼저 하고 그것이 그날의 우선순위라면, 그다음에는 양측 또는 한쪽 스쿼트 또는 데드리프트 베리에이션을 선택할 수 있다.

일반적으로 마무리 운동으로 고반복 또는 대사 스트레스 훈련(펌프 및 번아웃을 위한 훈련)을 하는 것이 좋다. 번아웃을 위해 나는 힙 앱덕션 운동, 프로그 펌프, 백 익스텐션, 리버스 하이퍼 등의 퍼포먼스를 좋아하지만, 창의력을 발휘하여 자신이 가장 잘 느끼고 즐길 수 있는 운동과 방법을 사용할 수 있다. 나만의 번아웃 워크아웃을 구성하는 방법을 알아보려면 215쪽을 보아라.

다음은 일반적인 둔근 워크아웃의 모습이다.

운동 순서에 대한 워크아웃 예시

주요 리프팅	힙 쓰러스트 3×10
부수적 운동	싱글 레그 RDL 2×10, 백 익스텐션 3×30, 워킹 런지 2×20
번아웃 운동	니 밴드 힙 앱덕션 30초, 스탠딩 킥백 30초, 래터럴 밴드 워크 30초, 니 밴드 수파인 힙 앱덕션 30초, 밴드 글루트 브리지 30초, 밴드 하프 스쿼트 아이소홀드 30초

볼륨

볼륨은 수행한 하드 세트의 수를 의미하며, 일반적으로 한 번의 운동 세션 또는 주간 기준으로 측정된다. 근육 그룹별(예: 주간 둔근 볼륨) 또는 리프트별(예: 주간 스쿼트 볼륨)로 고려할 수 있다.

다른 모든 프로그램 설계 변수와 마찬가지로, 감당할 수 있는 볼륨을 결정하는 것은 훈련 빈도, 유전적 특성, 수행하는 운동, 운동 강도 및 기타 여러 요인에 따라 달라진다.

예를 들어 한 번의 훈련 세션에서 30세트를 수행하여 엄청난 양의 운동을 한다면 일주일에 한두 번만 둔근을 단련할 수 있다. 하지만 한 세션에 15세트만 퍼포먼스를 수행한다면 일주일에 3일 동안 둔근을 훈련할 수 있다. 수년 전에 나는 '모든 볼륨이 똑같은 것은 아니다'라는 문구를 만들었다. 이는 웨이트를 리프팅할 때 분명하게 드러난다. 전신적인 측면에서는 데드리프트가 래터럴 밴드 워크보다 훨씬 더 효과적이며, 근육적인 측면에서는 런지가 글루트 브릿지보다 더 효과적이다. 밴드나 체인과 같은 저항을 이용하는 운동은 스트레이트 웨이트를 사용하는 것보다 더 많은 세트를 수행할 수 있는데, 이는 스트레칭 포지션에서 그다지 어렵지 않기 때문이다. 또한 전체 근육량을 적게 사용하는 운동과 짧은 근육 길이와 긴 근육 길이를 강조하는 운동으로 더 많은 볼륨을 퍼포먼스할 수 있다.

일반적인 가이드라인을 찾고 있다면 워크아웃당 총 하드 세트(하드 세트란 실패에 가깝거나 실패에 가까운 복합 운동을 하는 세트)는 16개로 하는 것이 좋은 상한선이다. 하지만 여러 운동으로 세트를 나눠서 하는 것이 좋다. 특정 리프팅을 더 강하게 하려는 것이 아니라면 각 운동을 3세트 또는 4세트씩 수행해야 한다.

즉, 각 운동은 고유 한 각도에서 당신을 때리고 다른 근육 섬유를 목표로 하기 때문에 3가지 운동 5세트 또는 2 또는 3가지 운동 6세트보다 5가지 운동 3세트 또는 4가지 운동 4세트를 수행하는 것이 더 낫다.

고강도 트레이닝(HIT)을 지지하는 사람들은 한 운동당 한 세트를 모두 소화하기 때문에 HIT가 근육을 키우는 데 가장 좋은 방법이라고 잘못 말할 것이다. 그들의 말이 맞는 한 가지 점은 첫 세트에서 최고의 운동 자극을 얻을 수 있다는 것이다. 아마도 운동 효과의 80%는 첫 번째 세트에서 얻을 수 있으며, 이후 각 세트는 점점 감소한다. 따라서 어떤 사람들은 HIT가 근육을 만드는 데 최적의 방법이라고 생각할 수 있다. 그리고 많은 연구에 따르면 이러한 방식으로 훈련하면 훌륭한 결과를 얻을 수 있다. 근육을 만드는 데 가장 시간 효율적인 방법인 것은 분명하다. 하지만 거의 모든 보디빌더와 비키니 대회 참가자들은 한 운동당 여러 세트를 반복하는 하이 퍼포먼스 훈련을 수행한다. 또한, 내 친구인 브래드 쇤펠드와 제임스 크리거James Krieger는 여러 세트의 퍼포먼스를 수행할 때 더 나은 성장을 보인다는 메타분석 결과를 발표했다. (근비대를 위한 근거 기반 훈련 가이드라인은 99쪽 참조)

내 개인적인 생각은 여러 세트의 퍼포먼스를 수행한 다음, 좋아하는 운동이라면 때때로 고강도 워크아웃을 해야 한다는 것이다. 때로는 전체 볼륨은 낮게 유지하지만 각 리프팅에 대해 고품질 세트를 수행하기 때문에 6~10개의 둔근 운동으로 구성된 한 세트를 모두 수행하는 것이 재미있을 수 있다. 일반적으로 특정 리프팅 동작에 도달하면 지치기 때문에 이 방법이 유익할 수 있다.

하지만 한 세트의 운동만 퍼포먼스를 하는 경우에는 그렇지 않다. 내 고객 중 일부는 이러한 방식으로 훈련하지만 더 높은 빈도로 훈련한다. 예를 들어 하루에 6개의 둔근 운동을 한 세트씩 모두 수행하고 일주일에 5일 또는 6일을 훈련하면 일주일에 총 30~36개의 둔근 운동을 할 수 있다. 보수적인 사람들은 이것을 결코 실행 가능한 방법이라고 여기지 않을 것이다. 하지만 특정 세션의 운동량이 많지 않더라도 일주일 내내 모든 운동량을 달성할 수 있으며, 이는 '쓰레기' 세트가 없는 양질의 운동량이다. 이 전략은 내 3의 법칙 모델과 일치하지는 않지만 특정 사람들에게는 매우 효과적인 것 같다. 자신에게 가장 적합한 시스템을 찾으려면 다양한 트레이닝 전략을 실험하고 열린 마음으로 임해야 한다.

세트 및 반복 횟수 계획

운동 종류에 관계없이 세트 및 반복 횟수 범위와 관련해서는 세트의 1/3은 1~5회 사이의 무거운 무게로, 1/3은 8~12회 사이의 중간 무게로, 1/3은 20회 이상의 가벼운 무게로 수행해야 한다는 '1/3의 법칙'을 따르는 것이 좋다. 반복 횟수와 마찬가지로 세트 횟수는 목표와 감당할 수 있는 운동량에 따라 달라진다. 일반적으로 나는 번아웃 세트를 하는 경우가 아니라면 3~5세트를 권장하며, 하이 퍼포먼스 세트를 하는 경우에는 1~2세트만 반복하는 것이 좋다.

또한 나는 피라미드 구성을 매우 좋아한다. 예를 들어 10회 반복 세트를 퍼포먼스하고 웨이트를 추가하여 8회 반복 세트를 하고, 웨이트를 추가하여 6회 반복 세트를 한 다음 웨이트를 줄이고 15회 반복 세트를 할 수 있다. 다음은 글루트 랩에서 사용하는 몇 가지 세트 및 반복 횟수 계획과 일반적인 운동 예시이다.

세트와 반복수	운동 예시
1세트 20회	스쿼트, 힙 쓰러스트 및 데드리프트 베리에이션
2세트 20회	고블릿 스쿼트, 케틀벨 데드리프트
3세트 1회	스쿼트 및 데드리프트 베리에이션
3세트 3회	스쿼트, 데드리프트, 힙 쓰러스트, 노르딕 햄 컬
3세트 5회	스쿼트, 데드리프트, 힙 쓰러스트
3세트 8회	이 경우 대부분의 운동과 잘 어울린다.
3세트 10회	이 경우 대부분의 운동과 잘 어울린다.
3세트 12회	이 경우 대부분의 운동과 잘 어울린다.

세트와 반복수	운동 예시
4세트 8회	이 경우 대부분의 운동과 잘 어울린다.
4세트 10회	이 경우 대부분의 운동과 잘 어울린다.
5세트 3회	이 경우 대부분의 운동과 잘 어울린다.
5세트 5회	이 경우 대부분의 운동과 잘 어울린다.
1세트10회, 1세트 8회, 1세트 6회, 1세트 15회	힙 쓰러스트, 레그 프레스
1세트 15회, 1세트 10회, 1세트 5회, 1세트 20회	힙 쓰러스트, 레그 프레스
3세트 20회	니 밴드 글루트 브릿지, 둔근 우세 백 익스텐션
3세트 30회	니 밴드 글루트 브릿지, 둔근 우세 백 익스텐션
4세트 30~50회	프로그 펌프*

*프로그 펌프의 경우, 100회씩 2세트와 같이 더 높은 반복 횟수를 사용하는 경우가 많다.

다음은 세트 및 반복 횟수 계획을 구성할 때 고려해야 할 몇 가지 사항이다.

- 앞서 언급했듯이 첫 번째 세트는 가장 큰 성장 자극을 제공하며, 이후 각 세트는 약간 더 적은 자극을 제공한다.
- 스트렝스를 키우려면 세트와 반복 횟수를 5회 이하로 유지해라.
- 근비대의 경우 반복 횟수는 5회에서 100회까지 가능하며, 일반적으로 8회에서 12회가 최적의 지점이다.
- 때로는 특정 부하로 가능한 한 많은 횟수를 3세트(AMRAP)로 퍼포먼스를 수행하고 시간이 지남에 따라 3세트의 총 반복 횟수를 향상시키기 위해 노력할 수도 있다. 예를 들어 95파운드의 백 스쿼트를 8회, 6회, 5회씩 총 19회 반복할 수 있다고 가정해보겠다. 한 달 후에는 10회, 7회, 5회씩 총 22회 반복할 수도 있다. 이것은 가장 좋은 점진적 과부하이며 스트렝스와 근비대 모두에 좋다. 1세트 실패까지 수행하는 고강도 훈련(HIT)을 사용할 수도 있다. 고강도 트레이닝에 대해 자세히 알아보려면 다음 페이지의 '고강도 트레이닝' 사이드 바에서 확인하라.
- 스트렝스와 근비대를 위해서는 저중량, 중중량, 고중량 반복의 균형이 필요하지만, 워크아웃 초반에 무거운 리프팅을 수행해야 한다. 예를 들어 다음과 같은 횟수로 피라미드 세트를 퍼포먼스할 수 있다. 15, 10, 5, 20. 13장에서 피라미드 방법에 대해 자세히 알아보라.
- 펌프 앤 번 운동의 경우 여러 번의 고반복 세트가 이상적이라는 것을 알게 되었다. 따라서 가벼운 부하로 10회씩 10세트, 30회씩 4세트, 체중으로 50회씩 3세트 또는 100회씩 장시간 번아웃 세트를 할 수 있다. 펌프 운동의 경우 20~50회 사이의 반복 횟수 범위로 더 많은 세트를 수행하는 것이 가장 좋지만, 이상적인 반복 횟수 범위는 운동에 따라 다르다.

고강도 트레이닝

2000년에 나는 HIT라는 것을 홍보하는 몇 개의 웹사이트를 우연히 발견했다. HIIT high-intensity interval training(고강도 인터벌 트레이닝)와 혼동하지 말아야 한다. HIT는 고강도 트레이닝high-intensity training의 약자로, 연속되지 않은 날에 한 세션당 몇 가지 운동을 실패할 때까지 한 세트씩 수행하는 것을 포함한다. 나는 8년 전부터 신체 부위별 고강도 스플릿 트레이닝을 해왔다. 어떤 운동을 4세트에서 1세트로 줄이고 운동의 종류도 더 적게, 덜 자주 수행한다는 것이 우스꽝스러워 보였지만, 이 방법에 어떤 장점이 있는지 궁금증을 멈출 수 없었다.

일단 시도해보았지만, 아무것도 하지 않는 것 같고 익숙했던 방식에서 벗어난다는 느낌이 들어 한 운동당 2세트를 선택했다. 한 세트를 완전히 실패할 정도로 잘하지 못했는데, 그때는 몰랐지만 모르는 것은 모르기 마련이다.

다른 모든 것이 그렇듯이 연습을 거듭할수록 나아지는 법이다. 한 달 정도 지나자 2세트에서 1세트로 줄일 정도로 좋은 결과를 얻고 있었다. 몇 달 뒤부터는 짧은 워크아웃이 잔인하게 느껴졌다.

지금까지도 8개월간의 HIT 기간이 내 근육 성장과 스트렝스 발달의 가장 큰 시기라고 생각한다. 아마도 새로운 자극 때문이었을 수도 있고, 고강도 훈련을 무리하게 하다가 마침내 회복 중이었을 수도 있다. 메커니즘이 무엇이든 나에게는 놀라운 효과가 있었다.

다른 프로그램과 마찬가지로, 결국 운동 효과는 점점 줄어들었고 나는 하체/상체 스플릿, 전신 트레이닝 등으로 넘어갔다. 요즘은 스트렝스 트레이닝에 대해 열린 마음을 가지고 모든 시스템에서 얻은 지식을 통합하고 있다.

평생 해온 방식에서 벗어나지 않고 자신의 방식에 너무 얽매여 운동 결과에 부정적인 영향을 미치는 리프터들을 많이 만난다. 모든 사람이 한 세트만 실패해야 한다고 주장하는 것은 아니다. 그러나 많은 사람이 운동량을 줄이면 더 나은 결과를 볼 수 있지만, 다른 방법을 시도하지 않아서 자신이 과도하게 운동하고 있는지(또는 운동량이 부족한지) 파악하지 못한다.

앞으로 평생 웨이트 트레이닝을 해야 하므로 실험하는 것을 두려워하지 마라.

적게 하는 것이 때로는 더 많은 것을 만든다

너무 많은 사람들이 볼륨에 집착한다. 그들은 혹독한 40세트 세션을 했다고 자랑하지만, 정작 몸은 약하고 보여줄 수 있는 것은 거의 없다. 실제로 나에게 개인 트레이닝을 받으러 오는 대부분의 여성은 내가 제공하는 궁극적인 프로그램보다 훨씬 더 많은 운동을 하고 있었다. 그들은 "어떻게 하면 더 적은 양으로 결과를 볼 수 있을까?"라고 궁금해한다. 하지만 문제는 그들이 더 많은 운동과 세트를 프로그래밍하더라도 각 세트 동안 충분히 자신을 밀어붙이지 않는다는 것, 즉 노력 대신 볼륨을 주요 동력으로 사용하고 있다는 것이다.

대부분의 경우, 노력보다 운동량을 우선시하는 여성들은 결코 더 강해지지 않고 훈련이 정체되기 때문에 내 코칭을 찾는다. 일단 세트에 더 많은 노력을 기울이고 제대로 휴식을 취하기 시작하면, 그들은 많은 볼륨을 하지는 못하지만 더 나은 결과를 볼 수 있다. 요점은 볼륨은 회복하고 체육관에서 계속 프로그레션을 할 수 있을 때만 좋은 것이다. 대부분의 전문가는 근육당 주당 10~20세트를 권장하지만 둔근은 다른 근육보다 조금 더 많은 양을 소화할 수 있다. 다시 말하지만, 이는 매우 개인차가 크다.

둔근 운동은 일주일에 얼마나 해야 하나?

많은 고객과 팔로워들이 둔근을 위해 일주일에 몇 세트의 운동을 수행해야 하는지 궁금해한다. 다시 말하지만, 프로그램 설계에 있어서는 여러 가지 변수에 따라 답이 달라지기 때문에 일괄적인 권장 사항을 제공할 수는 없다. 둔근 발달이 뛰어난 내 팔로워 중 일부는 일주일에 10세트만 수행하는 반면, 다른 팔로워는 40세트 이상을 수행한다. 이러한 차이는 유전학 및 기타 프로그램 설계 변수와 많은 관련이 있다.

둔근을 위해 일주일에 얼마나 많은 볼륨을 해야 하나?

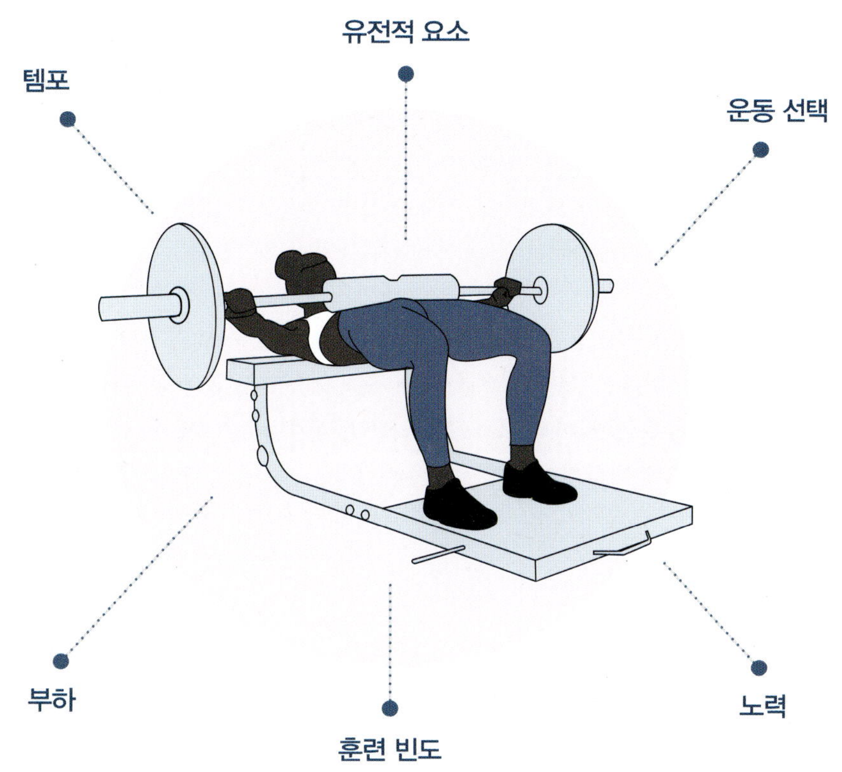

일주일에 10~40세트씩 둔근 운동을 수행한다.

- 템포: 운동을 수행하는 속도에 따라 운동량이 결정된다. 예를 들어 한 세트를 멈추고 휴식-정지rest-pause 방식으로 반복수를 더해나가면 기존 방식에 비해 많은 세트를 수행할 수 없다.
- 유전학: 근육 손상의 정도와 회복 속도에는 유전적 요인이 크게 작용한다.
- 운동 선택: 어떤 운동은 몸을 혹사하고 통증을 남기는 반면, 어떤 운동은 그렇지 않다.
- 노력: 모든 세트를 근육이 탈진할 때까지 수행하면 원하는 만큼의 퍼포먼스를 낼 수 없다.
- 훈련 빈도: 하루에 할 수 있는 운동량이 한정되어 있기 때문에 훈련 횟수를 늘리면 볼륨도 증가할 수 있다.
- 부하: 부하가 무거울수록 폼이 더 많이 저하되어 관절에 더 큰 스트레스를 주는 경향이 있다.

노력

노력은 세트 동안 자신을 얼마나 강하게 밀어붙이는지를 의미한다. 힙 쓰러스트 세트를 실패, 즉 폼을 손상시키지 않고는 다른 반복을 수행할 수 없다면 노력 수준은 실패 지점까지 간 것이다. 대부분의 초보자는 실패 지점까지 자신을 밀어붙이는 방법을 모르지만, 노력은 가르치고 배울 수 있는 기술이며 시간이 지남에 따라 습득해야 한다.

여기서 노력과 강도를 혼동하지 않는 것이 중요하다. 강도에는 부하 또는 노력이 포함될 수 있으므로 나는 노력을 언급할 때 강도라는 용어를 사용하지 않는다. 노력은 보통 1에서 10까지의 척도로 측정하는데, 이는 지각된 노력의 비율을 나타내는 RPE rate of perceived exertion 또는 예비 반복 횟수를 나타내는 RIR repetitions in reserve 이다. 예를 들어 10번 들어 올릴 수 있는 부하를 7회 수행했다면 RIR 3으로 리프팅을 한 것이다.

따라서 근육 실패까지 운동을 수행하면 10RPE 또는 0RIR을 기록하게 된다. 어떤 운동은 많은 노력이 필요하고 근육통과 피로를 남기는 반면, 어떤 운동은 그렇지 않다. 예를 들어 최대 힘으로 데드리프트를 수행하면 다음 날 근육이 뭉칠 가능성이 높다. 하지만 래터럴 밴드 워크의 최대 노력 세트를 퍼포먼스로 수행하면 괜찮을 것이다. 부하와 볼륨이 둔근 훈련 빈도에 영향을 미치는 것처럼, 운동 선택과 관련된 노력도 훈련 빈도 방정식에 영향을 미친다.

예를 들어 모든 운동의 모든 세트에서 근육 실패까지 훈련하는 경우, 많은 볼륨을 처리하거나 자주 훈련할 수 없다. 그러나 전체 운동의 1/3만 근육 실패까지 퍼포먼스를 수행하고 나머지 운동은 보통에서 쉬운 수준으로 수행한다면 일주일 내내 훨씬 더 많은 볼륨을 처리하고 더 자주 훈련할 수 있다. 일주일 동안 워크아웃에 얼마나 많은 노력을 기울여야 하는지 결정하려면 이 장의 뒷부분에서 설명하는 '3의 법칙'을 따르는 것이 좋다.

빈도

운동 빈도는 세 가지 범주로 나눌 수 있다.

- 주당 훈련 횟수
- 특정 운동의 주당 수행 횟수
- 특정 근육 그룹 훈련의 주당 수행 횟수

예를 들자면 전체(전신) 트레이닝 빈도, 힙 쓰러스트 빈도, 둔근 트레이닝 빈도가 있다.

모든 프로그램 설계 변수와 마찬가지로 최적의 훈련 횟수를 결정하려면 약간의 실험이 필요하다. 또한 둔근 훈련 빈도를 결정하는 데 도움이 되는 운동 선택, 볼륨, 부하 및 노력과 같은 다른 프로그램 설계 변수와 자신의 유전적 특성을 고려하는 것도 중요하다.

유전적인 요인이 가장 중요한 변수이긴 하지만, 많은 스트렝스 및 컨디셔닝 코치와 트레이너가 프로그램 설계 전략에 고려하지 않는 부분이 바로 이 부분이다. 어떤 사람들은 과학 문헌에서 광범위하게 입증된 바와 같이 근육 손상을 덜 경험하고 다른 사람들보다 더 빨리 회복할 수 있으므로 더 많은 훈련 볼륨을 감당할 수 있다. 어떤 사람은 일주일에 두 번 둔근을 훈련할 때 가장 좋은 결과를 얻는 반면, 어떤 사람은 일주일에 6일을 훈련할 때 가장 좋은 결과를 얻는다. 이는 유전적 요인에 따라 크게 달라진다. 자신이 감당할 수 있는 운동과 감당할 수 없는 운동을 파악하려면 경험과 연습이 필요하다. 자신의 몸에 귀를 기울이고 다양한 프로그램 설계 템플릿을 수정하여 자신의 유전적 프로필에 가장 잘 맞는 것을 찾아야 한다.

일반적으로 내가 코치하는 대부분의 여성은 일주일에 3일 둔근 운동을 할 때 가장 좋은 결과를 보지만, 이는 모두 상대적인 수치이다. 예를 들어 일주일에 한 번 훈련하면 60%, 일주일에 두 번 훈련하면 90%, 일주일에 세 번 훈련하면 98%의 효과를 얻을 수 있다고 가정해보자. 넷째 날과 다섯째 날을 추가하는 것은 다음 훈련 날까지 회복하고 재충전할 수 있는지 여부에 따라 도움이 될 수도 있고 해가 될 수도 있다.

둔근을 일주일에 3일 훈련하는 경우, 비슷한 하체 운동을 3일 하거나 대퇴사두근과 둔근을 하루, 햄스트링과 둔근을 하루, 둔근만 하는 날을 하루로 할 수 있다. 예를 들어 대퇴사두근과 둔근을 하는 날에는 스쿼트와 런지 베리에이션을, 햄스트링을 하는 날에는 데드리프트와 백 익스텐션을, 둔근을 하는 날에는 힙 쓰러스트와 글루트 브릿지를 집중적으로 하는 식이다. 그리고 워크아웃이 끝날 무렵에는 외전근과 둔근 번아웃을 하는 것이다. 이것이 내가 신체 부위 분할 템플릿을 고수하는 대부분의 고객을 위해 프로그래밍하는 방식이다.

둔근 유전적 요인이 뛰어나다면 일주일에 한 번만 둔근을 단련해도 좋은 결과를 볼 수 있다. 하지만 내 생각에는 일주일에 이틀이 하루보다 훨씬 낫고, 일주일에 3일이 이틀보다 약간 낫다고 생각한다.

많은 사람이 매일 둔근을 단련할 수 있는지 물어본다. 대답은 "예"이지만 몸에 무리가 가지 않는 운동을 선택하고 모든 세트를 근육 실패로 수행하지 않는 경우에만 가능하다. 즉, 정신-근육 연결에 집중하고 일반적으로 근육통을 많이 일으키지 않는 펌프와 버닝을 위해 훈련해야 한다. 예를 들어 덤벨 힙 쓰러스트, 니 밴드 글루트 브릿지, 고관절 외전 운동을 주로 체중, 밴드, 가벼운 덤벨 및/또는 케틀벨 움직임을 고수한다면 매일 둔근을 훈련할 수 있다. 하지만 둔근 발달과 스트렝스를 극대화하는 것이 목표라면 이 방법은 가장 효과적인 방법이 아닐 수 있다.

앞서 말했듯이 대부분의 사람들에게는 일주일에 3일이 가장 이상적이다. 일정이 필요하거나 변경하고 싶은 경우가 아니라면 일정을 더하거나 뺄 필요는 없다. 변경은 필수가 아니다. 잘 설계된 웰니스 프로그램이 있다면 평생 일주일에 3일(또는 자신에게 가장 좋다고 판단되는 횟수)만 운동해도 괜찮다. 가끔은 여러 가지를 섞어서 훈련하는 것이 심리적으로도 좋으며, 이는 열심히 훈련하도록 동기를 부여하기 때문이다. 때로는 더 자주 훈련하되 세션당 운동 시간을 줄이거나, 반대로 더 오래 훈련하되 총 훈련 일수를 줄이는 것이 좋다. 삶의 요구에 맞춰 훈련 일정을 유연하게 조정할 수 있다는 것은 좋은 일이며, 앞서 언급한 다른 변수와 볼륨을 조정하여 훈련을 최적화하기만 하면 된다.

상체 훈련은 어떻게 해야 하는가?

상체 트레이닝 시간은 체격, 트레이닝 목표, 피트니스 수준에 따라 크게 달라진다. 내가 트레이닝하는 대부분의 여성은 일주일에 상체와 코어 세션을 두 번씩 나눠서 운동한다. 상체 사이즈를 유지하는 것이 목표라면 일주일에 하루만 해도 괜찮을 수 있다. 하지만 팔을 더 크게 만들거나 근육을 키우는 것이 목표라면 상체 워크아웃을 더 열심히 하고 일주일에 상체 세트를 하루 이상 추가하는 것을 고려해야 한다. 전신 운동을 하는 경우, 복합 상체 밀기 운동과 복합 상체 당기기 운동을 포함시킨 다음 워크아웃 마지막에 다양한 델트 레이즈와 같은 보조 운동을 추가할 수 있다. 이 책의 다음 부분에서 상체 훈련을 워크아웃과 프로그램에 통합하는 방법에 대해 자세히 알아보라.

세션 예시 1(상체만)

푸시업 3회×AMRAP 일시 정지(하단에서 1초간 일시 정지)

피트-엘리베이티드 인버티드 로우 3×AMRAP

원심성 강조 푸시 프레스 3×6(4초 하강 단계)

시팅 페이스 풀 2×15

EZ 바 컬 2×12

V-바 삼두근 익스텐션 2×15

세션 예시 2(전신)

덤벨 불가리안 스플릿 스쿼트 3×8

덤벨 시티드 숄더 프레스 3×10

콘스탄트 텐션 니 밴드 바벨 힙 쓰러스트 3×20

언더핸드 그립 광배근 풀 다운 3×10

브레이스 싱글 레그 루마니안 데드리프트 3×8

시팅 로우 3×10

밴딩 시트 힙 앱덕션 3×30

래터럴 레이즈 2×15

프런트 레이즈 2×12

엎드린 자세로 리어 델트 레이즈 2×12

변수의 상호 관계

모든 프로그램 설계 변수는 서로 연관되어 있다. 최적의 프로그램을 설계하려면 모든 변수를 고려해야 할 뿐만 아니라 각 변수가 다른 변수에 미치는 영향도 이해해야 한다. 즉, 훈련 빈도는 운동 선택, 볼륨 및 노력과 조화를 이루어야 한다. 예를 들어 일주일에 이틀만 훈련하면 회복할 시간이 더 길어진다. 이 상황에서는 대부분 복합 운동을 포함하는 전신 워크아웃을 세션당 총 16세트 정도(운동 선택과 회복 수용력에 따라 10~22세트까지 가능) 수행하면서 각 세트마다 실패에 가까운 훈련을 할 수 있다.

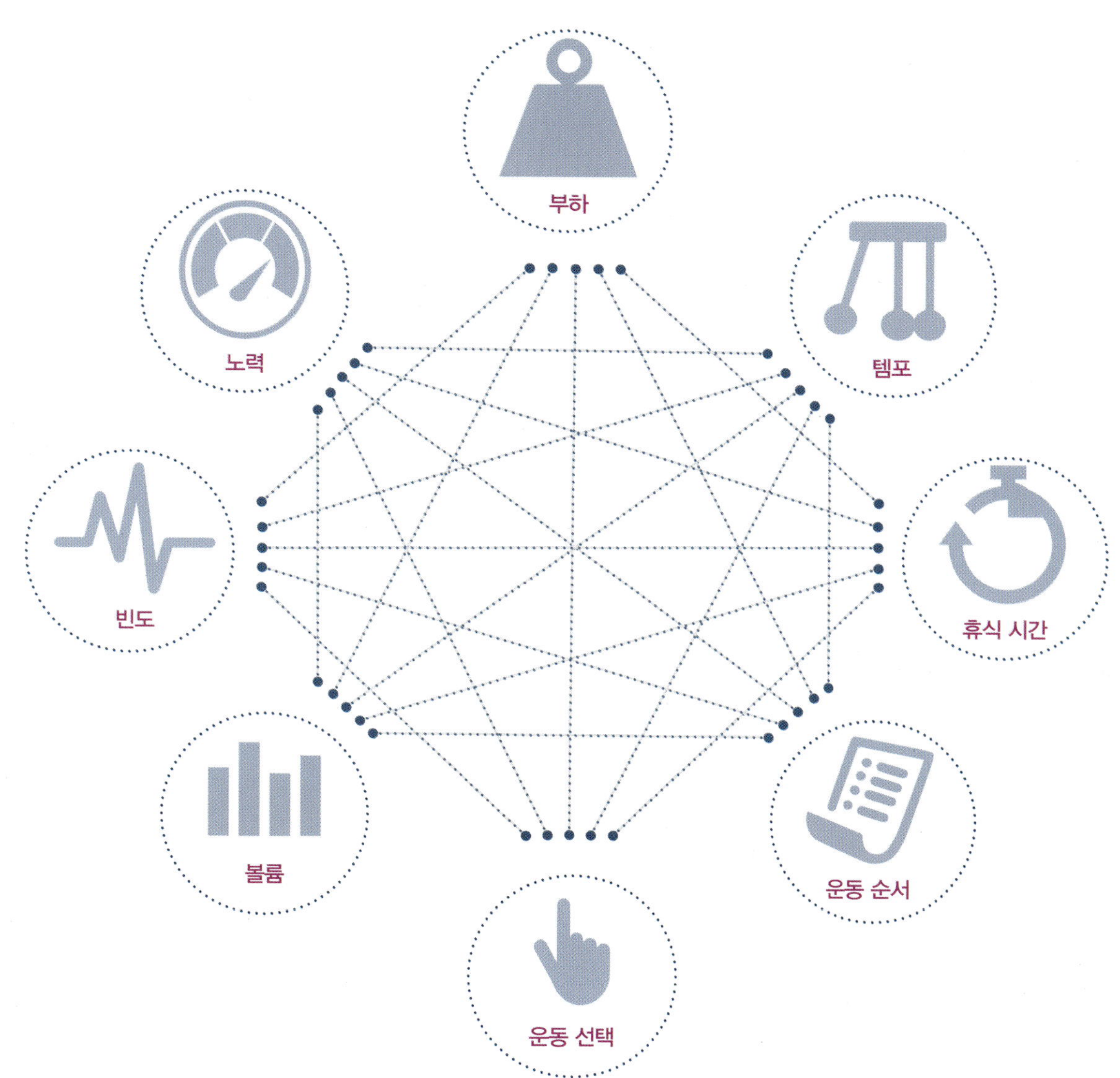

훈련 횟수를 결정하는 데 도움이 되는 또 다른 방법은 볼륨, 운동 선택 및 노력을 고려하는 것이다. 예를 들어 세션당 30세트를 수행하고 무겁거나 실패하지 않고 전신을 열심히 운동하는 것을 선호한다면 일주일 동안 하체 세션 2회, 상체 세션 2회를 하고 다양한 복합 및 단일 관절 리프팅을 수행하여 짧은 휴식 시간으로 하이 퍼포먼스를 달성할 수 있다. 다만, 하이 퍼포먼스(예: 힙 쓰러스트 135파운드 30회 반복)나 볼륨 퍼포먼스(스모 데드리프트 135파운드 10회씩 3세트 수행) 등 개인 기록을 세울 필요가 있다는 점만 기억해라. 요점은 변수를 조작하여 자신의 취향에 맞게 트레이닝을 조정하면서도 훌륭한 결과를 얻을 수 있다는 것이다. 하지만 여전히 지켜야 할 규칙과 한계가 있다.

다음은 프로그래밍과 관련된 몇 가지 일반적인 관계다. 볼륨은 노력과 반비례한다. 신체와 근육에 부담을 준다는 측면에서 10RPE로 8회 반복하는 2세트는 7RPE로 8회 반복하는 4세트와 같을 수 있다. 부하와 노력은 템포에 영향을 미치는데, 진정한 1RM 수행을 하거나 세트의 마지막 반복을 실패 지점까지 수행하는 것은 3RM 수행 또는 세트의 첫 반복 동작에 비해 상대적으로 느릴 수밖에 없다. 운동 선택은 거의 매일 수행할 수 있는 운동이 있는 반면 그렇지 않은 운동도 있다는 점에서 운동 빈도에 영향을 미친다.

그 외에도 여러 가지가 있다. 고중량 데드리프트를 4세트(부하)로 하고 각 세트마다 실패(노력)까지 하는 경우, 일주일에 한 번만 할 수 있을 가능성이 높다. 하지만 실패하지 않거나 마지막 세트만 실패하거나 세트 수를 3세트로 줄이면 일주일에 두 번 할 수 있다. 하지만 일주일에 4일 동안 실패에 가까운 무릎 밴드 글루트 브릿지를 3세트씩 해도 괜찮을 수 있다. 일주일에 4일 동안 실패에 가까운 부하 워킹 런지를 하는 것은 손상 요소와 회복에 필요한 시간으로 인해 비생산적이지만 일주일에 한두 번, 총 4 세트는 적당할 것이다.

또한 같은 이유로 하체를 일주일에 한 번만 훈련하지 않는 한 데드리프트, 스쿼트, 바벨 워킹 런지와 같은 세 가지 무거운 리프팅을 같은 날에 높은 볼륨과 노력으로 프로그래밍할 수 없으며, 이는 다음 날 워크아웃에서 스스로를 혹사하고 부상의 위험을 초래할 수 있다. 높은 빈도, 높은 볼륨 또는 높은 노력으로 훈련할 수는 있지만, 이 세 가지를 동시에 시도하는 것은 재앙의 지름길이다. 일주일에 훈련하는 일수, 일주일에 수행하는 세트 수, 실패에 대비한 각 세트의 강도가 어느 정도인지 등 무언가를 포기해야 한다.

보다시피 프로그램을 설계하는 것은 생각만큼 쉽지 않다. 좋은 소식은 모든 것을 완벽하게 만드는 것에 대해 걱정할 필요가 없다는 것이다. 8가지 프로그램 설계 변수를 고려하기만 하면 프로그램을 작동시킬 수 있는 방법은 아주 많다. 하지만 말처럼 쉬운 일은 아니다. 프로그램을 보다 쉽게 디자인하려면 기본 템플릿을 사용하는 것이 도움이 된다. 내가 둔근 훈련에 사용하는 템플릿은 '3의 법칙'으로, 다음 페이지에서 다룰 예정이다. 간단한 전신 템플릿이 필요하다면 다음에 나오는 베이직 스트렝스 트레이닝 템플릿을 사용해라. 좀 더 포괄적인 프로그램을 원하면 18장으로 넘어가라.

베이직 스트렝스 트레이닝 템플릿

많은 사람들이 쉽게 따라 할 수 있는 기본 스트렝스 트레이닝 템플릿을 요청한다. 나는 이 기본 스트렝스 트레이닝 템플릿을 엄마, 아빠, 그리고 적절한 트레이닝 프로그램이 필요하고 일주일에 2~3일 정도 운동할 수 있는 나머지 가족 및 친구들에게 제공했다. 여러분도 같은 처지이거나, 헬스장에 다니지만 웰니스 프로그램을 제대로 수행하지 못하는 친구나 가족이 있는 분들에게도 도움이 되리라 생각한다. 이 간단한 템플릿은 균형과 포괄성을 보장하며, 가장 중요한 것은 모든 사람에게 효과가 있다는 것이다. 하지만 이 접근법이 초보자만을 위한 것이라고 오해하지 마라. 점진적 과부하의 원리를 활용한다면 상급자에게도 매우 효과적이다.

고관절 위주의 운동, 상체 당기기, 무릎 위주의 운동, 상체 프레스, 코어 운동 중 한 가지를 선택하라. 각 운동을 8~12회 반복 범위에서 2~3세트씩 수행한 후 하루를 마무리한다. 일주일에 두세 번 꾸준히 반복하면 좋은 결과를 얻을 수 있다.

1. 고관절 우세
스티프 레그 데드리프트
백 익스텐션
힙 쓰러스트
2. 상체 당기기
풀-다운
로우
친업
3. 무릎 우세
스쿼트
런지
레그 프레스
4. 상체 밀기
인클라인 프레스
밀리터리 프레스
푸시업
5. 코어
사이드 플랭크
행잉 니 레이즈
펠로프 프레스

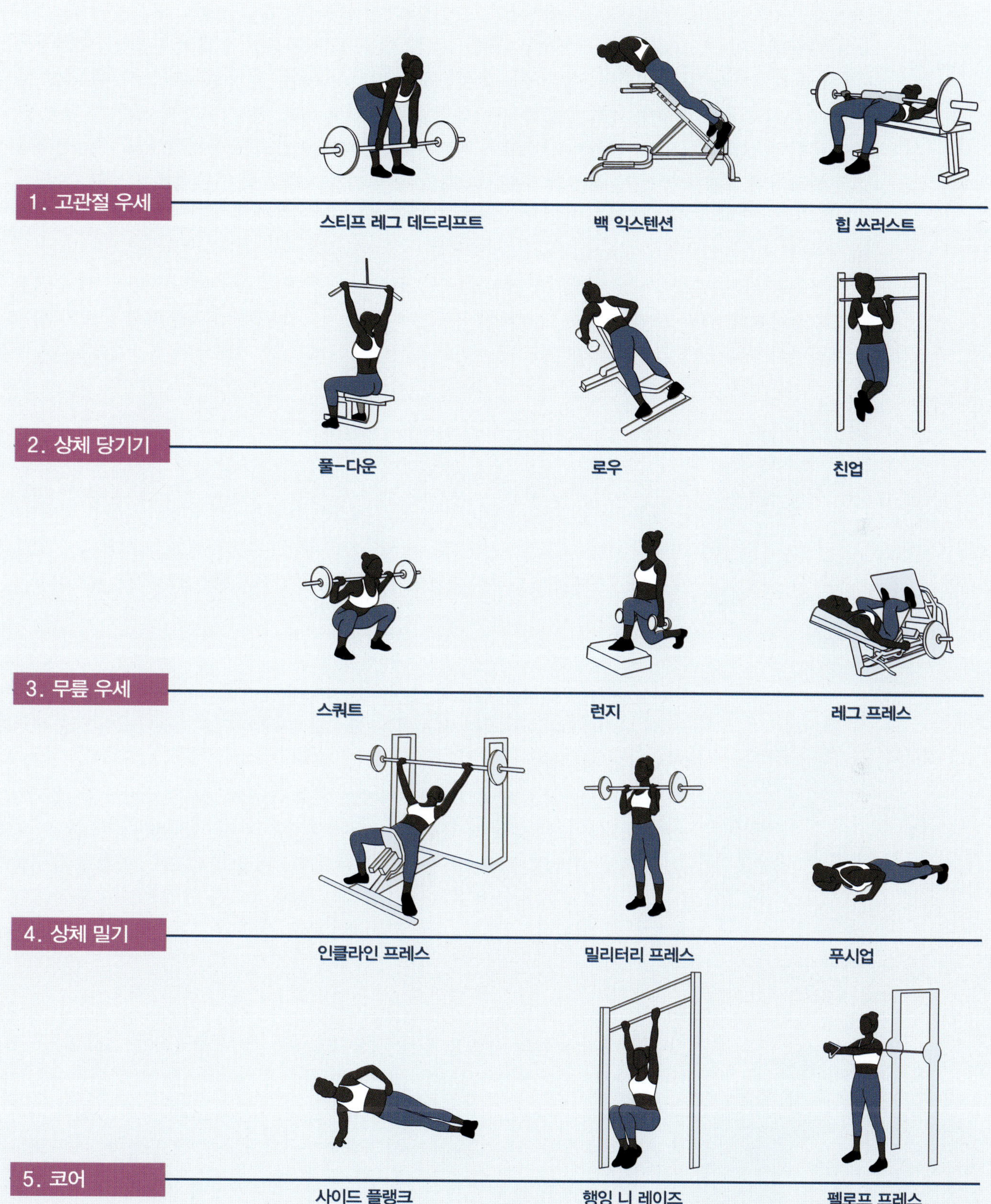

* 각 카테고리에서 운동 1가지 선택 * 주당 2회 또는 3회 * 8~12회씩 3세트

3분할 원칙

앞서 언급했듯이 프로그래밍에 관해서는 샷건 접근법을 사용하는데, 이는 훈련의 모든 측면에서 다양성을 강조하는 것을 말한다. 나는 프로그래밍에서 기계적 텐션, 대사 스트레스, 근육 손상 및 세포 부종 수준을 고려하여 대둔근 상부와 하부를 세분화하고, 모든 기본 요소를 다루기 위해 다양한 훈련 방법을 적용한다. 과학이 발전함에 따라 나는 근비대를 만드는 구체적인 방법을 선택하고 중복되거나 효과가 없는 방법은 제거해나갈 것이다. 언젠가는 라이플 접근법을 사용할 수 있기를 바라지만, 그때까지는 넓은 영역을 날려버리고 모든 방법을 동원하여 최선의 결과를 기대해야 할 것이다.

3분할 원칙은 스트렝스 및 피지크 트레이닝 프로그램이 생산적이고 효율적이며 균형 있게 진행되도록 보장한다. 벡터, 부하, 노력을 고려하여 프로그램 설계 변수와 운동 선택을 위한 구조와 체계를 제공한다.

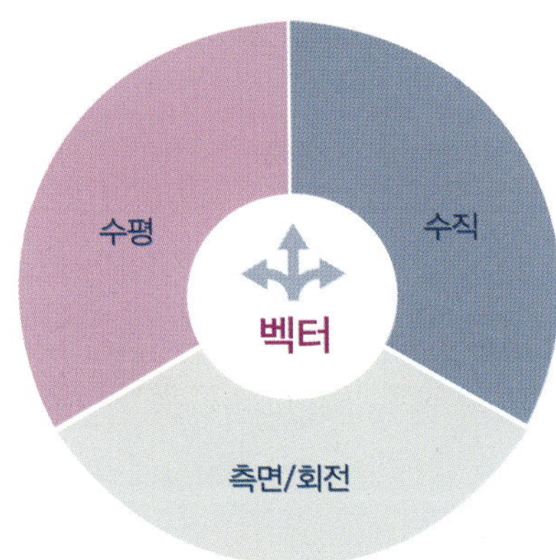

벡터(신체에 대한 저항의 방향)

둔근을 최대한 발달시키려면 세 가지 벡터 각각에서 운동을 수행해야 한다. 둔근 운동의 약 1/3은 수평(쓰러스트 및 글루트 브릿지 베리에이션), 1/3은 수직(스쿼트 및 데드리프트 베리에이션), 1/3은 측면/회전(래터럴 밴드 워크)으로 수행해야 한다. 각 벡터에 해당하는 운동을 자세하게 알아보려면 125쪽을 확인하라.

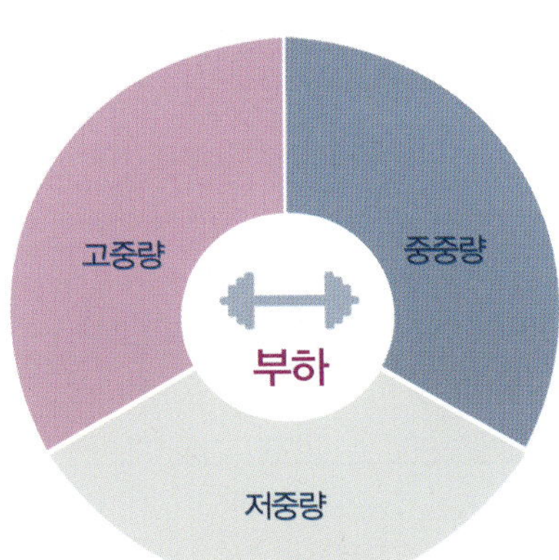

부하

본인이 원하는 부하를 임의로 선택하고 충분한 노력을 들이면 좋은 결과를 얻을 수 있지만, 나는 다양한 부하의 조합으로 트레이닝을 프로그래밍하면 이점이 있다고 생각한다.

3분의 1은 낮은 반복 횟수(1~5회)를 위해 무겁게, 3분의 1은 중간 정도의 반복 횟수(6~12회)를 위해 중간 정도 부하로, 3분의 1은 높은 반복 횟수(13~50회)를 위해 가벼운 부하로 사용하는 것이 좋다. 특정 반복 횟수 범위를 싫어하는 경우 볼륨과 노력만 충분히 높으면 해당 반복 횟수를 생략하고도 우수한 결과를 얻을 수 있다.

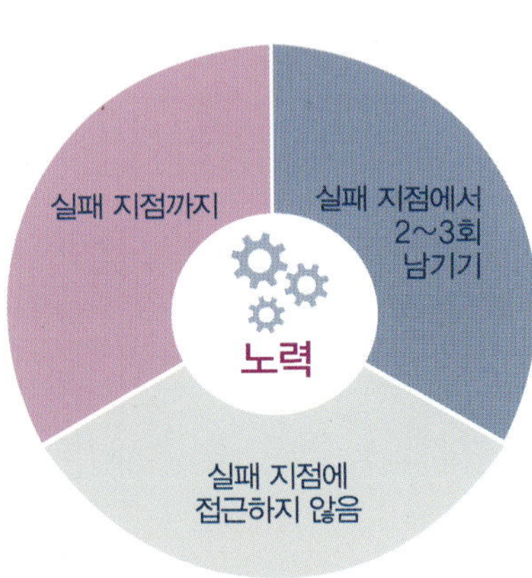

노력

일주일 내내 노력의 수준을 다양하게 조절하는 것이 중요하다. 노력은 스스로 인지하는 노력이기 때문에 프로그래밍하기가 훨씬 더 어렵다. 일반적으로 힙 쓰러스트, 스쿼트, 데드리프트와 같은 큰 리프팅은 실패 또는 실패에 가까운 1회, 부수적인 리프트는 실패 지점에서 2~3회 남는 수준으로, 번 아웃 또는 밴드 앱덕션 운동은 실패에 가까운 수준으로 밀어붙인다. 고반복 번아웃을 수행하면 둔근이 타들어가고 실패할 것 같지만 실제로는 그렇지 않다는 점을 기억하는 것이 중요하다. 다시 말하지만, 실패는 다른 반복을 할 수 없다는 것을 의미한다. 고반복 번아웃은 근육이 아니라 동기 부여와 정신력에 의해 한계를 맞이한다. 예를 들어 체중 운동이나 밴드 힙 앱덕션 운동을 수행하는 경우 정말 해야 한다면 10회 더 할 수 있지만, 최대 힘을 발휘하는 데드리프트나 힙 쓰러스트를 수행하는 경우 아무리 동기 부여를 해도 한 번 더 반복할 수 없다.

세트의 약 1/3은 실패 또는 실패에 가까운 1회까지 수행해야 하며, 세트의 1/3은 실패 지점에서 2~3회를 남기는 지점까지 수행해야 하며, 세트의 1/3은 실패 지점에 접근하지 않는 반복수를 수행해야 한다. 이러한 방식으로 둔근 운동을 프로그래밍하면 다음과 같은 효과를 얻을 수 있다.

- 대둔근의 상부 및 하부 세분화를 완전히 발달시킨다.
- 유형 I 및 유형 II 근육 섬유를 완전히 발달시킨다.
- 모든 각도/벡터 및 관절 동작에서 둔근을 쳐서 스포츠 퍼포먼스 및 기능적 활동으로 최적으로 전달한다.
- 과도한 피로를 축적하지 않고 더 높은 작업량을 견딜 수 있다.

1주 프로그램 샘플

다음은 3분할 원칙을 사용하여 힙 쓰러스트를 강조하는 1주 부터 바이 브렛 프로그램의 예시이다. 보다시피 3일의 전신 운동과 전신 운동이 끝난 후 또는 쉬는 날에 할 수 있는 2개의 추가 둔근 운동이 있다. 수직(고블릿 스쿼트, 굿모닝), 수평(힙 쓰러스트), 측면/회전 운동(엑스트라 레인지 사이드 라잉 힙 레이즈, 시팅 힙 앱덕션)이 균형 있게 섞여 있다. 실패까지 밀어붙이는 운동은 힙 쓰러스트, 스쿼트, 데드리프트 베리에이션이다. B-스탠스 굿모닝과 싱글 레그 루마니안 데드리프트와 같이 워크아웃 마지막에 프로그램된 다른 운동은 실패하지 않으며, 별도의 둔근 운동은 실패에 가까워지지 않는다. 참고: 이 운동은 한 달 동안 반복되는 1주 프로그램이다.

1일차	
힙 쓰러스트 피라미드	12/8/4/20
밀리터리 프레스	10/8/6
고블릿 스쿼트	3×8
인버티드 로우	3×AMPAP
B-스탠스 굿모닝	3×8
엑스트라-레인지 사이드 라잉 힙 레이즈	3×10

2일차	
정지 B-스탠스 힙 쓰러스트	3×6(3초간 정지)
클로즈-그립 벤치 프레스	10/8/6
리버스 런지 아이소홀드	2×1분
뉴트럴-그립 풀-업	3×AMRAP
싱글-레그 RDL	3×8
노르딕 햄 컬	3×3

3일차	
힙 쓰러스트 드롭셋	2×10/10/10
푸쉬 프레스	3×6
백 스쿼트	3×5
체스트-서포티드 로우	3×10
데드리프트	3×3(중량을 늘려감)
시티드 힙 앱덕션	2×30

둔근 워크아웃1	
프로그 펌프	80
엑스트라-레인지 사이드 라잉 힙 앱덕션	30
프로그 펌프	60
엑스트라-레인지 사이드 라잉 힙 앱덕션	25
프로그 펌프	40
엑스트라-레인지 사이드 라잉 힙 앱덕션	20
프로그 펌프	20

둔근 워크아웃2(3라운드 실시)	
래터럴 밴드 워크	20
스탠딩 니 밴드 힙 힌지 앱덕션	20
밴드 스탠딩 킥백	20
스탠딩 니 밴드 힙 앱덕션	20
스탠딩 글루트 스퀴즈	20

3분할 원칙을 실행할 때는 프로그램에 집착하지 말고 모든 주와 세션이 완벽한 균형을 이루는지 확인하는 것이 중요하다. 이 아이디어는 단순히 전체 계획을 점검하기 위한 것이다. 이런 식으로 3분할 원칙은 수정할 수 있는 템플릿이다.

4부에서는 특정 목표를 염두에 두고 프로그램을 만드는 방법에 대해 설명한다. 보다시피 나는 워크아웃을 구조화하고 구성하는 데 3분할 원칙을 사용하지만, 특정 훈련 영역에 초점을 맞추기 위해 전체 프로그램을 수정한다.

예를 들어 몇 달 또는 1년 동안의 프로그램을 만들 때는 4~12주마다 계획의 초점을 바꾼다. 한 달은 일주일에 3일 동안 힙 쓰러스트를 강조하는 힙 쓰러스트 전문 프로그램을 따르고, 다음 달에는 스쿼트 또는 싱글 레그 전문 프로그램으로 전환할 수 있다. 298쪽에서 특정 목표(주기화는 이 프로그래밍 전략을 설명하는 데 사용되는 용어로, 294쪽에서 올바른 방향으로 나아갈 수 있도록 몇 가지 샘플 프로그램을 제공한다)를 기반으로 훈련 주기를 구성하는 방법에 대해 자세히 알아볼 수 있다.

요점은 프로그램의 초점을 주기적으로 바꾸면 특정 리프팅과 움직임 패턴을 더 잘할 수 있을 뿐만 아니라 정체기에 빠지는 것을 피할 수 있다는 것이다. 3분할 원칙을 사용하더라도 항상 같은 운동을 하면 결국 지루해지고 프로그레션이 정체될 가능성이 높다. 대부분의 사람들은 자신이 좋아하는 모든 리프팅과 운동에서 더 강해지고 싶어 하지만, 영원히 선형적으로 올라갈 수는 없다. 기본을 익히고 초보 단계를 지나면 프로그레션이 느려진다. 이 단계에서 스트렝스 트레이닝은 마치 저글링을 하는 것과 같다. 더 강해지고 피지크 목표를 달성하려면 다른 트레이닝 영역을 유지하면서 특정 영역에 집중해야 한다. 그리고 전략적으로 다양한 방법을 활용해야 한다. 즉, 특정 리프팅, 움직임 패턴 또는 신체 부위를 강조하여 프로그램의 초점을 전환하고 더 발전된 방법을 구현해야 한다.

근비대를 위한 근거 기반 훈련 가이드라인

다음 페이지의 차트는 현재 근육 형성에 관해 알려진 내용을 요약한 것이다. 이는 수백 건의 무작위 대조군 연구, 리뷰 논문, 메타 분석에 근거한 것이다.

다양한 주제에 대해 더 많은 연구가 필요하지만, 이 도표는 10년 전과는 매우 달라 보인다. 다시 말해, 나의 절친한 친구인 브래드 쇤펠드와 제임스 크리거 같은 근육 과학자들이 의미 있는 실험을 수행하고 지식 기반을 확장하는 데 큰 역할을 해왔다.

근거 기반

근비대 훈련 가이드라인

빈도	근육 그룹을 일주일에 두 번 훈련하는 것이 일주일에 한 번 훈련하는 것보다 낫다. 그보다 더 자주 훈련하는 것이 좋다는 증거는 전문적으로 훈련할 때 볼륨을 나누는 것 외에는 많지 않다.
볼륨	개별 회복에 따라 근육당 주당 10~20세트가 이상적이다. 일부 증거에 따르면 특히 전문적으로 운동하는 경우 짧은 기간 내에는 더 많은 세트를 할 수 있다고 한다.
노력	대부분의 세트는 근육 실패에 가깝게 수행해야 하지만, 실제 실패에 도달할 필요는 없으며, 조절하지 않으면 오히려 역효과를 낼 수 있다.
부하	모든 부하는 근육을 만든다. 무거운 부하는 더 많은 훈련 시간이 필요하고 관절에 무리를 줄 수 있으며, 가벼운 부하는 지루할 수 있으므로 보디빌더는 중간 정도의 부하를 선호하는 경향이 있다. 반복 횟수 범위를 조합하여 퍼포먼스를 수행하면 더 나은 결과를 얻을 수 있다.
운동 선택	다관절 운동과 단일 관절 운동 모두 근육을 키운다. 다관절 운동은 훈련에서 우선순위를 두어야 하지만, 단일 관절 운동은 특정 근육과 세분화된 근육을 만드는 데 필요하므로 근육 성장을 극대화하려는 경우 소홀히 해서는 안 된다
운동 순서	운동 초반에 공략하는 근육은 운동 후반에 공략하는 근육보다 운동 효과가 약간 더 좋으므로 자신의 취향에 따라 운동 순서를 정해라.
템포	빠른 템포와 느린 템포는 모두 비슷한 수준의 근육 성장으로 이어지지만, 중력에 휘둘리지 않도록 원심성을 조절해야 하며 10초 이상 지속되는 매우 느린 반복을 할 수는 없다. 한 번에 2초에서 6초 정도만 반복해도 비슷한 결과를 얻을 수 있지만, 리프팅할 때는 근육에 집중해야 한다.
휴식 시간	세트 사이에 2~3분의 휴식 시간이 근육 성장을 극대화하는 것으로 보이지만, 몸의 느낌과 소리에 귀를 기울여도 된다. 워크아웃 초반에 하는 큰 리프팅을 할 때는 더 많이 쉬고(3분), 후반 작은 리프팅을 할 때는 더 적게 쉬는 것(90초)이 가장 좋을 수 있다.
훈련 분할	거의 모든 보디빌더가 부위별 분할 운동을 한다. 인기 있는 분할 법들은 모두 근육을 키우는 데 효과적일 수 있다. 하지만 전신 트레이닝 역시 분할법과 마찬가지로 근비대에 효과적인 것으로 나타났다.
주기화	계획을 세우는 것이 무작정 운동하는 것보다 근육을 만드는 데 더 효과적이다. 그러나 프로그램을 계획하는 데 가장 좋은 방법은 따로 없으며, 여러 방법이 근육을 만드는 데 성공한다. 전략을 세우되, 매일의 기분에 따라 약간의 융통성을 발휘해라.

CHAPTER 13

심화 트레이닝 방법

둔근 운동을 시작하면 기본 프로그램(점진적 과부하 및 정신-근육 연결)만으로도 시작하자마자 큰 효과를 볼 수 있다. 처음 몇 달은 거의 모든 것을 할 수 있고 빠른 결과를 볼 수 있기 때문에 재미있다. 하지만 신체가 훈련 자극에 적응하기 시작하는 시점이 있는데, 보통 훈련 후 3~6개월이 지나면 이 시기가 찾아온다. 이 단계에서는 느슨하게 구성된 프로그램을 따르는 것이 효과적이지 않을 수 있다. 정체기를 극복하고 지속적인 프로그레션을 유지하려면 보다 전략적인 접근이 필요하다. 이 단계에서는 발전된 방법이 필요하다.

심화 훈련 방법은 더 많은 운동 단위를 모집하여 결과를 극대화하는 것으로 여겨진다. 간단히 요약하면, 운동 단위는 근육 수축을 협응하기 위해 신경계에 의해 모집되는 근육 섬유의 그룹이다. 헤네만의 크기 원리에 따르면, 쉬운 작업은 역치가 낮은 운동 단위를 모집한다. 반면 힘들거나 더 무거운 무게를 리프팅하면 신경계는 더 큰 운동 단위를 모집한다.

근비대를 최대화하려면 충분한 시간 동안 모든 운동 단위를 모집해야 한다. 다르게 말하면, 모든 근육 섬유에 텐션을 줘야 한다는 뜻이다. 그러기 위해서는 무게를 무겁게 하거나 실패에 가까운 세트를 수행해야 한다. 이러한 모든 방법은 리프팅의 특정 측면에 과부하를 주어 근육에 더 많은 텐션을 가한다. 8회 반복 3세트와 같은 전통적인 스트레이트 세트를 사용하는 점진적 과부하를 포기하지 않는 것이 중요하다. 적절한 시기가 되면 매달 몇 가지 심화 훈련 방법을 추가하고 각 세션이 끝날 때마다 번아웃을 할 수도 있다. 하지만 너무 무리하지는 마라.

이 장에서는 둔근 훈련에 사용되는 모든 심화 훈련 방법과 이를 운동 루틴에 통합하는 방법을 배운다.

지속적인 텐션 반복

지속적인 텐션 반복Constant Tension Reps은 이름 그대로 세트 중 한 번도 쉬지 않고 지속적인 텐션을 만드는 운동이다. 피스톤처럼 오르락내리락한다고 생각하면 된다. 각 반복에서 여전히 상당히 전체 동작 범위를 사용하지만 끝 범위에 도달하자마자 움직임을 반전시킨다. 반복은 상당히 빠르게 수행되지만 부드럽고 유동적으로 수행된다. 이것은 높은 수준의 신진 대사 스트레스로 이어진다.

둔근 훈련에서 이 기술은 일반적으로 스쿼트 및 힙 쓰러스트 베리에이션과 함께 사용된다. 스쿼트에서는 엉덩이의 텐션을 유지하기 위해 상단의 마지막 동작 범위를 생략할 수 있다. 풀 스쿼트로 몸을 낮춘 다음 상단이나 하단에서 쉬지 않고 위아래로 움직이면 된다. 힙 쓰러스트 동작을 할 때는 하단에서 바벨이 바닥에 닿지 않도록 주의해라. 대신 바를 바닥에 아주 가깝게 가져간 다음 공중에서 바를 반전시키면서 고관절을 완전히 신전하여 락아웃한다. 상단에서 잠시도 멈추지 말고 바로 뒤로 내려가 다음 반복을 시작해라. 일반적으로 한 동작을 완료하는 데 1초가 걸리므로 약 20초 동안 20회 반복할 수 있다.

일반적으로 나는 더 가벼운 부하를 사용하고 20~30회 반복 세트를 진행한다. 텐션이 일반 세트만큼 높지 않기 때문에 많은 양이 아닌 것처럼 보이지만, 모든 심화 기술과 마찬가지로 잔인한 운동이다. 풀 세트를 수행하기 위해 처음에 얼마나 더 가벼운 무게를 사용해야 하는지 알면 놀랄 것이다.

휴식-정지 반복

휴식-정지 반복Rest-Pause Reps은 반복 사이에 미리 정해진 휴식 또는 일시 정지가 있는 연속 세트를 수행하는 클러스터 세트의 한 유형이다. 예를 들어 힙 쓰러스트 운동을 많이 한다고 가정해보겠다. 첫 번째 시도에서는 6회만 연속으로 반복할 수 있다(6RM 부하 사용). 엉성한 폼과 의심스러운 동작 범위로 더 많은 퍼포먼스를 수행하는 대신 바를 바닥으로 내리고 잠시 멈추고 큰 숨을 몇 번 쉬어라. 이것이 바로 휴식의 순간이다. 아주 짧은 회복(5번 호흡할 정도의 시간) 후 2번 더 퍼포먼스를 수행한 다음 다시 휴식-정지를 반복한다. 다시 한 번 짧게 회복한 후 한 번 더 반복한다. 거의 다 끝났지만 아직 한 번 더 할 수 있는 힘이 남아 있으므로 힘차게 마무리한다.

요약하자면, 6회 연달아 수행하는 대신 6회 반복하고 10초 정도 휴식한 다음 2회 반복하고 10초 정도 휴식, 1회 반복하고 5초 정도 휴식한 다음 1회 더 반복하여 마무리하는 것이다. 반복 횟수와 반복 사이의 휴식 시간을 고려하여 휴식-정지 반복 퍼포먼스를 수행하는 방법은 무한히 많지만, 글루트 랩에서는 일반적으로 총 10회 반복에 6/2/1/1의 패턴을 고수한다.

아이소홀드

아이소홀드Isoholds는 근육에 텐션을 유발하는 범위에서 정적인 포지션을 유지한다는 점에서 아이소메트릭 트레이닝과 유사하다. 예를 들어 힙 쓰러스트의 상단 또는 스쿼트의 하단에서 아이소홀드 퍼포먼스를 수행할 수 있다. 최대 시간 동안 또는 30초와 같이 미리 정해진 시간 동안 해당 포지션을 유지할 수 있다. 이렇게 하면 높은 수준의 텐션이 형성되고 높은 수준의 신진대사 스트레스가 발생하면서 멈춘 포지션에서 유지되는 스트렝스가 만들어진다. 이렇게 하면 스쿼트의 하단에서 올라오기 위한 스트렝스를 높일 수 있고, 힙 쓰러스트에서는 락아웃을 강하게 할 수 있다.

또한 때때로 저항 밴드(글루트 루프)를 사용하거나 스쿼트 및 힙 쓰러스트 시 무릎 주위에 미니 밴드를 사용하여 둔근에 더 많은 텐션을 생성하는 것이 좋다. 예를 들어 스쿼트를 한다고 가정해보겠다. 무릎 위에 미니 밴드를 감고 스쿼트 하단을 30초 동안 유지하면 해당 포지션에서 힙 익스텐션 강도를 높일 뿐만 아니라 좋은 폼을 연습하고 고관절 외전 근력을 키울 수 있다. 일반적으로 퍼포먼스를 할 때 하단 및 상단 포지션은 1~2초 정도만 유지한다. 이렇게 포지션을 분리하면 해당 포지션의 역학적 특성을 연습하는 데 시간을 할애할 수 있고, 이는 전반적인 기술 향상으로 전이될 수 있다.

20랩 스쿼트 루틴

모든 리프터들은 언젠가는 20회 스쿼트 루틴을 시도해볼 필요가 있다. 나는 예전에 이 훈련을 하고 반복 스트렝스, 허벅지 근육량, 정신력 측면에서 인상적인 결과를 보았다.

장담하건대, 이 프로토콜을 따라 하면 다시는 고강도 하체 훈련을 두려워하지 않게 될 것이다. 5회 이내로 수행되는 세트들도 힘들지만 프로토콜의 표준에 따라 수행하는 20회 반복 스쿼트 퍼포먼스와는 비교가 되지 않는다.

운동 방법

20회 스쿼트 루틴은 기본적으로 20회 동안 휴식-정지 반복 스쿼트이다. 방법은 다음과 같다. 10RM 부하의 중량을 내려놓지 않고 휴식을 취하는 방식으로 계속 반복한다. 처음 10회 정도 반복한 후에는 바를 등에 지고 서서 휴식을 취하고, 다시 한 번 반복하고, 최종적으로 20회까지 반복하고 휴식을 취하는 것을 반복한다. 세트를 하는 동안 숨이 많이 가쁘기 때문에 흔히 브리딩 스쿼트라고 불린다.

19년 전, 나는 몇 달 동안 20RM을 135파운드에서 275파운드로 늘렸다. 275파운드의 세트는 9분 동안 지속되었다. 그렇다. 9분 내내 바를 뒤에 메고 있었다.

처음 10회 반복은 1분 안에 수행했고, 나머지 10회 반복은 8분 동안 추가로 수행했다. 일반적인 프로토콜은 6주 동안이지만, 나는 남은 인생 동안 스쿼트 20회 퍼포먼스를 다시는 하고 싶지 않을 때까지 계속했다. (아직도 안 하고 있다.) 여러분도 한번 해보라.

근육을 키우는 데 있어 다른 운동 방법들이 더 좋다고 생각하기 때문에 아이소홀드를 자주 하지 않는다는 점을 말한다. 하지만 부상을 입어 특정 운동 동작 범위를 퍼포먼스할 수 없는 경우 아이소홀드가 좋다. 예를 들어 스쿼트를 완전히 깊이 할 수는 없지만 반쯤만 스쿼트를 하는 것은 괜찮을 수 있다. 이 경우 하프 스쿼트 포지션에서 아이소홀드 퍼포먼스를 수행할 수 있다. 아이소홀드는 약점을 훈련하는 데에도 좋다. 예를 들어 힙 쓰러스트의 하단은 강하지만 고관절을 잠그는 데 문제가 있다고 가정해보겠다. 약점이 있는 상단에서 아이소홀드를 지속적으로 수행하면 해당 포지션의 스트렝스를 발달시키는 데 도움이 된다.

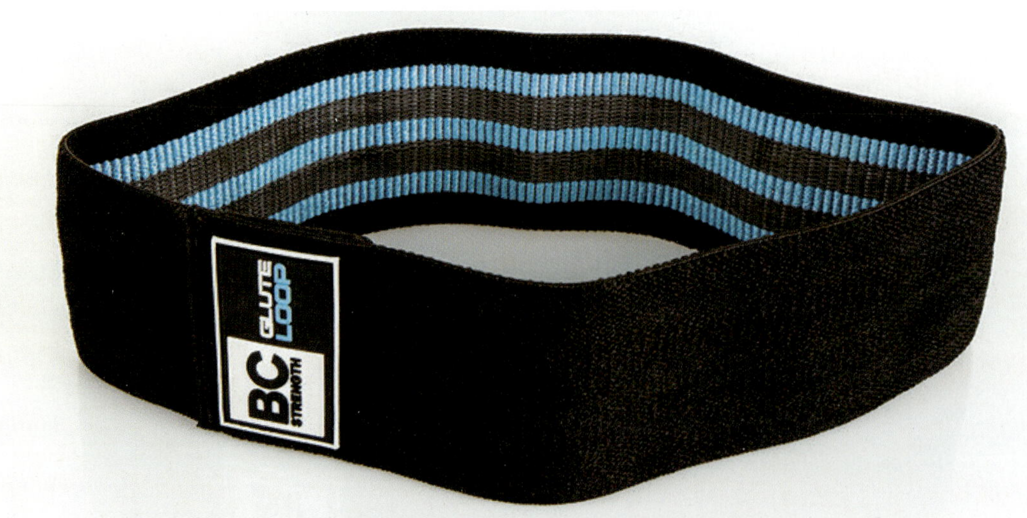

피라미드

피라미드 프로토콜은 오래전부터 사용되어왔으며, 고(故) 빈스 기론다(일명 철의 구루)가 10/8/6/15 피라미드를 선보이며 대중화했다. 한 번의 워크아웃으로 저강도, 중강도, 고강도 운동을 모두 할 수 있어 운동의 전체 반복 스펙트럼을 달성할 수 있는 훌륭한 방법이다. 이렇게 하면 다양한 반복 범위에서 근력을 강화하는 데 도움이 될 뿐만 아니라 한 세션에서 모든 근육 섬유를 목표로 삼을 수 있다.

예를 들어 힙 쓰러스트에 피라미드 프로토콜을 적용한다고 가정해보겠다. 운동에 접근하는 방법은 다음과 같다. 먼저 워밍업을 한 다음 15회 반복의 하드 세트를 수행한다. 웨이트를 추가하고 몇 분간 휴식을 취한 다음 10회 반복 세트를 수행한다. 무게를 더 추가하고 몇 분간 휴식을 취한 다음 5회 반복의 헤비 세트를 수행한다. 마지막 세트에서는 무게를 크게 줄이고 1분만 휴식을 취한 후 마지막 20회 반복 퍼포먼스를 수행한다. 마지막 세트에서 무릎에 미니 밴드나 저항 밴드를 추가하여 둔근 운동을 마무리할 수도 있다. 글루트 랩에서는 다음과 같이 훈련한다.

BC 피라미드	
세트 1	약 15회 반복할 수 있는 부하를 선택한다.
세트 2	약 10회 반복할 수 있는 부하를 선택한다.
세트 3	약 5회 반복할 수 있는 부하를 선택한다.
세트 4	약 20회 반복할 수 있는 부하를 선택한다. *저항 밴드 또는 글루트 루프를 추가한다.

피라미드를 설정하는 방법에는 여러 가지가 있다는 점을 짚고 넘어가야 한다. 예를 들어 10, 8, 6, 15 또는 10, 8, 6, 4, 2, 20을 할 수 있다. 목표는 3~4주 동안 피라미드를 고수하고 동일한 하중을 사용하되, 반복 횟수를 높이는 방식으로 점진적 과부하를 만드는 것이다. 예를 들어 다음은 한 달 동안의 예시이다.

1개월 동안의 BC 피라미드 샘플

	세트 1 225파운드	세트 2 275파운드	세트 3 315파운드	세트 4 185파운드	주간 총 반복수
1주	15	10	5	20	50
2주	17	12	5	20	54
3주	18	13	7	20	58
4주	20	14	8	22	64

인핸스드 이센트릭

인핸스드 이센트릭Enhanced eccentrics은 구심성 단계(근육이 수축하는 동안 짧아짐. 힙 쓰러스트에서 락아웃 단계)보다 원심성 단계(근육이 수축하는 동안 짧아짐. 힙 쓰러스트에서 하단으로 내려가는 단계)에서 더 무거운 부하를 사용해야 한다. 스트렝스 트레이닝에서 이를 수행하는 방법에는 여러 가지가 있다. 첫 번째는 두 다리 들기/한 다리 내리기 방법을 퍼포먼스하는 것이다. 싱글 레그 힙 쓰러스트를 할 때 두 다리로 웨이트를 들어 올린 다음 한 다리로 천천히 내려간다.

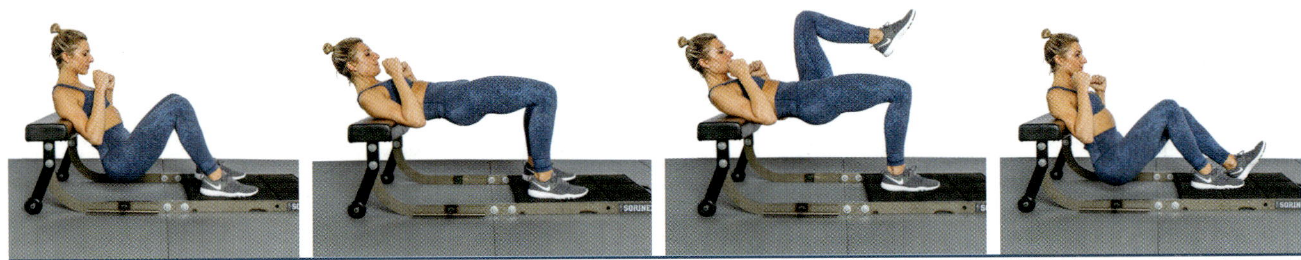

투 업/원 다운 메소드

두 번째 방법은 웨이트 릴리서weight releaser를 사용하는 것이다. 이는 바벨 양끝에 부착되어 동작의 하단 지점에서 자동으로 분리되며, 원심성 수축에 과부하를 줄 수 있도록 설계된 장비이다. 하지만 이 방법은 한 번의 반복에서만 원심성 구간을 과부하할 수 있다는 한계가 있다. 세 번째 방법은 요요처럼 작동하는 특수 장치인 플라이휠을 사용하는 것이다. 네 번째 방법은 트레이너나 트레이닝 파트너가 운동 중 내려오는 도중에 수동 저항을 제공하는 것이다.

힙 쓰러스트를 예로 들어 135파운드의 힙 쓰러스트를 하는 사람을 코칭한다고 가정해보겠다. 원심성 단계를 강화하기 위해 몸을 숙이고 바를 아래로 누르면 바닥 포지션으로 내려갈 때 80파운드가 더 추가될 수 있다. 따라서 올라갈 때는 135파운드, 내려갈 때는 215파운드를 리프팅하게 된다. 바가 바닥에 닿기 직전에 움직임을 반대로 하여 작업량을 흡수하고 전달하는 모든 작업을 수행하도록 한다.

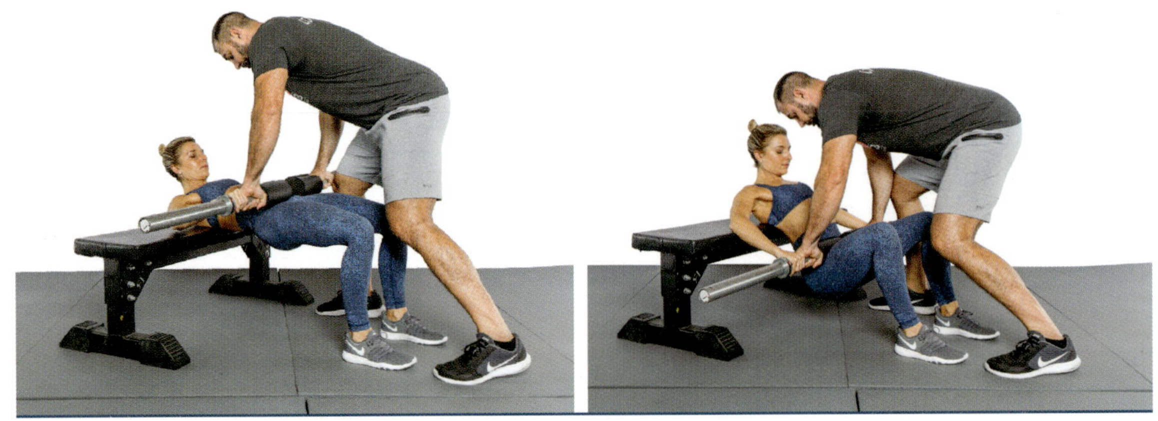

매뉴얼 레지스턴스 힙 쓰러스트

인핸스드 이센트릭은 효과적이고 다양성을 제공하는 훌륭한 운동이지만, 수행하기 어렵고 코치나 트레이닝 파트너의 도움이 필요하며 특정 움직임으로만 할 수 있기 때문에 자주 활용하지는 않는다. 따라서 몇 주에 한 번씩 시행하며 일반적으로 힙 쓰러스트, 레그 프레스, 45도 하이퍼, 리버스 하이퍼, 시팅 힙 앱덕션 머신, 사이드 라잉 힙 앱덕션, 노르딕 햄 컬, 레그 익스텐션, 라잉 레그 컬 운동만 수행한다.

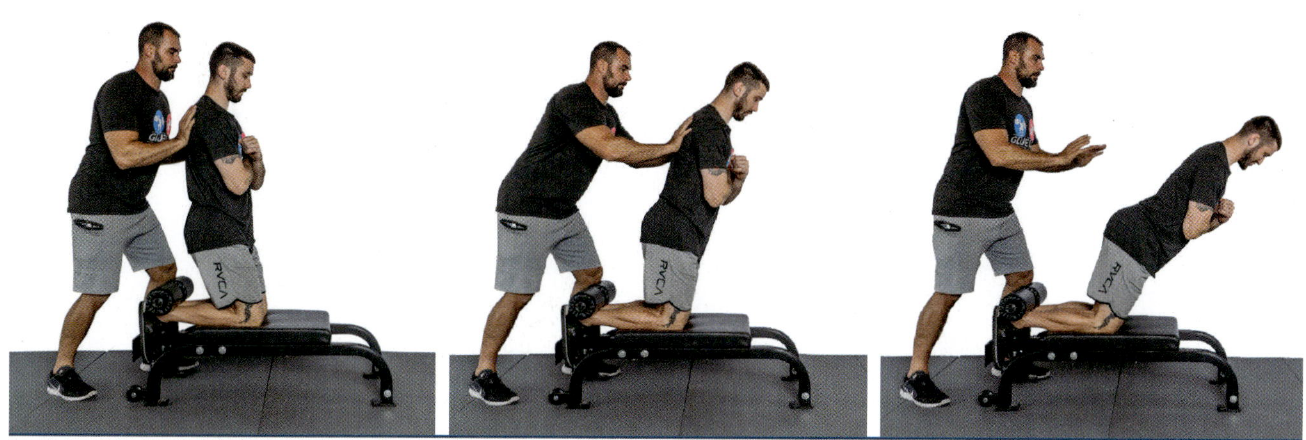

매뉴얼 레지스티드 노르딕 햄 컬

액센튜에이티드 이센트릭

액센튜에이티드 이센트릭accentuated eccentrics 동작은 움직임의 원심성 단계를 느리게 하거나 강조하는 동작이다. 예를 들어 바벨 힙 쓰러스트 퍼포먼스를 한다고 가정해보겠다. 원심성 단계를 강조하기 위해 평소처럼 고관절을 위쪽 포지션으로 신전했다가 아래쪽 포지션으로 매우 천천히 내린다. 일반적으로 고관절을 내리는 데 1초가 걸린다. 하지만 이 상황에서는 무게를 내리는 데 4~6초가 걸린다.

액센튜에이티드 이센트릭은 근력과 근비대를 확실히 개선할 수 있는 색다른 훈련 자극을 제공하지만 근육 좌상이나 염좌와 같은 부상에 대한 훈련에 특히 좋다. 근육 좌상이 그렇게 무서운 질환은 아니라는 점을 알아야 한다. 근육을 중심으로 훈련할 수는 있지만, 너무 무리하거나 무거운 웨이트를 리프팅하면 근육이 더 악화될 위험이 있다. 그러나 액센튜에이티드 이센트릭을 사용하면 부상을 악화시키지 않고 가장 중요한 부정적인 단계에서 더 많은 시간을 텐션 상태에서 보내기 때문에 더 가벼운 부하를 사용하면서도 근육 성장을 촉발할 수 있다.

토크 더블링

토크 더블링Torque doubling은 미니 밴드나 저항 밴드(글루트 루프)를 무릎 위 또는 아래에 착용하고 힙 익스텐션 동작을 수행하는 것이다. 무릎 밴드 글루트 브릿지, 힙 쓰러스트, 스쿼트는 토크 더블링 기술로 간주된다. 이름만 들어서는 복잡하고 기술적으로 들리지만, 달리 뭐라고 불러야 할지 모르겠다.

토크 더블링은 둔근을 두 배로 당긴다고 생각하면 된다. 힙 익스텐션을 통해 둔근을 단련하고, 무릎을 밴드 바깥쪽으로 밀면서 고관절 외전을 통해 둔근도 단련하는 것이다.

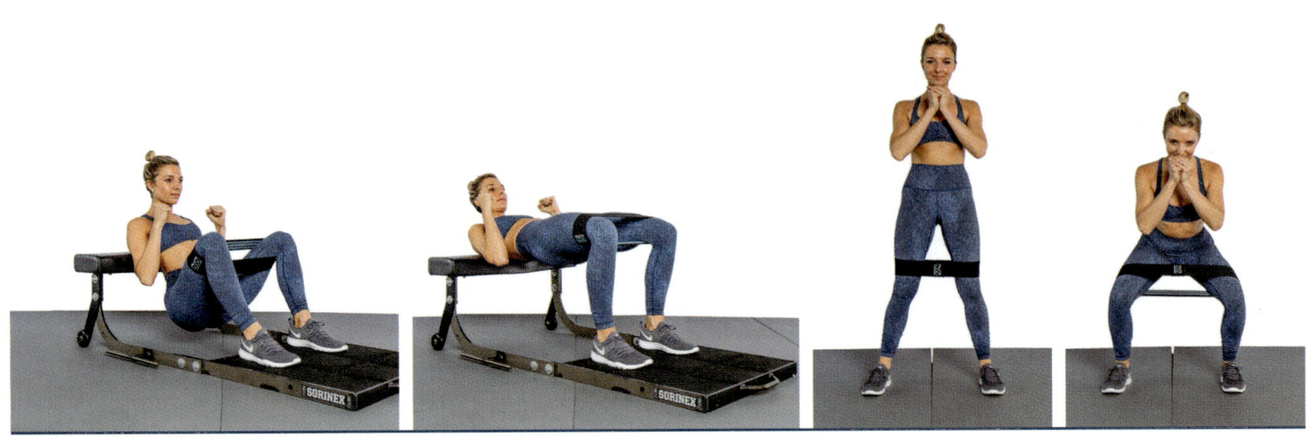

토크 더블링(니 밴드 힙 쓰러스트와 스쿼트)

나는 토크 더블링이 둔근의 텐션을 극적으로 증가시킨다는 사실을 발견했다. 이는 체중 변화 운동의 난이도를 높일 수 있는 좋은 방법이다. 둔근 펌프와 번을 좋아한다면 토크 더블링이 제격이다. 흥미롭게도 둔근은 같은 근육을 동시에 사용하는 두 가지 관절 동작에 쉽게 도전할 수 있는 유일한 근육이라는 점에서 토크 더블링은 둔근에 특화된 운동이다.

펄스

펄스Pulse를 사용하면 움직임의 가장 힘든 부분에서 작은 범위로 위아래로 움직인다. 예를 들어 스쿼트를 할 때는 움직임의 하단까지 내려갔다가 1/4 정도 올라왔다가 다시 내려간다. 원하는 횟수를 완료할 때까지 이 사이클(아래로 내려갔다가 1/4 정도 올라오는 동작)을 반복할 수 있다. 힙 쓰러스트는 움직임의 상단까지 올라갔다가 1/4 정도 내려갔다가 다시 위로 올라오는 동작이다.

내가 가장 좋아하는 펄스 운동은 뒤꿈치를 높인 상태의 고블릿 스쿼트이다. 30회 반복 세트를 수행하는 것을 좋아한다. 스쿼트 하단으로 내려간 다음 그 안에서 위아래로 움직이면서 6인치 펄스를 수행한다. 이 운동은 신진대사에 많은 스트레스를 주며 둔근에 타는 듯한 느낌을 준다.

1¼ 반복

1¼ 반복은 완전한 1회 반복과 펄스를 결합한 것이다. 힙 쓰러스트(더블 레그와 싱글 레그 모두), 스쿼트, 불가리안 스플릿 스쿼트에서 많이 수행한다. 불가리안 스플릿 스쿼트를 예로 들면, 끝까지 내려갔다가 1/4 정도 올라왔다가 다시 내려갔다가 시작 포지션으로 올라오는 동작이다. 이게 한 번 반복한 것이다.

클러스터

클러스터Cluster는 짧은 휴식 간격을 두고 수행하는 반복 동작의 묶음을 의미한다. 클러스터를 구성하는 방법은 여러 가지가 있지만, 315파운드를 10세트씩 3세트 동안 힙 쓰러스트를 하고 세트 사이에 2분간 휴식을 취한다고 가정해보겠다. 각 세트에 약 1분씩 소요된다면 운동을 완료하는 데 약 9분이 걸린다. 클러스터 세트로 만들려면 같은 무게로 힙 쓰러스트를 하되, 2분 휴식 후 10회씩 3세트를 수행하는 대신 5회씩 6세트를 1분 휴식 후 수행하면 된다. 여전히 같은 시간 내에 30회씩 퍼포먼스를 수행하지만 피로도는 덜하다.

일반적인 세트: 3×10, 세트 사이 2분 휴식

클러스터 세트: 6×5, 세트 사이에 1분 휴식

같은 양의 신진대사 스트레스가 쌓이지는 않지만, 같은 양의 볼륨을 얻을 수 있다. 이는 몇 가지 이유로 좋다. 첫째, 몸에 더 편하다. 무리하게 운동하지 않기 때문에 몸에 무리가 가지 않는다. 따라서 클러스터는 스포츠를 즐기면서 다른 활동을 위해 몸을 건강하게 유지해야 하는 사람들에게 훌륭한 방법이다. 둘째, 파워 발달에 도움이 된다. 무거운 웨이트로 운동하지만, 지치지 않기 때문에 반복 횟수를 폭발적으로 유지할 수 있다. 주의할 점은 피로를 유발하지 않기 때문에 근육 성장에는 좋지 않다는 것이다.

드롭셋(스트립 세트)

드롭세트dropset는 수행하려면, 먼저 무거운 중량으로 시작한 뒤, 반복을 계속할 수 있도록 중량을 줄여가며 운동을 이어가는 방식이다. 이 운동의 핵심은 매 시도마다 실패 지점에 가까워질 때까지 운동을 수행하는 것이다. 드롭셋은 실패 지점을 넘어서 세트를 확장하는 방법이다.

글루트 랩에서는 주로 힙 쓰러스트, 레그 프레스, 시팅 힙 앱덕션 머신으로 드롭셋 퍼포먼스를 수행한다. 일반적으로 트리플 드롭셋을 고수하는데, 이는 웨이트를 두 번씩 총 3세트 동안 떨어뜨리는 것을 의미한다. 다음은 바벨 힙 쓰러스트의 예시이다.

45파운드 플레이트 2개와 25파운드 플레이트 4개로 구성된 235파운드로 시작한다고 가정해보겠다. 탈착하기 쉽기 때문에 25파운드 플레이트 4개로 바를 셋업한다. 첫 번째 시도에서는 6회 반복한다. 근육 실패에 도달하여 더 이상 풀 레인지 반복을 할 수 없게 되면 무게를 낮추고 트레이닝 파트너에게 25파운드 판을 벗겨달라고 요청한다. 이것이 드롭이다. 이제 185파운드의 바를 들고 바로 다시 시작하여 실패 지점에 가까워질 때까지 리프팅한다.

첫 번째 드롭에 대해 10회 반복한다고 가정한다. 완료되면 바를 내리고 파트너에게 나머지 두 개의 25파운드 판을 떼어내도록 한다. 이제 바에는 135파운드밖에 남지 않았지만 쉬지 않았고 둔근에 불이 붙었다. 마지막 세트에서는 12회 반복하여 총 28회를 기록한다. 이것이 새로운 기준이다. 다음 주에 다시 도전하여 이 기록을 깨기 위해 노력해라. 이 예시에서 이러한 유형의 세트를 흔히 스트립 세트strip set라고도 한다.

이 방법은 세트 사이에 휴식 시간을 제한하는 것이다. 플레이트가 벗겨지면 바로 더 낮은 무게로 다시 시작한다.

트레이닝 파트너가 없는 경우에도 힙 쓰러스트 드롭셋을 할 수 있다. 몸을 숙여 플레이트를 밀거나 일어나서 플레이트를 떼어낸 다음 다시 시작 포지션으로 돌아갈 수 있다. 밴드를 사용할 수도 있다. 나는 두꺼운 밴드, 중간 밴드, 얇은 밴드를 사용하는 것을 좋아한다. 웨이트와 마찬가지로 첫 세트는 세 가지 밴드를 모두 착용하고 퍼포먼스를 하고, 두 번째 세트는 두꺼운 밴드를 제거하고, 세 번째 세트는 중간 밴드를 제거하는 식으로 진행한다. 무릎에 밴드를 착용하여 토크 더블링을 할 수도 있다.

드롭셋은 머신에서도 잘 어울리며, 무게가 쌓인 핀을 위로 움직이기만 하면 되기 때문에 퍼포먼스도 쉽다. 이것이 바로 드롭셋이 시티드 힙 앱덕션에 도움이 되는 이유이다.

드롭셋을 하면 둔근이 자비를 구하는 비명을 지르게 될 것이다! 하지만 드롭셋은 운동당 한 번씩만 해도 근육의 성장을 촉진할 수 있으므로 근육 크기를 늘리는 데 가장 효율적인 운동법이다.

정지 반복

정지 반복Pause rep은 각 동작을 반복하는 동안 동작의 하단 또는 상단에서 잠시 멈춘다. 둔근 훈련의 경우 일반적으로 스쿼트와 힙 쓰러스트에 정지 반복을 사용한다. 예를 들어 스쿼트의 경우, 엉덩이 근육이 신장된 상태인 하단 지점에서 3~5초간 멈춘다. 힙 쓰러스트의 경우에는 엉덩이 근육이 최대 긴장 상태에 있는 동작의 최상단에서 3~5초간 멈춘다. 또한 힙 쓰러스트의 하단에서 일시 정지하여 스트레치 반사를 제거할 수도 있는데, 나는 체중을 사용한 발과 어깨를 높인 싱글 레그 힙 쓰러스트에서 엉덩이가 바닥에 1초 정도 멈추는 형태로 자주 처방한다. 또한 플레이트가 땅에 닿았다가 다시 시작하는 데드리프트에도 사용되는데, 이를 데드 스톱 반복이라고 한다. 파워리프터들은 데드 스톱 데드리프트가 더 특정적이고 최대 스트렝스를 구축하는 데 더 적합하기 때문에 이를 선호한다. 나는 터치 앤 고 방식의 데드리프트를 선호하는데, 이는 반복할 때마다 리셋을 하지 않는 방식이다.

정지 반복 기술을 구현하는 경우 평소보다 가벼운 무게를 사용해야 한다. 예를 들어 보통 8회 일반 반복 시 225파운드를 들어 올렸다면 정지 반복 시에는 185파운드만 들어야 한다. 나는 또한 보디 웨이트 트레이닝 워크아웃을 더 어렵게 만들기 위해 정지 반복을 사용한다.

일시 정지할 때는 정해진 시간 동안 정말 멈춰야 한다. 내 경험상 대부분의 사람들은 3초 정지 반복을 해야 할 때 1초 동안 멈추고, 5초 정지 반복을 해야 할 때 3초 동안 멈춘다. 너무 빨리 카운트하기 때문에 가끔은 고객이 원하는 시간 동안 포지션을 유지할 수 있도록 2초를 추가하기도 한다.

가변 저항

가변 저항Accommodating resistance은 밴드를 사용하거나 바벨에 체인을 부착하여 락아웃을 더 어렵게 만드는 것이다. 위로 올라갈수록 밴드가 늘어나거나 체인이 바닥에서 리프팅되어 마무리 포지션에 도달할 때 움직임의 난이도가 높아진다. 나는 바-플러스-밴드 힙 쓰러스트와 데드리프트를 좋아하고, 스쿼트와 벤치 프레스를 할 때는 체인을 선호한다. 하지만 데드리프트나 힙 쓰러스트에 밴드를 사용하려면 밴드를 부착할 장소가 필요하다. 힙 쓰러스터는 이러한 목적으로 잘 작동하지만 덤벨을 십자형으로 교차하거나 파워 랙이나 기계의 바닥에 밴드를 걸 수도 있다. 가변 저항을 사용할 때는 운동과 사용하는 밴드 또는 체인 저항의 양에 따라 하단 포지션에 185파운드, 상단 포지션에 245파운드를 적용할 수 있다.

가변 저항은 근육 손상을 최소화하면서(스트레칭 포지션에서 부하가 적기 때문에) 좋은 양의 텐션과 높은 양의 대사 스트레스를 생성하는 데 좋다.

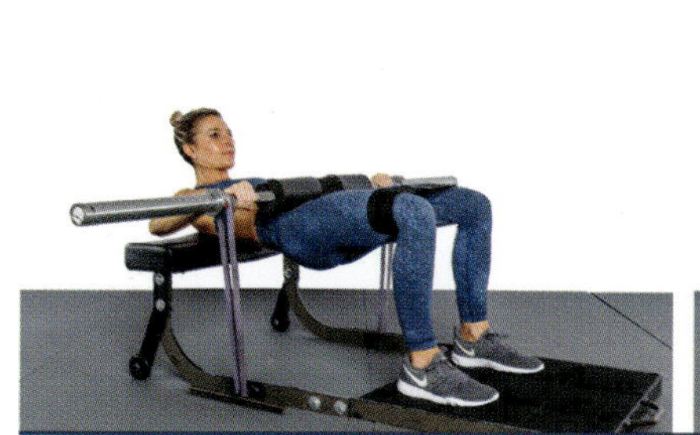

더블 밴드 바벨 힙 쓰러스트

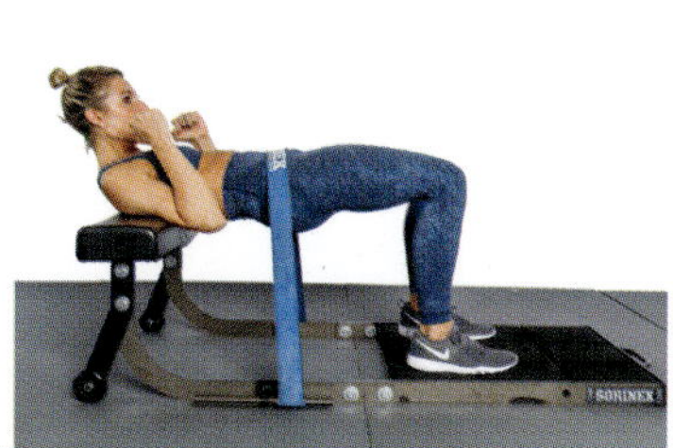

힙 밴드 힙 쓰러스트

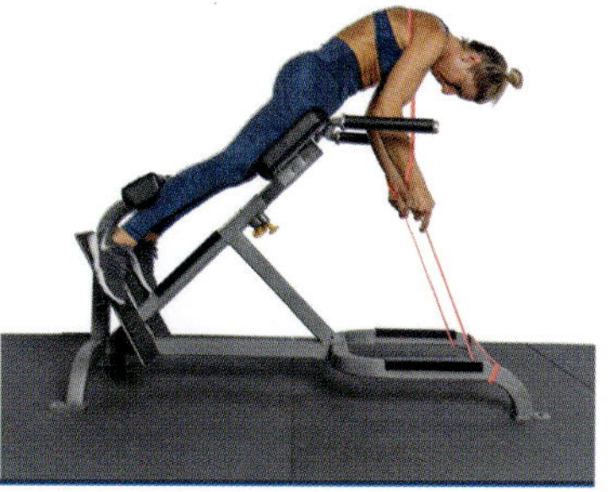

밴디드 글루트-도미넌트 백 익스텐션

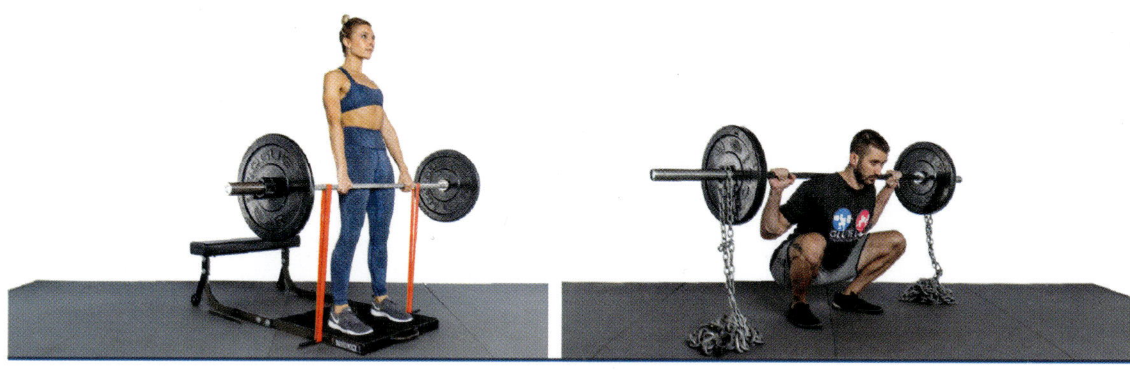

밴드 데드리프트

체인 백 스쿼트

다이내믹 에포트

다이내믹 에포트dynamic effort은 가벼운 부하로 최대 가속도와 속도로 퍼포먼스를 수행한다. 스트렝스나 근비대를 키우기 위한 것이 아니라 파워와 운동 능력을 발달시키는 데 사용된다. 스쿼트, 데드리프트, 힙 쓰러스트, 글루트 브릿지, 백 익스텐션의 베리에이션을 다이내믹한 노력으로 수행할 수 있다. 케틀벨 스윙, 리버스 하이퍼(펜듈럼 머신에)와 같은 운동은 물론 파워 클린과 같은 올림픽 역도 운동들을 다이내믹 에포트 방식으로 자연스럽고 폭발적으로 수행할 수 있다. 슬레드 푸시도 이런 방식으로 활용할 수 있다.

리프터가 지면을 박차고 떠오르거나, 도구를 공중으로 던지는 상황에서는 다이내믹 에포트 반복dynamic effort reps과 플라이오메트릭/발리스틱plyometrics/ballistics 운동을 구분하기 어려운 경우가 있다. 예를 들어 힙 쓰러스트에서 최대하 부하submaximal load로 최대 가속을 사용해 폭발적으로 움직일 경우, 바벨이 엉덩이에서 들려 공중으로 튀어 오르게 된다. 다이내믹 에포트 방법을 사용한다면 반복 횟수를 낮게 유지하면서 최대 속도를 목표로 한다. 따라서 20~30회 퍼포먼스를 할 수 있더라도 지구력이 아닌 파워를 키우기 위해 노력하기 때문에 3~5회로 구성된 세트를 사용해야 한다.

래더

글루트 랩의 디센딩 래더descending ladders는 주로 무릎 밴드를 이용한 글루트 브릿지와 등대고 누운 자세의 힙 앱덕션으로 퍼포먼스를 진행한다. 초보자는 12회부터 시작하여 내려가지만, 상급자는 15회부터 시작한다. 운동은 다음과 같이 진행된다. 무릎 밴드 글루트 브릿지를 15회 퍼포먼스한 다음, 밴드 등대고 누운 자세로 힙 앱덕션을 15회 수행한다. 그다음 14개, 13개, 12개, 1개로 내려가는데, 이 과정에서 필요에 따라 휴식을 취할 수 있지만 결국에는 쉬지 않고 래더 전체를 퍼포먼스할 수 있도록 하는 것이 목표다. 이 운동은 잔인하고 둔근에 상당한 대사 스트레스를 발달시킨다. 이 방법은 일반적으로 워크아웃이 끝날 때 번아웃으로 수행한다.

선피로 운동

선피로Pre-exhaustion는 특정 운동으로 한 근육을 피로하게 한 다음 다른 운동을 수행하여 목표하는 근육을 더 많이 활성화하는 방법이다. 예를 들어 보디빌더는 복합 동작을 하는 동안 근육이 완전히 작동하도록 하기 위해 근육을 '선피로'시킨다. 이것이 원래의 의도였지만 연구에 따르면 그 반대의 결과가 나왔다. 벤치 프레스 전에 플라이 또는 케이블 크로스오버를 수행하면 가슴 근육이 더 많이 활성화되지 않고 삼두근이 더 많이 활성화된다. 다시 말해, 가슴 근육을 피로하게 한 다음 벤치 프레스를 하면 결국 가슴 근육은 이미 다 써버린 상태가 되어 삼두근을 더 많이 사용하게 되는데, 삼두근을 목표로 했다면 좋지만 가슴 근육을 목표로 한다면 그렇지 않다.

이것이 바로 연구의 장점이다. 연구 결과를 통해 활용할 수 있는 무언가를 얻을 수 있다. 이러한 연구가 수행된 후, 연구자들은 시나리오를 뒤집어 피험자들이 삼두근과 앞쪽 삼각근을 피로하게 한 다음 벤치 프레스를 하면 결국 가슴 근육을 더 많이 사용한다는 사실을 발견했다. 안타깝게도 둔근에 대한 명확한 연구는 아직 없다. 노인 피험자를 대상으로 의자에서 일어서기 전에 대퇴사두근을 피로하게 한 한 흥미로운 연구에 따르면 둔근 활동이 더 활발해진 것으로 나타났다. 또한 글루트 랩 실험실에서 사람들에게 45도 하이퍼 스쿼트를 하기 전에 노르딕 햄 컬을 하게 한 결과, 일반적으로 둔근이 더 많이 활성화되는 것을 느낀다고 보고했다. 나는 이 아이디어를 실험해 보기 위해 프러그 펌프를 수행하기 전에 레그 익스텐션과 레그 컬을 먼저 실시했고, 내 생애 가장 강한 엉덩이 작열감을 경험했다.

내가 여기서 말하고자 하는 바는 무엇일까? 이 모든 요소들이 저항 훈련 중 발생하는 근신경 활성화potentiation와 억제inhibition 현상에 대해 다시 생각하게 만들고 있다는 점이다. 이러한 현상을 일으키는 정교한 메커니즘을 정확히 파악하기 위한 연구가 필요하다. 신경계는 피로를 감지하고, 협력근으로 신경 자극neural drive을 전환시킬 수 있다. 혈액으로 가득 찬 근육은 역학적 변화를 일으킬 수 있다. 사전 활성화는 피로가 너무 심해지면 근전도 활동을 급격하게 증가시키거나 감소시킬 수 있다. 복합 리프팅 전에 단순한 운동을 수행하면 체온과 가동성이 증가하여 리프팅을 '더 잘 느끼게' 할 수 있다. 이 중 일부는 위약 효과 때문일 수도 있다.

이런 식으로 실험해보기를 바란다. 아직 해보지 않았다면 스쿼트, 데드리프트 또는 백 익스텐션을 하기 전에 저부하 둔근 활성화 또는 레그 컬을 해보라. 프로그 펌프나 글루트 브릿지를 하기 전에 햄스트링, 대퇴사두근 및/또는 내전근을 피로하게 해보라. 하체 워크아웃의 마지막에 가벼운 부하로 피로한 상태에서 힙 쓰러스트 퍼포먼스를 수행해보라. 이러한 요령 중 둔근을 더 잘 느낄 수 있는 동작이 있는지 확인해보라.

선피로와 둔근 활성화glute activation를 혼동해서는 안 된다는 점을 명확히 할 필요가 있다. 둔근 활성화는 낮은 중량과 적은 반복으로 수행되며, 단지 근육을 깨우고 보다 강도 높은 작업에 대비시키기 위한 준비 단계일 뿐이다.

슈퍼 세트

슈퍼 세트superset는 두 가지 운동을 앞뒤 하나의 운동 세트로 결합한 것이다. 한 운동의 한 세트를 바로 수행한 직후 다른 운동의 한 세트를 수행한 후 휴식을 취한다. 전통적으로 슈퍼 세트는 두 가지 주요 유형으로 나뉜다. 주동근 슈퍼 세트와 길항근 슈퍼 세트이다. 주동근은 해당 움직임을 수행하는 데 중심적으로 작용하는 근육이며, 길항근은 그 반대 방향으로 작용하는 근육이다. 주동근 슈퍼 세트에서는 동일한 근육을 타깃으로 하는 두 가지 운동을 연달아 수행한다. 예를 들어 래터럴 밴드 워크 1세트를 마친 직후 고블릿 스쿼트를 실시하는 것이 이에 해당한다. 주동근 슈퍼 세트는 운동의 다양성을 주고, 목표 근육을 충분히 피로하게 만드는 데 효과적이다. 반면 길항근 슈퍼 세트는 상호 반대되는 근육군을 타깃으로 한다. 예를 들면 대퇴사두근을 타깃으로 한 레그 익스텐션을 수행한 후, 햄스트링을 타깃으로 한 레그 컬을 이어서 수행하는 것이 이에 해당한다.

글루트 랩에서 몇 가지 실험을 한 후, 나는 또 다른 카테고리인 협력근 슈퍼 세트를 만들었다. 협력근 슈퍼 세트를 사용하면 주동근(작용근)이 더 많은 일을 할 수 있도록 협력근(작용근이 수행하는 행동을 촉진하는 데 도움이 되는 근육)을 피로하게 만들 수 있다. 협력근 슈퍼 세트의 예로는 노르딕 햄 컬 세트와 백 익스텐션 세트(선피로 섹션에서 설명한 대로)가 있다. 이 아이디어는 노르딕 햄 컬이 햄스트링에 피로를 주므로 백 익스텐션을 수행할 때 운동 중에 둔근을 더 많이 느낀다는 것이다.

또 다른 인기 있는 짝을 이루는 슈퍼 세트는 상체/하체이다. 상체와 하체 슈퍼 세트를 수행하려면 스쿼트 세트 후 풀업 세트 또는 데드리프트 세트 직후 벤치 프레스 세트와 같이 하체로 한 세트와 상체로 한 세트를 수행한다. 이 예시의 운동은 서로 경쟁하지 않는다는 점에 주목하기 바란다. 예를 들어 데드리프트와 풀업을 함께 하면 악력이 약해져 풀업에 부정적인 영향을 미칠 수 있다. 그렇기 때문에 데드리프트는 벤치 프레스와 짝을 이루는 것이다. 길항근 슈퍼 세트와 마찬가지로 상하 슈퍼 세트는 운동할 시간이 많지 않은 사람들에게 좋다. 한 시간 동안 고강도 전신 워크아웃과 여러 근육군을 단련하기는 어렵기 때문에 이러한 슈퍼 세트는 훈련 시간이 짧은 사람들에게 시간 효율적인 전략이 될 수 있다.

번아웃

번아웃은 정해진 시간 동안, 예를 들어 2분 또는 3분 동안 논스톱으로 둔근 운동을 수행하는 것을 말한다. 글루트 랩에서 워크아웃이 끝날 때 하는 운동으로, 매우 힘든 운동이다. 저항 밴드(글루트 루프)를 사용하는 것이 가장 좋지만 체중, 미니 밴드 또는 발목 웨이트로도 할 수 있다. 아이디어는 단순히 다양한 둔근 운동을 번갈아가며 2~3분 동안 어느 정도의 수용력으로 둔근에 텐션을 유지하는 것이다(아래의 '번아웃 템플릿' 사이드 바 참조). 예를 들어 래터럴 밴드 워크 30초, 무릎 밴드 힙 앱덕션 30초, 밴드 글루트 브릿지 30초, 밴드 쿼드 러프 힙 익스텐션 30초, 밴드 파이어 하이드런트 30초, 밴드 월 싯 30초를 수행하면 된다. 이러한 운동은 신진대사를 촉진하고 모든 각도에서 둔근을 자극하여 모든 섬유를 자극하는 데 좋다.

번아웃은 재미있고 둔근 펌프와 연소 효과가 좋지만, 워크아웃 마지막에 번아웃을 하는 것이 근육 성장에 도움이 된다는 증거는 아직 없다. 작은 역할을 한다고 생각하지만 그 주장을 뒷받침할 만한 연구나 조사 결과는 아직 없다. 내가 말할 수 있는 것은 사람들이 그 기분을 좋아한다는 것이다. 내 고객들은 둔근이 여전히 불타는 상태에서 차에 타면 둔근 운동을 마친 것 같고, 훌륭한 둔근 워크아웃을 한 것 같은 기분을 느끼며 체육관을 떠난다.

3분 번아웃 템플릿

래더, 시간 제한 라운드, 고반복 세트 등 둔근 번아웃을 구성하는 방법에는 여러 가지가 있다. 아래에는 3분짜리 둔근 번아웃 템플릿 샘플이 나와 있다. 내 경험에 비추어볼 때 3분이 적당한 볼륨이라고 생각한다. 그 이상이면 지구력 운동으로 바뀌고, 그 이하이면 너무 쉬워진다. 3분이 적당한 것 같다. 필요한 장비는 글루트 루프나 미니 밴드와 같은 저항 밴드뿐이다.

이 번아웃 퍼포먼스는 어떤 순서로든 할 수 있으며, 핵심은 각 카테고리를 공략하는 것이다. 개인 기록을 목표로 하는 것이 아니므로 반복 횟수를 세는 데 신경 쓰지 마라. 중요한 것은 좋은 폼을 유지하고 시간 내내 움직이려고 노력하는 것이다. 폼이 무너지면 잠시 숨을 고르고 빠르게 회복한 다음 다시 운동을 시작해라.

3분 동안:

60초(좌우로 각 30초): 고관절 신전	
예시 운동	싱글 레그 글루트 브릿지
	쿼드 러프 힙 익스텐션
	스탠딩 킥백

30초: 고관절 신전과 외전	
예시 운동	스쿼트 아이소홀드
	글루트 브릿지 아이소홀드

30초: 전두면상의 고관절 외전	
예시 운동	래터럴 밴드 워크
	사이드 라잉 힙 앱덕션
	스탠딩 힙 앱덕션

30초: 랜덤하게	
예시 운동	차-차
	스탠딩 글루트 스퀴즈
	사이드 라잉 힙 레이즈
	RKC 플랭크
	몬스터 워크

30초: 횡단면상 고관절 외전	
예시 운동	힙 앱덕션
	시티드 힙 앱덕션
	사이드 라잉 클램
	수파인 힙 앱덕션

번아웃 샘플	
예시 운동	싱글-레그 글루트 브릿지(좌우 30초)
	래터럴 밴드 워크
	시티드 힙 앱덕션
	스쿼트 아이소홀드(스쿼트 하단에서 정지)
	둔근을 최대로 수축한 RKC 플랭크

심화 훈련 방법 통합하기

심화 기술을 통합하는 방법은 훈련 빈도에 따라 크게 달라진다. 예를 들어 둔근을 일주일에 한 번만 훈련하는 경우, 심화 기술 없이 스트레이트 세트를 고수하거나 점점 더 무거운 무게로 약 3세트를 수행한 다음 더 높은 반복 횟수(12, 8, 4, 20)를 위해 가벼운 무게로 마지막 백 오프 세트를 수행하는 피라미드 방법을 사용해야 할 수도 있다.

하지만 일주일에 3일 정도로 둔근을 더 자주 훈련하면 다양한 심화 기술을 실험하고 훈련에 프로그래밍할 수 있는 기회가 더 많아진다. 예를 들어 첫째 날에는 힙 쓰러스트 드롭셋, 둘째 날에는 지속적인 텐션 힙 쓰러스트, 셋째 날에는 싱글 레그 힙 쓰러스트 베리에이션과 정지 반복을 수행할 수 있다. 아이디어는 매일 다른 방법을 혼합하는 것이다. 하지만 한 세션에 너무 많은 심화 훈련 방법을 통합하여 훈련에 과부하가 걸리거나 복잡해지지 않도록 주의해라.

내 생각에는 동일한 움직임 패턴을 고수하고 매달 둔근과 관련된 몇 가지 큰 리프팅에 힘을 얻는 데 집중하는 한, 다양성이 많을수록 둔근 성장에 더 좋다. 하루에 최대 두 번까지만 하고 마지막은 번아웃으로 끝내라. 근육 혼동 개념muscle confusion이 다소 과장된 측면이 있지만, 부하, 자세, 템포, 전략 측면에서 변화를 주고 다양성을 더하면 이점이 있다.

좋은 둔근 훈련 프로그램을 구성하는 방법은 매우 다양하지만, 기본 목표를 이해하면 탄탄한 템플릿을 마련할 수 있다. 예를 들어 파워를 키우려는 목적이라면 워크아웃에서 파워를 키우는 방법

방법	스트렝스	근비대	지구력	파워
지속적인 텐션 반복		*	*	
휴식-정지 반복	*	*		
아이소홀드	*		*	
피라미드(10/8/6/15)	*	*	*	
인핸스드 이센트릭	*	*		*
토크 더블링	*	*	*	
펄스		*		
1¼ 반복		*		
클러스터	*			*
드롭셋(스트립 세트)		*	*	
정지 반복	*	*		
가변 저항	*	*		*
다이내믹 에포트				*
래더		*	*	
선피로		*	*	
슈퍼 세트		*		
번아웃		*	*	

을 먼저 사용해야 한다. 이는 주로 운동선수에게 적용된다. 근력을 키우고자 한다면 근력을 키우는 방법을 워크아웃의 시작 부분에 배치해야 한다. 근비대를 키우는 방법은 워크아웃의 어느 곳에나 배치할 수 있지만 지구력도 키우는 방법이라면 마지막에 배치해야 한다. 지구력을 키우는 방법은 항상 마지막에 해야 한다. 일부 방법은 여러 용도로 사용할 수 있지만 부하는 목표에 따라 달라져야 한다. 예를 들어 스트렝스나 파워를 키우기 위해 인핸스드 이센트릭을 수행하는 경우 낮은 반복 횟수(예: 5회씩 4세트)를 수행하는 것이 좋다. 그러나 근비대를 키우는 것이 목표라면 실패 지점에 가깝게 가는 것을 전제로 고중량, 중중량, 저중량으로 할 수 있다.

세 번째이자 마지막으로, 한 세션당 두 가지 이상의 심화 훈련 방법을 통합하여 지나치게 과열되거나 워크아웃을 복잡하게 만들지 않도록 주의해야 한다. 실제로 심화 워크아웃 루틴이 기본 워크아웃 루틴보다 더 나은 것으로 입증된 바는 없다. 심화 훈련 방법은 흥미를 유지하고, 훈련을 재미있게 만들고, 정체기를 극복하고, 부상에 대한 훈련을 하는 데는 좋지만 여전히 좋은 기초가 필요하다는 점을 기억해라. 기본은 모든 좋은 프로그램의 기초를 형성하며, 심화 훈련 방법은 보조적인 것으로 간주해야 한다. 사실 나는 참신함을 위해 말도 안 되는 베리에이션과 심화 훈련 방법을 시도하는 것보다 심화 방법 없이 기본 루틴을 고수하고 각 세트마다 자신을 밀어붙이는 데 집중하는 것이 더 낫다고 생각한다.

내가 다른 사람을 위해 프로그램을 작성할 때는 분명한 목표를 염두에 두고 있다. 예를 들어 훈련 대상자가 스스로 한계까지 밀어붙이는 훈련법에 익숙하지 않거나, 점진적 과부하를 제대로 적용하는 방법을 이해하지 못한 상태라면, 나는 고급 기법들을 제한적으로 사용하거나 아예 사용하지 않는다. 핵심은 이것이다. 모든 운동과 기법에는 적절한 쓰임새가 있지만, 기본을 절대 과소평가해서는 안 된다.

심화 루틴과 기본 루틴 비교

내가 하는 일의 가장 짜증나는 점 중 하나는 '심화' 루틴이 반드시 '기본' 루틴보다 낫지 않다는 것을 사람들에게 설득하는 것이다. 누군가를 현혹시키기 위해서라면 얼마든지 그렇다고 할 수도 있다. 미친 베리에이션, 다양한 템포, 드롭셋, 슈퍼 세트, 번아웃을 생각해내는 데 나보다 더 능숙한 사람은 없으니까. 하지만 기본은 모든 좋은 프로그램의 기초를 형성한다.

다음 페이지의 차트 하단에 표시된 루틴은 멋진 하체 워크아웃이다. 이 워크아웃이 너무 '기본적'이라고 생각한다면 체육관에서 자신을 밀어붙이는 방법을 모른다는 뜻이다. 그렇다, '단지' 12세트이지만 자신을 밀어붙이는 방법을 알고 스트렝스를 쌓았다면 이 워크아웃을 쉽게 할 수 없을 것이다. 힙 쓰러스트, 스쿼트, 데드리프트가 결합된 워크아웃은 매우 까다롭다. 이러한 리프팅 동작을 단련하면 하체 전체를 튼튼하게 만들 수 있다.

문제는 많은 리프터들이 자신을 밀어붙이는 방법을 모르고 점진적 과부하를 올바르게 구현하는 방법을 이해하지 못하고 다양성과 참신함을 과대평가한다는 것이다. 앞서 말했듯이 나는 목표를 가진 사람들을 위한 프로그램을 작성한다. 내가 아래 워크아웃과 같은 프로그램을 작성하는 이유는 복합적인 양측성 스트렝스를 키우길 바라기 때문이다. 코치가 이와 비슷한 처방을 내리더라도 의심하지 마라. 절대로 오해하지 말기를 바란다. 심화 워크아웃도 훌륭하지만 기본 워크아웃보다 반드시 더 나은 것은 아니다.

싱글 레그 풋 엘리베이트 힙 쓰러스트(3초 정지)	3×8
덤벨 데피싯 커트시 런지/스텝다운 머신 슈퍼 세트	3×12/8
싱글 레그 사이드 레그 프레스 드롭셋	2×20/20/10
래터럴 밴드 워크/니 밴드 힙 앱덕션 슈퍼 세트	3×20/20
케이블 킥백 21*	2×7/7/7
라운드 백 익스텐션	2×30
니 밴드 글루트 브리지	3×30

'심화' 루틴이 '기본' 루틴보다 우월한 것은 아니다

바벨 힙 쓰러스트	3×8
백 스쿼트	3×6
스티프-레그 데드리프트	3×10
시티드 힙 앱덕션 머신	3×20

* 하단 부분 반복 7회, 상단 부분 반복 7회, 완전 범위 반복 7회

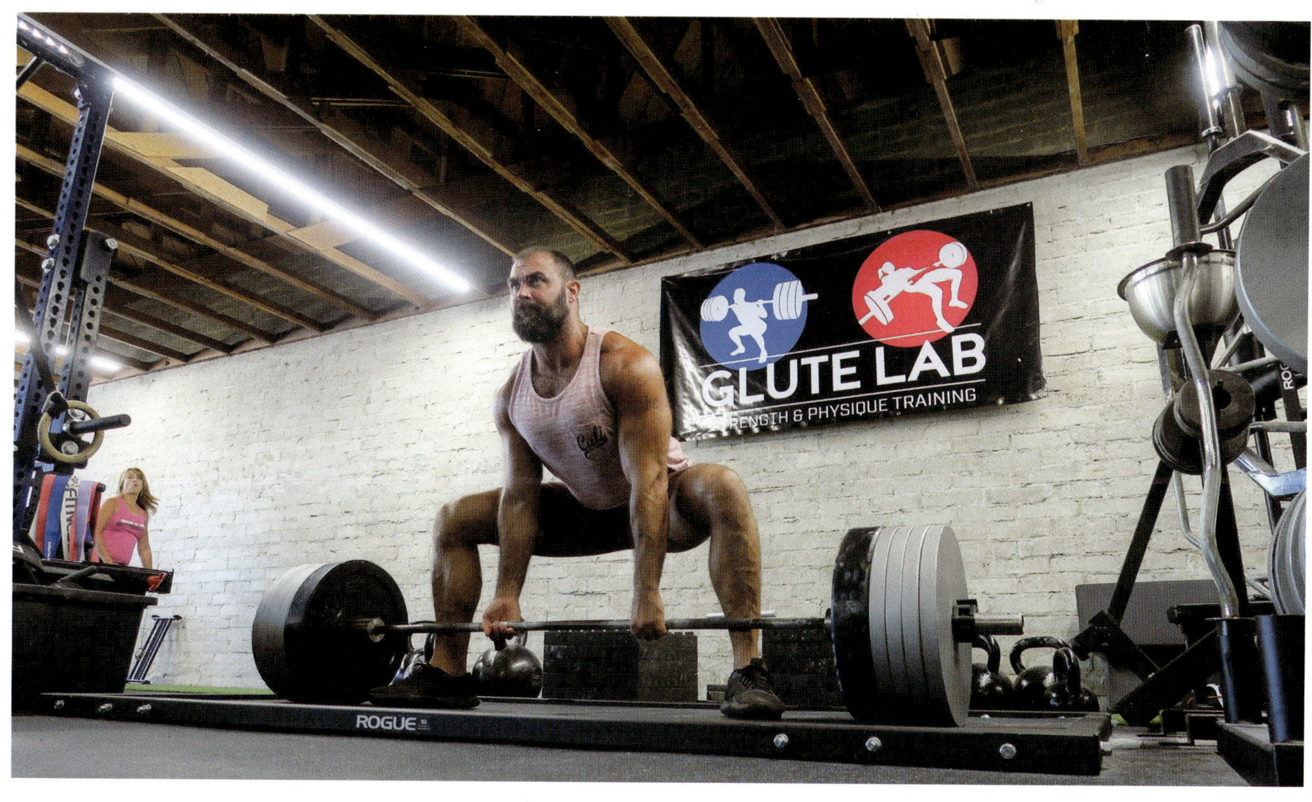

CHAPTER 14

문제 해결

누구나 실수를 하고 훈련 중 장애물에 부딪히기도 한다. 나는 거의 30년 동안 리프팅을 해왔지만 여전히 실수를 저지르고 프로그레션을 방해하는 문제에 직면한다. 실수를 하고 난관에 부딪히는 것의 좋은 점은 귀중한 통찰력을 얻을 수 있다는 것이다. 무엇을 잘못하고 있는지, 어떻게 교정해야 하는지 등을 배울 수 있고, 부상 회복과 같은 특정 문제에 대처하는 독특한 전략도 배울 수 있다. 요점은 장애와 좌절은 성장의 기회를 제공한다는 것이다. 어려움을 극복하는 과정은 약점을 강점으로 바꾸는 과정이다.

이 장에서는 둔근 성장을 최적화하기 위한 전략으로 스쿼트만 수행하거나 과도한 유산소 운동을 하는 등 사람들이 둔근 훈련에서 가장 흔히 저지르는 실수를 요약해보았다. 또한 훈련의 일반적인 장애물을 극복하기 위한 간단한 지침도 제공한다. 특정 부상과 과도하게 아픈 근육을 중심으로 훈련하고 회복하는 방법, 훈련 정체기를 극복하고 둔근 불균형을 최소화하는 전략을 배운다.

또한 가장 일반적인 둔근 훈련 장애물인 운동 시작, 시간 부족, 힙 쓰러스트를 하기가 부끄러움, 장비를 이용할 수 없음에 대한 문제 해결 솔루션을 제공한다. (참고: 이전 장에서 가장 흔한 폼 관련 오류를 다루었으며, 5부에서는 운동과 함께 구체적인 기술 오류를 다룬다.)

마지막으로 다리와 허리를 두껍게 만들지 않으면서 둔근을 키우는 방법, 고관절 파임과 셀룰라이트 같은 특정 미적 특징을 교정할 수 있는지, 임신 중 훈련하는 방법 등 둔근 모양과 피지크 트레이닝과 관련하여 가장 자주 묻는 질문 몇 가지를 다룬다.

쉬운 방법을 찾는 것은 인간의 본능이다. 하지만 쉬운 방법만 찾는 것은 스스로를 정당화시키며 종종 죄책감도 느끼게 할 것이다. 그리고 그 죄책감은 육체적보다 정신적으로 더 힘들게 한다. 앞으로 배우게 되겠지만, 이 장에서 제공하는 해결책을 사용하여 변명이나 지식 부족이 프로그레션을 방해하지 않기를 바란다.

둔근 훈련 시 흔히 저지르는 실수

둔근을 최적으로 훈련하는 방법을 알고 있더라도 하지 말아야 할 실수를 알아두면 훈련 목표에 부정적인 영향을 미칠 수 있는 잘못을 피하는 데 도움이 된다. 트레이너나 사람들이 훈련에 대한 조언을 구하는 사람이라면 하지 말아야 할 것을 아는 것이 훨씬 더 중요하다. 사람들이 특정 동작을 할 수 있는지 물어볼 것이고, 올바른 방향으로 안내할 뿐만 아니라 특정 훈련 전략이 왜 생산적이고 유익하지 않은지 교육하는 것도 여러분의 책임이기 때문이다. 둔근 훈련은 지난 10년 동안 많은 발전을 거듭해왔고, 나도 많은 것을 배웠다. 여기에서는 사람들이 저지르는 가장 흔한 실수와 내가 과거에 저지른 실수를 간략하게 설명하고 이러한 실수가 둔근 운동 효과를 극대화하는 데 바람직하지 않은 이유를 설명하고자 한다.

실수 #1: 스쿼트만 한다

알다시피, 스쿼트 베리에이션은 텐션을 유지한 상태에서 둔근을 늘리는 고유한 방식으로 둔근을 단련한다. 다르게 말하면, 둔근이 최대한 길어지는 스쿼트 하단 위치에서 둔근 최대수축이 일어나고 이로 인해 하부 대둔근이 발달된다. 이러한 이유로 스쿼트(및 데드리프트)는 둔근 발달에 필수적인 주요 움직임 패턴이다.

하지만 문제는 스쿼트만으로는 둔근을 최대한 발달시킬 수 없다는 점이다. 스쿼트 베리에이션은 상부 둔근을 그다지 많이 사용하지 않고 대사 스트레스를 많이 유발하지 않으며 둔근을 최대한으로 활성화하지 못한다. 2부에서 힙 쓰러스트와 글루트 브릿지와 같은 무릎을 구부린 힙 익스텐션 움직임이 둔근을 최대로 활성화하고 상부와 하부를 모두 목표로 한다는 것을 이야기했다. 따라서 다른 모든 둔근 운동과 함께 스쿼트를 해야 둔근을 발달시키고 강화하는 데 더 효과적일 것이다.

실수 #2: 일주일에 한 번만 둔근을 단련한다

많은 사람이 일주일에 한 번만 둔근을 단련하면 훌륭한 결과를 얻을 수 있다고 생각한다. 한동안 리프팅을 제대로 해왔고 둔근 스트렝스가 쌓였다면 현재 상태를 유지할 수 있고, 유전적으로 타고난 재능이 있다면 약간의 이득을 누릴 수도 있다. 그러나 대부분의 사람들과 더 크고 강한 둔근을 원하는 사람들에게는 일주일에 하루만 운동한다고 해서 둔근이 커지는 것은 아니다. 둔근은 크고 튼튼한 근육이기 때문에 운동량이 많아야 한다. 최상의 결과를 얻으려면 적어도 일주일에 두 번 둔근을 단련해야 하며, 대부분의 사람에게는 3일이 최적일 것이다.

실수 #3: 상부 둔근을 위해 아무것도 하지 않음

이것은 실수 #1과 관련이 있다. 스쿼트, 데드리프트, 런지만 한다면 주로 하둔근을 단련하는 것이다. 상부 둔근과 상하 둔근을 함께 단련하려면 둔근 브리지, 힙 쓰러스트, 킥백, 풀스루, 베리에이션과 같은 둔근 위주의 움직임을 수행해야 한다.

실수 #4: 전후(수평 부하) 둔근 운동을 하지 않음

둔근을 최대한 발달시키고 싶다면 글루트 브릿지, 힙 쓰러스트, 45도 하이퍼와 같은 수평 부하 운동을 수행해야 한다. 이러한 운동은 엄청난 긴장과 신진 대사 스트레스를 생성하고, 움직임 내내 둔근에 상당히 일정한 텐션을 유지하며, 활성화를 극대화하는 힙 익스텐션 운동 범위를 강화하는 데 중요한 역할을 한다.

실수 #5: 유산소 운동이 둔근 발달과 체중 감량에 도움이 될 것이라고 생각하기

유산소 운동은 심장과 전반적인 건강에 좋은 것은 틀림없다. 사람들은 지방을 태우고 체중을 감량하기 위해 자전거 타기, 달리기, 수영, 일립티컬 트레이닝, 계단 오르기 등 유산소 운동을 해야 한다고 생각하지만, 실제로는 주로 좋은 저항 운동과 식단 계획을 따르기만 하면 된다. (식단은 체중 증가, 유지 또는 감량 여부를 결정하는 핵심 요소라는 점을 기억해라.) 물론 유산소 운동은 특히 식욕을 둔화시키는 데 도움이 될 수 있지만, 식단을 고수하고 열심히 운동하면서 식사량을 줄여 칼로리 결핍을 일으킬 수 있다면 체중 감량에 도움이 될 것이다. 다시 말해, 체중 감량 전략으로서의 유산소 운동은 매우 과대평가되어 있다. 유산소 운동이 체중 감량에 도움이 된다고 생각할 수도 있지만, 유산소 운동이 식욕에 미치는 영향 때문일 수도 있다. 유전적 요인과 수행하는 유산소 운동의 유형(예: HIIT 트레이닝, 반대편 사이드 바 참조)에 따라 식욕을 더 돋우거나 식욕을 감소시킬 수 있다. 또한, 사람들은 운동기구의 모니터가 정확하다고 믿기 때문에 유산소 운동이 지방 감량에 얼마나 도움이 되는지 과대평가하기도 한다. 그러나 특히 이미 마른 체형이라면 정확하지 않는다. 실제로는 300cal만 소모했는데도 모니터에는 800cal를 소모했다고 표시될 수 있다.

그래도 유산소 운동이 지방 감량에 대해서는 효과가 있긴 하다. 그런데 둔근을 단련하는 데 유산소 운동이 얼마나 효과적일까?

이 책에서 설명한 대로 둔근을 단련하는 경우, 둔근을 위해 유산소 운동을 할 필요는 없다. 초보자이거나 앉아서만 운동하는 사람이라면 유산소 운동을 시작한 첫 몇 달 동안 둔근이 어느 정도 성장할 수 있다. 하지만 상급자이거나 몇 달 동안 트레이닝을 해왔다면, 특히 내 시스템을 따르고 있다면 유산소 운동으로 둔근을 추가로 성장시키지 못할 것이다.

유산소 운동은 둔근 훈련에서 사용하는 회복 기전에서 회복력을 가져다 쓰기 때문에 신체적 스트레스가 누적된다는 점을 인식하는 것이 중요하다. 지구력 강화를 위해 신체를 컨디셔닝하려는 경우, 유산소 운동은 스포츠와 작업에 따라 다르므로 반드시 필요하다. 전반적인 건강을 위해 훈련하는 경우 유산소 운동이 도움이 된다. 하지만 둔근을 키우기 위해 열심히 스텝퍼를 밟는다면 시간을 낭비하는 것이다. 저항 운동에 집중하고 걷기와 같이 근육 발달에 방해가 되지 않으면서 즐길 수 있는 유산소 운동을 하는 것이 더 좋다.

스트렝스와 컨디셔닝에 있어 두 가지 모두에서 최고가 될 수는 없다. 즉, 매우 강하고 컨디셔닝은 어느 정도 되거나, 어느 정도 강하고 매우 컨디셔닝이 잘될 수는 있지만, 매우 강하고 동시에 컨디셔닝이 최고 수준이 되기는 어렵다. 따라서 고중량 스쿼트를 하면서 동시에 최고의 마라톤 기록을 낼 수는 없다. 이는 여러 자질에 대한 훈련이 서로 경쟁할 수 있음을 의미한다. 과학자들은 이를 '간섭 효과'라고 부른다. 유산소 운동 퍼포먼스를 두려워할 필요는 없지만, 너무 많은 유산소 운동을 하면 둔근 운동 효과를 방해할 수 있다.

유산소 운동에 열중하고 있거나, 단순히 유산소 운동을 즐기고 있거나, 원하는 결과를 얻고 있다면 스트렝스 운동을 우선적으로 하고 유산소 운동을 나중에 하는 것이 좋다. 하지만 유산소 운동을 너무 많이 하면 둔근 성장에 방해가 될 수 있다는 점을 기억해라. 예를 들어 장시간 열심히 달리기를 하면 피로가 쌓이고 통증이 생길 수 있다. 그리고 체력이 고갈되고 지친 상태에서는 웨이트 트레이닝을 열심히 할 수 없다.

다음 사항을 알아두어라. 유산소 운동이 근력 운동보다 더 많은 칼로리를 소모하지만, 근력 운동은 근육을 만들고 유지하는 반면 유산소 운동은 그렇지 않다. 따라서 더 크고 강한 둔근을 만들고 싶다면 유산소 운동은 필수 운동이 아니다. 지방 감량에만 관심이 있고 근육을 유지하거나 늘리고 싶지 않다면 유산소 운동이 유용하고 필요하다. 그러나 이것을 기억하라. 지방 아래에 있는 근육을 유지하려면 웨이트를 리프팅해야 한다. 유산소 운동을 좋아하고 유산소 운동이 식욕을 억제한다면, 웨이트 리프팅을 한 후 유산소 운동을 하는 것이 도움이 될 수 있다. 하지만 날씬한 몸매를 원한다면 근육은 유지하고 지방만 빼서 체중을 감량해야 한다. 이는 현명한 웨이트 트레이닝과 적절한 영양 섭취를 통해 가장 잘 달성할 수 있다.

실수 #6: 고위험 훈련 활동에 참여하기

둔근은 플라이오메트릭, 스프린트 및 대부분의 스포츠와 같은 활동에 크게 관여하지만, 이러한 활동을 하는 것이 둔근을 발달시키는 가장 좋은 방법은 아니다. 다시 말하지만, 근육을 키우는 데는 저항 운동이 최고다. 세계 최고의 둔근은 거의 모두 근육에 최대 텐션을 가하여(스트렝스 트레이닝) 만들어지며, 스프린트와 플라이오메트릭은 근육이 최대 힘을 생성하기에는 수축이 너무 빠르기 때문에 우리의 목적에는 적합하지 않는다. 저항 훈련은 또한 더 안전하고 예측 가능하다. 이에 대해 자세히 설명하겠다.

스포츠 트레이닝으로 둔근을 어느 정도 키울 수 있고(최대화하지는 않음) 둔근을 모집하는 측면에서 신경계의 기능을 향상시키는 것은 사실이다. 그라운드 스포츠(축구, 풋볼 등)를 해봤지만 웨이트를 들어본 적이 없는 운동선수들이 운동 경험이 아예 없는 사람보다 훨씬 더 빨리 결과를 보는 경향이 있다. 이는 앞서 언급한 모든 벡터(수직, 수평, 측면 및 회전)에서 둔근을 폭발적으로 활용하는 데 능숙하게 발달했기 때문이다. 반대로 운동을 많이 해보지 않은 초보자는 둔근을 많이 사용하지 않았기 때문에 운동 패턴과 정신-근육 연결이 발달하지 않은 상태이다.

하지만 내가 운동을 전혀 해본 적이 없는 초보자 또는 전직 운동선수가 미적인 목표와 둔근 발달 극대화를 목표로 삼은 초보자와 함께 일한다고 가정해보자. 이러한 상황에서는 부상의 위험이 있으므로 전력질주, 점프 또는 동적 트레이닝을 권장하지 않는다. 근육 수축 속도가 느린 스트렝스 트레이닝이 근육을 만드는 가장 좋은 방법이다. 느린 수축의 리프팅은 근육에 최대 텐션을 생성하여 더 큰 근비대를 유도한다.

반면에 운동선수이고 퍼포먼스와 기능을 위해 훈련하는 경우, 근육을 키우기 위해서가 아니라 스포츠에서 더 잘하기 위해(속도, 파워, 민첩성, 협응력 등) 폭발적이고 플라이오메트릭한 훈련이 필요하다.

사실 vs 오류

유산소 운동을 즐기고, 코어 트레이닝, 고강도 인터벌 트레이닝(HIIT), 스트레칭과 같은 활동을 좋아한다면 얼마든지 해도 좋다. 유산소 운동은 심장 건강에 좋고, 스트레칭은 정신적인 안정에 도움이 되며, 코어 운동으로 강한 복부 근육을 갖는 것도 매우 유익하다.

하지만 스트렝스 트레이닝이 이 모든 것, 그리고 그 이상을 해준다는 사실을 깨닫는 것이 중요하다. 예를 들어 저항 운동은 HIIT의 한 형태다. 저항 운동은 지방을 연소하고 신체의 형태를 바꾸며 심장에도 좋다. 또한 저항 운동은 하중을 가하는 스트레칭의 한 형태로서 유연성을 높여준다. 그리고 멋진 복근은 체지방 수치가 낮을 때 얻을 수 있으며, 이는 주로 체성분과 식단에 의해 영향을 받는다. 복근은 부엌에서 만들고 둔근은 헬스장에서 만든다는 사실을 기억해라.

요점은 피지크 목적의 경우 피지크 트레이닝이 케이크이고 나머지는 케이크 위에 장식이라는 것이다. 그리고 아이싱을 너무 많이 하면 케이크의 맛을 방해할 수 있다. 유산소 운동, 스트레칭 또는 코어 운동을 너무 많이 하면 스트레이트 트레이닝이 만들어내는 긍정적인 적응을 손상시킬 수 있으므로 그에 따라 우선순위를 정해야 한다.

사실 vs 오류

오해	현실
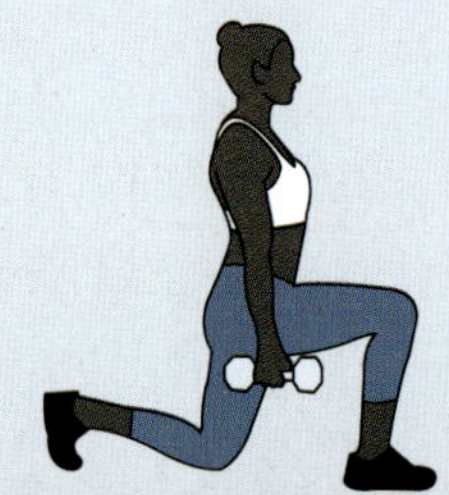 스트렝스 훈련은 오직 근육 형태만 만들어준다.	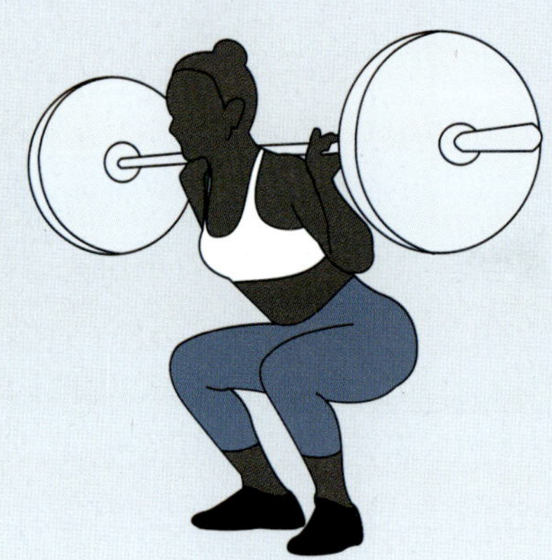
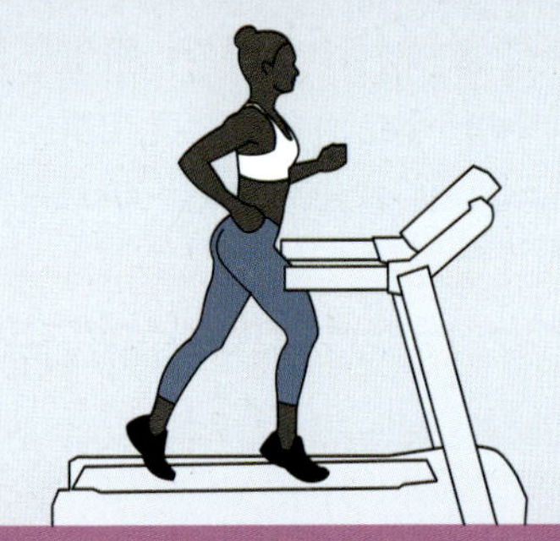 지방을 태우기 위해선 유산소 운동을 해야 한다.	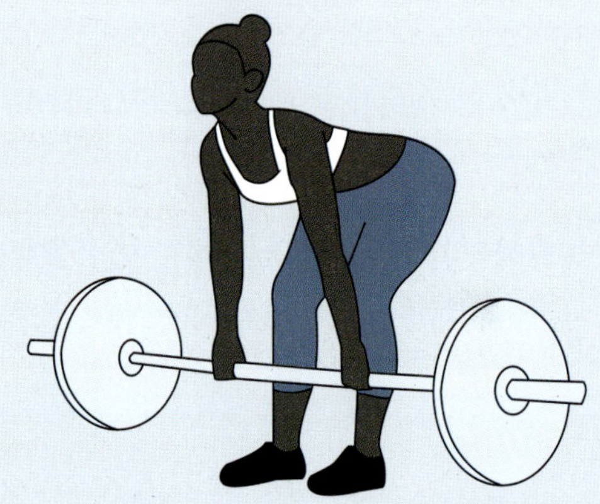
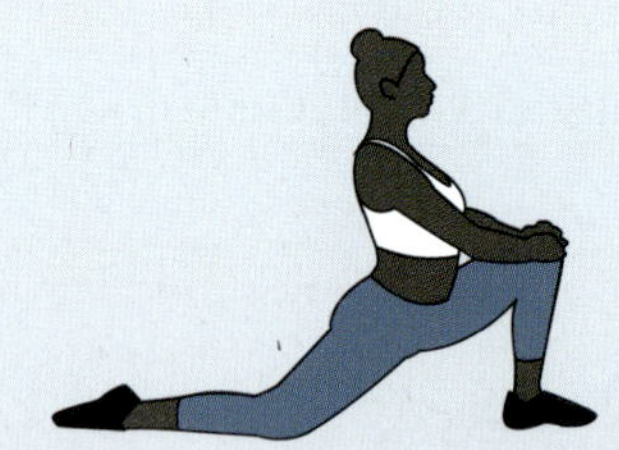 유연성을 잃지 않으려면 스트레칭은 해야 한다.	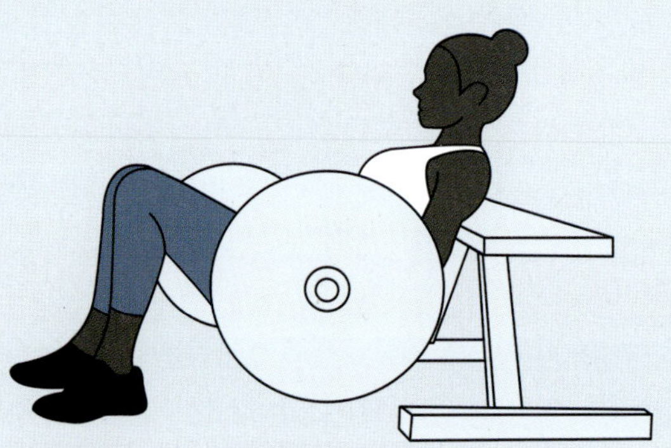
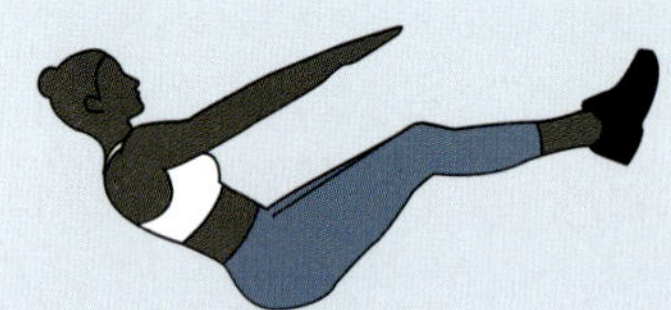 복근을 만들려면 코어 운동은 해야 한다.	기본적인 스트렝스 운동을 이 모든 것을 만든다.

실수 #7: 재미를 느끼지 못함

트레이닝에 재미를 느끼지 못하면 일관성을 유지하는 데 어려움을 겪을 것이다. 꾸준함은 장기적인 게임의 이름이며, 즐기지 않는다면 트레이닝을 계속할 수 없다. 자신이 가장 좋아하는 운동과 프로그램 디자인을 찾고 싫어하는 운동과 훈련 루틴은 피해라. 간단하다.

불편함과 통증을 고려한 훈련

매일 열심히 훈련하다 보면 신체에 문제가 생길 수 있다. 특히 스트렝스를 목표로 하는 경우 항상 완벽한 상태를 유지한다고 가정하는 것은 비현실적이다. 나를 포함해 수년간 프로그레션 트레이닝을 해온 대부분의 사람들은 항상 보완해야 할 부분이 있다. 목표를 달성하기 위해 폼 연습, 훈련 볼륨 줄이기, 수면 개선, 스트레스 수준 줄이기, 폼롤링이나 스트레칭 더 하기, 교정 운동 시도, 수분 섭취 개선 등 다양한 전략을 시도해볼 수 있다(몇 가지 아이디어만 언급하자면).

하지만 부상을 당했다면 특별한 예방 조치를 취하고 회복을 개선하고 가속화하기 위한 전략적 프로토콜을 따라야 할 수도 있다. 단순히 불편한 것과 부상의 차이점, 그리고 심각한 부상 후 회복 기간을 단축하는 방법은 다음 페이지에서 다룰 예정이다. 여기서 내가 전달하고자 하는 것은 신체 한 부위에 경미한 부상이나 불편감이 있는 경우 문제를 악화시키지 않고 해당 불편한 부위를 보완하면서 훈련할 수 있다는 것이다.

핵심은 내 몸에 귀를 기울이고 느낌에 따라 필요한 조정을 하는 것이다. 어떤 경우에는 휴식을 취하고 치유를 위한 시간을 가져야 한다. 다른 경우에는 문제를 중심으로 훈련하면 괜찮아질 수 있다. 일대일 상담을 하지 않는 이상 내가 어느 쪽이든 단정적으로 말할 수는 없다. 간단히 말해, 불편함과 통증의 정도에 따라 할 수 있는 것과 할 수 없는 것은 오직 본인이나 코치만이 결정할 수 있다.

낙담하지 않는 것이 중요하다. 통증과 불편함에 대한 훈련을 학습 경험으로 생각하라. 첫째, 어떤 운동이 손상을 입히는지, 어떤 운동이 내성이 있는지, 얼마나 자주 훈련해야 하는지, 얼마나 많은 볼륨, 부하, 노력을 감당할 수 있는지 배우게 된다. 둘째, 문제를 중심으로 훈련하면서 새로운 기술과 훈련 전략을 배우게 된다. 평소와 다른, 익숙하지 않은 일을 해야 하기 때문에 새롭거나 소홀히 여겨졌던 기술을 우연히 발견하게 될 수도 있다.

부상이 극심한 상태가 아니거나 부상 위험이 크지 않다면, 불편함이나 통증을 핑계로 훈련을 하지 않으려 하지 마라. 다른 방법이었다면 절대 하지 않았을 운동이나 훈련 방법을 발견할 수도 있기 때문이다.

허리 문제

장시간 비행이나 무거운 데드리프트로 인해 허리가 아플 수 있지만 그래도 둔근을 단련하고 싶을 때가 있다. 이런 상황에서는 데피 싯 리버스 런지, 스텝업 또는 불가리아 스플릿 스쿼트와 같은 체중을 사용한 운동과 니 밴드 글루트 브릿지, 프로그 펌프 및 힙 앱덕션 베리에이션과 같이 등허리 근육을 너무 많이 작동시키지 않는 운동을 고수하는 것이 좋다.

다양한 메커니즘이 허리의 불편함을 유발한다는 사실을 인식하는 것이 중요하다. 허리가 문제의 원인일 수도 있고, 허리는 멀쩡한데 신경계가 잘못된 경보를 보내는 것일 수도 있다. 어떤 경우에선 통증이 SI 관절에서 비롯될 수 있으며,이 경우 고관절 외전 운동이 문제를 악화시킬 수 있다. 다시 말하지만, 몸에 귀를 기울이고 불편함 없이 수행할 수 있는 움직임을 파악해야 한다.

할 수 있는 것과 할 수 없는 것을 파악해야 한다. 보편적이고 구체적인 목록을 제공할 수 있으면 좋겠지만, 허리 통증은 주관적이고 개인마다 다르기 때문에 그럴 수 없다. 대부분의 사람들은 위에서 언급한 운동들을 잘 견뎌내지만, 자신에게 이상적인 프로토콜을 찾는 것은 여러분의 몫이다. 때로는 운동을 조정하거나 약간 다른 스탠스, 자세 또는 운동 베리에이션을 사용하는 것만으로도 충분할 수 있다.

고관절 문제

고관절에 불편함을 느끼는 대부분의 사람들에게는 깊은 고관절 굴곡(스쿼트 아래쪽)이 주된 원인이다. 간혹 완전한 힙 익스텐션(힙 쓰러스트의 상단)이 사람들을 괴롭히기도 하지만, 이 문제는 훨씬 드물게 발생한다. 이 상황에서는 선택의 여지가 많지 않지만 부분적으로 또는 제한된 범위의 움직임을 퍼포먼스로 수행할 수 있다. 예를 들어 스쿼트나 브릿지 동작의 중간 범위 동작을 할 수 있다. 월 스쿼트와 같은 아이소메트릭 홀드와 외전 동작도 괜찮을 수 있다. 때로는 스탠스나 자세를 바꾸기만 하면 문제가 바로 해결되는 경우도 있다. 또한 이 시간을 활용해 레그 익스텐션, 레그 컬, 노르딕 햄 컬 베리에이션을 수행하여 다리 스트렝스에 집중할 수 있다.

무릎 문제

허리 통증과 마찬가지로 무릎 문제와 관련된 훈련은 주로 통증이 느껴지는 부위에 따라 달라진다. 대퇴사두근과 관련된 무릎 앞쪽에 통증이 있는 경우, 외전 운동과 45도 하이퍼와 같은 스트레이트 레그 고관절 외전 베리에이션을 수행하는 것이 어쩌면 좋은 기회로 찾아올 수 있다. 그러나 무릎 뒤쪽에 통증이 있는 경우라면, 스트레이트 레그 힙 힌지 베리에이션을 피하고 고블릿 스쿼트와 같이 무릎을 주로 사용하는 고반복 운동과 문제를 일으키지 않는 외전 운동에 집중하는 것이 좋다.

그 외 일반적으로 무릎이 불편할 때는 스쿼트, 런지, 스텝업, 불가리아 스플릿 스쿼트와 같은 무릎 위주의 운동을 피하고 무릎을 많이 움직이지 않는 기술이나 스티프 레그 데드리프트, 루마니아 데드리프트, 프론 다리 컬, 글루트 햄 레이즈, 노르딕 햄 컬, 백 익스텐션 및 리버스 하이퍼와 같은 햄스트링 단일 관절 기술에 중점을 두는 것이 좋다. 경우에 따라서는 발 높인 브릿지, 프로그 펌프, 쓰러스트 베리에이션도 할 수 있다.

발목 및 발 문제

특히 활동량이 많고 스포츠를 즐기는 경우 발목 염좌나 발바닥 부상이 매우 흔하게 발생한다. 발목이나 발에 부상을 입은 경우에도 쿼드 러프 고관절 신전 및 사이드 라잉 힙 앱덕션 움직임과 같은 오픈 체인 둔근 운동을 수행할 수 있다. 내가 함께 운동한 선수들은 운동 중 부상을 입은 상태에서도 하체 워크아웃을 할 수 있다는 사실에 놀라워하는 경우가 많았다. 다른 오픈 체인 둔근 운동으로는 케이블 백, 케이블 힙 앱덕션, 리버스 하이퍼 등이 있다. 종종 백 익스텐션과 브릿지도 불편함 없이 퍼포먼스를 수행할 수 있으며 경우에 따라 루마니안 데드리프트 또는 박스 스쿼트가 허용될 수 있다.

둔근의 지나친 근육통

둔근이 매우 아프다면 뒤로 물러서서 몸이 회복할 기회를 주어야 한다. 과도한 통증은 운동을 너무 많이 했다는 뜻이다. 지나치게 아픈 상태에서는 성장을 촉진할 수 없다. 하지만 신체의 다른 부위를 훈련할 수는 있다. 레그 익스텐션이나 레그 컬과 같은 다리 고립 운동을 하거나 상체 운동을 하기에 좋은 시기일 수 있다. 또는 공원에서 길게 산책을 하고 충분한 수면을 취한 후 다음 날 정상적인 훈련을 재개할 수도 있다.

기립근의 지나친 근육통

데드리프트, 굿모닝, 스쿼트 등을 무리하게 하면 기립근이 과도하게 아플 수 있다. 통증을 완화하려면 체중만 사용하거나 가벼운 덤벨을 들고 하는 워킹 런지, 스텝업, 불가리아 스플릿 스쿼트, 싱글 레그 루마니안 데드리프트 등의 운동을 높은 반복 횟수로 해보라. 통증 정도에 따라 글루트 브릿지와 프로그 펌프, 래터럴 밴드 운동 및 기타 외전 운동을 수행할 수 있다.

내전근의 지나친 근육통

내전근은 일반적으로 다양한 스쿼트 및 런지 베리에이션으로 인해 통증이 발생하지만 매우 좁은 스탠스에서 스쿼트, 데드리프트 및 힙 쓰러스트는 여전히 수행할 수 있다. 내로우 스탠스에서 하이박스 스쿼트와 같이 움직임의 상단 절반만 수행하는 부분 동작을 할 수도 있다. 또 다른 옵션은 상체 훈련에 집중하고 레그 컬 및 레그 익스텐션과 같은 고립 다리 운동과 래터럴 밴드 운동 및 기타 외전 운동을 수행하는 것이다. 무릎 밴드를 이용한 둔근 브릿지 운동도 이런 경우에 효과적이다.

대퇴사두근의 지나친 근육통

대퇴사두근에 통증이 있다면 런지, 스플릿 스쿼트, 피스톨, 스텝업과 같은 모든 더블 레그 스쿼트 베리에이션과 싱글 레그 베리에이션을 포함한 스쿼트 움직임 패턴이 거의 불가능하다. 힙 쓰러스트는 대퇴사두근을 상당히 많이 사용하므로 힙 쓰러스트 베리에이션도 피해야 한다. 하지만 둔근과 후방 사슬은 여전히 훈련할 수 있다. 데드리프트, 루마니안 데드리프트, 백 익스텐션, 스윙, 리버스 하이퍼, 굿모닝 및 풀스루와 같은 모든 고관절 힌지 운동은 대퇴사두근을 목표로 하지 않고 둔근을 작동시킨다. 또한 발의 위치 높인 브릿지 패턴(발 높이가 올라간 세팅은 대퇴사두근의 텐션이 햄스트링으로 전달됨), 킥백 베리에이션, 측면 밴드 운동, 상부 둔근을 위한 외전 운동도 할 수 있다.

햄스트링의 지나친 근육통

햄스트링이 아프다면 고관절 힌지 움직임과 후방 사슬을 대상으로 하는 단일 관절 무릎 굴곡 운동을 피하는 것이 좋다. 즉, 레그 컬이나 데드리프트 베리에이션은 하지 않는 것이 좋다. 햄스트링은 힙 쓰러스트와 둔근 브릿지에도 관여하므로 뒤꿈치를 높인 고블릿 스쿼트나 프런트 스쿼트처럼 몸통을 똑바로 세우고 하는 무릎 위주의 스쿼트 동작이 좋다. 런지나 불가리안 스플릿 스쿼트와 같은 짧은 보폭의 싱글 레그 베리에이션도 좋다. 또한 충분한 볼륨의 래터럴 밴드 운동과 외전 운동을 수행할 수도 있다.

부상에서 회복하기

부상을 당하는 것과 가벼운 문제에는 차이가 있다는 것을 인식하는 것이 중요하다. 단순한 통증에서도 운동은 계속할 수 있다. 통증이 있는 부위를 주변으로 훈련해야 할 수도 있지만 여전히 훈련할 수 있다. 예를 들어 사소한 접질림이나 지나치게 아픈 근육으로 인해 불편함을 느낀다고 가정해보자. 방금 읽은 것처럼 불편함과 통증을 주변으로 훈련하면 헬스장에서 일관성을 유지하는 데 도움이 되고 새로운 기술과 훈련 전략에 눈을 뜨게 될 수도 있다. 더 중요한 것은 특별한 치료 없이도 문제가 빨리 사라지는 경향이 있다는 것이다.

반면에 부상을 입었을 때는 훈련을 완전히 중단해야 할 수도 있으며, 치유 과정을 가속화하기 위해 특정 프로토콜을 사용해야 한다. 예를 들어 심한 근육 좌상, 관절 염좌 또는 골절이 발생했다고 가정해보겠다. 부상의 성격과 위치에 따라 특정 운동을 수행하고 통증을 중심으로 훈련할 수 있지만 그렇게 한다고 해서 상황이 극적으로 개선되지는 않는다. 요컨대, 부상 부위 주변의 훈련은 일반적으로 몇 주 또는 몇 달에 걸쳐 진행되는 부상 부위의 치유를 가속화하는 데 큰 도움이 되지 않는다.

그렇다면 심각한 부상을 입은 후 회복 기간을 단축하기 위해 어떤 전략을 실행할 수 있을까?

다행히도 나는 이 책을 집필하는 동안 심각한 둔근 파열을 견뎌냈다. 나는 그때까지 엉덩이 근육이 파열된 사례를 들어본 적이 없었다. 또한 엉덩이 근육 파열에 관한 연구나 문헌도 존재하지 않는다. 그러나 이것은 결과적으로 전화위복이 되었다. 그 덕분에 나는 과학적으로 입증된 최선의 방법들을 바탕으로 나만의 접근법을 고안할 수 있었기 때문이다. 앞으로 몇 페이지에 걸쳐 설명할 프로토콜은 둔근을 재활하고 가능한 한 빨리 훈련으로 돌아가는 데 중점을 두었지만, 내가 사용한 전략과 방법은 모든 유형의 부상에 적용할 수 있다. 먼저 파열이 어떻게 발생했는지 설명한 다음, 회복을 가속화하고 몸이 회복되는 동안 최대한 많은 스트렝스를 유지하기 위해 무엇을 했는지 설명하겠다.

대부분의 부상과 마찬가지로 내 몸은 내 상태가 100%가 아니라고 말하려고 했다. 독감에 걸렸다는 느낌이 들었지만 둔근을 단련하고 싶었기 때문에 그 신호를 무시했다. 나는 체중 백 익스텐션, 프로그 펌프, 엑스트라 레인지 사이딩 힙 앱덕션, 머신 시팅 힙 앱덕션의 두 세트로 구성된 가벼운 둔근 워크아웃을 했다. 돌이켜보면 다음 날 아침에 일어났을 때 몸이 아팠을 뿐만 아니라 왼쪽 둔부 위쪽에 딱딱한 덩어리가 옆으로 퍼져 있었기 때문에 하루를 쉬어야 했다. 그 후 10일 동안 나는 아파서 어떤 훈련도 할 수 없었다. 몸이 나아지기 시작하고 다시 훈련할 준비가 되었을 때 둔부의 부기는 여전히 가라앉지 않았지만, 테스트를 해본 결과 통증 없이 스쿼트와 데드리프트가 가능했다.

두 번의 하체 워크아웃을 하고 585파운드의 데드리프트를 쉽게 해냈기 때문에 둔근에 무슨 일이 일어나고 있든 괜찮을 거라고 믿게 되었다. 그런데 일이 벌어졌다.

이틀 후 둔근이 괜찮아졌다고 생각한 나는 노틸러스 글루트 드라이브에서 두 세트의 힙 쓰러스트를 했다. 두 번째 세트를 마친 직후, 나는 뭔가 잘못되었다는 것을 알았다. 통증이 심해서 제대로 걸을 수가 없었다. 그 후 며칠 동안 왼쪽 둔근이 정상 크기의 두 배로 부풀어 올랐다. 뭔가 심각하게 잘못되었다는 것을 깨달은 나는 MRI를 찍었는데, 대둔근 상부에 심한 파열과 함께 거대한 혈종과 출혈이 있었다.

흥미로운 점은 스쿼트와 데드리프트는 하부 대둔근을 단련하기 때문에 괜찮았지만, 힙 쓰러스트는 대둔근 전체를 단련하기 때문에 괜찮지 않았다는 점이다. 아프기 직전에 발생한 경미한 좌상에 대해 현명하게 훈련했다면 아마 괜찮았을 것이다. 하지만 불편함을 무릅쓰고 힙 쓰러스트 훈련을 강행한 것이 궁극적으로 부상의 원인이 되었다.

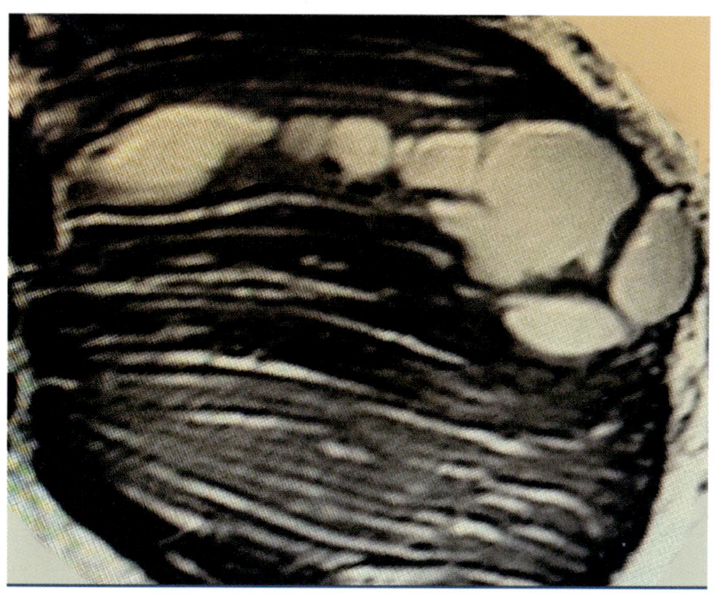

(부상 당시) 찢어진 둔근의 MRI 이미지

둔근 파열은 불쾌한 일이었지만, 증거 기반 프로토콜을 검토하고 실천함으로써 회복 기간을 단축하고 스트렝스와 근육 크기를 유지하는 데 도움이 되었다. 또한 정신-근육 연결을 강화할 수 있었기 때문에 다행이라고 생각한다. 프로토콜을 실천하고 나니 부상 전보다 부상 후 내 몸에서 일어나는 일을 더 잘 파악할 수 있게 되었다. 프로토콜의 효과를 정량화하기는 어렵지만, 의사로부터 받은 의학적 피드백에 따르면 내가 입은 부상 유형에 대한 표준 회복 기간은 12주였던 반면, 나는 6주 이내에 완전한 스트렝스로 돌아갈 수 있었다. 심각한 근육 좌상 부상을 당했을 때 내가 했던 방법과 여러분 역시 할 수 있는 방법을 소개한다.

멘탈 이미지 트레이닝

멘탈 이미지 트레이닝은 퍼포먼스 향상을 위한 도구로 오랫동안 사용되어왔다. 음악가가 모든 음을 치는 모습을 상상하거나, 골퍼가 완벽한 퍼팅을 상상하거나, 격투기 선수가 기술을 정신적으로 연결하거나, 연설자가 연설의 모든 측면을 상상하거나, 운동선수가 리프팅을 완벽하게 수행하는 모습을 상상하는 것을 떠올려보라. 모든 예에서 사람은 자신이 연마하고자 하는 동작을 머릿속으로 시각화한다. 이러한 정신적 반복 작업은 실제로 그 동작을 수행하는 것처럼 뇌에서 같은 부위를 활성화하기 때문에 신체적으로 퍼포먼스를 하는 것만큼이나 효과적이라는 것이 연구에 의해 입증되었다.

트레이닝과 운동에서는 정신적 이미지 전략으로 두 가지가 있다. 첫 번째는 퍼포먼스를 위한 훈련을 보완하기 위한 것으로, 일반적으로 복합적이고 보다 기술적인 리프팅과 관련이 있다. 예를 들어 파워리프팅 대회 일주일 전에 최대 힘으로 스쿼트를 하는 모습을 반복해서 상상하거나 올림픽 역도 대회 전에 클린 앤 저크를 하는 모습을 상상하면 리프팅을 성공할 확률이 높아질 수 있다.

두 번째 전략은 부상 중에도 스트렝스와 기능을 유지하는 데 중점을 둔 것이다. 예를 들어 움직이지 못하는 상태에서 워크아웃을 수행하는 자신의 모습을 시각화하면 회복을 가속화하고 근육 위축을 최소화하거나 예방할 수 있다. 예를 들면, 스트렝스 훈련 워크아웃을 상상할 수 있고 단일 관절 운동 또는 등척성으로 최대한 강하게 근육을 수축시키는 것을 이미지 트레이닝 할 수 있다.

시각화는 1인칭 또는 3인칭으로 할 수 있다. 1인칭으로 시각화할 때는 자신의 시점을 통해 동작을 퍼포먼스하는 자신을 상상한다. 3인칭으로 시각화할 때는 자신 또는 다른 사람이 외부의 관점에서 수행하는 것을 상상한다. 연구에 따르면 1인칭으로 시각화하면 더 나은 결과를 얻을 수 있으며, 일부에서는 3인칭 정신 이미지보다 3배 더 효과적이라고 추정한다. 하지만 1인칭과 3인칭의 신경계 적응이 다르다는 연구 결과도 있다. 이러한 이유로 1인칭이 더 효과적이라는 결과가 나오기는 했지만, 일반적으로는 두 가지 방법을 모두 사용하는 것이 좋다.

나는 둔근이 찢어졌을 때 1인칭 정신 이미지 훈련을 우선적으로 한 다음 프로토콜을 진행하면서 짧은 기간 동안 3인칭 시각화 훈련으로 보완했다. 내가 한 방법은 다음과 같다.

먼저 어둡고 조용한 방에 누워 성공할 수 있는 환경을 조성했다. 집중을 방해할 수 있는 모든 외부 자극을 제거한 후, 집중력을 내면으로 끌어당겼다. 체육관에서 실제로 운동하는 것처럼 동작을 취하는 내 모습을 상상했다. 최대한 생생하게 상황을 상상했다. 에너지 드링크를 들고 글루트 랩의 모든 TV를 켜고 음악을 크게 틀어 몸을 풀었다. 그렇게 다음 워크아웃을 시작했다.

힙 쓰러스트	3세트 10회
스쿼트	3세트 10회
런지	2세트 12회
백 익스텐션	2세트 12회
시티드 힙 앱덕션	1세트 20회

전체 훈련 세션은 머릿속으로 진행했지만 웨이트 부하, 올바른 포지션 설정, 각 동작 실행, 운동 중 근육이 수축하는 모습, 세트 사이 휴식 등 최대한 디테일하게 상상하려고 노력했다. 각 운동을 실제로 퍼포먼스를 할 때와 같은 자세와 호흡을 취하고 힘든 세트를 마쳤을 때의 느낌을 상상했다. 처음에는 움직이지 않았기 때문에 근육을 최대한 수축하거나 몸을 움직이지는 않았지만, 저항을 상상하는 것만으로도 근육이 조금씩 활성화되었다. 끝났을 때는 땀이 나고 심박수가 높아져 실제 워크아웃을 한 것 같은 기분이 들었다. 가장 좋은 점은 세트 사이에 오래 쉬지 않았기 때문에 전체 훈련 시간이 10분밖에 걸리지 않았다는 점이다. (나는 세트 사이에 약 20초 동안만 마음을 쉬게 하여 뇌가 '회복'하고 최대한 집중할 수 있도록 했다.)

나는 회복 기간 동안 매일 이 멘탈 이미지 트레이닝을 하면서 천천히 12분, 나중에는 1인칭과 3인칭 시각화를 모두 사용하는 15분 세션까지 진행했다. 약 일주일이 지나자 나는 작은 크기의 움직임을 멘탈 이미지 트레이닝에 적용할 수 있었다. 닐링 포지션에서 몸통과 고관절을 작은 범위로 움직이면서 워크아웃을 하는 내 모습을 상상했다. 2주 후에는 힙 쓰러스트는 소파에 기대고, 스쿼트와 데드리프트는 서서 하는 등 좀 더 현실적으로 워크아웃을 할 수 있었다. 3주차에는 훨씬 더 넓은 범위의 동작을 할 수 있었다.

멘탈 이미지 트레이닝을 시작한 지 약 2주가 지나자 시각화 요소가 향상되었을 뿐만 아니라 컨디션도 훨씬 좋아지기 시작했다는 것을 깨달았다. 둔근이 덜 아프고 체육관에서 상체 움직임과 레그 익스텐션, 레그 컬 등 훨씬 더 많은 동작을 할 수 있었고 부상이 재발하지 않았다. 5주 만에 나는 다시 둔근 트레이닝을 시작했고 부기, 멍, 불편함은 모두 사라졌다. 게다가 훈련에 복귀했을 때 나는 좋은 폼으로 움직이고 있었고 스트렝스나 근육 크기도 많이 줄어들지 않았다. (이 모든 것은 내가 실행한 다른 전략들 덕분일 수 있는데, 이에 대해서는 곧 설명하겠다.)

멘탈 이미지 트레이닝이 얼마나 효과적인지 알았기 때문에 앞으로는 큰 개인 기록을 앞둔 주와 같이 부상을 당하지 않았을 때에도 연중 중요한 시기에 이 방법을 사용할 계획이다. 스포츠를 하거나 올림픽 역도처럼 복잡한 운동을 한다면 매주 또는 매일 멘탈 이미지 워크아웃을 수행하면 도움이 될 것이다.

매주 또는 매일 멘탈 이미지 트레이닝을 하지 않더라도, 다치거나 아플 때와 같이 필요할 때 사용할 수 있도록 늘 준비하는 것이 좋다. 또는 휴가 중이라 헬스장에 갈 수 없거나 기운이 떨어져서 아무것도 하지 않는 것에 대해 죄책감을 느끼지 않고 생산성을 높이고 싶을 수도 있다. 이런 상황에서는 멘탈 워크아웃을 통해 짧은 시간 안에 실제 워크아웃에서 얻을 수 있는 신경계 효과를 누릴 수 있다.

교차 교육 훈련

교차 교육Cross-education은 1800년대 후반에 발표된 연구에서 처음 설명되었다. 연구자들은 신체의 한쪽만 훈련하면 다른 쪽은 훈련하지 않았음에도 불구하고 강해진다는 사실을 발견했다. 이는 스트렝스 트레이닝을 통해 생성된 신경계 적응이 한쪽만 훈련해도 양측으로 작용하기 때문이다.

나는 한쪽 둔근만 찢어졌기 때문에 반대쪽에서 많은 움직임을 수행할 수 있었다. 어떤 운동을 할 수 있고 불편함을 일으키는 운동은 어떤 것인지 알아내기 위해 몇 가지 실험을 해야 했다. 예를 들어 나는 오른쪽 다리로 바디웨이트 불가리안 스플릿 스쿼트와 덤벨 싱글 레그 루마니안 데드리프트를 할 수 있다는 것을 알았다. 나는 여유를 가지고 세트와 횟수를 낮게 유지했다. 8회씩 2세트. 회복 프로그레션이 진행되면서 결국에는 투업/원다운 방법을 포함하는 인핸스드 이센트릭 싱글 레그 힙 쓰러스트를 시작했다(13장 참조).

교차 교육 훈련에서 최상의 결과를 얻으려면 동일한 프로토콜을 따르는 것이 좋다. 처음에는 체중으로만 시작하고, 자신에게 맞는 운동만 퍼포먼스를 수행하며, 느낌에 따라 프로그레션을 진행해라. 통증이 느껴진다면 회복 속도가 느려질 뿐이라는 점을 기억해라. 불편함을 유발하거나 문제를 악화시키지 않는 운동을 선택해야 한다. 볼륨, 부하, 노력을 조절하고 기분이 좋은 다양한 싱글 레그 운동을 시작해라.

등척성 수축

부상을 당했을 때 등척성 수축을 하면 스트렝스와 근육량을 유지하는 데 도움이 될 수 있지만, 많은 사람이 이를 과도하게 수행하기 때문에 자칫 위험할 수 있다. 처음에는 신경계 적응을 유지하고 협응력이 약화되지 않도록 하며 제1형 근섬유 위축을 예방하는 효과가 있으며, 시간이 지나면서 운동 강도가 충분히 높아지면 제2형 근섬유 위축도 예방할 수 있다. (제2형 근섬유는 전체적인 몸매를 담당하는 더 큰 근섬유로, 강한 힘을 내고 피로에 약한 특징을 가진다.)

등척성 수축 전략을 사용하려면 부상 부위와 관련된 근육을 10초 동안 수축하고 10초 동안 휴식을 취한 다음 이를 3분 동안 반복한다. 예를 들어 나는 통증 역치 이하로 유지하면서 양쪽 둔근을 수축했다. 즉, 조금이라도 더 세게 조이면 약간의 통증을 느끼는 정도를 기준으로 삼았다. 처음에는 최대 자발적 등척성 수축(MVIC maximum voluntary isometric contraction)의 약 10%만 수축할 수 있었지만, 몇 주 후 둔근이 회복되면서 약 60%까지 수축할 수 있었다. 또한 오른쪽 둔근은 부상을 당하지 않았기 때문에 오른쪽으로는 최대 등척성 수축을 수행했다.

다른 프로토콜과 마찬가지로 수축 수준과 훈련 퍼포먼스 시간을 꾸준히 늘리는 것이 핵심이다. 회복 기간이 끝날 무렵에는 최대 6분 동안 등척성 운동을 수행할 수 있었다. 4주 후에는 불편함 없이 왼쪽 둔근을 최대로 수축할 수 있었다. 운동 다음 날에는 항상 둔부의 덩어리가 점점 작아지는지 주의 깊게 관찰했다. 어느 날은 너무 무리해서 덩어리가 작아지기는커녕 더 커지는 것을 느꼈고, 이는 과욕을 부리지 말아야 한다는 경각심을 일깨워주었다. 나는 등척성 운동을 하루 쉬었다가 바로 뒤로 돌아와서 좀 더 점진적인 방식으로 훈련했다.

원심성 수축

나는 재활 기간 동안 원심성 수축을 사용하지 않았지만, 많은 문헌에서 도움이 된다는 보고가 있어서 말하고 싶다. 기분이 나아지기 시작했을 때, 벤치에 엎드리고 파트너가 원심성으로 저항을 가해주는 힙 익스텐션을 수행할 수 있었다. 또한 브릿지를 할 때도 파트너가 원심성 저항을 만들어주는 방법도 사용했다. 나는 투업/원다운 방식을 사용했지만 원심성 훈련 형태로 훨씬 더 많은 것을 할 수 있었다. 노르딕 햄 컬은 햄스트링 부상을 입은 운동선수들의 재활과 빠른 경기 복귀에 필수적인 운동이다.

대체 요법: 가벼운 마사지, 온열 및 냉찜질 요법 등

정신 이미지 훈련, 교차 교육 훈련, 등척성 및 원심성 수축 외에도 가벼운 마사지, 폼롤링, 아주 가벼운 스트레칭, 냉온 요법과 같은 방법을 사용할 수 있다. 예를 들어 나는 매일 밤 5분 정도 다친 둔근을 가볍게 마사지했는데 이것이 도움이 된 것 같았다. 이러한 활동이 해당 부위에 신선한 혈액을 공급하고 면역 및 림프계가 이물질을 제거하고 부어오르고 멍든 조직의 균형을 회복하는 데 도움이 되었을 수도 있고, 단순히 플라시보 효과일지라도 도움이 되었다. 어느 쪽이든 나는 시간이나 돈을 많이 들이지 않았기 때문에 시도해보는 것도 나쁘지 않다고 생각했다.

많은 사람이 통증과 부상을 치료하기 위해 온열 및 냉찜질 요법을 사용한다. 얼음찜질, 냉욕, 크라이오테라피 등의 냉요법은 혈류와 염증, 통증을 감소시키고, 사우나나 온욕 등의 온요법은 혈류와 결합 조직의 탄력을 증가시키면서 통증을 감소시키는 효과가 있다. 나는 둔근 부상을 치료하기 위해 온요법이나 냉요법을 받지는 않았지만, 언급할 만한 가치가 있으며 어떤 상황에서는 매우 중요하다.

이러한 대체 요법이 기적을 일으키지는 못하지만, 간단하고 저렴하며 올바르게 교정하면 부상 부위가 치유되는 동안 시행할 수 있는 안전한 전략이다. 또한, 아무것도 하지 않고 가만히 앉아 있는 것이 아니라 적극적으로 움직이기 때문에 기분이 좋아진다. 핵심은 너무 많은 것을 하려고 하지 않는 것이다.

많은 사람이 회복은 어려운 작업이라고 잘못 생각한다. 그 결과 너무 세게, 너무 빨리(공격적으로 스트레칭을 하거나, 연부조직 치료를 너무 많이 하거나, 부상을 입은 상태에서 운동을 하는 등) 자신을 몰아붙이다가 결국 완전히 회복하지 못한다. 훈련도 마찬가지이다. 사람들은 하루에 한 시간씩, 일주일에 6일을 반드시 단련해야 한다고 생각하고, 그렇지 않으면 모든 것을 잃을 것이라고 생각한다. 하지만 식단과 기타 생활 습관만 잘 관리한다면 일주일에 두 번, 40분 정도만 트레이닝을 해도 체력과 스트렝스를 유지할 수 있다. 나는 부상을 당하면서 이 사실을 깨달았다. 사실 이렇게 적은 볼륨으로 운동하면서 체격과 스트렝스를 부상 전과 같은 수준을 유지하긴 어렵다. 하지만 아무것도 하지 않고 6주 동안 소파에 누워만 있었다면 아마 스트렝스와 근육량이 30% 정도 감소했을 것이다.

당연한 말이지만, 부상을 악화시키지 않는 범위 내에서 잘 먹고, 충분한 수면을 취하고, 일상생활 활동을 수행하면서 몸을 관리해야 한다. 그리고 자신의 기분에 따라 프로그레션을 진행해야 한다. 방금 설명한 프로토콜은 둔근 부상에 대한 것이지만, 다른 근육을 다쳤을 경우에도(뼈가 찢어지지 않았다는 가정하에) 도움이 될 것이다. 이 프로토콜은 유지하기 쉽고 일정을 지키기 쉽다. 매일 하다가 회복하면서 서서히 횟수를 늘려도 된다. 매일 기분이 나아진다면 제대로 하고 있는 것이다. 기분이 나빠진다면 너무 많이 하고 있는 것이다. 적절한 균형을 찾고 일관성을 유지하면 부상 전에는 사용하지 않았던 새로운 도구로 훈련을 재개할 수도 있다.

둔근 불균형

일반적인 믿음과는 달리 둔근 불균형은 흔한 현상이며 정상적인 인간 현상으로 생각해야 한다. 불균형을 정상화하기 위해 노력해야 하지만 완벽한 대칭을 기대해서는 안 되며, 한쪽 둔근이 다른 쪽보다 더 강하게 작동한다고 해서 당황할 필요도 없다. 거의 모든 내 고객은 스쿼트를 할 때 한쪽으로 약간 쏠리고, 다양한 둔근 운동 중에 한쪽 둔근이 더 많이 활성화되는 것처럼 보이며, 한쪽 둔근이 다른 쪽보다 약간 더 큰 경우가 있다. 이러한 불균형을 유발할 수 있는 몇 가지 요인이 있다.

하나는 방금 말한 것처럼 완벽한 대칭을 이루는 사람은 없다는 것이다. 대부분의 사람들은 움직임 중에 선호하는 우세한 손이나 다리를 가지고 있다. 오른손잡이는 일반적으로 왼쪽 다리로 점프하기 때문에 왼쪽 고관절 신전근이 오른쪽보다 더 강하고 오른쪽 고관절 굴곡근이 왼쪽보다 더 강한 경향이 있다. 이는 정상으로 간주해야 한다.

골퍼에게 둔근 불균형을 피하기 위해 연습 스윙을 100번 한 다음 반대쪽으로 전환하여 100번 더 스윙을 하라고 한다고 상상해보라. 그러면 골퍼의 움직임 패턴과 운동 조절 능력을 연마할 수 있는 시간이 줄어든다. 삶과 스포츠 모두에서 일반적으로 더 강한 쪽을 선호하는 것이 더 효과적이기 때문에 이는 나쁜 조언이 될 수 있다.

불균형을 유발할 수 있는 두 번째 요인은 기존의 부상, 통증 증상 또는 부상 후 재활이 제대로 이루어지지 않은 경우다. 예를 들어 발목 염좌 후 둔근이 억제된다는 연구 결과가 있다. 중요한 점은 어떤 종류의 통증 신호도 동작을 담당하는 근육을 억제한다는 것이다. 이는 신체가 해당 부위를 계속 다치는 것을 방지하고 치유하기 위한 자기 보호 메커니즘일 가능성이 높으며, 실제로 움직임 패턴을 변화시킨다. 이러한 변화는 시간이 지남에 따라 불균형을 초래할 수 있으며, 부상을 제대로 재활하지 못해 수년 동안 한쪽을 다른 쪽보다 더 많이 사용하게 되는 경우는 드물지 않다.

어린 시절이나 청소년 시절 부상 후 회복 기간 동안 위축된 근육을 재건하지 않고 다시 훈련에 뛰어든 적이 몇 번이나 있는지 생각해보라. 다음은 이러한 상황을 이해하는 데 도움이 되는 예시이다. 발목을 삔 후 6주 동안 훈련이나 스포츠를 하지 않았다고 가정해보겠다. 절뚝거리며 몸의 한 쪽을 편향적으로 사용했다. 6주 동안 체중의 대부분을 지탱해온 건강한 쪽은 튼튼한 상태를 유지하지만, 약한 쪽은 약간의 크기와 스트렝스가 감소한다. 다시 훈련으로 돌아가면 약한 쪽을 다시 개발하는 데 집중하고 있는가? 아마 아닐 것이다. 그냥 평소처럼 훈련을 하면서 균형을 되찾을 것이라고 가정한다. 때로는 그렇게 되기도 하지만 그렇지 않은 경우도 많기 때문에 시간이 지날수록 불균형이 더욱 뚜렷해진다. 결국 한쪽 둔근이 다른 쪽 둔근보다 훨씬 더 커지고 평생 동안 그쪽을 선호하게 된다.

세 번째 요인은 둔근을 담당하는 신경의 손상일 수 있다. 이는 심각도에 따라 개선하고 고칠 수 있는 경우도 있고 그렇지 않은 경우도 있다.

네 번째 이유는 단순히 해부학적 차이 때문이다. 근육, 부착 지점 또는 신경 분포가 다른 사람들의 사례가 가끔 문헌에서 보고되고 있다. 한 보고서에서는 다른 사람보다 근복부가 더 있는 사람에 대해 보고하였는데 이는 지금까지 한 번도 본 적이 없는 것이다!

중요한 것은 완벽하게 대칭인 둔근을 가질 수는 없지만, 다음 페이지에 설명된 전략을 통해 이를 예방하거나 정상화할 수 있다는 것이다.

둔근 불균형을 예방하는 방법

둔근 불균형을 완전히 예방할 수는 없지만, 우세한 쪽이 있다는 것을 인식하고 약한 쪽을 더 열심히 운동하여 훈련의 균형을 맞추려고 노력하는 것만으로도 균형을 맞출 수 있다. 이것이 바로 스트렝스 트레이닝의 가치이다. 스포츠 고유의 역학적 특성을 손상시키지 않으면서 특정 운동을 통해 신체의 한쪽에 집중하고 고립시킬 수 있다. 예를 들어 둔근 불균형을 예방하기 위해 약한 쪽을 먼저 운동할 수 있다. 싱글 레그 힙 쓰러스트 퍼포먼스를 할 때 오른쪽 다리가 우세하다면 왼쪽 다리로 세트를 시작해라.

또 다른 유용한 전략은 양측 리프팅을 촬영한 다음 한쪽이나 다른 쪽으로 너무 극적으로 이동하지 않는지 확인하는 것이다. 예를 들어 바로 뒤에서 데드리프트를 하는 모습을 촬영했는데 왼쪽으로 약간 이동하는 것을 발견했다고 가정해보겠다. 이제 이를 큐로 삼아 다시는 이런 일이 일어나지 않도록 움직임에 주의를 기울일 수 있다. 셀프 촬영을 하는 습관을 들이면 약점을 확인하고 이를 해결하는 토대를 다질 수 있다.

프리 웨이트는 양쪽 근육을 동등하게 사용하도록 유도하기 때문에 훈련의 균형을 맞추는 데도 좋다. 레그 프레스나 스미스 머신과 같은 기구로만 훈련하면 웨이트가 항상 일정하게 움직이기 때문에 자신도 모르게 한쪽 다리로 더 많이 밀어붙일 가능성이 있다.

둔근 불균형을 정상화하는 방법

둔근 불균형을 정상화하기 위해 내가 현재 가장 좋아하는 방법은 여성의 경우 5~10파운드의 발목 웨이트를, 남성의 경우 10~20파운드의 발목 웨이트를 약한 쪽만 사용하여 싱글 레그 리버스 하이퍼를 수행하는 것이다. 일주일에 최대 5회까지 2~3세트를 할 수 있다.

싱글 레그 리버스 하이퍼는 둔근을 분리하는 데 가장 좋은 힙 익스텐션 운동이기 때문에 내가 좋아하는 운동이다. 물론 수많은 고관절 외전 운동들도 효과가 있지만, 이런 운동들은 일반적으로 하부 둔근보다 상부 둔근을 훨씬 더 잘 단련한다. 당신은 정말로 잘 작동하는 힙 익스텐션 운동을 원하고 대부분의 싱글 레그 움직임은 너무 많은 다른 근육을 작동시킨다. 런지, 스텝업, 스플릿 스쿼트, 피스톨과 같은 싱글 레그 스쿼트 운동의 베리에이션은 대퇴사두근을 매우 잘 발달시키기 때문에 둔근의 불균형을 최소화하기 위해 이러한 운동을 하면 대퇴사두근 불균형이 발생할 수 있다. 싱글 레그 루마니아 데드리프트 및 싱글 레그 45도 하이퍼와 같은 싱글 레그 고관절 힌지 운동은 햄스트링이 많은 기여를 하므로 약한 쪽만 작동하여 햄스트링을 과도하게 발달시킬 수 있다. 싱글 레그 힙 쓰러스트도 대퇴사두근, 햄스트링, 내전근을 많이 사용한다. 그러나 싱글 레그 리버스 하이퍼는 고중량을 사용하지 않는다면 주로 둔근(일부 햄스트링도 사용)에 집중할 수 있고, 강한 정신-근육 연결을 통해 둔근을 분리하는 데 뛰어난 운동이다.

리버스 하이퍼 머신이 없다면 벤치, 글루트 햄 디벨로퍼 또는 테이블과 같이 높고 안정적인 평평한 표면을 사용하여 리버스 하이퍼 운동을 수행할 수 있다. 몸통을 올려놓을 기구가 없다면 벽에 기대어 몸을 숙이고 발목에 체중을 싣고 싱글 레그 킥백을 수행하면 리버스 하이퍼 동작을 모방한 퍼포먼스를 할 수 있다.

또한 한쪽으로 치우치지 않도록 양쪽 훈련이 대칭적으로 이루어지도록 해야 한다. 그리고 시간이 날 때마다 약한 쪽 둔근으로 등척성 수축 운동을 하고, 본격적인 훈련을 할 때는 약한 쪽 위주의 운동을 추가 세트로 하는 것이 좋다.

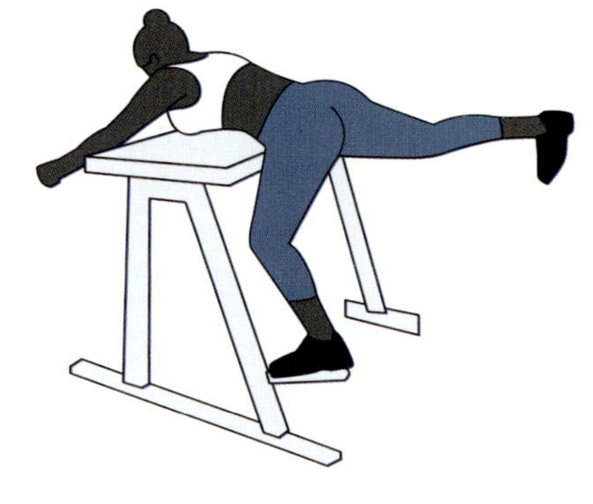

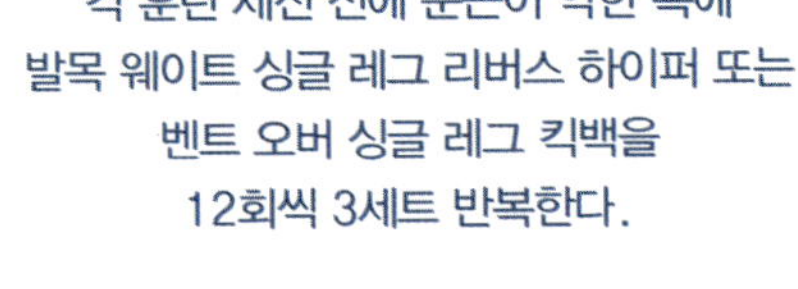

각 훈련 세션 전에 둔근이 약한 쪽에
발목 웨이트 싱글 레그 리버스 하이퍼 또는
벤트 오버 싱글 레그 킥백을
12회씩 3세트 반복한다.

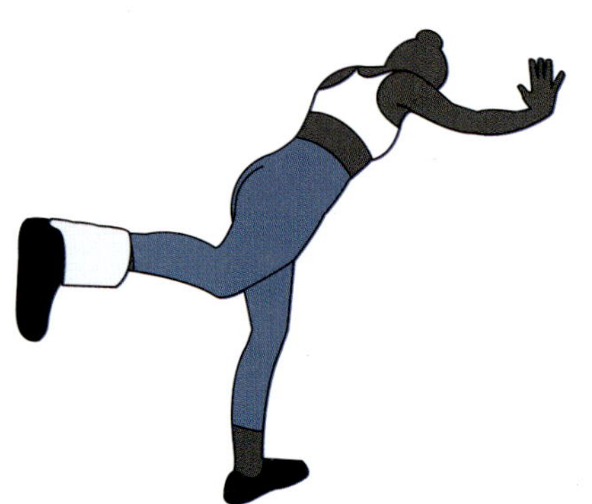

앵클 웨이트 10파운드 싱글 레그 리버스 하이퍼의 EMG 활동 (평균, MVIC로 정규화)	
둔근	50%
대퇴	10%
내전근	15%
햄스트링	50%

정체기 극복하기

다시 한 번 강조하지만, 스트렝스 트레이닝을 처음으로 시작한다면 시작하자마자 좋은 결과를 얻을 가능성이 높다. 현명하게 훈련하고 좋은 폼으로 리프팅하며 지능적으로 설계된 프로그램을 따르면 점점 더 좋은 결과를 볼 수 있다. 문제는 이러한 상승 추세가 영원히 지속되지는 않는다는 것이다.

내 신규 고객 중 일부는 대부분의 큰 리프팅과 운동에 대해 매주 5파운드 또는 추가 반복 횟수를 추가하지만 몇 달이 지나면 프로그레션 속도가 느려진다. 여전히 체중이 증가하지만 그 속도가 빠르지 않고 정체되기 시작한다. 몇 주 후에는 리프팅을 할 때 몇 파운드가 빠지기도 한다. 앞서 말했듯이, 특히 신체적 잠재력의 한계에 도달하기 시작할 때 프로그레션은 항상 웨이브 형태로 일어난다.

정체기에 접어들기 시작하는 단계에 도달하면 식단, 수면, 스트레스 관리 등 생활의 다른 측면과 훈련을 최적화하는 것이 훨씬 더 중요해진다. 사실 트레이닝 기간이 길어질수록 정체기에 더 많이 부딪히게 된다.

다음 페이지에서는 훈련이 정체기에 접어들었을 때 실행할 수 있는 종합적인 전략 목록을 확인할 수 있다.

개인 맞춤형 프로그램 만들기. 많은 리프터들이 보편적인 트레이닝 템플릿이나 대중적으로 검증된 프로그램을 따르는 것으로 한동안은 효과를 볼 수 있다. 그러나 일단 프로그레션이 멈추면 자신의 목표, 피트니스 수준, 체형에 맞는 프로그램을 만드는 것을 고려해야 한다. 나도 특정 고객에게는 일반적인 트레이닝 방식에서 벗어날 수밖에 없었지만, 고객이 가장 잘 반응하고 회복하는 방식에 세심한 주의를 기울임으로써 결과를 크게 앞당기는 데 도움을 줄 수 있었다.

전문화된 프로그램을 따르기. 나는 상급자에게는 한 번에 한 가지 리프팅이나 움직임 패턴에 초점을 맞춘 전문 프로그램을 제공한다. 스쿼트, 데드리프트, 힙 쓰러스트를 일주일에 3일씩 모두 훈련하여 동시에 강해지려고 하는 대신, 4주 동안 한 가지(예: 힙 쓰러스트)에만 집중하는 식이다. DUP 접근법을 사용할 수도 있다. 다른 움직임 패턴도 여전히 훈련하지만 특히 한 가지를 강조하여 고객이 해당 부위를 더 강하게 만드는 데 집중할 수 있도록 한다.

디로드 주를 포함하기. 이것은 프로그램 설계와 관련된 또 다른 팁이다. 상급자에게는 생각보다 드물지만, 운동량이 충분하지 않아 볼륨이나 노력을 늘려야 하는 고객들이 있다. 대부분의 상급자 고객이나 많은 트레이닝 경험을 가지고 나에게 오는 사람들은 너무 많은 볼륨을 하고 있다. 게다가 그들은 너무 오랫동안 너무 강하게 운동을 해왔다. 조금 뒤로 물러서서 몸이 회복하고 적응할 수 있는 기회를 주는 것만으로도 훈련 퍼포먼스가 크게 향상될 수 있다.

일주일 동안 운동량을 줄임으로써 우리 몸이 볼륨에 '재감각화'될 수도 있다. 1년에 두어 번씩 몇 주 동안 부하를 줄이는 것도 도움이 될 수 있다. 다시 한 번 분명히 말하자면, 디로드를 할 때는 운동을 쉬는 것이 아니다. 여전히 헬스장에 가서 운동을 하되, 무리하게 운동하지는 않는다. 워크아웃은 전반적인 노력 측면에서 10점 만점에 6점 정도일 수 있다. 10번 할 수 있는 운동을 5번만 반복할 수도 있다. 아무것도 하지 않는 것처럼 보일 수 있지만, 이 방법은 스트렝스와 근육 성장에 더 좋다. 하지만 적당히 훈련해야만 운동 효과를 높일 수 있으며, 그렇지 않으면 계획에서 벗어나 너무 무리하게 훈련하고 싶은 유혹에 빠지게 되고, 이 경우 실제로는 디로딩을 하는 것이 아니다.

둔근 훈련량을 줄이기. 준비 상태는 항상 변화하는 체력과 피로 수준에 따라 결정된다. 스마트하고 힘든 트레이닝 세션을 완료하면 피트니스가 향상된다. 그러나 그렇게 하면 몸에 피로가 쌓이고, 피로의 정도는 수행하는 운동, 운동 강도와 세트 수에 따라 결정된다. 어떤 사람들은 항상 피곤하기 때문에 피트니스 능력이 가려지고, 피곤한 상태에서 운동할 때 근육에 더 많은 텐션을 줄 수 없기 때문에 결코 이득을 얻지 못한다.

일주일에 4번, 하루 평균 15세트씩 총 60세트의 둔근 훈련을 하고 있는데 몇 달 동안 정체 상태에 있었다고 가정해보자. 주 2회, 세션당 12세트씩 일주일에 총 24세트로 둔근을 훈련하는 것이 도움이 될 수 있다. 정기적으로 디로딩하여 훈련 스트레스를 낮추고 다시 볼륨을 서서히 올리는 방식으로 훈련 강도를 조절해야 한다. 하지만 많은 사람이 둔근 운동에 대한 기준선을 너무 높게 잡아서 제대로 회복되지 않는 경우가 많다.

변화 주기. 아인슈타인은 "같은 일을 반복해서 하면서 다른 결과를 기대하는 것은 미친 짓이다"라는 유명한 말을 남겼다. 다양한 운동, 템포, 훈련 빈도, 세트 및 반복 횟수를 실험해보라. 특히 오랫동안 같은 베리에이션과 프로그램을 연습해왔다면 다양성은 큰 도움이 될 수 있다. 내 생각에는 3~6주마다 새로운 계획을 세우는 것이 가장 좋다.

때로는 환경의 변화가 필요할 때도 있다. 최근에 샌디에이고의 새로운 체육관에서 훈련을 시작했는데, 건장한 근육질 남자들이 아무렇지도 않은 듯 무거운 부하가 걸린 바벨을 던지고 돌아다니는 모습을 볼 수 있었다. 어떤 사람들에게는 겁을 주고 많은 사람들에게는 잘못된 유형의 훈련 시설일 수 있지만, 지금 나에게는 훌륭한 환경이다. 여기서 나는 그저 극도의 호기심 때문에 박사 학위를 취득한 사람일 뿐이다. 강한 사람들로 둘러싸여 있으니 더 열심히 훈련해야겠다는 동기가 생긴다. 운동 효과가 나타나지 않는다면 잘못된 체육관이나 잘못된 환경에서 운동하고 있는 것일 수 있으며, 간단한 전환만으로도 효과를 볼 수 있다.

코치나 트레이너와 함께 운동하는 것을 고려하기. 코치와 함께 하면 누구나 도움을 받을 수 있다. 심지어 코치도 코치가 필요하다. 정체기에 접어들었고 혼자서 훈련하고 있다면 워크아웃, 프로그램 설계, 폼의 약점을 파악하고 부족한 부분을 보완해줄 수 있는 코치를 찾아 함께 훈련해라. 또는 여러분을 밀어주고 집중하게 해주는 멋진 트레이닝 파트너와 짝을 이뤄야 할 수도 있다. 스스로 자기 몸이 균형을 이루고 있다고 생각하는 것은 인간의 본능이지만, 많이 공부하고, 경험이 많고, 다른 사람의 목표 달성을 돕는 데 능숙하더라도 자신의 약점을 알지 못하는 경우가 많다.

심화 훈련 방법을 실행하기(13장 참조)**.** 숙련된 리프터는 심화 기술과 방법의 혜택을 누릴 수 있다. 이전 장에서 설명한 심화 훈련 방법을 확인하고 훈련에 적용해보라. 이렇게 하면 워크아웃에 다양하고 새로운 훈련 자극을 더할 수 있다. 하지만 기본 트레이닝을 포기하지 마라!

생활의 다른 영역을 개선하기. 앞서 말했듯이 훈련에 영향을 줄 수 있는 변수는 많다. 트레이닝을 최적화하려면 숙면을 취하고, 잘 먹고, 스트레스를 관리해야 한다. 하지만 스트레스를 완전히 없애는 것이 아니라 스트레스를 최소화하고 괴로움에서 벗어나 훈련을 최적화하는 것이 중요하다. 인생에서 도전하는 것은 좋은 일이다. 다만 너무 자주 너무 많은 도전을 하지는 마라. 인생은 스위트 스팟의 게임이며, 그 스위트 스팟을 찾아내는 것이 여러분의 몫이다.

훈련의 재미를 찾기. 운동에 지루함을 느끼는 것은 프로그레션의 정체와도 밀접한 관련이 있다. 다음 가이드라인을 따르면 이러한 주기를 깨는 데 도움이 될 수 있다. 또는 목표와 기대치를 재평가할 수도 있다. 때로는 트레이닝에 대한 사고방식을 바꿔야 할 때도 있다. 예를 들어 주로 둔근을 크게 만드는 데 집중했다면(미적 목표), 특정 리프팅 동작을 더 강하게 하는 것(퍼포먼스 목표)으로 초점을 전환해야 할 수도 있다.

프로그레션에 타임라인을 두지 말기. 목표를 세우는 것도 중요하지만, 오르막과 내리막이 있는 것이 인생이라는 사실을 인식해라. 운동에 대한 긍정적인 마음가짐을 유지하려면 목표를 상상하고 도달하는 데 몇 달 또는 몇 년이 걸릴 수도 있다는 것을 이해하면서 목표를 향해 노력하는 것이 좋다. 특정 일정에 집중하기보다는 꾸준히 즐기면서 다양한 트레이닝 전략을 시도해보는 것도 좋은 방법이다.

결과가 보이지 않는 경우

이 책에서 제공하는 전략과 조언을 따랐지만 아무런 성과가 보이지 않아서 도대체 이게 무슨 일인가 싶은가?

일대일 트레이닝을 하지 않는 한, 내가 여러분이 무엇을 옳고 그르게 하고 있는지 알기 어렵다. 내가 말할 수 있는 것은, 사람들은 종종 자신이 모든 것을 제대로 하고 있다고 생각하지만 실제로는 많은 것을 잘못하고 있다는 것이다. 자가 훈련을 하고 있다면 놓치고 있는 부분이 많을 수 있다. 폼이 엉망일 수도 있고, 식단이 체중 감량 목표에 영향을 미치고 있을 수도 있다. 운동량이 너무 많거나 적을 수도 있고, 근육을 잘 만들지 못하는 유전적 요인이 있거나, 스트레스를 많이 받고 잠을 충분히 자지 못하고 있을 수도 있다.

이것이 바로 코치나 퍼스널 트레이너와 함께 운동하는 것의 진정한 가치이다. 온라인에서 내가 만든 맞춤형 프로그램을 따르고 있다고 해도 리프팅 방법, 템포, 운동 범위, 강도와 무게를 충분히 하고 있는지 여부는 알 수 없다. 내가 직접 함께하지 않기 때문에 회원의 느낌과 프로그램에 대한 반응에 따라 조정할 수 없다.

글루트 랩에서 나와 함께 훈련하고 내가 모든 훈련 세션을 개인적으로 코치하더라도 나머지 23시간을 어떻게 처리하는지 확인하기 위해 하루 24시간 함께 있을 수는 없다. 보디빌딩은 24시간 내내 하는 스포츠이며, 여러분이 하는 모든 일이 결과에 영향을 미친다.

스스로 훈련할 때는 객관적인 시각으로 내가 놓치고 있거나 제대로 하지 못하는 부분이 있을 수 있다는 것을 이해해야 한다. 그리고 그것은 지극히 정상적인 현상이다. 나는 30년 가까이 리프팅을 해왔지만 여전히 실수를 하곤 한다. 하지만 운 좋게도 나는 훌륭한 코치들에게 둘러싸여 있고, 끊임없이 배우고, 수정하고, 적응하고 있다.

모든 것을 완벽하게 따르고 있지만 여전히 결과가 나오지 않는 것 같다면 한 걸음 뒤로 물러나서 다음 사항을 고려해보라.

- 잠을 충분히 자고 있나?
- 충분히 열심히 훈련하고 있나? 아니면 자신을 지나치게 몰아붙이고 있지는 않나?
- 프로그램을 바꿔야 하나?
- 식단이 몸매에 영향을 미치고 있나?

다른 사람을 평가하듯 자신을 평가해라. 가능하다면 존경하는 코치를 찾아 상담해라. 자신의 약점을 찾아 교정해라.

흔히 발생하는 장애물 극복하기

둔근 운동이 처음이거나, 시간이 부족하거나, 장비가 부족하거나, 둔근을 활성화하는 데 문제가 있는 경우, 이러한 문제와 기타 유사한 문제에 대한 해결책이 있다.

둔근 트레이닝 초보자

대부분의 사람들에게 가장 어려운 장애물은 시작하는 것이다. 무엇을 해야 할지, 어디서부터 시작해야 할지 몰라 막막하고 시작도 하기 전에 훈련을 포기할 수 있다. 모든 초보자가 알아야 할 몇 가지 중요한 사실이 있다.

모든 트레이너들이 말하듯이 가장 중요한 단계는 시작하는 것이다. 바벨 힙 쓰러스트에 바로 뛰어들 필요는 없다. 너무 무리하게 훈련하거나 자신을 몰아붙이지 마라. 지금은 바닥부터 시작해서 위로만 올라갈 수 있다. 긍정적인 시각을 가지고 "나는 더 나은 둔근을 만들기 위해 노력하고 있으며, 지금부터 내가 하는 모든 것이 이전에 하던 것보다 나아질 거야"라고 스스로에게 말해라. 물론 배워야 할 것이 많지만 스쿼트, 런지, 힙 힌지(데드리프트), 글루트 브릿지, 힙 쓰러스트 움직임 패턴에 익숙해지는 것만으로도 큰 진전을 이룰 수 있다. 긍정적인 마음가짐을 갖고 이 책에 설명된 프로토콜을 따라 하다 보면 어느새 최고의 자리에 오를 수 있을 것이다.

많은 사람들이 시작하기 전에 전문가가 되어야 한다고 잘못 생각한다. 그들은 이것을 훈련을 피하기 위한 구실로 사용한다. 헬스클럽에 들어가기 전에 몸매를 만들어야 한다고 말하는 사람을 생각해보라. 처음에는 누구나 처음이니까 자존심을 버리고 그냥 훈련을 시작해라.

초보자라면 체중을 이용한 움직임부터 시작하고(기본 체중 프로그램은 279쪽 참조), 힙 쓰러스트와 글루트 브릿지와 같은 둔근 위주의 운동을 우선적으로 하고, 스쿼트와 데드리프트 운동 패턴을 조금씩 섞어보라. 시간을 들여 올바른 폼을 익히고 무리하지 않도록 노력해라. 이 운동은 배우는 데 시간이 걸리는 새로운 훈련 시스템이라는 점을 인식해라. 협응력이 생기고 익숙해지면 천천히 더 복잡한 베리에이션을 추가하고 부하와 볼륨을 늘려라. 스쿼트와 데드리프트만 하는 기존의 둔근 트레이닝 방식을 따랐다면 힙 쓰러스트와 기타 둔근 위주의 움직임을 추가하고 거기서부터 시작해라. 샘플 프로그램 템플릿은 다음과 같다.

월요일, 수요일, 금요일:
체중 스쿼트, 힙 쓰러스트 또는 글루트 브릿지, 루마니안 데드리프트 3세트 20회, 그 뒤에 고강도 런지 세트와 몇 분간의 래터럴 밴드 운동으로 마무리한다.

일관성이 중요하다. 대부분의 사람은 프로그램을 따르지 않거나 둔근을 충분히 훈련하지 않아서 더 크고 튼튼한 둔근을 만드는 데 실패한다. 원하는 몸매 목표를 달성하는 데 몇 년이 걸릴 수 있지만, 이는 괜찮다. 꾸준히 운동할수록 동작을 더 잘할 수 있다. 폼이 향상되면 스트렝스도 향상된다. 어느새 자랑스러워할 수 있는 더 크고 튼튼한 엉덩이를 갖게 될 것이다.

또한 실험을 적극적으로 받아들여야 한다. 계속 배우고 수정해야 한다. 둔근 운동에 대한 지식을 넓히기 위해 이 책을 읽고 있다면 올바른 방향으로 가고 있는 것이다. 하지만 자신에게 가장 적합한 운동과 프로그램 설계를 찾기 위해 계속 실험해야 한다. A 지점에 있는 상태에서 Z 지점에 도달하고 싶다면 하룻밤 사이에 A에서 Z로 갈 수 없다는 점을 이해해라. A에서 B로, B에서 C로 이동하면 결과를 볼 수 있다. 그런 다음 C에서 D, E로 이동하면 더 많은 결과를 볼 수 있다.

마지막으로 즐겨라. 퍼스널 트레이너로서 내 경험에 비추어볼 때, 최고의 결과를 얻고 꾸준히 운동하는 고객은 운동을 재미있게 즐기는 고객이다. 재미가 없다면 무언가 변화가 필요하다.

힙 쓰러스트 및 기타 운동을 하는 것을 부끄러워하는 경우

바벨 쓰러스트나 브리지 베리에이션은 비교적 새로운 운동이기 때문에 많은 사람이 당황하거나 부끄러워한다. 이러한 움직임 패턴의 체중 베리에이션은 오랫동안 인기가 있었지만 바벨 버전은 2006년부터 사용되었다. 힙 쓰러스트가 점점 더 인기를 얻고 있지만 일부 사람들, 특히 이전에 본 적이 없는 사람들에게는 여전히 성적인 움직임으로 반향을 불러일으키고 있다. 루마니아 데드리프트나 스티프 레그 데드리프트를 최초로 퍼포먼스하는 사람이 되었다고 상상해보라. 기본적으로 엉덩이를 내밀고 최대한 몸을 구부려야 한다. 이 동작은 성적인 동작에 가까울 정도로 섹시하지만, 리프팅으로 인정받기 때문에 더 이상 아무도 눈썹을 찌푸리지 않는다. 애드덕션 및 앱덕션 머신도 마찬가지이다. 다리를 적극적으로 벌리는 동작이지만 우리가 자주 보는 동작이기 때문에 충격적이지 않다.

힙 쓰러스트의 인기가 높아지면 덜 어색해질 것이다. 곧 다른 운동을 수행하는 것과 다르지 않을 것이다. 사람들이 이런 핑계를 대며 나를 찾아올 때 나의 첫 번째 반응은 "극복하세요!"라고 말하는 것이다. 하지만 그것이 공감할 수 있는 반응이 아니라는 것을 알기 때문에 자의식을 덜 느끼는 데 도움이 될 만한 몇 가지 권장 사항을 알려주겠다.

- 붐비는 체육관에서 운동하는 경우 벽을 마주보도록 포지션을 잡아라.
- 빈 에어로빅실처럼 다른 사람들로부터 한적한 곳이나 조용한 코너를 찾아 운동해라.
- 집에서 둔근 훈련을 많이 해라.

선택의 폭이 넓으니 부끄럽다고 둔근 운동을 피할 필요는 없다.

운동할 시간이 부족함

내가 아는 거의 모든 사람들이 매우 바쁘지만, 여전히 많은 사람들이 운동과 웰니스에 시간을 할애한다. 이해한다. 특히 운동을 특별히 좋아하지 않는다면 헬스장에 가는 것이 어려울 수 있다. 이 범주에 속한다면 일주일에 2일 또는 3일 훈련하는 스케줄을 세워보라. 만약 헬스장에 갈 시간이 많지 않다면 최소한의 장비로 집에서 할 수 있는 운동이 많이 있다.

일주일에 두 번만 운동하더라도 일주일에 두 시간 정도면 누구나 관리할 수 있는 수준이다. 또한 일주일 내내 운동을 분산해서 할 수도 있다. 예를 들어 1시간짜리 트레이닝 세션을 두 번 하는 대신 30분짜리 세션을 네 번 하는 것을 고려해보라. 현실적으로 일주일 동안의 시간을 생각하면 운동하고 좋은 결과를 얻는 데 걸리는 시간을 최소화할 수 있다. 다시 말해, 두 번의 전신 워크아웃으로 얼마나 큰 효과를 얻을 수 있는지 생각해보면 시간 핑계는 무의미해진다.

운동은 건강에 좋다는 사실을 기억해라. 물론 더 나은 엉덩이와 몸매를 원하기 때문에 둔근을 단련하고 운동을 할 수도 있지만, 장기적인 건강상의 이점을 깨닫는 것이 중요하다. 운동 시간을 계획할 때는 건강을 유지할 수 있는 습관을 만들어야 한다. 시간을 내지 못한다면 시간 관리에 실패한 것이므로 우선순위를 다시 생각해봐야 한다. 가족이 있고 일해야 하는 상황도 이해하지만, 운동의 가장 큰 이점인 건강과 활력이 있다면 더 나은 직장인이 되고 더 좋은 친구이자 가족 구성원이 될 수 있을 것이다.

일주일에 3일씩 운동하는 것이 힘들 때도 있었으니 이해한다. 하지만 선택의 여지가 있다. 하루 종일 일한다면 아침 일찍 운동을 시작해보라. 일찍 일어나는 것은 훈련이 필요하지만, 습관을 들이고 몸을 돌보는 데 전념하면 자연스럽게 습관이 된다.

집에서 트레이닝하는 방법을 배우고, 체중을 이용한 운동을 하고, 미니 밴드와 글루트 루프를 구입해보라. 여기에 더해 일주일에 두어 번만 헬스장에 갈 수 있다면 아예 가지 않는 것보다는 훨씬 낫다.

장비를 이용할 수 없는 경우

장비를 이용할 수 없거나 헬스장에 갈 수 없는 경우에도 고반복 체중 운동을 통해 많은 운동 효과를 얻을 수 있다. 맨몸 둔근 운동만 해본 적이 있다면 피스톨 스쿼트, 데드 스톱 싱글 레그 힙 쓰러스트, 사이드 라잉 힙 레이즈와 같은 심화 운동을 실패 지점까지 수행해도 훌륭한 퍼포먼스를 볼 수 있다. 그렇지만 최소한 저항 밴드(또는 글루트 루프와 같이 무릎을 감싸는 두꺼운 밴드)를 준비하는 것이 좋다. 저렴하고 공간을 많이 차지하지 않으며 집에서 하는 웨이트 워크아웃을 훨씬 더 효과적으로 만들 수 있다. 시간이 지나면서 덤벨, 케틀벨, 바벨과 벤치 등 더 많은 장비를 추가할 수도 있다.

결론부터 말하자면, 선택할 수 있는 옵션이 무궁무진하므로 장비가 없거나 체육관에 갈 수 없다는 것은 정당한 핑계가 될 수 없다.

육체적으로 힘든 직업을 가진 경우

신체적으로 힘든 직업을 가지고 있다면 훈련에 부정적인 영향을 미칠 가능성이 높다. 퍼스널 트레이너로서 나는 하루 종일 서서 움직임을 시연하고 걸어 다니는 경우가 많다. 내 자신의 워크아웃에 들어갈 때쯤이면 이미 지쳐 있다. 이 범주에 속한다면 아침에 워크아웃을 하는 것이 더 나을 수 있다. 또는 워크아웃 전에 잠깐 낮잠을 자고 식사를 한 후 한 시간 정도 휴식을 취하는 것도 좋다.

여행을 하고 있은 경우

여행 중에 할 수 있는 둔근 운동은 무수히 많다. 기본적으로 프리 스쿼트, 스플릿 스쿼트, 불가리아 스플릿 스쿼트, 런지, 스케이터 스쿼트, 스텝업, 피스톨, 싱글 레그 힙 애드덕션, 사이드 라잉 힙 앱덕션 등 모든 체중을 이용한 둔근 운동을 할 수 있다. 또한 글루트 브릿지, 힙 쓰러스트, 프로그 펌프 베리에이션(발의 위치를 높이기, 넓고 좁은 스탠스 취하기, 싱글 레그, 더블 레그로 하기)을 수행할 수 있다.

작고 휴대가 간편한 글루트 루프로는 다양한 외전 운동을 할 수 있으며, 체중 움직임에 저항력을 더할 수 있는 쉬운 방법이다. 호텔 헬스장을 이용할 수 있다면 선택의 폭이 훨씬 더 넓어진다. 대부분의 체육관에는 덤벨이 있으므로 고블릿 스쿼트, 덤벨 싱글 레그 데드리프트, 덤벨 리버스 런지, 덤벨 싱글 레그 힙 쓰러스트 등을 수행할 수 있다. 또한 많은 체육관에는 킥백 베리에이션, 케이블 힙 앱덕션, 풀스루를 할 수 있는 케이블 머신이 있다.

결국, 다양한 옵션이 있으니 휴가 중에도 둔근 워크아웃을 놓칠 염려는 없다. 다음은 소파와 의자를 활용한 호텔 워크아웃 예시이다.

- 핏-엘리베이티드 힙 쓰러스트: 20회 반복
- 싱글 레그 풋 앤 숄더-엘리베이티드 힙 쓰러스트: 각 다리 12회 반복
- 얼터네이팅 벤치 버드 독: 20회 반복
- 프로그 펌프: 50회 반복
- 데피 싯 리버스 런지: 각 다리 20회 반복
- 엑스트라 레인지 사이드 라잉 힙 앱덕션: 각 다리 30회 반복

세트 사이에 1분 휴식을 취하고 3라운드를 수행한다.

둔근이 활성화되지 않는 느낌

인간의 생리학은 이상하다. 특정 운동을 하면 둔근이 엄청나게 활성화될 때도 있고 그렇지 않을 때도 있다. 어떤 때는 둔근이 미친 듯이 불타고 미친 듯이 펌핑이 되지만, 어떤 때는 똑같은 워크아웃을 수행해도 아무것도 느끼지 못한다.

우선, 어떤 사람들은 다른 사람들보다 근육을 훨씬 더 잘 활성화한다. 이는 근육에 따라 달라지는 경향이 있다. 예를 들어 어떤 사람은 둔근이 열심히 움직이는 것을 느끼지만 광배근이나 햄스트링을 활성화하는 데 어려움을 겪을 수 있다. 다른 사람들은 대부분 근육들은 활성화를 느끼지만 둔근만 잘 못 느끼는 경우가 있다.

걱정하지 마라. 나는 둔근의 크기 및 모양과 활성에 대한 인지 능력에 선형적인 관계가 있다는 사실을 발견하지 못했다. 둔근 발달이 놀라운 고객 중 일부는 둔근 활성화에 어려움을 겪는 반면, 다른 고객은 둔근이 미친 듯이 활성화되는 것을 느끼지만 둔근이 크지 않다고 말한다.

많은 사람이 훈련을 통해 시간이 지남에 따라 둔근 활성화가 개선된다는 것을 알게 된다. 한 연구에 따르면 낮은 부하로 둔근을 활성화하면 피질척수 경로를 통해 둔근을 목표로 삼는 뇌의 능력이 향상된다고 한다. 하지만 모든 사람이 둔근 운동을 할 때마다 둔근이 열심히 작동하는 것을 느끼는 것은 아니다. 내 경우 프로그 펌프는 눈물이 날 정도로 둔근을 태우지만, 고강도 힙 쓰러스트를 할 때 둔근이 활성화되는 것을 항상 느끼지는 못하면서도, 근전도 검사를 통해 측정하면 항상 높은 수준의 둔근 활성화 수치를 기록한다.

때때로 둔근에 느껴지는 느낌에 대해 걱정할 필요 없이 좋은 폼을 사용하고 싶을 때가 있다. 예를 들어 힙 쓰러스트를 할 때 주로 대퇴사두근에서 많이 느껴진다고 해서 둔근이 작동하지 않는다는 의미는 아니며, 대퇴사두근이 활성화되는 느낌이 둔근 활성화 신호를 압도한다는 의미일 뿐이다. (참고: 다음 섹션에서 글루트 브릿지와 힙 쓰러스트에서 둔근 활성화를 높이기 위한 구체적인 팁을 제공한다.)

둔근이 느껴지지 않는다고 해서 훈련 경험을 망치고 비관적인 전망을 갖게 되면 운동 효과를 볼 수 없다. 긍정적으로 생각하고 좋은 폼을 사용하고 다양한 반복 범위에서 다양한 움직임을 수행하면서 더 강해지는 데 집중하라. 대부분의 경우 더 나은 정신-근육(또는 정신-둔근) 연결을 발달시키는 데 시간이 필요하다.

펌핑과 타는 듯한 느낌이 오지 않음

어떤 날은 운이 좋아서 높은 수준의 신진대사 스트레스를 달성할 수 있다. 다른 날에는 최선의 노력에도 불구하고 조금도 펌핑이나 타는 듯한 느낌을 받지 못할 수도 있다. 이것이 바로 아이언 게임의

본질이다. 일희일비하지 마라! 장기적인 관점을 유지해라.

적어도 일주일에 한 번은 화끈거림을 느끼고 멋진 펌핑을 해야 한다. 그렇지 않다면 펌프질과 타는 듯한 느낌을 유발하는 다음 요인을 확인해라.

- 수분 섭취
- 보충제(크레아틴 등)
- 트레이닝 전 탄수화물 섭취
- 나트륨 및 전해질 균형
- 신체 시스템의 완전한 회복
- 이전 훈련 세션에서 다룬 근육의 완전 회복
- 참신성
- 근육을 짧게 만드는 운동(예: 래터럴 밴드 워크)
- 근육에 지속적인 텐션을 가하는 운동(예: 힙 쓰러스트)
- 빠른 속도로 일정한 텐션을 반복하는 운동
- 반복 횟수 범위
- 휴식 기간

피지크 트레이닝 솔루션

나는 소셜 미디어와 블로그에서 주로 엉덩이의 외형과 관련된 질문을 많이 받는다. 내가 가장 많이 받는 질문은 다음과 같다. "다리를 키우지 않고 둔근을 키우려면 어떻게 해야 하나요?" "둔근을 탄력 있고 튼튼하게 보이게 하려면 어떻게 해야 하나요?" "왜 내 둔근이 어느 날은 좋아 보이다가 다음 날에는 안 좋아 보이나요?" "셀룰라이트, 새들백, 고관절 파임을 없애려면 어떻게 해야 하나요?" 이 섹션에서 그 해답을 알려준다.

내 둔근은 처져 있고 약하다. 어떻게 하면 탄력 있고 튼튼해 보이게 할 수 있을까?

많은 사람들, 특히 여성들은 이 질문에 대해 논리적으로 생각하지 못한다. 이 질문을 하는 여성의 경우, 이상적인 둔근은 현재 둔근보다 더 날씬하고 근육질인 것이 분명하다. 그러나 거울을 보면 둔근 부위의 지방만 눈에 띄는 경향이 있다. 그녀는 근육을 만드는 요소는 무시하고 대신 과도한 유산소 운동과 칼로리 제한을 통해 체지방을 빼려고 한다. 이러한 접근 방식은 마른 체형으로 이어져 그녀가 원하는 결과를 얻지 못하게 한다.

탄탄한 둔근을 만들려면 열심히 운동해야 한다는 사실은 변할 수 없다. 유전적으로 타고난 일부를 제외하고는 멋진 둔근은 치열한 노력의 대가이다. 따라서 둔근을 탄력 있고 튼튼하게 보이게 하려면 이 섹션에서 제공하는 지침에 따라 둔근 훈련 프로그램을 충실히 따라야 한다.

내 둔근이 왜 어느 날은 멋져 보이고 다음 날은 그렇지 않을까?

많은 변수가 매일 달라지는 둔근의 모습을 결정한다. 스트레스, 수면, 탄수화물 및 염분 섭취, 호르몬 수치, 근육 손상 등 이러한 모든 요인은 신체가 보유하고 있는 수분량과 궁극적으로 둔근의 뚜렷한 모양에 영향을 미칠 수 있다. 이러한 모든 요인이 적절한 방식으로 조화를 이루면 둔근이 탄탄해지고 멋진 모습을 보일 수 있다. 이러한 요인 중 하나 이상에 문제가 있는 경우(예: 잠을 제대로 못 잤거나, 전날 워크아웃으로 근육통이 있거나, 염분을 충분히 섭취하지 않았거나, 탈수 상태인 경우) 둔근이 전날보다 약간 납작해 보일 수 있다. 여성이라면 생리 주기도 큰 영향을 미친다.

따라서 둔근이 어느 날은 좋아 보이다가 다음 날에는 좋지 않다고 해서 낙심하지 마라. 프로그레션은 결코 선형적이지 않다. 매일 또는 매주 발달하다가 갑자기 정체기를 맞을 수도 있다. 이는 누구에게나 일어날 수 있는 일이다.

둔근 운동의 프로그레션을 평가할 때는 큰 그림을 봐야 한다. 가끔씩 잘못 인식되는 좌절감으로 인해 프로그레션이 중단되어서는 안 된다. 좋은 날과 나쁜 날이 있는 것도 운동의 일부이다.

힙 디봇은 어떻게 제거하나?

살이 찌면 누구나 힙 디봇이 발달하게 된다(54쪽 참조). 어떤 사람은 다른 사람보다 더 뚜렷하게 파인 곳이 있다. 여러분의 유전적 요인, 고관절 해부학, 둔부 부착 지점이 힙 디봇의 모양을 결정하는 주요 요인이다. 5장에서 말했듯이 훈련을 통해 커브에 영향을 줄 수 있지만 힙 디봇은 주로 골격 해부학과 체지방률에 의해 결정된다. 자신의 취향에 따라 둔근 모양을 최적화하는 체지방 수준이 있다는 것을 알 수 있다. 어떤 여성은 엉덩이가 조금 더 두툼해 보이는 것이 더 만족스러운 반면, 어떤 여성은 더 날씬해 보이는 것을 선호한다. 약간의 손질이 필요할 수 있다. 이 책 전체에서 말했듯이 핵심은 바꿀 수 없는 것에 얽매이지 않는 것이다. 힙 디봇은 나쁜 것이 아니며 고쳐야 할 문제로 생각해서는 안 된다.

새들백을 없애려면 어떻게 해야 하나?

유전적인 근육 구조와 뼈 구조가 고관절 모양에 영향을 미치는 것처럼, 지방 저장 부위는 주로 유전적인 요인에 의해 결정된다. 남성과 여성은 주로 호르몬의 차이로 인해 지방을 다르게 저장한다. 그러나 일부 여성은 전체적으로 마른 체형이지만 고관절 주변에 지방을 저장하는 경우가 있는데, 이를 흔히 새들백saddlebag이라고 한다. 특정 부위에 근육을 추가하여 근육을 강화하는 것은 가능하지만, 특정 부위의 지방만 줄이는 것은 불가능하지는 않더라도 매우 어렵다. 또한 전체 체지방률에 따라 문제 부위에 저장된 지방의 양이 크게 달라진다. 어떤 여성은 체지방이 30%인데도 지방이 분포하는 방식 때문에 놀랍도록 날씬해 보이는 반면, 어떤 여성은 체지방이 15%인데도 눈에 띄는 '고집스러운 부위'(원하지 않는 부위에 저장된 지방 주머니)를 가지고 있을 수 있다.

해결책은 간단하다. 이 책에 설명된 지침에 따라 저항 운동을 통해 해당 부위 아래에 최대한 많은 근육을 만들고, 올바른 식단 원칙을 준수하며, 전반적인 지방 연소를 촉진하기 위해 활동량을 늘려라. 지방을 줄이고 근육을 키우면 둔근의 모양이 좋아지고 문제 부위의 지방이 빠지며 외형이 극적으로 개선된다.

많은 여성들이 지방을 빼기 위해 너무 공격적으로 식단을 조절하고 유산소 운동을 많이 하는 실수를 저지른다. 물론 이러한 방법을 따르면 지방을 감량할 수는 있지만 엉덩이 모양도 달라질 수 있다. 둥근 엉덩이는 허벅지가 덜 두드러져 보이게 한다. 다시 말해, 엉덩이가 커질수록 허벅지가 더 작아 보인다는 뜻이다. 따라서 둔근에 최대한 많은 근육을 만들고 전문적인 둔근 운동 루틴을 꾸준히 하는 것이 좋다.

새들백을 없애는 방법

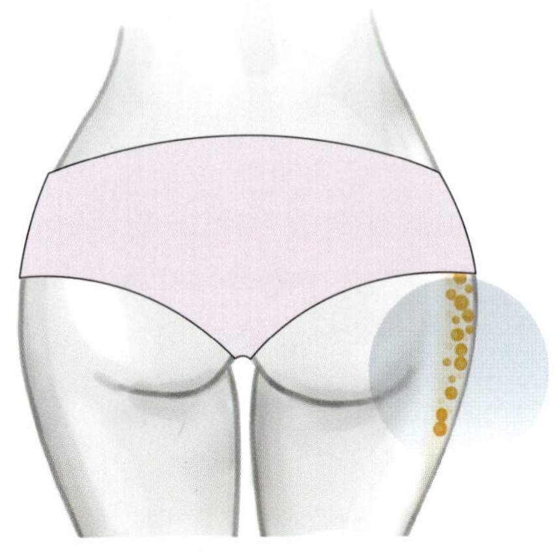

- 힙 쓰러스트와 같은 둔근 위주의 운동에 우선순위 두기
- 다양한 하체 운동 퍼포먼스 수행하기
- 문제 부위 아래 근육을 키우기
- 건전한 식단 원칙 준수
- 꾸준히 운동하기
- 하루 종일 활동적으로 활동하기
- 스트렝스 운동을 유산소 운동(스피닝, 조깅 등)으로 대체하지 말기.
- 인내심 가지기

둔근의 셀룰라이트는 어떻게 제거하나?

우선 셀룰라이트는 여성의 허벅지와 엉덩이에 생기는 자연스러운 생리적 현상이다. 내가 트레이닝한 모든 여성은 어느 정도의 셀룰라이트가 있었다.

셀룰라이트는 놀라울 정도로 완고하고 다양한 치료법에 대한 저항력이 강하다. 연구에 따르면 셀룰라이트 제거에 매우 효과적인 단일한 방법은 없는 것으로 밝혀졌다. 많은 사람이 지방흡입으로 셀룰라이트를 제거할 수 있다고 잘못 알고 있지만, 그렇지 않다. 셀룰라이트는 아래 그림과 같이 지방이 결합 조직에 침투한 것이다. 지방흡입은 지방 저장량을 감소시켜 셀룰라이트의 모양을 줄일 수는 있지만 완전히 제거하지는 못한다.

따라서 특정 도구, 기기, 요법, 보충제, 크림 등이 셀룰라이트를 제거한다고 알려져 있지만, 가장 좋은 방법은 열심히 운동하고, 칼로리 부족을 일으키고(지방을 감량하려는 경우), 햇빛을 쬐고, 잘 자고, 영양가 있는 식단을 섭취하고, 스트레스를 관리하는 등 총체적인 접근 방식이 가장 효과적이다.

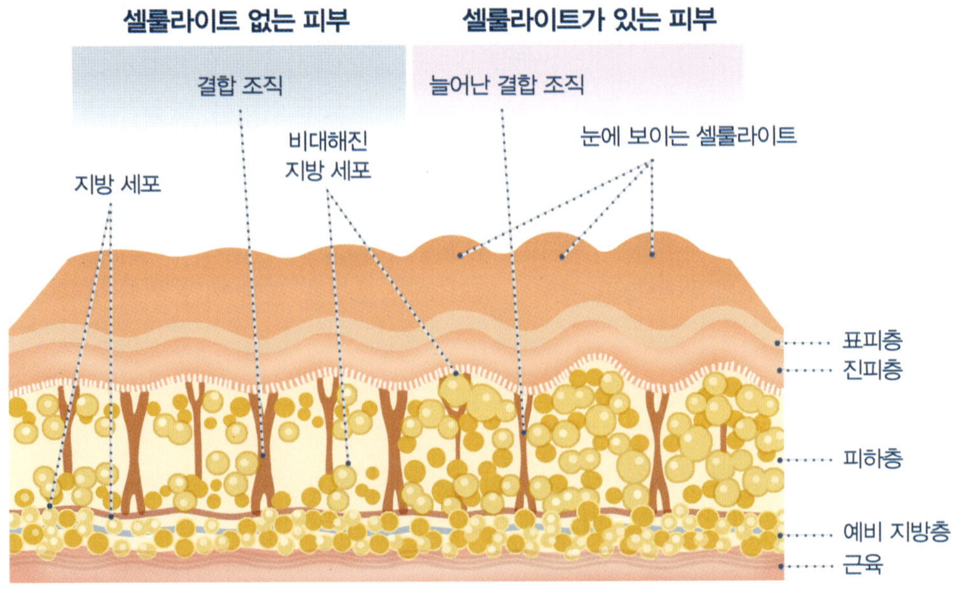

하체를 키우지 않고 둔근을 키우려면 어떻게 해야 하나?

남성은 다리를 키우고 싶어 하는 경향이 있는 반면, 많은 여성들은 자신의 하체가 너무 두껍다고 생각하여 열심히 운동하는 것을 피하고 싶어 한다. 안타깝게도 이러한 여성은 다리 근육이 너무 많은 것이 문제가 아니라 다리 근육을 둘러싼 지방이 너무 많다는 것이 문제다. 근육을 유지하기 위해 하체를 열심히 훈련해야 하는 동시에 식단을 조절하고 웨이트 트레이닝 후 유산소 운동을 수행해야 한다. 유산소 운동이 식욕을 증가시키거나 저항 운동 루틴을 손상시키지 않는 한 말이다. 그럼에도 불구하고 일부 여성은 자신의 취향에 비해 하체 근육이 지나치게 발달하여 특별한 전략이 필요하다.

사실, 대부분의 훌륭한 둔근 운동은 다리 근육을 매우 활성화한다. 예를 들어 힙 쓰러스트는 대퇴사두근, 햄스트링, 내전근을 엄청나게 단련한다. 다시 말해, 다리 근육을 단련하지 않고 둔근만 단련하기는 어렵다는 뜻이다.

이미 알다시피 근육은 낮은 횟수(1~5회), 중간 횟수(6~12회), 높은 횟수(13~20회), 심지어 매우 높은 횟수(21~50회)에서도 성장한다. 세트가 근육 실패 지점에 가깝게 수행되고 세션의 노력 강도가 충분히 높으면 이상적인 반복 횟수 체계를 선택하면서도 근육을 만들 수 있다. 따라서 특정 반복 횟수 범위를 피하거나 무거운 무게를 피하는 것은 해결책이 될 수 없다.

따라서 두 가지 옵션이 남는다.

1. 대퇴사두근, 햄스트링, 내전근을 과도하게 활성화하고 강조하는 운동은 피한다.
2. 둔근을 고도로 활성화하고 강조하는 운동을 수행하라.

하체의 성장을 멈추고 싶다면 대퇴사두근과 햄스트링을 많이 활성화하는 움직임을 줄이거나 없애야 한다. 즉, 스쿼트 베리에이션, 런지, 스텝업, 피스톨과 같은 싱글 레그 스쿼트 베리에이션, 레그 프레스, 핵 스쿼트, 레그 익스텐션과 같은 대퇴 지배적인 움직임은 높은 수준의 대퇴사두근 활성화를 유발하기 때문에 금지한다. 또한 루마니아 데드리프트(RDL), 백 익스텐션, 굿모닝과 같은 힙 힌지 베리에이션과 레그 컬, 노르딕 햄 컬, 글루트 햄 레이즈와 같은 무릎 굴곡 움직임은 높은 수준의 햄스트링 활성화로 이어지기 때문에 금지된다.

이렇게 하면 많은 운동이 사라지지만 여전히 할 수 있는 운동은 많다.

- 저부하 둔근 활성화 운동: 대퇴사두근과 햄스트링에서 벗어나 둔근에 초점을 맞추기 위해 할 수 있고 또 해야 하는 많은 훈련이 있다. 둔근 활성화 운동의 예로는 사이드 라잉 클램, 밴드 글루트 브릿지, 버드 독, 쿼드럽 힙 익스텐션 등이 있다.
- 고관절 외회전 움직임: 커프/딥 벨트 힙 로테이션이 가장 좋지만, 이 동작을 할 때는 복사근으로 몸통을 회전하는 대신 몸통을 단단히 유지하면서 뒤쪽 둔근으로 고관절을 회전하여 둔근을 사용하는 방법을 배워야 한다.
- 고관절 외전 움직임: 엑스트라 레인지 사이드 라잉 힙 앱덕션, 밴드 스탠딩 힙 앱덕션, 밴드 시팅 힙 앱덕션, 밴드 워크 베리에이션, 힙 앱덕터 머신에 집중하라.
- 바벨 글루트 브릿지: 글루트 브릿지 베리에이션은 바벨 힙 쓰러스트가 생성하는 대퇴사두근 활동의 대부분을 줄여준다. 글루트 브릿지는 시간이 지남에 따라 계속 더 강해지고 싶은 운동이 될 것이다. 스트렝스는 몸매에 굴곡을 만들며, 스트렝스가 없으면 둔근이 자라지 않는다. 이 운동을 하는 동안 무릎에 저항 밴드를 착용하면 둔근을 두 배로 강화할 수 있다.

- 아메리칸 데드리프트: 아메리칸 데드리프트는 둔근 활성화가 증가하기 때문에 RDL보다 더 좋은 운동이다. 햄스트링이 늘어나지 않게 하려면 동작 범위를 줄여야 한다(즉, 바벨을 너무 낮게 내리지 마라).
- 풀스루, 리버스 하이퍼, 케틀벨 스윙: 핵심은 둔근이 운동하는 것을 느끼는 것이다.
- 발 위치를 높인 힙 쓰러스트: 한쪽 다리 또는 두 다리로 할 수 있으며, 원한다면 무릎에 미니 밴드를 착용할 수도 있다. 체중, 덤벨 또는 밴드 저항을 이용해 퍼포먼스를 수행할 수 있다.
- 프로그 펌프: 세 사람 중 두 사람이 프로그 펌프를 좋아하는 경향이 있다. 여러분도 이 그룹에 속한다면 무릎을 옆으로 벌리고 뒤꿈치를 모아 펌핑해라. 프로그 펌프를 좋아하지 않는 1/3에 속한다면 건너뛰어라.

몸통을 두껍게 만들지 않으면서 둔근을 키우려면 어떻게 해야 하나?

내가 권장하는 방식으로 둔근을 단련하는 경우, 즉 데드리프트와 스쿼트 같은 다양한 하체 운동을 수행한다면 기립근이 커질 가능성이 있다. 이는 엉덩이는 커지지만 허리와 몸통(기립근, 복근, 복사근)은 날씬하게 유지하기를 원하는 일부 여성의 고민이다.

어떤 사람들은 특정 부위의 근육이 쉽게 발달한다. 이 범주에 속한다면 원하지 않는 부위에 근육을 만드는 운동은 피해야 한다. 즉, 크런치나 윗몸일으키기와 같이 복근과 복사근을 활성화하는 운동은 피해야 한다.

스쿼트와 데드리프트는 복근과 복사근을 효과적으로 만들지는 못하지만(이 운동들은 횡격막을 사용하여 복강 내 압력을 생성하는데, 이를 코어 활성화로 잘못 해석), 기립근에 영향을 주게 된다. 개인에 따라 스쿼트 및 데드리프트 볼륨을 줄이는 것도 고려해볼 수 있다.

몸통을 키우지 않고 둔근을 키우기 위한 6가지 팁을 소개한다.

1. 힙 쓰러스트(코어 활성화가 높지 않은)를 우선시하고 갈비뼈 위치를 유지하는 데 집중한다(요추를 과도하게 신전하지 마라).
2. 과도한 스쿼트/데드리프트 볼륨을 피한다.
3. 모든 복부/복사근 운동을 피한다.
4. 싱글 레그 운동을 우선시한다(양측성 또는 양다리 운동은 코어에 더 많은 스트레스를 준다).
5. 체중, 밴드, 케이블 머신, 발목 웨이트 외전 운동을 수행한다.
6. 높은 반복 횟수를 고수하고 깔끔한 폼을 사용한다.

엉덩이가 커지지 않고 작아지길 원한다. 어떻게 해야 하나?

나는 전체적으로는 정말 날씬한데 둔근이 너무 발달해서 고민이라고 말하는 여성을 본 적이 없다. 누군가가 더 작은 둔근을 원할 때는 일반적으로 엉덩이 주위에 지방을 저장하고 있기 때문이며 실제로 이 지방은 정말로 빼고 싶은 것이다. 하지만 다음과 같은 논리는 전혀 바람직하지 않는다. 그들은 엉덩이가 커질 것이라고 생각하여 둔근 운동을 중단하고 대신 굵고 유산소 운동을 많이 한다. 물론 지방은 빠지지만 몸매도 망가진다.

엉덩이가 작아지기를 원하더라도 엉덩이를 키우고 싶을 때와 같은 방식으로 둔근을 훈련해야 한다. 근육이 아닌 지방을 빼려고 하는 것이므로 이 부위를 운동하면 정교하게 지방을 빼는 데 도움이 된다. 또한 둔근 운동을 중단하면 근육이 빠지고 근육이야말로 둔근의 모양을 만들어준다.

따라서 엉덩이가 커지지 않고 작아지길 원한다면 다음과 같은 방법을 따라라.

1. 근육과 모양을 유지하기 위해 둔근 운동을 계속해라.
2. 몸에서 근육을 제거할 수 있는 고강도 유산소 운동을 너무 많이 하지 마라. (일주일에 3~5일, 30분간 안정 상태의 저강도 유산소 운동은 괜찮다.)
3. 식단을 조절한다. 칼로리 섭취를 줄이고 단백질을 충분히 섭취하는 동시에 스트렝스를 유지하기 위해 노력하는 것이 체형에 영향을 주지 않으면서 지방을 감량하는 가장 좋은 방법이다.

상당히 마른 체형이지만 둔근은 너무 근육질인 사람들이 있다. 이 범주에 속한다면 어떻게 해야 할까? 글루트 랩은 대부분 스트렝스 트레이닝에 관한 내용을 다루고 있기 때문에 이 책이 여러분에게 가장 적합한 책은 아니다. 둔근 크기를 빠르게 줄이고 싶다면 둔근을 강하게 활성화하는 운동을 중단하고 둔근을 단련하는 모든 움직임을 철저하게 피해야 한다. 이 책에서 언급된 거의 모든 둔근 운동을 피해야 한다. 둔근을 축소하려면 몇 달 동안 매일 장시간 달리기를 하고 이 기간 동안 단백질 섭취량을 줄여라. 둔근을 줄이면서 다른 근육을 키우고 싶다면 단백질 섭취량을 높게 유지하고 달리기는 하지 않되 모든 둔근 운동을 피하고 레그 익스텐션, 레그 컬, 코어 운동, 상체 운동만 수행해라. 둔근을 줄이면서 둔근을 튼튼하게 유지하려면 힙 쓰러스트를 3싱글(1회 반복 3세트)로 하면 둔근 운동이 끝난다.

나는 과체중이고 70파운드를 감량하고 싶다. 어떻게 하면 좋을까?

체중이 200파운드인 여성이 나에게 체중 감량을 원한다고 말한다면, 나는 "당신이 꿈꾸는 몸매는 어떤 모습인가요?"라고 물어볼 것이다. 만약 그녀가 키가 비슷하고 몸무게가 130파운드 정도인 여성을 가리키면, 내 고객은 70파운드를 감량해야 한다는 뜻이 된다. 그녀는 굶고 엄청난 유산소 운동을 하면 체중을 감량하고 이상적인 몸매를 얻을 수 있을 것이라고 생각했을 것이다. 하지만 그녀가 꿈꾸는 몸매는 모양과 곡선이 있다. 나는 그녀에게 목표를 달성하기 위해서는 근육을 유지하고(일부 부위는 더 키울 수도 있다) 지방을 줄여야 한다고 말해주었다.

여기서부터 까다로워진다. 70파운드를 감량하려면 오랜 시간 동안 심각한 칼로리 부족 상태에 있어야 한다. 이렇게 되면 근육을 키우기는커녕 근육을 유지하기조차 어렵다.

어떻게 하면 지방을 많이 줄이면서 근육을 최대한 많이 유지할 수 있을까? 따라야 할 네 가지 중요한 지침이 있다.

1. 점진적 과부하에 우선순위를 두어라(104쪽 참조). 즉, 스트렝스 트레이닝을 통해 근력을 강화하고 근육을 키워라. 체중을 감량할 때 근육이 체형을 잡아줄 뿐만 아니라 리프팅과 스트렝스 운동이 체지방 연소에 도움이 된다는 것은 말할 것도 없다.
2. 적절한 양의 단백질을 섭취해라. 일반적인 규칙은 제지방량 1파운드당 1그램을 섭취하는 것이다. 예를 들어 이 사례의 여성은 제지방량이 약 120파운드라면, 하루에 120그램의 단백질을 섭취하는 것이 적절하다. 보다 구체적인 수치를 확인하려면 체지방률을 측정해야 한다.
3. 칼로리 결핍 상태를 유지한다. 이는 전문가에 의해 계산되어야 하며 개인에 따라 달라져야 하지만, 섭취하는 칼로리보다 더 많은 칼로리를 소모하는 한 체중이 감소할 것이다.
4. 서서히 체중을 감량한다. 천천히 하면 근육을 유지하는 데 도움이 된다. 3개월 만에 70파운드를 감량하면 근육이 너무 많이 빠져 원하는 몸매를 갖기 어렵다. 가능하면 첫 달에 25파운드, 두 번째 달에 10파운드, 그다음 10개월 동안 35파운드를 감량하는 것이 좋다. 이 방법은 지속하기 쉬울 뿐만 아니라 피부와 신체가 체성분 변화에 적응할 수 있는 기회를 제공한다.

둔근 훈련과 임신

많은 여성이 임신 중 둔근 훈련과 힙 쓰러스트가 위험하다고 잘못 알고 있다. 나는 임신 중 많은 여성을 훈련해왔으며, 명심해야 할 몇 가지 일반적인 지침이 있지만 여전히 둔근을 훈련하고 대부분의 운동을 수행할 수 있다. 임신 초기에는 입덧과 메스꺼움을 경험할 수 있다. 임신 중기에는 원더우먼이 된 듯한 기분이 들며 정상적인 훈련을 재개할 수 있다. 임신 3기에는 몸이 아프기 시작하고 훈련이 잘되는 날과 그렇지 않은 날이 반복될 수 있다. 그저 최선을 다해라.

임신 중에는 자신을 놓아버리기 쉽지만, 특히 출산 후 1년 동안 훈련을 쉬면 몸을 제자리로 되돌리기가 어렵다. 게다가 돌봐야 할 신생아가 생기면 시간 관리에 문제가 생기고 수면 시간도 줄어든다. 훈련 습관이 깨지면 다시 몸매를 회복하기 위해 더 열심히 노력해야 할 뿐만 아니라 더 힘든 일정으로 훈련에 대한 새로운 습관을 만들어야 한다.

임신 중에도 훈련해도 안전한가?

임신 중에도 훈련하는 것은 안전할 뿐만 아니라 건강에도 좋다. 하지만 몸에 귀를 기울이는 것이 중요하다. 임신 전에는 할 수 있었지만 지금은 어색하거나 불편하게 느껴지는 운동을 무리하게 수행하지 마라. 그리고 무엇이 편하고 불편한지는 임신 기간 내내 변할 수 있다. 위험하다고 생각해서 운동을 피할 필요는 없지만, 현명하게 대처하고 몸이 보내는 신호에 주의를 기울여야 한다. 선택할 수 있는 옵션이 많으니 일관성을 유지하며 꾸준히 운동해라. 그 덕분에 여러분과 아기가 더 건강해질 것이다.

임신 중에는 훈련 방식이 어떻게 달라져야 하나?

어떤 여성은 불편감을 주는 특정 운동을 수정하거나 피해야 하는 반면, 어떤 여성은 임신 전과 동일한 움직임을 모두 수행해도 괜찮다고 느끼는 경우도 있다. 이는 주로 매일의 기분이 어떤지와 신체가 운동 자극에 어떻게 반응하는지에 따라 달라진다. 하지만 거의 예외 없이 대부분의 여성은 임신이 진행될수록 운동 부하를 줄여야 한다.

명백하게 말하자면 체중이 증가하여 움직임에 부하가 추가되기 때문이다. 따라서 특히 임신 후기에는 더 가벼운 무게를 리프팅하고 더 높은 반복 횟수를 수행하는 것이 좋다. 그렇다고 해서 무거운 것을 들어서는 안 된다는 뜻은 아니지만, 무거운 것을 들어 올리면 관절에 더 많은 스트레스가 가해지므로 신중하게 접근해야 한다.

운동 볼륨과 횟수는 크게 변경할 필요가 없다. 예를 들어 일주일에 4일 한 시간씩 운동하는 데 익숙하다면 몸이 편하다면 그대로 해도 된다. 다시 말하지만, 운동 베리에이션과 반복 범위를 수정해야 할 수도 있다.

임신 중에도 힙 쓰러스트를 할 수 있나?

짧은 대답은 "예"이다. 임신 중에도 힙 쓰러스트 운동을 할 수 있다. 일부 의사는 임신 한 여성에게 힙 쓰러스트와 둔근 브리징 패턴을 포함한 등대고 누운 자세의 운동을 피하라고 조언한다. 하지만 기억해야 할 것은 의사는 주로 임산부의 생명을 유지하는 데 관심이 있기 때문에 더욱 안전한 조언을 제공한다는 것이다. 그들의 조언에 동의하고 힙 쓰러스트가 불안하게 느껴진다면, 그들의 조언을 절대적으로 받아들이고 등대고 누운 자세를 피해야 한다. 하지만 내가 트레이닝한 모든 임산부들은 힙 쓰러스트(그리고 일반적으로 둔근 트레이닝)를 잘 해냈고, 좋아했다.

게다가 내가 연구를 살펴본 결과 확실한 결론이 있는 것도 아니었다. 잘 수행된 한 연구에서는 등대고 누운 자세의 운동이 태아의 혈류를 감소시키지 않는 것으로 나타났고, 최근 리뷰 논문에서도 임신 중 등대고 누운 자세의 운동이 안전하지 않다고 추론할 만한 증거가 불충분하다는 결론을 내렸다고 한다. 따라서 일주일에 몇 번 힙 쓰러스트 몇 세트를 하는 것에 대해 걱정하지 않을 것이다.

그러나 다음 네 가지 방법으로 힙 쓰러스트의 셋업과 실행을 수정해야 한다.

1. 발을 평소보다 벤치에서 약간 더 멀리 떨어뜨려 놓는다.
2. 평소보다 깊게 들어가지 않는다.
3. 태아에게 압력을 가하지 않도록 바벨(또는 다른 부하 기구)을 고관절에 낮게 놓는다.
4. 바벨을 더 밀어서 바벨과 복부 사이에 더 많은 공간을 만든다.

임신 중에 할 수 있는 좋은 운동은 무엇인가?

앞서 말했듯이 선택하는 운동은 주로 자신의 기분에 따라 달라진다. 모든 운동이 괜찮을 수도 있지만 부하를 줄이거나 밴드 및/또는 바 위치를 변경하는 등 약간의 조정이 필요하다. 특정 운동이 잘 맞지 않는다면 다른 베리에이션을 시도해보라. 스탠스나 움직임을 수정해도 여전히 운동을 퍼포먼스할 수 있다는 것을 알게 될 수도 있다. 예를 들어 데드리프트가 불편하다면 고관절 힌지 동작을 모두 버릴 필요 없이 덤벨 루마니안 데드리프트나 덤벨 스티프 레그 데드리프트 베리에이션을 시도해보라.

구체적인 운동 권장 사항과 관련하여, 자신에게 적합하지 않은 운동이 아니라면 거의 모든 체중 운동이 가능하다. 그런 다음 거기서 단계를 높여 밴드와 덤벨, 케틀벨, 바벨을 사용해 실험해볼 수 있다. 예를 들어 내 고객 중 일부는 와이드 스탠스 레그 프레스, 덤벨 스모 스쿼트, 니 밴드 글루트 브릿지, 래터럴 밴드 워크 등을 좋아한다. 근력과 근육을 유지하기 위해 백만 가지의 둔근 운동을 할 필요는 없다. 5개 정도만 제대로 할 수 있다면 그 정도면 충분하다.

임신 중에 피해야 할 운동이 있나?

특히 임신 중에는 여성마다 운동법이 매우 다양하기 때문에 포괄적으로 말하지 않도록 주의해야 한다.

싱글 레그 운동이 불편해서 할 수 없는 여성들이 많다는 것을 말하고 싶다. 이는 인대를 더 유연하게 만드는 릴렉신이라는 임신 중 분비되는 호르몬 때문일 수 있다. 아마도 골반이 느슨해지고 약간 불안정해져 통증을 유발했을 것이다. 하지만 싱글 레그 퍼포먼스를 하는 데 전혀 문제가 없는 임산부도 트레이닝을 해봤기 때문에 개인에 따라 다를 수 있다.

물론 "이것, 저것, 저것은 피해라"라고 말할 수는 없다. 몸에 맞지 않는 운동이 있을 수 있고, 그런 운동은 피해야 한다. 임신 중에는 몸이 많이 변하기 때문에 어떤 것이 편안하고 어떤 것이 그렇지 않은지 예측할 수 없으므로 주의를 기울이고 내면의 신호에 귀를 기울여야 한다.

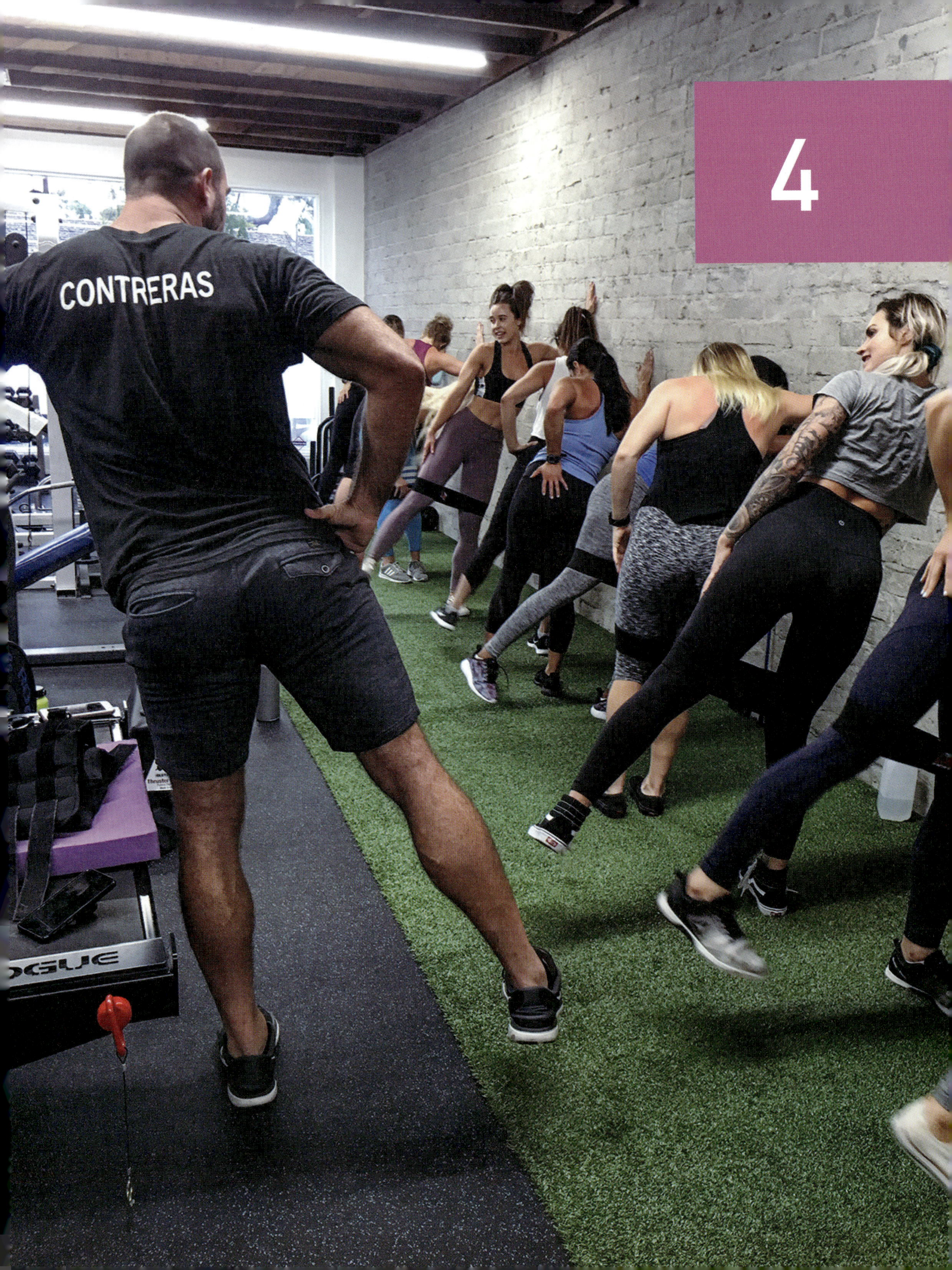

4

주기화 및 프로그램

3부에서는 개인별 맞춤 트레이닝 프로그램을 구성하는 데 필요한 기초 지식을 제공했다. 프로그램 설계를 결정하는 데 사용되는 8가지 변수와 피트니스 수준, 식단, 유전학 등의 기타 요인에 대해 배웠다. 또한 3분할 원칙을 사용하여 부하, 노력, 운동 선택의 균형을 맞추는 균형 잡힌 주간 둔근 트레이닝 템플릿을 만드는 방법도 배웠다.

여기서는 한 단계 더 나아가 주기화라고 하는 종합적인 훈련 계획을 세우는 방법을 설명한다. 고객을 위해 프로그램을 짜는 방법, 움직임 패턴과 목표에 따라 장기적인 트레이닝 전략을 구성하는 방법, 이러한 전략을 프로그램으로 구성하는 방법을 설명한다. 또한 다양한 선호도에 맞는 워크아웃과 트레이닝 스플릿을 구성하기 위한 몇 가지 템플릿과 스포츠, 크로스핏, 파워리프팅, 보디빌딩 등 다른 피트니스 종목에 둔근 훈련을 적용하는 방법도 제공한다.

내 목표는 여러분에게 자신만의 프로그램을 설계하는 데 필요한 도구를 제공하는 것이지만, 특히 베이직 템플릿을 찾는 코치이거나 스트렝스 및 피지크 트레이닝을 처음 시작하거나 이 책에서 다루는 모든 방법, 원칙, 기술을 통합한 프로그레션과 순차적인 계획을 원한다면 샘플 프로그램을 참고하는 것이 도움이 될 것이다. 그래서 18장에서는 초급부터 중급, 상급으로 이어지는 세 가지 12주 샘플 프로그램을 제공한다.

여러분의 배경, 목표, 경험에 관계없이 자신만의 트레이닝 계획을 세우는 방법뿐만 아니라 트레이닝을 하는 것이 왜 중요한지, 좋은 프로그램은 어떤 모습인지 이해하는 것이 중요하다. 이 파트에서는 바로 이러한 내용을 다룬다.

CHAPTER

15 주기화

주기화$_{periodization}$는 한마디로 계획을 세우는 것이다. 특정 리프팅에 대한 스트렝스 증가, 근육 증가, 지방 감소, 경기 준비 등 특정 생리적 효과를 얻기 위해 각 프로그램 설계 변수를 순차적으로 논리적으로 구성하고 조정하는 방법이다. 주기화는 원하는 피트니스 결과를 달성할 가능성을 극대화하는 동시에 번아웃과 오버레이닝의 위험을 최소화하기 위해 다양한 훈련 전략과 단계(주기 또는 기간이라고도 함)를 계획하는 용어라고 생각하면 된다. 훈련의 단계 또는 주기를 개별 워크아웃으로 구성할 수 있으며, 이를 결합하여 마이크로 사이클(보통 일주일 길이)을 구성하고, 이를 결합하여 메조 사이클(보통 4주 길이)을 구성하며, 이를 결합하여 매크로 사이클(보통 16주 길이)을 구성하고, 이를 결합하여 연간 또는 다년 계획을 구성할 수 있다.

세계 선수권 대회와 4년마다 열리는 올림픽을 위해 1년 내내 다양한 시기에 최고의 컨디션을 유지해야 하는 올림픽 선수를 생각해보라. 경기 전 최고의 퍼포먼스를 발휘하려면 선수는 전략적으로 훈련 스트레스를 조절하고 종목, 각 경기의 시기, 선수의 고유한 신체적 특성에 맞는 계획을 실행해야 한다. 즉, 매주, 매달, 매년 동일한 운동과 워크아웃을 수행하는 것은 효과적인 전략이 아니다. 바로 여기에 주기화의 가치가 있다. 특히 특정 퍼포먼스 목표를 달성하고자 할 때는 주기화가 필요하다.

하지만 주기화에 내재된 기본적인 믿음 중 일부는 오래되고 불완전한 가정에 기반하고 있다는 점이 문제다. 또한 주기화는 올림픽 선수를 훈련하는 방법(매우 논리적인)으로 시작되었고, 그 후 파워리프터(여전히 논리적인)와 보디빌더(전통적인 의미에서 논리적이지 않음)의 요구에 맞게 조정되었다. 그리고 다양한 훈련 목표, 운동선수 유형 및 개인에 맞게 주기화 전략을 조정하는 데 있어서는 많은 고민이나 명확한 설명이 없었다.

나는 주로 스트렝스 및 피지크 트레이닝에 관심이 있는 사람들과 함께 일하는 사람으로서, 장기적인 주기화는 주로 진지하고 전문적인 운동선수에게만 필요한 전략이라고 생각해왔다. 평균적으로 퍼스널 트레이닝 고객은 6개월 정도만 나와 함께할 수 있기 때문에 1년짜리 장기 계획을 세우는 것은 실용적이거나 유익하지 않다고 생각했다. 게다가 퍼스널 트레이닝 고객은 올림픽 선수만큼 꾸준히 훈련하지 않기 때문에 고객이 모든 세션에 참석할 것이라고 가정할 수 없다. 하지만 그렇다고 해서 트레이너와 독학으로 스트렝스 및 피지크 트레이닝을 하는 사람들이 다양한 주기화 시스템에 내재된 원칙을 활용할 수 없다는 말은 아니다.

수년에 걸쳐 스트렝스 코치들은 결과를 극대화하고 오벗레이닝의 위험을 최소화하기 위해 다른 여러 코치들과 운동선수들이 발달시킨 많은 주기화 전략을 차용해왔다. 사실, 훈련 프로그램을 만들거나 경기의 특정 측면을 개선하기 위해 노력하면 알든 모르든 어떤 형태의 주기화를 구현하게 된다. 따라서 용어를 이해하고 기본적인 기초 지식을 습득해야 한다. 그리고 다양한 시스템을 이해하고 작동 방식을 파악하여 효과적이고 성공적인 훈련 프로그램을 만드는 데 사용할 수 있는 방법을 알아내는 것이 중요하다.

이 장에서는 주기화의 용어, 원칙, 전략 및 단계를 세분화하고 프로그램 설계 변수를 통합하여 스트렝스 및 피지크 트레이닝에 특화된 균형 잡히고 체계화된 훈련 계획을 만드는 방법을 설명한다. 요컨대, 18장에서 제공하는 세 가지 12주 프로그램의 구조와 구성을 명확히 하는 데 도움이 되는 주기화에 대한 나만의 독특한 접근 방식을 배우게 된다.

주기화 전략

주기화는 복잡하다. 최상의 훈련 계획을 세우려면 프로그램의 모든 설계 변수를 고려해야 할 뿐만 아니라 목표, 훈련 경험, 피트니스 수준, 라이프스타일, 나이, 유전적 요인도 고려해야 한다.

또한 선형, 블록, 파동형, 칸쥬게이트, 동시 등 다양한 형태 또는 주기화 시스템이 있으며, 각기 장단점이 있고 다양한 훈련 목표에 부합한다. 대부분의 트레이닝 프로그램은 다양한 주기화 전략들이 통합되어 복잡한 양상을 띠고 있다.

이 책은 스트렝스와 피지크 트레이닝, 더 구체적으로는 둔근 트레이닝에 관한 책이므로 더 크고 날씬하고 튼튼한 체격을 만드는 것과 관련된 주기화만 다루려고 한다. 다시 말해, 주기화의 주요 형태들과 이를 사용하여 균형 잡힌 스트렝스 및 피지크 트레이닝 프로그램을 만드는 방법을 설명할 것이다.

내가 사용하는 주기화 전략에는 선형성, 파동형, 칸쥬게이트, 블록 주기화 등 네 가지가 있다.

선형성Linearity은 피트니스 특성이나 훈련 스트레스 요인을 선형적인 방식으로 프로그레션하는 것이다.

일반적으로 선형 주기화linear periodization는 시간이 지남에 따라 더 적은 반복 횟수를 수행하면서 더 큰 부하를 사용하는 것을 의미한다. 예를 들어 스쿼트 및 벤치 프레스 운동의 경우, 135파운드로 3세트 12회씩 한 달에서 155파운드로 3세트 8회씩 한 달로, 175파운드로 3세트 4회씩 한 달로 프로그레션을 진행할 수 있다. 이것은 선형성을 활용하는 고전적인 방법이다. 이외에도 훈련 계획을 선형적으로 주기화하는 방법에는 여러 가지가 있다.

예를 들어 체계적으로 구성된 모든 훈련 프로그램은 점진적 과부하의 형태를 활용한다. 점진적 과부하는 시간이 지남에 따라 볼륨, 부하 또는 동작 범위를 선형적으로 늘리려고 하기 때문에 그 자체로 선형적인 전략이다. 한 달 동안 매주 볼륨을 늘리고 싶다고 가정해보자. 한 번 더 반복하거나 한 세트 더 수행하거나 5파운드 더 리프팅할 수 있다. 이러한 각 전략은 볼륨을 늘리기 위한 선형적인 전략이다. 또한 2주 동안 블록 풀 또는 하이박스 스쿼트를 한 다음 2주 동안 데드리프트 또는 패러렐 박스 스쿼트를 하고, 2주 동안 데피시 또는 로우 박스 스쿼트를 하는 등 시간이 지남에 따라 선형적으로 운동 범위를 늘릴 수도 있다.

파동형undulation은 전략적인 방식으로 훈련 스트레스 요인을 변동시키는 것이다.

훈련 프로그램에서 파동성을 활용하는 전통적인 방법은 특정 운동의 세트 및 반복 횟수를 시간에 따라 다양하게 변경하는 것이다. 예를 들어 한 달 동안 일주일에 세 번씩 힙 쓰러스트를 한 번은 8회씩 4세트, 다른 한 번은 6회씩 5세트, 다른 한 번은 10회씩 3세트로 할 수 있다. 이 방법은 1일 파동 주기화라고 할 수 있다. 1, 3주차에는 8회씩 4세트, 2, 4주차에는 6회씩 5세트로 한 달 동안 일주일에 두 번 힙 쓰러스트 퍼포먼스를 하는 주간 파동형 주기화를 활용할 수도 있다. (나의 글루트 랩 고객들에게 이 전략을 자주 사용한다.).

대부분의 프로그램에는 비슷한 움직임을 수행하지만 일주일 내내 다른 세트와 반복 횟수 구성으로 진행하기 때문에 파동형 요소가 포함된다. 예를 들어 월요일에는 무거운 데드리프트나 스쿼트를 하고 목요일에는 가벼운 스티프 레그 데드리프트나 고블릿 스쿼트를 더 많이 반복하는 것이 파동형 전략이다. 점진적 과부하와 실패에 이르는 훈련을 활용하고 시간이 지남에 따라 무게를 늘리는 경우, 반복 횟수가 파동형이 될 가능성이 높다. 비록 목표는 선형적으로 증가하는 것이지만, 현실에서는 그런 식으로 진행되지 않는다. 힙 쓰러스트를 예로 들어보겠다. 한 주에는 225파운드의 힙 쓰러스트를 12회, 9회, 7회로 반복할 수 있다. 다음 주에는 무게를 235파운드로 늘려서 10회, 8회, 7회를 반복할 수 있다. 한 주 더 235파운드를 고수하고 12회, 10회, 6회를 반복할 수도 있다. 모든 세트에서 진정한 실패로 간다면, 반복 횟수가 3×8처럼 깔끔하지 않을 것이다. (모든 세트에서 실패로 가야 한다는 말이 아니다. 요점은 스트레스의 적응은 결코 완벽하게 선형적이지 않다는 것이다. 인간의 생리학은 그런 식으로 작동하지 않는다.)

칸쥬게이트Conjucation는 훈련 주간에 걸쳐 여러 방법을 결합하는 것이다.

대부분의 프로그램이 그렇듯이 훈련 프로그램에서 매주 다양한 반복 횟수를 규정하는 경우, 이는 칸쥬게이트 주기화 범주에 속한다. 예를 들어 어느 날은 무거운 밀리터리 프레스(3세트 5회 반복)를 하고, 다른 날은 시팅 덤벨 숄더 프레스(4세트 8회 반복)를 하고, 다른 날은 가벼운 하이 퍼포먼스 덤벨 래터럴 레이즈(3세트 15회 반복)를 할 수 있다. 이 시나리오에서는 같은 주에 삼각근 스트렝, 근비대, 스트렝스 지구력을 모두 목표로 하는 것이다. 그리고 운동을 정기적으로 바꿔서 하는 것도 칸쥬게이트 전략으로 간주된다.

블록Block 주기화는 특정 기간 동안 여러 가지 훈련에 집중하는 것을 포함한다.

블록 주기화는 다양한 유형의 훈련을 포괄하기 때문에 정의하기 어렵다. 일반적으로 시간 블록은 지속적으로 긍정적인 적응을 할 수 있는 방식으로 구성된다. 각 단계 또는 블록의 기간은 보통 3주에서 6주가 일반적이다. 하지만 나는 4주 또는 한 달에 한 번씩 프로그램을 진행하는데, 이에 대해서는 곧 자세히 설명하겠다.

이제 기본적인 주기화 전략에 대해 알아봤으니 이제 프로그램 설계 변수를 이러한 시스템에 통합하여 최상의 훈련 계획을 만드는 방법에 대해 이야기해보겠다.

프로그램 설계 변수의 주기화

일반적으로 주기화는 세트, 반복 횟수 및 부하를 주로 조정하는 것이지만, 그외 모든 훈련 및 프로그램 설계 변수를 전략적으로 조작할 수 있다는 점을 분명히 말하고 싶다. 이것이 내가 대중적인 형태의 주기화 프로그램에 대해 주로 비판하는 점이다. 이러한 프로그램들은 종종 일반적이고 창의성이 부족하여 훈련 빈도, 운동 선택, 운동 순서, 템포 및 휴식 시간을 포함한 8가지 프로그램 설계 변수를 모두 고려하지 않고 볼륨, 부하 및 노력 등 몇 가지 변수만 조작하는 경우가 많기 때문이다.

스트렝스 및 피지크 트레이닝에 관심이 있는 사람들을 위한 균형 잡힌 주기화 프로그램을 만들려면 몇 주 연속으로 점점 더 힘들게 훈련한 다음 쉬운 주('디로드 주'라고 함)를 갖는 방식으로 주 단위로 노력의 양을 변동할 수 있다. 예를 들어 3주 동안 팔굽혀펴기, 3주 동안 딥스, 3주 동안 핸드스탠드 푸시업 등 점진적으로 더 힘든 운동 베리에이션을 수행하여 운동 선택에 창의력을 발휘할 수 있다. 또한 2주 동안은 피로도가 높은 워크아웃의 마지막에 스쿼트를 수행하고, 2주 동안은 운동 중간에, 2주 동안은 피로감이 없는 운동의 첫 번째에 스쿼트를 수행하는 식으로 운동 순서를 순환할 수도 있다. 또는 하나의 리프팅 동작을 선택해 한 주에는 이센트릭 반복을 하고, 그다음 주에는 정지 반복, 그다음 주에는 지속적인 텐션 반복을 하는 식으로 템포를 주기화할 수도 있다. 4주 연속으로 동일한 부하로 동일한 세트와 반복 횟수를 수행하되 세트 사이의 휴식 시간을 줄여 훈련 밀도를 높일 수도 있다.

보다시피 주기화에 내재된 원칙을 사용하여 프로그램 설계 변수를 주기화할 수 있는 가능성은 무궁무진하다. 중요한 점은 훈련 계획을 세울 때 두세 가지 변수가 아닌 모든 변수를 고려해야 한다는 것이다. 또한 모든 교육 변수를 고려할 때 프로그램을 만드는 방법은 무한히 많다.

그런데 어떤 전략은 실제 환경에서 테스트했을 때 다른 전략보다 더 잘 작동한다. 주기화는 스트렝스 코치들 사이에서 매우 인기가 있고 선수 훈련에 거의 주로 사용되는 고전적인 방식이지만, 여러 이유로 다양한 문헌에서 널리 비판을 받아왔다. 이는 주기적 운동이 유익하지 않다는 것이 아니라, 운동에 필요한 시간이 길고 운동선수 간의 개인차가 커서 연구하기 어렵다는 것이다.

예를 들어 근력을 극대화하는 데 있어서는 연구 결과에 따르면 주기적 훈련이 이점이 있는 것으로 나타났다. 그러나 현재까지의 연구에 따르면 근비대를 극대화하기 위해 주기화 훈련이 필수적이지는 않는 것으로 보인다. 이는 아마도 실험에 참여한 대부분의 리프터들이 훈련 기간 동안 더 강해지기 위해 스스로를 밀어붙였고, 따라서 선형성의 한 형태이자 주기화의 핵심 측면인 점진적 과부하를 가했기 때문일 것이다. 즉, 이들은 미리 정해진 계획을 따르지 않았기 때문에 '비주기적'으로 간주되지만 훈련을 주기화하고 있었던 것이다.

2019년까지 보면, 둔근 성장에 대한 다양한 형태의 주기화를 조사한 연구는 전무하다. 따라서 내가 말하고자 하는 요점은 모든 프로그램 설계 변수를 고려하고 앞서 설명한 주기화 전략에 내재된 원칙을 통합하는 한 모든 형태의 주기화가 효과가 있다는 것이다. 비결은 상황에 따라 어떤 시스템을 사용하고 어떤 변수를 수정해야 하는지를 아는 것이다. 개인차와 훈련 목표를 고려해야 할 뿐만 아니라 주기마다 또는 단계마다 어떻게 전환해야 하는지도 이해해야 하기 때문에 주기화는 까다로운 작업이다.

글루트 랩 훈련 단계

초보자이거나 앞서 언급한 모든 프로그램 설계 변수와 주기화의 원칙을 고려한 둔근 훈련에 중점을 둔 균형 잡힌 프로그램을 원하는 사람이라면 이 책의 뒷부분에서 제공하는 훈련 계획이 좋은 출발점이 될 수 있다. 하지만 여러분이 코치이거나 목표, 경험, 선호도에 따라 자신만의 트레이닝 계획을 세우는 데 관심이 있는 사람이라면 앞서 다룬 모든 전략과 변수를 고려할 뿐만 아니라 트레이닝의 여러 단계를 구성하는 방법을 이해함으로써 주기화에 대한 시스템 기반 접근 방식을 취해야 한다.

예를 들어 특정 리프팅 운동이나 특정 신체 부위 발달에 집중해야 하는 경우가 아니라면, 나는 매달 프로그램을 바꿔서 다양성을 유지하는 것을 선호한다. 예를 들어 내가 운영하는 온라인 프로그래밍 플랫폼인 부티 바이 브렛의 프로그램 방식은 다음과 같다.

첫 달에는 일주일에 3일씩 훈련하는 균형 잡힌 계획을 실행할 수 있다. 첫째 날은 스쿼트, 둘째 날은 힙 쓰러스트, 셋째 날은 데드리프트를 중점적으로 하는 식이다. 다음 달에는 스쿼트 특화 계획을 선택하고, 그다음 달에는 힙 쓰러스트 특화 계획을 선택할 수 있다. 이는 3일 모두 힙 쓰러스트를 먼저하고 힙 쓰러스트가 끝난 후 일주일에 하루만 스쿼트와 데드리프트를 훈련하는 것을 의미한다. 예를 들어 특정 리프팅을 일주일에 여러 번 다양한 세트와 반복 횟수로 퍼포먼스를 수행하는 힙 쓰러스트 일일 파동형 주기화(DUPdaily undulated periodization) 계획을 따르는 경우, 프로그램은 다음과 같이 구성할 수 있다(나는 중급 프로그램의 세트와 반복 횟수를 이런 식으로 구성했다).

힙 쓰러스트 DUP

1일차			2일차			3일차		
세트	반복수	부하	세트	반복수	부하	세트	반복수	부하
1	10	~75%	1	6	~85%	1	15	~65%
2	10	~75%	2	6	~85%	2	15	~65%
3	10	~75%	3	6	~85%	3	AMRAP	~65%
4	AMRAP	~75%	4	6	~85%			
			5	AMRAP	~85%			

고객에게 힙 쓰러스트 DUP 프로그램을 진행하는 경우, 최대 6주 동안 이 프로그램을 유지하면서 매주 점진적 과부하(이 시나리오에서는 주로 반복 횟수 또는 부하)를 증가시키려고 노력할 수 있다. 그다음 달(또는 단계)에는 데드리프트 전문 계획을 세우고, 그다음 달에는 싱글 레그에 초점을 맞춘 계획을 세울 수 있다.

이 프로그램은 선수의 목표에 따라 크게 달라지지만, 스트렝스를 키우고 둔근을 발달시키는 데 매우 효과적이라는 것을 알게 된 범용적인 플랜이다. 나는 부티 바이 브렛 플랜을 통해 모든 리프팅을 하는 것에서 스쿼트, 힙 쓰러스트, 데드리프트, 싱글 레그, 그리고 다시 돌아가는 순서로 4주마다 훈련 초점을 거의 항상 바꾸고 있다. 스쿼트, 데드리프트, 힙 쓰러스트, 런지, 앱덕션 운동은 항상 하지만 운동 선택, 순서, 볼륨은 한 가지 리프트 또는 카테고리를 강조하기 위해 편향되어 있다. 또한 매달 집중적으로 할 수 있는 상체 운동도 포함되어 있다. 연구에 따르면 스트렝스는 키우기는 어렵지만 유지하기는 쉽다고 한다. 그렇기 때문에 한 가지 리프팅을 크게 강조하고 다른 리프팅은 뒤로 미루는 것은 매우 합리적이다. 사실, 나는 이것이 장기적으로 전신 스트렝스와 최대 근육을 키울 수

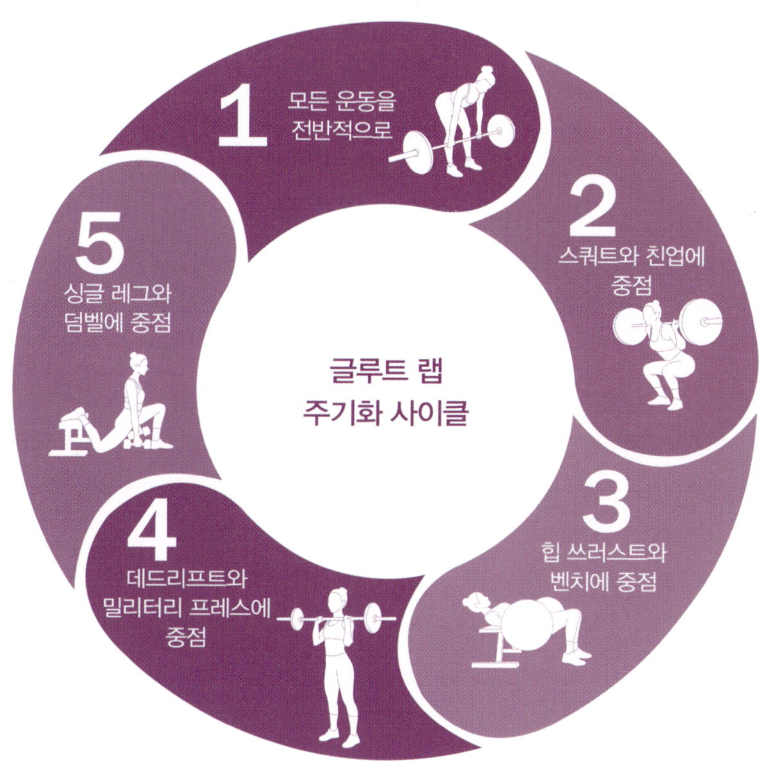

있는 가장 좋은 방법이라고 생각한다. 다음은 글루트 랩 주기화의 훈련 도식이다.

이러한 유형의 주기화는 초점을 두는 운동들을 바꾸기 때문에 일반적이지 않다. 다른 주기화들은 운동은 동일하게 하고 주로 볼륨과 강도를 바꾸기 때문이다(사실 강도를 바꾼다는 것은 부하와 노력을 바꾼다고 해야 한다. 나는 강도라는 단어를 꺼려하는데, 부하와 노력의 의미가 혼재되어 구분하기 어렵기 때문이다). 그러나 1) 심리적 관점에서 흥미를 유지하고 2) 자연스럽게 과사용 부상을 예방하며 3) 균형 잡힌 하체 스트렝스 발달과 상하 대둔근 분절의 완전한 발달을 가능하게 하기 때문에 우수한 프로그램이라고 생각한다. 한편, 매달 초점을 맞추는 운동들은 세심하게 계획되어 있다는 점에 주목해라. 예를 들어 스쿼트 달이 지나면 무릎에 언로드 기간이 필요할 수 있으므로 힙 쓰러스트로 변경하고, 데드리프트 달이 지나면 허리에 언로드 기간이 필요할 수 있으므로 다음 달에는 싱글 레그 중심으로 전환하는 것이다.

그렇다면 반드시 4주마다 워크아웃을 바꿔야 할까? 절대 그렇지 않다. 이론적으로는 몇 년 동안 같은 운동을 계속해도 좋은 결과를 볼 수 있다. 하지만 자신이 무엇을 하고 있는지 잘 알고 자신이 잘 수행하는 리프팅에 내성이 없다면 과사용 부상이 발생할 수 있다. 더 중요한 것은 너무 지루해져서 운동을 즐기지 않게 될 가능성이 높다는 것이다. 그리고 훈련이 즐겁지 않으면 리프팅을 완전히 그만두는 경향이 더 커진다. 목표는 리프팅을 계속하고 평생 튼튼하게 유지하는 것이다.

이러한 이유로 운동을 바꾸는 것이 중요하지만, 다시 말하지만 비슷한 상태를 유지할 수 있고 유지해야 한다. 즉 이전 단계와 완전히 다른 운동, 분할법, 기술을 사용해서는 안 된다. 나는 항상 힙 쓰러스트, 스쿼트, 데드리프트, 런지, 백 익스텐션, 킥백, 앱덕션 운동을 하되 다른 순서로 하고, 독특한 베리에이션을 선택하고, 세트 및 반복 계획과 템포를 조정하여 과사용 부상을 방지하고, 집중하는 리프트와 근육의 새로운 이득을 촉발하고, 습관화를 방지하고, 훈련에 흥미를 유지함으로써 결과를 극대화하는 '동일하지만 다른' 철학을 좋아한다.

훈련 스트레스의 변동도 고려하는 것이 중요하다. 많은 리프터들이 1년 52주 동안 헬스장에 다니며 매 세션마다 한계에 도전한다. 이러한 유형의 사람들은 종종 지쳐서 부상을 입거나 결국 쓰러지는 경우가 많다. 매 세션 또는 심지어 매주 모든 것을 다 할 수는 없다.

앞서 언급했듯이 나는 4주 훈련 주기를 좋아하지만 3주, 6주 또는 8주 주기로도 훌륭한 결과를 볼 수 있다. 각 주기의 첫 주는 디로드/입문 주이다. 이 주에는 새로운 운동에 대한 감각을 익히고, 기술을 연습하며, 다음 주에 사용할 부하를 파악할 수 있다. 여전히 좋은 워크아웃을 할 수 있지만, 어떤 운동도 실패 지점까지 도전하지 않을 것이며 개인 기록을 세우려고 하지도 않을 것이다. 이 주간은 전반적인 노력 측면에서 10점 만점에 7점이라고 생각하라. 둘째 주에는 노력도를 높여 10점 만점에 8점을 목표로 삼고 여전히 좋은 폼을 유지하는 데 집중한다. 셋째 주에는 다시 운동 강도를 높여 10점 만점에 9점을 목표로 한다. 그런 다음 4주차에는 전력을 다해(10점 만점에 10점) PR을 달성하기 위해 노력한다. 마지막 주에는 폼을 아주 약간 희생시키게 되면(최대 10% 정도 떨어뜨린다고 생각하라) 개인 기록을 달성할 수 있다. 4주째가 지나면 약간 지치고 체력이 소진된 느낌이 들 것이며, 다음 단계의 디로드/입문 주를 고대해야 한다. 전반적으로 다음과 같이 진행된다.

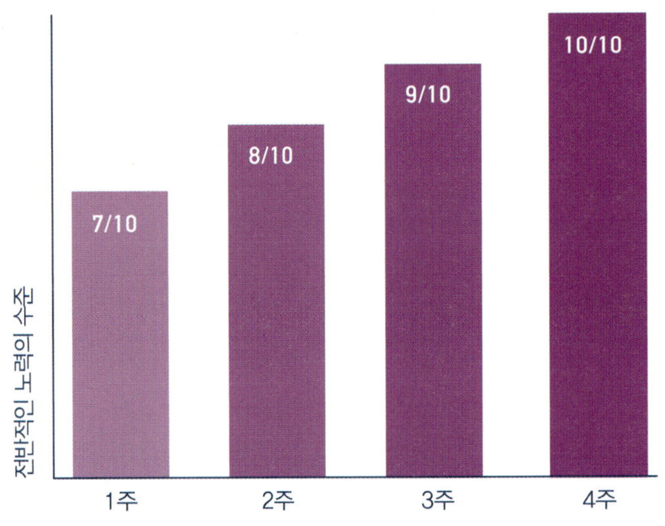

이것은 한 가지 방법일 뿐이지만, 매주 10점 만점에 10점을 목표로 계속 상처받고 아프고 지치는 것보다는 확실히 더 효과적이다. 이것이 바로 18장의 프로그램을 실행하는 방법이다.

이 책에서 제공하는 프로그램과 내가 운영하는 온라인 트레이닝 플랫폼인 부티 바이 브렛에서 제공하는 프로그램은 이 장에서 다룬 원칙과 일반적인 지침을 준수한다. 이러한 프로그램을 따르면 모든 프로그램 설계 변수가 신중하게 고려되고 지능적으로 주기화되었다는 것을 확신할 수 있다. 자신만의 훈련 계획을 세우는 데 필요한 필수 도구를 제공했기를 바라지만, 특히 지식과 경험이 풍부한 자율 훈련 선수의 경우 구체적인 월별 훈련 계획을 수립하는 것은 유익하지만 필수 사항은 아니라는 점을 분명히 말하고 싶다.

매달 초점을 바꿔라

처음에 스트렝스를 유지하는 것이 얼마나 쉬운지를 보여주는 연구를 접했을 때 그 내용을 믿기 어려웠다. 하지만 직접 실험을 시작했고(내 블로그에 이러한 실험을 여러 번 포스팅했다), 그 결과가 사실이라는 것을 알게 되었다.

사실 근력을 키우는 것은 어렵지만, 몇 년 동안 제대로 리프팅을 해온 후에는 근력을 유지하기가 쉽다. 체형은 상대적인 전신 스트렝스의 영향을 많이 받기 때문에 이와 같은 스트렝스 유지 현상을 활용하고 한두 가지의 리프팅에 우선순위를 두는 것이 합리적이다.

즉, 스쿼트, 데드리프트, 힙 쓰러스트, 런지, 벤치 프레스, 인클라인 프레스, 밀리터리 프레스, 딥스, 턱걸이, 로우와 같은 운동들을 한꺼번에 하려고 하지 마라. 대신, 한두 가지 리프팅을 선택하고 워크아웃에서 해당 운동(또는 유사한 베리에이션)을 먼저 집중하고 볼륨을 높여야 한다. 유지를 하기로 한 리프팅은 볼륨을 줄이고 우선순위는 뒤로 두기 바란다.

앞서 언급한 10가지 리프팅 동작을 저글링하는 공이라고 생각하라. 각 공은 메인 리프팅에 해당하며, 종합적으로 몸 전체의 스트렝스를 나타낸다. 처음에는 공이 작기 때문에 모든 공을 저글링할 수 있으며, 이는 아직 움직임을 배우는 중이고 너무 무겁게 리프팅하지 않음을 의미한다. 하지만 스트렝스가 생기고 더 무거운 부하를 리프팅하기 시작하면 각 공의 크기가 커진다. 이제 점점 더 큰 공을 저글링해야 하는데, 이는 다루기 어렵다. 어느 시점에서는 모든 공을 동시에 저글링할 수 없게 되고 실력이 정체된다. 따라서 큰 리프팅을 모두 저글링하려고 하기보다는 한 달 동안 두 가지 저글링에 집중하면서 다른 리프팅은 일주일에 두 세트씩 퍼포먼스를 하는 것이 스트렝스 유지에 더 쉽다. 한 달 후에는 두 가지 리프팅을 번갈아가며 집중하고 다른 리프팅은 유지 관리 모드로 전환해라. 이렇게 전략적이고 순차적인 방식으로 하면 더 나은 결과를 경험하고 계속해서 스트렝스를 얻고 몸매를 개선할 수 있다.

이것이 바로 내가 부티 바이 브렛 프로그램에서 하는 일이며, 믿을 수 없을 정도로 잘 작동한다. 이 주기화 방법은 과사용 부상으로 인해 방해받지 않는 균형 잡힌 몸매를 만드는 부수적인 이점이 있다. 20년 전에 이 점을 이해하고 이 시스템을 발달시켰다면 훨씬 더 좋은 결과를 얻을 수 있었을 것이다. 이제 가서 당신의 공을 만들어보라!

직관적인 트레이닝

많은 사람들이 훈련 단계를 반드시 다르게 계획해야 하는지 궁금해한다. 정답은 반드시 그렇지는 않다는 것이다. 풍부한 경험과 좋은 본능을 가지고 있다면, 어떤 종류의 구조(예: 3분할 원칙을 따르는 것)를 갖추고 프로그레션 방식을 활용하기만 하면 그날의 기분과 운동하고자 하는 것에 따라 직관적으로 훈련하고 좋은 결과를 볼 수 있다. 사실, 10년 이상의 리프팅 경력을 가지고 책을 읽고, 지능적으로 훈련하고, 실험하는 사람들에게는 순수한 직관적 훈련이 아마도 가장 좋은 운동 방법일 것이다. 하지만 이러한 시스템은 일반 초보자에게는 해로울 수 있다. 어떤 방식으로 훈련을 계획하든 항상 자신의 몸에 귀를 기울이고 즉석에서 조정해야 한다. 정형화된 계획을 과감히 버리고 체육관에서 '그저 자유롭게' 운동할 줄도 알아야 한다.

다음 장에서는 다양한 분할 훈련에 대해 설명하며, 이를 템플릿으로 사용하여 트레이닝 루틴을 진행할 수 있다. 직관적으로 훈련하든 주기적인 프로그램을 설계하든, 분할법은 워크아웃과 훈련 단계에 구조와 체계를 제공함으로써 3분할 원칙을 보완할 수 있다.

CHAPTER 16

훈련 분할법

초창기 파워 리프팅과 보디빌딩에서는 전신 트레이닝을 하는 것이 일반적이었다. 전설적인 시대의 강자들은 전신 퍼포먼스를 선보였고, 아놀드 슈워제네거와 같은 올드스쿨 보디빌더들도 일주일에 세 번씩 백 스쿼트, 벤치 프레스, 턱걸이, 오버헤드 프레스, 컬, 윗몸일으키기로 구성된 '골든 식스 워크아웃' 같은 프로그램으로 운동을 시작했다.

하지만 시간이 지나면서 보디빌더와 파워리프터들은 워크아웃을 분할하면 더 나은 효과를 볼 수 있다는 사실을 깨달았다. 파워리프터들은 하체와 상체를 따로 훈련하거나 하루에 하나의 메인 리프팅에 집중하고 몇 가지 보조 리프팅을 추가하기 시작했고, 보디빌더들은 근육과 신체 부위에 따라 워크아웃을 분할하기 시작했다. 어떤 것이 가장 효과적인 훈련 전략인지에 대한 열정적이고 때로는 무례한 논쟁이 오늘날까지 계속되고 있다. 전신을 훈련하는 것이 더 좋을까, 아니면 밀고 당기는 근육이나 신체 부위 및 근육 그룹을 기준으로 분할하는 것이 더 좋을까?

사실 이 모든 방법이 효과가 있고 모두 훌륭하다. 하지만 각각 고유한 훈련 전략과 스타일이 필요하기 때문에 자신에게 맞는 방법을 찾아야 한다. 현대의 거의 모든 보디빌더는 신체 부위별 분할 훈련을 고수하지만, 대부분의 퍼스널 트레이너는 전신 훈련을 처방한다.

이 주제에 대한 연구도 많지 않다. 내 동료인 브래드 쇤펠드와 내가 연구를 진행한 결과 전신 훈련이 신체 부위 분할 훈련보다 근육량 증가에 약간 더 우수한 것으로 나타났지만, 모든 참가자가 이전에 신체 부위 분할 훈련을 해왔기 때문에 새로운 요인이 작용했을 수 있다. 어쨌든 나는 모든 사람이 다양한 트레이닝 스타일과 철학을 모두 실험해봄으로써 이점을 얻을 수 있다고 생각한다.

트레이닝이 처음이라면 18장에서 제공하는 12주 프로그램 중 하나 이상을 따라 해보는 것을 추천한다. 이렇게 하면 모든 주요 움직임 패턴과 몇 가지 기본적인 주기화 전략을 접할 수 있다. 어느 정도 경험이 쌓이고 움직임에 익숙해지면 이 장에서 다루는 다양한 분할 훈련을 실험해볼 수 있다. 보시면 아시겠지만, 각 분할 훈련에 대해 한 달 동안 반복할 수 있는 1주일 프로그램 템플릿을 제공한다. 그리고 앞서 설명한 것과 동일한 프로토콜을 따르되, 쉬운 주부터 시작하여 매주 노력과 부하를 점진적으로 늘리고 4주째가 가장 힘든 주라는 점을 기억해라.

다양한 분할 훈련을 실험해보면 자신이 좋아하는 것과 싫어하는 것을 더 잘 이해할 수 있다. 전신 트레이닝을 좋아할 수도 있고, 변화를 주는 것을 선호할 수도 있다. 중요한 것은 다양한 훈련 전략을 실험해보지 않으면 자신이 무엇을 좋아하는지, 어떻게 훈련해야 직관적으로 훈련할 수 있는지 알 수 없다는 것이다. 분할 훈련은 선택권을 제공하고 자신에게 가장 적합한 전략을 선택할 수 있도록 도와준다. 이소룡의 말을 인용하자면, "유용한 것은 흡수하고, 그렇지 않은 것은 버리고, 나만의 것을 더하라"는 뜻이다.

훈련 분할 프로토콜

스트렝스 및 피지크 트레이닝을 위해 따를 수 있는 몇 가지 훈련 분할 프로토콜을 소개한다.

신체 부위 분할

보디빌더들이 널리 사용하는 신체 부위 분할 훈련은 가슴/삼두근 데이, 뒤로/이두근 데이, 다리/둔근 데이, 어깨 데이, 팔 데이와 같이 신체 부위에 따라 훈련일을 정하는 것을 포함한다. 대부분의 보디빌더는 일주일 내내 자주 훈련하지만, 일부는 일주일에 서너 번만 훈련하는 것을 선호한다. 이 경우 아래 예시 1과 같이 1일차에는 가슴 근육과 등근육, 2일차에는 대퇴사두근과 둔근, 3일차에는 어깨와 팔, 4일차에는 햄스트링과 둔근을 짝을 지어 운동할 수 있다. 신체 부위 분할 계획을 준수하면서 둔근을 더욱 단련하고 싶다면 일주일에 5~6일씩 훈련하고 하루는 둔근과 대퇴사두근, 하루는 둔근과 햄스트링, 하루는 둔근만 단독으로 훈련하는 식으로 다른 날에 세 번 훈련하는 것이 좋다(다음 페이지의 예시 2 참조).

예시 1 : 둔근에 초점을 맞춘 신체 부위 분할: 4일 옵션

1일: 가슴과 등	
벤치 프레스	3×5
와이드 그립 풀 다운	3×8
덤벨 인클라인 프레스	3×8
체스트-서포티드 로우	3×8
딥	2×AMRAP
인버티드 로우	2×AMRAP
케이블 크로스오버	2×12
스트레이트-암 풀 다운	2×12

2일: 대퇴와 둔근	
백 스쿼트	3×5
레그 프레스	3×8
덤벨 워킹 런지	2×16
바벨 힙 쓰러스트	3×10
레그 익스텐션	2×20
시티드 힙 앱덕션	2×20

3일: 어깨와 팔	
밀리터리 프레스	3×5
덤벨 업라이트 로우	2×8
래터럴 레이즈	2×10
엎드린 자세로 리어 델트 레이즈	2×12
친업	2×5
해머 컬	2×10
클로즈 그립 벤치 프레스	2×5
로프 트라이셉스 익스텐션	2×10

4일: 햄스트링과 둔근	
데드리프트	3×5
덤벨 백 익스텐션	3×12
라잉 레그 컬	2×20
시티드 레그 컬	2×20
프로그 펌프	2×50
엑스트라 레인지 사이드 라잉 힙 앱덕션	2×30

예시 2: 둔근에 초점을 맞춘 신체 부위 분할: 5일 옵션

1일: 둔근	
바벨 힙 쓰러스트	3×8
글루트 킥백 머신	3×10
바디웨이트 백 익스텐션	3×20
케이블 스탠딩 힙 앱덕션	3×10
시티드 힙 앱덕션 머신	3×20

2일: 가슴/어깨/삼두	
바벨 인클라인 프레스	3×6
바벨 밀리터리 프레스	3×8
푸시업	3×AMRAP
덤벨 래터럴 레이즈	3×12
로프 트라이셉스 익스텐션	3×10

3일: 대퇴와 둔근	
프런트 스쿼트	3×6
레그 프레스	3×10
덤벨 워킹 런지	3×8
레그 익스텐션	3×10
크런치	2×20
행잉 레그 레이즈	2×10

4일: 등/어깨 후면/이두	
친업	3×6
체스트-서포티드 로우	3×8
원암 로우	3×10
엎드린 자세로 리어 델트 레이즈	3×10
이지 바 컬	3×10

5일: 햄스트링과 둔근	
컨벤셔널 데드리프트	3×6
웨이트 백 익스텐션	3×10
스태빌리티 볼	3×8
라잉 레그 컬	3×10
종아리 올리기 머신	2×10
시티드 종아리 올리기 머신	2×20

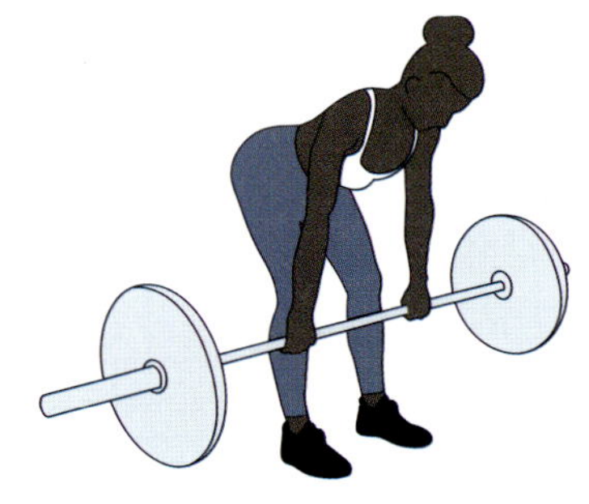

상체/하체 분할

이 분할은 스트렝스 코치와 파워리프터들 사이에서 인기가 높다. 상체와 하체 근육으로 훈련 시간을 나누는 방식이다. 이 계획을 고수하는 대부분의 리프터들은 일주일에 4일, 하체 세션 2회와 상체 세션 2회로 훈련한다. 13,000명 이상의 참가자를 대상으로 한 설문조사에서 팔로워들에게 가장 인기 있는 훈련 형태라는 사실을 알게 되었는데, 이는 놀라운 결과였다.

상체/하체: 4일 전신 운동 템플릿

1일: 상체	
벤치 프레스	3×5
친업	3×5
딥	3×8
인버티드 로우	3×AMRAP
래터럴 레이즈	3×10

2일: 하체	
백 스쿼트	3×5
싱글 레그 데드리프트	3×8
바벨 힙 쓰러스트	3×10
덤벨 워킹 런지	3×8
사이드 라잉 힙 레이즈	3×10

3일: 상체	
클로즈 그립 벤치 프레스	3×5
풀업	3×AMRAP
밀리터리 프레스	3×8
체스트-서포티드 로우	3×12
엎드린 자세로 리어 델트 레이즈	3×10

4일: 하체	
데드리프트	3×3
프런트 스쿼트	3×5
글루트 햄 레이즈	3×12
덤벨 백 익스텐션	3×20
시티드 힙 앱덕션 머신	3×20

어떤 유형의 분할 훈련을 주로 수행하는가?

응답: 13,675

미응답: 39

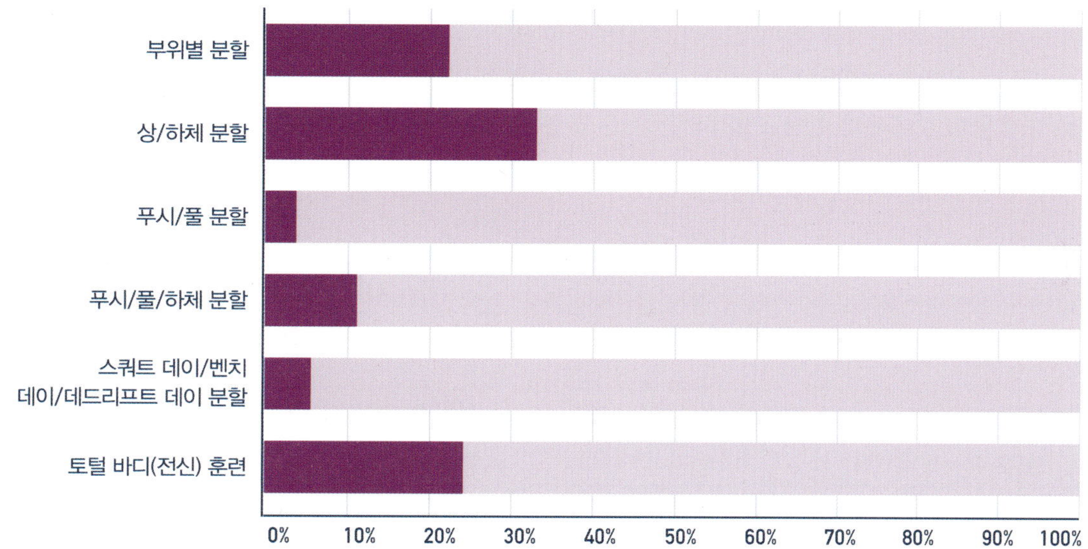

푸시/풀 스플릿

운동선수와 파워리프터들이 주로 사용하는 이 유형의 프로그램은 상체와 하체를 위한 푸시 운동과 상체와 하체를 위한 풀링 운동으로 훈련일을 분할하는 것이다. 이 계획을 고수하는 대부분의 리프터들은 일주일에 4일, 두 번의 푸시 세션과 두 번의 풀 세션으로 훈련한다.

푸시/풀: 4일 전신 템플릿

1일: 푸시	
백 스쿼트	3×5
벤치 프레스	3×5
바벨 힙 쓰러스트	3×8
밀리터리 프레스	3×8
밴드 시트 힙 앱덕션	2×50

2일: 풀	
싱글 레그 데드리프트	3×8
와이드 그립 풀 다운	3×8
덤벨 백 익스텐션	3×15
시티드 로우	3×15
케이블 래터럴 레이즈	2×10

푸시/풀: 4일 전신 템플릿 (계속)

3일: 푸시	
프런트 스쿼트	3×5
클로즈 그립 벤치 프레스	3×5
바벨 힙 쓰러스트	3×12
핸들 푸시업	3×AMRAP
케이블 스탠딩 힙 앱덕션	2×12

4일: 풀	
데드리프트	3×5
친업	3×AMRAP
글루트 햄 레이즈	3×12
인버티드 로우	3×AMRAP
시팅 페이스 풀	2×15

S/B/DL/HYP 분할

파워리프터들 사이에서 인기 있는 또 다른 분할 방식이다. 하루는 스쿼트, 하루는 벤치 프레스, 하루는 데드리프트, 마지막 날은 전신 근비대에 집중하는 방식이다. 물론 S, B, DL 데이에는 추가 운동을 수행한다. (이 훈련 분할을 활용하는 둔근 훈련이 강조된 다른 파워리프팅 훈련 템플릿은 278쪽을 참조해라).

S/B/DL/HYP: 4일 전신 템플릿

1일: 스쿼트	
백 스쿼트	3×5×35
워킹 런지	2×16
펜듈럼 리버스 하이퍼	3×10
싱글 레그 루마니안 데드리프트	2×16
래터럴 밴드 워크	3×20

2일: 벤치	
벤치 프레스	4×3
클로즈 그립 벤치 프레스	2×8
체스트-서포티드 로우	3×12
원암 로우	2×12

3일: 데드리프트	
데드리프트	3×3
랙 풀	2×3
프런트 스쿼트	3×5
바벨 힙 쓰러스트	3×8
몬스터 워크	3×20

4일: 근비대	
웨이트 푸시업	5×10
인버티드 로우	5×10
펜듈럼 리버스 하이퍼	5×10
글루트 햄 레이즈	5×10
YTWL	2×10

토털 바디(전신)

이 스타일의 운동은 지난 10년 동안 큰 인기를 얻었으며 개인적으로 가장 좋아하는 운동이다. 토털 바디는 워크아웃을 쪼개서 하는 것이 아니라 한 세션에 모든 근육을 단련하는 것을 의미한다. 전신 트레이닝(TBT total-body training)을 고수하는 대부분의 리프터들은 매주 세 번의 워크아웃을 수행한다.

전신: 3일 템플릿

1일차: 중강도	
프런트 스쿼트	3×8
덤벨 인클라인 프레스	3×8
루마니안 데드리프트	3×8
시티드 로우	3×8
싱글 레그 힙 쓰러스트	3×8
밴드 사이드 라잉 클램	3×12

2일차: 저강도	
니 밴드 힙 쓰러스트	2×15
덤벨 오버헤드 프레스	2×15
덤벨 리버스 런지	2×15
수피네이티드 풀 다운	2×15
덤벨 백 익스텐션	2×15
래터럴 레이즈	2×15

3일차: 고강도	
스모 데드리프트	4×3
클로즈 그립 벤치 프레스	4×3
포즈 백 스쿼트	4×3
네거티브 턱걸이	4×3
정지 바벨 힙 쓰러스트	4×3
밴드 스탠딩 힙 앱덕션	3×12

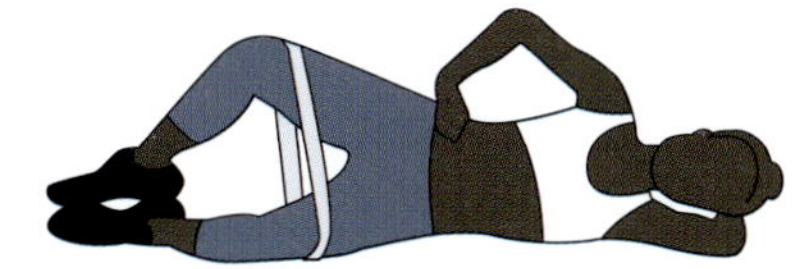

컴파운드/브로

이 유형의 전신 훈련은 신체에 부담이 되는 무거운 복합 운동을 하는 날과 신체에 부담이 덜한 가벼운 복합 및 단일 관절 운동을 하는 날을 번갈아가며 하는 방식이다. 예를 들어 일주일에 세 번의 일반적인 전신 워크아웃을 하고 그 사이에 두 번의 '브로bro' 워크아웃(정신근육 연결에 집중하고 근육 펌핑을 하는 운동)을 끼워 넣을 수 있다. 또 다른 예로는 푸시 데이, 풀 데이, 브로 데이, 토털 바디 데이를 수행하는 것이다.

컴파운드/브로: 4일 템플릿

1일차: 푸시	
하이바 백 스쿼트	3×5
클로즈 그립 벤치 프레스	3×5
레그 프레스	3×10
밀리터리 프레스	3×10
니 밴드 글루트 브릿지	3×20

2일차: 풀	
싱글 레그 데드리프트	3×8
친업	3×AMRAP
백 익스텐션	3×30
인버티드 로우	3×AMRAP
노르딕 햄 컬	3×3

3일차: 브로	
래터럴 레이즈	4x15
리어 델토이드 레이즈	3x12
덤벨 컬	3x10
케이블 트라이셉스 익스텐션	3x10
해머 컬	2x10
프로그 펌프	4x50
밴드 시티드 힙 앱덕션	2x30

4일차: 토털 바디	
바벨 힙 쓰러스트 피라미드	10/8/6/15
인클레인 프레스	3x8
수피네이티드 풀 다운	3x8
덤벨 워킹 런지	2x20
푸시업	2xAMRAP
원암 로우	2x10
글루트 햄 레이즈	2x15

컴파운드/브로 시스템

많은 사람들이 나처럼 웨이트 트레이닝에 중독된 상태일 것이다. 휴식을 더 취하거나 워크아웃을 나눠서 하면 더 좋은 결과를 볼 수 있겠지만, 리프팅과 전신 운동을 한꺼번에 하는 것을 좋아한다. 몇 년 전, 나는 효과적인 결과를 보고 싶어 하는 헬스 중독자를 위해 컴파운드/브로 시스템을 개발했다.

1, 3, 5일차(예: 월요일, 수요일, 금요일)에는 1~10회 정도의 낮은 반복 횟수 범위와 세트 사이의 충분한 휴식 시간(3분)으로 컴파운드 리프팅을 수행한다. 2일차와 4일차, 그리고 6일차(예: 화요일과 목요일, 토요일은 선택 사항)에는 중간에서 높은 반복 범위(10~30회)와 짧은 휴식 시간(1~2분)으로 보다 타깃화된 고립된 움직임을 수행한다.

다음 페이지의 차트에서 상당히 포괄적인 목록을 제공했지만, 분명히 다른 움직임도 수행할 수 있다. 주요 목표는 매 세션마다 전신을 운동하되, 부담이 되는 운동(복합 리프팅)과 부담이 되지 않는 운동(고립된 움직임)을 번갈아가며 하는 것이다.

노력 또한 중요한 고려 사항이다. 컴파운드 운동을 하는 날에는 더 열심히 하고, 브로 운동을 하는 날을 위해 반복 횟수를 남겨놓아라. 브로 데이에는 타는 듯한 느낌을 받고 펌핑을 하되, 실패 지점까지 하거나 점진적 과부하를 활용하지 않도록 한다. 엄격한 자세로 정신-근육 연결을 활용해라.

브로 데이에 너무 무리하거나 몸이 너무 아프면 다음 날 워크아웃에 지장을 주어 더 강해지고 근육을 키우는 데 방해가 된다. 자신에게 가장 적합한 운동과 다음 날에도 상쾌한 상태를 유지할 수 있도록 자신을 얼마나 강하게 밀어붙여야 하는지 정확히 알게 되므로 이 시스템에 익숙해지는 데는 몇 주가 걸린다.

나는 컴파운드/브로를 할 때 프로그 펌프, 엑스트라 레인지 사이드 라잉 힙 앱덕션, 라잉 레그 컬, 케이블 래터럴 레이즈, 엎드린 자세 리어 델트 레이즈, 페이스 풀을 수행했다. 나는 둔근과 삼각근을 단련하고도 다음 날 무거운 중량을 감당할 수 있었다. 전신 트레이닝은 매우 힘들고 대부분의 사람들이 너무 많이 하면 망치는 경우가 많다. 이 시스템을 사용하면 매일 리프팅하고 싶은 충동을 충족시키면서 운동 효과를 높일 수 있다.

이러한 훈련 템플릿 중 어느 것이든 따라 하면 좋은 결과를 얻을 수 있다. 각 스플릿에는 고유한 장단점이 있다. 예를 들어 신체 부위 분할 훈련은 모든 부위를 타격할 수 있지만 일반적으로 훈련 빈도가 떨어진다. 전신 운동은 대사 소모량이 가장 많지만, 좋아하는 모든 운동을 다 할 수는 없다. 나는 전신 워크아웃(엄밀히 말해 분할 훈련이 아님)을 선호하는데, 이는 둔근을 주로 다루는 것을 전제로 한다면 둔근 훈련을 더 자주 할 수 있고 더 다양한 운동을 할 수 있기 때문이다. 사실 18장에 포함된 세 가지 프로그램은 모두 전신 트레이닝 프로그램이다.

컴파운드/브로 시스템

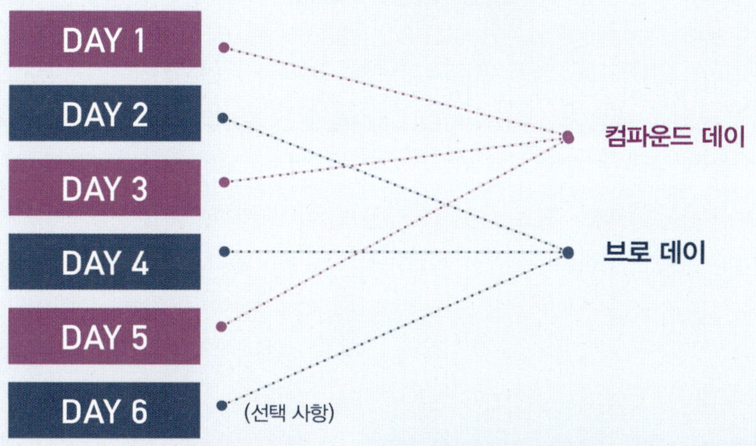

컴파운드 데이 4개의 운동을 선택, 각 3~4세트 수행	
아래 운동의 베리에이션	
바벨 스쿼트	바벨 굿모닝
바벨 데드리프트	밀리터리 프레스
바벨 힙 쓰러스트	벤치 프레스
바벨 글루트 브릿지	친업
레그 프레스	풀 다운
로디드 스플릿 스쿼트	인클라인 프레스
로디드 스텝업	푸시업
	딥
	로우

브로 데이 6개의 운동을 선택, 각 2~3세트 수행	
아래 운동의 베리에이션	
바디웨이트 프로그 펌프	체중 백 익스텐션
바디웨이트 커시 런지	바디웨이트 리버스 하이퍼
글루트 햄 레이즈/노르딕	케이블 킥백
니 밴드 글루트 브리지	외전/내전 운동
바디웨이트 스텝업	레그 컬/레그 익스텐션
라이트 고블릿 스쿼트	펙 덱/플라이/크로스오버
라이트 케틀벨 데드리프트	풀오버
덤벨 싱글 레그 RDL	스트레이트 암 풀 다운
케틀벨 스윙	페이스 풀
슬레드 푸시	리어 델트 레이즈
밴드 힙 쓰러스트	래터럴 레이즈
케이블 풀-스루	프런트 레이즈
	컬
	트라이셉스 익스텐션

다시 말하지만, 자신의 목표를 평가해야 하며, 마찬가지로 자신이 무엇을 좋아하는지도 고려해야 한다. 완벽한 시스템은 없다. 나는 1년 내내 여러 가지 스플릿을 통합하려고 노력한다. 전신 퍼포먼스를 할 때는 어깨에 집중하지 않는가 걱정이 되기도 한다. 스플릿 루틴을 수행할 때는 워크아웃의 모든 동작을 다 해내는 느낌이 아쉽다. 3분할 원칙에 따라 적절한 볼륨을 수행하고 일주일에 최소 2회 이상 둔근을 훈련한다면 기본적으로 가장 좋아하는 스플릿을 선택하여 좋은 결과를 볼 수 있다.

CHAPTER 17

스포츠, 크로스핏, 보디빌딩, 그리고 파워리프팅을 위한 둔근 훈련

내가 소개하는 피지크 트레이닝 시스템을 따라 하면 운동 능력을 향상시키면서 이상적인 체형을 만들 수 있다. 하지만 신체를 단련하는 방법에는 여러 가지가 있다. 둔근 트레이닝이 주된 관심사가 아니더라도 괜찮다. 당신이 운동선수이든, 스포츠를 즐기든, 크로스핏, 보디빌딩, 파워리프팅과 같은 다른 스트렝스 트레이닝 방식을 선호하든, 다른 훈련에 지장을 주지 않으면서도 둔근을 특별히 단련할 수 있다. 실제로 새롭고 독특한 방식으로 둔근을 만들고 강화하는 둔근 우세 움직임을 실행하기 때문에 운동 능력, 근력 및 몸매가 향상될 수 있다.

스포츠 및 퍼포먼스를 위한 둔근 훈련(운동선수)

둔근을 훈련하면 스트렝스와 스포츠 퍼포먼스가 향상될 가능성이 매우 높다. 나는 함께 운동하는 선수들에게서 전반적으로 이러한 사실을 확인했으며, 다양한 종목의 운동선수들과 함께 하는 글루트 랩에서도 이러한 사실을 발견하고 있다. 심지어 순수하게 피지크 트레이닝에만 관심이 있는 여성들도 스포츠를 하거나 체육관 밖에서 활동을 즐길 때 얼마나 기분이 좋아지고 강해졌는지 이야기한다.

하지만 퍼포먼스를 위한 훈련을 할 때는 근비대를 위한 훈련을 할 때와 다르게 해야 한다. 순전히 둔근을 키우기 위해 훈련하는 경우, 밴드 번아웃과 고반복 형태의 운동으로 더 많은 볼륨을 추가하는 데 초점을 맞춰야 한다. 또한, 실패 또는 실패에 매우 근접할 때까지 훈련할 수 있으며 그렇게 해야 한다. 스포츠 퍼포먼스를 위해서는 반복 속도를 상대적으로 빠르게 유지해야 하므로 과도하게 많은 횟수의 느린 반복을 수행해서는 안 된다. 그래서 선수용 웨이트 룸에서는 클러스터와 속도 기반 훈련이 인기가 있다. 따라서 밴드 번 아웃과 피로와 근육 실패를 위한 훈련을 수행하는 대신 다양한 부하를 사용하고 반복 속도를 폭발적으로 유지하여 스포츠 동작을 더 잘 모방한다(대부분의 경우).

또한 수평, 수직, 측면/회전 등 다양한 벡터(각 벡터에 대한 자세한 설명은 10장 참조)로 훈련하고 올림픽 리프팅, 점프 스쿼트, 슬레드 운동은 물론 스프린트, 민첩성 훈련, 플라이오메트릭 및 발리스틱과 같은 폭발적인 훈련과 함께 무거운, 중간 정도의, 가벼운 부하를 혼합하는 것이 중요하다.

즉, 앞뒤, 위아래, 좌우, 회전 등 스포츠에서 사용하는 모든 벡터나 방향에서 강하고 강력한 파워를 얻어야 한다. 그리고 운동 스펙트럼 전반에 걸쳐 힘을 생성하려면 이러한 방향을 저항에 대항하여 사용해야 한다. 과학적으로 말하면, 전체 힘-속도 곡선을 오른쪽/위쪽으로 이동시켜 모든 수준의 속도에서 더 많은 힘을 생성하고 필요한 모든 수준의 힘에서 더 많은 속도를 생성하는 것이다.

아래 그래프에서 Y축(힘)의 임의의 지점을 선택하여 우측으로 이동하거나 X축(속도)의 임의의 지점을 선택하여 위쪽으로 이동하면 훈련 후 값이 훈련 전 값에 비해 증가했음을 알 수 있다. 어떤 속도에서든 더 큰 힘을 내고 어떤 부하에서도 더 빨라졌다.

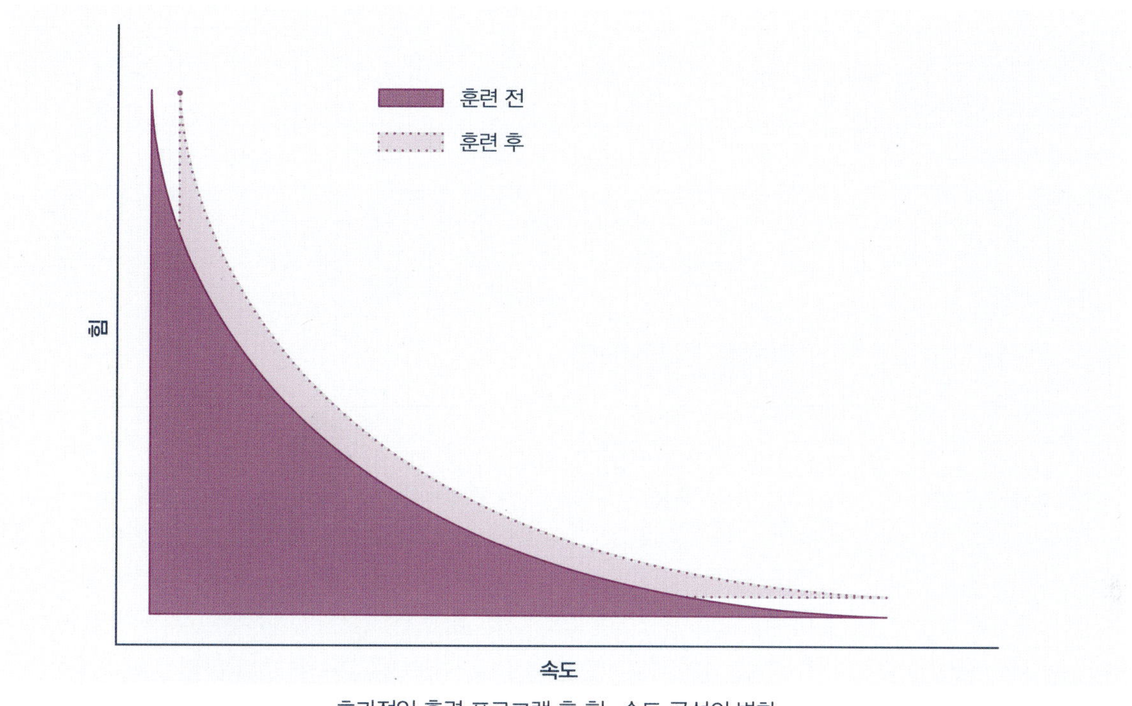

효과적인 훈련 프로그램 후 힘-속도 곡선의 변화

마지막으로, 무겁고 폭발적인 훈련을 우선순위로 삼는다. 육상 선수이거나 스포츠를 즐기는 사람이라면 스피드 훈련이 중요한 요소이므로 스프린트와 플라이오메트릭을 수행한다. 그리고 컨디션이 좋을 때 훈련 세션에서 스피드와 폭발적인 퍼포먼스를 먼저 수행한다. 더 크고 강한 둔근을 만드는 것이 동시에 목표라면 둔근 전용 운동도 추가한다. 하지만 가장 중요한 스프린트 근육인 햄스트링을 우선적으로 단련하고(둔근은 두 번째이다), 햄스트링 좌상 부상을 예방하는 데 도움이 되는 노르딕 햄 컬을 퍼포먼스로 수행한다.

하지만 더 멋진 엉덩이를 만들기 위한 목적으로 스프린트와 플라이오메트릭 퍼포먼스 동작을 하려고 한다면 시간을 낭비하지 마라. 이러한 폭발적인 동작은 둔근에 최대한의 텐션을 생성하기에 충분한 액틴-미오신 교차결합이 형성되지 않기 때문에 의미 있는 양의 근육을 키우기에는 동작 속도가 너무 빠르다. 단거리 선수들은 실제로 둔근이 크지만, 이는 트랙에서의 활동보다는 유전적 요인과 저항력 훈련과 더 관련이 있다.

운동선수들은 다양한 방법으로 훈련하지만, 대부분은 전신 훈련 프로토콜을 고수한다. 다음 페이지에서는 대부분의 운동선수에게 필요한 폭발적인 훈련과 무거운 리프팅을 결합한 샘플 프로그램을 소개한다. 이 프로그램은 선수가 일주일에 세 번 훈련하고 스프린트, 플라이오메트릭, 민첩성 및 메디볼 운동을 마친 후 리프팅을 한다고 가정한다.

둔근을 16회 하드 세트로 하라고 말했지만, 운동선수라면 파워 운동(매일 처음 두 운동)은 체력 소모가 적고, 높은 반복 횟수로 실패할 때까지 훈련하지 않으며, 고관절 굴곡과 복근 등 추가적인 저부하 운동이 필요하기 때문에 더 많이 할 수 있다. 이 프로그램은 오프 시즌인 경우 너무 힘든 운동은 아니다.

1일차	
육각 바 점프 스쿼트	4×3
헤비 케틀벨 스윙	3×8
백 스쿼트	3×6
바벨 힙 쓰러스트	3×6
클로즈 그립 벤치 프레스	3×6
체스트-서포티드 로우	3×8
케이블 힙 플렉션	2×10
Ab 휠 롤아웃	2×10
사이드 플랭크	2×30초

2일차	
헤비 슬레드 푸시	3×20미터
익스플로시브 45도 하이퍼	3×8
덤벨 불가리안 스플릿 스쿼트	3×8
블록 풀	3×6
인클라인 프레스	3×8
웨이트 친업	3×3
노르딕 햄 컬	3×3
펠로프 프레스	2×10
할로우 바디 홀드	2×20초

3일차	
점핑 런지	3×6 (다리당 3번 점프)
원암 파워 스내치	3×5
백 스쿼트	3×6
바벨 힙 쓰러스트 피라미드	10/8/6/20
클로즈 그립 벤치 프레스	3×6
덤벨 벤트 오버 로우	3×8
앵클 웨이트 스탠딩 힙 플렉션	2×12
RKC 플랭크	2×20초
파머스 워크	2×20미터

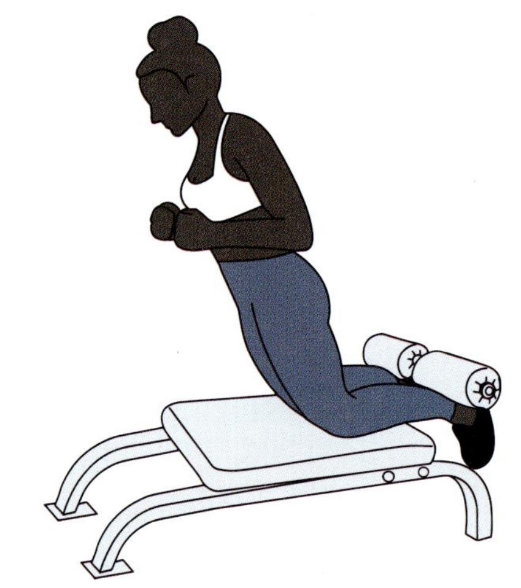

보다시피 이 프로그램은 둔근을 만들고 강화하여 스포츠에서 놀라운 힘과 파워를 생성할 수 있도록 한다. 하루에 두 번의 폭발적인 리프팅(예: 점핑 런지)과 함께 무릎 위주의 운동(백 스쿼트), 고관절 위주의 운동(힙 쓰러스트), 상체 밀기(클로즈 그립 벤치 프레스), 상체 당기기(턱걸이)가 포함되며 다방향 코어 안정성(예: 팔로프 프레스), 고관절 굴곡(케이블 힙 플렉션), 원심성 햄스트링 운동(노르딕 햄 컬) 같은 일부 보조 운동도 포함되어 있다. 파워 클린과 같은 올림픽 리프팅을 선호한다면 위에 나열된 폭발적인 리프팅으로 대체할 수 있다.

스포츠를 위한 최고의 둔근 운동은 무엇일까?

이 질문에 대한 정답은 없다. 스포츠 종목과 포지션마다 다르다. 앞서 언급했듯이 대부분의 스포츠에서는 전신을 훈련하는 것이 중요하다. 나는 힙 쓰러스트에 편향되어 있지만, 모든 운동선수는 힙 쓰러스트, 스쿼트, 데드리프트의 움직임 패턴을 수행함으로써 이점을 얻을 수 있다고 생각한다. 그러나(이것은 매우 중요하다) 자신의 스포츠에 특화된 움직임을 중점적으로 강조하고 취약한 부위를 목표로 삼아 몸 전체에 집중해야 한다.

거의 모든 경우에서 스포츠 퍼포먼스를 향상하는 가장 좋은 방법은 해당 스포츠와 관련된 동작을 하는 것이다. 이것이 바로 특이성의 법칙이다. 가장 기본적인 수준에서, 자신의 종목이 격투기라면 가장 좋은 운동은 격투기 훈련이라는 뜻이다. 수영이 종목이라면 수영을 해야 한다. 그 외의 모든 것은 보조적인 것이며, 스트렝스와 컨디셔닝을 프로그램할 때는 신중하게 고려해야 한다. 웨이트 룸에서 하는 운동이 운동 실력을 향상시키거나 부상을 예방하지 않는다면 시간 낭비일 수 있다.

또한 어떤 운동이 가장 좋은지는 개인에 따라 달라질 수 있으므로 사람마다 다르다. 예를 들어 평생 스쿼트만 해왔고 데드리프트나 다양한 힌지 패턴의 퍼포먼스를 해본 적이 없다고 가정해보겠다. 이러한 시나리오에서는(가능성은 낮지만) 데드리프트를 통해 새로운 움직임 패턴을 수행함으로써 많은 이득을 얻을 수 있기 때문에 투자 대비 가장 큰 효과를 얻을 수 있다. 힙 쓰러스트도 마찬가지이다. 스쿼트와 데드리프트만 해왔고 힙 쓰러스트와 같은 둔근 위주의 움직임을 수행한 적이 없다면 지금까지 대퇴사두근과 햄스트링에 너무 많이 의존했기 때문에 쓰러스트 움직임 패턴을 수행함으로써 큰 이득을 볼 수 있을 것이다. 운동을 수행하는 방법도 중요하다. 일반적으로 실패에 이르는 훈련을 피하고, 반복 횟수를 폭발적으로 유지하며, 클러스터 세트와 속도 기반 훈련을 실험해보아야 한다.

또한, 최근의 많은 연구에 따르면 개인의 힘-속도 프로필에 맞는 특정 부하로 운동을 수행할 때 가장 큰 효과를 얻을 수 있다. 힘에 우세한 매우 강한 운동선수는 가벼운 부하로 폭발적으로 운동을 수행하면 더 많은 이점을 얻을 수 있는 반면, 속도에 우세한 매우 빠른 운동선수는 무거운 부하로 운동을 수행하면 더 많은 이점을 얻을 수 있다. 각 특정 기술과 동작을 가장 잘 향상시키는 운동과 이 방법을 얼마나 오래 연습해야 하는지를 결정하기 위해서는 더 많은 연구가 필요하다. 예를 들어 이상적인 부하를 한달 유지할지, 1년 유지할지, 아니면 평생 고수해야 할지, 그리고 어느 시점에서 더 다양한 부하를 통합해야 할지? 같은 것이다.

모든 스포츠와 모든 선수에게 이상적인 포괄적 인 처방을 제공할 수 있다면 좋겠지만 현실은 자신의 약점을 파악하고, 약점을 보완할 수 있는 최상의 운동을 선택하고, 가장 중요한 것은 여러분과 여러분의 스포츠 및 포지션에 특별히 맞춤화된 프로그램을 설계해야 한다는 것이다. 점점 더 많은 근력 코치들이 둔근 훈련에 주목하고 있지만, 나는 둔근 위주의 움직임 패턴이 많은 운동선수들의 스트렝스 훈련 프로그램에서 누락된 연결고리라고 생각한다.

크로스핏을 위한 둔근 트레이닝

크로스핏은 피트니스의 가장 큰 트렌드 중 하나이며, 많은 사람들의 훈련 방식에 큰 영향을 미쳤다. 크로스핏 트레이닝은 여러 연구를 통해 놀라운 생리적 개선 효과를 가져다주며, 안전성 측면에서는 보디빌딩이나 파워리프팅과 같은 다른 인기 운동과 비슷한 부상률을 보인다는 사실이 밝혀졌다. 그럼에도 불구하고 나는 크로스핏이 프로그램을 조금만 개선하면 더 나은 운동이 될 수 있다고 생각한다.

크로스핏의 핵심 이념 중 하나는 크로스핏 방식이 엘리트 수준의 신체적 결과를 얻을 수 있는 가장 좋은 방법이라는 것이다. 문제는 힙 쓰러스트, 바벨 글루트 브릿지, 호리즌탈 백 익스텐션과 같은 특정 대둔근 운동을 포함하는 크로스핏 워크아웃(WOD)이 거의 없다는 것이다. 스쿼트 및 고관절 힌지 베리에이션, 올림픽 리프팅, 슬레드 푸시 및 아메리칸 스타일 케틀벨 스윙이 포함되는 경향이 있지만, 이러한 운동들로는 충분하지 않는다.

또 다른 문제는 표준 크로스핏 템플릿을 따른다고 해서 수평으로 힘과 파워를 생성하는 능력이 최적으로 향상되지는 않는다는 점이다. 스프린트(CrossFit WOD에서 일반적으로 진행되는 활동)를 하거나 스포츠 중 상대를 밀어낼 때 수평으로 힘과 파워를 생성할 수 있어야 한다. 내 연구에 따르면 힙 쓰러스트는 백 스쿼트보다 최대 수평 밀기 힘을 발달시키는 데 더 좋은 것으로 나타났다.

크로스핏만으로는 충분한 둔근 스트렝스와 근육량 증가를 기대할 수 없다. 둔근 스트렝스는 수직, 수평, 대각선, 좌우 및 회전 벡터를 포함한 모든 방향으로 가속하고 이동하는 데 매우 유용하다. 마지막으로 둔근 발달이 최고조에 달했을 때 얻을 수 있는 심리적 이점은 전 세계 크로스핏터들이 열렬히 환영할 만한 요소라고 생각한다. 둔근이 탄탄해지면 자신감이 생긴다.

크로스핏이 둔근 발달과 관련하여 많은 일을 제대로 하고 있다는 점은 주목할 가치가 있다. 크로스핏의 가장 큰 장점은 스쿼트와 힙 힌지 패턴을 많이 수행한다는 것인데, 이러한 움직임은 둔근을 강하게 만들긴 하지만 주로 시상면상에서만 일어난다. 둔근 발달을 개선하기 위해 크로스핏 선수는 훈련 프로그램에 외전 운동뿐만 아니라 둔근 위주의 쓰러스트 및 브리징 패턴을 추가하기만 하면 된다. 이러한 움직임은 더 크고 강한 둔근을 만드는 것 외에도 스쿼트 및 힌지 동작이 유발하기 쉬운 과신전 기반 허리 통증을 완화하는 데 도움이 될 수 있다. 나는 많은 크로스핏 선수들과 함께 일하면서 쓰러스트, 브리지, 외전 동작을 더 추가하면 둔근 스트렝스를 높일 수 있다는 것을 알게 되었다. 그리고 이러한 운동들은 고관절 신전 끝 범위에서 후방경사를 유도하여 골반 전방경사를 만들지 않도록 가르치기 때문에 허리 통증이 저절로 해결되는 경향이 있다는 것을 발견했다.

이러한 운동, 특히 글루트 브릿지와 힙 쓰러스트의 가장 좋은 점은 둔근 우세의 움직임을 고강도로 안전하게 수행할 수 있다는 것이다. 이러한 움직임은 매우 안정적이고 매끄럽기 때문이다. 즉, 피로한 상태에서 데드리프트나 스쿼트 베리에이션을 할 때보다 힙 쓰러스트나 글루트 브릿지를 수행할 때 다칠 가능성이 적다는 뜻이다.

피지크 트레이닝의 관점에서 볼 때, 크로스핏에 둔근 위주의 운동을 추가하면 둔근을 키우는 데 도움이 된다. 크로스핏을 하다가 나를 찾아오는 여성들 중 일부는 대퇴사두근과 햄스트링이 발달했다고 불평하는데, 이는 대퇴사두근과 햄스트링 위주의 움직임을 많이 수행하기 때문에 이해할 수 있다. 어떤 사람들은 몸매에는 그다지 신경 쓰지 않고 오로지 기능에만 신경 쓴다고 주장할 수도 있다. 하지만 둔근이 튼튼하고 균형 잡힌 골격이 있으면 기능 역시 더욱 향상된다. 그리고 통증이 적으면 더 기능적으로 활동할 수 있다. 균형 잡힌 프레임을 가지고 있고 상상할 수 있는 모든 움직임 패턴과 벡터에서 퍼포먼스를 수행한다면 그야말로 기능적인 것이다.

크로스핏을 하거나 크로스핏을 훈련하는 사람들과 함께 일하고 있다면, 둔근 특화 운동을 추가하는 것이 크로스핏 운동 성과에 부정적인 영향을 미치지 않을 것임을 인식하는 것이 중요하다. 제대로 프로그램을 구성하기만 하면, 둔근 특화 운동은 당신을 더 강하고, 더 빠르고, 더 회복력 있게 만들어줄 것이다. 다만, 운동량을 과도하게 늘리지 않는 것이 중요하다. 그냥 몇 세트의 둔근 중심 운동과 외전 운동을 강도 훈련 세션에 추가하면 된다(이 세션은 보통 WOD 전에 이루어진다). 또는 일반적인 크로스핏 훈련을 수행하되, 주당 두 번의 둔근 집중 WOD를 추가할 수도 있다. 다음은 몇 가지 예이다.

크로스핏 WOD 템플릿 둔근 훈련

예시 1	
다음을 3라운드로 실시:	
바벨 글루트 브릿지	12 반복
라운디드 백 익스텐션	20 반복
니 밴드 힙 앱덕션	10 반복 w/ 3초간 정지

예시 2	
다음을 3라운드로 실시:	
바벨 힙 쓰러스트	8~12 반복
프로그 펌프 또는 니 밴드 글루트 브릿지	50 반복
엑스트라 레인지 사이드 라잉 힙 앱덕션	20 반복

보디빌더를 위한 둔근 트레이닝

모든 보디빌더는 자신만의 고유한 루틴을 가지고 있지만 대다수는 신체 부위 분할을 고수한다. 신체 부위 분할 훈련을 선호하지만 둔근 발달이 심하게 부족한 리프터를 예로 들어보겠다. 이 리프터는 일반적인 방식에서 벗어나 하체는 주 3회, 상체는 주 2~3회 훈련하는 것이 좋다. 예를 들어 1일차(월요일)에는 둔근, 2일차(화요일)에는 가슴/어깨/삼두근, 3일차(수요일)에는 대퇴사두근과 둔근, 4일차(목요일)에는 등/어깨 후면/이두근, 5일차(금요일)에는 햄스트링과 둔근을 훈련하는 것이 효과적일 수 있다. 이렇게 하면 하체를 단련하는 3일 모두 둔근을 효과적으로 단련할 수 있다. 이 리프터가 일반적인 피트니스 센터에서 훈련한다고 가정해보자. 효율적인 둔근 훈련 주간은 다음과 같이 구성될 수 있다.

1일차: 둔근	
바벨 글루트 브릿지	3×12
케이블 킥백	3×15
리버스 하이퍼	3×30
래터럴 밴드 워크	3×20
밴드 시트 힙 앱덕션	3×30

2일차: 가슴/어깨/삼두	
덤벨 인클라인 프레스	3×8
시티드 숄더 프레스	3×12
푸시업	3×AMRAP
케이블 래터럴 레이즈	3×12
V-바 트라이셉스 익스텐션	3×12

3일차: 대퇴와 둔근	
백 스쿼트	3×8
핵 스쿼트	3×12
스미스 머신 리버스 런지	3×12
레그 익스텐션	3×20
크런치	2×20
사이드 크런치	2×20
행잉 레그 레이즈	2×10

4일차: 등/후면 삼각근/이두근	
랫 풀 다운	3×8
시티드 로우	3×12
인버티드 로우	3×AMRAP
리버스 펙 덱	3×12
얼터네이팅 덤벨 컬	3×12

5일차: 햄스트링과 둔근	
루마니안 데드리프트	3×8
싱글 레그 백 익스텐션	3×12
발슬라이드Valslide 레그 컬	3×12
시티드 레그 컬	3×20
종아리 올리기 머신	2×10
시티드 종아리 올리기 머신	2×20

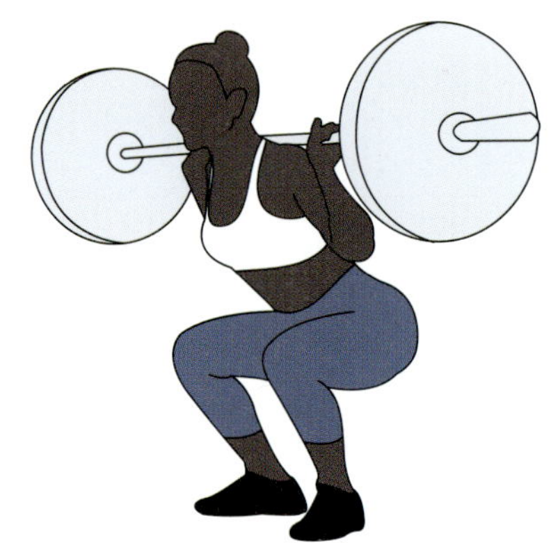

보다시피 이 프로그램은 일주일 동안 세 번 둔근을 단련한다. 1일차에는 둔근에 높은 텐션과 대사 스트레스를, 3일차에는 중간 정도의 텐션과 높은 양의 근육 손상을, 5일차에는 중간 정도의 텐션과 대사 스트레스를 준다. 또한, 특히 1일차에는 상부 및 하부 둔근에 큰 부하가 걸린다.

각 하체 날의 동적 워밍업 중에 저부하 둔근 활성화 운동(예는 154쪽 참조)을 수행하고, 3일차와 5일차 다리 세션 마지막에 힙 쓰러스트와 래터럴 밴드 운동을 추가하면 볼륨을 더욱 크게 만들 수 있다. 물론 어깨나 팔은 2일차와 4일차 세션에서 빼서 별도의 6일차(토요일) 세션으로 추가할 수도 있다.

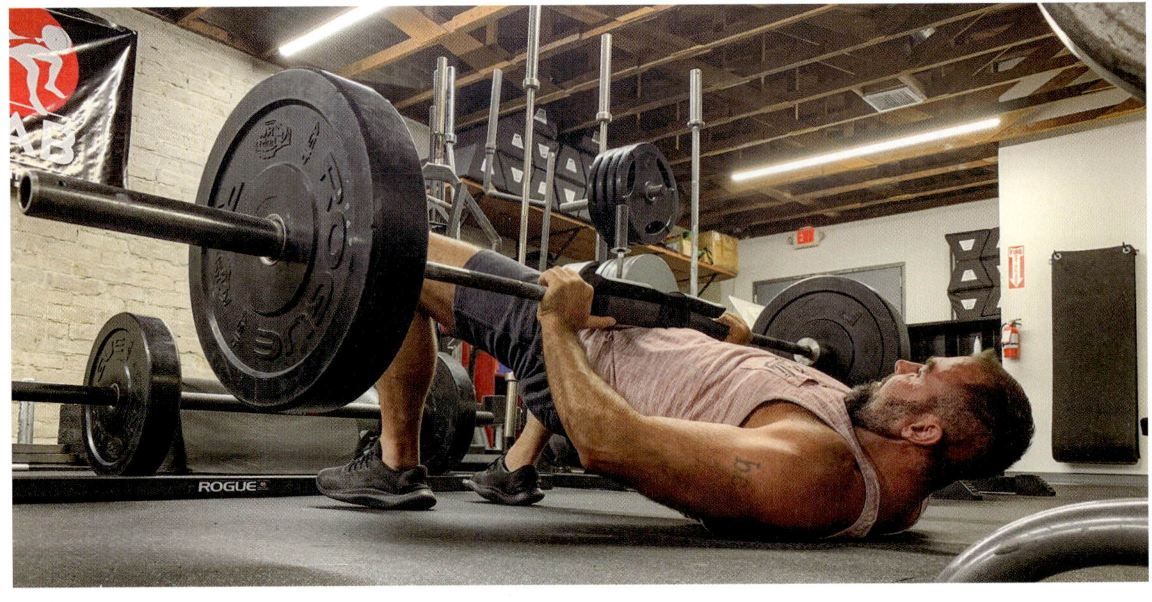

요가, 스피닝, 필라테스는 어떤가?

나는 여러분이 즐기고 해가 되지 않는다면 다양한 훈련 방법을 사용하는 것을 적극 지지한다. 물론 내 의견도 있다. 특히 피지크 트레이닝 목표와 관련해서는 일부 사람들이 잘못 알고 있다고 생각한다. 예를 들어 근육량을 늘리고 싶은데 요가와 스피닝 수업만 한다면 원하는 결과를 얻지 못할 것이다. 또한, 이러한 활동들이 신체를 '토닝 toning'하기 위한 방법이라고 생각한다면 이는 잘못된 생각이다.

스트렝스 및 컨디셔닝 업계는 수십 년 동안 토닝 신화를 없애기 위해 노력해왔다. 토닝을 위한 특별한 신경 근육 적응은 없다는 사실을 깨달아야 한다. 근육을 효율적으로, 비효율적으로 또는 전혀 성장시키지 못하게 하는 일을 하고 있는 것이다.

예를 들어 어떤 남성이 멋진 가슴 근육을 원한다고 가정해보자. 가장 좋은 전략은 다양한 컴파운드 및 고립 동작으로 일주일에 두 번씩 점진적으로 훈련하는 것이다. 또 다른 좋은 전략은 일주일에 며칠 동안 맨몸 팔굽혀펴기와 딥을 반복하는 것이다. 잘못된 전략은 가슴 근육을 키울 수 있다고 생각하고 요가나 태보 퍼포먼스를 하는 것이다. 둔근도 마찬가지이다. 보디빌딩 방법을 사용하여 훈련하거나 스트렝스/파워 운동선수처럼 훈련하되, 장거리 달리기 선수처럼 훈련하지 마라.

토닝 신화는 보디빌더의 이미지를 보고 지나치게 덩치가 커지고 싶지 않은 여성들의 두려움을 이용한 마케팅 활동의 결과로 시작되었다. 하지만 문제는 여기에 있다. 만약 당신이 엄청난 근육을 키울 수 있는 유전자를 가진 운 좋은 사람이라면 일주일에 40분 전신 워크아웃을 한 번만 해도 원하는 몸매를 얻을 수 있을 것이다. 하지만 대다수의 경우라면 원하는 체격을 만들 수 있는 유일한 방법은 저항력 트레이닝뿐이다. 그리고 목표가 있다면 가장 효과적인 방법을 선택해야 한다.

예를 들어 인생의 주요 목표가 주당 2,000달러를 버는 것이라면 시간당 100달러를 버는 직업 대신 시간당 30달러를 버는 직업을 선택하는 것은 어리석은 일이다. 피지크 트레이닝도 마찬가지이다. 저항력 훈련을 하면 단시간에 목표에 도달할 수 있다.

내 말을 오해하지 마라. 나는 모든 유형의 운동을 좋아하며, 사람들이 자신이 좋아하는 신체적 활동에 참여하도록 권장한다. 요가와 필라테스는 정말 멋진 운동이며 전반적인 건강에도 좋다. 다만 저항 운동은 미적 목표를 위해 할 수 있는 최고의 운동이며, 높은 횟수나 낮은 횟수 모두 충실한 세트를 쌓으면 같은 양의 근육을 만들 수 있다는 점을 기억해라.

요컨대, 요가와 스피닝 클래스를 즐기고 그 운동이 기분을 좋게 만든다면 이 운동을 해야 한다. 하지만 둔근을 키우는 것이 목표라면 놀라운 둔근 유전자를 가진 0.1%에 속하지 않는 한 내가 추천하는 훈련을 해야 한다.

따라서 핵심은 자신이 즐기는 활동과 목표를 비교하여 균형을 찾는 것이다. 물론 내가 편견이 있다고 말할 수도 있겠지만, 나는 선호하는 운동 스타일에 관계없이 모든 사람이 둔근 운동의 이점을 누릴 수 있다고 믿는다.

요가, 스피닝, 필라테스 등의 운동은 둔근에 큰 도움이 되지 않는다는 점을 이해해라. 이러한 훈련 시스템이 둔근 성장에 도움이 된다면 나는 이를 처방하고 추천할 것이다. 또한 너무 많은 운동을 하는 것은 비생산적이다. 요가, 스피닝 등 좋아하는 운동이 있다면 꼭 해라. 다만 무리하지 않도록 주의해라. 그리고 스트렝스 운동에 우선순위를 두어야 한다. 즉, 잘 먹고, 잘 쉬고, 동기 부여가 잘 되었는지 확인하면서 스트렝스 운동을 먼저 하고, 그 후에 또는 쉬는 날에 좋아하는 다른 운동을 해라.

파워리프터를 위한 둔근 훈련

파워리프터, 특히 시합에 출전하려는 선수는 스쿼트, 벤치 프레스, 데드리프트의 세 가지 주요 리프팅에 집중해야 한다. 프로그램 설계에 있어 이 세 가지 리프팅은 훈련에서 가장 우선순위를 두어야 할 운동이다. 많은 파워리프터들이 하는 보조 운동은 힙 쓰러스트와 앱덕션을 비롯한 둔근 위주의 운동을 할 수 있는 곳이다. 파워리프터들이 항상 해왔던 방식, 즉 주 리프팅을 한 다음 보조 운동을 하는 것이다.

파워리프터들은 굿모닝, 불가리아 스플릿 스쿼트, 45도 하이퍼, 리버스 하이퍼, 풀스루, 글루트 햄 레이즈, 슬레드 워크, 스윙 등을 즐겨 해왔다. 그리고 많은 파워리프터들이 워밍업 중에 여러 종류의 저항 밴드(예: 글루트 루프)를 사용하는 것에 대해 긍정적인 생각을 갖게 되었다. 내가 파워리프터들에게 하는 유일한 조언은 힙 쓰러스트, 글루트 브릿지, 펜듈럼 쿼드 러프 힙 익스텐션(리버스 하이퍼 아래에서 수행) 및 라운드 백 익스텐션(글루트 햄 디벨로에서 수행)에 대해 열린 마음을 유지하라는 것이다. 이러한 움직임은 스쿼트와 데드리프트의 스트렝스와 기능을 향상시키기 때문이다.

파워 리프팅 스트렝스를 위한 효과적인 훈련 방법에는 여러 가지가 있다. 간단하게 설명하기 위해 1일차(월요일)에는 스쿼트, 2일차(수요일)에는 벤치, 3일차(목요일)에는 데드리프트, 4일차(토요일)에는 근비대 운동을 하는 파워리프터라고 가정해보겠다. 특히 남성의 경우 스쿼트와 데드리프트만으로는 둔근을 만들 수 있지만, 이 리프터가 자신의 둔근 발달 수준에 만족하지 않는다고 가정해 보자. 이와 같은 프로그램이 꽤 효과적일 수 있다.

1일차: 스쿼트	
백 스쿼트	5×5
바벨 힙 쓰러스트 또는 바벨 글루트 브릿지	3×10
바벨 백 익스텐션 또는 펜듈럼 리버스 하이퍼	3×10

2일차: 벤치	
벤치 프레스	5×5
밀리터리 프레스 또는 클로즈 그립 벤치 프레스	3×10
체스트-서포티드 로우 또는 시티드 로우	3×10

3일차: 데드리프트	
컨벤셔널 데드리프트 또는 스모 데드리프트	5×5
덤벨 프런트 스쿼트 또는 덤벨 불가리안 스플릿 스쿼트	3×10
싱글 레그 힙 쓰러스트 또는 펜듈럼 쿼드 러프 힙 익스텐션	3×12

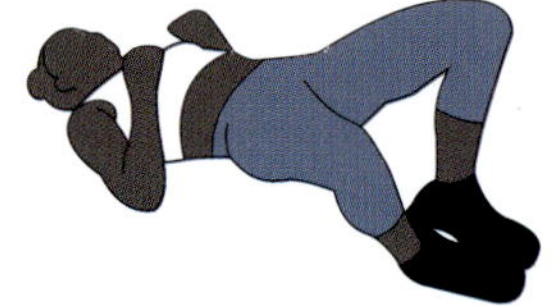

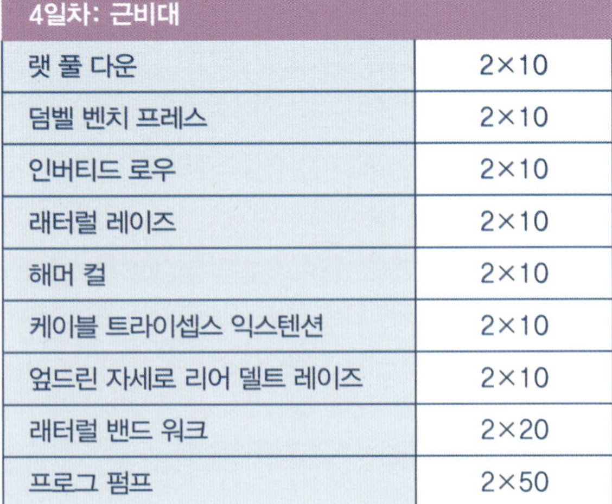

4일차: 근비대	
랫 풀 다운	2×10
덤벨 벤치 프레스	2×10
인버티드 로우	2×10
래터럴 레이즈	2×10
해머 컬	2×10
케이블 트라이셉스 익스텐션	2×10
엎드린 자세로 리어 델트 레이즈	2×10
래터럴 밴드 워크	2×20
프로그 펌프	2×50

보디빌더를 위한 프로그램과 마찬가지로, 이 파워리프터를 위한 플랜의 예시에서도 둔근을 일주일에 세 번 운동한다. 토요일 세션은 월요일 스쿼트 세션의 회복을 방해하지 않으면서도 상부 및 하부 둔근에 추가적인 혈액을 공급한다. 둔근에 추가로 볼륨을 더 하기 위해 월요일과 목요일의 동적 워밍업 중에 둔근 활성화 운동을 수행할 수 있다.

CHAPTER 18

둔근 훈련 프로그램

프로그램을 따르는 것이 좋은 이유는 여러 가지가 있다. 일관성을 유지하고, 자신의 목표와 경험에 맞는 프로그램을 따른다는 가정하에 지능적으로 구조화된 워크아웃을 수행할 수 있으며, 다른 방법으로는 절대 하지 않았을 운동에 노출되고, 향후 직관적으로 훈련하거나 자신만의 프로그램을 설계할 수 있는 기반을 마련하는 데 도움이 된다.

이 장에서는 초급부터 중급, 상급 단계로 이어지는 둔근 운동에 중점을 둔 12주 전신 프로그램 3가지를 소개한다. 간단히 말해, 각 프로그램은 앞선 프로그램을 기반으로 한층 더 복잡한 운동 베리에이션을 추가한다. 스트렝스 트레이닝이 처음이라면 초보자 프로그램부터 시작해서 중급 및 고급 프로그램을 순차적으로 진행해라. 경험이 있다면 중급 또는 상급 프로그램부터 시작할 수 있다.

사용 가능한 장비에 따라 선택하는 프로그램도 달라질 수 있다. 예를 들어 상급자라도 집에서 훈련하고 싶고 최소한의 장비만 있다면 초보자 프로그램을 따라 해도 훌륭한 결과를 얻을 수 있다. 하지만 더 도전적인 운동 베리에이션을 수행하고 세트에 더 많은 노력을 기울여 프로그램을 수정해야 한다. (이에 대해서는 곧 자세히 설명하겠다.)

이 세 가지 프로그램은 이 책에서 다루는 대부분의 방법, 훈련 전략 및 운동을 통합하여 탄탄한 기초를 제공하는 데 목적이 있다. 프로그램을 마친 후에는 분할 훈련을 기본으로 삼아 자신만의 프로그램을 설계해보거나, 개인 맞춤형 프로그램과 온라인 트레이닝 플랫폼인 부티 바이 브렛 등 내 스토어에서 제공하는 다양한 프로그램 옵션 중 하나를 고려해볼 수 있다.

각 프로그램에는 각 워크아웃에 사용자 맞춤화를 할 수 있는 요소가 포함된다는 점을 기억해라. 각 트레이닝 세션이 끝나면 원하는 운동을 할 수 있는 10분의 자유 시간이 할당된다(자세한 내용은 283쪽 참조). 사람마다 집중하고 싶은 고유한 운동이 있고, 프로그램에 포함되지 않을 수도 있기 때문에 이 점이 중요하다. 발달시키고 싶은 특정 신체 부위든 정말 좋아하는 운동이든, 원하는 대로 트레이닝을 맞춤 설정할 수 있다. 따라서 좋아하는 운동 중 하나가 빠져 있다고 해서 프로그램을 보고 자신에게 맞지 않는다고 생각하지 마라. 워크아웃이 끝날 때 추가할 수 있다. 프로그램이 효과가 있고 원하는 것을 자유롭게 할 수 있는 요소가 있다면 꾸준히 운동할 가능성이 높고 자신감이 높아지며 더 나은 결과를 얻을 수 있다.

다음 페이지에서 12주 샘플 프로그램을 따르고, 맞춤 설정하고, 최대한 활용하는 방법에 대해 자세히 알아볼 수 있으므로 시작하기 전에 FAQ를 읽어보시길 적극 권장한다.

프로그램 가이드 FAQ

미리 작성된 프로그램을 따라 하기 시작하면 궁금한 점이 생기는 것은 당연하다. 다음 페이지에서는 내가 프로그램을 설계할 때 사람들이 가장 자주 묻는 질문과 온라인 부티 바이 브렛 프로그램을 따르는 사람들이 가장 자주 묻는 질문에 대한 답변이다. 이 장의 뒷부분에서 제공하는 12주 프로그램을 따라 하다 보면 이런 질문이 나올 것이라고 확신한다.

여기서 다루는 대부분의 정보는 이전 섹션에서 정리한 것이다. 12주 프로그램을 따르기 위한 가이드이자 이 책 전체에 걸쳐 반복되는 방법과 지침을 요약한 것으로 생각하면 된다.

프로그램을 그대로 따라야 하나?

각 프로그램은 순차적으로 진행하도록 되어 있으므로 12주 동안 순차적으로 프로그레션을 진행한 후 다음 프로그램으로 넘어가야 한다. 그러나 불편감을 만드는 운동은 내성이 생긴 운동으로 대체할 수 있고 또 대체해야 한다. 예를 들어 스쿼트가 무릎을 아프게 한다면 스텝업이나 다른 사두근을 주로 사용하는 운동으로 대체할 수 있다. 워크아웃을 최대한 활용하려면 세트 수를 늘리는 것도 중요하다. 예를 들어 한 달 내내 매일 처음 몇 번의 운동은 전체적인 근육을 더 많이 사용하는 더 큰 움직임이므로 부하 또는 반복 횟수를 늘려야 한다. 이렇게 하려면 같은 부하로 더 많은 횟수를 수행하거나 같은 횟수에서 더 무거운 부하를 사용해라. 하지만 매주 모든 운동에 개인 기록을 설정하려고 하지 마라. 워크아웃이 끝날 무렵에는 양보다 질을 위해 노력해라. 근육을 고도로 활성화하고 적응 자극을 생성하기 위해 개인 기록을 설정할 필요는 없다.

워크아웃이 너무 쉽다. 내가 너무 상급자인가?

대부분의 사람들은 헬스장에서 자신을 강하게 밀어붙이는 방법을 몰라 자신의 잠재력을 최대한 발휘하지 못한다. 워크아웃이 너무 쉽다고 생각한다면 충분한 노력으로 세트를 수행하지 않고 있을 가능성이 높다.

나도 내 훈련 초기에 각 운동의 한 세트를 실패할 때까지 끝까지 수행하는 HIT를 처음 실험했을 때 이런 실수를 저지르기도 했다. 이전에 내 몸과 마음은 하나의 근육에 대해 여러 세트, 여러 운동을 수행하도록 컨디셔닝되어 있었다. 그리고 다른 많은 사람들이 생각하는 것처럼 단 하나의 운동(또는 한 세트)만으로 스트렝스와 근육을 키울 수 있다고 생각하지도 않았다. 물론 각 운동을 한 세트씩만 해도 된다고 말하는 것은 아니다. 각자의 생리학적 상태에 따라 그럴 수도 있지만요. 말하고 싶은 것은 5세트씩 할 필요는 없다는 것이다. 5세트를 하는 데 익숙해지면 더 많은 일을 하도록 조절되어 있기 때문에 그 이하로 하면 잘못된 방향으로 나아가는 것처럼 느껴진다. 한 근육이나 움직임 패턴에 대해 여러 세트를, 그것도 여러 번 운동해야 제대로 된 워크아웃을 했다고 느끼실 수도 있지만, 하지만 실제로는 그렇지 않다. 근육 실패에 가깝거나 근육 실패에 가까운 세트를 수행하면 많은 볼륨을 할 필요는 없다. 실제로 적은 볼륨으로 더 많은 노력을 기울이는 것이 스트렝스와 근육을 키우는 데 효과적이며, 훈련 시간을 줄이고 과사용 부상과 탈진의 가능성을 낮출 수 있다는 추가적인 이점이 있다.

몇 주 또는 몇 달 동안 해보기 전까지는 실패가 어떤 느낌인지 알 수 없기 때문에 실패까지 자신을 밀어붙이는 데는 시간이 걸린다. 일단 기술과 컨디셔닝이 발달하고 나면, 더 적게 하고 더 강하게 밀어붙이는 것이 실제로 더 나은 결과를 가져온다는 것을 깨닫게 될 것이다.

나는 훨씬 더 많은 볼륨을 하는 데 익숙하다. 이 프로그램을 통해 어떻게 프로그레션을 만들 수 있나?

앞서 말했듯이 많은 리프터, 특히 여성 리프터들이 너무 많은 볼륨으로 운동한다. 연구에 따르면 볼륨의 '스위트 스팟'이 있으며, 너무 적거나 너무 많으면 근육 적응이 제대로 이루어지지 않는다고 한다. 흔히 운동을 많이 할수록 더 좋은 결과를 얻을 수 있다고 오해하는 경우가 많다. 하지만 그렇지 않다. 내 경험상 대부분의 리프터에게 가장 좋은 운동량은 하루 12~20세트이지만, 운동 선택, 부하, 노력, 빈도, 피트니스 수준, 나이, 특히 유전 등 많은 요소가 이 볼륨을 결정하기 위해 상호 작용한다. 어쨌든 나는 퍼스널 트레이너로서 엄청난 양의 운동 처방을 피하고 대신 시간이 지남에 따라 스트렝스를 얻고 개인 기록을 설정하는 것을 목표로 적당한 양의 프로토콜에 집중함으로써 매우 성공적이었다. 많은 고객이 나와 함께 훈련을 시작하고 운동 횟수와 세트 수를 줄였을 때 즉각적이고 빠른 프로그레션을 경험한다. 따라서 작성된 프로그램을 그대로 믿고, 가장 중요한 것은 폼에 집중하고 노력하며 그에 따라 적절한 부하를 주는 것이다.

워밍업은 어떻게 해야 하나?

프로그램에는 준비운동이 포함되어 있지 않으므로 운동 세션을 위한 준비 운동은 본인이 직접 해야 한다. 154쪽에 워밍업 루틴 샘플이 나와 있는데, 12주 프로그램을 따를 때 도움이 되겠지만 워밍업은 개인차가 크다는 사실을 잊지 말기 바란다. 어떤 리프터들은 5분만 움직이면 되지만, 어떤 사람들은 45분이 필요하거나 선호하기도 한다. 대부분의 고객은 152쪽에서 다룬 것과 비슷한 동작을 하거나 런지, 고블릿 스쿼트, 백 익스텐션, 덤벨 스트립 레그 데드리프트, 하이 니, 대퇴직근 스트레칭, 레그 스윙, 래터럴 밴드 워크, 때로는 5분 정도 소요되는 폼롤링 중 하나 이상을 수행한다.

이른 아침이고 날씨가 추우면 따뜻한 늦은 시간보다 더 긴 준비 운동이 필요할 수 있다. 그리고 어떤 날은 컨디션에 따라 준비 시간이 더 필요하거나 덜 필요할 수도 있다. 몸이 뻣뻣하고 타이트하다면 가벼운 동적 스트레칭이 필요할 수 있고, 몸이 느슨하다면 가벼운 워밍업만 한 후 부하를 추가하면 될 수 있다. 즉, 특정 워밍업 세트를 시작하기 전에 항상 동적 스트레칭(156쪽 참조)과 같은 일반적인 워밍업 폼을 하는 것이 좋다.

워밍업은 이름 그대로 준비 운동이라는 점을 기억해라. 많은 사람이 준비운동을 운동 서킷으로 착각하는 실수를 저지르곤 한다. 퍼포먼스할 움직임을 가이드로 삼으면 된다. 예를 들어 메인 리프팅 동작으로 스쿼트를 하는 경우, 같은 근육군을 사용하는 가벼운 스쿼트 또는 유사한 움직임 패턴으로 구성된 워밍업 세트를 수행하는 것이 좋다. 그러나 어느 정도의 운동을 할지는 그날의 컨디션, 수행 중인 운동, 세션 내 운동 순서, 스트렝스 및 피트니스 수준, 세트 및 반복 횟수 계획, 개인의 생리에 따라 달라진다.

예를 들어 하루의 첫 운동으로 무거운 스쿼트를 하기 위해 워밍업을 할 때는 스쿼트를 하는 데 꽤 오랜 시간이 걸린다. 예를 들어 나는 체중 스쿼트를 10회씩 2세트를 하고 135파운드를 3번 반복한 다음 225파운드를 2번 반복하고 275파운드를 1번 반복한 다음 365파운드를 1번 반복하고 나면 세트를 시작할 준비가 끝난다.

데드리프트의 경우, 당기기 전에 체중 스쿼트를 10회씩 3세트 수행한 다음 바로 315파운드로 1~3회 반복, 405파운드로 1회 반복, 495파운드로 1회 반복을 하면 준비가 완료된다.

힙 쓰러스트의 경우, 나는 체중 스쿼트를 10회씩 두 세트 수행한 다음 315파운드로 3번 반복하고, 495파운드로 1번 반복한 다음 세트를 시작한다.

헤비 스쿼트, 데드리프트, 힙 쓰러스트를 한 워크아웃에서 모두 수행한다고 가정해보자. 위에서 언급한 스쿼트 워밍업을 한 다음 스쿼트 세트를 한다. 그다음에는 데드리프트를 405파운드로 1회 반복하는 워밍업 세트만 한다. 데드리프트 세트 후에는 특별한 워밍업 세트를 하지 않고 바로 힙 쓰러스트 세트를 할 수 있다.

상체 워밍업도 비슷한 프로토콜을 따른다. 즉, 운동과 내 컨디션에 맞춰 워밍업을 한다. 예를 들어 로우를 할 때는 워밍업 세트가 전혀 필요하지 않는다. 풀업의 경우 랫 풀 다운을 몇 세트 한 다음 풀업을 한다. 벤치 프레스의 경우 워밍업에 더 많은 시간을 할애한다. 바로만 5회, 135파운드로 5회, 225파운드로 2~3회, 275파운드로 1회 반복하고 나면 세트를 시작할 준비가 된 것이다. 워크아웃 후반부에 수행하는 '작은' 리프팅의 경우 이미 몸이 따뜻해졌기 때문에 워밍업 세트를 하지 않고 바로 운동 세트에 들어간다.

이 글을 통해 각자 워밍업에 대한 인사이트를 얻으셨기를 바란다. 여러분도 자신의 몸과 그날의 컨디션에 맞는 자신만의 워밍업 프로토콜을 개발해보기 바란다.

이 프로그램들은 주기적으로 진행되나? 프로그램을 제대로 디로드하려면 어떻게 해야 하나?

이 책에서 제공하는 프로그램은 전략적이고 체계적이다. 각 4주 과정의 첫 주는 디로드 주간이다. 이는 한 주를 쉬는 것이 아니라 무리하지 않고 리프팅을 연습하고 다음 주에 사용할 부하를 파악하는 데 집중하는 것을 의미한다. 일반적으로 디로드 주에는 프로그램 마지막 주보다 약 60~70% 정도의 강도로 운동한다. 1주차에는 60~70%, 2주차에는 70~80%, 3주차에는 80~90%, 4주차에는 90~100%의 노력으로 생각하면 된다.

구체적으로 어떻게 해야 할까? 복잡하게 생각할 필요는 없다. 1주차에는 세트에서 실패에 가까울 정도로 노력하지 마라. 그렇다고 해서 힘들게 해서는 안 된다는 뜻이 아니라, 상식적인 선에서 편안하게 훈련에 임해야 한다는 뜻이다.

데드리프트는 어떤 리프팅보다 체력을 많이 소모하므로 1주차에는 데드리프트에 무리하게 도전하지 마라. 스쿼트와 힙 쓰러스트, 벤치와 친업은 그다지 힘들지 않으므로 조금 더 강하게 해도 실패하지 않을 정도는 할 수 있다. 래터럴 레이즈, 컬, 래터럴 밴드 워크와 같은 단일 관절 리프팅은 체력 소모가 크지 않으므로 이러한 운동은 적극적으로 할 수 있다.

그런 다음 2주차에는 좀 더 일반적인 워크아웃을 하되 실패하지 않도록 한다. 3주차에는 실패에 도전하고 운동량을 늘리되, 어느 정도 여유를 두어라. 4주차에는 과감하게 도전하여 PR을 달성해라. 디로드를 '나약한' 것으로 치부하지 마라. 너무 많은 리프터들이 훈련에 전략적으로 임하지 못하고, 자제력을 발휘하지 못하며, 결국 결과를 보지 못한다. 디로드는 호르몬과 신경전달물질이 정상화되도록 하고, 신체가 작은 부상을 회복할 시간을 주며, 기술을 연습하고 근육이 미래의 이득을 위해 준비하는 동안 심리적인 안정을 제공하는 등 몇 가지 중요한 기능을 한다.

특정 신체 부위에 더 많은 볼륨을 추가하고 싶다. 좀 더 추가할 수 있나?

자유도가 전혀 없는 프로그램을 좋아하는 사람은 아무도 없다. 뿐만 아니라 사람마다 더 많은 시간을 투자하고 싶은 부위나 운동이 다르다. 그래서 나는 항상 워크아웃 마지막에 10분의 선택적 트레이닝을 포함시킨다. 예를 들어 프로그램에서 삼각근 운동이 더 필요하다고 느낀다고 가정해보자. 프로그램 워크아웃을 마친 후에는 래터럴 레이즈, 프런트 레이즈, 리어 델트 레이즈를 몇 세트씩 퍼포먼스할 수 있다. 또는 복근을 단련하는 것을 정말 좋아해서 코어 운동을 추가로 하고 싶을 수도 있다. 10분의 자유 시간은 특정 신체 부위를 집중적으로 단련하거나 프로그램에서 놓쳤을 수 있는 좋아하는 운동에 집중할 수 있도록 설계되었다.

하지만 몇 가지 중요한 고려 사항이 있다. 첫 번째는 주당 최대 40분 정도만 추가할 수 있도록, 추가 운동 10분을 초과하지 않는 것이다. 내가 트레이닝하는 대부분의 여성들은 내가 비생산적이라고 말해도 더 운동하고 싶어 하기 때문에 10분으로 제한한다. 시간 제한을 두지 않고 한두 가지 운동을 선택하라고 한다면, 그 추가 운동에 30분을 투자할 수도 있다. 따라서 어떤 운동을 하기로 결정하든 시간 제한을 둬서 10분을 넘기지 마라.

두 번째는 여러 근육군을 단련하고 신체에 부담을 줄 수 있는 고강도 인터벌 트레이닝과 복합 리프팅을 피하는 것이다. 대신 레그 익스텐션, 레그 컬, 카프 레이즈, 크런치, 이두근 컬, 델트 레이즈, 트라이셉스 익스텐션 등과 같이 너무 심하게 힘들지 않은 고립 운동에 집중하라. 예를 들어 다리 운동을 더 하고 싶다면 레그 익스텐션과 레그 컬의 슈퍼 세트를 세 번 반복하면 약 10분이 소요된다.

세 번째는 바벨 힙 쓰러스트, 바벨 글루트 브릿지 또는 백 스쿼트와 같은 헤비 글루트 운동을 추가로 하지 않는 것이다. 이 프로그램들은 이미 둔근을 강조하고 있으므로 10분은 더 집중해야 할 다른 신체 부위를 운동하는 데 사용할 수 있다. 하지만 다음에 소개할 글루트 번아웃은 할 수 있다.

마지막으로 10분의 추가 운동은 선택 사항이라는 점을 짚고 넘어가야 한다. 정말 열심히 노력하는 일부 고객들은 프로그램된 워크아웃을 통해 충분한 자극을 받고 있기 때문에 10분의 여유 시간을 사용하지 않는다. 따라서 프로그램에서 충분한 운동 효과를 얻고 있다고 생각한다면 10분을 반드시 사용해야 한다는 의무감을 느끼지 마라.

트레이닝 세션 후에 둔근 번아웃을 추가할 수 있나?

3분 번아웃을 추가하려는 경우 10분 이내에 추가할 수 있다. 코어 운동을 추가로 하거나 다른 신체 부위에 집중한 다음 둔근을 폭발시키고 싶다고 가정해보겠다. 이 시나리오에서는 복근 워크아웃이 7분을 넘지 않도록 하고 둔근 운동은 3분을 넘지 마라. 또한 글루트 브릿지, 래터럴 밴드 워크, 펄스 스쿼트와 같은 체중 및 밴드 둔근 운동을 꾸준히 하는 것이 중요하다. 둔근 번아웃을 구성하는 방법에 대해 자세히 알아보려면 215쪽을 참고해라.

복근 운동이 많지 않다. 추가해도 될까?

사실이다. 내가 프로그램에서 처방하는 많은 운동에 이미 복근 포함되어 있다. 복근을 다듬는 것은 큰 복근을 발달시키는 것보다 날씬해지는 것과 훨씬 더 관련이 있다. 그러나 복근을 직접 훈련하면 더 강하고 근육질 복근을 발달시킬 수 있으므로 이것이 목표라면 일부 훈련 세션이 끝날 때 선택 시간 10분에 복근 운동을 추가하라. 나는 일주일에 두 가지 복근 운동을 2세트씩 수행하는 것을 추천한다. 규칙적인 워크아웃 중에 하는 운동이기 때문에 많은 볼륨이 필요하지 않는다.

프로그램에 별도의 워크아웃을 추가할 수 있나?

일반적으로는 안 된다. 스쿼트, 데드리프트, 벤치 프레스, 턱걸이, 밀리터리 프레스 또는 헤비 힙 쓰러스트와 같은 큰 리프팅 동작을 추가로 하지 마라. 하지만 둔근 운동을 추가하고 싶다면 무리한 동작만 하지 않는다면 충분히 할 수 있다. 예를 들어 일주일에 한두 번 브릿지, 프로그 펌프 또는 래터럴 밴드 워크 몇 세트로 구성된 세션을 추가할 수 있다. 그렇다고 해서 다음 날의 트레이닝 세션에 지장을 주지는 않는다.

항상 다음 트레이닝 세션을 고려하고 그 세션을 위해 몸이 회복되었는지 확인하라. 근력을 키우지 않으면 프로그레션이 이루어지지 않고, 워크아웃에서 회복되지 않으면 근력을 키울 수 없다.

큰 리프팅 후에 번아웃 세트를 추가할 수 있나?

백 스쿼트를 6회씩 3세트 반복하는 프로그램이 있다고 가정해보겠다. 3세트 모두 155파운드를 6회 반복한다고 가정해보겠다. 운동을 마친 후에는 무게를 95파운드로 낮추고 반복 횟수를 '번아웃'하고 싶을 수 있다. 이는 까다로운 문제다. 한편으로는 그 자리에서 더 나은 워크아웃을 할 수 있다. 근육에 피로가 쌓이고 화끈거림을 느낄 수 있다. 하지만 한 발 뒤로 물러서서 일주일 동안의 훈련 전체를 생각해보라. 일주일에 3번 스쿼트를 하는 경우, 스쿼트 세트를 추가하면 다음 세션을 위한 회복을 방해할 수 있다. 훈련 계획을 결정하고 계획에서 벗어날 때는 항상 큰 그림을 바라보라. 수시로 프로그램을 수정하는 것은 중요하지만, 프로그램에서 뺄 때보다 추가할 때 더 신중해야 한다.

요가나 추가 컨디셔닝 운동을 부수적으로 해도 괜찮나?

277쪽에서 설명한 것처럼 좋아하는 일을 하는 것은 지지하고 권장한다. 하지만 자신의 목표도 고려해야 한다. 더 크고 튼튼한 둔근을 만들고 싶다면 다른 운동을 추가로 하는 것이 주 후반의 훈련 세션에 부정적인 영향을 미치지 않을지 고려해야 한다. 그렇지 않다면 요가를 추가해라. 요가에는 다양한 유형이 있으며, 어떤 요가는 다른 요가보다 더 어려우므로 격렬한 요가 대신 편안한 요가를 선택해라. 그리고 나는 HIIT나 격렬한 컨디셔닝 운동보다는 걷기를 선호하는데, 다소 부담스럽고 워크아웃에 방해가 될 수 있기 때문이다. 인클라인 트레드밀, 사이클링, 케틀벨 스윙, 슬레드 푸시 등은 아프거나 피로하지 않을 수 있지만 하이킹, 계단 오르기, 플라이오, 스프린트는 엉덩이를 아프게 하고 근력을 키우는 데 방해가 될 수도 있다. 요컨대, 좋아하는 운동을 계속하되 몸에 귀를 기울이고 피지크 트레이닝 세션을 방해하거나 몸매 목표에서 멀어지게 할 수 있는 운동은 하지 마라.

유산소 운동은 얼마나 해야 하나?

유산소 운동을 좋아한다면 유산소 운동을 더할 수 있고 포함해야 한다. 하지만 요가 및 기타 컨디셔닝 운동과 마찬가지로 유산소 운동은 근력 운동 시 지장을 줄 수 있다. 지구력 훈련이 스트렝스 훈련에 방해가 되는지 여부는 연구에 따라 논란이 있지만, 마라톤과 근력 운동을 동시에 최고로 잘할 수는 없다고 해도 과언이 아니다.

분명히 신체에 두 가지 상반되는 것을 잘하라고 명령하여 혼동된 신호를 주면 신체가 한 가지에서 최고가 될 수 없는 시점이 있다. 따라서 유산소 운동에 열중하지 마라. 기록을 세우려고 애쓰지 않고 너무 무리하지 않는 '편안한' 유산소 운동을 해라. 조깅은 자전거 타기나 걷기보다 근육의 적응을 더 방해한다. 유산소 운동을 좋아하지 않고 일상생활에서 활동량이 많지 않다면 굳이 많이 해야 한다는 강박감을 느끼지 마라. 걷기와 비운동 활동 열 발생(NEAT non-exercise activity thermogenesis)(집안 청소, 심부름 등), 리프팅만으로도 심장은 건강해질 수 있다. 유산소 운동을 하는 대신 하루 10,000보와 같은 일일 걸음 수 목표를 세울 수도 있다.

유산소 운동은 일주일에 30분씩 세 번으로 제한하는 것이 좋지만, 때로는 장거리 하이킹을 가거나 대회에 참가하고 싶을 수도 있다. 그럴 때는 그에 맞게 운동 프로그램을 조정해라. 예를 들어 12마일 장애물 경주를 퍼포먼스한 다음 날 데드리프트 개인 기록을 하려고 하지 마라.

체중 감량을 위해 유산소 운동을 해야 하는지 궁금하다면 221쪽에서 더 자세히 설명하겠다.

매일 운동해도 괜찮나?

이것은 까다로운 질문이다. 예, 우리 모두는 건강을 위해 매일 움직여야 한다. 대부분의 인구는 너무 많이 앉아서 생활하기 때문에 최적의 건강을 위한 운동량이 턱없이 부족하다. 하지만 이 책에 소개된 프로그램을 따르고 있는 여러분 중 상당수는 그 반대편에 있는 사람들이다. PR을 위해 노력하고 우리가 하는 방식으로 훈련하는 것은 건강 단체에서 권장하는 것과는 다른 종류의 훈련이다.

대부분의 사람들이 하는 걷기, 조깅, 일반 유산소 운동, 서킷 트레이닝, 웨이트 리프팅은 그다지 격렬하지 않는다. 이러한 활동은 프로그레션 요소가 없는 경우 매일 수행할 수 있으며 수행해야 한다. 그러나 점진적 저항 훈련과 HIIT는 신체 시스템에 스트레스를 주며, 운동을 쉬고 훈련을 주기화하지 않으면 쉽게 생리학적인 문제를 일으킬 수 있다(우리는 디로드 및 점진적 시스템으로 이를 수행한다).

내가 함께 일한 비키니 대회 참가자들 중 운동(그리고 음식)과 건강에 좋지 않은 습관을 가진 사람이 얼마나 많은지 모른다. 그들은 훈련에 집착하고 하루도 쉬지 못할 정도로 죄책감과 불안감을 느낀다. 신체는 회복을 위해 휴식이 필요하기 때문에 이는 안타까운 일이다.

고중량 웨이트를 리프팅하면 근육에 미세한 열상이 생기고 힘줄, 인대, 근막에 미세한 손상이 생긴다. 또한 뇌에도 부담을 준다. 심리적으로 볼 때, 1년에 몇 번의 리프팅 세션이 진정으로 완전히 활성화될 수 있을까? 365회는 절대 아니다. 아마 52회 정도일 것이다. 이는 많은 세션이 중간 정도이고, 어떤 세션은 기분이 좋고, 어떤 세션은 완전히 형편없다는 것을 의미한다. 그것이 우리 몸이 작동하는 방식이다. 하지만 잠재력을 최대한 발휘하려면 호르몬 환경의 영향을 받지 않도록 신체의 균형을 잃지 않아야 한다. 뇌가 시키는 대로 하는 것이 아니라 내 신체에 최적인 일을 해야 한다.

자제력을 갖고 전략을 고수해라. 일주일에 하루 이상은 운동을 아예 쉬면 더 좋은 결과를 얻을 수 있다. 많은 사람이 일주일에 2~4일만 무거운 리프팅을 해도 큰 효과를 볼 수 있다. 이 책에 포함된 프로그램에 주 4일 훈련이 포함된 이유는 대부분의 사람들이 원하는 훈련 일수이고 대중에게 효과적이기 때문이다. 다른 훈련 횟수를 선호한다면 파트 3과 4에서 다룬 원칙과 지침을 사용하여 자신만의 훈련 계획을 설계해보라.

세트 사이에 얼마나 휴식을 취해야 하나?

스쿼트, 데드리프트, 벤치 프레스, 턱걸이, 힙 쓰러스트와 같은 '큰' 리프팅을 한 후에는 2~3분간 휴식을 취해라. 기록(PR)을 세우려고 할 때는 3분 이상 휴식을 취할 수도 있다. 로우, 푸시업, 백 익스텐션과 같은 '중간' 수준의 운동을 수행할 때는 세트 사이에 2분간 휴식을 취해라. 컬, 트라이셉스 익스텐션, 래터럴 레이즈, 래터럴 밴드 워크와 같은 '작은' 리프팅은 1분만 휴식을 취하면 된다. 하지만 스톱워치를 사용하거나 휴식 시간을 너무 엄격하게 정할 필요는 없다. 연구에 따르면 느낌에 따라 운동하는 것이 가장 좋은 결과를 가져온다고 한다. 몸에 귀를 기울이면 언제 회복되어 다음 세트를 할 준비가 되었는지 알 수 있다. 휴식 시간과 세트에 대해 자세히 알아보려면 181쪽으로 돌아가 확인하라.

어떤 템포를 사용해야 하나?

다시 말하자면, 템포는 리프팅할 때 사용하는 페이스를 말한다. 가끔 4/1/2/0과 같은 숫자를 볼 수 있는데, 이는 웨이트를 4번을 셀 때까지 내리고 1초간 멈춘 다음 2번을 셀 때까지 웨이트를 들어 올린 다음 쉬지 않고 반복하는 것을 의미한다. 리프팅할 때 템포에 대해 생각하지 마라. 템포는 오히려 방해가 될 뿐이다. 템포에 신경을 써야 하는 유일한 경우는 정지 반복이나 액센튜에이티드 이센트릭을 퍼포먼스할 때이다. 그런 경우에는 내가 설명하고 어떻게 해야 하는지 알려주겠다. 다른 모든 경우에는 그냥 리프팅해라. 반복 횟수를 너무 느리게 하지 말고 폭발적인 구심성 수축과 제어된 원심성 수축을 목표로 해라. 항상 무게를 조절하고 부드럽게 리프팅하는 것이 좋다. 일부 운동은 동작 범위가 더 넓기 때문에 다른 운동보다 시간이 더 오래 걸린다.

운동을 슈퍼 세트로 하거나 서킷으로 진행해도 괜찮나?

때로는 슈퍼 세트를 진행해도 괜찮다(215쪽 참고). 슈퍼 세트는 하나의 운동을 하고 나서 즉시 다음 운동으로 넘어가고, 그 후에 휴식을 취하는 것을 의미한다. 가끔 이렇게 하면 운동 속도를 높일 수 있지만, 성과에 영향을 주지 않는 경우에 한한다. 슈퍼 세트를 할 때는 반드시 경쟁하지 않는 근육군을 사용하는 운동을 선택해야 한다. 예를 들어 스쿼트와 벤치 프레스는 슈퍼 세트로 괜찮고, 힙 쓰러스트와 로우도 괜찮다. 하지만 데드리프트와 턱걸이(풀업)는 둘 다 광배근을 많이 사용하므로 슈퍼 세트로는 적합하지 않으며, 밀리터리 프레스와 딥스도 둘 다 삼두근을 사용하기 때문에 피해야 한다.

운동을 서킷(휴식을 거의 취하지 않고 여러 가지 운동을 연속적으로 수행하는 것)으로 진행하는 것은 권장하지 않는다. 효과적으로 근육을 키우고 생산적인 세트를 만들려면 세트 사이에 휴식이 필요하며, 충분히 휴식을 취하는 데 익숙해져야 한다(결과를 보기 위해 중요한 요소임을 기억해라). 때로는 따로 진행하는 글루트 서킷 트레이닝이 괜찮을 수 있지만, 프로그램 내에서 제시된 주요 운동에는 서킷을 적용하지 않는 것이 좋다.

쿨다운은 어떻게 해야 하나?

스트레칭이나 걷기 같은 쿨다운 활동을 좋아한다면 그렇게 해라. 하지만 필수적인 것은 아니다. 운동을 멈추면 몸은 자연스럽게 쿨다운된다.

이번 달에 새로운 기록(PR)을 세우지 못해서 매우 좌절스럽다. 프로그램이 효과가 없다는 뜻인가?

그렇지 않다. 이는 적응 과정에서 흔히 일어나는 현상이다. 몸은 파동처럼 반응한다. 진전은 절대 선형적으로 이루어지지 않는다. 스트렝스든, 체중 감량이든, 지방 감량이든, 근육 증가든, 어느 것도 선형적으로 이루어지지 않는다. 정체기와 익숙해지고, 그것이 훈련의 정상적인 부분이라는 것을 인지해라.

어떤 운동이 효과가 없는 것 같다. 대체 운동을 해야 하나, 아니면 계속해야 하나?

어떤 운동은 특정 부위에서 강하게 느껴지지 않을 수 있다. 예를 들어 나는 데드리프트를 할 때 어느 부위에서 가장 강하게 느껴지는지 잘 모른다. 그냥 전반적으로 힘들다. 또, 스쿼트를 할 때는 주로 허벅지에서 많이 느끼고, 힙 쓰러스트를 무겁게 할 때는 둔근뿐만 아니라 허벅지와 햄스트링에서도 느껴진다. 그럼에도 불구하고, 나는 이러한 운동들이 큰 리프트에서 강해질수록 더 많은 근육을 키울 수 있다는 것을 알기 때문에 계속 수행한다. 그렇다고 해서 무조건 어떤 운동을 해야 한다고 생각할 필요는 없다. 어떤 운동이 잘 맞지 않는다면 그 운동을 중단해라. 나중에 다시 시도할 수도 있고, 아니면 아예 하지 않을 수도 있다. 결과를 위해 필수적인 운동은 없다. 훌륭한 운동은 많다. 특정 운동을 중단할 때는 유사한 근육을 사용하거나 비슷한 패턴을 따르는 운동으로 대체해라.

어떤 운동들은 하는 방법을 잘 모르겠다.

다음 섹션에서는 모든 둔근 훈련 운동에 대한 자세한 설명을 제공한다. 이 책에서 다루지 않은 상체 운동에 대해서는, glutelabbook.com을 방문하여 각 운동의 짧은 비디오 데모를 확인하라. 만약 운동이 처음이라면, 경험이 풍부한 코치와 함께 일하거나 이 책에서 제공하는 프로그램을 순차적으로 진행하는 것을 강력히 추천한다. 처음에는 체중만을 이용한 동작으로 시작하고, 몇 주 후에는 더 어려운 베리에이션 동작들을 추가하게 된다.

한 달 동안 여행을 갈 예정이다. 어떻게 해야 하나?

우선, 여행을 즐겨라. 운동에 너무 스트레스 받지 마라. 근력을 유지하는 것은 쉽고, 근육을 유지하는 것은 더 쉽다. 많이 걷고 활동적으로 지내는 것이 좋다. 이는 대부분의 사람들이 집에서보다 더 많이 먹게 되는 경향이 있으므로 체중 증가를 예방하는 데 도움이 된다(물론, 체중 증가를 목표로 하지 않는다는 전제하에). 헬스장에 갈 수 있다면 좋다. 가능한 한 처방된 운동을 최대한 수행하고, 필요할 때는 대체 운동을 해라.

헬스장에 갈 수 없는 경우, 스쿼트, 푸시업, 불가리안 스플릿 스쿼트, 런지, 프로그 펌프, 싱글 레그 힙 쓰러스트, 프로그 리버스 하이퍼, 사이드라잉 힙 레이즈, 그리고 엑스트라 레인지 사이드라잉 힙 어브덕션 같은 체중 운동을 해라. 발목을 잡아줄 사람이 있다면, 노르딕 햄 컬과 백 익스텐션도 가능하다. 파트너가 당신을 버텨줄 수 있을 만큼 강하다면, 파트너 로우도 할 수 있다. 미니 밴드가 있다면, 다양한 밴드 운동으로 둔근을 강화해라.

이상적으로는 최소한 일주일에 한 번은 헬스장에 가는 것이 좋다. 이렇게 하면 리프팅 시의 근력과 협응력을 유지할 수 있다. 체중만을 이용한 짧은 20분 운동을 일주일에 3~5회 정도 수행하여 근육이 활발하게 유지되도록 할 수 있다. 만약 여행을 그냥 즐기고 운동을 완전히 피하고 싶다면, 이 주를 매우 힘든 훈련 주간 직후에 맞추는 것이 좋다(이상적으로는 훈련 단계의 네 번째 주). 이를 기능적 오버리칭functional overreaching이라고 하며, 이는 전략적으로 과도한 훈련을 하여 휴식 기간 동안 몸이 회복될 시간을 갖도록 하는 것이다.

휴가 중에 할 수 있는 활동에 대해 더 알고 싶다면, 242쪽을 확인하라.

매주 얼마나 진전해야 하나?

정확하게 말하기는 어렵다. 이는 성별, 나이, 현재의 근력과 체력 수준, 유전적 요인, 그리고 해당하는 운동에 따라 달라진다. 내가 말할 수 있는 것은 매주 10파운드를 계속해서 증가시키는 것은 불가능하고, 대부분의 운동에서 매달 5파운드를 계속해서 증가시키는 것도 어렵다는 것이다. 이는 1년에 60파운드에 해당한다. 처음 1~2년 동안 스쿼트, 데드리프트, 힙 쓰러스트 같은 큰 리프트에서 이러한 진전을 이룰 수 있지만, 이는 무한정 지속되지 않는다. 만약 그랬다면 10년 안에 슈퍼맨이 되었을 것이다. 같은 무게로 매주 1회 더 반복하는 것도 어렵고, 대부분의 리프트에서 매달 1회 더 반복하는 것도 쉽지 않다.

예를 들어 턱걸이(풀업)를 생각해보라. 턱걸이 10회를 하는 것은 매우 어려운 일이며, 몇 년 동안 훈련한 리프터들도 도달하지 못하는 경우가 많다. 턱걸이에서의 진전 속도는 기대에 미치지 못하지만, 힙 쓰러스트에서는 그렇지 않다. 135파운드로 10회부터 시작하여 몇 달의 훈련 후에 30회까지 도달할 수 있지만, 결국엔 정체기에 도달하게 된다. 정체기를 극복하는 방법을 알고 싶다면, 236쪽을 참조해라.

이 책에서 제공하는 프로그램(또는 다른 어떤 프로그램)을 따를 때, 서서히 무게를 늘려가라. 여기에서 5파운드 더, 저기에서 1회 더 반복하는 식으로 말이다. 예를 들어 3세트의 운동을 할 때, 3세트의 총량 또는 3세트 동안 들어 올린 볼륨을 고려해라. 예를 들어 프로그램의 2주차에 135파운드로 스쿼트를 3세트 5회 반복했다고 가정해보자. 3주차에는 135파운드로 6회, 5회, 5회를 수행했다고 한다면, 이것은 새로운 기록(PR)을 세운 것이며 자랑스러워할 만한 성취이다. 그리고 4주차에는 135파운드로 3세트 6회를 모두 완료했다면, 이는 큰 향상이다. 이러한 작은 진전이 시간이 지나면 쌓여서 스트렝스와 체격에서 큰 변화를 이끌어낸다.

1RM의 퍼센티지를 제시하지 않았다. 얼마나 들어야 하는지 어떻게 알 수 있나?

당신이 스트렝스 트레이닝 연구자이거나 경험이 풍부한 개인 트레이너라면, 사람들이 1RM의 특정 퍼센티지로 할 수 있는 반복 횟수가 상당히 다르다는 것을 알게 될 것이다. 예를 들어 내가 12명의 여성에게 1RM의 50%로 힙 쓰러스트를 최대 반복하게 했을 때, 반복 횟수는 16회에서 29회까지 다양했다. 즉, 한 사람은 16회를 했고, 다른 사람은 동일한 무게로 29회를 수행했다. 특정 리프트에서 1RM의 80%로, 어떤 사람은 5회를 할 수 있고, 다른 사람은 10회를 할 수 있다. 만약 내가 1RM의 80%로 3세트 6회 반복을 지시했다면, 첫 번째 사람은 목표에 못 미쳤을 것이고, 다른 사람은 너무 쉬웠을 것이다. 이러한 이유로, 나는 퍼센티지 처방을 피한다. 대신, 베이스라인을 설정한 후 조금씩 무게를 늘려가는 방식을 추천한다.

예를 들어 무게를 과소평가했다고 가정해보자. 이 경우 마지막 세트에서 가능한 만큼 최대한 반복(AMRAP 세트)을 수행하도록 하고, 다음 주에는 무게를 조금 더 올려라. 반대로 무게를 과대평가했다면, 총 반복 횟수에 미치지 못할 것이므로, 다음 주에는 무게를 조금 줄여라.

세트와 반복 횟수를 정확하게 따라야 하나?

짧게 답하자면 "아니요"이다. 항상 제시된 반복 횟수를 정확하게 맞출 필요는 없다. 이를 작업 중량을 계산하기 위한 권장 사항으로 생각하고, 가능한 한 근접하게 수행해라.

예를 들어 한 운동에서 3세트 8회 반복을 지시한다고 가정해보자. 세트를 수행하는 데는 세 가지 방법이 있다.

첫 번째 방법은 모든 세트에서 같은 무게를 사용하는 것이다(이를 스트레이트 세트라고 부른다). 여기에는 두 가지 선택지가 있다. 첫 번째는 8회만 할 수 있는 작업 중량으로 시작하는 것이다. 이 경우, 모든 세트에서 근육의 실패 지점까지 수행하게 된다. 첫 번째 세트에서 8회 반복을 실패 지점까지 수행하고, 두 번째와 세 번째 세트에서는 각각 5회와 4회 정도 할 수 있을 것이다. 이 선택에서는 두 번째와 세 번째 세트에서 피로 때문에 반복 횟수가 줄어들기 때문에 세트와 반복 횟수가 항상 깔끔하게 맞춰지지 않는다. 두 번째 선택지는 10~12회 반복할 수 있는 작업 중량을 선택하는 것이다. 이 경우, 첫 번째와 두 번째 세트는 비교적 쉽게 할 수 있고, 마지막 세트만 근육의 실패 지점까지 도달하게 된다. 이 경우에는 3세트 모두 8회 반복을 수행할 수도 있다.

두 번째 방법은 매 세트마다 작업 중량을 조정하여 모든 세트에서 근육의 실패 지점까지 도달하는 것이다. 이를 디센딩 세트라고 부르며, 매 세트마다 무게를 줄여야 하기 때문에 이렇게 부른다. 예를 들어 프로그램에서 3세트 8회 백 스쿼트를 하라고 한다면, 첫 번째 세트에서 8회 반복할 수 있는 최대 중량이 155파운드라면 첫 세트의 무게가 된다. 하지만 두 번째와 세 번째 세트에서도 8회를 반복하려면 무게를 줄여야 한다. 그래서 두 번째 세트는 145파운드, 세 번째 세트는 135파운드로 수행할 수 있다.

세 번째 방법은 세트마다 무게를 늘리는 것으로, 어센딩 세트라고 부른다. 같은 예시에서, 프로그램에서 3세트 8회 백 스쿼트를 지시한다면, 첫 번째 세트에서 135파운드, 두 번째 세트에서 145파운드, 세 번째 세트에서 155파운드로 수행할 수 있다. 이 경우, 세 번째 세트만 근육의 실패 지점까지 도달하게 된다.

프로토콜을 선택하는 것은 운동, 그날의 컨디션, 그리고 훈련 사이클의 어느 단계에 있는지에 따라 달라진다. 자신을 밀어붙이고 싶다면 같은 무게로 모든 세트를 실패 지점까지 수행해라. 피곤하거나 몸을 회복시키는 단계라면, 세 번째 세트만 실패 지점까지 밀어붙일 수도 있다. 중요한 것은 프로그램에서 3세트 8회를 지시했다고 해서 반드시 그에 정확히 맞출 필요는 없다는 점이다. 최소한 하나의 세트에서 실패 지점까지 도달하기만 한다면, 프로그램 권장 사항을 따르고 있으며, 근력 향상과 근육 성장을 위한 충분한 자극을 제공하고 있는 것이다.

세트와 반복수 로딩 옵션	
스트레이트 세트(모든 세트에서 실패 지점)	155×8, 155×5, 155×4
스트레이트 세트(마지막 세트만 실패 지점)	140×8, 140×8, 140×8
디센딩 세트(모든 세트에서 실패 지점)	155×8, 145×8, 135×8
어센딩 세트(마지막 세트만 실패 지점)	135×8, 145×8, 155×8

마지막 세트에서 더 많은 반복을 할 수 있으면 어떻게 해야 하나? 프로그램을 따를까, 아니면 실패 지점까지 반복할까?

이전에 언급한 적이 있다. 이것은 AMRAP(가능한 한 많은 반복) 세트라고 하며, 양날의 검과도 같다. 한편으로는 근육 내 가용한 모든 운동 단위를 동원하여 실패 지점까지 도달하고 최선을 다하게 되므로 이론적으로 효과적이다. 하지만, 실패 지점까지 훈련하는 것은 연구에 따르면 기대만큼 탁월하지 않으며, 모든 세트를 실패 지점까지 진행하지 않아도 좋은 결과를 얻을 수 있다. 더 나쁜 점은, 리프트나 근육을 자주 훈련하는 경우 AMRAP 세트가 근육을 지나치게 피로하게 만들어, 해당 운동을 다시 수행할 때까지 회복되지 못할 수 있다는 것이다. 이런 경우, 탁월한 운동 성과를 방해하게 되며, 새로운 개인 기록(PR)을 달성하기 어렵게 만들 수 있다.

항상 실패 지점까지 가야 하나?

절대 그렇지 않다. 3분의 1 법칙을 기억해라(200쪽에서 다룬다). 세트의 약 3분의 1은 실패 지점까지 수행해야 하고, 3분의 1은 실패 지점에서 1~2회 정도 부족하게, 나머지 3분의 1은 실패와는 거리가 멀게 수행해야 한다.

어느 요일에 운동을 해야 하나?

이는 훈련 빈도와 일정에 따라 다르다. 이 책에서 제공하는 프로그램에는 일주일에 네 번의 운동 세션이 포함되어 있으므로, 4일 연속으로 훈련하지 않도록 일정을 나누는 것이 중요하다. 나는 월요일, 화요일, 목요일, 금요일에 훈련하고, 주말에는 휴식을 취하고 즐기는 것을 좋아한다. 다른 사람들은 주중에 이틀 정도 쉬고, 주말에 강하게 훈련하는 것을 선호하기도 한다. 만약 주말에 술을 마신다면, 큰 술자리가 있었던 다음 날에는 훈련을 권장하지 않는다. 여기저기에서 새로운 개인 기록(PR)을 세우는 것이 목표일 텐데, 숙취 상태에서는 달성하기 어렵다. 월요일, 화요일, 목요일, 토요일에 훈련하거나, 훈련일을 골고루 분배하는 다른 조합도 좋다.

가능하다면 훈련 일정을 전략적으로 계획해라. 예를 들어 나는 데드리프트를 할 예정이라면, 그 전날은 쉬어서 신선하고 회복된 상태로 준비하는 것을 좋아한다.

각 세션은 얼마나 오래 진행해야 하나?

이것은 수행하는 운동의 수, 운동 종류, 사용하는 중량, 세트 간 휴식 시간에 대한 개인 선호도, 워밍업에 소요되는 시간, 그리고 워밍업 세트의 수에 따라 달라진다. 일반적으로, 운동은 50~90분 정도 소요되어야 하며(선택적인 10분의 추가 운동 포함), 이 시간 안에 완료될 수 있다.

몸이 뻣뻣하고 정말 근육통이 있다. 하루 쉬어야 할까, 운동을 수정해야 할까, 아니면 그냥 밀어붙여야 할까?

불편함, 근육통, 부상을 고려한 훈련에 대해서는 223쪽과 226쪽에서 자세히 다루고 있으니 꼭 읽어 보시길 권장한다. 요약하자면, 항상 신중을 기해라. 의심이 들 때는 하루 쉬는 것이 좋다. 후회는 항상 뒤늦게 오기 마련이다. 내가 훈련 중 부상을 당할 때마다, 내 몸은 무언가를 알려주려고 했지만, 나는 고집이 세서 듣지 않았다. 내 실수에서 배워서, 몸이 보내는 신호에 주의를 기울여라. 많은 경우, 워밍업을 하면 훨씬 나아지고 운동을 준비할 수 있지만, 진짜로 몸 상태가 좋지 않음에도 스스로에게 괜찮다고 속이지 마라. 몸은 대부분의 시간 동안 괜찮게 느껴져야 하고, 완전히 망가진 느낌이 들어서는 안 된다. 몸 상태에 따라 운동 세션을 수정할 수 있고, 수정해야 한다는 것을 항상 염두에 두어라. '나쁜' 통증을 절대 무리해서 견뎌내지 마라. 직관적으로 무엇이 정상적인 것인지, 무엇이 이상한 것인지 알고 있을 것이다. 때로는 워밍업을 해도 여전히 상태가 좋지 않으면, 가볍게 둔근이나 어깨 같은 부위에만 몇 세트 하고 그날 운동을 마치는 경우도 있다.

목표는 언제나 목표를 유지하는 것이다. 만약 부상을 당하면, 새로운 목표는 재활하고 베이스라인으로 돌아가는 것이 될 것이다.

훈련을 하루 놓치면 어떻게 해야 하나?

먼저, 걱정하지 마라! 누구에게나 일어나는 일이다. 바쁘거나 스트레스를 받아 훈련 세션을 놓쳤다면, 추가적인 조정 없이 세션을 완전히 건너뛸 수 있다. 하지만 조금 더 나은 전략은 다음 훈련 세션과 일부를 결합하는 것이다. '결합'이라는 단어는 적절하지 않을 수 있지만, 일부 운동을 빼고 중요한 리프트들에 집중할 수 있다. 예를 들어 스쿼트, 벤치 프레스, 데드리프트, 친업, 힙 쓰러스트 같은 큰 리프트는 프로그램에 포함되어 있다면 적어도 일주일에 한 번은 해야 한다(모든 사람이 이 모든 리프트를 할 수 있는 것은 아니다). 만약 월요일에 스쿼트하는 날인데 놓쳤다면, 다음 훈련 세션에서 스쿼트를 하고, 덜 중요한 운동은 빼는 것이 좋다.

미리 세션을 놓칠 것을 안다면, 미리 조정할 수 있다. 예를 들어 금요일에 데드리프트가 메인 운동인데 그날을 놓칠 것을 안다면, 수요일에 데드리프트를 하고 그날 처방된 다른 힙 힌지 운동은 빼는 식으로 조정할 수 있다. 예를 들어 덤벨 45도 하이퍼스나 스티프 레그 데드리프트 같은 운동은 하지 않도록 한다. 데드리프트가 가장 중요한 운동이므로 우선순위에 두어야 한다. 또 다른 예를 들어보겠다. 월요일, 수요일, 금요일에 각각 15세트를 수행할 계획이었지만, 월요일 세션을 놓쳤다고 가정합시다. 수요일과 금요일에 일부 조정을 통해, 두 날에 각각 18세트를 수행하여 월요일에 놓친 부분을 일부 보충할 수 있다. 그러면 주간 총 36세트를 수행하게 되며, 원래 계획했던 45세트보다는 적지만 괜찮다. 수요일과 금요일에 45세트를 모두 채우려고 하지 마라. 이는 과훈련을 초래할 수 있는 방법이다. 만약 너무 지치거나 피로해서 하루를 쉬었다면, 하루 쉬고 난 후에는 완전히 다시 훈련에 몰입하기 전에 몇 가지 가벼운 세션을 진행하는 것이 좋다.

만약 출장이나 휴가로 인해 훈련을 일주일 동안 놓쳤다면, 프로그램을 중단한 곳에서 다시 시작할 수 있다. 부상을 당했거나 몇 주 동안 훈련을 전혀 하지 못한 경우에는, 프로그램을 처음부터 다시 시작하면서 점진적으로 다시 적응하는 것이 좋다.

훈련하지 않는 날에는 무엇을 하면 생산적으로 보낼 수 있을까?

10년 전에는 항상 회복을 위해 무언가를 해야 한다고 생각했다. 온수 욕조, 콘트라스트 샤워, 사우나, 냉수 욕조, 마사지, 폼롤링, 가벼운 스트레칭, 적극적인 회복 등등.

점진적으로 훈련할 때는 쉬는 날에 더 많은 운동이 필요한 것이 아니라, 휴식이 필요하다. '적극적인 회복active recovery'을 고려하지 마라. 일상생활에서 걸어 다니고, 움직이고, 집안일을 하고, (운이 좋다면) 성관계를 하는 것만으로도 충분한 활동적인 회복을 얻을 수 있다. 많은 회복 방법은 과대평가된 것이며, 스트레칭이나 폼롤링을 하지 않는 것에 죄책감을 느낄 필요가 없다. 이러한 것들은 단지 '케이크 위의 장식' 정도로 생각하고 적당히 하면 된다. 대부분의 회복 방법은 신경계에 작용하는 것이지, 우리가 생각하는 것처럼 조직을 바꾸는 것은 아니다. (회복 프로토콜에 대해 더 알고 싶다면 153쪽 참고하라.)

회복이 필요한 것은 몸만이 아니다. 뇌도 회복이 필요하다. 점진적으로 무게를 들어 올리는 것은 스트레스를 유발한다. 이 사실을 과소평가하지 마라. 대부분의 경우, 쉬는 날에 할 수 있는 가장 좋은 일은 더 많이 자고 즐거운 일을 하는 것이다. 일주일 동안 좋은 정신 상태를 유지하는 것은 근육과 몸에 좋다. 그러니 낮잠을 자거나, 보고 싶었던 TV 프로그램을 보거나, 영화를 보러 가거나, 읽고 싶었던 책에 몰입하거나, 보고 싶었던 친구나 가족과 함께 시간을 보내라. S&C에서 이 부분을 많이 이야기하지 않지만, 매우 중요한 부분이다.

엉덩이(둔근)만 훈련하고 전신 운동을 하지 않으려면 어떻게 해야 하나?

상체 운동을 제외하면 된다. 그러면 문제없다.

초보자 프로그램

초보자 프로그램 전반에 걸쳐 1일차와 3일차, 2일차와 4일차는 동일한 훈련을 반복하게 된다. 이는 각 움직임 패턴에 대한 더 많은 연습 기회를 제공하기 위한 것이다. 비록 매일 새로운 운동을 하는 것만큼 흥미롭지는 않을 수 있지만, 운동 능력 발달에는 더 효과적이다. 모터 패턴을 익히는 데는 반복적인 연습이 필요하기 때문이다. 처음부터 탄탄한 움직임 패턴을 몸에 익히는 것이 중요하며, 이는 앞으로 몇 년 동안 큰 도움이 될 것이다. 맨몸 운동은 반복 횟수를 늘리고, 한 단계에서 다음 단계로 넘어가면서 더 어려운 베리에이션 동작을 수행함으로써 발전할 수 있다. 만약 이 책을 구입하면서 당장 운동을 시작하고 싶지만, 헬스장 회원권이나 장비가 없다면, 이제 그 소원이 이루어진다.

첫 4주 동안은 오직 맨몸 운동만 포함된다. 이것은 당신이 맨몸 운동에 더 익숙해질 수 있는 기회를 제공하며, 대부분의 기초적인 움직임을 위한 기반을 형성한다. 또한 헬스장 회원권을 마련하거나, 글루트 루프, 덤벨, 벤치, 링 세트, 친업 바와 같은 장비를 구입할 시간을 주기도 한다. 이러한 장비는 12주 계획을 완료하는 데 필요할 것이다.

두 번째 4주 프로그램은 첫 번째 단계에 기반을 두고 있으며, 약간 더 고급 베리에이션 동작과 기본 장비를 포함한다. 한 다리로 하는 운동을 할 때는 항상 약한 다리부터 시작하고, 강한 다리와 같은 횟수로 맞추는 것을 기억해라.

마지막 4주는 난이도를 한 단계 더 높이고 추가적인 기본 장비를 포함한다. 이 시점에서 당신의 협응력은 훨씬 향상될 것이며, 더 고급 동작에 도전할 준비가 되어 있을 것이다. 다시 한 번 강조하지만, 각 단계의 첫 번째 주는 동작을 배우는 데 중점을 두며, 나머지 3주는 점진적 과부하를 달성하는 것을 주요 목표로 더 적극적으로 진행된다.

이 프로그램을 성공적으로 수행하기 위한 추가적인 조언이 있다. 지정된 세트와 반복수는 일반적인 목표로 생각하라. 힘이 증가하고 개인 기록을 세우기 위해 노력함에 따라, 이 목표에서 벗어날 가능성도 있다는 점을 염두에 두어라. 예를 들어 한 주에 맨몸 박스 스쿼트 3세트 20회를 완료했다면, 다음 주에는 3세트 22회를 목표로 하고, 그다음 주에는 3세트 25회를 목표로 할 수 있다. 또한 9주차가 되었을 때, 완전한 맨몸 푸시업이나 친업을 할 수 있을 수도 있고, 못할 수도 있다. 할 수 있다면 좋겠지만, 할 수 없다면 흔한 일이다. 그냥 최선을 다해라. 계속해서 이센트릭 푸시업과 친업을 수행하되, 더 통제된 방식으로 자신을 천천히 내리며 조금씩 발전해나가도록 노력해라. 또는 긴 밴드를 구입하여 밴드로 보조된 푸시업과 친업을 수행할 수 있다. 핵심은 당신의 체력 수준에 맞는 베리에이션 동작을 언제나 수행할 수 있으며, 점진적으로 강도를 높여가며 힘을 향상시킬 수 있다는 점이다.

프로그램에 필요한 장비

이 프로그램의 첫 8주 동안은 맨몸 운동만 포함되기 때문에, 첫 두 단계에서는 특별한 장비가 필요하지 않는다. 하지만 세 번째 단계(9주차부터 12주차)에서는 덤벨과 저항 밴드가 필요하다. 벤치 프레스와 데드리프트 시 편안하게 사용할 수 있는 가벼운 덤벨 두 개와, 힙 쓰러스트와 고블릿 스쿼트에 사용할 수 있는 무거운 덤벨 하나를 준비하는 것을 권장한다. 저항 밴드의 경우, 내 웹사이트에서 글루트 루프를 구매할 수 있으며, 온라인에서도 다양한 옵션을 찾을 수 있다.

사이즈에 관해서는, 대부분의 운동자가 S/M 레귤러 글루트 루프를 선호한다. 하지만 허벅지가 매우 크거나 큰 보폭이나 넓은 스모 스탠스를 선호하는 경우, L/XL 레귤러 글루트 루프를 더 선호할 수 있다. 더 숙련된 운동자를 위해 Strong과 Extra-Strong 글루트 루프 옵션도 제공된다. 참고로, 일부 사람들은 쓰러스트나 브리지 패턴에 S/M 사이즈를, 스쿼트나 쿼드러펫 동작 패턴에는 L/XL 사이즈를 사용하는 것을 좋아하므로 두 가지 모두 준비하는 것도 고려할 수 있다. 마지막으로, 밴드 보조 풀업과 친업을 위해 41인치 저항 밴드(롱 밴드라고도 함)를 구매하는 것도 추천한다.

1~4주

1, 3일차	
바디웨이트 핏-엘리베이티드 글루트 브릿지	3×20 (쇼파에 발을 올리고)
바디웨이트 토르소-엘리베이티드 푸시업	3×10
바디웨이트 패러렐 박스 스쿼트	3×20 (낮은 테이블에 앉기)
바디웨이트 인버티드 로우	3×10 (의자 2개를 이용)
바디웨이트 사이드 라잉 클램	3×20
바디웨이트 사이드 플랭크	2×20초

2, 4일차	
바디웨이트 글루트 브릿지	3×20
바디웨이트 니 푸시업	3×10
바디웨이트 미디엄 셋업	좌우로 3×10 (의자를 이용)
바디웨이트 벤트 오버 YTWL	3×10
바디웨이트 사이드 라잉 힙 앱덕션	3×20
바디웨이트 플랭크	2×40초

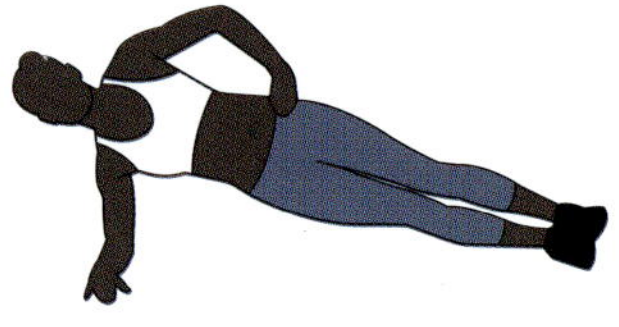

5~8주

1, 3일차	
바디웨이트 니 밴드 글루트 브릿지	3×20
바디웨이트 이센트릭 푸시업	3×5 (4초 동안 내려감)
고블릿 패러렐 박스 스쿼트	3×20
바디웨이트 이센트릭 친업	3×3 (4초 동안 내려감)
밴드 시트 힙 앱덕션	3×30
바디웨이트 사이드 플랭크	2×40초

2, 4일차	
바디웨이트 힙 쓰러스트	3×20
덤벨 스탠딩 숄더 프레스	3×10
바디웨이트 리버스 런지	좌우 3×10
덤벨 원암 로우	3×10
바디웨이트 엑스트라 레인지 사이드 라잉 힙 앱덕션	3×20
바디웨이트 RKC 플랭크	2×20초

9~12주

1, 3일차	
싱글 레그 힙 쓰러스트	3×10
바디웨이트 푸시업	3×3
고블릿 딥 스쿼트	3×20
바디웨이트 친업	3×1
덤벨 루마니안 데드리프트	3×10
밴드 시트 힙 앱덕션	3×30
바디웨이트 사이드 플랭크	2×1분

2, 4일차	
덤벨 힙 쓰러스트	3×20
덤벨 벤치 프레스	3×10
바디웨이트 불가리안 스플릿 스쿼트	좌우 3×10
덤벨 체스트-서포티드 로우	3×10
덤벨 싱글 레그 RDL	3×10
바디웨이트 사이드 라잉 힙 레이즈	3×10
바디웨이트 RKC 플랭크	2×30초

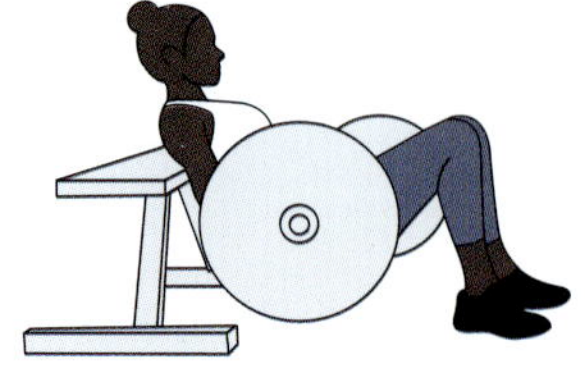

중급자 프로그램

이제 주요 운동 동작에 익숙해졌을 것이다. 프레스, 풀, 브리지/쓰러스트, 스쿼트/런지, 힌지, 그리고 앱덕션 동작을 수행해왔다. 이제는 강도를 높여 더 많은 부하를 가하며 운동을 수행할 때이다. 이 12주 동안 바벨과 친숙해져야 한다. 초보자 프로그램과는 달리, 중급자 프로그램에서는 매주 4가지 다른 운동을 수행하게 된다.

각 단계에서는 주요 운동 패턴을 모두 포함하지만, 첫 4주는 힙 쓰러스트와 밀리터리 프레스에 집중하고, 두 번째 4주는 스쿼트와 친업에 집중하며, 마지막 4주는 데드리프트와 벤치 프레스에 중점을 둔다. 이는 258쪽에서 언급된 글루트 랩의 주기화 전략으로, 매달 집중하는 운동을 전환하는 방식이며, 내가 온라인 훈련 플랫폼인 Booty by Bret에서 사용하는 형식과 동일하다(여기에는 균형 잡힌 한 달과 싱글 레그 중심의 한 달도 포함된다).

만약 나와 같은 성향이라면, 분명 고급자 프로그램을 미리 훑어보려고 할 것이다. 심지어 거기 해당되지 않더라도, 더 빠른 결과를 보고 싶어서 바로 뛰어들고 싶은 유혹을 느낄지도 모른다. 하지만 그러지 마라. 고급자 프로그램에는 다양한 고급 방법이 포함되어 있지만, 고급 프로그램이 반드시 기본 프로그램보다 더 좋지는 않다(218쪽에서 자세히 논의됨). 강하고 체력이 좋은 운동자들은 고급자 프로그램의 새로움을 좋아할 것이다. 그러나 중급자 프로그램에서 강해지는 것이 가장 중요하다.

중급자 프로그램을 '기본 프로그램'이라고 생각하라. 예를 들어 이 책에서 배운 가이드라인을 토대로 장기적으로 훈련하고 싶다면, 초급자, 중급자, 고급자 프로그램을 연이어 수행하며 36주를 보낸다. 이 시점에서 Booty by Bret에 가입하거나 이 섹션에서 언급된 다른 훈련 스플릿이나 전략을 실험하고 싶을 수도 있다. 그러나 결국에는 중급자와 고급자 프로그램으로 다시 돌아오고 싶을 것이다. 그럴 때는 같은 카테고리에서 운동을 교체하여 프로그램을 수정하고(카테고리는 125~131쪽 참조), 세트와 반복수를 당신의 체력 수준에 맞게 조정해라.

이 시점에 도달하면, 고급자 프로그램 한 사이클을 수행할 때마다 두 사이클의 중급자 프로그램을 수행하길 바란다. 중급자 프로그램은 주된 식사이고, 고급자 프로그램은 디저트이다.

프로그램에 필요한 장비

중급 프로그램을 수행하려면 다음 장비가 필요하다.

- 바벨 및 플레이트
- 글루트 루프
- 조절 가능한 벤치
- 스쿼트 랙/스탠드
- 친업 바
- 링
- 덤벨
- 45도 하이퍼
- 케이블 머신

1~4주

1일차	
바벨 힙 쓰러스트 피라미드	1x10, 1x8, 1x6, 1x15
밀리터리 프레스 피라미드	1x10, 1x8, 1x6, 1x15
백 스쿼트	3×6
친업	3×AMRAP
글라이딩 레그 컬	3×10
래터럴 밴드 워크	2×20

2일차	
니 밴드 바디웨이트 글루트 브릿지	3×30
푸시업	3×AMRAP
덤벨 스티프-레그 데드리프트	3×10
시티드 로우	3×12
바디웨이트 하이 스텝업	3×10
밴드 파이어 하이드런트	2×12

3일차	
니 밴드 컨스턴트 텐션 바벨 힙 쓰러스트	3×20
밀리터리 프레스	3×6
포즈 프런트 스쿼트	3×5(1초간 정지)
언더핸드 그립 랫 풀 다운	3×10
덤벨 45도 하이퍼	3×12
밴드 스탠딩 힙 앱덕션	2×20

4일차	
포즈 바벨 힙 쓰러스트	3×5(3초간 정지)
시티드 덤벨 오버헤드 프레스	3×12
비트윈 벤치 덤벨 스쿼트	3×20
인버티드 로우	3×AMRAP
굿모닝	3×8
몬스터 워크	3×20

5~8주

1일차	
백 스쿼트	3×5
친업	3×AMRAP
싱글 레그 풋-엘리베이티드 힙 쓰러스트	3×10
인클라인 프레스	3×8
밴드 프로그 펌프	2×30

2일차	
덤벨 데피싯 리버스 런지	3×30
이센트릭-뉴트럴 그립 풀업	3×5 (3초간 내려감)
루마니안 데드리프트	3×10
푸시업	3×AMRAP
니 밴드 힙 앱덕션	2×30

3일차	
고블릿 스쿼트	3×10
이센트릭 친업	3×5 (3초간 내려감)
바벨 글루트 브릿지	3×12
원심성 강조 푸시 프레스	3×6 (4초간 내려감)
프로그 리버스 하이퍼	2×20

4일차	
프런트 스쿼트	3×6
뉴트럴 그립 풀업	3×AMRAP
세미-스모 데드리프트	3×6
포즈 클로즈 그립 벤치 프레스	3×10 (1초간 정지)
케이블 스탠딩 힙 앱덕션	2×12

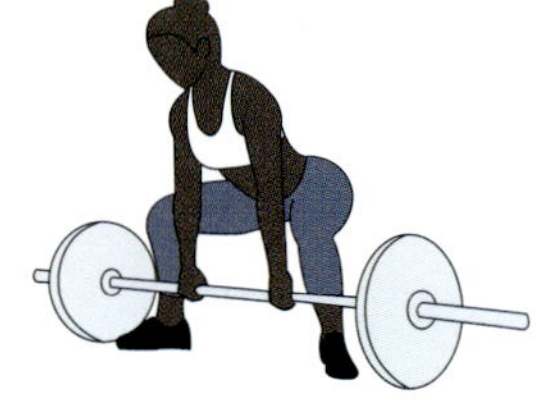

9~12주

1일차	
데드리프트	3×5
포즈 벤치 프레스	3×5 (1초간 정지)
덤벨 불가리안 스플릿 스쿼트	3×8
원암 로우	3×10
엑스트라 레인지 사이드 라잉 힙 앱덕션	2×20

2일차	
로우바 패러렐 박스 스쿼트	3×8
덤벨 벤치 프레스	3×10
포즈 덤벨 45도 하이퍼	3×8 (3초간 정지)
친업	3×AMRAP
밴드 차차	2×20

3일차	
다이내믹 에포트 데드리프트	3×5
벤치 프레스	3×8
데드스탑 풋-엘리베이티드 싱글 레그 힙 쓰러스트	3×8
덤벨 벤트 오버 로우	3×10
밴드 수파인 앱덕션	2×20

4일차	
레스트 포즈 바벨 힙 쓰러스트	3×10 (6, 2, 1, 1)
핸들 푸시업	3×AMRAP (덤벨을 지지대로)
덤벨 스쿼트	3×8
와이드 그립 랫 풀 다운	3×10
스프레드 이글 리버스 하이퍼	2×20

고급자 프로그램

초급자 프로그램을 완료하고, 중급자 프로그램도 마쳤다면, 이제 고급자 프로그램을 시작할 준비가 된 것이다. 이 프로그램에서도 동일한 움직임 패턴을 수행하지만, 더 무거운 부하와 더욱 도전적인 훈련 방식이 포함된다. 이 프로그램에는 13장에서 다룬 대부분의 심화 훈련 방법들이 포함되며, 템포의 변화와 함께 일반 헬스장에서 흔히 볼 수 있는 기구와 장비를 사용하게 된다.

숙련된 운동자라면, 이 프로그램의 신선함 자체만으로도 분명 큰 만족감을 느낄 것이다. 드롭셋, 선-피로, 클러스터, 슈퍼 세트, 그리고 래더와 같은 새로운 기술이 포함된다. 이러한 훈련 계획은 짧은 기간 동안 매우 효과적일 수 있지만, 큰 리프팅 동작에서 기본적인 점진적 과부하를 적용하는 것이 (비록 화려하지는 않더라도) 항상 강하고 근육질의 몸을 만드는 기초가 될 것이다. 그러므로 고급자 프로그램이 중급자 프로그램보다 더 낫다고 생각하지 마라. 오히려 두 프로그램이 서로 보완적이고 시너지 효과를 낼 수 있다고 생각하라.

앞으로도 언제든지 고급자 프로그램을 다시 수행할 수 있으며, 글루트 운동 카테고리에서 일부 운동을 교체하고 세트와 반복수를 조정할 수 있다. 처음 고급자 프로그램을 수행할 때는 제시된 루틴을 그대로 따르길 권장한다. 시간이 지나면서 이 책을 통해 학습하고 헬스장에서 다양한 실험을 해보면, 당신의 몸에 대해 전문가가 될 것이며, 효과적으로 자신의 훈련 프로그램을 작성할 수 있게 될 것이다.

프로그램에 필요한 장비

일반적인 헬스장에서도 충분히 훈련할 수 있다.

1~4주

1일차	
바벨 힙 쓰러스트 드롭세트	2×10/10/10
밀리터리 프레스	3×10
덤벨 커트시 런지	3×10
인버티드 로우	3×10
아메리칸 데드리프트	3×10
밴드 펠로프 프레스	2×10

2일차	
트랩 바 데드리프트	3×6
클로즈 그립 벤치 프레스	3×4
케이블 닐링 킥백	3×12
와이드 그립 랫 풀 다운	3×10
링-서포티드 피스톨	3×10
슈퍼 세트: RKC 플랭크/케틀벨 스윙	3×20초/20

3일차	
선피로 노르딕 햄 컬/레그 익스텐션	3×8/20
리셋 니 밴드 바벨 힙 쓰러스트	3×10
벤치 프레스	3×6
런지 아이소홀드	2×30초
체스트-서포티드 로우	3×8
선 자세로 둔근 수축	3×10 (5초 on, 3초 off)

4일차	
백 스쿼트	5×3
인클라인 프레스	3×8
1¼ 바벨 힙 쓰러스트	3×8
친업	3×8
바디웨이트 글루트-도미넌트 백 익스텐션	3×30
슬레드 푸시	3×20미터

5~8주

1일차	
컨벤셔널 데드리프트	3×10
스탠딩 원암 덤벨 오버헤드 프레스	3×8
인핸스드-이센트릭 바벨 싱글 레그 힙 쓰러스트	3×6(오를 때 두 다리, 내릴 때 한 다리)
원암 풀 다운	3×8
뒤꿈치를 높인 1¼ 고블릿 스쿼트	3×8
커프/딥 벨트 케이블 힙 로테이션	2×10

2일차	
바벨 힙 쓰러스트	5×5
포즈 벤치 프레스	5×3 (3초간 정지)
케이블 풀-스루	3×20
친업	3×AMRAP
덤벨 데피싯 커트시 런지	3×12
밴드 스탠딩 힙 앱덕션	2×20

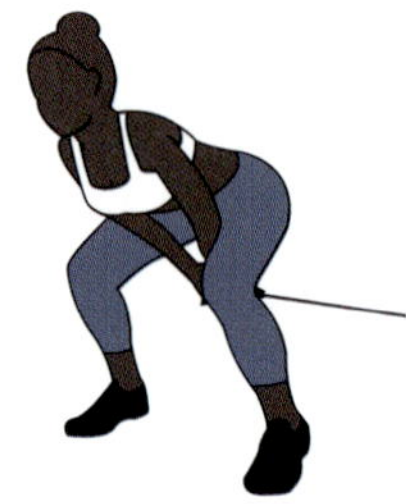

3일차	
클러스터 데드리프트 5회 반복, 1RM EMOM 70% 적용	5분
덤벨 인클라인 프레스	3×8
밴드 닐링 힙 쓰러스트	3×20
덤벨 원암 로우	3×12
고블릿 스쿼트 펄스	2×30
밴드 45도 킥백	3×20

4일차	
포즈 프런트 스쿼트	3×5(1초간 정지)
밀리터리 프레스	3×6
브레이싱 싱글 레그 RDL	3×10
내로우 뉴트럴 그립 풀 다운	3×10
포즈 바벨 힙 쓰러스트	3×5(3초간 정지)
니 밴드 글루트 브릿지/수파인 앱덕션 레더	12/11/10/…3/2/1

9~12주

1일차	
밴드 힙 쓰러스트	3×20
벤치 프레스	3×3
스티프-레그 데드리프트	3×8
웨이티드-이센트릭 친업	3×3
덤벨 비트윈-벤치 스쿼트	3×20
밴드 스탠딩 힙 익스터널 로테이션	2×12

2일차	
더블 밴드 힙 쓰러스트	3×10
핏-엘리베이티드 푸시업	3×AMRAP
피스톨 스쿼트	3×AMRAP
원심성 강조 친업	3×3(가능한 한 느리게 낮추기)
프리즈너 싱글 레그 45도 하이퍼	3×10
엑스트라 레인지 사이드 라잉 힙 레이즈	3×10

3일차	
트리플 밴드 힙 쓰러스트	3×8
포즈 벤치 프레스	3×6 (3초간 정지)
노르딕 햄 컬	3×6
핏-엘리베이티드 인버티드 로우	3×AMRAP
래터럴 레이즈	3×10
슈퍼 세트: 케이블 킥백/힙 앱덕션	3×12/12

4일차	
바벨 힙 쓰러스트	5×5
아놀드 프레스	3×10
백 스쿼트	3×10
T-바 로우	3×10
덤벨 글루트-도미넌트 백 익스텐션	3×12
번아웃	3분간 쉬지 않고 니 밴드 글루트 브릿지/앱덕션

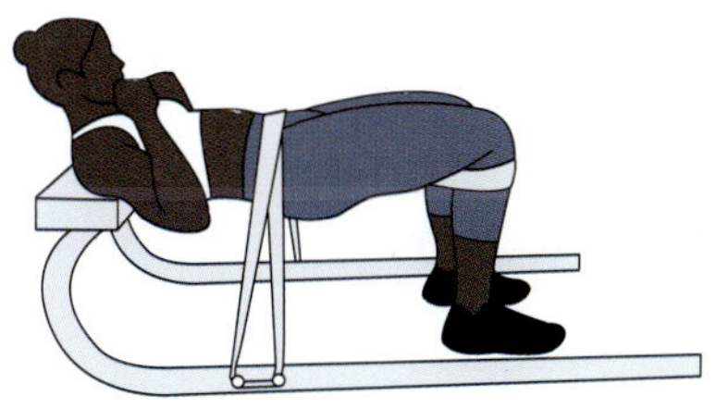

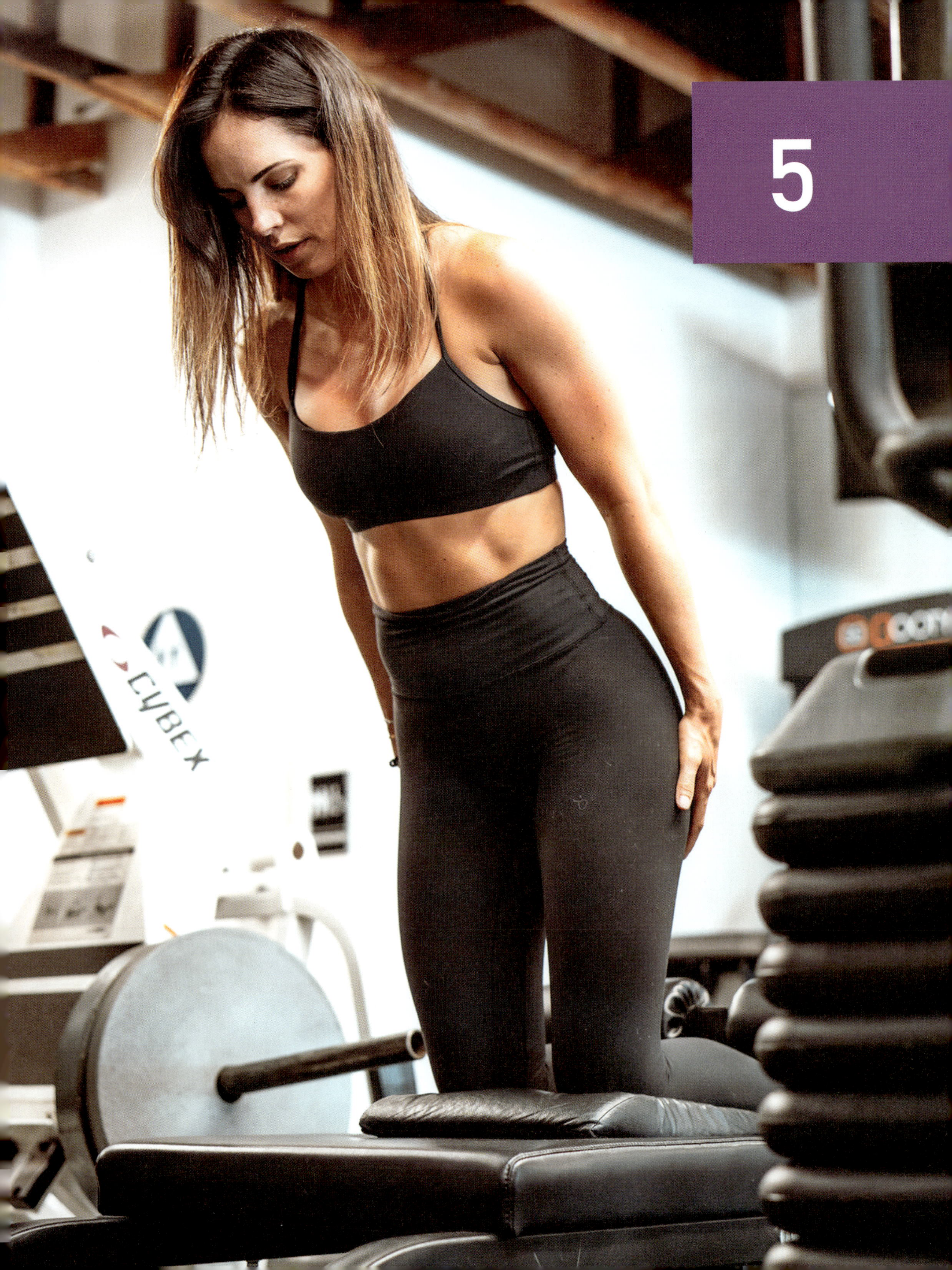

5

운동 기술

이 책의 이 부분의 기술을 쉽게 찾아볼 수 있도록 세 개의 장으로 구성했다. 둔근 우세 운동, 대퇴사두근 우세 운동, 햄스트링 우세 운동이다.

10장에서 기억할 수 있듯이 힙 익스텐션 운동을 분류하는 방법에는 여러 가지가 있다. 가장 정확하고 포괄적인 방법은 저항선(부하 벡터. 118쪽 참조)과 무릎 동작(힙 쓰러스트처럼 무릎이 구부러진 상태, 백 익스텐션처럼 무릎이 곧게 유지되는 상태, 스티프 레그 데드리프트처럼 무릎이 약간 움직이는 상태, 글루트 햄 레이즈처럼 무릎이 굴곡되는 상태 또는 스쿼트처럼 무릎이 전체 동작 범위로 사용하는 상태)을 기준으로 몸의 포지션을 살펴보는 것이다.

부하 벡터와 무릎 동작을 보면 특정 운동이 왜 다른 운동보다 둔근에 더 효과적인지, 그리고 자세와 부하에 따라 특정 근육 부위를 어떻게 타깃팅할 수 있는지 알 수 있다. 하지만 이러한 방법으로 기술을 넓은 범주로 분류하는 것은 어렵다. 이러한 이유로, 나는 이 부분을 운동 중 주요하게 작용하는 근육 그룹을 기준으로 분류했다. 예를 들어 힙 쓰러스트와 글루트 브리지 베리에이션 동작은 주로 둔근을 사용하는 둔근 우세 운동으로 간주된다. 스쿼트와 런지 베리에이션 동작은 주로 대퇴사두근(쿼드)을 사용하는 쿼드 우세 운동으로 분류된다. 데드리프트와 다른 힙 힌지 베리에이션 동작은 주로 햄스트링을 사용하는 햄스트링 우세 운동으로 간주된다. 하지만 중요한 점은, 우세한 근육이 해당 동작에서 활성화되는 유일한 근육은 아니라는 것이다. 다른 근육(협력근이라고 불림)도 중요한 역할을 한다. 예를 들어 힙 쓰러스트는 둔근이 주로 활성화되지만, 대퇴사두근과 햄스트링도 매우 활발하게 작용한다. 그리고 스쿼트와 힙 힌지 동작에서는 각각 대퇴 우세와 햄스트링 우세 운동이지만, 이들 동작에서도 둔근이 활성화된다. 요약하자면, 모든 고관절 신전 운동은 다양한 정도로 둔근을 작동시킨다.

앞으로 각 범주가 어떻게 고유한 방식으로 둔근에 작용하는지 요약할 예정이다. 지금은 주요 근육을 기준으로 기술을 분류하는 것이 동작을 넓고 일반적인 범주로 묶는 간단한 방법이라는 점만 이해하면 된다.

하지만 이 분류 체계가 완벽한 것은 아니라는 점을 강조하고 싶다. 일부 운동은 무릎 동작, 신체 위치, 그리고 운동 수행 방식에 따라 두 가지 범주에 속할 수 있는 연속성을 갖고 있다. 예를 들어 발뒤꿈치를 들고 상체를 똑바로 세운 상태에서 수행하는 하이바 풀 스쿼트는 대퇴사두근(무릎 우세)에 더 많이 작용하지만, 상체를 앞으로 많이 숙여서 수행하는 로우바 패러렐 스쿼트는 햄스트링(고관절 우세)에 더 많이 작용한다. 하지만 두 동작 모두 스쿼트 베리에이션 동작이므로 대퇴 우세 운동 범주에 속한다. 같은 원리가 스티프 레그 데드리프트와 트랩 바 데드리프트에도 적용된다. 전자는 고관절 우세 운동이고 후자는 무릎 우세 운동이다. 원하는 동작과 근육 부위에 따른 운동을 찾으려면, 126~127쪽의 둔근 운동 카테고리 표를 참조해라.

고관절-무릎 우세 운동 연속체

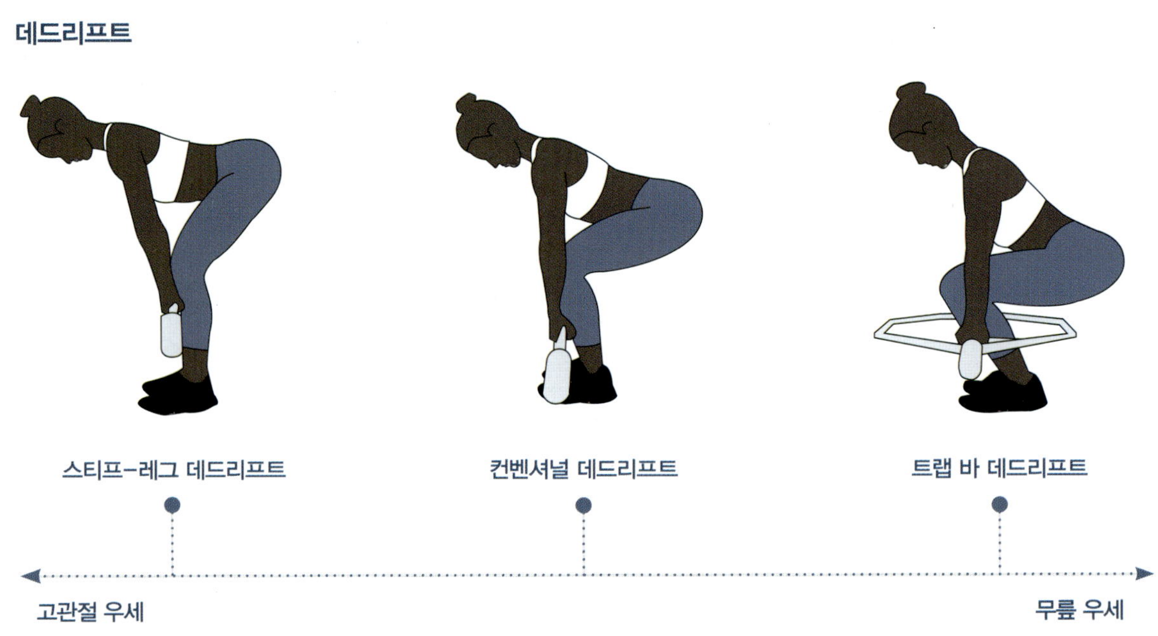

이 세 가지 주요 범주로 운동을 구성하는 것만으로는 충분하지 않은 또 다른 이유는 각 운동의 더블 및 싱글 레그 베리에이션뿐만 아니라 다양한 유형의 움직임(글루트 브릿지, 힙 쓰러스트 및 앱덕션 운동)이 있기 때문이다. 간단히 말해, 지배적인 근육 범주에 맞는 수많은 운동과 베리에이션이 존재한다.

운동 베리에이션을 더욱 세분화하고 구분하기 위해, 나는 운동 패턴에 따라 운동을 분류하기도 한다. 예를 들어 둔근 우세 운동에는 힙 쓰러스트, 글루트 브릿지, 킥백, 업라이트 힙 쓰러스트, 쿼드럽 힙 익스텐션, 앱덕션, 그리고 익스터널 로테이션과 같은 운동 패턴이 포함된다. 이러한 각 운동 패턴은 둔근 우세 운동 챕터의 섹션을 나타낸다. 쿼드 우세 운동 챕터와 햄스트링 우세 운동 챕터도 마찬가지이다.

둔근 우세	쿼드 우세	햄스트링 우세
힙 쓰러스트	스쿼트	데드리프트
글루트 브릿지	스플릿 스쿼트	굿모닝
쿼드럽 힙 익스텐션	스텝업	백 익스텐션
킥백	싱글 레그 스쿼트	리버스 하이퍼
업라이트 힙 쓰러스트	슬레드 드래그	스윙
힙 앱덕션 운동	니 익스텐션*	스트레이트 레그 브릿지
힙 익스터널 로테이션 운동	$	니 플렉션
포스터리어 펠빅 틸트	$	$

* 니 익스텐션은 니 익스텐션 머신에서만 수행할 수 있기 때문에 이 책에서 다루지 않았다. 그러나 이는 쿼드 우세 운동 범주에 속하며 대퇴사두근을 고립시키고 발달시키는 효과적인 보조 운동으로 간주되어야 한다.

운동 베리에이션, 즉 동일한 운동을 수행하는 다양한 방식을 분류할 때, 나는 네 가지를 고려한다.

- 팔다리 수(또는 스탠스)
- 가동범위
- 부하 위치(몸에 무게가 놓이는 위치)
- 장비

앞으로 더 자세히 설명하겠지만, 같은 움직임 패턴을 수행하더라도 스탠스, 가동범위, 부하 위치 또는 장비를 변경하면 약간 다른 운동 베리에이션을 수행하게 된다.

팔다리 수

둔근 훈련에서 팔다리 수는 양다리(양측), 한쪽 다리(단측), 그리고 B-스탠스 베리에이션을 의미한다.

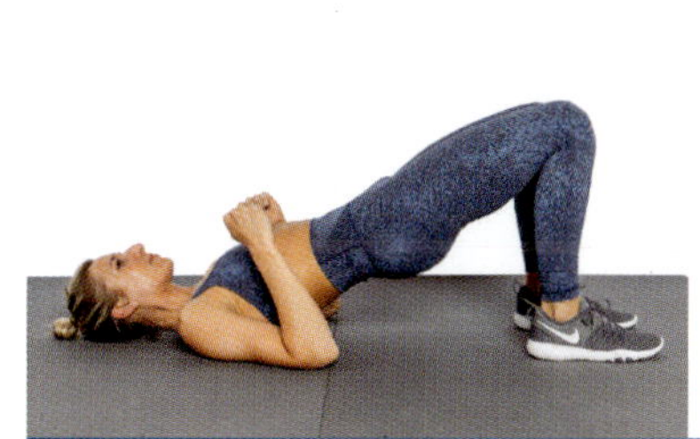

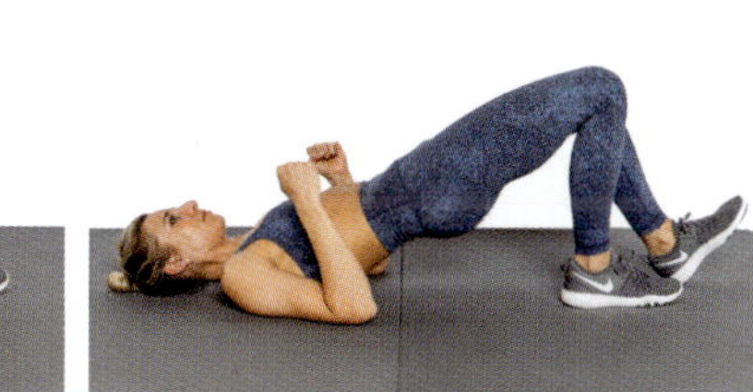

더블 레그 싱글 레그 B-스탠스

가동범위

운동의 가동범위(ROM)를 변경하여 운동을 베리에이션할 수도 있다. 예를 들어 글루트 브릿지를 발을 바닥에 두고 하거나 박스 위에 올려서 수행할 수 있으며, 스티프 레그 데드리프트 또는 가동범위를 늘린 디피싯 스티프 레그 데드리프트를 수행할 수 있다.

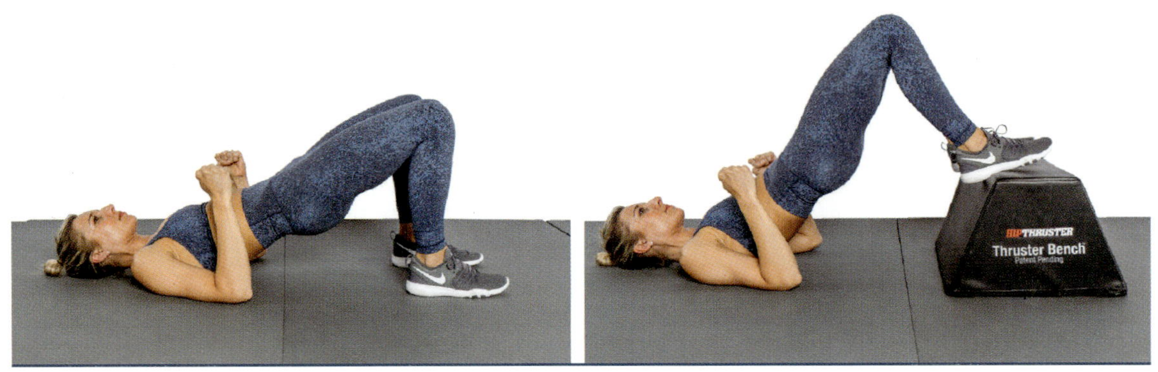

글루트 브릿지 / 핏-엘리베이티드 글루트 브릿지

부하 위치

부하 위치는 몸에 무게가 놓이는 위치를 의미한다. 예를 들어 스쿼트를 수행할 때 부하를 상체 뒤쪽(하이바 또는 로우바 백 스쿼트)이나 팔의 굽힌 부분(저처 스쿼트), 또는 엉덩이에서 매달린 상태(벨트 스쿼트)로 놓을 수 있다.

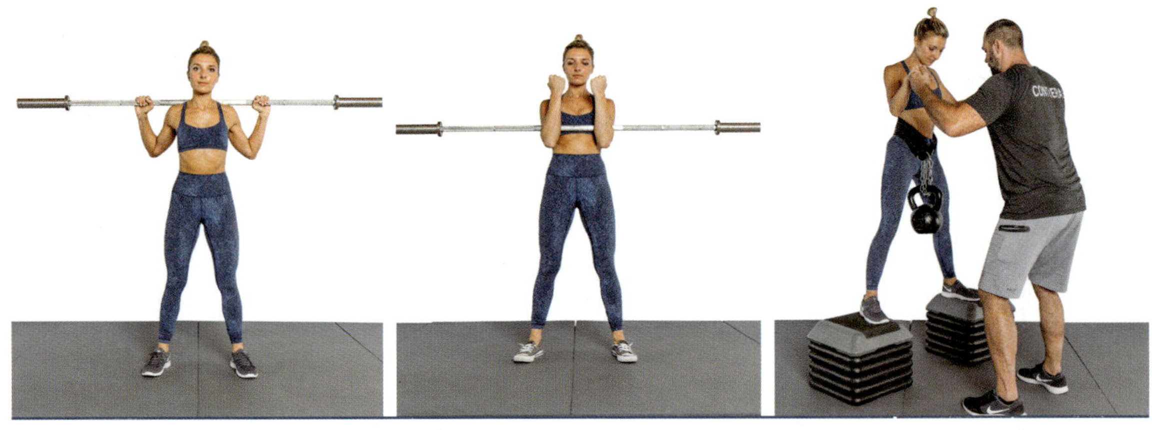

바벨 백 스쿼트 / 저처 스쿼트 / 벨트 스쿼트

장비

다양한 장비를 사용하여 동일한 움직임 패턴에서 고유한 운동 베리에이션을 만들 수 있다. 예를 들어 바벨이나 덤벨을 사용하여 프런트 로드 스쿼트를 수행할 수 있으며, 각각 고유한 자극을 제공한다. 이 책의 이 부분에서는 프리웨이트, 밴드, 그리고 머신 등 다양한 장비를 사용하여 베리에이션을 만드는 방법을 배우게 될 것이다.

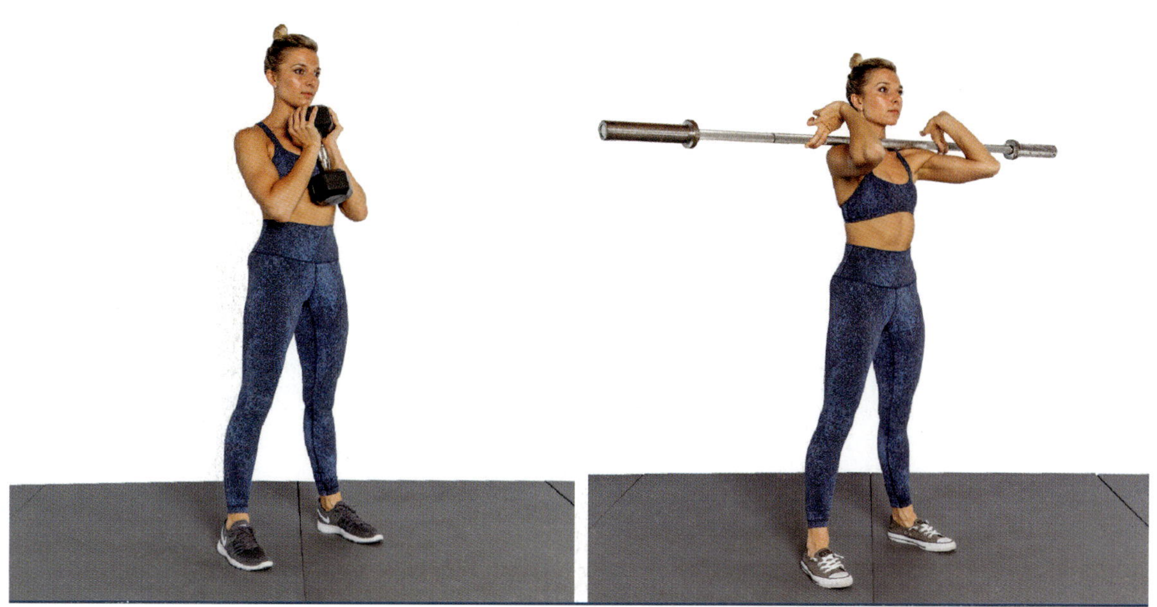

가블렛 스쿼트 바벨 프런트 스쿼트

보다시피 선택할 수 있는 옵션이 많다. 이 책의 이 부분을 최대한 활용하려면, 각 장과 섹션의 소개, 특히 모든 운동 베리에이션에 적용되는 '가이드라인과 큐' 부분을 꼭 읽어보시길 강력히 권장한다. 이를 통해 각 베리에이션이 어떻게 다른지, 어떤 장점이 있는지, 그리고 올바르게 수행하는 방법을 배울 수 있다.

내가 이미 언급했듯이, 많은 기술이 압도적으로 느껴질 수 있다. 언제든지 18장으로 돌아가서 따라 할 프로그램을 선택한 다음, 그날 또는 운동 시 수행하고자 하는 동작에 따라 기술 섹션을 참고할 수 있다. 그러나 최상의 결과를 위해서는 다양한 기술을 실험해보고 자신에게 가장 잘 맞는 운동과 베리에이션을 찾는 것이 중요하다. 다양한 기술을 보유하는 것이 중요한 이유는 바로 이 때문이다. 상황, 목표, 그리고 신체 구조에 가장 적합한 베리에이션을 선택할 수 있기 때문이다.

장비 구입

나는 특정 장비를 추천하는 것에 대해 주저하는 편이다. 왜냐하면 브랜드와 공급업체에 대한 선호가 사람마다 다르기 때문이다. 또한, 일부 사람들은 더 경제적인 선택을 원하며 최상의 가격을 찾으려고 하지만, 다른 사람들은 가격에 상관없이 최고의 장비를 찾고 싶어 하기 때문이다. 예를 들어 여기 나열된 대부분의 장비는 Amazon.com, Craigslist, 중고 상점 또는 대부분의 지역 스포츠 상점에서 저렴한 가격에 찾을 수 있지만, 결함이 있거나 저렴한 장비를 구입할 위험이 있다. 개인적으로(꼭 이렇게 하셔야 한다는 건 아니지만), 나는 조금 더 돈을 지불하고 내구성이 좋고 평이 좋은 장비를 구매하는 것을 선호한다.

아래는 내가 각 단계에 추천하는 장비를 구매할 수 있는 웹사이트들이다. 내 생각에, 이 웹사이트들은 최고의 근력 훈련 장비와 역도 장비를 판매한다.

- Bretcontreras.store, EliteFTS.com, Performbetter.com, Roguefitness.com, Sorinex.com

CHAPTER 19

둔근 우세 운동

둔근을 타깃으로 하고 발달시키는 운동에 관해서는, 둔근 우세 동작이 가장 효과적이다. 이 장에서 소개된 운동들은 둔근 우세로 간주되는데, 그 이유는 운동 전체 범위 동안 둔근에 지속적인 긴장이 가해지기 때문이다. 이러한 지속적인 긴장은 둔근의 근육 수축을 극대화할 뿐만 아니라, 혈액이 근육에서 빠져나가는 것을 방지하여 타는 듯한 느낌과 펌핑을 유도한다. 둔근이 부풀어 오르는 느낌과 더불어, 타는 듯한 느낌은 대사 스트레스와 관련이 있으며, 이는 근육 발달에 추가적인 도움을 준다고 여겨진다.

반대로, 스쿼트나 데드리프트를 할 때 둔근이 강하게 활성화되고 긴장이 걸리는 순간이 있는가 하면, 그렇지 않은 순간도 있다. 그래서 둔근이 쉬는 동안 근육에서 혈액이 빠져나가 피로한 근육에서 생성되는 대사산물과 부종이 쌓이는 것을 막는다. 만약 스쿼트나 데드리프트를 할 때 둔근 펌핑이 일어나지 않는 이유가 궁금하다면, 바로 이 때문이다. 스쿼트와 데드리프트를 피하라는 뜻은 아니다. 이러한 움직임 패턴은 둔근 발달, 기능, 그리고 퍼포먼스에 매우 중요하다. 하지만 둔근을 키우고 강화하는 것이 목표라면, 이 장에서 다루는 둔근 우세 운동을 우선시하는 것이 좋다.

구조와 구성

이 장은 힙 쓰러스트, 글루트 브릿지, 쿼드럽 힙 익스텐션, 킥백, 업라이트 힙 쓰러스트, 힙 앱덕션 운동, 힙 익스터널 로테이션 운동, 그리고 포스터리어 펠빅 틸트 운동의 여덟 가지 주요 섹션으로 나뉘어져 있다. 힙 쓰러스트, 글루트 브릿지, 쿼드럽 힙 익스텐션 운동은 모두 등을 평평하게 하고 무릎을 굽힌 상태에서 움직임을 수행한다는 점에서 동일하다. 킥백 운동은 다리를 똑바로 펴야 하기 때문에 힙 쓰러스트 동작 패턴으로 간주되지는 않지만, 여전히 둔근 우세 운동이다.

힙 쓰러스트는 어깨를 높게 두어 엉덩이를 더 큰 가동범위로 움직일 수 있게 해주기 때문에 가장 높은 순위를 차지한다. 글루트 브릿지는 같은 움직임 패턴을 공유하지만 어깨가 바닥에 닿아 있어 고관절의 가동범위가 줄어든다. 쿼드럽과 킥백 동작은 배우기 쉽고 어디서나 할 수 있어 고반복을 통한 근육 활성화와 근육 발달에 좋다. 업라이트 힙 쓰러스트는 기본적으로 서거나 무릎을 꿇은 상태에서 하는 힙 쓰러스트 베리에이션 동작이다. 힙 쓰러스트만큼 효과적이지는 않지만, 변화를 주기에는 좋다. 힙 앱덕션 운동은 상부 둔근을 발달시키고 번아웃 훈련에 유용하다. 힙 익스터널 로테이션 운동은 특히 야구나 테니스 같은 회전 운동을 하는 선수들에게 필수적이다. 마지막으로, 포스터리어 펠빅 틸트 운동은 올바른 골반 기울임 동작과 최대 둔근 수축을 발달시키기 위한 진단 또는 평가용 운동으로 간주된다.

둔근 우세 운동

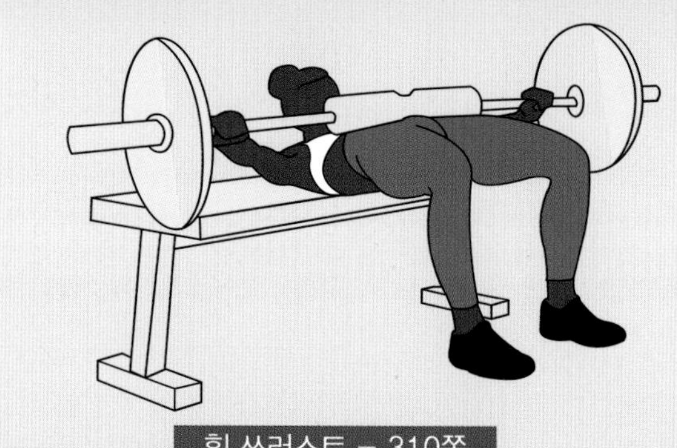

힙 쓰러스트 – 310쪽

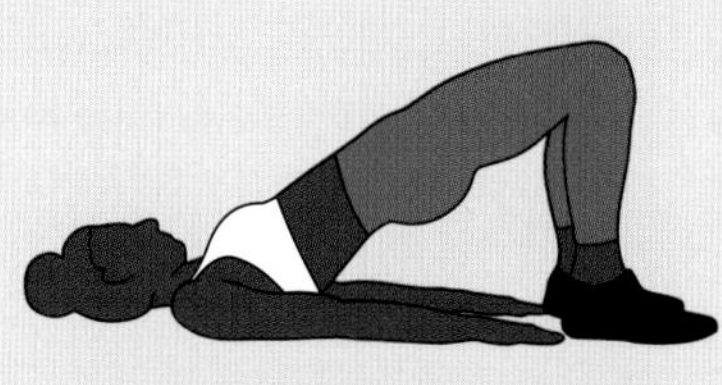

글루트 브릿지 – 343쪽

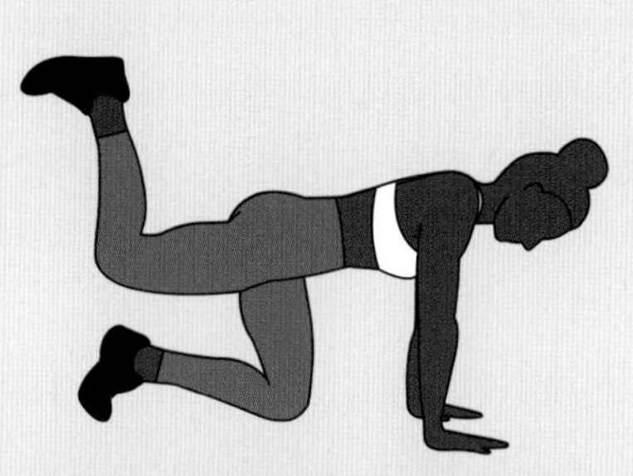

쿼드럽 힙 익스텐션 – 360쪽

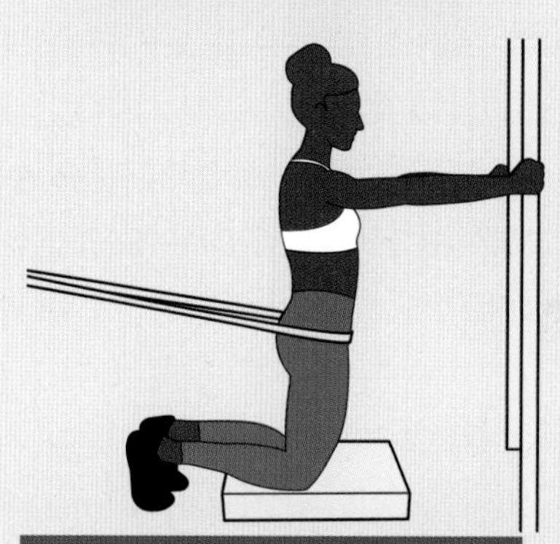

업라이트 힙 쓰러스트 – 365쪽

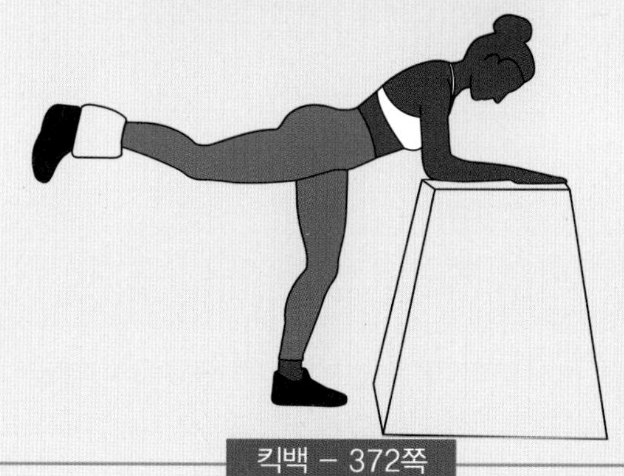

킥백 – 372쪽

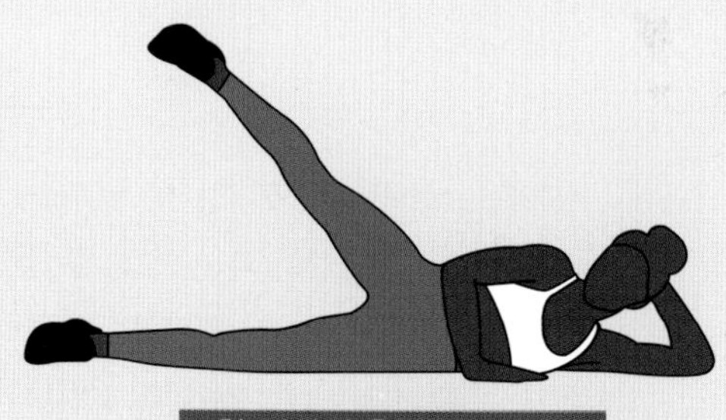

힙 앱덕션 운동 – 380쪽

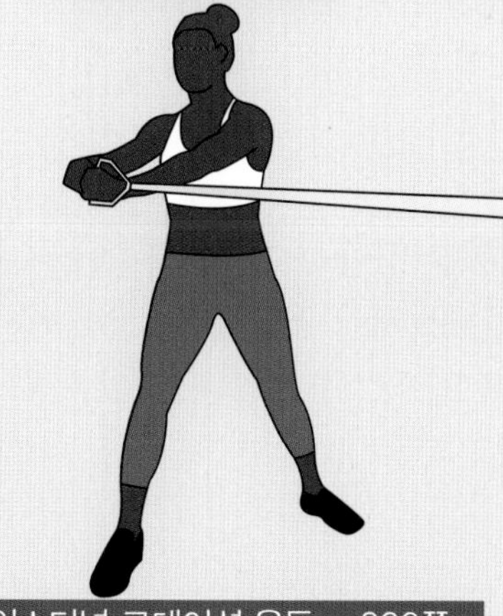

힙 익스터널 로테이션 운동 – 399쪽

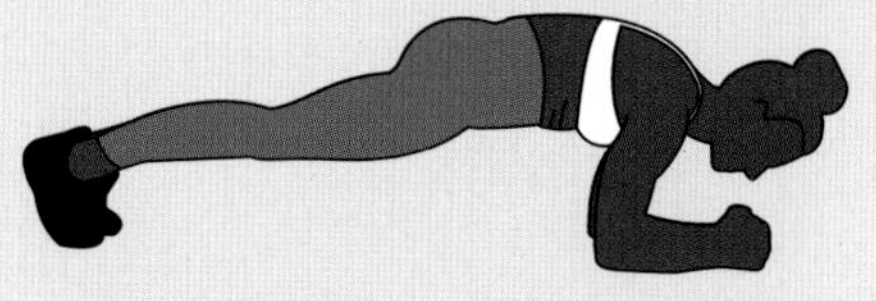

포스테리어 펠빅 틸트 – 403쪽

운동

1 힙 쓰러스트

13년 전만 해도 힙 쓰러스트라는 운동이 없었다는 사실이 믿기지 않는다. 둔근을 강화하기 위해 부하가 걸린 운동을 하고 싶다면 스쿼트, 데드리프트, 또는 런지 외에는 선택지가 없었다. 오늘날에는 최상급 피지크 선수, 보디빌더, 파워리프터, 프로 스포츠 팀에서부터 셀러브리티와 일반 운동 애호가들까지 다양한 사람들이 힙 쓰러스트를 다양한 환경에서 규칙적으로 사용하고 있다. 힙 쓰러스트가 피트니스 업계에서 가장 빠르게 성장하는 운동 중 하나라고 해도 과장이 아니다.

힙 쓰러스트의 성공 요인은 무엇일까? 당연히 나의 자존심은 그 공을 모두 나에게 돌리고 싶어 하지만, 그게 진짜 이유는 아니다. 물론 내가 처음 이 운동을 홍보하는 데 큰 역할을 했지만, 이 운동이 급성장하고 인기를 끌게 된 것은 결과 덕분이다. 사람들이 나에게 보내는 비포, 애프터 사진의 대부분은 힙 쓰러스트 덕분에 변신한 것이다. 이 사람들은 힙 쓰러스트를 추가하는 것 외에는 훈련에서 아무것도 바꾸지 않았고, 그 결과로 체형이 개선되었다.

이러한 변신들이 힙 쓰러스트의 효과를 입증하는 데 큰 역할을 하지만, 힙 쓰러스트는 체형 개선 이상의 가치를 가지고 있다. 우선, 서론에서 언급했듯이, 힙 쓰러스트는 상당한 무게를 부하할 수 있는 둔근 운동 패턴이다. 이는 몇 가지 장점이 있다.

- 안정성, 짧은 학습 곡선, 그리고 상당한 무게를 들어 올릴 수 있는 능력 덕분에 점진적 과부하에 유리하다.
- 무거운 중량을 들면 근육에 걸리는 긴장이 증가하는데, 이는 2장에서 배운 바와 같이 근육 성장과 힘 발달의 메커니즘이다.

둘째로, 무게를 부하할 수 있다는 것은 명확하게 측정할 수 있는 힘 목표를 설정할 수 있다는 의미이다. 예를 들어 225파운드의 무게로 10회 힙 쓰러스트를 목표로 삼으면 훈련에 일관성을 유지하고 목표를 향해 나아갈 수 있다. 반면에 단순히 외형을 개선하기 위한 훈련은 측정하기 어렵다. 외형 평가는 주관적이며, 자신을 평가할 때는 타인과 비교하여 공정하지 못할 가능성이 크다. 이는 훈련을 망치고 동기 부여를 약화시킬 수 있다. 그러므로 체형을 개선하기 위한 훈련을 하더라도, 진행 상황을 추적할 수 있도록 힘 목표를 설정하는 것이 중요하다. 숫자는 거짓말하지 않지만, 눈은 종종 속일 수 있다. 그것도 주로 자신에게 불리하게 말이다.

셋째, 힙 쓰러스트는 수행하기 쉽다. 두 발을 바닥에 두고 등을 벤치에 대면 세 개의 접점이 생기므로 동작이 매우 안정적이고 안전하다. 일반적으로 동작이 안정적일수록 더 안전하고 배우기도 쉬우며, 수행하기도 더 간단하다. 이는 스쿼트나 데드리프트처럼 더 많은 협응력이 필요하고 배우기 어려운 운동에 익숙하지 않은 초보자에게 간단하면서도 안전하고 효과적인 둔근 및 다리 운동을 제공할 수 있음을 의미한다.

힙 쓰러스트는 학습 곡선이 짧을 뿐만 아니라, 추가된 안정성이 최대한의 둔근 활성화를 가능하게 한다. 더 구체적으로 말하자면, 동작 전체 범위 동안 무릎이 구부러진 상태를 유지하기 때문에 햄스트링이 억제되어 최적의 기능을 발휘하지 못하게 된다. 뇌는 해당 근육을 수축하도록 허용하지만, 최대한으로 수축시키지는 않는데, 이는 그 근육이 주된 역할을 하지 않는다는 것을 알고 있기 때문이다. 따라서 무릎이 구부러지면 중추 신경계는 둔근을 주로 사용하게 된다. 이것이 힙 쓰러스트 동작 패턴이 둔근 우세로 간주되는 이유이다. 햄스트링의 역할을 줄이고 둔근이 주요 작업을 수행하도록 하는 것이다. 다시 말해, 무릎이 구부러진 상태에서 엉덩이를 확장하면, 무릎이 펴진 상태에서 하는 스티프 레그 데드리프트나 백 익스텐션, 또는 스쿼트나 케이블 풀스루처럼 무릎이 구부러졌다 펴지는 동작보다 둔근이 더 많이 수축한다.

힙 쓰러스트가 둔근을 발달시키는 데 효과적인 또 다른 이유는 둔근이 최대한으로 활성화되는 끝 범위에서 고관절 신전을 자극하기 때문이다. 대둔근은 짧아진 상태에서 가장 많이 활성화된다. 힙 쓰러스트에서 고관절을 완전히 펴거나 잠글 때 둔근이 크게 짧아지며 활성화된다.

마지막으로, 힙 쓰러스트 자세는 엉덩이를 전체 가동범위로 움직일 수 있게 해준다. 벤치에 등을 올려놓으면 시작 위치인 아래쪽 자세에서 고관절이 더 많이 구부러지게 된다(고관절 굴곡). 상단 또는 완료 위치에 도달하려면 글루트 브릿지에 비해 더 큰 가동범위로 엉덩이를 들어 올려야 한다. 이 더 큰 가동범위와 하단 자세에서의 지속적인 긴장이 힙 쓰러스트를 훌륭한 둔근 운동으로 만드는 요인이다.

힙 쓰러스트를 해야 하는 10가지 이유

내가 이미 고관절 쓰러스트가 둔근 발달에 탁월한 이유를 설명했다. 여기서는 더 간결하면서도 포괄적인 이유 10가지를 정리했다.

1. 둔근에 지속적인 긴장을 제공한다.
2. 고관절을 큰 가동범위로 움직인다.
3. 최대 둔근 활성화 위치(고관절 신전 끝 범위)에서 높은 긴장이 발생한다.
4. 무릎을 구부린 상태로 햄스트링의 기여는 줄어들고 둔근의 기여는 증가한다.
5. 안정적인 자세와 간단한 기술 덕분에 배우고 수행하기 쉽다.
6. 다른 인기 있는 리프트와 달리, 모든 체형에 잘 맞는다.
7. 고중량을 사용할 수 있어 다양한 부하와 세트, 반복 구성을 활용할 수 있다.
8. 가장 안전한 하체 중량 운동이며, 올바르게 수행할 경우 허리에 무리가 적다.
9. 여성과 초보자들이 높은 중량을 사용할 수 있어 자신감을 쌓기에 적합하다.
10. 다양한 자세, 부하, 장비를 사용해 수행할 수 있는 다용도 운동이다.

가이드라인과 큐

바벨 힙 쓰러스트

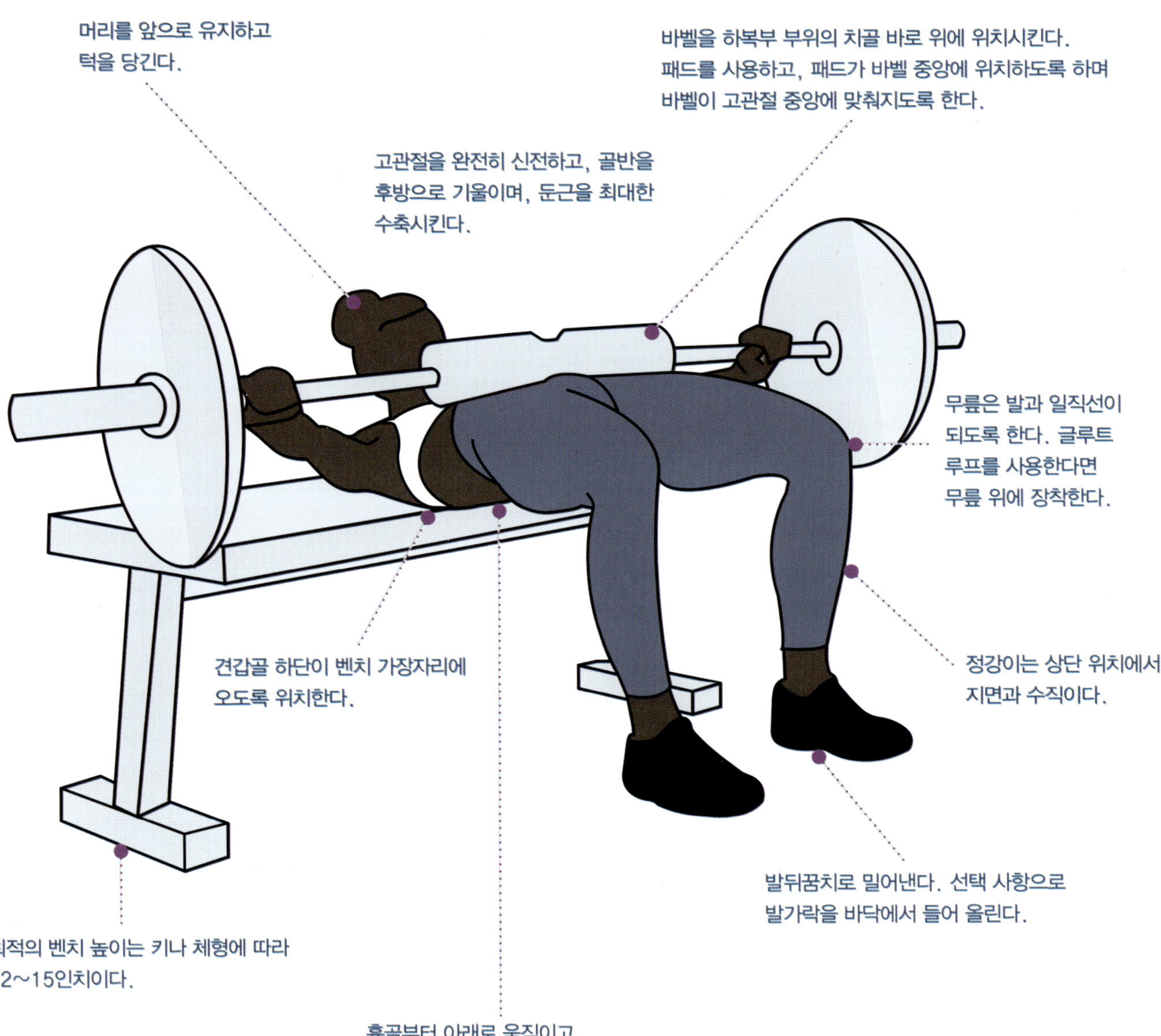

곧 알게 되겠지만, 또는 이미 알고 있을 수도 있듯이, 몸의 자세와 사용하는 장비에 따라 다양한 방식으로 힙 쓰러스트를 수행할 수 있다. 예를 들어 바벨 힙 쓰러스트, 양발을 들어 올린 상태에서의 맨몸 힙 쓰러스트, 또는 덤벨을 사용하는 싱글 레그 힙 쓰러스트 등을 들 수 있다. 이 섹션의 후반부에서 모든 베리에이션을 자세히 다룰 예정이다. 하지만 먼저, 모든 베리에이션에 적용되는 몇 가지 중요한 가이드라인과 지침을 설명하고자 한다. 여기에서 다루는 내용을 완벽한 힙 쓰러스트 기술을 위한 보편적인 청사진으로 생각하면 된다.

벤치 높이: 견갑골 하단을 벤치 앞부분과 맞추기

힙 쓰러스트가 독특한 이유는 어깨가 바닥에서 들려 있다는 점이다. 일반적인 규칙은 벤치에 등을 대고 견갑골 하단이 벤치 상단 가장자리에 맞도록 위치시키는 것이다.

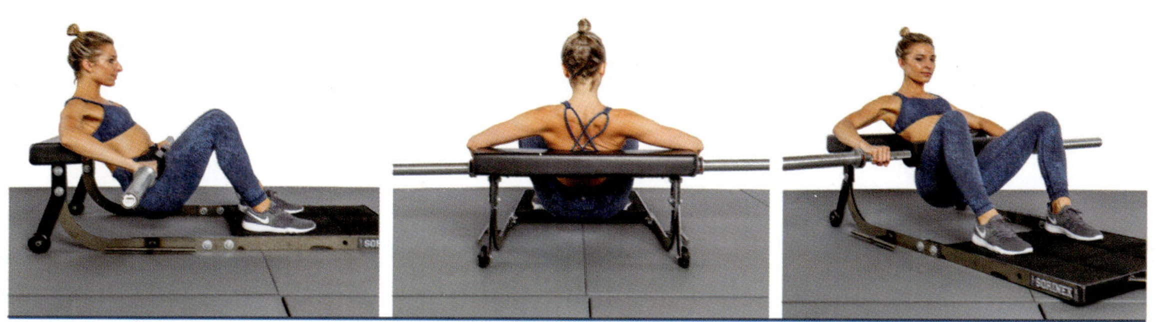

대부분의 사람들에게 벤치의 상단 가장자리를 견갑골 바로 아래에 맞추는 것이 최적의 세팅이다.

세팅을 위해서는 힙 쓰러스터, 벤치, 또는 높이 조절 가능한 에어로빅 스텝이 필요하다. 힙 쓰러스터는 힙 쓰러스트 동작을 위해 설계된 도구이지만, 대부분의 사람들이 이에 접근할 수 없다는 점을 감안하면 문제가 되지 않는다. 거의 모든 체육관에는 벤치와 에어로빅 스텝이 구비되어 있다. 중요한 것은 자신에게 맞는 세팅을 찾는 것이다.

이상적인 벤치(또는 스텝) 높이는 약 14인치(35.5cm)이다. 키가 큰 사람은 15~16인치 벤치를 사용해보는 것이 좋다. 키가 5피트 2인치(약 157cm) 이하이거나 다리가 길고 상체가 짧은 경우 벤치 높이를 12인치로 낮춰야 할 수도 있다. 만약 체육관에 더 높은 벤치만 있다면, 여전히 힙 쓰러스트를 할 수 있지만, 상체, 고관절, 무릎이 일직선이 되는 상단 자세를 위해 발을 높여야 할 수도 있다. 벤치가 너무 높으면 둔근보다는 대퇴사두근에 더 많이 자극이 갈 수 있고, 벤치가 너무 낮으면 고관절 대신 허리에서 움직이게 될 수 있다.

키, 벤치의 높이, 엉덩이 아래에 패드를 사용할지 여부에 따라 엉덩이가 패드나 바닥에 닿을 수도 있고, 공중에 떠 있게 될 수도 있다. 후자가 더 흔한 경우다.

아래에서 네 가지 힙 쓰러스트 세팅 방법을 설명한다. 첫 번째는 힙 쓰러스터 벤치를 사용하는 최적의 세팅이다. 다음으로는 평평한 벤치, 조절 가능한 벤치 또는 높이 조절 가능한 에어로빅 스텝을 사용하는 세팅 방법을 보여준다. 바벨을 사용하는 세팅 방법이 궁금하다면, 해당 베리에이션은 이 섹션 후반부에서 다룬다. 지금은 올바른 시작 자세를 잡는 것에 집중하라.

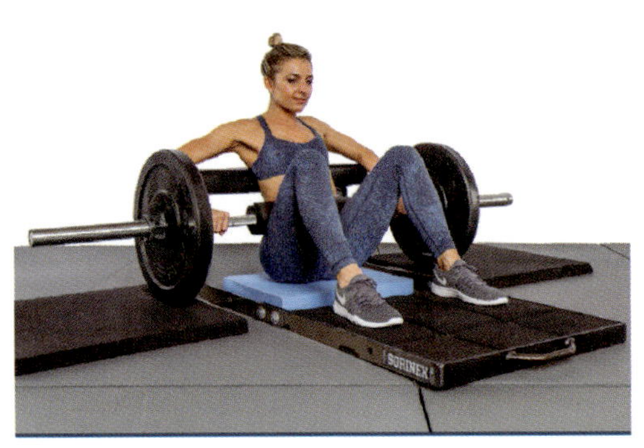

힙 쓰러스터

힙 쓰러스터의 높이는 약 14인치(35.5cm)이며, 2인치(5cm) 높이의 매트를 사용하면 총 16인치(40.6cm) 높이가 된다. 만약 벤치가 너무 높아서 벤치의 가장자리가 견갑골 위로 올라간다면, 사진과 같이 밸런스 패드에 앉아 엉덩이를 약간 높여서 등을 올바른 위치에 맞추는 방법을 시도해보라. 14인치(35.5cm)가 너무 낮은 경우는 드물지만, 내 키가 6피트 4인치(193cm)임에도 문제가 없었다. 하지만 만약 이 높이가 너무 낮다고 느껴진다면, 더 높은 벤치를 사용하는 것이 가장 좋은 방법이다.

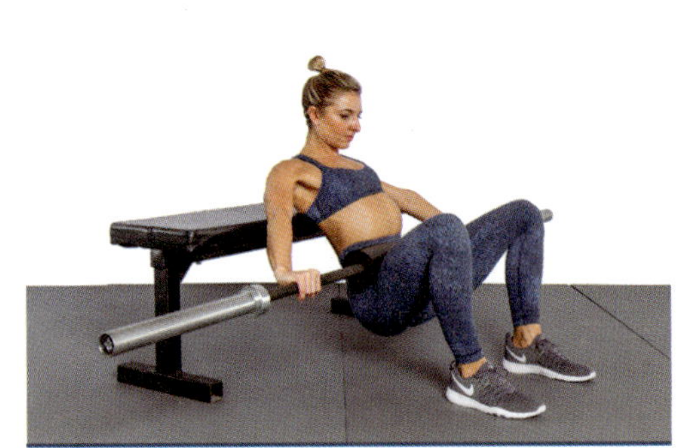

플랫 벤치

대부분의 벤치의 높이는 16인치(40.6cm) 이상이며, 이는 대부분의 사람에게 너무 높다. 패드에 앉아서 엉덩이를 들어 올리더라도 여전히 너무 높을 수 있기 때문에, 대부분의 사람은 바닥에서 살짝 떠 있는 상태에서 자세를 잡는다. 바벨 힙 쓰러스트를 수행하는 경우 다른 세팅 방법이 필요할 수 있으며, 이에 대해서는 336쪽에서 다룬다. 또한 벤치가 뒤로 미끄러지거나 넘어지지 않도록 고정하는 것이 필수적이다. 이를 위한 몇 가지 방법이 있지만, 내가 추천하는 가장 안전한 방법은 벤치를 벽이나 파워 랙에 밀착시키는 것이다. 또한 무거운 덤벨을 벤치에 대거나 누군가가 벤치에 앉거나 뒤에서 밀어주는 방법도 있지만, 이러한 방법은 덜 안전하거나 덜 효과적일 수 있다.

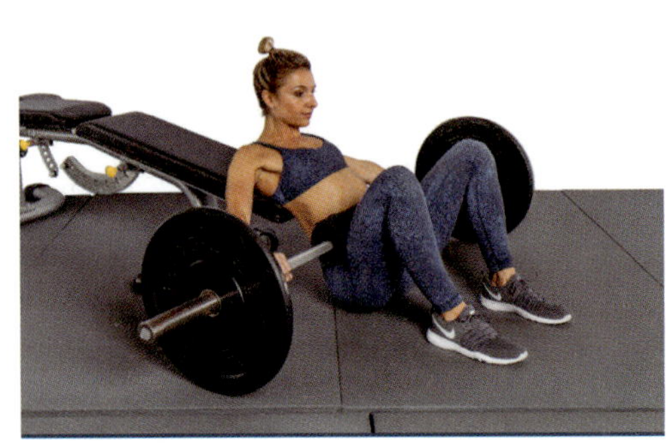

조절 가능한 벤치

디클라인 설정이 가능한 조절형 벤치도 또 다른 인기 있는 선택이다. 이 벤치의 장점은 벤치 높이를 체형에 맞게 조절할 수 있다는 점, 상대적으로 안정적이라는 점, 아래로 기울어진 각도가 허리에 편안함을 줄 수 있다는 점, 그리고 많은 체육관에서 이 장비를 갖추고 있다는 점이다.

에어로빅 스텝

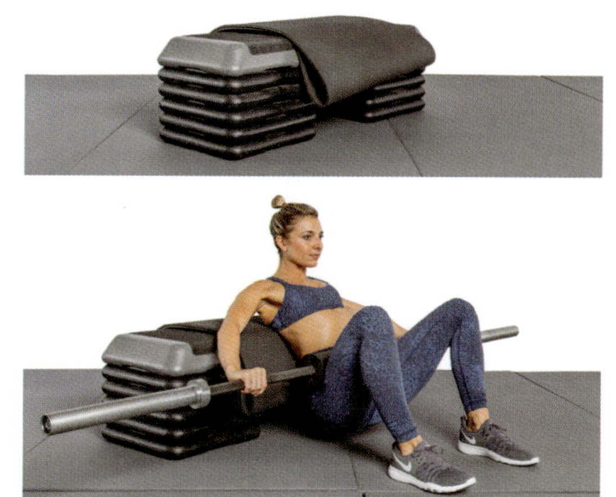

높이 조절이 가능한 에어로빅 스텝은 체형에 맞게 높이를 조정할 수 있어 좋은 선택이다. 또한 안정적이며, 이는 대부분의 체육관에서 흔히 볼 수 있다. 그럼에도 불구하고, 추가적인 안전을 위해 스텝을 벽에 밀착시킬 것을 추천한다. 많은 사람들이 에어로빅 스텝의 곡선형 가장자리가 등을 받쳐주는 느낌을 좋아하지만, 대부분은 사진에서처럼 요가 매트나 수건을 가장자리에 덮어 등을 보호하는 것이 필요하다고 느낀다. 가장 흔한 세팅은 한쪽에 받침대를 5개씩 사용하는 것인데, 이렇게 하면 힙 쓰러스터와 같은 높이가 된다. 키가 작은 사람은 한쪽에 4개씩, 키가 큰 사람은 6개씩 사용할 수 있다.

아메리칸 힙 쓰러스트

아메리칸 힙 쓰러스트는 등을 벤치 위로 더 높이 올리고 수행하며, 벤치의 가장자리가 등 중간 부분에 맞도록 위치시킨다(상부 등 중간이 아닌). 이로 인해 발이 엉덩이에 더 가깝게 위치하게 된다. 이 베리에이션 동작은 전통적인 힙 쓰러스트에 비해 햄스트링의 활성화가 더 높고, 대퇴사두근의 활성화는 더 적다. 또한 자연스럽게 고개가 앞으로 향하게 되어 골반 움직임이 더 많이 일어난다. 나는 보통 이 베리에이션을 힙 쓰러스트 시 허리에 통증을 느끼는 사람들에게 권장한다. 만약 힙 쓰러스트를 할 때 허리가 아프거나, 요통의 이력이 있거나, 허리에 지나치게 긴장이 가는 느낌이 든다면 미국식 베리에이션을 시도해보고 본인에게 더 맞는지 확인해보라.

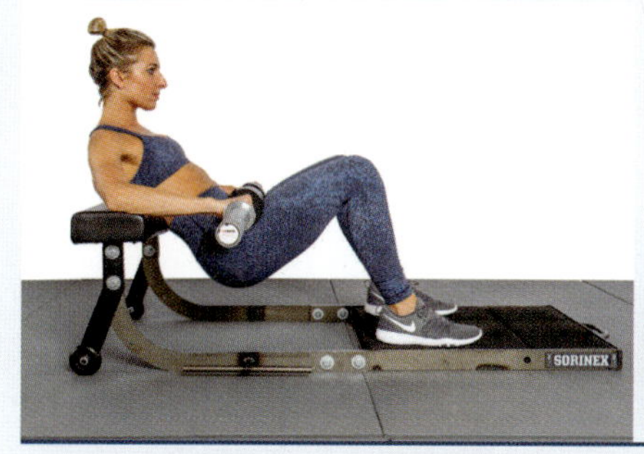

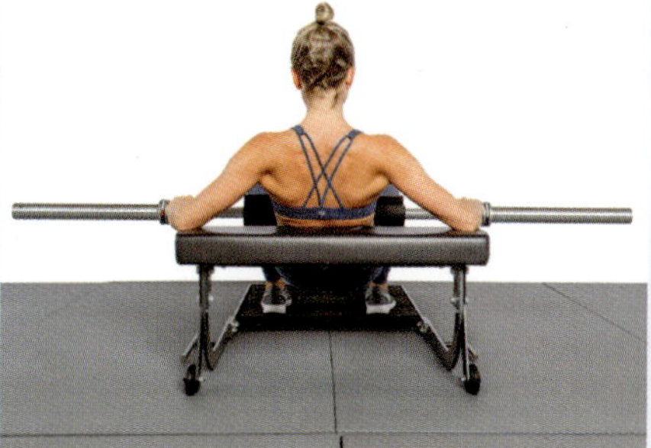

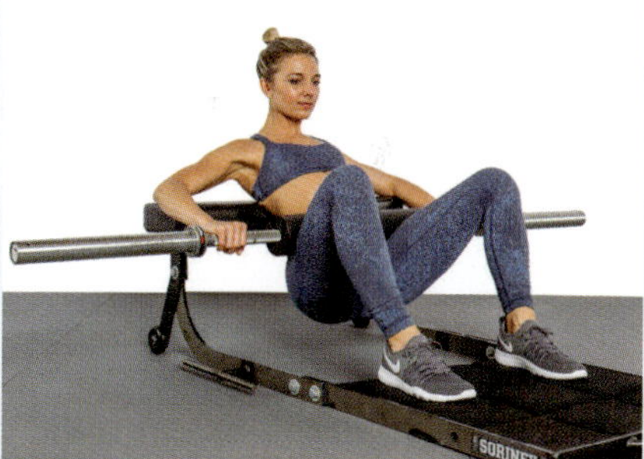

발 거리: 정강이를 수직으로 맞추기

이제 등을 어디에 위치시켜야 하는지 알았으니, 다음 단계는 발의 위치를 정하는 것이다. 어깨, 고관절, 무릎이 일직선이 되는 상단 자세에서 발 간격을 결정하는 것이 좋다. 이를 위해서는 거울 앞에 서거나, 측면에서 본 영상을 촬영하거나, 친구에게 자세를 확인해달라고 요청하는 것이 도움이 될 수 있다.

먼저, 벤치에 등을 대고 견갑골 바로 아래에 벤치의 상단 가장자리를 맞춘다. 그다음, 고관절을 신전하여 몸통이 바닥과 거의 평행이 되도록 만든다. 이 상태에서 정강이가 대략 수직이 될 때까지 발을 조정해라. 이것이 시작 위치이다. 동작을 연습하면서 둔근의 활성화 정도에 주의하며 발을 앞뒤로 조정해보라. 무릎이 정강이 뒤쪽에 위치한 약간 긴 스탠스를 선호할 수도 있고, 무릎이 정강이 앞쪽에 위치한 짧은 스탠스를 선호할 수도 있다. 일반적으로 발이 멀어질수록 햄스트링에 더 많은 자극을 느끼게 되고, 스탠스가 짧을수록 대퇴사두근에 더 많은 자극을 느끼게 된다.

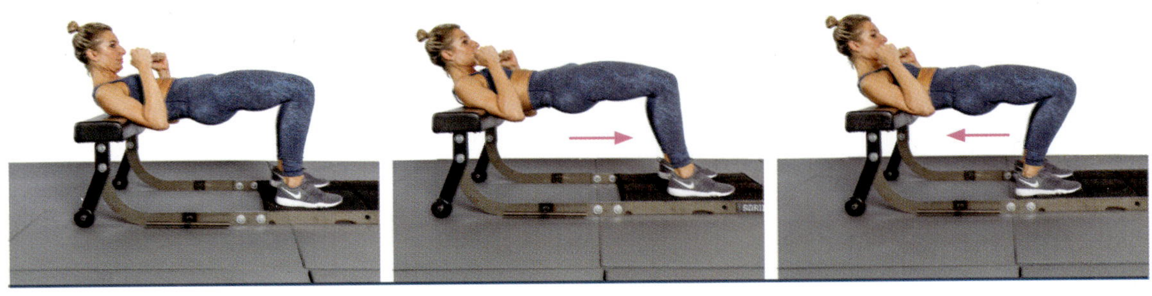

정강이 수직 롱 스탠스 숏 스탠스

스탠스와 발 압력: 발뒤꿈치로 밀어내기

발 간격을 결정한 후에는 발의 각도와 스탠스 너비를 실험해볼 차례이다. 나는 발을 어깨너비 정도로 벌리고 비교적 곧게 세운 상태에서 무릎을 바깥쪽으로 벌리는 자세를 선호하는데, 이 자세가 나에게 가장 많은 둔근 활성화를 제공한다. 하지만 나는 발을 좁게 모으고 발을 바르게 놓는 것을 좋아하는 사람들도 훈련시켰고, 발을 넓게 벌리고 발을 바깥쪽으로 돌리는 것을 좋아하는 사람들도 있었다. 따라서 자신에게 가장 잘 맞는 스탠스를 실험해보고 선택해라. 어떤 스탠스가 다른 스탠스보다 둔근을 더 강하게 자극하는 느낌이 들 수도 있다(이 스탠스를 우선시해야 한다). 또는 모든 스타일에서 둔근이 비슷하게 작용하는 느낌이 들 수도 있다. 후자의 경우라면 가장 편안하게 느껴지는 스탠스를 선택해라.

발 위치는 사람마다 다를 수 있지만, 동작을 시작하는 신호는 모두 동일하다. 발뒤꿈치로 밀어내는 것이다. 발 앞쪽으로 밀면 긴장이 대퇴사두근과 종종 햄스트링으로 옮겨가는데, 이는 이 운동의 목적이 아니다.

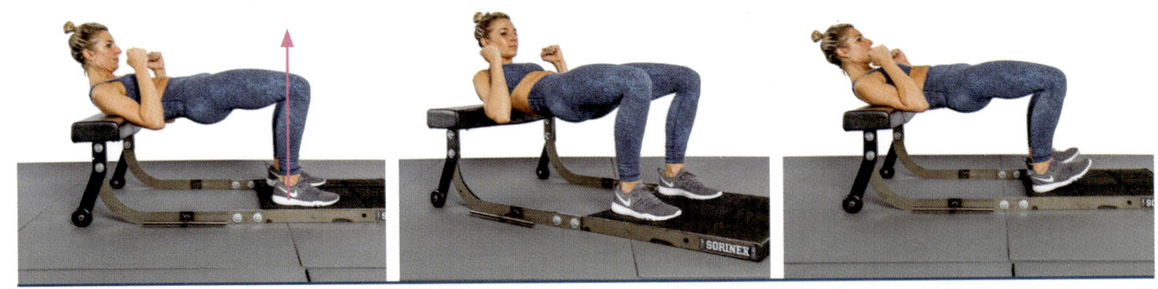

발을 지면에 평평하게 놓고 힐 드라이브 발끝을 지면에서 든 자세

발을 평평하게 유지하거나 발목을 배측굴곡시켜 발가락을 바닥에서 들어 올릴 수 있다. 더 편안하게 느껴지고 둔근 활성화가 더 높은 옵션을 선택해라.

무릎 위치: 무릎을 바깥쪽으로 밀기

고관절을 신전할 때 무릎을 바깥쪽으로 밀면 둔근 활성화가 증가할 뿐만 아니라 무릎을 최적의 위치에 두게 된다. 힙 쓰러스트, 스쿼트, 런지, 또는 데드리프트를 할 때는 대체로 무릎이 발 가운데 쪽에 맞춰지도록 하는 것이 좋다.

하단 위치에서 무릎이 안쪽으로 모이면 둔근에 걸리는 긴장이 줄어들 뿐만 아니라 무릎 관절에 부담이 가해진다. 하지만 동작 상단에서 무릎이 약간 안쪽으로 들어오는 것은 반드시 문제가 되지는 않는다. 이는 고관절과 둔근 부착 부위의 해부학적 특성에 따른 자연스러운 움직임일 수 있다.

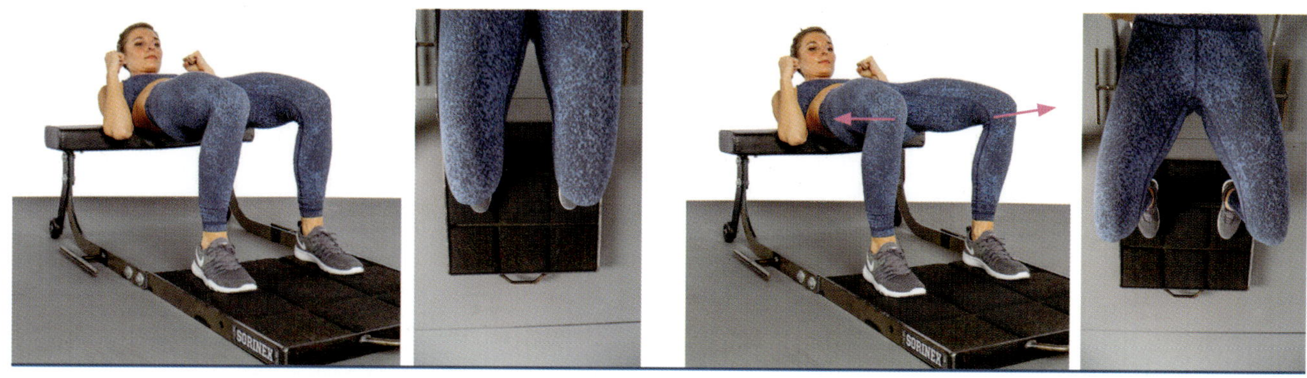

고관절을 신전하고 내릴 때 발을 바닥에 평평하게 유지한 채로 무릎을 바깥쪽으로 밀어내라.

고관절 위치: 완전한 고관절 신전 달성

완전한 고관절 신전은 둔근이 최대한으로 활성화되는 구간이다. 목표는 어깨, 고관절, 무릎이 일직선이 되는 것이다. 둔근을 수축하여 완전한 고관절 신전에 도달하고, 상단에서 잠시 멈추는 것을 생각하라. 이 1초간의 정지 동작은 긴장 시간을 늘려주며, 전체 동작에서 올바른 템포와 컨트롤을 보장한다. 더 많은 반복을 위해 가동범위를 줄이지 마라. 만약 완전한 고관절 신전에 도달할 수 없다면 세트를 종료하고 새롭게 시작해라.

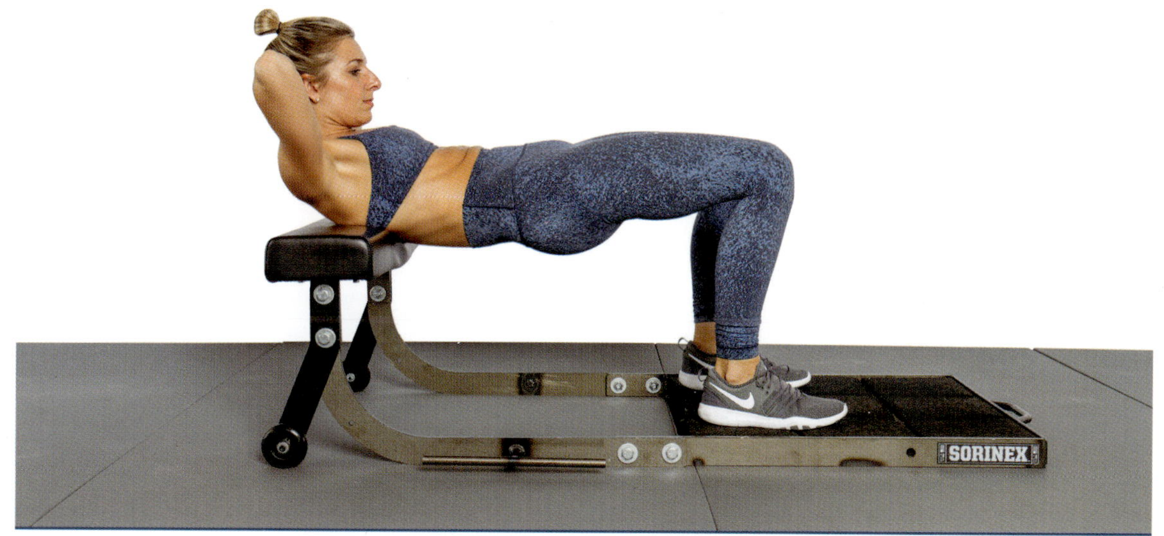

완전한 고관절 신전에 도달했을 때 무릎, 고관절, 그리고 어깨가 대략 일직선이 되어야 한다.

척추 역학: 흉골을 아래로 내리는 것으로 움직인다

내가 처음 힙 쓰러스트 운동을 가르치기 시작했을 때는 척추-골반 자세에 대한 지침을 주지 않았다. 그 결과, 일부 사람들이 허리 통증을 겪게 되었다. 이 문제를 해결하기 위해 아메리칸 힙 쓰러스트를 개발하고, 다양한 척추-골반 전략을 실험하기 시작했다. 대부분의 사람들이 견갑골 하단 부위에서 힌지 동작을 하고, 고개를 앞으로 유지했을 때 둔근 활성화가 가장 높고 허리 통증 발생이 적다는 것을 깨달았다. 나는 "고개 앞으로", "갈비뼈 아래로"와 같은 지시를 통해 이 동작을 유도했다.

이러한 지시들은 잘 작동했지만, 일부 고객은 여전히 벤치에서 앞뒤로 흔들거나 힌지 동작을 할 때 허리 통증을 겪었다. 그래서 최근에는 '흉골 아래로 움직이기'라는 지시를 사용하고 있다. 이 지시는 골반 움직임, 특히 상단 자세에서의 골반 후방경사를 더 많이 유도하고, 척추 기립근 활성화를 줄이며, 운동 중 둔근을 더 많이 느끼도록 도와주고 허리 통증과 불편함을 예방한다. 이 지시가 대부분의 사람들에게 효과가 좋은 것 같지만, 319~321쪽에서 설명한 척추-골반 전략을 실험해보고 자신에게 가장 잘 맞는 방법을 사용하는 것이 좋다.

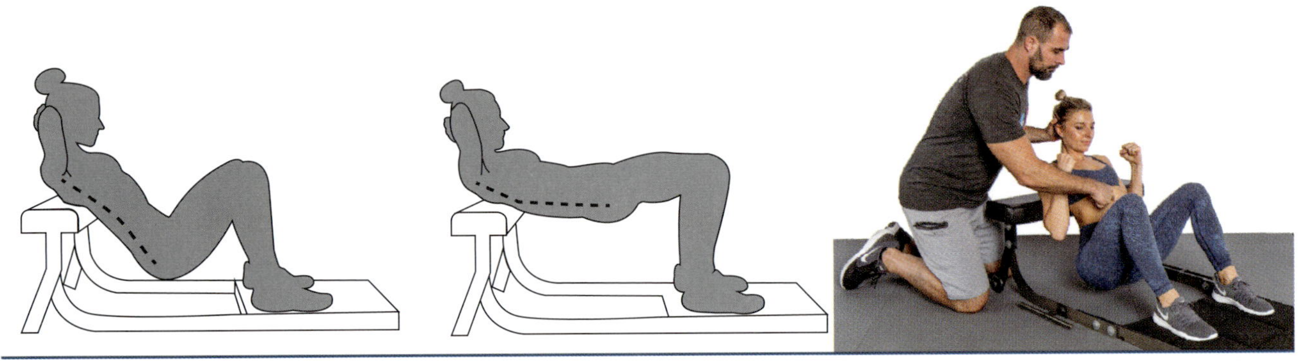

포스테리어 펠빅 틸트를 위해, 흉골을 내리는 것으로 움직임을 만들어라. 고관절을 신전할 때 갈비뼈를 아래로 유지하는 것을 생각해보라.

머리 위치: 턱을 당기기

고개를 앞으로 내민 자세는 몸을 올바르게 정렬할 뿐만 아니라 둔근에 긴장을 유지시켜 척추 기립근과 햄스트링으로 부담이 가지 않도록 도와준다. 이렇게 작동하는 원리는 다음과 같다.

옵션 1: 고개를 앞으로/턱을 당기기

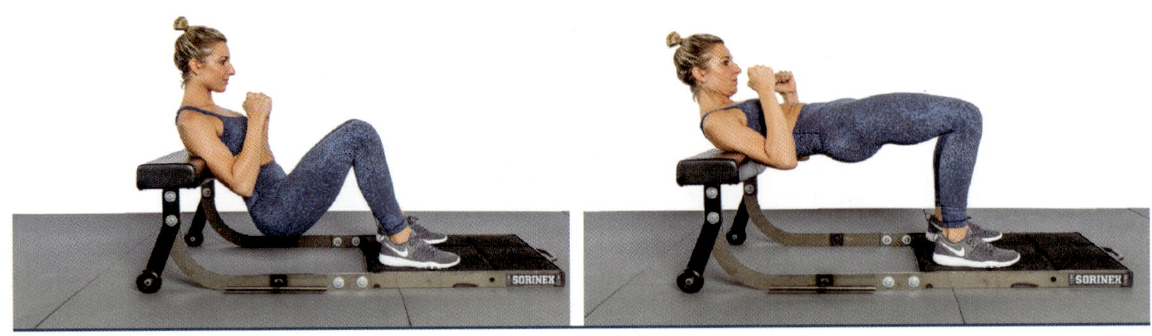

힙 쓰러스트의 하단 자세에서는 정면을 바라보라. 고관절을 들어 올릴 때는 고개를 계속해서 앞으로 유지하여 동작 중에 목이 앞으로 굽어지게 된다. 고관절을 신전할 때 턱을 가슴 쪽으로 당기는 것을 생각해보라.

턱을 당겨서 다친 사람은 본 적이 없지만, 일부 사람들은 목 굴곡이 해롭고 부상을 초래할 수 있다고 말한다. 그러나 목에는 부하가 걸리지 않으므로 실제로 걱정할 필요는 없다. 하지만 만약 당신에게 불편하게 느껴진다면, 동작 전체 범위 동안 머리와 목을 중립 자세로 유지해라. 사진에서 볼 수 있듯이, 힙 쓰러스트 상단에서는 위를 바라본다. 이 동작이 운동 중이나 후에 통증을 유발하지 않는 한, 잘못된 것은 아니며 단지 하나의 베리에이션일 뿐이다. 내 고객 중 약 10명 중 1명은 이 방법을 선호한다.

옵션 2: 머리와 목 중립 자세

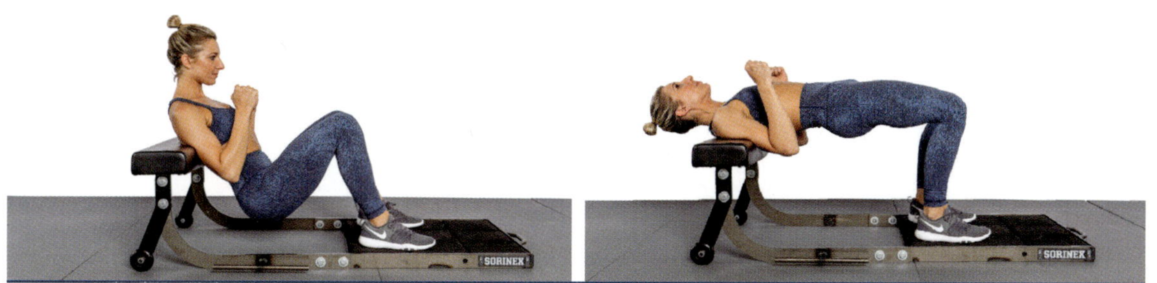

시선은 정면을 향하고, 고관절을 들어 올릴 때 머리와 척추를 중립 자세로 유지하라.

브레이싱: 코어를 잠그기

브레이싱은 척추의 안정성이 증가하고, 과신전을 방지하며 더 나은 수행을 가능하게 한다. 방법은 간단하다. 동작의 하단에서 깊게 숨을 들이마신 후, 복근, 복사근, 그리고 횡격막 근육에 힘을 주어 '잠그는' 것이다.

힙 쓰러스트 머신의 진화

힙 쓰러스트 동작이 지난 10년 동안 발전해온 것처럼, 장비도 함께 발전했다. 처음에는 스코처Skorcher로 시작했고, 그다음에는 힙 쓰러스터Hip Thruster가 나왔으며, 이제는 부티 빌더Booty Builder, 글루트 빌더Glute Builder, 노틸러스 글루트 드라이브Nautilus Glute Drive와 같은 더 많은 옵션이 있다.

분명히 말하자면, 힙 쓰러스트를 하기 위해 필요한 것은 안정적인 벤치뿐이다. 따라서 힙 쓰러스트를 위해 수천 달러를 쓰지 않아도 된다. 그러나 이 기계들은 힙 쓰러스트 전용으로 설계되어 있어 세팅과 동작 수행이 훨씬 수월하다.

나는 이러한 장비를 판매하려는 것이 아니다. 다시 말하지만, 힙 쓰러스트를 하기 위해 필수적인 것은 아니다. 각 기계에는 장단점이 있으며, 만약 홈짐에 구매하고자 하거나, 훈련 중인 상업용 체육관에 이러한 모델 중 하나 이상이 있는 경우 알아두면 유용할 수 있다.

스코처

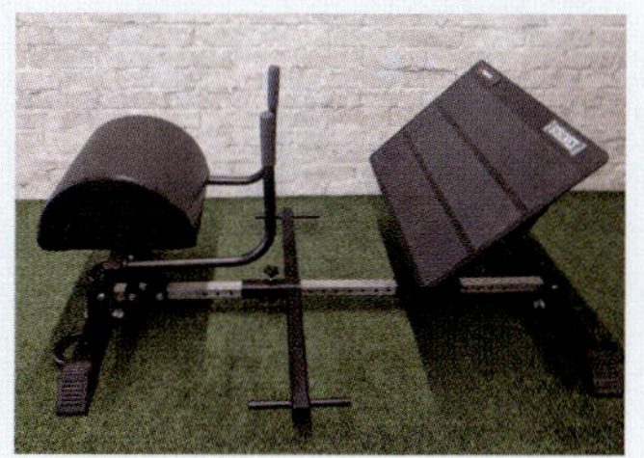

스코처Skorcher는 여전히 내가 가장 좋아하는 힙 쓰러스트 머신 중 하나이다. 편안하고, 고관절의 가장 큰 가동범위를 허용하며, 손잡이가 추가적인 안정성을 제공해 더블 및 싱글 레그 힙 쓰러스트를 할 때 놀라운 효과를 준다. 문제는 저항을 밴드 형태로만 추가할 수 있으며, 바벨용으로 설계되지 않았다는 것이다. 따라서 할 수 있는 동작에 한계가 있다.

힙 쓰러스터

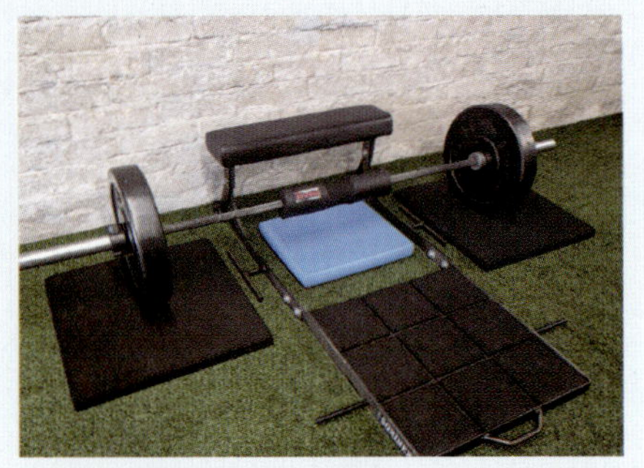

힙 쓰러스터는 최신 모델들에 비해 다소 멋지지 않을 수 있지만, 가장 저렴하고 공간을 적게 차지한다. 또한 바벨과 밴드를 이용한 힙 쓰러스트 부터 앱덕션 운동, 불가리안 스플릿 스쿼트, 밴드를 사용한 데드리프트 등 다양한 둔근 운동을 수행할 수 있다. 단점은 바벨 힙 쓰러스트 세팅이 번거로울 수 있다는 점이다. 이상적으로는 무게를 들어 올려 엉덩이를 올바른 위치에 두기 위해 바벨을 들어야 한다. 그러나 힙 쓰러스터의 다용성, 크기, 가격을 고려할 때 홈짐과 대부분의 피트니스 시설에서 최고의 선택이 된다.

부티 빌더

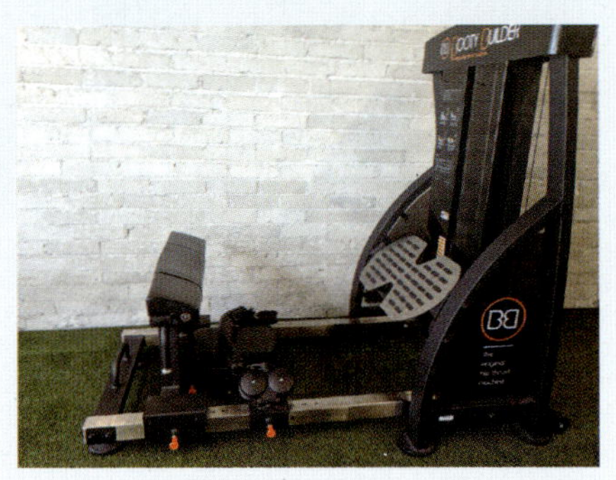

부티 빌더Booty Builder는 가장 비싸지만, 동작이 가장 부드럽다. 힙 쓰러스트 동작을 수행하려면 허리에 스트랩을 착용하고, 무게 스택에 핀을 위아래로 조절해 무게를 조절할 수 있어 로딩이 가장 편리한 기계이다. 또한 밴드를 사용할 수 있으며, 케이블 닐링 힙 쓰러스트도 수행할 수 있다. 그러나 이 기계는 비싸고 많은 공간을 차지하며, 주로 힙 쓰러스트 동작에 특화되어 있어 다용성 면에서는 부족하다.

글루트 빌더

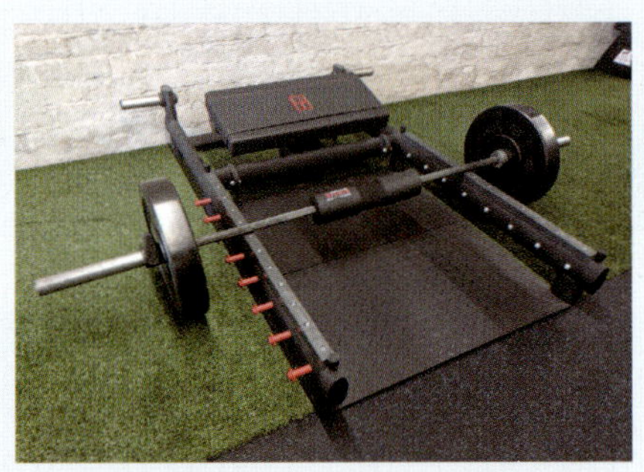

글루트 빌더Glute Builder는 힙 쓰러스트 기계의 스위스 아미 나이프와 같다. 힙 쓰러스터에서 할 수 있는 모든 운동을 수행할 수 있을 뿐만 아니라, 이 기계만의 독특한 쿼드럽드 및 리버스 하이퍼 베리에이션 동작도 가능하다. 또한, 글루트 빌더는 바벨 랙을 갖추고 있어 세팅과 로딩을 더 쉽게 관리할 수 있다. 가격과 크기 면에서는 중간 정도에 해당한다.

노틸러스 글루트 드라이브Nautilus Glute Drive

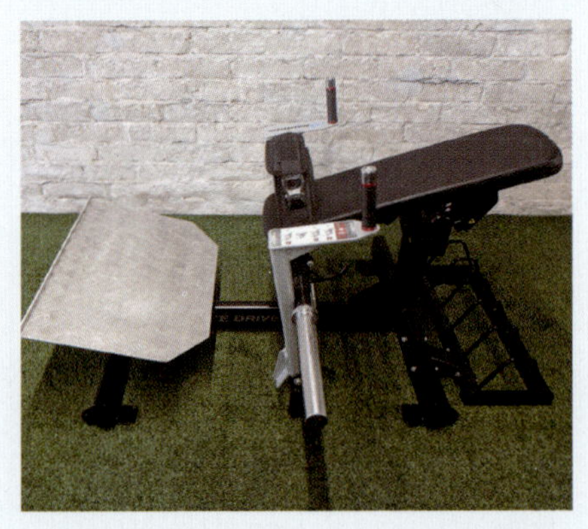

글루트 드라이브는 로딩이 쉽고 인체공학적 설계가 좋은 자세를 유지하도록 도와준다. 노틸러스는 이 머신이 일반적인 체육관에서도 자연스럽게 어울리도록 설계하는데 성공했다. 그러나 이 머신이 모든 사람에게 맞는 것은 아니다. 일부 사람들은 대퇴사두근에 너무 많은 자극을 느끼고, 많은 사람들이 패드가 고관절에 박히는 불편함을 호소한다. 하지만 동작은 부드럽고 매우 안전하게 수행할 수 있어 훌륭한 장비이다. 다른 기계들과 마찬가지로 무겁고 가격이 비싸며, 플레이트 보관 공간을 추가하면 꽤 많은 공간을 차지할 수 있다.

내 글루트 랩 체육관에는 이 모든 힙 쓰러스트 기계들이 있으며, 각기 다른 이유로 모두 유용하게 사용된다. 흥미로운 점은, 훈련을 하는 사람들 사이에서 뚜렷한 선호도가 없다는 것이다.

척추-골반 전략

힙 쓰러스트를 올바르게 수행하는 데 있어서, 모든 사람에게 적합한 단일 접근법은 없다. 대부분의 사람들은 힙 쓰러스트 일반적인 가이드라인과 지침을 따르면 충분하지만, 일부는 원하는 결과, 즉 몸에 손상을 주지 않고 둔근 활성화를 극대화하기 위해 다른 전략을 실험해야 할 수 있다.

이 섹션에서 설명하는 척추-골반 전략, 즉 척추와 골반의 위치는 다양한 선택지를 제공한다. 각 전략에는 장단점이 있으며, 사람마다 다르게 적용된다. 예를 들어 고관절을 들어 올릴 때 척추를 약간 과신전하는 것이 둔근을 최적으로 자극할 수 있다. 만약 통증이나 신체에 무리가 가지 않는다면, 그 방법이 당신에게 맞는 기술일 수 있다. 내가 제안하는 모든 베리에이션처럼, 다양한 전략을 실험하고 자신의 신체 유형과 움직임 역학에 가장 적합한 것을 선택하는 것이 좋다.

척추 중립

아마도 가장 보편적이고 널리 알려진 척추 전략은 척추와 골반을 중립 상태로 유지하는 것, 즉 머리, 갈비뼈, 고관절을 일직선으로 맞추는 것이다. 하지만 나는 이 방법을 선호하지 않는다. 왜냐하면 고관절을 완전히 신전했을 때 머리가 뒤로 젖혀지며, 내 경험상 이로 인해 세트가 끝날 때 거의 항상 척추 과신전으로 이어지기 때문이다. 이 기술을 사용하는 리프터들이 실패 지점에 도달할 때 가슴을 과도하게 아치형으로 만드는 것을 종종 볼 수 있다. 하지만 많은 코치들이 중립 척추를 가르치기 때문에, 여기서도 이를 포함하는 것이 중요하다고 생각한다.

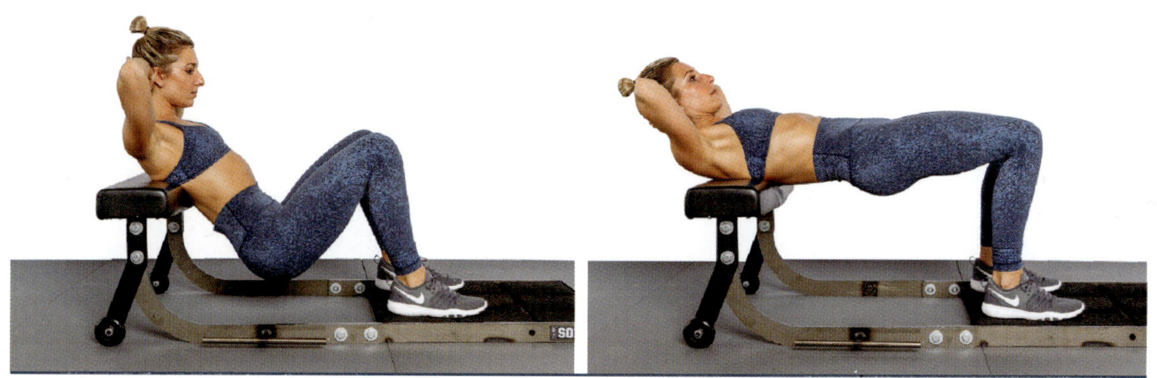

척추 중립: 하단 자세

척추 중립: 상단 자세

하단 자세에서는 척추 중립, 상단 자세에서는 골반 후방경사

또 다른 선택지는 하단 자세에서 척추와 골반을 중립 상태로 유지하고, 상단 자세나 완전한 고관절 신전 시 턱을 당기고 골반을 약간 뒤로 기울이는 것이다. 상단에 도달했을 때 척추가 약간 굴곡되지만, 이는 둔근을 수축시키기 때문에 발생한다. 둔근을 수축하면 허리가 지지되고 보호되며, 척추 기립근이 비활성화되어 압박 부하가 현저히 줄어들어 척추를 보호한다. 또한 이 전략을 통해 최대 둔근 활성화를 달성할 수 있으며, 이것이 이 운동의 주요 목적이다. 하지만 최대 골반 후방경사를 목표로 하는 것은 아니며, 갈비뼈를 약간 내린 상태에서 가볍게 기울이면 된다(정면을 바라보고 머리와 목을 올바른 자세로 유지하면 이를 쉽게 달성할 수 있다). 이 전략은 허리 통증에 취약한 사람들에게 추천한다.

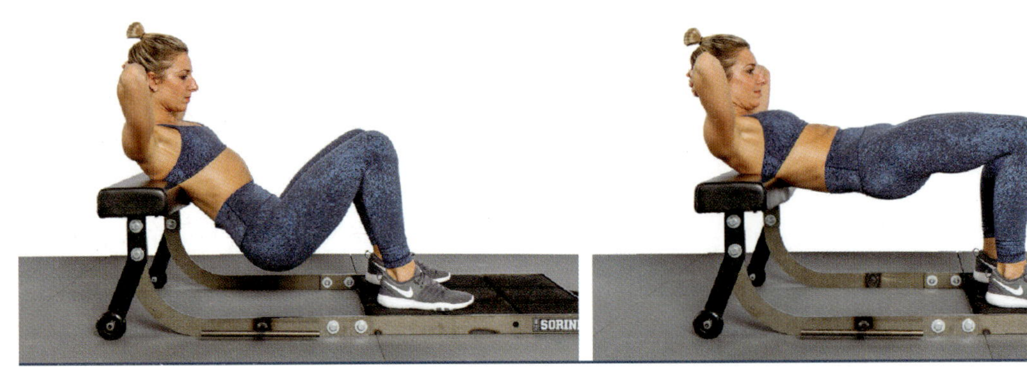

척추 중립: 하단 자세　　　골반 후방경사: 상단 자세

상단과 하단 자세에서의 골반 후방경사

동작의 전체 범위 동안 골반 후방경사를 유지할 수도 있다. 복근을 약간 수축하고, 턱을 당겨 동작 중 시선이 아래에서 앞으로 바뀌도록 하며, 하단 자세에서는 갈비뼈를 내리고 등을 약간 둥글게 유지한 상태에서 고관절을 들어 올릴 때 그 자세를 유지하는 것이다. 이 전략이 일부 고객들에게는 효과적이지만, 내가 선호하는 방법은 아니다.

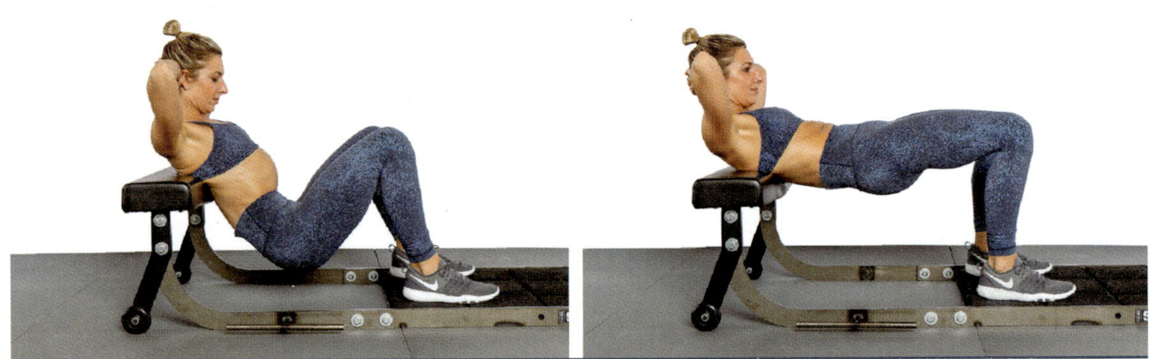

골반 후방경사: 하단 자세　　　골반 후방경사: 상단 자세

하단 자세에서는 골반 전방경사, 상단 자세에서는 골반 후방경사

이 척추-골반 전략은 내가 가장 선호하는 방법이며, 아마도 가장 일반적으로 사용된다. 나도 이 방법으로 힙 쓰러스트를 수행하며, 대부분의 고객들도 이 방식을 따른다. 하단 자세에서는 약간의 척추 신전과 골반 전방경사 상태를 유지하고, 상단에서는 이를 반대로 바꿔 약간의 척추 굴곡과 골반 후방경사로 전환한다.

대부분의 사람들은 이 전략을 잘 받아들인다. 연구에 따르면, 사람들은 이 방법으로 더 많은 무게를 들어 올릴 수 있는데, 이는 고관절이 깊은 굴곡 상태에서 가장 강하기 때문이다. 골반 전방경사는 고관절 굴곡을 모방하며(골반 후방경사가 고관절 과신전을 모방하는 것처럼), 이는 바닥에서 더 많은 무게를 들어 올리는 데 도움을 준다. 그러나 둔근의 힘으로 고관절을 잠그는 동작으로 마무리해야 한다. 이 자세를 달성하려면, 하단에서 가슴을 들어 올리고 상단에서는 갈비뼈를 내리는 것을 생각하라. 또한, 흉골 아래로 움직이는 것을 염두에 두어라.

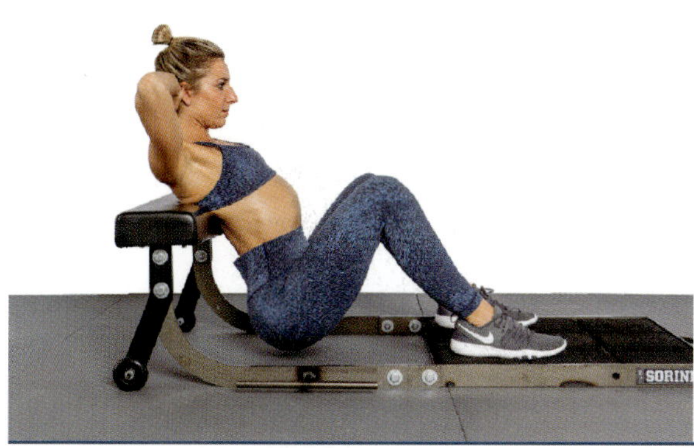

골반 전방경사: 하단 자세

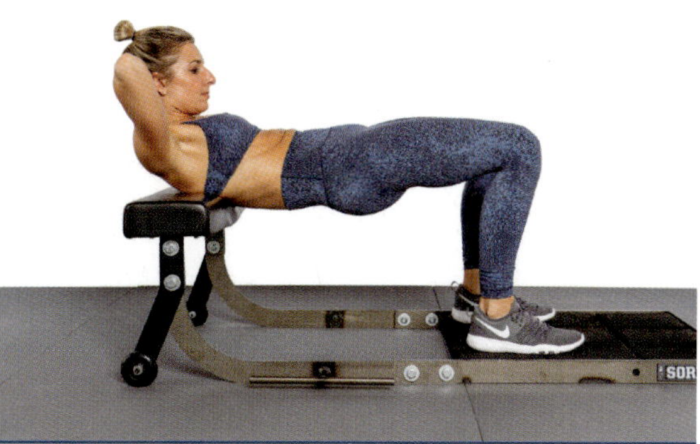

골반 후방경사: 상단 자세

문제점과 교정

앞서 설명한 가이드라인을 따르면, 가장 흔한 힙 쓰러스트의 문제점을 피할 수 있다. 하지만 특정 문제점이 왜 최적의 상태가 아닌지, 그리고 이를 어떻게 수정할 수 있는지 이해하는 것이 중요하다. 마찬가지로, 둔근 활성화를 극대화하기 위해 스탠스나 자세를 어떻게 조정해야 하는지, 힙 쓰러스트 중 통증을 피하고 안전하게 훈련하는 방법을 아는 것도 중요하다.

문제점: 척추 과신전

척추 과신전, 즉 허리를 과도하게 아치형으로 만드는 것은 둔근에서 허리 근육으로 긴장이 옮겨가는 원인이 된다. 이 문제는 고관절을 골반 전방경사 상태에서 신전하려 할 때, 즉 골반의 앞부분이 아래로 내려가고 뒷부분이 위로 올라가는 자세에서 흔히 발생한다. 사람들이 흔히 이 문제를 저지르는 이유는 둔근이 지탱할 수 있는 것보다 더 무거운 중량을 들려고 할 때이다. 예를 들어 둔근을 사용해 동작을 마무리하는 대신 골반을 떨어뜨리고 허리를 아치형으로 만들어 고관절을 잠그려는 시도가 이루어진다. 이는 약한 둔근이나 단순한 동작 역학 또는 기술 부족으로 인해 발생할 수 있다.

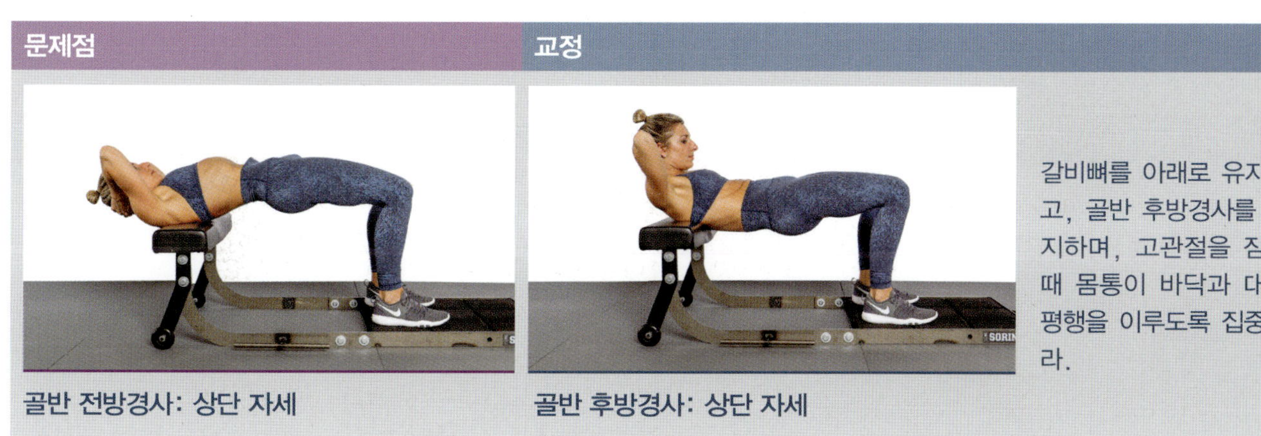

문제점

골반 전방경사: 상단 자세

교정

골반 후방경사: 상단 자세

갈비뼈를 아래로 유지하고, 골반 후방경사를 유지하며, 고관절을 잠글 때 몸통이 바닥과 대략 평행을 이루도록 집중하라.

문제점: 벤치 위에서 미끄러짐

벤치에 너무 낮거나 높게 위치하면 동작 중에 위아래로 미끄러지기 쉽다. 이로 인해 둔근에서 대퇴사두근으로 긴장이 옮겨갈 수 있다.

교정:

등을 벤치에 대고 견갑골 하단이 벤치 가장자리에 맞도록 위치시키고, 동작을 수행하는 동안 그 위치를 유지해라.

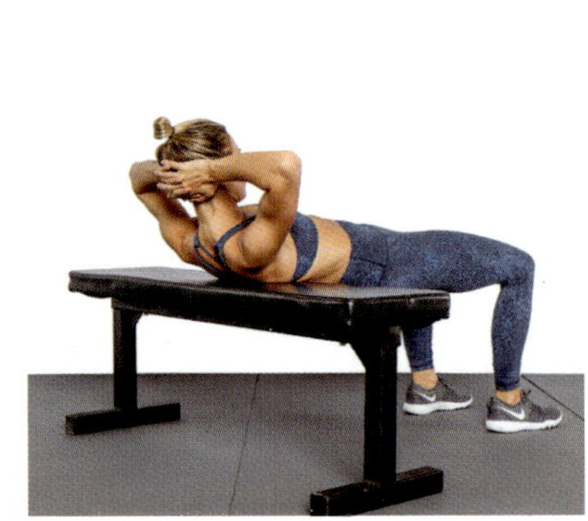

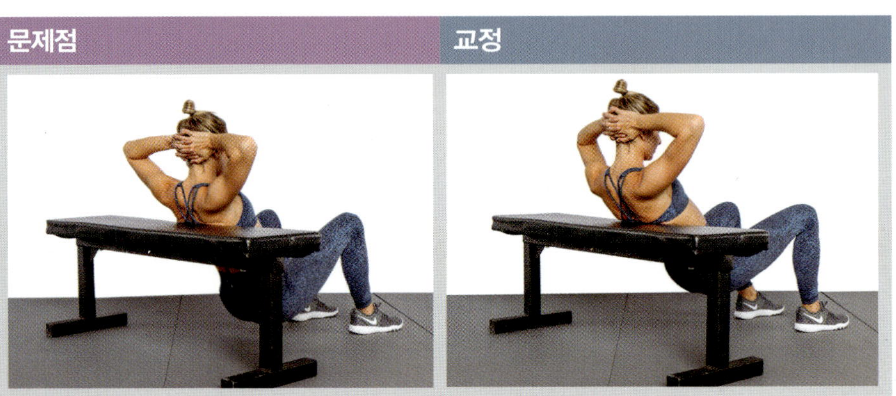

문제점: 불충분한 고관절 신전

고관절을 완전히 신전하지 못하는 경우는 보통 너무 무거운 중량을 들거나 너무 많은 반복을 할 때 발생한다. 각 반복에서 완전한 고관절 신전에 도달하는 것이 중요하며, 이 구간에서 둔근이 가장 활성화된다.

교정:

중량을 줄이고, 고관절을 완전히 신전한 상태에서 둔근을 수축하며 1초간 멈추는 것에 집중하라. 다시 말하지만, 어깨, 등, 무릎이 몸통과 일직선을 이루고 바닥과 평행을 유지해야 한다. 더 이상 완전한 가동범위를 달성할 수 없을 때 세트를 멈춰라.

문제점: 대퇴사두근에 과도한 긴장

만약 대퇴사두근에 너무 많은 긴장이 느껴지거나 둔근에 충분한 텐션이 느껴지지 않는다면, 다음 교정 방법 중 하나 이상을 시도해보라.

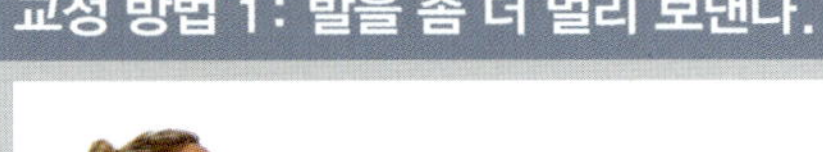

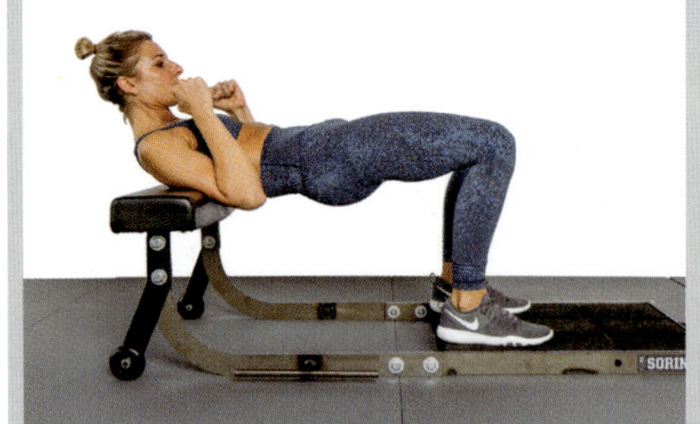

일반 스탠스

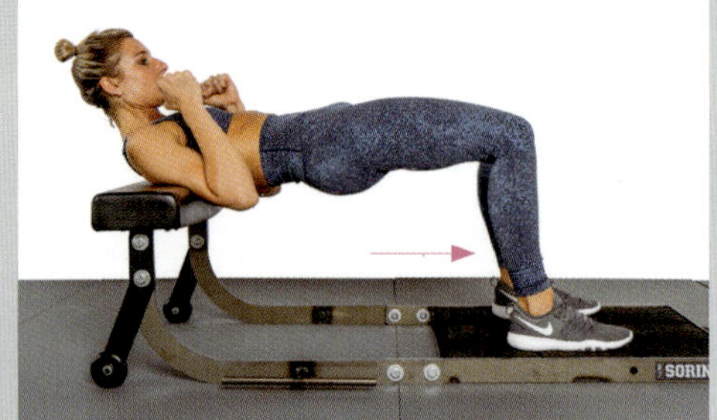

발을 좀 더 앞으로 보냄

발을 몸에서 멀어지게 보내서 스탠스 거리를 만든다. 이렇게 하면 대퇴직근에 가해지는 스트레칭이 감소하고 햄스트링이 늘어나, 대퇴사두근에서 햄스트링으로 긴장이 이동하게 된다.

교정 방법 2: 무릎 주변에 미니 밴드나 저항 밴드를 두른다.

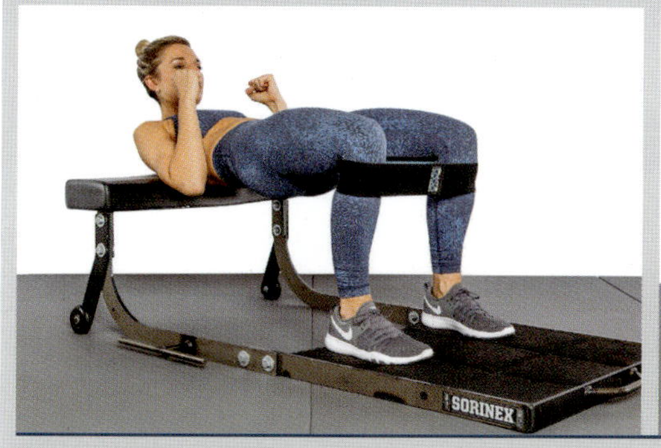

글루트 루프를 무릎 아래에

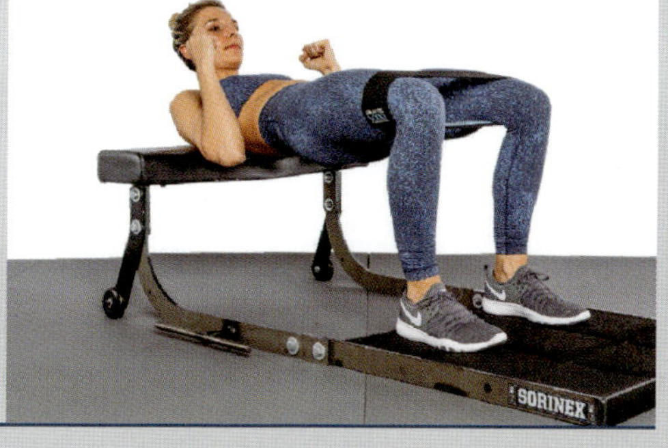

글루트 루프를 무릎 위에

미니 밴드나 저항 밴드(글루트 루프)를 무릎 아래 또는 위에 추가한다. 이렇게 하면 대퇴사두근의 텐션을 없애기보다는 둔근에 텐션을 더할 수 있다.

교정 방법 3: 뒤꿈치로 밀어낸다.

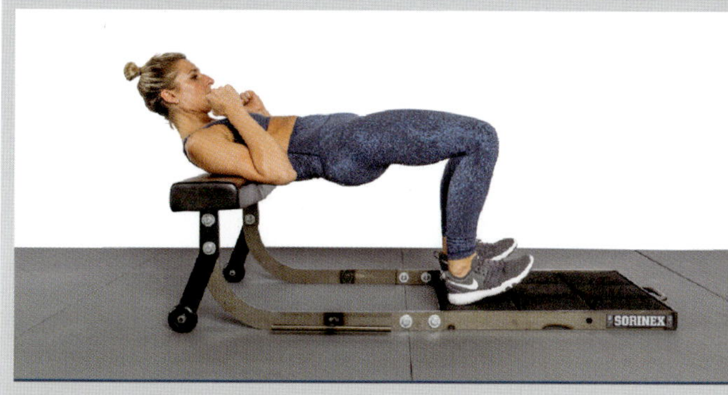

배측굴곡 사용

발뒤꿈치로 밀어내는 것에 집중하라. 이 동작을 촉진하기 위해 발목을 배측굴곡시켜 발가락을 들어 올릴 수 있다.

교정 방법 4: 좀 더 낮은 벤치를 사용한다.

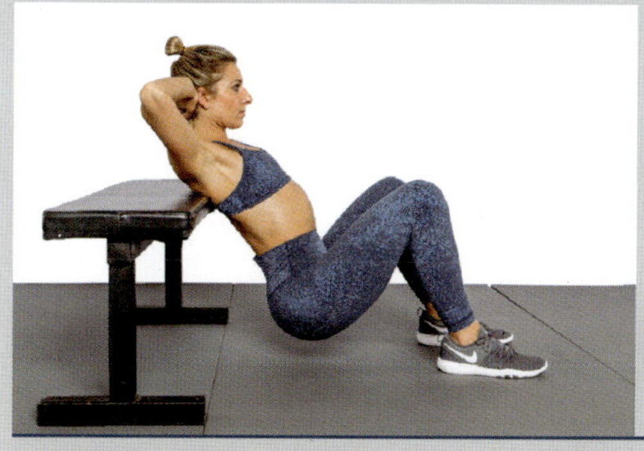

벤치(높음)

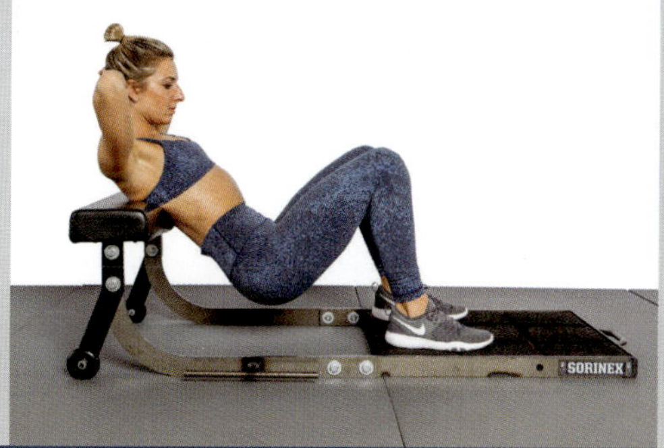

힙 쓰러스터(낮음)

벤치의 높이를 낮추면 다리를 덜 사용해 몸을 안정시키는 데 도움이 된다. 벤치가 너무 높으면 더 큰 힘으로 벤치를 밀어야 해서 대퇴사두근에 긴장이 더해질 수 있다.

교정 방법 5: 위를 보고 고관절 과신전을 한다.

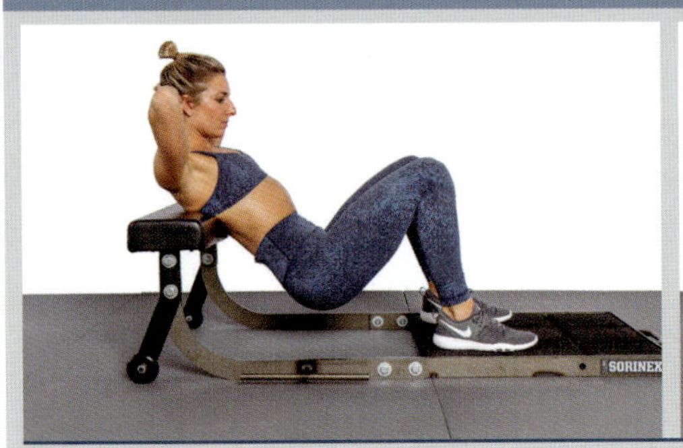

중립

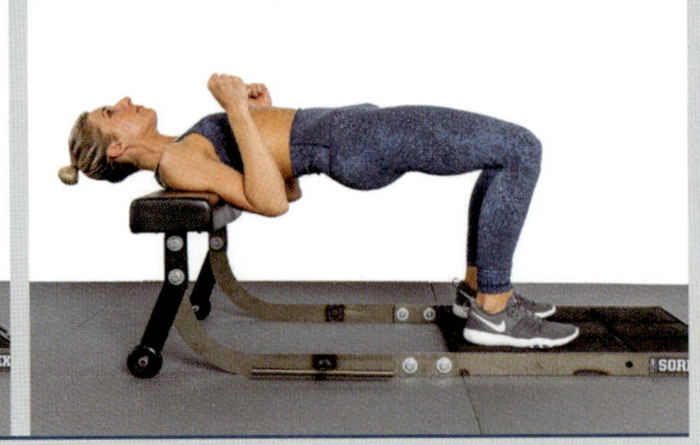

위를 봄/과신전

일부 사람들에게는 위를 바라보는 것이 둔근 활성화를 증가시킨다. 내가 훈련하는 고객 중 5~10명 중 1명 정도가 이 기술을 효과적으로 사용한다. 보통 힙 쓰러스트를 할 때 대퇴사두근에 너무 많은 자극을 느끼는 경향이 있는 사람들에게 적합하다.

교정 방법 6: 아메리칸 힙 쓰러스트를 수행한다.

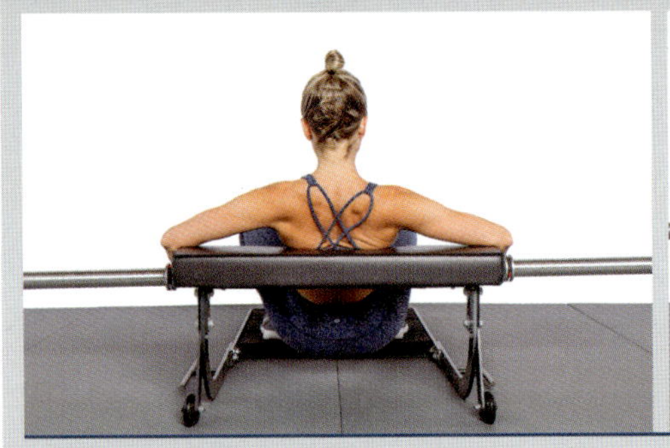

힙 쓰러스트

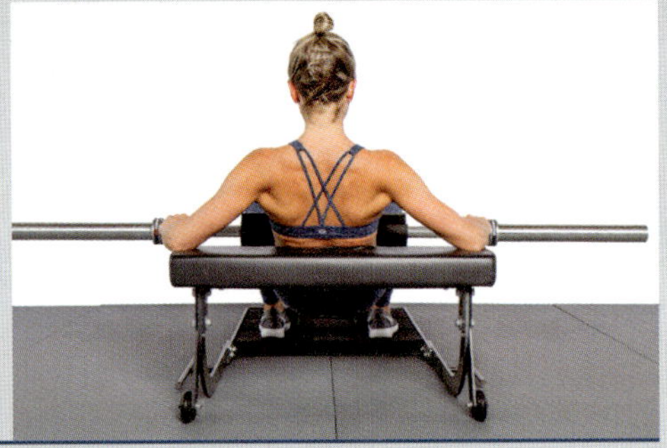

아메리칸 힙 쓰러스트

등을 벤치 위로 더 높이 올려서 아메리칸 힙 쓰러스트(313쪽 참조)를 수행하면, 레버 길이가 짧아지고 자연스럽게 상체가 앞으로 기울어지면서 이 동작이 골반 기울임을 더 잘 만든다.

문제점: 햄스트링에 과도한 자극

힙 쓰러스트 중 햄스트링이 과도하게 작동하는 느낌이 든다면, 대퇴사두근에 너무 많은 자극이 있을 때의 교정 방법을 반대로 적용하면 된다.

교정 방법 1: 발을 엉덩이에 가깝게 가져온다.

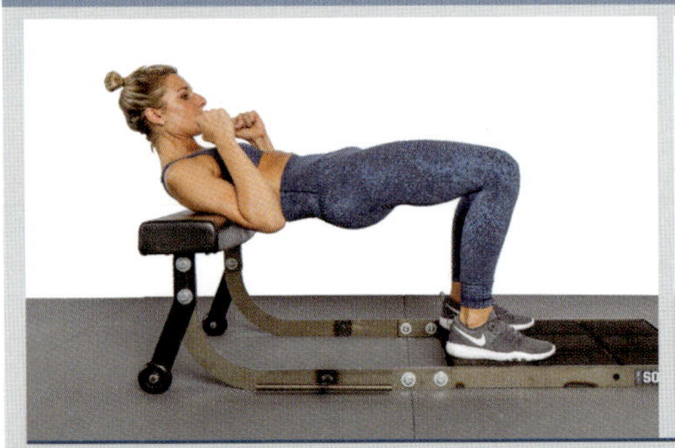

일반 스탠스

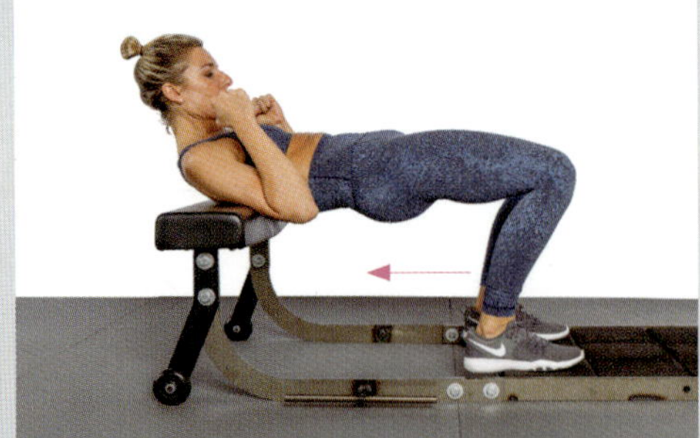

발을 좀 더 뒤로 보냄

발을 몸 쪽으로 더 가까이 가져와라. 이렇게 하면 햄스트링에서 대퇴사두근으로 긴장이 이동하며, 일부 사람들에게는 둔근 활성화가 더 잘 느껴진다.

교정 방법 2: 무릎 주변에 미니 밴드나 저항 밴드를 두른다.

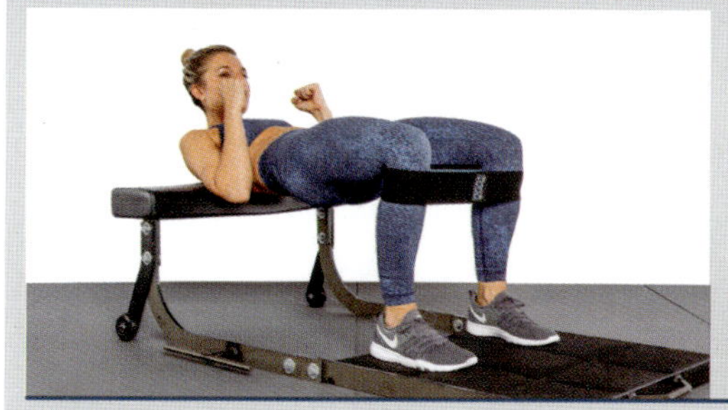

글루트 루프를 무릎 아래에

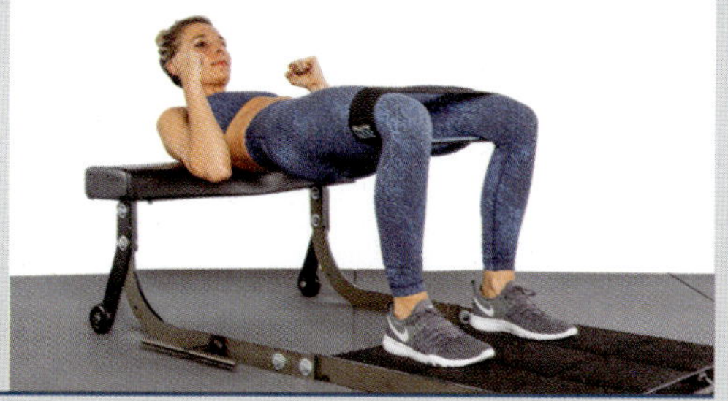

글루트 루프를 무릎 위에

무릎 주위에 미니 밴드를 추가하면 둔근에 더 많은 긴장이 가해진다.

교정 방법 3: 발 전체로 밀어낸다.

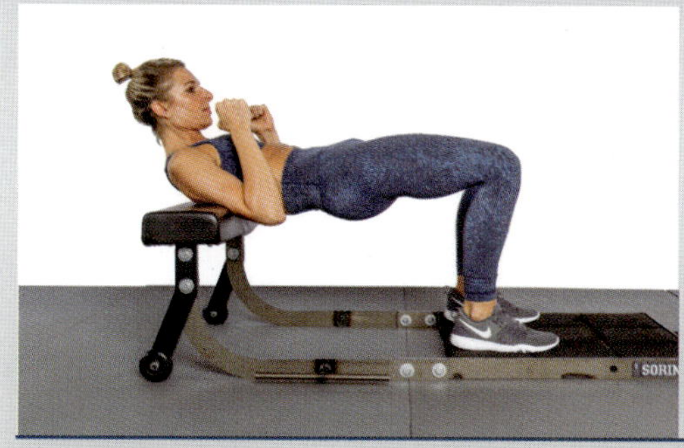

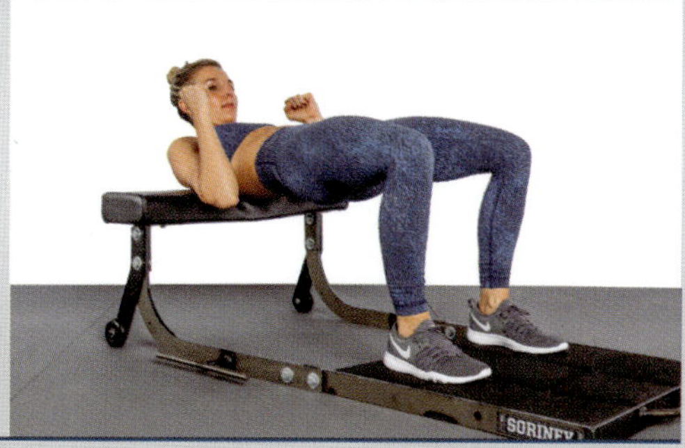

발 전체를 사용함

발뒤꿈치로 밀어내는 대신, 발가락을 포함해서 발 전체로 밀어내는 것에 집중하라. (물론 여기서는 발목을 배측굴곡하거나 발가락을 들어 올리지 않도록 주의하라.)

교정 방법 4: 좀더 높은 벤치를 사용한다.

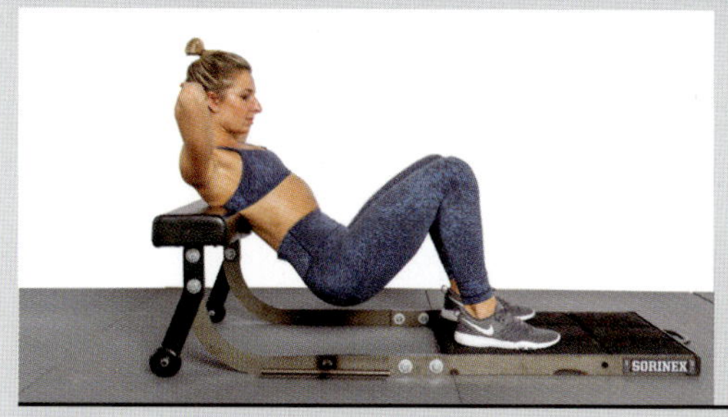

힙 쓰러스터

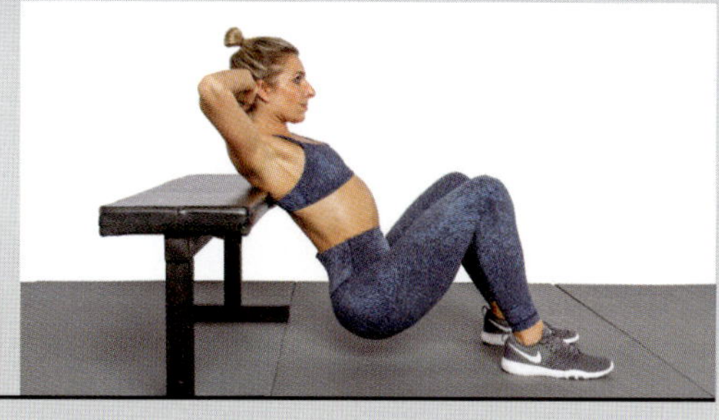

벤치

벤치의 높이를 올리면 햄스트링에서 대퇴사두근으로 긴장이 이동한다.

교정 방법 5: 고개를 앞으로 하고 골반 후방경사를 사용한다.

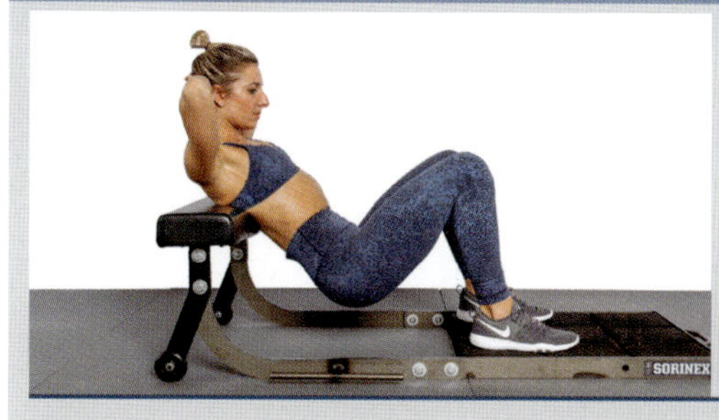

중립

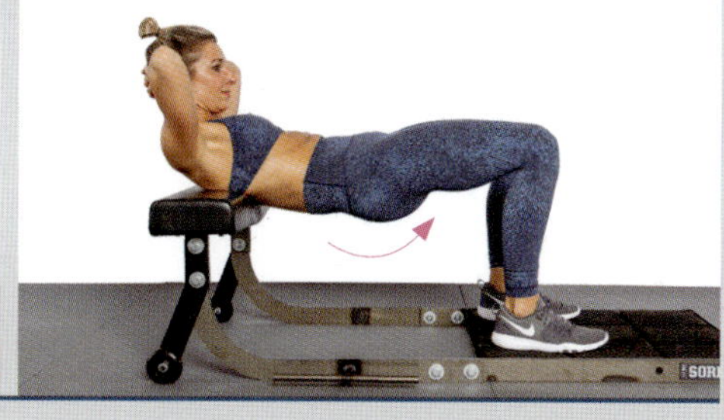

고개를 앞으로/골반 후방경사

대부분의 사람들, 특히 힙 쓰러스트를 할 때 햄스트링에 자극을 느끼는 사람들에게 이 기술이 최적이다.

통증을 피하며 훈련하기

허리 통증

허리 통증은 거의 항상 상단 자세에서 척추를 과도하게 신전하고 골반 전방경사 상태를 유지하는 데서 비롯된다. 대부분의 경우, 척추를 중립 상태로 유지하거나 약간의 골반 후방경사를 유지하면 이 문제를 해결할 수 있다. 정면을 바라보고, 갈비뼈를 내리며, 상단에서 턱을 당기는 자세를 배워라.

SIJ 통증

천장관절(SIJ) 통증은 까다롭다. 둔근을 강화하는 데 사용되는 힙 쓰러스트와 글루트 브릿지 같은 운동이 이론적으로는 SIJ 통증을 예방하는 데 도움이 되어야 하지만, 종종 이 운동들이 통증을 악화시키는 경우도 있다. 이 경우에는 몸이 보내는 신호를 잘 들어야 한다. 만약 힙 쓰러스트가 통증을 유발한다면, 몇 주간 쉬는 것을 고려해보라. 다시 훈련에 복귀할 때는 통증이 없는 범위에서 천천히 진행해라. 시간이 지나면서 둔근을 강화하면 지속적인 SIJ 통증이 개선될 수 있지만, 무리하지 않고 균형을 맞추는 것이 중요하다.

무릎 통증

힙 쓰러스트로 인한 무릎 통증은 대개 동작 오류(무릎이 안쪽으로 모이는 현상 등) 때문이 아니라 대퇴사두근의 과도한 활성화로 인한 부작용이다. 해결책은 다양한 변화를 주고, 고중량 바벨 힙 쓰러스트의 빈도를 줄이는 것이다. 예를 들어 바벨 글루트 브릿지나 B-스탠스 힙 쓰러스트를 선택할 수 있다. 대퇴사두근의 긴장을 줄이기 위해 중량을 줄이거나, 발을 들어 올리거나, 스탠스를 조정하거나, 무릎에 저항 밴드를 두르거나, 글루트 브릿지 베리에이션을 사용해라.

목 통증

일반적으로 힙 쓰러스트와 관련된 목 통증은 약한 목 근육에서 기인한다. 대부분의 사람들이 인지하지 못하는 것은 힙 쓰러스트 중 턱을 당기거나 정면을 바라보는 것이 어렵다는 점이다. 목에 무리를 주는 것이 아니라, 그 자세를 유지하는 것이 피로감을 유발한다. 그래서 많은 경우 통증이 나쁜 자세에서 오는 것이 아니라 근육 피로로 인한 것이다. 힙 쓰러스트를 할 때마다 목이 피로해진다면, 목 강화 운동을 고려해보라. 그러나 턱을 당기는 것이 급성 통증을 유발하는 경우가 있다면, 고개를 들고 위를 바라보거나, 고개를 중립 상태로 유지해라. 통증 없이 운동하는 것이 최우선이며, 여전히 둔근 운동을 제대로 수행할 수 있다.

상부 등 긁힘

상부 등 긁힘은 거의 항상 벤치 패딩이 부족한 경우 발생한다. 플라이오메트릭 박스나 딱딱한 표면에서 힙 쓰러스트를 시도하면 등에 긁힘이나 멍이 생길 수 있다. 마치 바벨 패드 없이 힙 쓰러스트를 하는 것처럼 비추천된다. 당연히 적절한 패딩이 있는 벤치를 사용하는 것이 이상적이며, 이 문제를 해결할 수 있다. 벤치가 없는 경우, 요가 매트나 밸런스 패드를 사용해 패딩을 추가할 수 있다.

손목 통증

손목 통증은 바벨 글루트 브릿지에서 더 흔히 발생하며, 동작 상단에서 신체가 아래쪽으로 기울기 때문이다. 하지만 힙 쓰러스트에서도 가끔 발생할 수 있다. 두 경우 모두 통증은 손목의 과도한 신전에서 발생한다. 해결책은 간단하다. 손목을 중립 위치로 유지해라.

골반, 엉덩이 통증

거의 모든 경우 바벨 패드를 사용하지 않거나, 잘못된 세팅에서 발생한다.

안전하게 힙 쓰러스트 하기

힙 쓰러스트를 안전하게 수행하기 위해 몇 가지 안전 고려 사항을 준수해야 한다.

- 벤치가 안정적이고 고정되었는지 확인하라. 불안정한 벤치는 특히 무거운 중량을 들 때 위험하다. 벤치가 기울거나 뒤로 미끄러지면 부상을 입을 수 있다. 벤치를 벽이나 파워 랙에 고정시켜 안전하게 사용할 수 있다.
- 상부 등을 보호하려면 충분한 패딩이 있는 벤치를 사용해라.
- 바벨 힙 쓰러스트 베리에이션을 수행할 때 고관절을 보호하려면 스쿼트 스폰지나 요가 매트와 같은 두꺼운 바벨 패딩을 사용해라.
- 허리 불편함은 힙 쓰러스트와 관련된 가장 일반적인 불만이다. 319~321쪽에 설명된 척추-골반 전략을 실험하는 것이 중요하지만, 대부분의 사람들은 턱을 당기고 갈비뼈를 내리면 허리 통증을 예방할 수 있다.
- 힙 쓰러스트 전용 공간을 마련하고, 필요한 장비와 액세서리를 갖춰라. 이는 체육관에서 일하거나 체육관을 소유한 코치 및 홈짐을 가진 사람들에게 특히 해당된다. 안전을 보장할 뿐만 아니라, 힙 쓰러스트 전용 스테이션을 마련하면 운동을 더 쉽게 수행할 수 있다. 즉, 매번 힙 쓰러스트를 하기 위해 장비를 정리해야 한다면, 이 운동을 덜 자주 하게 될 가능성이 크다. 더 나쁜 것은 장비 세팅 과정이 복잡해져 운동을 비효율적으로 수행할 가능성이 높아진다는 점이다.

힙 쓰러스트 카테고리

발 위치에 따라 힙 쓰러스트는 다섯 가지 카테고리로 나뉜다. 여기서는 각 체중을 이용한 베리에이션을 설명한다. 이후 섹션에서는 다양한 장비를 사용해 각 카테고리에서 저항과 부하를 추가하는 방법을 다룬다.

힙 쓰러스트 베리에이션을 선택할 때는 목표, 장비 접근성, 그리고 그날 몸 상태 등을 고려해야 한다. 이 카테고리들은 다양한 선택지를 제공한다. 힙 쓰러스트를 처음 배우거나 무거운 중량을 들고 싶다면, 양다리를 사용하는 힙 쓰러스트 기법을 유지해라. 중량을 사용할 수 없는 경우에는 싱글 레그 베리에이션이 최선의 선택일 수 있다. 대퇴사두근에서 햄스트링으로 긴장을 이동시키고 싶다면, 발을 높이 들어 올리는 베리에이션을 적용할 수 있다.

양다리(양측성) 힙 쓰러스트

이 베리에이션은 가장 쉽게 수행할 수 있으며, 무거운 중량을 들기에 이상적이며, 둔근 활성화가 가장 높다. 두 발이 땅에 닿아 있고, 등이 벤치에 지지되어 있어 안정성이 매우 높고 안전한 리프트이다.

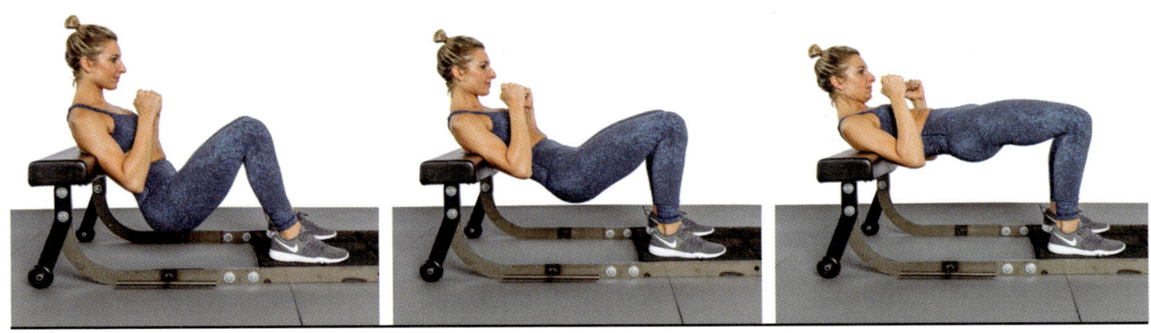

먼저, 벤치가 안전하게 고정되어 뒤로 미끄러지지 않는지 확인하라. 바닥에 앉은 상태에서 상부 등을 벤치에 대고 위치시켜라. 견갑골 하단이 벤치 앞쪽과 일직선이 되도록 하여 힙 쓰러스트 자세를 취하라. 체중만을 이용한 동작을 수행하는 경우, 팔을 구부리고 삼두근을 벤치에 단단히 밀착시키며, 주먹을 꽉 쥐어라. 그다음 발뒤꿈치로 밀어내고, 무릎을 바깥쪽으로 밀며 둔근을 수축하며 고관절을 위로 밀어올려라. 이때 척추가 아닌 고관절에서 움직임이 일어나도록 둔근을 사용하여 고관절을 밀어올리는 것을 생각하라. 완전한 고관절 신전에 도달했을 때, 둔근을 1초 동안 최대한 수축하는 데 집중하라. 등을 벤치에 고정시키고, 팔꿈치를 벤치에 밀착시킨 상태로 제어하며 하단 자세로 내려간 후, 다음 반복을 시작하라.

싱글 레그(단측성) 힙 쓰러스트

이 베리에이션은 발이 하나만 땅에 닿아 있기 때문에 더 많은 안정성이 요구되어 약간 더 어렵다. 이 힙 쓰러스트 베리에이션은 적은 중량과 반복 횟수로도 좋은 운동 효과를 얻을 수 있어 유용하다. 양다리 베리에이션보다는 둔근 활성화가 약간 적지만, 싱글 레그 힙 쓰러스트는 여전히 프로그램에 포함할 가치가 있는 훌륭한 운동이다.

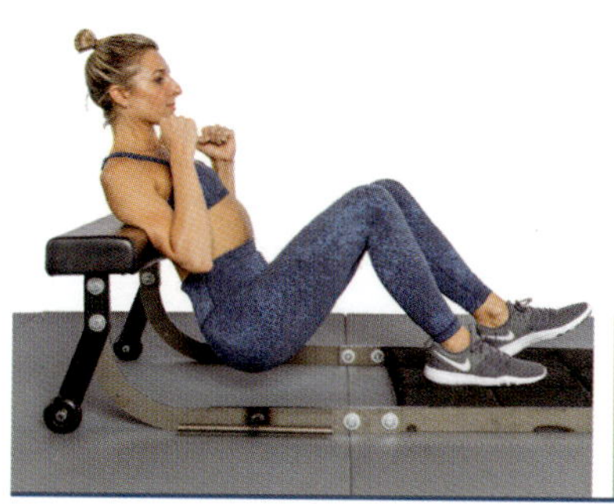
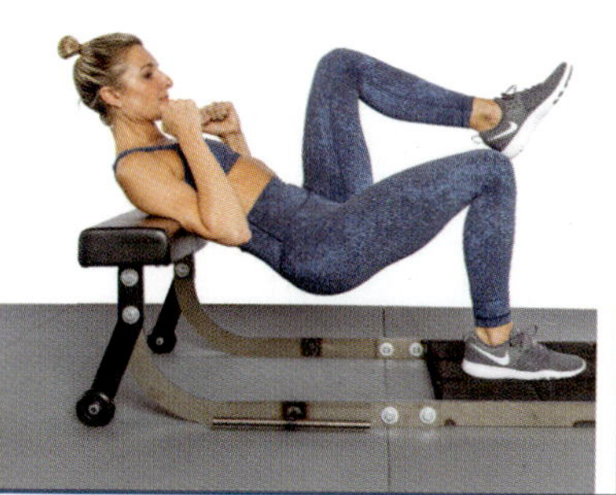
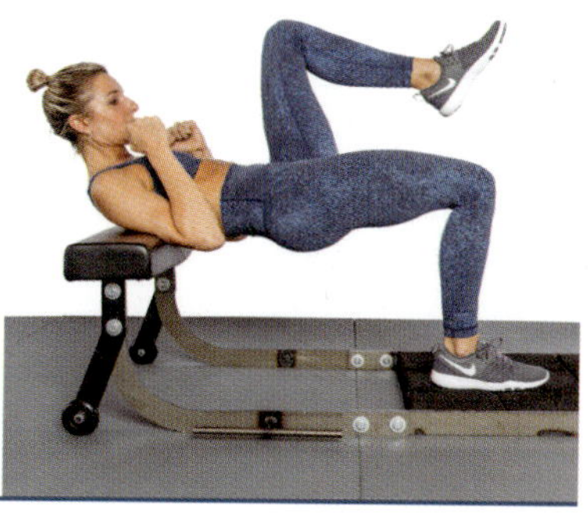

구부리고 삼두근을 벤치에 단단히 밀착시키며, 주먹을 꽉 쥐거나 팔을 T자 형태로 벌려라. 견갑골 하단이 벤치 앞쪽과 일직선이 되도록 하여 힙 쓰러스트 자세를 취하고, 발을 중앙선에 맞춰 모아라. 그다음 한쪽 다리를 무릎을 가슴 쪽으로 당겨 들어 올려라. 참고로 다리를 구부린 상태로 유지하거나 곧게 펴는 것 중 편한 방법을 선택할 수 있다. 동작을 수행할 때는 발뒤꿈치로 밀어내며 고관절을 들어 올려 고관절이 지면에 닿은 무릎과 어깨와 일직선이 되도록 하고, 상단 자세에 도달했을 때 둔근을 수축하라.

B-스탠스 힙 쓰러스트

B-스탠스 힙 쓰러스트 베리에이션은 싱글 레그와 더블 레그 베리에이션의 중간 형태다. 한쪽 다리를 바닥에서 들어 올리는 대신, 다른 다리보다 약간 앞에 발을 지면에 두어 균형과 안정성을 제공한다. 이 방식은 협응을 덜 요구하므로 약간 더 쉽게 수행할 수 있다. 핵심은 뻗은 다리를 오직 균형과 안정성을 위해 사용하는 것이다. 뒤쪽에 있는 발(몸에 더 가까운 발)이 고관절을 신전할 때 전체 힘의 약 70%를 담당하고, 뻗은 다리가 나머지 30%를 담당한다. 무거운 중량, 예를 들어 바벨을 사용한 B-스탠스 힙 쓰러스트를 수행할 때는, 무게 균형을 맞추기 위해 뻗은 다리를 더 많이 사용할 수밖에 없는데, 이는 한쪽 다리에 주로 부하를 실으려는 목적을 무색하게 만든다. 따라서 싱글 레그 힙 쓰러스트와 마찬가지로, 가벼운 중량을 유지하는 것이 좋다.

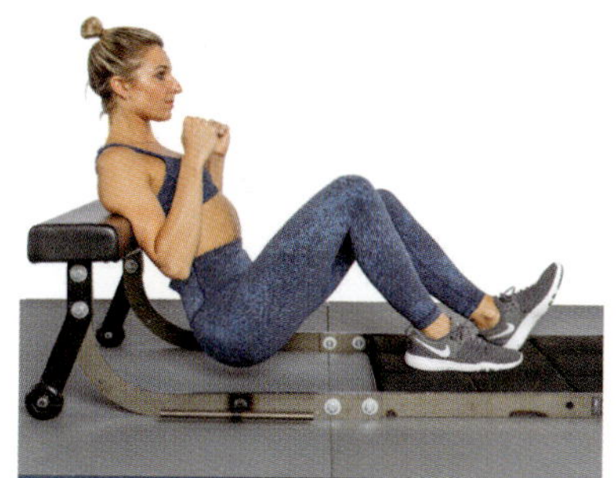
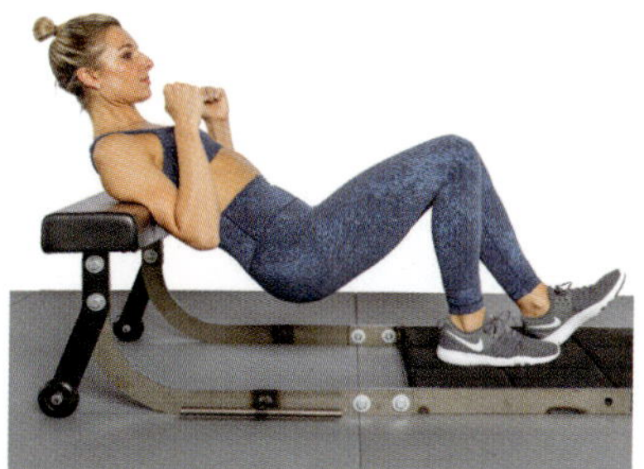
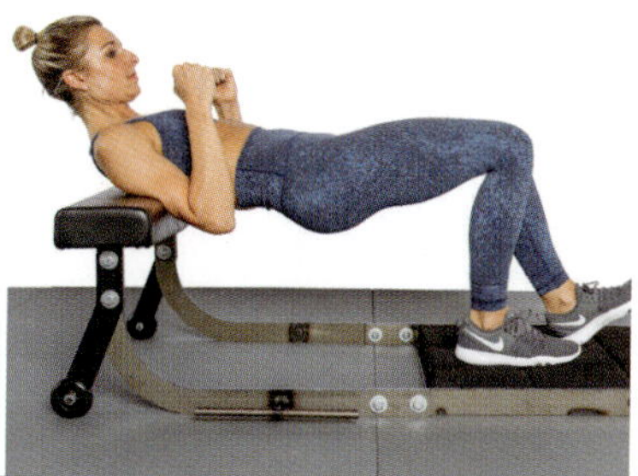

견갑골 하단이 고정된 벤치 앞쪽과 일직선이 되도록 위치시키고, 힙 쓰러스트 자세를 취하라. 그다음 한쪽 다리를 곧게 펴서 발뒤꿈치를 다른 발보다 약간 앞에 놓고, 뻗은 다리의 발가락은 공중에 두어라. 동작을 수행할 때는 몸에 가까운 발의 뒤꿈치로 밀어내며 고관절을 들어 올려라. 뻗은 다리는 오직 균형과 안정성을 제공하기 위한 것이라는 점을 명심하라. 즉, 고관절을 신전할 때 뻗은 다리로 바닥을 적극적으로 밀지 않도록 하라.

프로그 쓰러스트

프로그 펌프는 주로 바닥에 등을 대고 수행하는 인기 있는 둔근 운동으로, 350쪽에서 다룬다. 하지만, 고관절의 가동범위를 늘리기 위해 어깨나 발을 들어 올릴 수 있다. 어깨를 들어 올리면 힙 쓰러스트 움직임 패턴이 만들어지며, 그래서 이 동작을 '프로그 쓰러스트'라고 부른다. 나는 이 베리에이션을 다른 힙 쓰러스트 베리에이션만큼 자주 권장하지 않는데, 무거운 중량으로 수행하기 어렵고, 이 자세에서 대퇴사두근에 자극을 더 많이 느끼는 사람도 있기 때문이다. 프로그 쓰러스트 베리에이션은 가끔 변화를 위해 포함할 수 있는 보조 운동으로 간주해라. 나는 낮은 벤치(사진 속 쓰러스트 벤치는 12인치[약 30.5cm] 높이)를 추천하며, 가벼운 중량과 높은 반복 횟수를 사용하는 것을 권장한다.

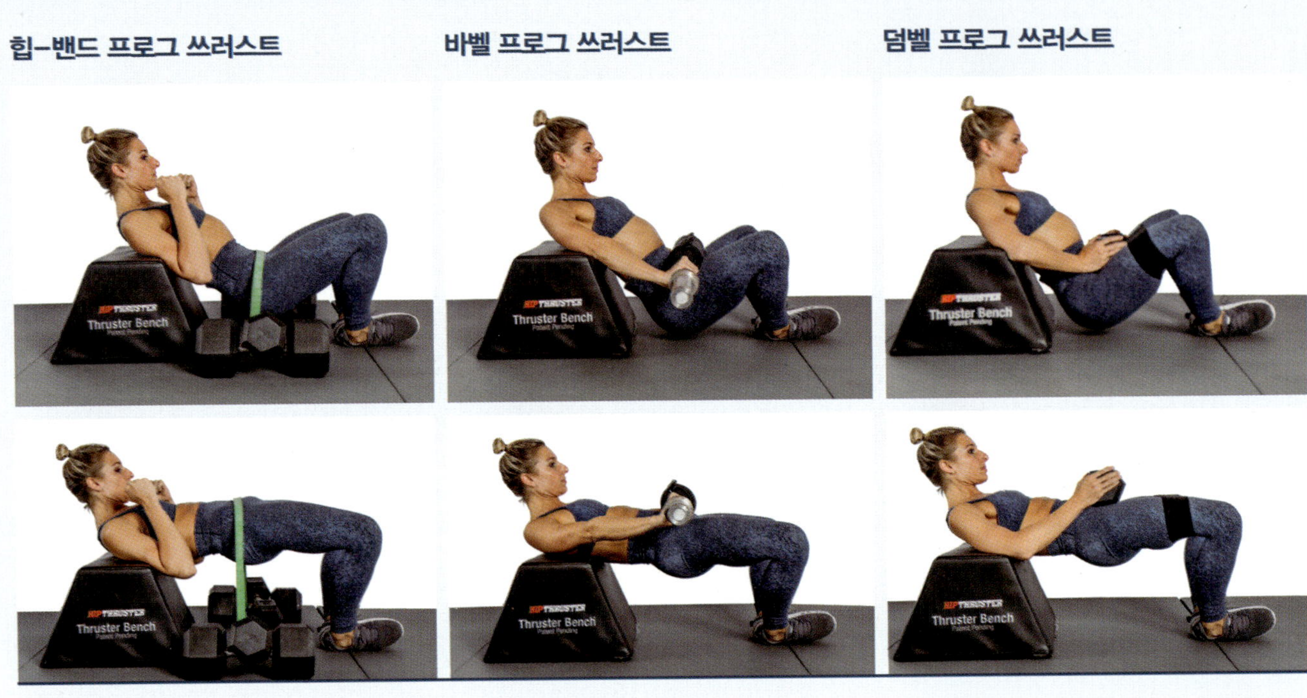

핏(두발) 엘리베이티드 힙 쓰러스트

박스, 스텝, 의자 또는 벤치에 발을 올리면 고관절의 가동범위가 거의 두 배로 증가할 수 있다. 이로 인해 햄스트링의 활성화가 증가하고, 대퇴사두근의 활성화는 감소한다. 이 베리에이션은 운동 후 대퇴사두근이 과도하게 피로했을 때, 대퇴사두근에서 긴장을 덜어내고 싶을 때, 또는 운동의 가동범위를 늘리고 싶을 때 적합하다. 주로 체중만을 이용하거나 가벼운 덤벨과 밴드를 사용하여 수행하는 것이 가장 좋다.

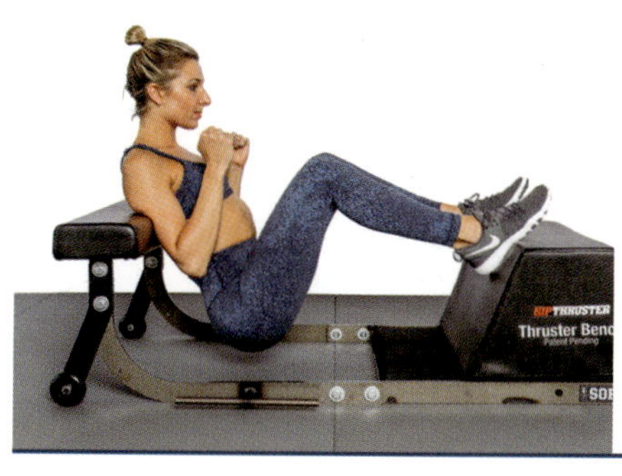
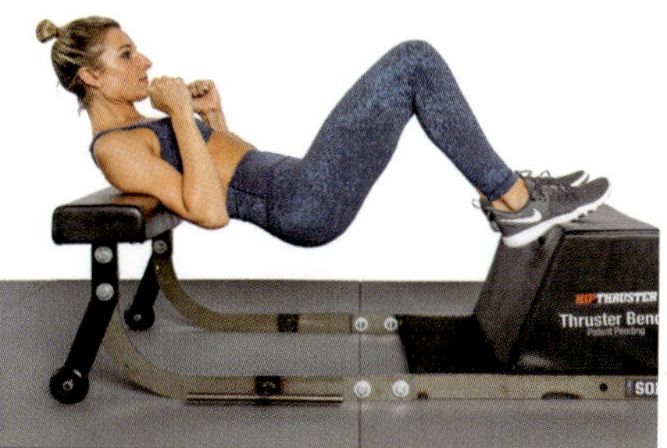
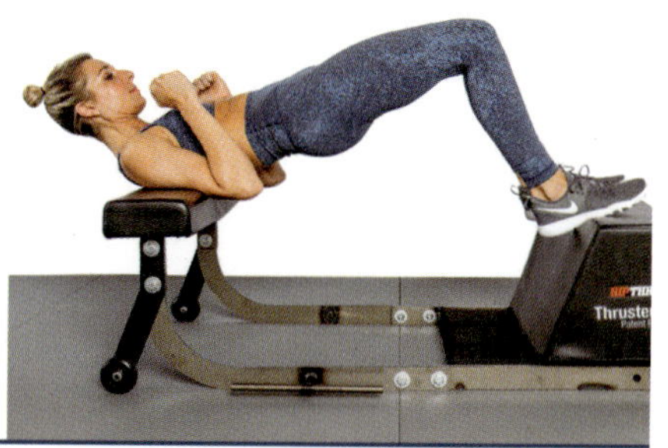

힙 쓰러스트 시작 자세를 취한 후, 발이 바닥에 있을 때와 같은 위치에 상자를 고정하라. 발의 중앙을 상자의 가장자리에 놓으면 둔근에 더 많은 자극을 주고, 발뒤꿈치를 상자 위에 놓고 발가락을 천장을 향하게 하면 햄스트링에 더 많은 자극을 준다. 하단 자세에서 무릎 각도가 90도보다 약간 더 크도록 상자를 앞뒤로 조정하라. 동작을 수행할 때는 발뒤꿈치나 발의 중앙을 통해 밀어내며 고관절을 천장을 향해 들어 올리고, 고관절 잠금 상태에 도달할 때까지 밀어 올려라. 완전한 고관절 신전에 도달하면 둔근을 1초간 수축하는 데 집중하라.

풋(한 발) 엘리베이티드 싱글 레그 힙 쓰러스트

발을 들어 올린 힙 쓰러스트와 마찬가지로, 이 싱글 레그 베리에이션은 고관절의 가동범위를 늘리고 긴장을 햄스트링으로 옮긴다. 그러나 안정성 요구가 증가하기 때문에 더 도전적인 운동이다. 최상의 결과를 얻기 위해서는 중량을 가볍게 유지하고, 자세와 '마음-근육 연결mind-muscle connection'에 집중하는 것이 좋다.

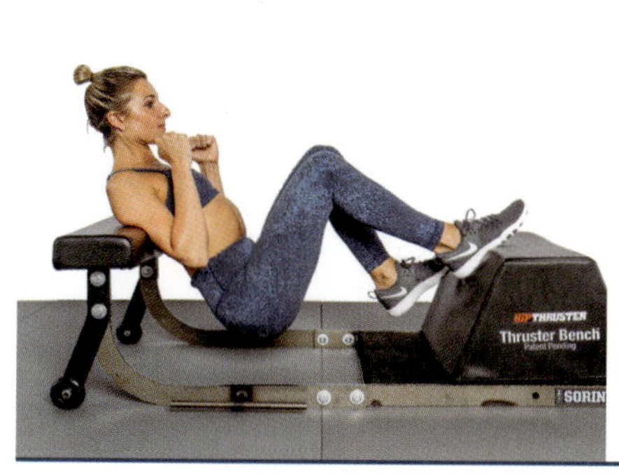
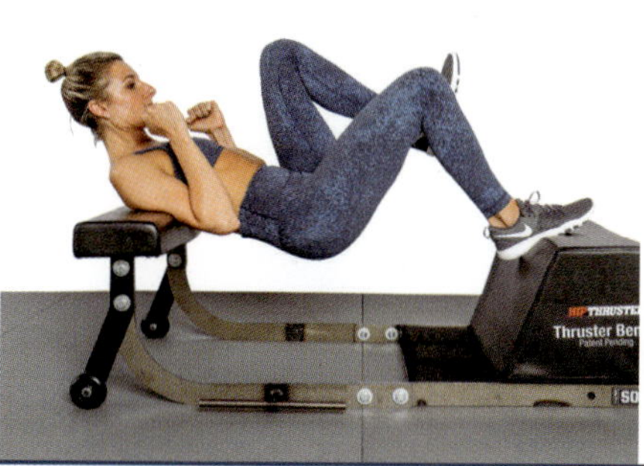
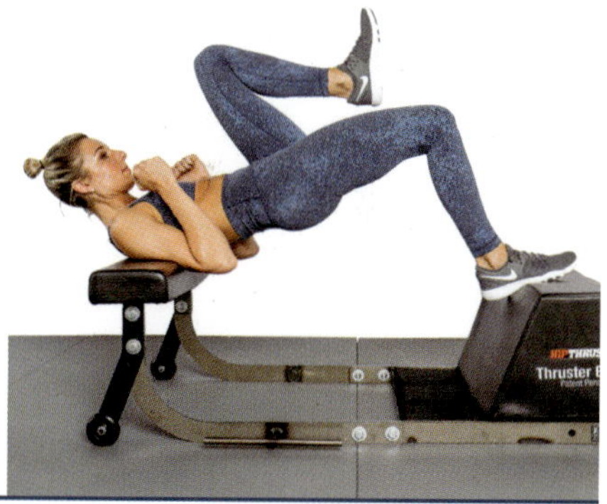

벤치나 플라이오메트릭 박스 앞에 위치하고, 그 앞에 또 다른 박스를 배치하라. 박스의 앞부분은 발이 평소에 땅에 닿을 위치에 있어야 한다. 둔근에 더 많은 자극을 주려면 발의 중앙을 박스 가장자리에 놓고, 햄스트링에 더 많은 자극을 주려면 발뒤꿈치를 박스 위에 놓고 발가락을 천장을 향하게 하라. 그다음 발을 중앙선에 맞춰 함께 위치시키고 한쪽 다리를 들어 무릎을 가슴 쪽으로 당겨 올려라. 참고로, 다리를 구부린 상태로 유지하거나 곧게 펴는 것 중 편한 방법을 선택할 수 있다. 견갑골 하단이 벤치 앞쪽과 일직선이 되도록 위치시킨 후, 팔꿈치를 뒤로 밀고, 발뒤꿈치로 밀어내며 고관절을 신전하라. 상단 자세에 도달하면 둔근을 수축하고, 제어하며 다시 하단 자세로 내려가라.

부하 및 장비 베리에이션

덤벨, 밴드, 또는 바벨을 추가하여 다섯 가지 힙 쓰러스트 카테고리 내에서 베리에이션을 만들 수 있다. 기술적 베리에이션이 약간 다른 운동 자극을 제공하는 것처럼, 각 장비는 힙 쓰러스트 기술에 다른 요소를 추가한다.

모든 액세서리와 장비를 반드시 갖춰야 하는 것은 아니지만, 이를 사용하면 힙 쓰러스트 경험을 더욱 향상시킬 수 있으며, 또한 다양한 선택지를 제공한다. 예를 들어 일주일에 세 번 힙 쓰러스트를 수행할 때, 하루는 바벨을 사용하고, 나머지 두 번은 밴드나 덤벨을 사용할 수 있다.

무릎에 밴드를 사용한 베리에이션

저항 밴드(글루트 루프)는 힙 쓰러스트에서 둔근 긴장을 증가시키는 데 가장 좋아하는 도구이다. 밴드를 무릎 위나 아래에 추가하면, 밴드의 내압에 저항해 무릎을 바깥으로 밀어내야 하며, 이로 인해 둔근 활성화, 특히 상부 둔근 활성화가 증가한다.

무릎에 밴드를 사용한 힙 쓰러스트

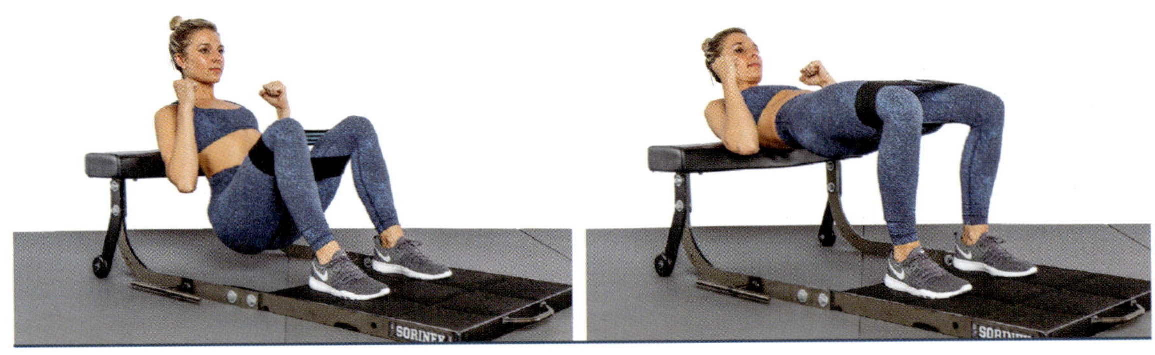

핏-엘리베이티드 니 밴드 힙 쓰러스트

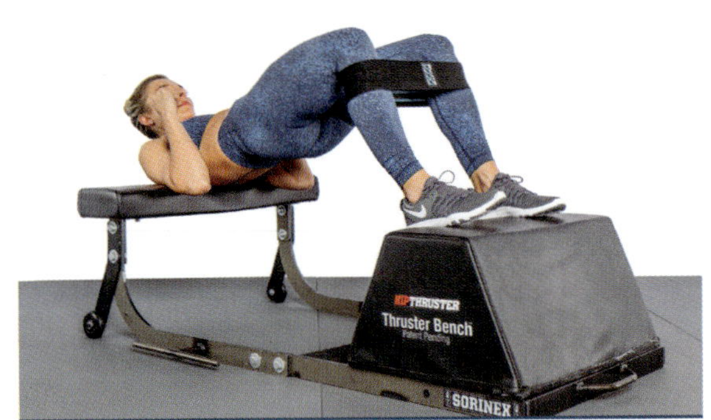

양다리 무릎에 밴드를 사용한 체중 베리에이션을 수행하려면, 밴드를 무릎 위나 아래에 위치시키고, 편안한 자세를 취한 후 무릎을 밴드에 밀어내라. 무릎을 바깥쪽으로 밀어내는 압력을 유지하면서 고관절을 신전하고, 완전한 고관절 신전에 도달할 때 둔근을 수축하라. 고관절을 다시 바닥으로 내릴 때도 계속해서 밴드에 맞서 무릎을 바깥쪽으로 밀어내라.

싱글 레그 니 밴드 힙 쓰러스트

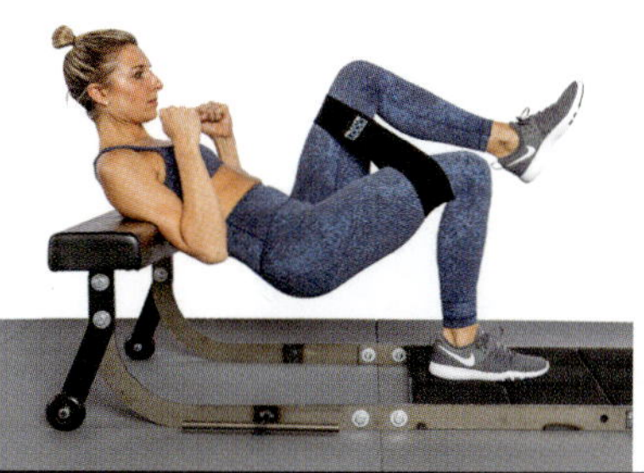
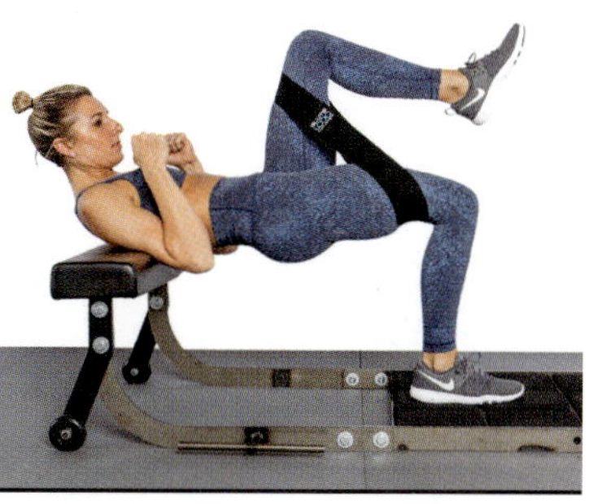

싱글 레그 힙 쓰러스트에 저항을 더하기 위해 밴드를 사용할 수도 있다. 이 베리에이션을 수행하려면 밴드를 무릎 위에 위치시키고, 한쪽 다리를 들어 올려 밴드에 스트레칭을 주고 저항을 만들어라. 다리를 더 높이 들어 올릴수록 밴드에 더 많은 스트레칭이 가해져 더 큰 저항이 생성된다. 핵심은 고관절을 완전한 가동범위로 들어 올리고 내릴 때 밴드의 동일한 스트레칭을 유지하는 것이다. 밴드가 벌어지는 것이 둔근 활동을 증가시키는 원인이다.

밴드를 덤벨, 바벨, 그리고 힙 밴드 베리에이션과 함께 사용할 수 있다는 점을 언급하는 것이 중요하다. 힙 쓰러스트에 부하를 추가하면 대퇴사두근과 햄스트링에 더 많은 긴장을 느낄 수 있다. 이는 둔근이 활성화되지 않는 것이 아니라, 사실 둔근은 더 높은 수준으로 활성화되고 있지만, 추가된 부하가 다리의 다른 근육들이 더 많이 작동하게 만드는 것이다. 이러한 상황에서는 저항 밴드를 추가하여 덤벨, 바벨 또는 힙 밴드를 사용할 때 둔근 활성화를 증가시킬 수 있다. 밴드를 다른 저항 형태와 함께 사용하는 이점은 많은 중량을 사용하거나 많은 반복 횟수를 수행하지 않고도 좋은 펌핑와 자극을 얻을 수 있다는 것이다. 그러나 1회 최대 중량을 목표로 하거나 더 많은 반복 횟수를 수행하고 싶다면, 밴드를 사용하지 않는 것이 좋다.

니 밴드 덤벨 힙 쓰러스트

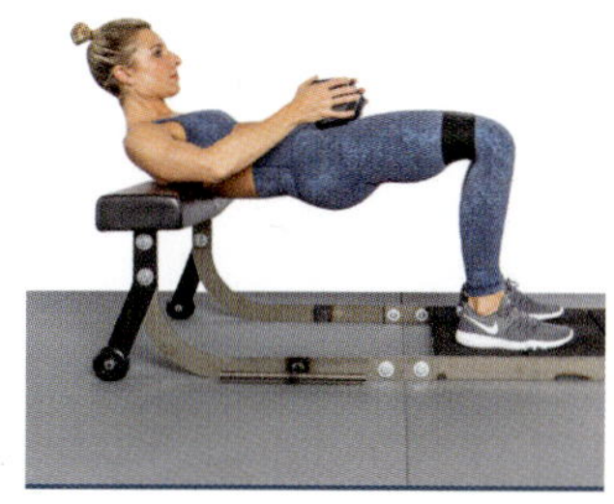

덤벨 베리에이션

덤벨은 힙 쓰러스트에 부하를 추가하는 초보자에게 가장 먼저 시도할 방법이다. 가벼운 중량으로 시작하여 점차 중량을 늘려나가라. 동작에 익숙해지면 바벨 베리에이션을 시도할 수 있다. 일반적으로 나는 덤벨 힙 쓰러스트를 높은 반복 횟수와 둔근 자극을 위한 운동으로 추천한다. 덤벨 힙 쓰러스트 베리에이션을 올바르게 수행하려면, 덤벨을 고관절 위에 정확히 중심에 두고 고관절을 올리고 내릴 때 덤벨이 골반 위에 위치하도록 유지해라. 고관절을 들어 올릴 때는 덤벨을 약간 앞으로 굴리고, 내릴 때는 다시 뒤로 굴려 무게가 골반 중앙에 위치하도록 조정해야 할 수 있다. 양다리 힙 쓰러스트를 수행하는 경우, 덤벨의 바깥쪽을 잡고, 싱글 레그 힙 쓰러스트를 수행하는 경우에는 덤벨 손잡이를 지면에 닿은 다리와 같은 쪽의 고관절 굴곡근 위에 위치시켜라.

덤벨 힙 쓰러스트

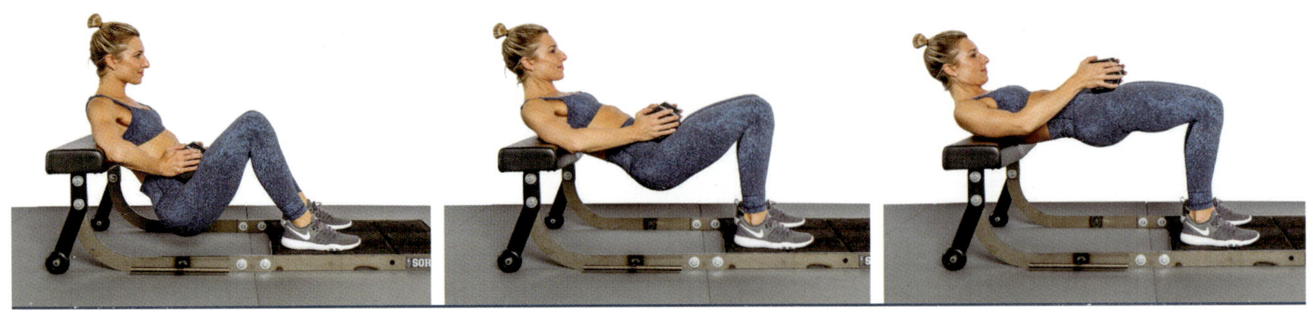

핏-엘리베이티드 덤벨 힙 쓰러스트

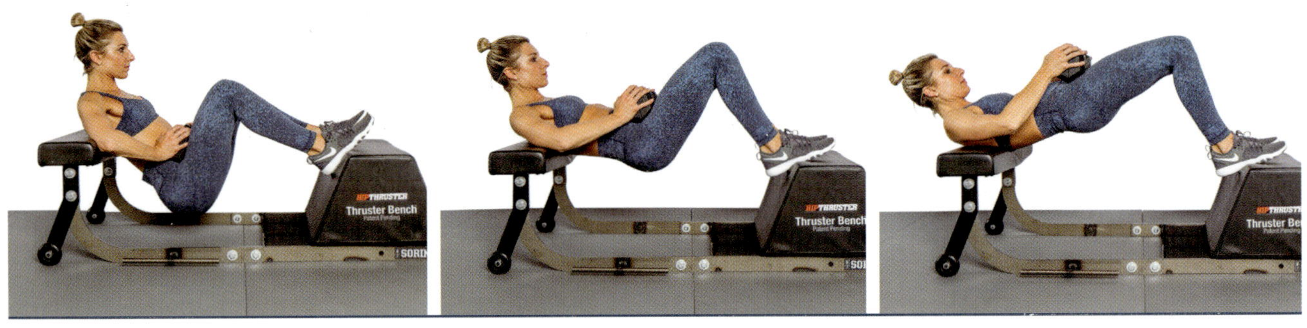

싱글 레그 덤벨 힙 쓰러스트

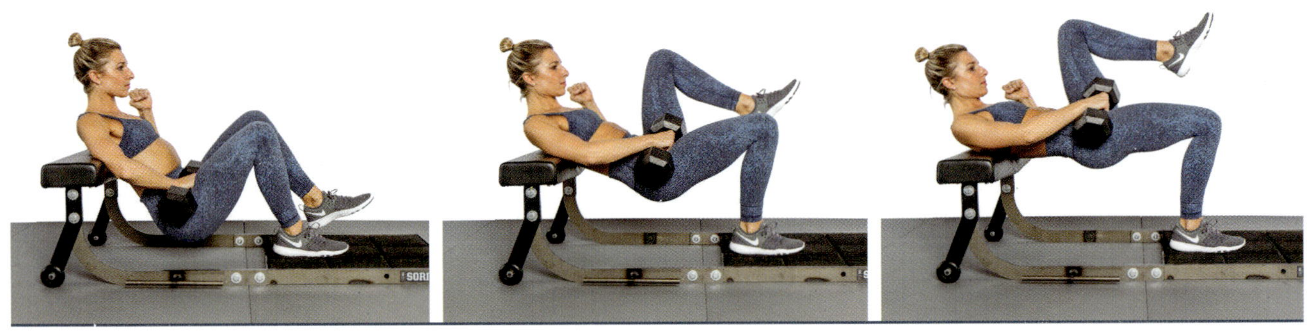

B-스탠스 덤벨 힙 쓰러스트

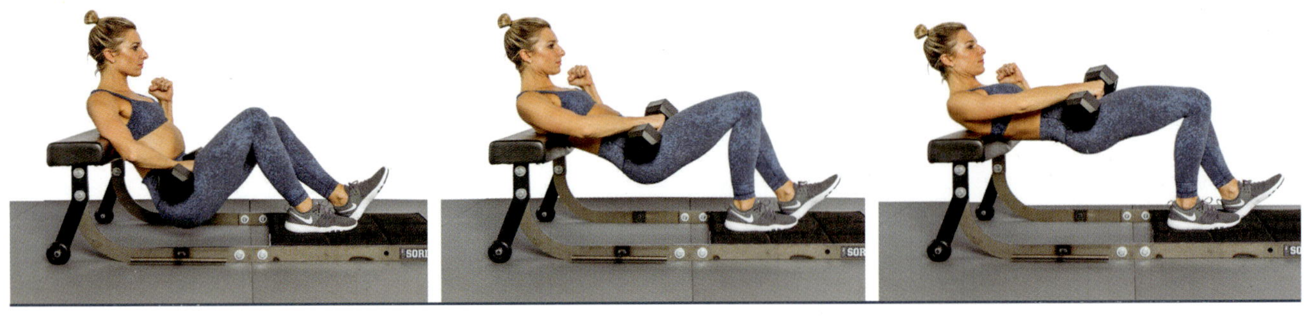

싱글 레그 풋-엘리베이티드 덤벨 힙 쓰러스트

바벨 베리에이션

바벨 힙 쓰러스트는 힘을 도전하고 힙 쓰러스트 동작에 부하를 추가하는 훌륭한 방법이다. 키와 벤치 높이에 따라 몇 가지 다른 세팅이 있을 수 있다. 이상적인 세팅[예: 높이 14인치(35.5cm)의 벤치나 자신의 키에 맞는 높이]이 없다면, 처음에는 바벨을 적절한 위치에 놓는 것이 다소 어색할 수 있다. 하지만 일단 익숙해지면, 적절한 장비가 있다는 가정하에, 바벨을 스쿼트 랙에서 꺼내는 것과 크게 다르지 않다.

바벨 위치

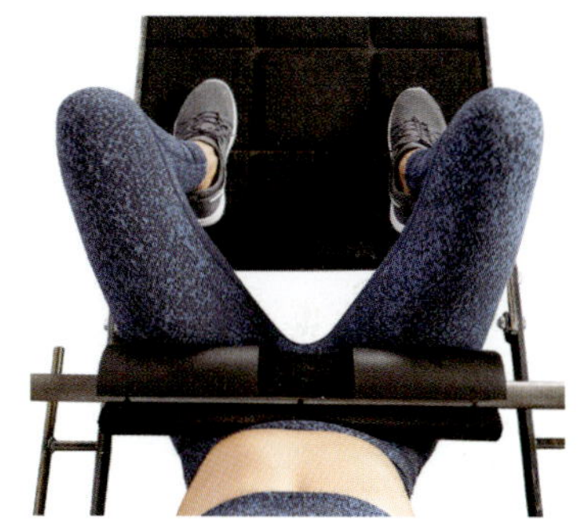

바벨 힙 쓰러스트에서 이상적인 바벨 위치는 하복부의 치골 바로 위이다. 나는 스쿼트 스펀지, 햄프턴 바 패드, 또는 밸런스 패드를 사용하는 것을 추천한다. 만약 이러한 도구를 사용할 수 없다면, 접은 요가 매트를 사용할 수 있지만, 효과는 떨어질 수 있다. 바벨이 여전히 통증을 유발한다면, 여러 가지 패딩을 함께 사용하여 두꺼운 패딩을 만드는 것도 방법이다.

바벨 위치에서 중요한 또 다른 측면은 패드가 바벨에 중앙에 위치하고, 바벨이 고관절에 정확히 중심에 위치하도록 하는 것이다.

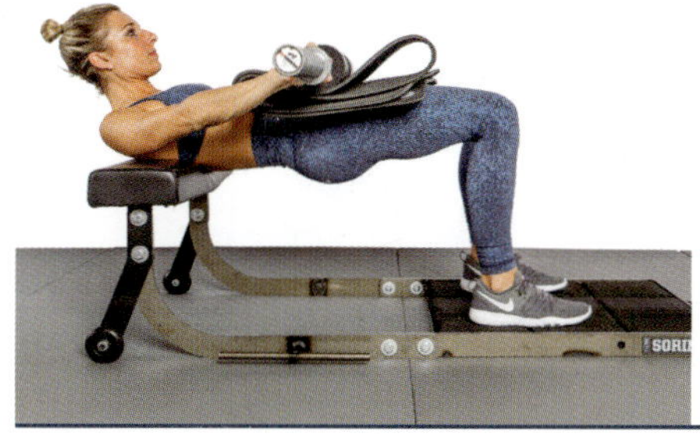

더블 패드:
스쿼트 스펀지 + 요가 매트

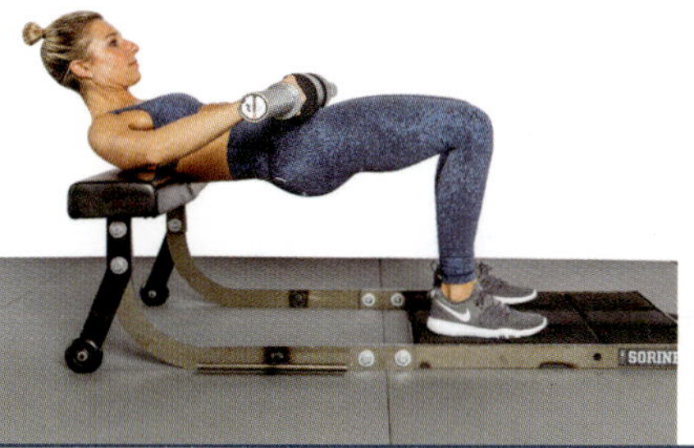

싱글 패드:
쓰러스터 스펀지 또는 스쿼트 스펀지

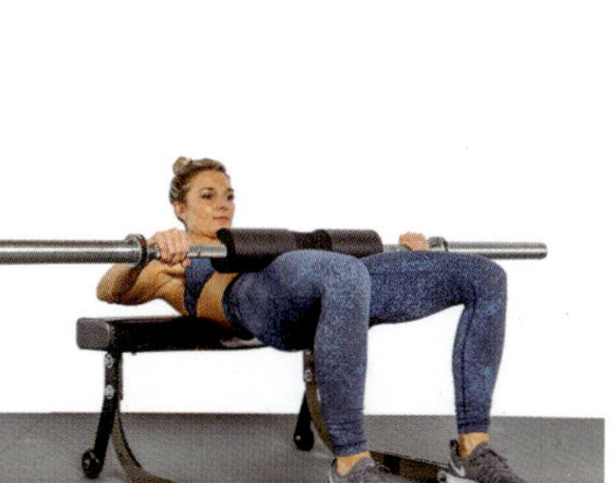

오버-언더 세팅

오버-언더 세팅은 바벨을 적절한 위치에 두는 가장 일반적인 방법이다. 첫 번째 단계는 견갑골 하단이 벤치 앞쪽과 일직선이 되도록 정렬하는 것이다. 그런 다음, 앉은 자세에서 앞으로 손을 뻗어 바벨을 다리 위로 굴려 고관절 위에 놓이도록 위치시킨다. 벤치가 너무 높으면 밸런스 패드에 앉아 등을 이상적인 위치에 놓을 수 있다. 그러나 고관절을 들어 올리면 바벨을 허벅지 위로 굴리는 것이 어려울 수 있다. 바벨을 올바른 위치에 놓기 위해서는 바벨을 고무 매트 두 장 위에 올리거나[두께 1.5인치(약 3.8cm) 매트가 이상적] 또는 특수한 중량판Thruster Plates을 사용할 수 있다. 매트나 중량판을 사용할 수 없다면, 바벨을 약간 들어 올린 후 발을 정확한 위치로 미끄러뜨려 넣어야 할 수 있다. 동작을 마친 후에는 앉아서 바벨을 다리 위로 밀어내면 된다.

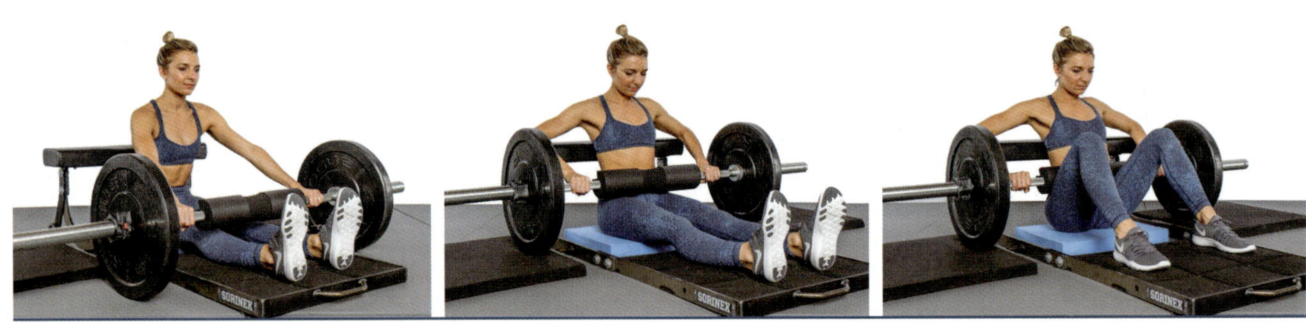

특수 중량판Thruster Plates은 대부분의 일반적인 체육관에서 드물기 때문에, 바벨을 범퍼 플레이트나 1.5인치(약 3.8cm) 두께의 매트 위에 올릴 수 있다. 이는 대퇴사두근이 큰 사람들에게 필수적인데, 바벨을 올려 이상적인 힙 쓰러스트 자세를 취할 수 있도록 해야 한다.

다운-업 세팅(높은 벤치 옵션 1)

힙 쓰러스터 기계가 일반적인 체육관의 필수 장비가 되기 전까지는, 평평하고 안정적인 유틸리티 벤치가 가장 널리 사용 가능한 옵션이다. 중요한 점은 벤치를 벽이나 파워 랙에 고정하여 미끄러지거나 뒤로 기울어지는 것을 방지하는 것이다. 고정되지 않은 벤치에서 힙 쓰러스트를 수행하는 것은 위험할 수 있다.

많은 벤치가 이 운동에 적합하지만, 일부는 너무 높을 수 있다. 적절한 높이의 벤치를 찾을 수 없다면, 팔을 사용해 고관절을 들어 올린 후, 등을 올바른 위치로 브릿지하여 자세를 잡고 리프트를 수행해야 할 수 있다.

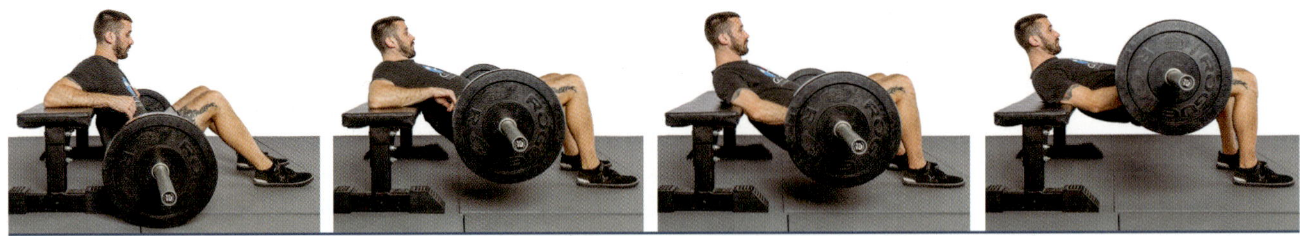

바벨을 다리와 고관절 위로 굴려라. 그런 다음, 팔뚝을 벤치 위에 올리고 발을 엉덩이 쪽으로 움직인다. 바닥을 밀어내고 팔뚝을 벤치에 밀어넣어 고관절을 들어 올린 후, 견갑골 하단이 벤치에 닿도록 등을 위치시켜라. 고관절을 들어 올린 상태를 유지하면서 바벨을 잡을 준비를 하라. 필요한 조정을 마치면 힙 쓰러스트를 시작할 준비가 완료된다.

업-다운 세팅(높은 벤치 옵션 2)

다운-업 세팅이 적절하지 않다면, 업-다운 세팅이 좋은 대안이 될 수 있다. 특히 초보자에게 적합한 방법이다. 다운-업 세팅과 마찬가지로 벤치를 벽에 고정하고 부하를 가볍게 유지해야 한다. 여기서 '가벼운 부하'는 오버-언더 또는 다운-업 세팅을 수행할 때보다 훨씬 가벼운 무게일 가능성이 크다. 왜냐하면 무게를 먼저 데드리프트한 후, 천천히 고관절 위에 바벨을 균형 있게 올린 채 자세를 잡아야 하기 때문이다. 이 옵션은 주로 가벼운 범퍼 플레이트를 사용할 수 없거나 45파운드(약 20.4kg) 중량판을 사용할 힘이 부족한 사람들에게 적합하다. 즉, 작은 중량판이나 바벨만 사용할 때 바를 위치시키는 방법이다. 그 외의 경우, 다리 위로 바벨을 굴리는 오버-언더 세팅이 가장 좋은 옵션이다.

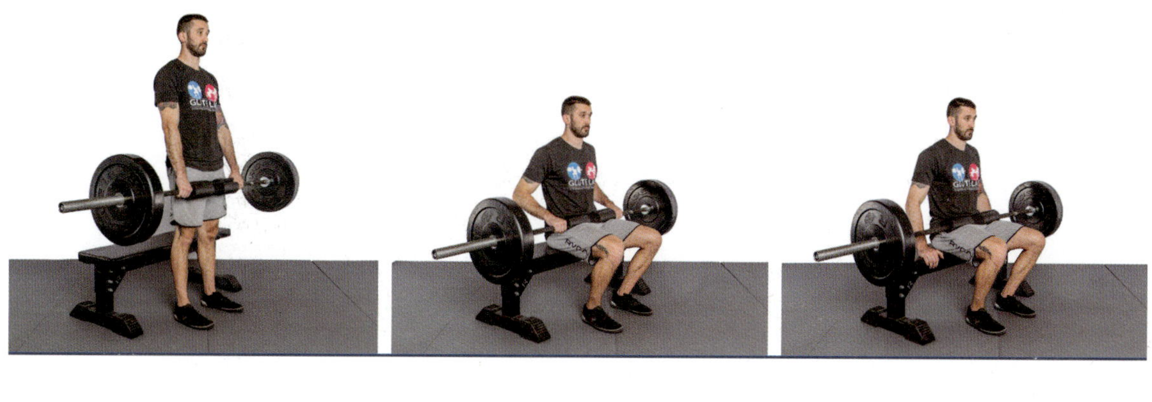

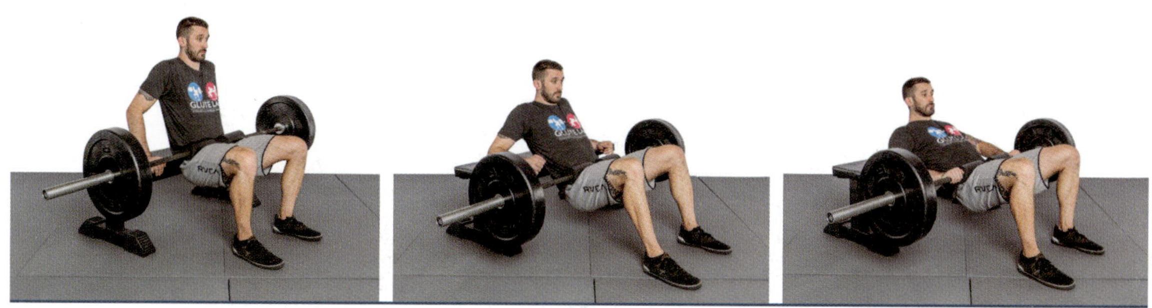

바벨을 세운 상태로 데드리프트한 후, 바벨을 고관절 위에 균형 있게 올린 상태로 벤치에 앉아라. 손을 벤치에 올리고, 팔과 다리로 체중과 바벨을 지탱하면서 엉덩이를 벤치에서 밀어내린 후, 견갑골 하단이 벤치의 가장자리와 일직선이 되도록 자세를 낮춰라. 등을 고정한 상태로 바벨을 잡고, 발의 간격을 적절하게 조정하라. 이제 힙 쓰러스트를 할 준비가 되었다. 세트가 끝나면 엉덩이를 바닥에 내려놓고 바벨을 다리 위로 밀어내라.

바벨 힙 쓰러스트 실행

세팅이 완료되고 바벨이 제자리에 놓였으면, 바벨을 넓게 잡아라. 손을 충분히 벌려서 팔꿈치에 약간의 굽힘이 생기도록 한다. 적절한 그립을 찾는 데 약간의 조정이 필요할 수 있다. 무게를 들어 올리기 위해 여러 가지 동작을 동시에 수행한다. 발뒤꿈치로 힘을 밀어내고, 무릎을 바깥쪽으로 밀며, 고관절을 들어 올리고, 벤치에 몸을 고정한 채로 머리는 앞으로 유지하며 가슴 아래쪽에서 주로 움직인다. 바벨을 들어 올리는 동안 고관절이 아닌 둔근을 사용해 바벨을 밀어올린다고 생각하라. 고관절을 완전히 신전한 상태에 도달하면 둔근을 1초 동안 최대한 수축해라. 바벨이 고관절 위에 중심을 잡도록 밀어야 할 수도 있다. 등을 벤치에 고정하고 팔꿈치를 유지한 채, 바벨을 컨트롤하며 아래로 내린 후 다음 반복을 시작해라.

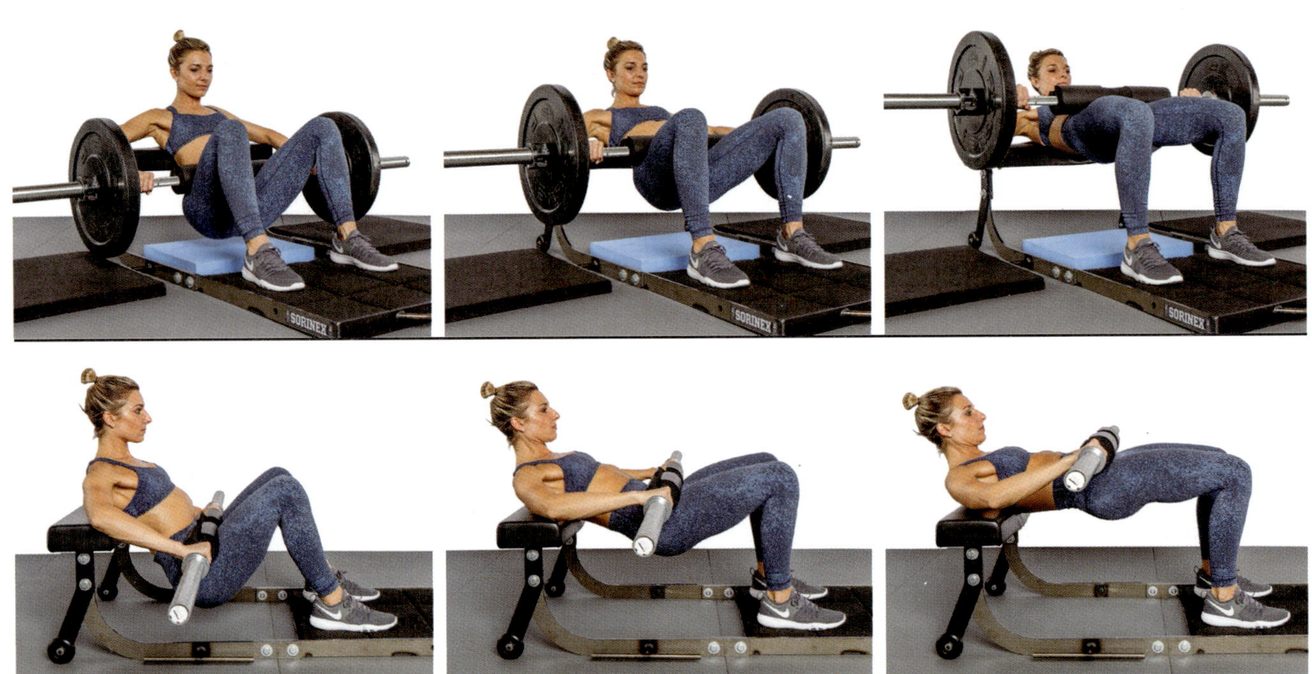

바벨+짧은 밴드 힙 쓰러스트

바벨에 짧은 밴드를 추가하면 대부분 약한 구간인 고관절 신전의 끝 범위에서 강조된다. 세팅은 조금 까다로울 수 있지만, 리프팅 경험은 뛰어나다. 바벨이 위아래로 부드럽게 움직이며, 최상위 위치에서 단순 바벨보다 더 많은 둔근 활성화를 느낄 수 있다. 부하는 점진적으로 증가하며, 밴드가 늘어나면서 바닥에서 더 쉽고 상단에서는 더 어려워진다. 기억해라, 다양한 베리에이션을 시도하는 것은 근육 성장에 특히 좋다.

이 베리에이션을 위해, 짧은 밴드 또는 미니 밴드를 바벨의 양 끝에 걸고, 힙 쓰러스터를 사용할 경우 밴드의 다른 쪽 끝을 고정용 말뚝에 걸 수 있다. 벤치에서 힙 쓰러스트를 수행하는 경우, 밴드의 다른 쪽 끝을 무거운 덤벨에 걸 수 있다.

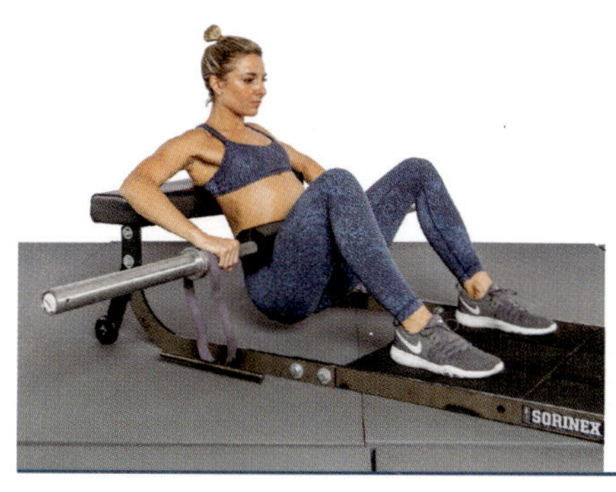
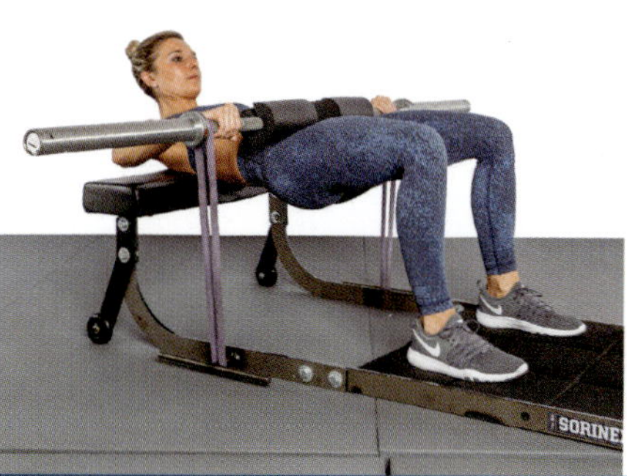
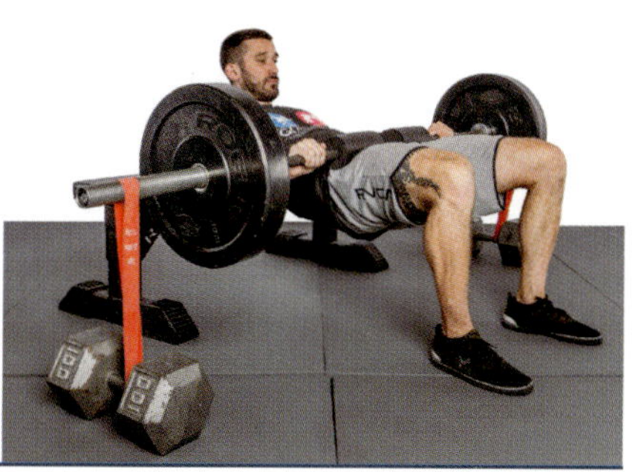

싱글 레그 및 B-스탠스 바벨 힙 쓰러스트

싱글 레그 및 B-스탠스 힙 쓰러스트를 수행할 때도 바벨을 사용할 수 있다. 이 베리에이션들은 더 많은 기술과 조정 능력을 요구하므로, 가벼운 무게로 시작하는 것이 좋다. 무게가 증가하면 자세가 무너지기 쉽고, 운동 중 둔근을 제대로 느끼기 어려워진다. B-스탠스 베리에이션을 수행할 때 너무 무거운 무게를 사용하면, 앞쪽에 뻗은 다리를 더 많이 사용하게 되어 싱글 레그 베리에이션의 목적이 무의미해질 수 있다.

리프팅의 세팅과 실행은 더블 레그 바벨 힙 쓰러스트와 동일하다. 다리를 쭉 뻗은 채로 바닥에 앉아 바벨을 다리 위로 굴리거나 다른 세팅 옵션을 사용해라. 다음으로, 패드가 바벨 중앙에 위치하도록 하고, 바벨이 고관절 중심에 맞게 조정되어 있는지 확인한다. 여기서 바벨을 넓게 잡고, 발을 뒤로 밀어 싱글 레그 힙 쓰러스트 자세를 잡는다. 발은 중앙선에 맞춰 함께 배치한다. 바벨을 고관절 위에 위치시킨 채로 한쪽 다리를 들어 올리고, 발뒤꿈치를 땅에 밀어넣으며 고관절을 들어 바벨을 밀어 올린다. B-스탠스 베리에이션을 수행할 경우, 한쪽 다리를 앞쪽으로 뻗고 발가락을 땅에서 들어 올린다. 이 다리로 밀어내지 않고, 단지 지지와 안정성을 위해 사용하는 것이다.

싱글 레그 바벨 힙 쓰러스트

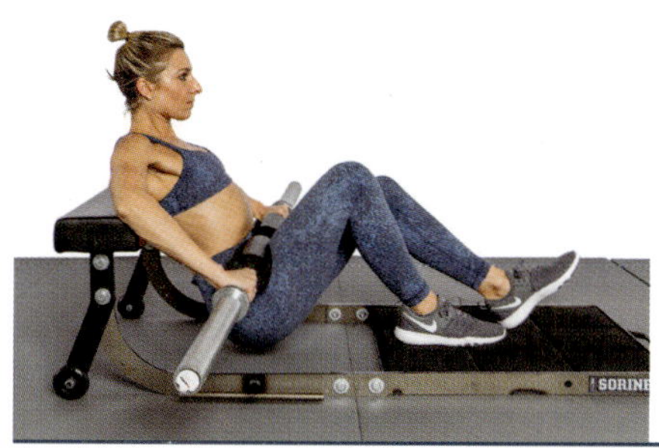
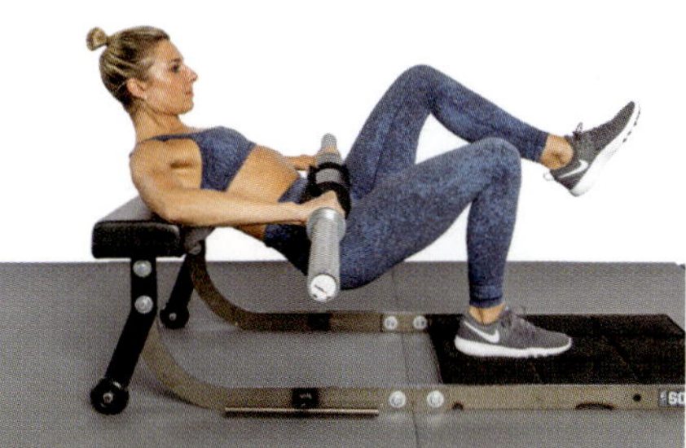
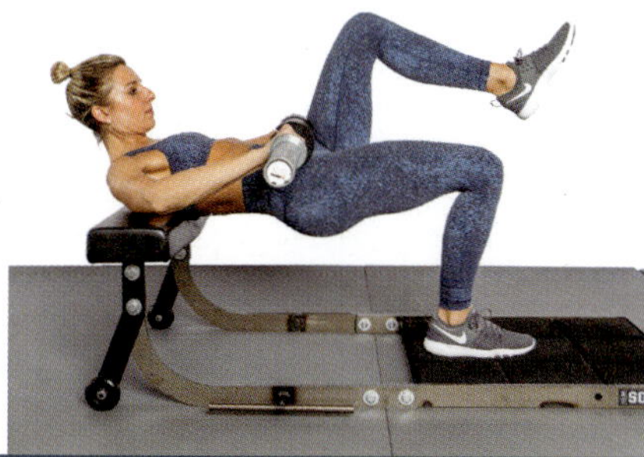

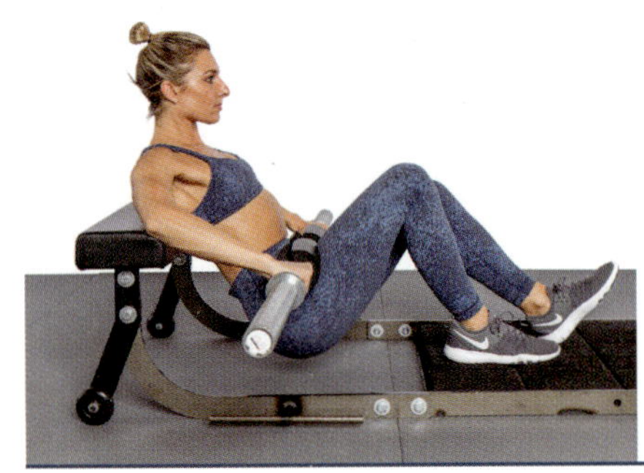
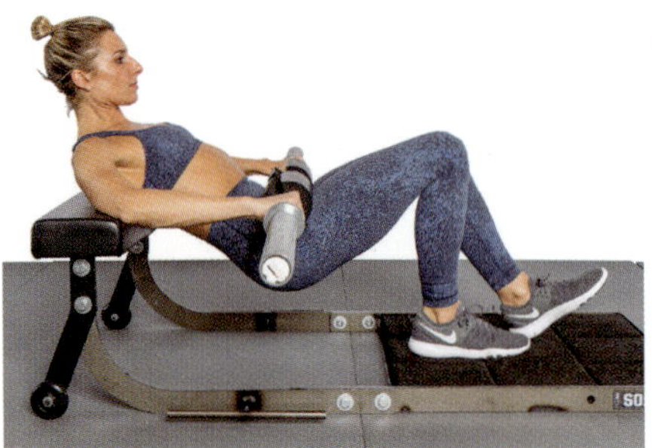
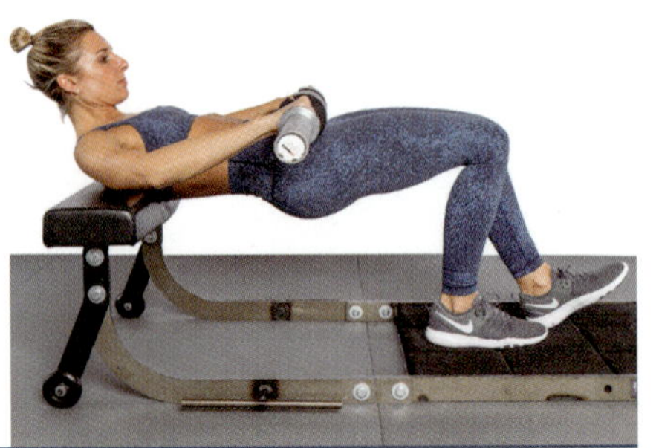

힙 밴드 베리에이션

힙 밴드는 힙 쓰러스트에 독특한 자극을 주는데, 바닥 위치에서는 저항이 거의 없고, 상단 위치에서는 저항이 최대가 된다. 반면, 바벨은 움직임 전체에서 동일한 무게를 유지한다. 예를 들어 185파운드를 들고 있다면, 움직임 전체에서 185파운드가 유지된다. 그러나 밴드를 사용할 경우, 바닥 위치에서는 15파운드일 수 있고 상단 위치에서는 185파운드일 수 있다. 이는 근육이 늘어나 있는 바닥 위치에서의 부하가 적기 때문에 근육 손상이 적게 발생하지만, 여전히 많은 근육 긴장과 대사적 스트레스를 제공한다.

힙 밴드 힙 쓰러스트는 잠금 동작lockout에 집중하게 만들기 때문에 매우 효과적이다. 잠금 동작은 둔근 활성화가 가장 많이 일어나는 구간으로, 무게가 무거워질수록 이 구간을 간과하는 경향이 있다. 사람들이 스쿼트에서 로드를 추가할 때 평행 상태에 도달하기 전에 멈추는 것처럼, 무게가 무거워질수록 힙 쓰러스트에서도 고관절 신전이 완전히 이루어지지 않는 경우가 있다. 밴드를 추가하면 이 경향을 방지하며, 잠금 동작 구간을 강화할 수 있다.

최상의 결과를 얻으려면, 밴드를 고관절 위에 위치시켜야 한다. 힙 쓰러스트를 할 때 밴드가 뒤로 넘어가는 것을 방지하기 위해, 엄지손가락을 양쪽에 걸어 밴드를 고정할 수도 있다.

밴드를 고정하는 방법에는 몇 가지 옵션이 있다. 힙 쓰러스터 머신이 있다면, 밴드 고정 장치로 쉽게 세팅할 수 있다. 또한 파워 랙이나 스미스 머신의 발 부분에 밴드를 걸거나, 무거운 덤벨을 교차시켜 고정할 수도 있다.

힙 밴드 힙 쓰러스트

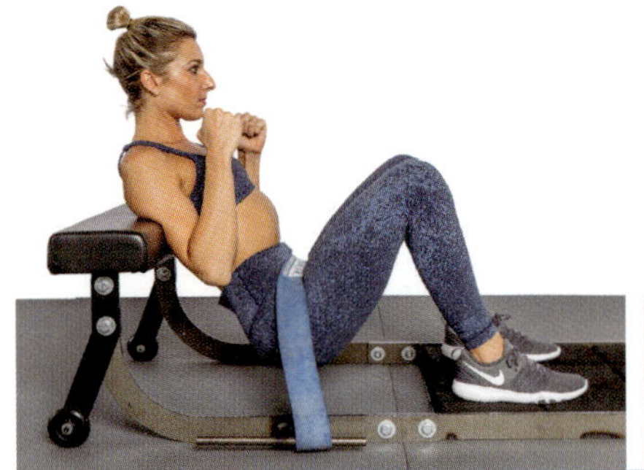
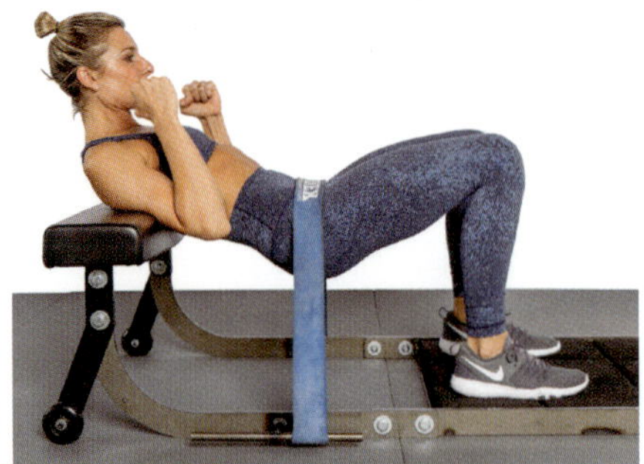
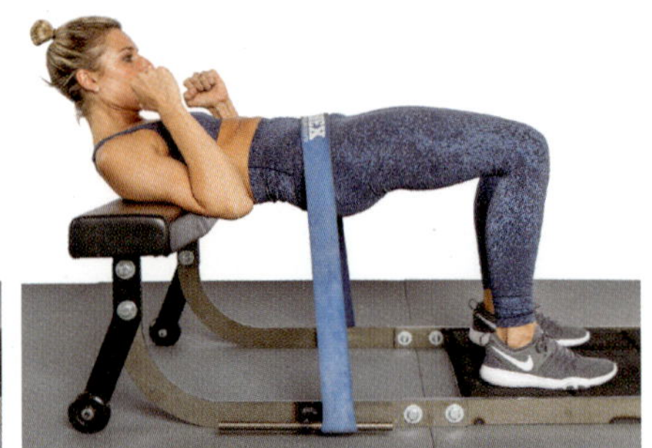

싱글 레그 힙 밴드 힙 쓰러스트

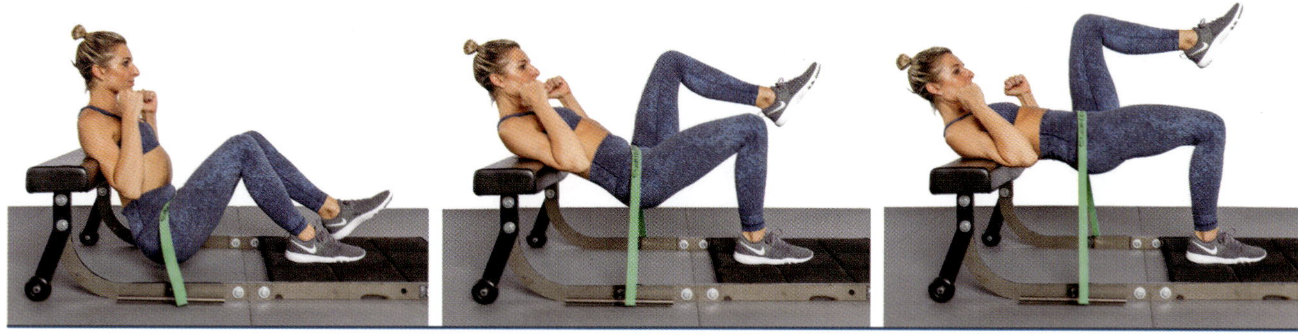

머신이 둔근 발달과 운동 능력 향상에 유용한가, 아니면 프리웨이트를 고수해야 할까?

프리웨이트가 약간의 우위를 가질 수 있지만, 머신도 엉덩이 발달에 매우 효과적이다. 어떤 상황에서는 머신이 더 유리할 수도 있다. 개인적으로 나는 두 가지를 모두 훈련에 사용한다. 만약 목표가 가장 멋진 엉덩이를 만드는 것이라면, 머신이나 프리웨이트를 포함해 자신에게 효과적인 모든 운동을 적용해야 한다.

우리는 불안정한 표면에서의 훈련이 폭발적인 힘을 기르는 데 이상적이지 않다는 것을 알고 있다. 안정성은 주 동작 근육의 활성화와 힘 생성에 매우 중요하다. 머신은 사실 저항 훈련에서 가장 안정적인 옵션이기 때문에, 운동 패턴을 훈련하는 머신은 운동 능력 향상에 적합할 수 있다. 예를 들어 레그 익스텐션이나 레그 컬 같은 단일 관절 머신 대신 플레이트 로딩이 가능한 레버 머신을 생각해볼 수 있다. 하지만 프리웨이트는 약간의 불안정성을 가지고 있어, 안정화 근육을 더 잘 조율하는 데 유익할 수 있다.

결론적으로, 머신이 기능적이지 않다고 생각해서 기피할 필요는 없다. 부상에 취약하거나 바벨 운동으로 인해 신체에 무리가 가는 경우, 머신은 장기적으로 더 나은 결과를 줄 수 있다. 예를 들어 많은 사람들이 바벨 힙 쓰러스트보다 스미스 머신 힙 쓰러스트를 선호하는데, 그 이유는 세팅이 더 쉽고 운동을 할 때 더 안정적으로 느껴지기 때문이다. 만약 이 범주에 속한다면, 바벨 힙 쓰러스트를 꼭 해야 한다고 생각할 필요는 없다. 스미스 머신 바벨 힙 쓰러스트만으로도 훌륭한 결과를 얻을 수 있다.

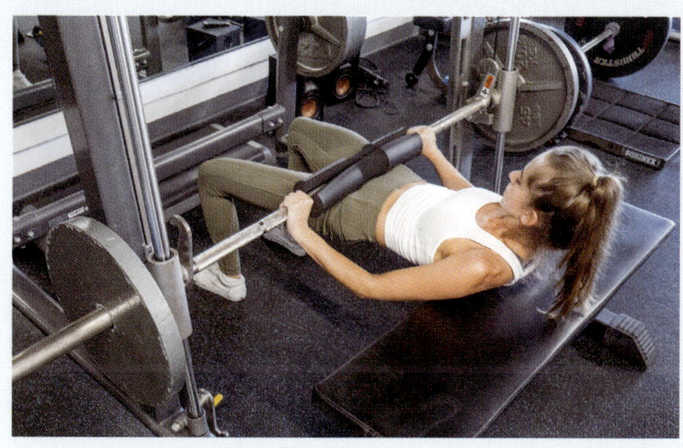

수직 스미스 머신을 사용할 경우, 어느 방향으로든 설정할 수 있다. 하지만 사진 속의 기울어진 스미스 머신을 사용하고 있다면, 바가 올라갈 때 고관절에서 멀어지도록 벤치의 위치를 설정해야 한다.

운동

2 글루트 브릿지

2000년대 초반 처음으로 글루트 브릿지 기술에 대해 알게 되었을 때는 크게 주목하지 않았다. 글루트 활성화 운동으로는 좋았지만, 둔근 운동을 제대로 하기 위해서는 많은 반복 횟수를 수행해야 했다. 당시에는 근육을 키우기 위해 무거운 중량을 들어야 한다고 생각했기 때문에 주로 바벨 글루트 브릿지에만 집중했다. 하지만 고중량을 드는 것만큼 많은 반복 횟수를 수행하는 것도 근육 성장에 효과적이라는 사실을 깨닫고, 글루트 브릿지 베리에이션에 대해 새로운 시각을 가지게 되었다. 이후 이 기술들을 점점 더 많이 프로그램에 활용했으며, 그 결과도 매우 좋았다. 그러다 프로그 펌프 같은 새로운 변형을 실험하고 만들어내면서 더 많은 이점을 깨달았다.

이제 나는 글루트 브릿지 기술을 내 둔근 트레이닝 시스템의 기초로 다루고 있다. 첫째, 이 운동은 수행하기가 쉽다. 등을 바닥에 대고 무릎을 굽힌 상태에서 단순히 고관절을 신전하기만 하면 된다. 이런 의미에서 글루트 브릿지는 더 어려운 힙 쓰러스트 베리에이션의 기초 역할을 한다. 예를 들어 나는 먼저 사람들에게 체중만을 사용하는 글루트 브릿지로 시작하게 하고, 그들의 힘과 자세에 따라 더 도전적인 글루트 브릿지 베리에이션을 소개하며 난이도를 높인다. 만약 그들이 계속해서 적절한 능숙함을 보여준다면, 고관절의 가동범위가 더 넓어져 더 효과적이지만 그만큼 더 어려운 힙 쓰러스트 베리에이션으로 진행할 수 있다.

둘째로, 글루트 브릿지는 고관절을 준비시키는 훌륭한 저부하 활성화 운동이다. 이것은 백 스쿼트나 데드리프트 같은 더 힘든 리프트에 앞서 둔근을 준비시키는 역할을 한다. 마치 오븐을 예열하지 않고 케이크를 구우면 결과가 좋지 않은 것처럼, 주요 근육군을 워밍업하지 않고 무거운 리프트에 바로 들어가면 퍼포먼스가 저하될 수 있다. 글루트 브릿지 같은 활성화 기술을 사용하는 것은 특히 활동 부족으로 인해 둔근이 위축된 사람들에게 중요하다. 하루 중 반 이상을 앉아서 보내고 정기적으로 둔근 관련 운동을 하지 않으면, 근육이 약해지게 된다. 이는 둔근이 제대로 활성화되지 않고 있다는 뜻이며, 결과적으로 둔근이 위축된다. 글루트 브릿지 같은 활성화 운동을 통해 두뇌가 둔근을 발화하는 능력을 향상시키고, 더 복잡한 둔근 관련 움직임을 수행할 때 최적의 상태로 발화되도록 준비시킬 수 있다.

셋째로, 글루트 브릿지를 이용해 고반복 운동을 수행하거나 무거운 무게를 들어 근육을 키울 수 있다. 고반복 운동에 적합한 기술이 더 많고, 상당한 중량을 사용하는 기술은 소수에 불과하므로(예: 바벨 글루트 브릿지나 더블 덤벨 글루트 브릿지), 대부분의 근육을 키우기 위한 글루트 브릿지 기술은 가벼운 무게로 수행되며 20~60회 반복 범위에 속한다. 하지만 이는 사람마다 다르다. 핵심은 양보다 질에 집중하는 것이다.

만약 처음 시작하는 단계라면, 체중을 사용한 글루트 브릿지 20회도 어려울 수 있다. 이 경우, 체중을 이용한 글루트 브릿지로 시작한 후, 이 섹션에서 제시된 다양한 베리에이션을 순차적으로 진행하는 것이 좋은 방법이다. 기억할 점은, 목표는 움직임 동안 엉덩이 근육이 제대로 작동하는 것을 느끼는 것이다. 만약 너무 쉬워서 엉덩이 근육이 제대로 작동하지 않는다고 느낀다면, 당신은 체중으로 50회는 아무런 어려움이 없는 사람일 것이다. 만약 당신이나 당신이 지도하는 사람이 이 범주에 해당된다면, 밴드, 덤벨, 또는 바벨과 같은 저항을 추가하고, 속도나 무게보다는 컨트롤에 집중하라. 너무 빠르게 하거나 무게를 너무 많이 올리면 자세가 무너질 수 있다. 허리, 대퇴사두근, 또는 햄스트링에서 긴장이 느껴진다면, 움직임을 천천히 하거나 세팅이나 베리에이션을 변경할 필요가 있을 수 있다.

마지막으로, 글루트 브릿지 기술은 대퇴사두근을 과도하게 사용하지 않으면서 엉덩이 근육을 최대한 활성화한다. 예를 들어 힙 쓰러스트는 어깨를 지면에서 올려 몸의 가동범위를 증가시키지만, 동시에 대퇴사두근의 활성화를 증가시킨다. 이것이 힙 쓰러스트의 효과를 떨어뜨린다는 것은 아니지만, 이 동작을 수행할 때 대퇴사두근을 더 많이 사용하게 된다는 것을 의미한다. 반면에 글루트 브릿지는 신체의 각도(수평에서 경사로 이동)와 안정성을 위한 벤치가 없기 때문에 대퇴사두근의 활성화가 적다. 따라서 대퇴사두근에 대한 긴장을 줄이고 싶거나 해당 부위에 긴장이 느껴지지 않기를 원한다면, 글루트 브릿지가 더 나은 선택이 될 수 있다.

나는 퍼스널 트레이너로 일한 초창기 때는 글루트 브릿지에 충분한 주의를 기울이지 않았지만, 그 후로 글루트 브릿지의 효과를 극대화하고 성장시키기 위한 새로운 기술과 베리에이션을 개발하는 데 많은 시간을 쏟았다. 이 섹션에서는 이러한 베리에이션을 모두 배우게 될 것이며, 나 또한 나의 훈련과 클라이언트들의 훈련에 광범위하게 이 기술들을 사용하고 있다.

가이드라인과 큐

글루트 브릿지

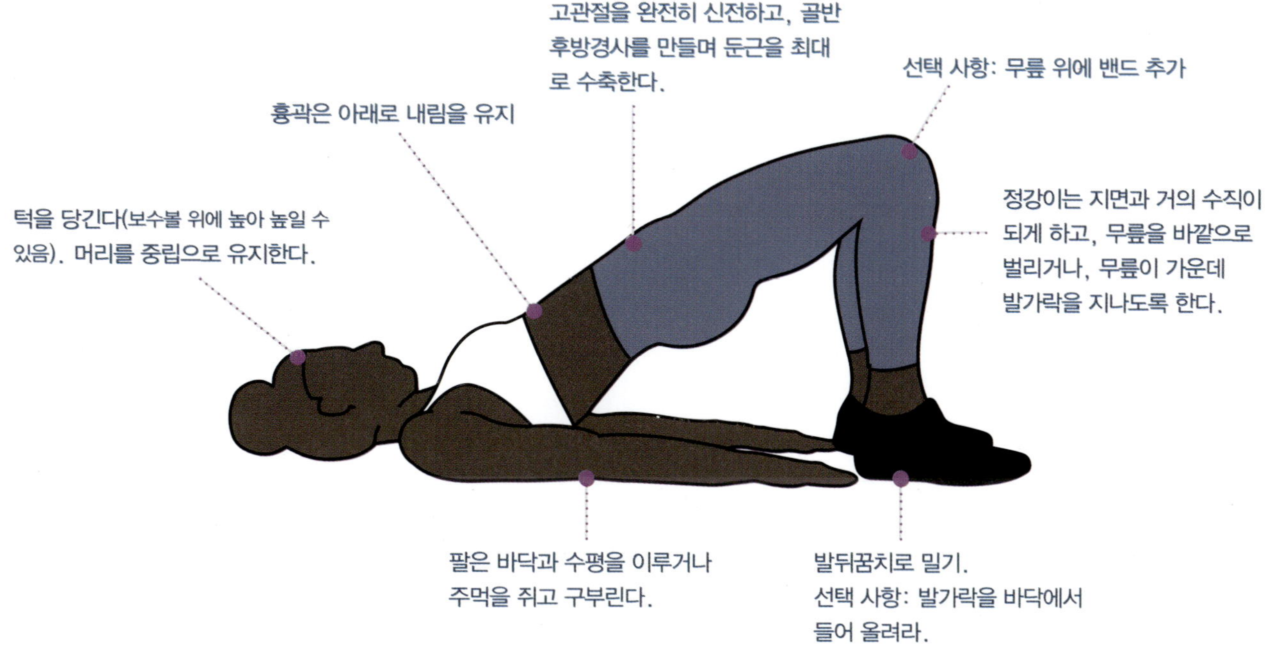

프로그 펌프

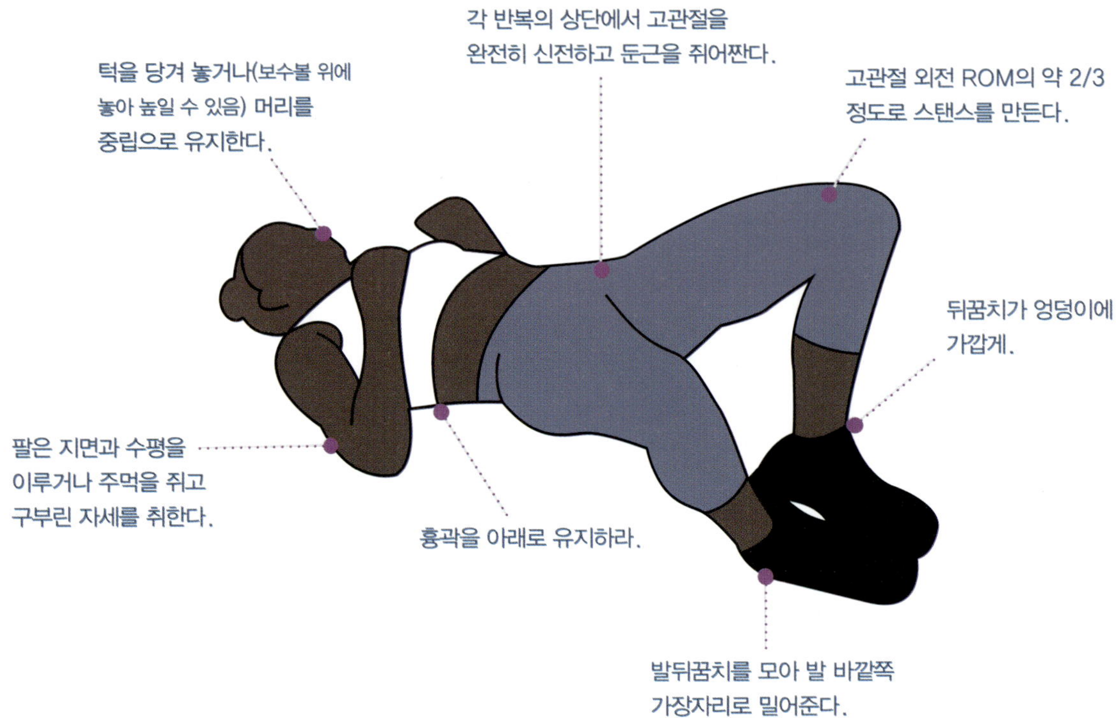

다음 페이지에서는 모든 글루트 브릿지의 변형에 적용할 수 있는 글루트 브릿지의 보편적인 원리를 알려주겠다. 요컨대, 이 단계를 수행하면 글루트 브릿지 운동을 마스터하는 데 필요한 기초를 다질 수 있다.

설정: 고관절, 어깨, 무릎을 일직선상에 놓기

머리, 발, 팔의 위치를 세부적으로 조정할 수 있지만, 대부분의 사람들이 동작의 상단, 즉 고관절, 어깨, 무릎이 일직선이 되어야 한다는 점은 거의 동일하게 유지해야 한다. 이를 통해 몸에서 발이 어느 정도 떨어져 있어야 하는지 결정할 수 있다.

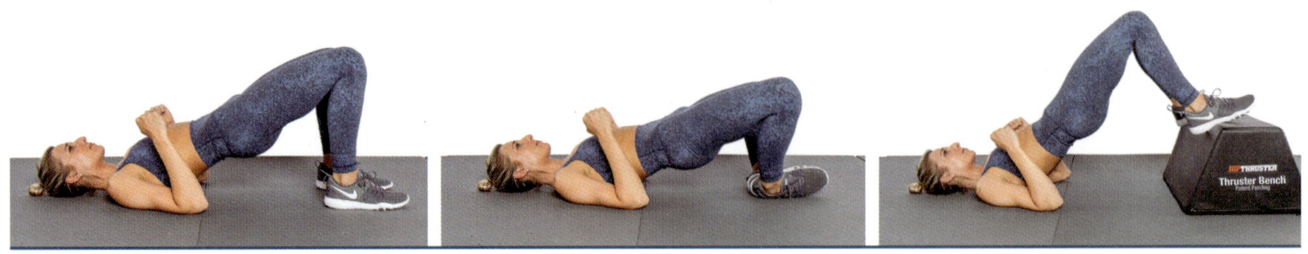

글루트 브릿지 **프로그 펌프** **핏-엘리베이티드 글루트 브릿지**

고관절, 어깨, 무릎이 거의 일직선상에 있는 것을 확인하라. 이것이 대부분의 사람들에게 최적의 자세이다.

둔근을 최대한 활성화할 수 있는 자세를 취한다

탑 포지션을 취하는 것만으로도 엉덩이와 관련하여 발의 위치를 결정할 수 있는 좋은 방법이다. 힙 쓰러스트와 마찬가지로 대퇴사두근에서 텐션이 너무 많이 느껴진다면 발을 몸에서 멀어지게 해보라. 햄스트링에 너무 많은 힘이 들어간다면 발을 몸 가까이 가져가라.

스탠스 폭과 발 벌림 정도를 실험해볼 수도 있다. 어떤 사람은 좁은 스탠스를 취하고 발을 곧게 펴는 것을 선호하는 반면, 어떤 사람은 발을 쭉 뻗은 넓은 스탠스를 선호한다. 스탠스 폭과 발 벌어짐 정도는 고관절 해부학적 구조와 개인 취향에 따라 크게 달라진다. 내 고객 중 일부는 발을 쭉 뻗은 매우 넓은 자세를 선호하고, 몇 년 동안 발을 약간 안쪽으로 돌린 좁은 자세를 선호한 고객도 있었다. 나는 이 두 가지 자세 중 어느 쪽도 이상적이지 않으며, 무릎을 바깥으로 보내고 중간 거리 정도의 자세를 선호한다. 위에서 언급한 변수에 따라 무릎을 더 벌리거나 덜 벌릴 수 있다. 다양한 자세를 시도해보고 자신에게 가장 잘 맞는 자세를 채택해라.

발뒤꿈치를 통해 드라이브

이상적인 자세를 정했다면 발이 지면과 수평이 되게 하거나 발가락을 들어 올린 상태에서 뒤꿈치를 통해 밀어낼 수 있다. 많은 사람이 발을 지면과 같은 높이로 유지하는 것을 좋아하지만, 발가락을 들어 올릴 때 둔근에 더 많은 운동 효과를 느끼는 사람도 있다. 일반적으로 발을 평평하게 유지하면 대퇴사두근에 긴장이 가해지고 발가락을 들어 올리면 햄스트링에 긴장이 가해진다고 생각하지만, 항상 그런 것은 아니다. 많은 사람이 발가락을 들어 올릴 때 햄스트링에 더 많은 긴장을 느낀다. 그럼에도 불구하고 발이 평평할 때 대퇴사두근에 긴장이 많이 느껴진다면 발뒤꿈치만 바닥에 대거나 발 높이 올리기를 할 경우 박스 위에 올려 둔근이 더 많이 활성화되는지 확인해보라.

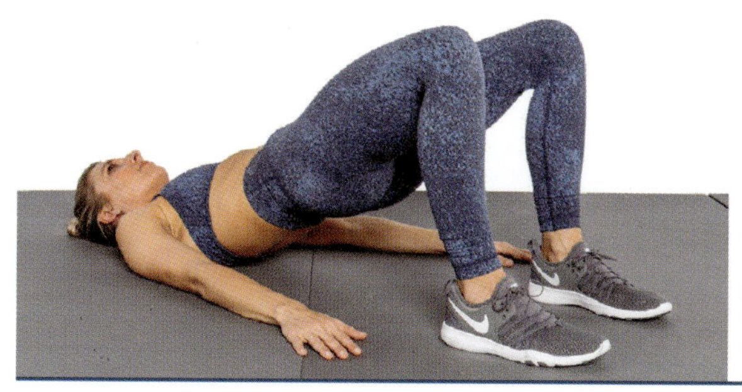

발을 평평하게 한 스탠스

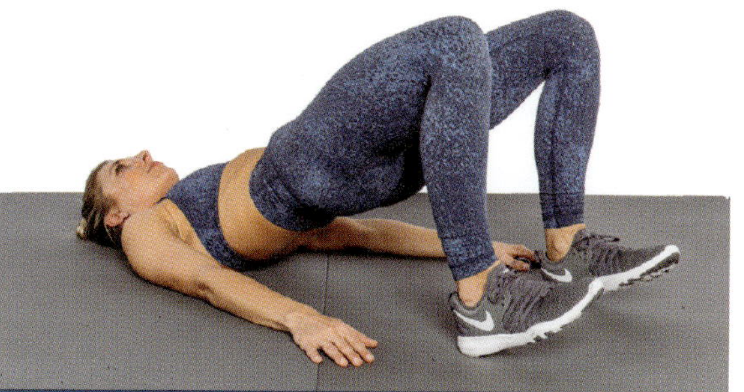

발가락을 올린 스탠스

팔을 지면에 평평하게 놓거나 주먹을 쥔 상태로 팔을 굽히기

글루트 브릿지 기술에서 일반적으로 사용되는 두 가지 팔 자세가 있다. 첫 번째는 팔을 옆에 두고 손바닥을 지면에 평평하게 놓는 것이다. 두 번째는 팔을 굽히고 주먹을 쥐는 자세이다. 두 가지를 모두 시도해보고, 더 편안하게 느껴지는 방법을 선택해라.

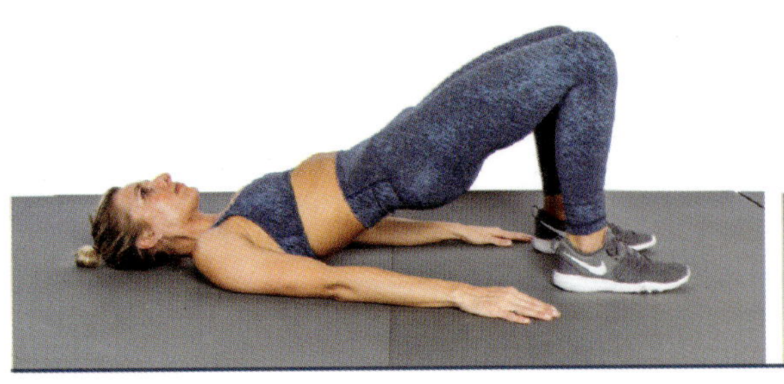

팔 곧게 펴기

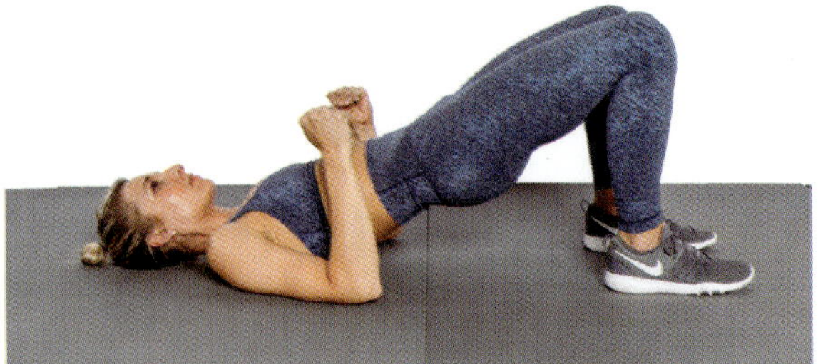

팔 굽힘

머리 위치: 턱을 당기거나 머리를 중립 상태로 두기

머리 위치에 대해선, 머리를 바닥에 평평하게 놓거나 목 근육을 사용해 머리를 들어 올리거나, 보수볼, 요가 블록, 또는 밸런스 패드 위에 받칠 수 있다. 이는 개인의 취향에 따라 달라진다.

내 경험상, 턱을 당겨 머리를 들어 올리는 것이 몇 가지 장점을 제공한다. 첫 번째로, 갈비뼈를 아래로 내려서 허리가 과도하게 아치형으로 굽어지는 것을 방지해준다. 만약 엉덩이 대신 허리에 긴장이 느껴진다면, 턱을 당기는 자세가 좋은 선택이다. 두 번째 장점은 뒤로 미끄러지는 것을 방지한다는 점이다. 보수볼이나 사용 중인 도구를 벽 같은 단단한 물체에 고정시키면, 단단하고 미끄러운 바닥에서 글루트 브릿지를 할 때 발생할 수 있는 미끄러짐 문제를 해결할 수 있다. 발이 몸에서 멀어지면서 햄스트링에 긴장이 더해지기 때문이다. 무엇보다도, 자세를 계속 조정해야 하는 번거로움을 줄일 수 있다. 요가 매트 위에서 브릿지를 하거나 벤치에 어깨를 고정시키거나 파트너의 발로 어깨를 고정시키는 것도 이 문제를 해결하는 좋은 방법이다.

미끄러짐 방지를 위한 4가지 옵션

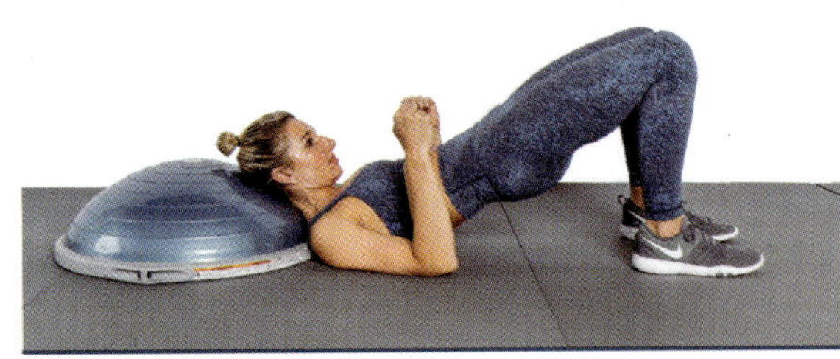

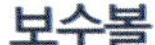

보수볼

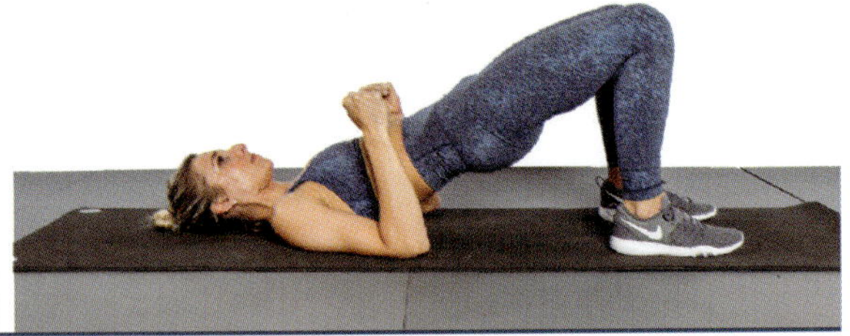

요가 매트

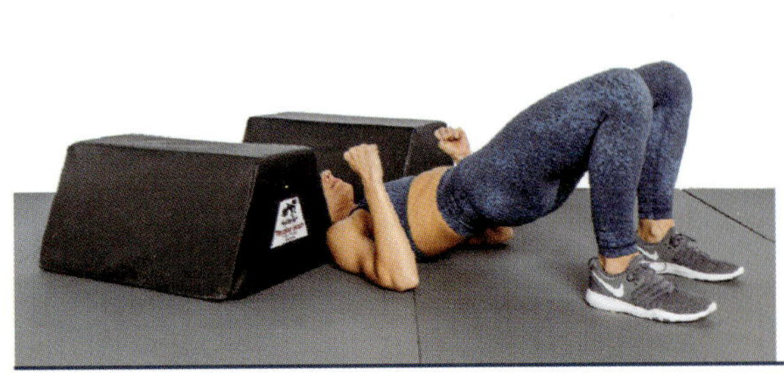

쓰러스터 벤치 스트래들 2개 사용

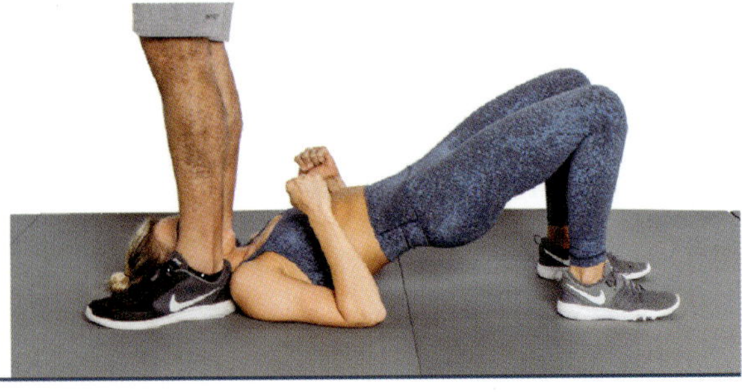

파트너 보조 스트래들

문제점과 교정

문제점: 척추 과신전

이 잘못된 동작은 고관절을 신전할 때 허리를 과도하게 아치형으로 만드는 경우에 발생한다. 이때 허리 근육이 불필요하게 과도하게 활성화된다. 원하는 것은 고관절의 신전(또는 약간의 과신전)이지, 척추의 과신전이 아니다. 허리를 과도하게 아치형으로 만들면 척추 기립근에 긴장이 느껴지고 둔근에는 그만큼 긴장이 느껴지지 않는다. 이로 인해 척추 기립근이 과도하게 피로해질 뿐만 아니라 불필요하게 과신전과 관련된 허리 통증이 생길 수 있다.

일반적으로 고관절을 최대한 신전하려는 경향이 있지만, 유연한 사람들은 무릎과 어깨 선을 넘어 고관절을 과도하게 신전할 수 있다. 하지만 이 추가적인 신전이 항상 고관절에서만 일어나는 것은 아니다. 척추에서 일어날 수도 있다. 대부분의 사람들은 무릎이 굴곡된 상태에서 고관절 과신전은 약 10도 정도이지만, 사람에 따라 그 범위는 매우 넓어서 0도에서 50도 이상일 수 있다! 따라서 브릿지 운동을 할 때는 척추를 상대적으로 중립 상태로 유지하고, 과신전이 척추가 아닌 고관절에서 일어나도록 해야 한다.

이 잘못된 동작은 특히 바벨 글루트 브릿지 변형 동작을 수행할 때 문제가 된다. 이 동작에서는 운동의 최상단에서 상체가 아래쪽으로 기울어지며, 바벨이 몸에서 미끄러지는 것을 방지하기 위해 손으로 바벨을 지탱해야 한다. 만약 무거운 중량, 예를 들어 315파운드(약 143kg)를 들고 과신전한다면 허리뿐만 아니라 바벨을 지탱하는 손목에도 엄청난 부담을 주게 된다.

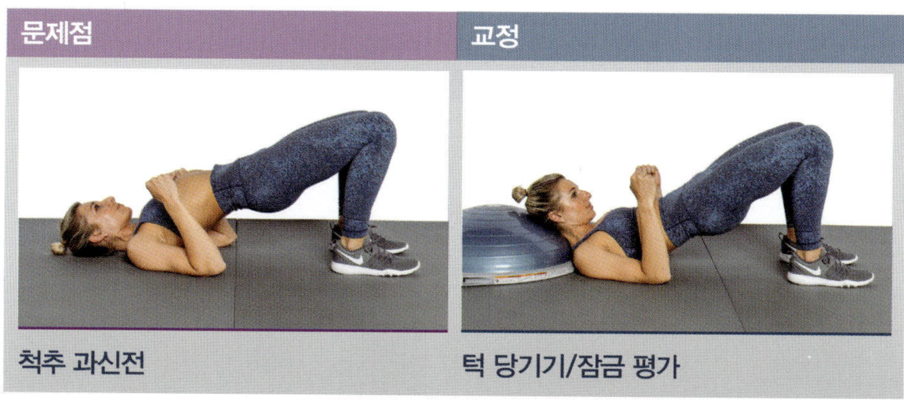

척추 과신전 | 턱 당기기/잠금 평가

교정:

머리를 보수볼이나 다른 도구로 받쳐 턱을 당기면 갈비뼈가 내려가면서 허리의 과신전을 방지하고 척추를 안정적으로 유지할 수 있다. 또한 옆에서 자신을 촬영하여 잠금 위치를 평가하는 것이 중요하다. 고관절 가동범위가 끝날 때 신전이 멈추는지 확인하라. 이는 비교적 쉽게 확인할 수 있으며, 허리가 위로 휘어지고 갈비뼈가 골반에서 멀어지면 잘못된 동작이 발생하고 있음을 알 수 있다.

문제점: 발끝으로 밀기

발을 몸 쪽으로 너무 가깝게 위치시키거나 발바닥의 앞쪽으로 밀면 긴장이 엉덩이 근육에서 벗어나 대퇴근이나 햄스트링으로 옮겨진다.

교정:

발끝을 지면에서 들어 올리고(발목 배측굴곡) 발뒤꿈치로 밀어내는 데 집중하라.

글루트 브릿지 카테고리

글루트 브릿지 기술에서 베리에이션을 만드는 방법은 두 가지가 있다. 첫 번째는 자세를 수정하는 것이고, 두 번째는 사용하는 장비에 따라 다르다. 이 섹션에서는 자세를 바꾸는 방법을 설명하고, 다음 섹션에서는 사용하는 장비에 따른 베리에이션을 설명한다.

모든 글루트 브릿지 자세는 등이 바닥에 닿아 있고 다리가 구부러진 상태라는 점에서 유사하다. 베리에이션은 양발, 한 발, B-스탠스, 또는 프로그 펌프 등의 자세로 바꿀 수 있으며, 발을 지면에 두거나 높인 표면에 두는 방식으로 만든다.

힙 쓰러스트와 마찬가지로, 각 베리에이션은 특정한 이점이 있으며, 목표와 체형에 맞게 선택할 수 있다. 어떤 기술이 자신에게 가장 잘 맞는지 실험해보는 것이 중요하며, 각 베리에이션은 약간씩 다른 자극을 제공한다. 예를 들어 근육 긴장을 최대화하려면 양다리 바벨 글루트 브릿지를 수행할 수 있지만, 한 발 글루트 브릿지나 프로그 펌프 베리에이션이 엉덩이 근육을 더 많이 자극할 수도 있다.

선택하는 운동 카테고리는 상황에 따라 달라질 수 있다. 여행 중에 장비가 없는 경우, 한 발 글루트 브릿지 베리에이션을 선택하거나 발을 지면에서 들어 올릴 수 있다.

최상의 결과를 얻기 위해서는 다양한 카테고리의 운동을 체중만으로 실험해보는 것이 좋다.

글루트 브릿지

양발을 지면에 두고 수행하는 이 베리에이션은 안정적이어서 더 무거운 무게를 들어 근육 긴장을 더 크게 만들 수 있다. 안정성이 추가되므로 수행하기 쉽고, 여러 지지점을 가지고 있어 조정이 많이 필요하지 않기 때문에 힙 쓰러스트의 리그레션 운동으로도 좋다.

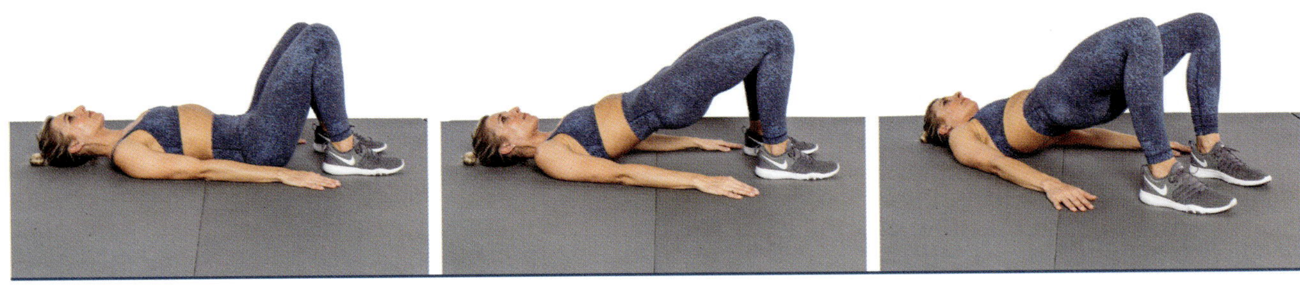

등을 대고 누운 후 편안한 자세를 취하라. 발뒤꿈치로 지면을 밀며 허리를 과도하게 아치형으로 만들지 않는 범위에서 엉덩이를 최대한 높이 들어 올려라. 동작의 상단에서 둔근을 강하게 수축하라. 엉덩이를 지면에 닿을 때까지(또는 최소한 바벨이 지면에 닿을 때까지) 내리면서 동작의 가동범위를 최대화하라.

싱글 레그 글루트 브릿지

이 베리에이션은 한쪽 다리로 몸을 안정시켜야 하기 때문에 일반적으로 더 어렵다. 하지만 한쪽 다리로 하는 베리에이션의 장점은 어디서든 수행할 수 있다는 점이며, 체중 저항만으로도 뛰어난 둔근 운동 효과를 얻을 수 있다.

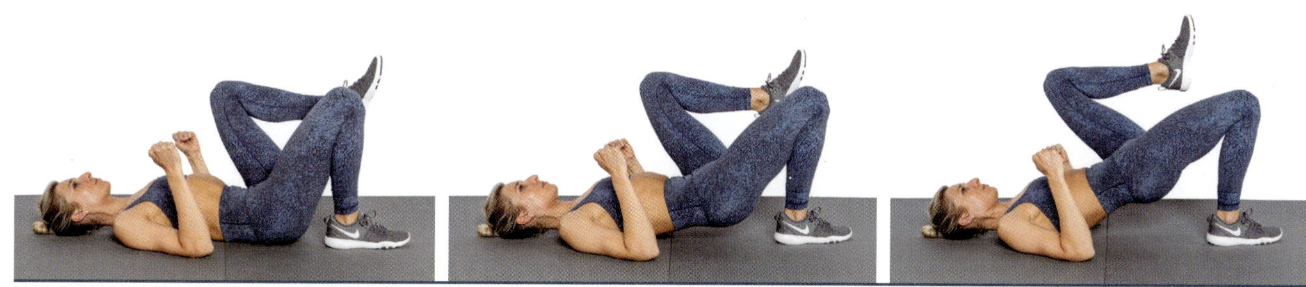

등을 대고 누운 상태에서, 팔을 몸 옆에 두고 손바닥을 바닥에 붙이거나, 팔을 굽혀 주먹을 쥔 자세를 취한다. 발을 중심선에 맞추어 모은 후, 한쪽 다리를 들어 올려라. 참고로, 비활동 다리는 굽히거나 펴도 된다. 더 나은 자세와 둔근 활성화를 제공하는 선택지를 골라라. 다음으로 발뒤꿈치로 바닥을 밀며 엉덩이를 들어 올려, 발을 딛고 있는 무릎과 어깨가 대략 일직선이 되도록 한다.

B-스탠스 글루트 브릿지

B-스탠스 베리에이션은 기본적으로 싱글 레그 글루트 브릿지와 유사하지만, 다리를 바닥에서 들어 올리는 대신, 한쪽 발을 반대쪽 발보다 약간 앞에 두고 발가락을 들어 올린 상태로 유지한다. 이렇게 하면 더 안정성이 생겨서 이 변형은 약간 더 쉽게 수행할 수 있다. B-스탠스 변형은 싱글 레그 글루트 브릿지와 더블 레그 글루트 브릿지의 중간 단계라고 생각하면 된다. 발을 뻗은 쪽 다리로 적극적으로 밀어내지는 않지만, 균형을 유지하는 데 사용된다. 체중의 70%는 목표하는 쪽 다리에, 30%는 반대쪽 다리에 실린다고 상상해보라.

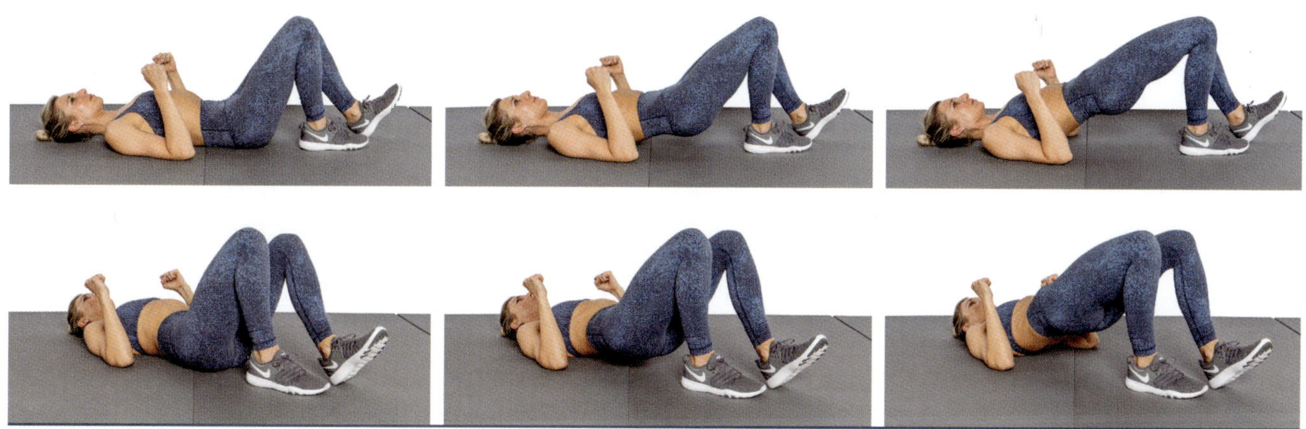

등을 대고 누운 상태에서 편안한 자세를 취한 후, 발을 중심선에 맞춰 모아라. 그다음 한쪽 다리를 앞으로 움직여 발뒤꿈치를 다른 발보다 조금 앞에 두어라. 동작을 실행할 때, 몸에 더 가까운 발의 뒤꿈치로 힘을 주어 엉덩이를 들어 올려라. 이때 뻗은 다리는 오직 균형과 안정성을 제공하기 위한 역할만을 한다.

프로그 펌프

프로그 펌프 베리에이션은 다른 변형들과는 달리 발바닥, 특히 뒤꿈치가 맞닿아 있는 상태로 수행된다. 이 자세는 고관절의 벌림(앱덕션)과 외회전이 자연스럽게 포함되므로, 많은 사람들이 기존의 글루트 브릿지보다 엉덩이 근육 활성화가 더 잘 된다고 느낀다.

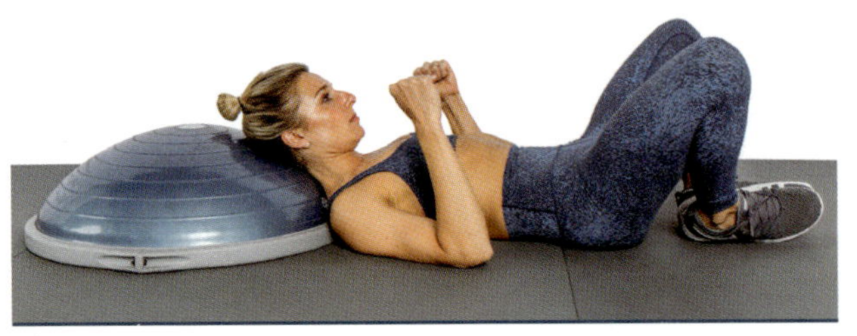

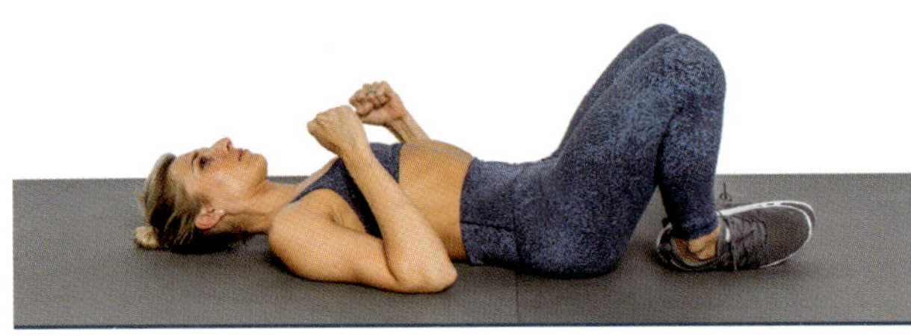

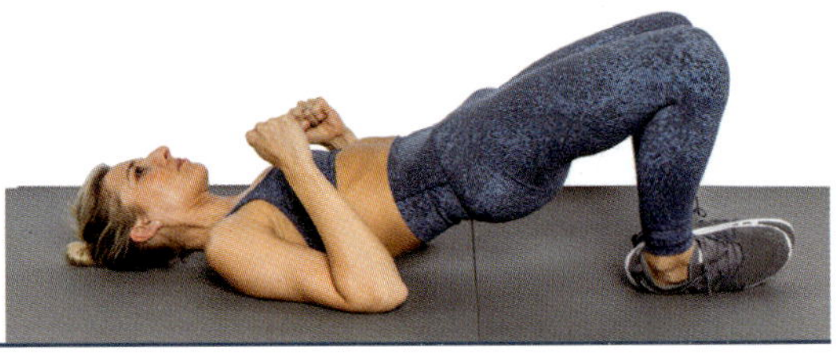

등을 대고 누운 상태에서 뒤꿈치를 모아 발을 위치시킨다. 발의 위치와 무릎 각도에는 적절한 균형이 필요하다. 발이 몸에서 너무 멀거나 너무 가깝지 않도록 하고, 무릎이 바닥에 닿거나 하늘을 향해 똑바로 서지 않도록 하라. 턱을 고정시키기 위해 머리를 보수볼 위에 놓는 것을 권장한다. 운동을 수행할 때, 무릎과 발을 같은 위치에 유지한 채 뒤꿈치(또는 뒤꿈치의 바깥쪽)를 통해 힘을 주고, 엉덩이를 들어 올리며, 상단 위치에서 엉덩이 근육을 강하게 조인다.

글루트 마치

글루트 마치는 더블 레그 글루트 브릿지와 싱글 레그 글루트 브릿지의 혼합 형태다. 사진에서 볼 수 있듯이, 더블 레그 글루트 브릿지를 수행하고 상단 위치를 유지한 후 한 번에 한쪽 다리를 들어 올린다. 글루트 랩에서는 글루트 마치를 워밍업 드릴 및 싱글 레그 글루트 브릿지의 리그레션(2세트, 각 다리당 10회 또는 20회 싱글 레그 마치)으로 사용한다. 더블 레그 글루트 브릿지를 잘하지만 아직 싱글 레그 변형에 준비되지 않은 경우, 글루트 마치를 사용해 싱글 레그 글루트 브릿지 기술과 협응력을 개발할 수 있다. 또한, 두 다리로 들어 올린 후 한 다리로 내리는 방식인 '투 업, 원 다운' 방법을 활용할 수 있다. 이를 통해 더블 레그 글루트 브릿지를 수행한 후 한쪽 다리로 내리고, 브릿지를 할 때마다 다리를 바꾼다.

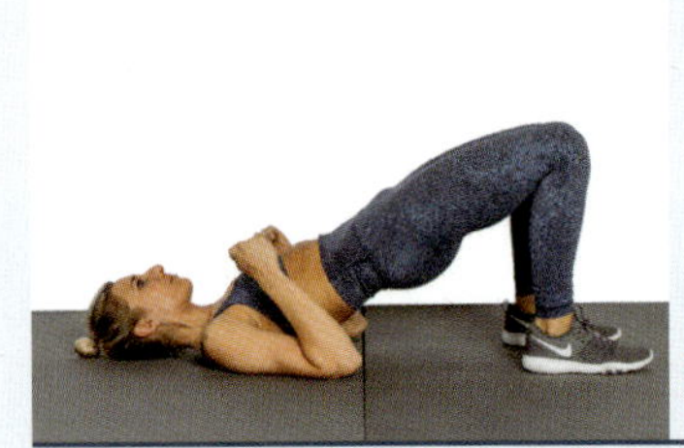

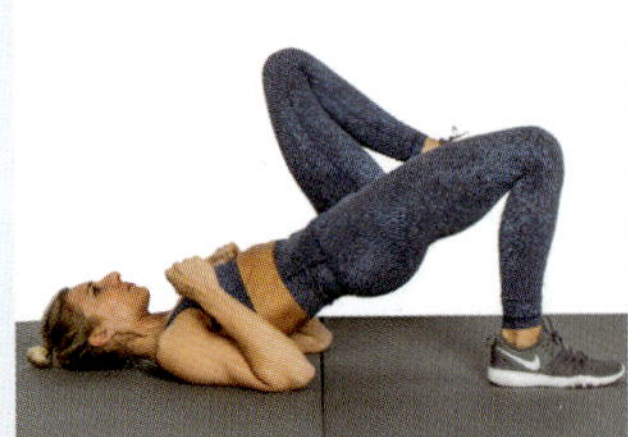

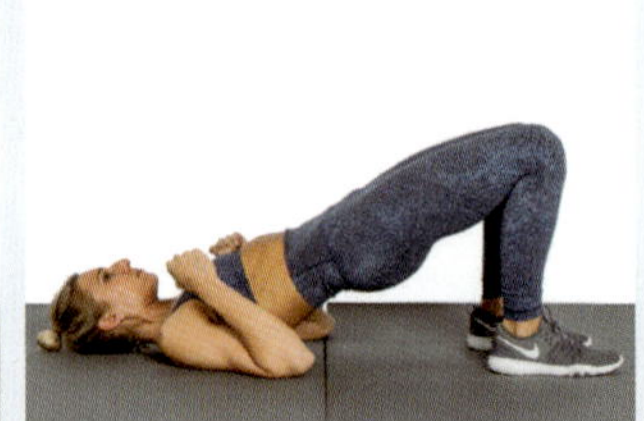

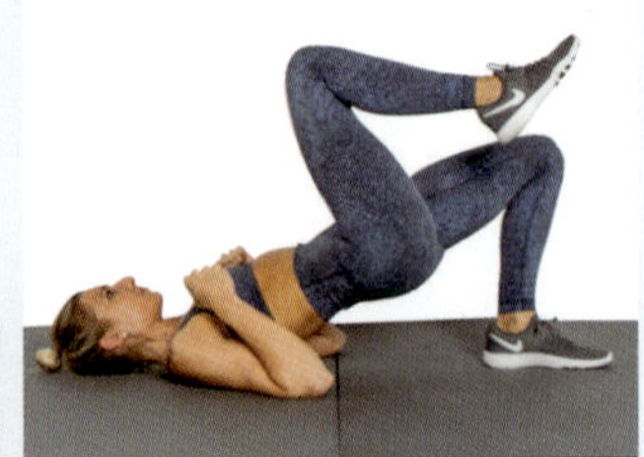

핏 엘리베이티드 글루트 브릿지

이 기술을 수행하려면 양발(또는 양쪽 뒤꿈치)을 박스, 스텝, 의자 또는 벤치와 같은 높인 표면에 위치시킨다. 이 방법은 긴장을 햄스트링으로 이동시키고, 고관절의 가동범위를 증가시키며, 대퇴사두근의 활성화를 감소시킨다. 대퇴사두근의 긴장을 줄이거나 햄스트링의 긴장을 증가시키고 싶다면 이 베리에이션이 훌륭한 선택이다.

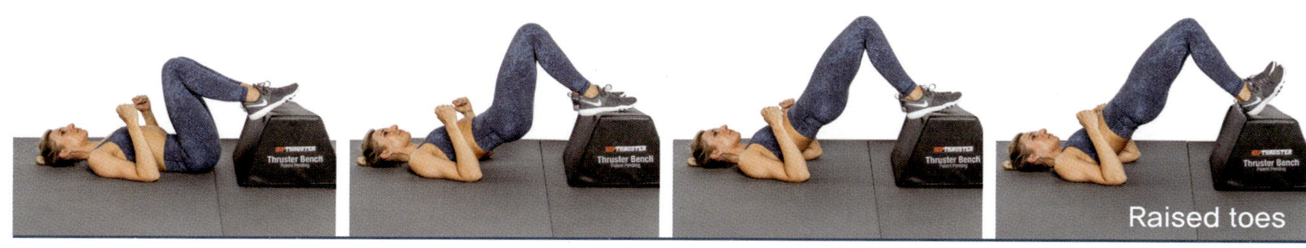

플라이오메트릭 박스 또는 벤치 앞에 등을 대고 누워 시작한다. 발의 중앙을 박스 가장자리에 놓거나, 발뒤꿈치를 박스 위에 올리고 발끝이 천장을 향하게 하라. 무릎 각도가 운동의 최상위 지점에서 약 90도가 될 수 있도록 앞뒤로 조정한다. 발뒤꿈치나 발의 중앙을 사용해 고관절을 천장을 향해 밀어 올리며, 등의 중간에서 무릎까지 일직선을 이루도록 한다. 고관절을 완전히 신전했을 때 엉덩이를 1초 동안 강하게 조이는 것을 기억하라.

싱글 레그 풋 엘리베이티드 글루트 브릿지

바닥에서 하는 한 발 글루트 브릿지가 어려우면, 이러한 변형은 더 넓은 가동범위와 안정화 요구로 인해 약간 더 어려울 수 있다. 양발을 올린 글루트 브릿지처럼, 이 변형은 대퇴근에서 햄스트링으로 긴장을 전환한다.

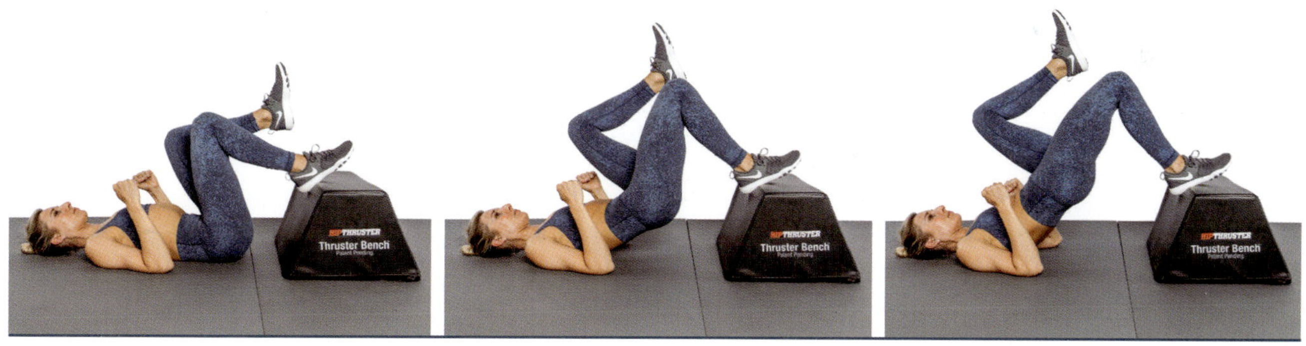

등을 대고 플라이오메트릭 박스나 벤치 앞에 눕는다. 발의 중앙을 박스 가장자리에 놓거나 발뒤꿈치를 박스 위에 올려 발가락을 천장을 향하게 할 수 있다. 무릎이 약 90도가 되도록 뒤로 혹은 앞으로 슬라이드한다. 발을 함께 놓고 중앙선에 맞춰 한 발을 들어 올린다. 참고로 다리를 구부리거나 펴는 옵션이 있으며, 엉덩이 근육 활성화를 더 잘 느낄 수 있는 동작을 선택한다. 다음으로 발뒤꿈치나 발 중앙으로 밀며 엉덩이를 들어 올려 완전한 고관절 신전에 도달한다. 움직임을 제어하며 천천히 몸을 내린다.

부하와 장비

글루트 브릿지에 사용할 수 있는 장비 옵션은 힙 쓰러스트에 사용하는 장비 옵션과 거의 동일하다. 저항 밴드(글루트 루프 또는 미니 밴드), 덤벨, 바벨, 혹은 힙 밴드를 사용할 수 있다. 무릎 밴드, 덤벨, 바벨에 대한 설명은 힙 쓰러스트와 매우 유사한데, 글루트 브릿지와 힙 쓰러스트가 비슷한 움직임 패턴을 공유하기 때문이다.

무릎 밴드를 활용한 베리에이션

저항 밴드를 글루트 브릿지에 추가하면 엉덩이 근육에 두 배의 부담을 주어, 움직임을 수행하는 동안 두 배로 힘들게 작용해야 한다. 밴드가 무릎 주위에서 무릎을 안쪽으로 당기면서, 엉덩이 근육을 사용하여 고관절을 신전시키는 동시에 밴드를 저항하기 위해 무릎을 바깥쪽으로 밀어야 하므로 더 깊고 빠른 자극을 느낄 수 있다.

밴드는 무릎 위나 아래에 위치시킬 수 있다. 내 경험에 따르면, 밴드를 무릎 위에 위치시켰을 때 엉덩이 근육의 활성화가 더 잘 이루어지지만, 사람마다 다를 수 있다. 모든 변형에서처럼, 엉덩이 근육의 활성화를 더 많이 느낄 수 있는 옵션을 선택해라. 또한, 밴드의 위치는 한 가지 글루트 운동에서 다른 운동으로 넘어갈 때 선호하는 위치가 다를 수 있으니, 무릎 밴드를 사용하는 스쿼트나 고관절 벌림 운동을 할 때 이 점을 염두에 두어라.

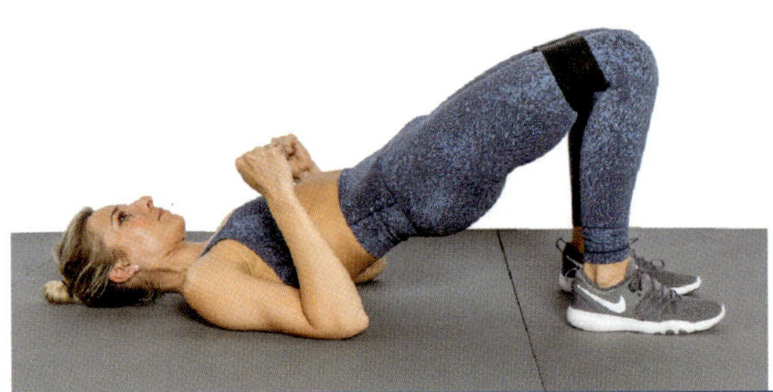

무릎 위 밴드

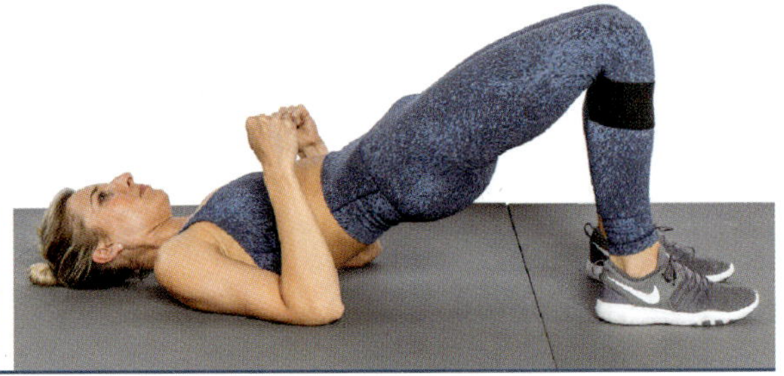

무릎 아래 밴드

무릎 밴드 체중 베리에이션

무릎 밴드 베리에이션을 수행하려면 저항 밴드를 무릎 위나 아래에 위치시키고, 편안한 자세를 취한 후 밴드를 향해 무릎을 바깥쪽으로 밀어내라. 무릎 바깥쪽에 긴장을 유지하면서 고관절을 신전하고, 엉덩이 근육을 최대한 수축한다. 엉덩이를 지면으로 내릴 때에도 계속해서 무릎을 밴드에 맞서 바깥쪽으로 밀어낸다.

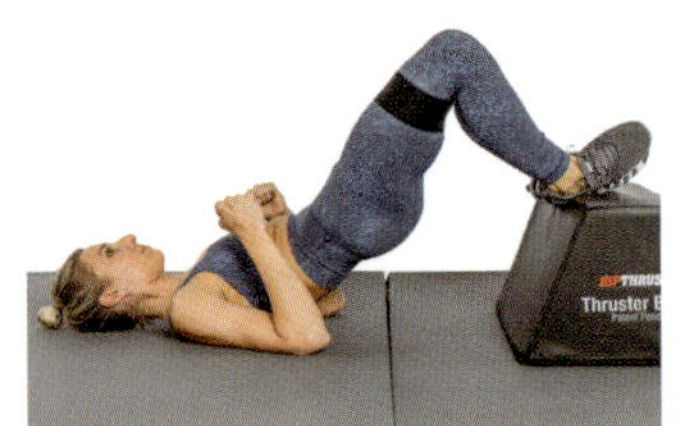

핏-엘리베이티드
니 밴드 프로그 펌프

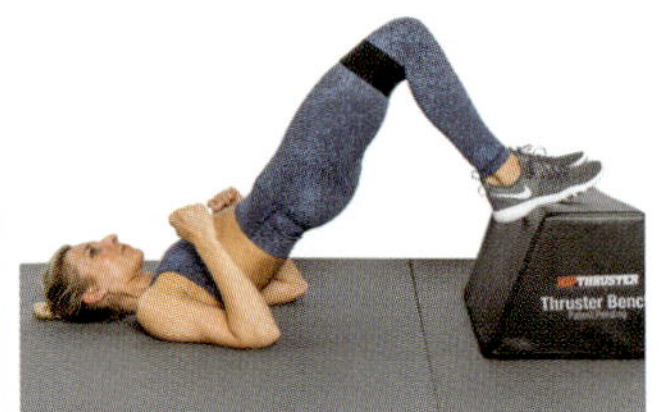

핏-엘리베이티드
니 밴드 글루트 브릿지

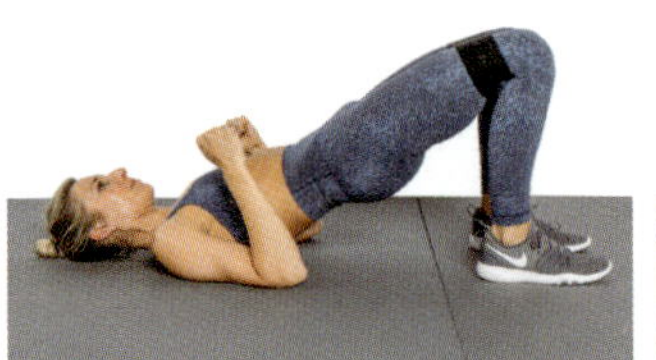

니 밴드 글루트 브릿지

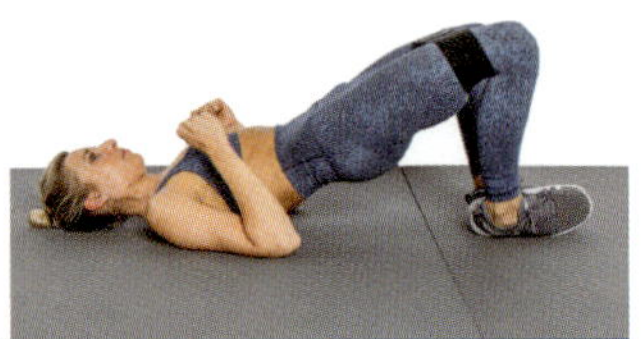

니 밴드 프로그 펌프

싱글 레그 무릎 밴드 베리에이션

싱글 레그 베리에이션에서도 저항 밴드를 사용할 수 있다. 사진에서 볼 수 있듯이, 상단 다리로 저항을 조절한다. 즉, 다리를 더 높이 들어 올릴수록 밴드에 더 많은 장력이 가해진다. 밴드에 더 많은 장력이 가해질수록 고관절을 신전하는 데 더 많은 힘이 필요하게 된다. 다리를 벌리기만 해도 고관절 신전 동작에 저항을 추가하는 것이다. 중요한 점은 엉덩이를 올리고 내릴 때 전 범위의 움직임에서 밴드의 장력을 일정하게 유지하는 것이다.

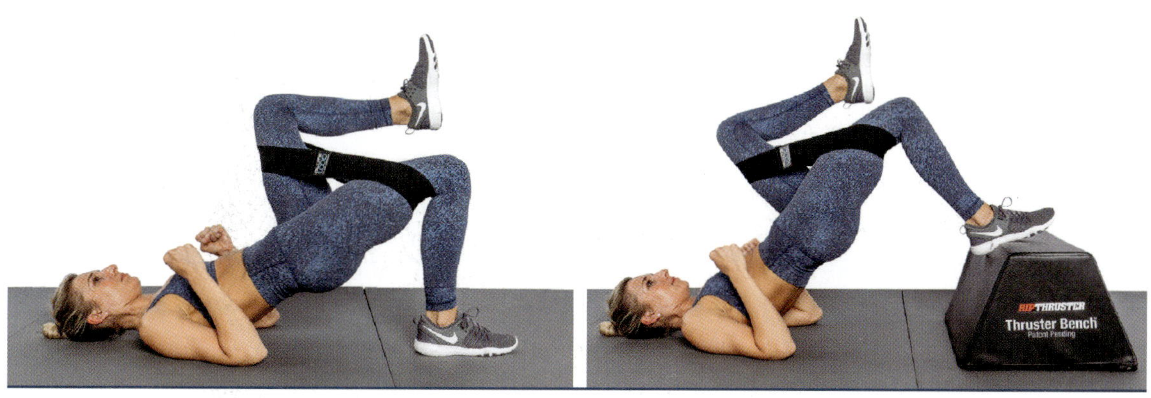

싱글 레그 니 밴드 글루트 브릿지　　싱글 레그 핏-엘리베이티드 니 밴드 글루트 브릿지

무릎 밴드 덤벨/바벨 베리에이션

덤벨이나 바벨 베리에이션과 함께 밴드를 사용할 수도 있다. 덤벨이나 바벨과 밴드를 함께 사용하면 더 적은 무게로도 엉덩이 근육에 자극을 줄 수 있고, 더 적은 반복 횟수로도 좋은 펌프와 타는 듯한 느낌을 얻을 수 있다.

그러나 저항 밴드는 상부 대둔근(엉덩이 윗부분)에 더 많은 자극을 주기 때문에, 하부 대둔근(엉덩이 아랫부분)에는 이론적으로는 제한이 있을 수 있다. 최근 연구에 따르면, 밴드가 전체 반복 횟수에 부정적인 영향을 미치지 않는다고 하지만, 모든 운동에서 이 결과가 적용되는 것은 아닐 수 있다. (해당 연구는 스쿼트를 대상으로 진행되었다.)

상부 둔근 활성화를 더 원한다면 저항 밴드를 사용하는 것이 좋지만, 바벨 글루트 브릿지에서 1RM을 목표로 하거나 하부 둔근의 반복 횟수를 늘리고 싶다면 밴드 없이 훈련하는 것이 좋을 수 있다.

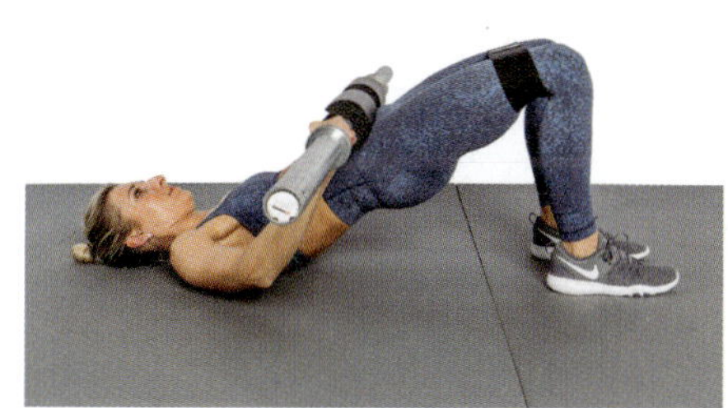

니 밴드 바벨 글루트 브릿지

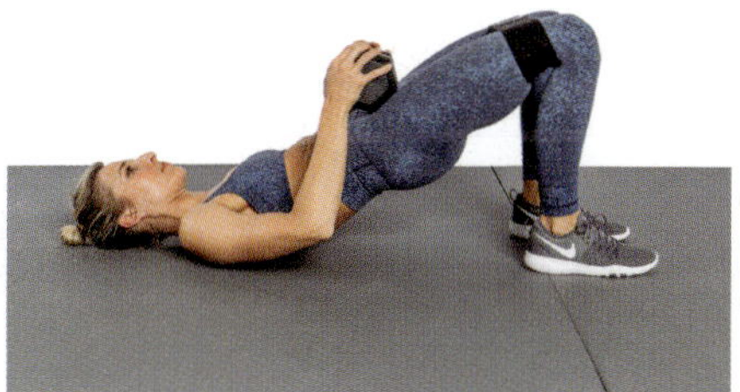

니 밴드 덤벨 글루트 브릿지

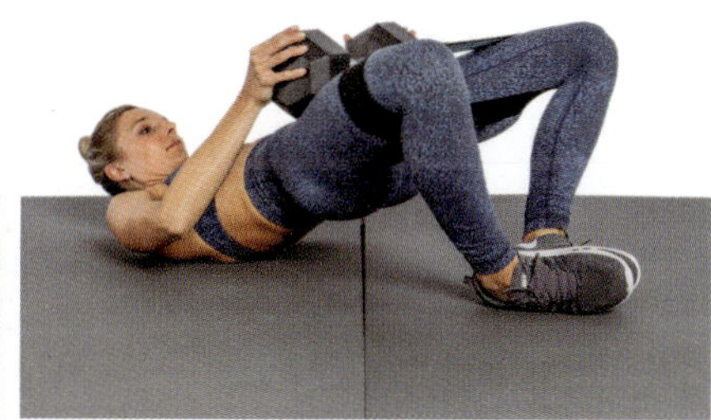

니 밴드 덤벨 프로그 펌프

덤벨 베리에이션

글루트 브릿지 동작에서 엉덩이에 저항을 더해주면 더 큰 도전이 된다. 이때 저항을 더하는 방법으로는 덤벨이나 바벨을 사용할 수 있다. 덤벨은 작고 가벼우며 다루기 쉬워서 바벨 글루트 브릿지로 넘어가기 전에 사용하기 좋다. 하지만 덤벨이 초보자에게만 쓰이는 것은 아니다. 저 역시 내 훈련이나 클라이언트와의 훈련에서 덤벨을 자주 사용한다. 만약 체중을 이용한 글루트 브릿지가 너무 쉬워서 50회 정도 해야 엉덩이 근육에 자극을 느낀다면, 덤벨을 엉덩이에 올리고 그 차이를 느껴보라.

목표는 고반복 운동을 하되, 저항을 추가하는 것이다. 20회 정도에서 화끈거림을 느껴야 하며, 60회 이상을 수행할 수 없을 만큼의 무게를 사용해야 한다. 만약 그 이상을 할 수 있다면, 더 무거운 무게를 사용하거나 짧은 고관절 가동범위를 가진 프로그 펌프를 수행하는 것도 좋은 방법이다. 프로그 펌프는 일반적으로 100회까지 수행하는 유일한 기술이다.

싱글 덤벨 베리에이션

덤벨 글루트 브릿지 베리에이션을 수행하려면, 덤벨을 엉덩이 위에 바로 위치시킨다. 적절한 위치를 찾기 위해 조정이 필요할 수 있다. 양손으로 덤벨의 바깥쪽을 잡고, 발뒤꿈치로 밀어내며 무릎을 벌리고 엉덩이를 덤벨 방향으로 들어 올린다. 엉덩이를 들어 올리면서 덤벨을 골반 중앙에 유지하기 위해 손으로 덤벨을 살짝 앞으로 굴린다. 동작의 정상 위치에서 엉덩이 근육을 꽉 조인다. 엉덩이를 지면으로 내릴 때도 덤벨이 엉덩이 위에 유지되도록 살짝 뒤로 굴리며 동작을 수행한다.

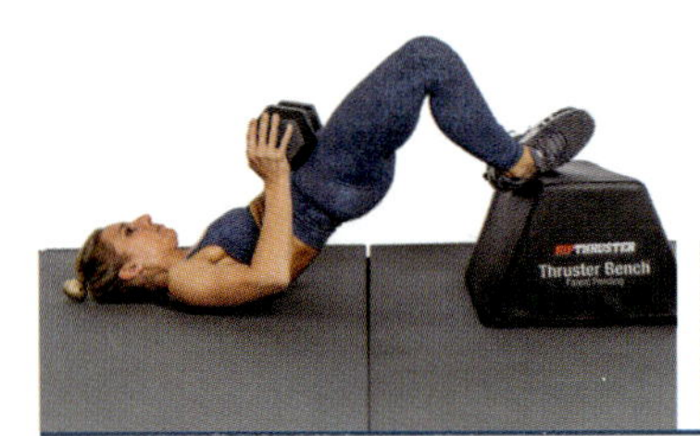

핏-엘리베이티드
덤벨 프로그 펌프

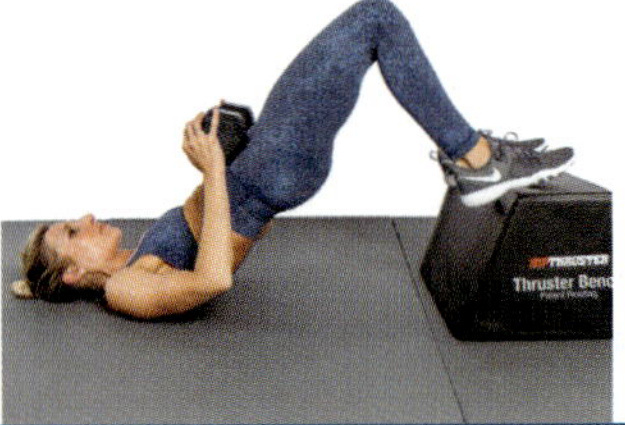

핏-엘리베이티드
덤벨 글루트 브릿지

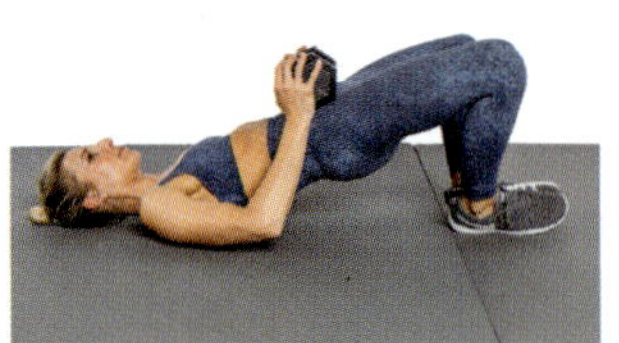

덤벨 프로그 펌프

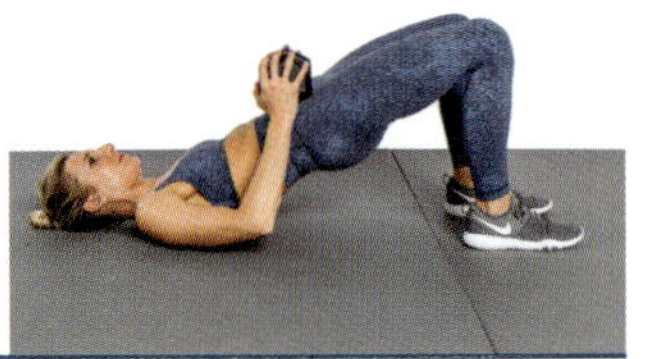

덤벨 글루트 브릿지

더블 덤벨 베리에이션

대안으로, 글루트 브릿지와 프로그 펌프를 수행할 때 두 개의 덤벨을 사용할 수 있다. 이 방법은 무거운 덤벨을 구할 수 없을 때 유용하다. 예를 들어 평소 80파운드 덤벨로 글루트 브릿지를 하고 싶지만, 운동 중인 헬스장에 무거운 덤벨이 없을 때(대부분의 호텔 피트니스 센터에서 자주 발생하는 문제) 두 개의 40파운드 덤벨을 사용할 수 있다.

비록 더블 덤벨 베리에이션은 무거운 싱글 덤벨이 없을 때 훌륭한 대안이지만, 두 개의 덤벨을 사용하는 것은 몇 가지 문제를 일으킬 수 있다. 일부 사람들은 불편함을 느끼거나, 움직임 중 안정성을 유지하기 어려워하며, 특히 무거운 덤벨을 사용할 때 덤벨을 제자리에 두는 것이 까다로울 수 있다.

이러한 이유로, 글루트 브릿지와 프로그 펌프에서 더블 덤벨 베리에이션을 추천한다. 고관절 가동범위가 크지 않기 때문에 동작을 수행하는 동안 덤벨을 제자리에 유지하기가 더 쉽기 때문이다. 사진에서 보듯이, 덤벨을 각 엉덩이에 위치시키고, 고관절 굴곡근 위에 두는 것이 좋다.

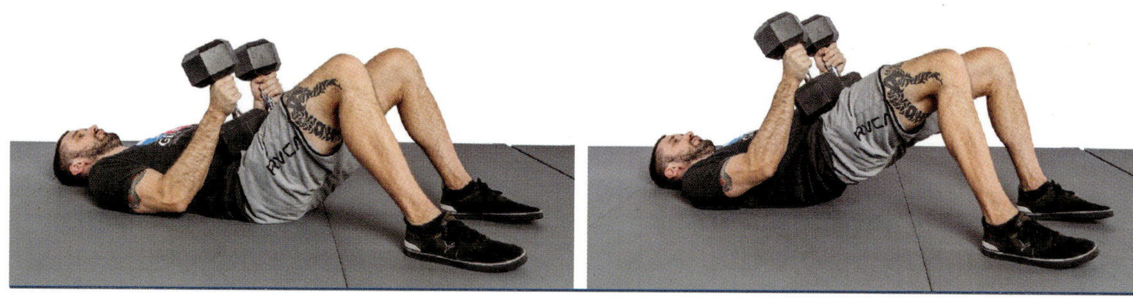

싱글 레그 덤벨 베리에이션

싱글 레그 덤벨 베리에이션을 수행하려면, 발을 중심선에 맞추고 덤벨을 바닥에 닿은 다리 쪽에 위치시킨다. 덤벨을 오른쪽 엉덩이 위에 놓고, 반대쪽 팔을 굽혀 주먹을 쥐어라. 덤벨을 제자리에 두고 반대쪽 다리를 들어 올린다. 무릎을 구부리거나 다리를 곧게 펴서 천장을 향하게 할 수 있다. 덤벨을 엉덩이 위에 유지하며 발뒤꿈치로 밀어내고 엉덩이를 신전한다. 동작의 정상 위치에 도달하면 엉덩이 근육을 조이고, 반대쪽 팔꿈치를 지면에 박아 안정성을 유지한다.

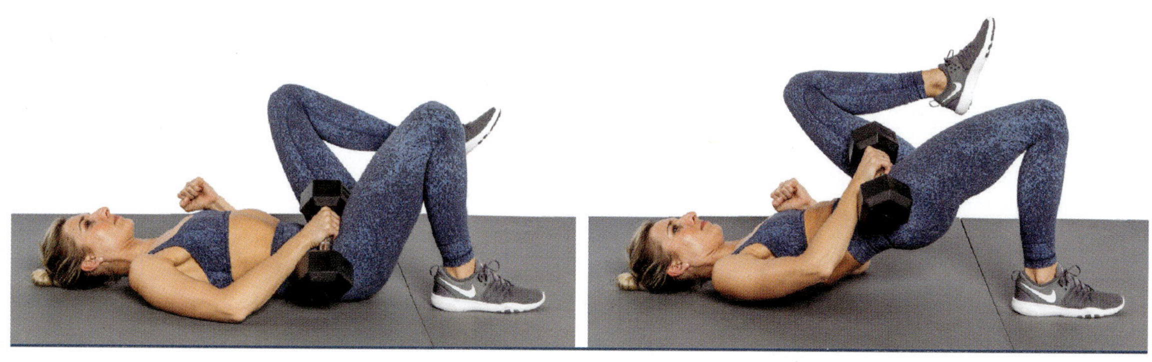

바벨 베리에이션

많은 사람들이 묻는다. "큰, 강한 엉덩이를 키우는 데 더 좋은 것은 바벨 글루트 브릿지인가, 바벨 힙 쓰러스트인가?" 내가 여러 번 언급했듯이, 힙 쓰러스트는 고관절 가동범위가 커서 최고의 엉덩이 운동이다. 그러나 같은 양의 연습을 가정했을 때, 바벨 글루트 브릿지에서는 더 무거운 부하를 감당할 수 있어 엉덩이 근육 활성화가 증가할 수 있다. 이런 이유로, 두 가지 모두를 프로그램에 포함시키는 것이 현명하다. 즉, 힙 쓰러스트를 우선시하고, 가끔씩은 바닥에서 최대 중량을 들며 원하는 반복 범위로 브릿지를 수행해라.

바벨 테크닉을 안전하게 수행하려면 접힌 수건, 요가 매트 또는 스쿼트 스펀지를 사용하여 골반을 보호해야 한다. 그렇지 않으면 바벨이 파고들어 자세에 영향을 미치고 들어 올릴 수 있는 중량을 제한하게 된다. 바벨을 치골 바로 위, 고관절에 직접 올려놓지만, 정확한 위치를 조정해가며 본인에게 맞는 '스위트 스팟'을 찾아야 한다. 중요한 점은 통증이 없어야 한다는 것이다. 바벨이 엉덩이에 직접 눌려 있는 것이 이상적이지만 골반에 통증이 있다면, 덜 나쁜 선택은 바벨 위치를 조정하거나 패딩을 두 겹으로 사용하는 것이다(예: 요가 매트와 스쿼트 스펀지를 함께 사용). 운동 중 통증이 있다면 엉덩이 근육은 최대한 활성화되지 않으니 유의해라.

또 하나의 유용한 바벨 글루트 브릿지 팁은, 45파운드의 큰 플레이트 대신 25파운드의 작은 플레이트를 사용하는 것이다. 작은 플레이트는 지면에 더 가깝기 때문에 동작의 하단에서 엉덩이와 바벨 사이에 틈이 생기지 않는다. 반면, 더 큰 플레이트를 사용할 경우 엉덩이와 바벨 사이에 1~2인치 정도의 간격이 생기며, 이 간격을 메우기 위해 엉덩이를 들어야 한다. 작은 플레이트를 사용하면 이러한 틈이 없어지고, 시작부터 엉덩이에 긴장이 걸리며 더 큰 가동범위에서 저항이 생긴다.

바벨을 잡는 방법은 몸통과 팔 길이에 따라 다르지만, 일반적인 규칙은 팔꿈치를 약간 구부린 상태로 편안하게 그립을 잡는 것이다.

바벨 글루트 브릿지

바벨 글루트 브릿지를 수행하려면, 바닥에 앉아 다리를 쭉 뻗은 상태에서 바벨을 다리 위로 굴리거나 보조자가 바벨을 엉덩이 위에 올려놓는다. 바벨 패드가 바벨 중앙에 잘 맞춰져 있고, 바벨이 엉덩이 중앙에 위치하는지 확인하라. 그런 다음, 팔꿈치가 약간 구부러질 정도로 손을 넓게 벌려 바벨을 잡는다. 적절한 그립을 찾기 위해 약간의 조정이 필요할 수 있다. 그립을 잡았으면 발을 뒤로 밀고 글루트 브릿지 자세를 취해라. 바벨이 엉덩이 위에 잘 위치하도록 유지하면서, 발뒤꿈치를 지면에 강하게 밀고 엉덩이를 바벨 쪽으로 들어 올린다. 엉덩이를 들어 올릴 때 바벨이 제자리에 있도록 팔로 바벨을 눌러라. 엉덩이가 완전히 신전될 때 엉덩이 근육을 강하게 조여라. 엉덩이를 바닥으로 내릴 때도 계속해서 팔로 바벨을 눌러 엉덩이 위에 중심을 유지해라.

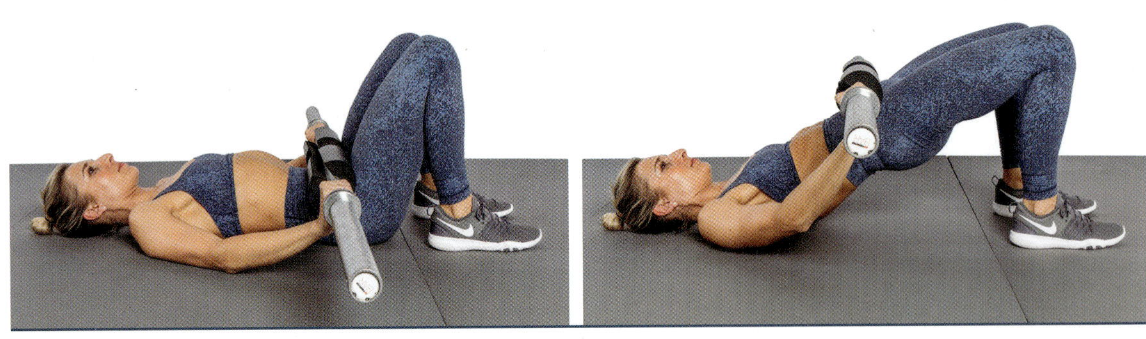

프로그 스탠스 바벨 글루트 브릿지

일반적으로 기술과 조정이 많이 요구되는 운동일수록 엉덩이 근육을 활성화하는 데 덜 효과적이다. 싱글 레그 바벨 글루트 브릿지는 균형을 맞추는 데 많은 요구를 하여, 리드미컬한 반복 수행이 어렵다. 이런 이유로 나는 싱글 레그 바벨 글루트 브릿지를 자주 수행하거나 처방하지 않는다. 이 운동이 여전히 엉덩이 근육에 자극을 주지만, 다른 변형만큼 효과적이지는 않다. 대신 나는 프로그 스탠스 바벨 글루트 브릿지를 선호한다. 이때는 가벼운 무게를 사용하고 고반복 세트로 수행하는 것이 좋다. 바벨 글루트 브릿지와 마찬가지로, 25파운드 이하의 작은 플레이트를 사용하는 것이 좋다. 이렇게 하면 엉덩이를 바벨에 들어 올려 빈 공간을 메우지 않아도 된다.

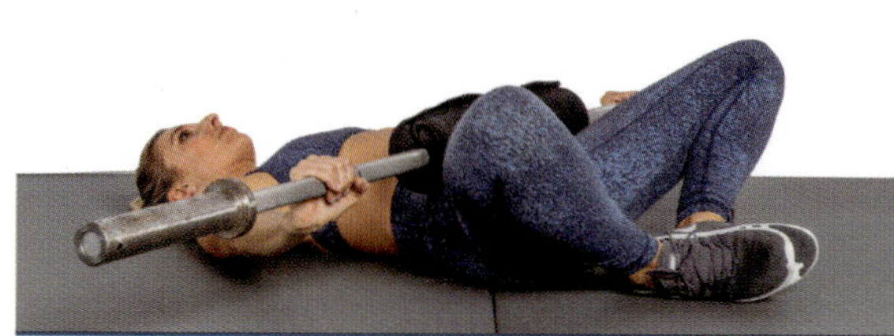
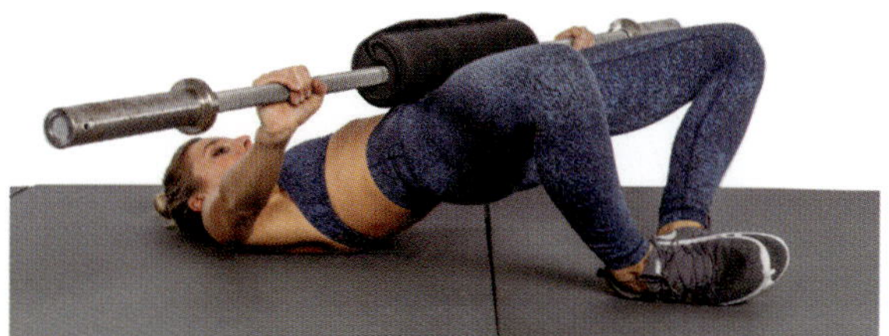

힙 밴드 베리에이션

힙 밴드 베리에이션은 주로 힙 쓰러스트에 사용되지만, 글루트 브릿지나 프로그 펌프에서도 수행할 수 있다. 힙 쓰러스트 섹션에서 설명했듯이, 밴드는 독특한 운동 자극을 제공한다. 바닥 자세에서는 저항이 적고, 상단 자세에서는 저항이 더 커진다. 이는 근육통을 피하면서 대사 스트레스를 강조하고 싶을 때 훌륭한 선택이다. 대부분의 밴드 베리에이션처럼, 나는 보통 이 운동을 고반복으로 운동의 마무리 단계에서 진행한다.

힙 밴드 글루트 브릿지에서 최대의 효과를 얻으려면, 벤치에서 수행하는 것이 가장 좋다. 바닥에서 힙 밴드 글루트 브릿지를 시도하면, 밴드에 충분한 장력이 걸리지 않는다. 하지만 벤치를 사용하면 밴드의 느슨함이 없어지고 시작부터 긴장감이 생긴다.

문제는 셋업하는 과정이다. 이 운동은 인스타그램에서는 멋지게 보일 수 있지만, 실제로는 적절한 자세로 들어가는 것이 어렵다.

이 기술을 올바르게 수행하려면 파워 랙 중간에 벤치를 배치하고, 밴드를 벤치 다리에 걸어야 하며, 그 후 밴드 밑으로 미끄러져 밴드를 엉덩이 위에 위치시킨다. 밴드에 긴장이 걸려 있기 때문에 밑으로 미끄러지는 과정이 어색할 수 있다. 밴드가 엉덩이에 걸리면 글루트 브릿지 자세를 취하고 엉덩이를 밴드 쪽으로 들어 올리면서, 엉덩이 근육을 강하게 조인다.

마지막으로 힙 밴드 글루트 브릿지 경험을 향상시키는 몇 가지 팁이 있다. 첫 번째는 트레이닝 파트너가 벤치 위에서 당신이 있을 때 밴드를 엉덩이에 걸 수 있도록 도와주는 것이다. 두 번째는 단단한 패딩이 있는 넓은 벤치를 사용하는 것이다.

만약 파워 랙을 사용할 수 없다면, 밴드를 무거운 덤벨에 걸 수도 있다. 이 경우 가벼운 밴드를 사용하고 고반복으로 수행하는 것이 좋다. 또한 짧은 벤치나 박스에 발을 올리고, 발을 올린 글루트 브릿지나 프로그 펌프를 수행할 수 있다.

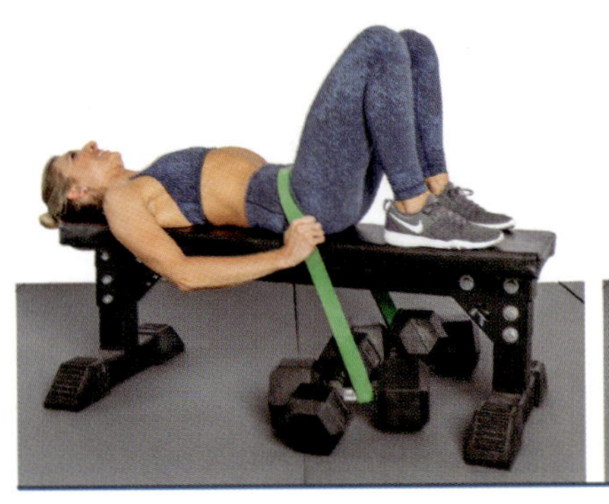

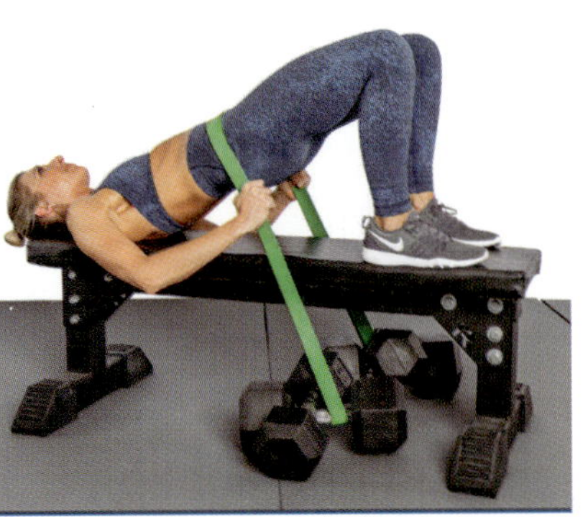

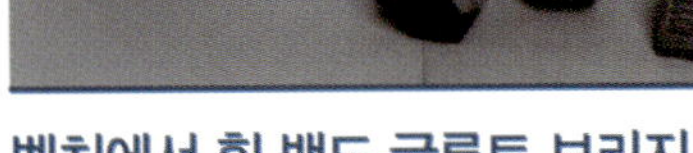

벤치에서 힙 밴드 글루트 브리지

벤치에서 힙 밴드 프로그 펌프

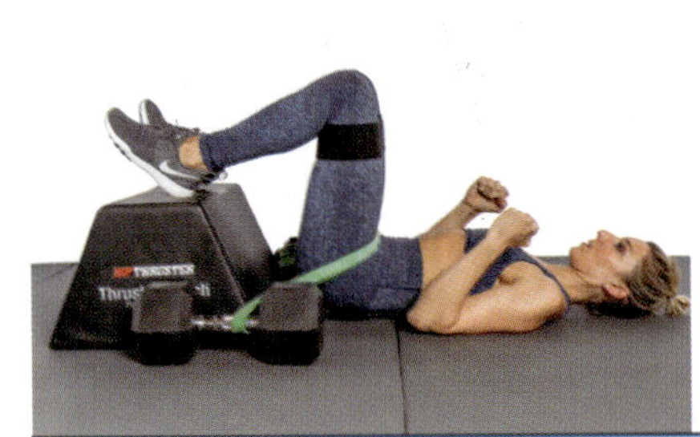

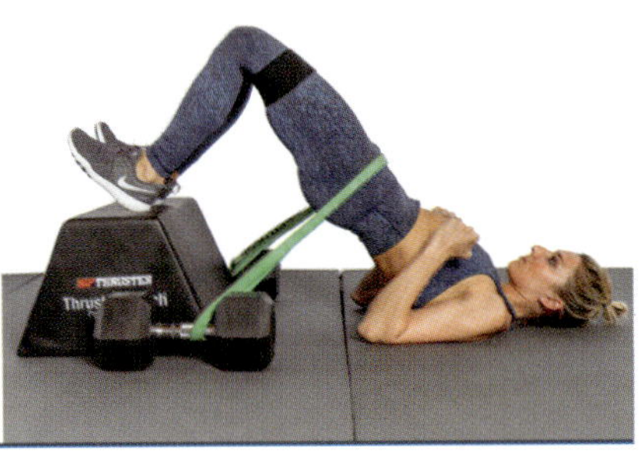

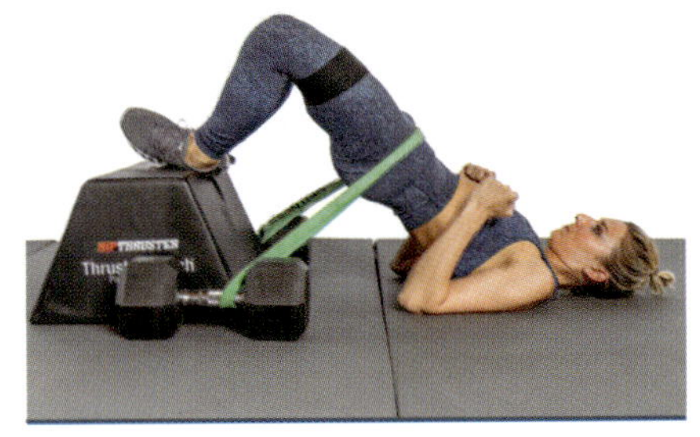

핏-엘리베이티드 힙 밴드 글루트 브릿지

핏-엘리베이티드 힙 밴드 프로그 펌프

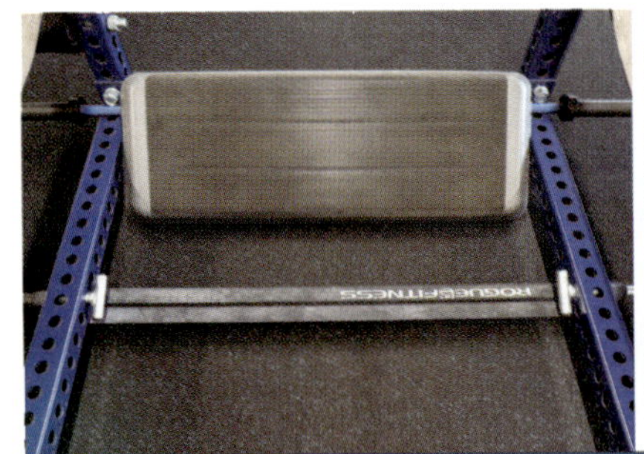

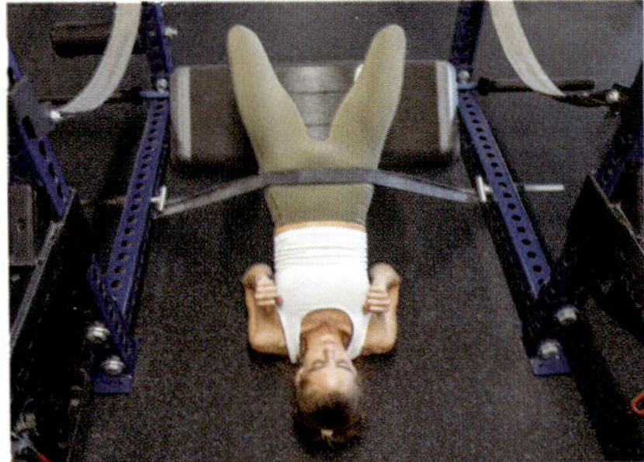

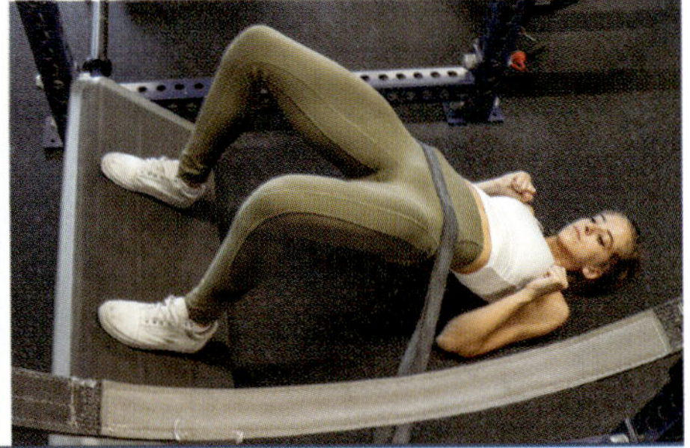

파워 랙 셋업

운동 **3**

쿼드럽 힙 익스텐션 운동

쿼드럽 힙 익스텐션은 둔근 단련에서 가장 심플한 운동 중 하나이다. 하지만 이 운동의 단순함에 속지 마라. 사람들이 운동이 '쉽다'고 생각하면, 때때로 그것이 기능적이지 않거나 한 근육만을 타깃팅한다고 해서 무시해버리는 경우가 있다.

내가 이미 언급했듯이, 복합 운동을 배우고 수행하는 것은 매우 중요하며, 복합 운동은 대부분의 사람들의 훈련에서 중요한 부분을 차지해야 한다. 하지만(이것이 중요하다) 특정 근육 그룹을 타깃팅하는 고립 운동도 필요하다. 예를 들어 다른 근육을 사용하지 않고 엉덩이 근육만을 타깃팅하고 싶다면 어떨까? 또는 신체의 한쪽에 불균형이 있어 특정 부분을 더 집중적으로 운동해야 한다면? 혹은 더 강도 높은 운동을 준비하기 위해 엉덩이 근육을 활성화하고자 할 때도 있다. 이러한 이유들이 쿼드럽 힙 익스텐션과 같은 엉덩이 고립 운동을 운동 도구로서 사용하는 좋은 이유가 된다.

이 섹션에서 설명하는 기술들을 정밀한 엉덩이 운동으로 간주해라. 약 10개의 연구에서 쿼드럽 운동과 엉덩이 근육 활성화를 테스트했는데, 모든 연구에서 엉덩이 활성화가 매우 높았다. 즉, 쿼드럽 기술은 엉덩이를 타깃팅하기에 탁월할 뿐만 아니라 강한 정신-근육 연결과 추가적인 부하가 있을 경우 근육을 키우는 데도 효과적이다. 하지만 대부분의 트레이너들은 이 기술들을 '약하다'고 부르는데, 그 이유는 운동이 쉽고, 주로 엉덩이 근육만을 타깃팅하며, 많은 저항을 가할 수 없는 운동이기 때문이다. 하지만 나는 바로 이러한 이유 때문에 쿼드럽 힙 익스텐션이 훌륭한 엉덩이 근육 운동이라고 생각하며, 이 운동을 어떻게 발전시킬 수 있는지도 이번 장에서 설명하겠다.

쿼드럽 운동 패턴은 밴드, 덤벨 또는 발목 중량을 사용하여 부하를 줄 수 있지만, 일반적으로 체중 운동으로 간주된다. 이러한 이유로 쿼드럽 베리에이션은 주로 워밍업, 고반복 버너웃 또는 정신-근육 연결을 형성하는 데 사용된다. 만약 새로운 고객을 훈련할 때 엉덩이 근육을 잘 느끼지 못한다면, 그들을 쿼드럽 자세로 유도하고 체중 반복 운동을 시킨다. 곧바로 엉덩이 근육이 활성화되는 것을 느낄 수 있다. 이는 엉덩이를 더 힘들게 운동하기 전에 준비시키는 데 도움이 될 뿐만 아니라, 엉덩이 근육을 완전히 활성화하는 감각을 통해 정신-근육 연결을 만들어준다. 이 운동이 유용한 이유는 두 가지이다.

첫째, 엉덩이 근육을 완전히 활성화하는 것이 어떤 느낌인지 모르는 사람들이 있다. 그들은 앉아 있는 시간이 길어 엉덩이 근육을 거의 사용하지 않거나, 대퇴근과 햄스트링에 의존하다 보니 엉덩이 근육과의 연결이 약해졌다. 이런 경우 쿼드럽 힙 익스텐션은 그 연결을 다시 형성하고 뇌에서 엉덩이 근육으로 가는 출력 신호를 증가시킨다.

둘째, 이 감각을 글루트 브릿지나 힙 쓰러스트 같은 다른 둔근 우세 운동으로 이어갈 수 있다. 예를 들어 글루트 브릿지나 힙 쓰러스트를 할 때 대퇴근이나 햄스트링이 너무 많이 작동하는 느낌이 들 때가 있다. 이때 체중으로 몇 번의 쿼드럽 힙 익스텐션을 수행하면, 엉덩이 근육을 활성화할 때 어떤 느낌을 받아야 하는지 알 수 있게 되고, 이를 바탕으로 글루트 브릿지와 힙 쓰러스트 베리에이션에서 최상의 엉덩이 활성화를 얻기 위한 자세를 조정하고 실험할 수 있다.

요약하자면, 쿼드럽 힙 익스텐션 베리에이션은 수행하기 쉽고 엉덩이 근육을 활성화하는 데 매우 효과적이며, 부하를 추가하고 실패 직전까지 운동할 경우 근육을 키우는 데 사용할 수 있다. 나는 이러한 운동을 '페널티 없는 볼륨 운동'이라고 부르는데, 이는 전신에 큰 부담을 주지 않고 관절에 무리를 주지 않으면서도 엉덩이 운동에 볼륨을 추가해주는 운동이기 때문이다.

쿼드럽 힙 익스텐션, 리버스 하이퍼, 케이블 킥백과 같은 운동은 모두 페널티 없는 볼륨 운동 카테고리에 속한다. 일반적으로 이러한 운동들은 주 1회 이상, 운동 중간에 3세트 20회씩 수행하여 다양한 자극을 주는 프로그램에 포함된다. 이때 개인 기록(PR)을 세우는 것이 목표가 아니라, 단순히 엉덩이 근육의 자극과 펌프를 얻는 것이 목표다.

가이드라인과 큐

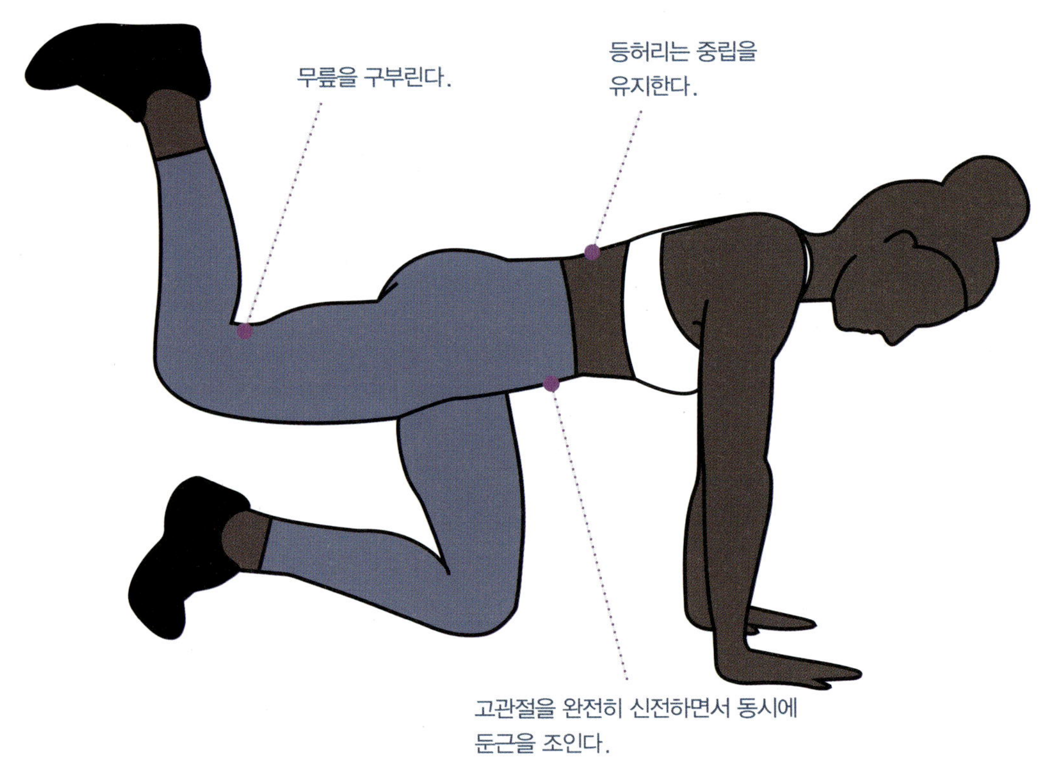

쿼드럽 움직임은 수행하기 매우 간단하기 때문에, 동작을 실행할 때 고려해야 할 사항은 몇 가지 정도이다.

셋업: 무릎을 고관절 아래, 손을 어깨 아래에 위치시키기

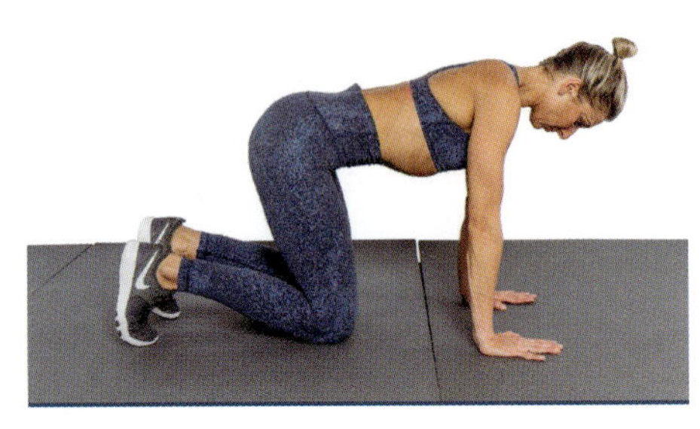

제자리에 들어가는 것은 손과 무릎을 바닥에 대고 있는 것만큼 간단하다. 일반적으로 올바른 자세를 잡기 위해 특별히 지시할 필요가 없다. 대부분 사람들은 손과 발을 자연스럽게 올바른 위치에 놓거나 편안한 자세를 자동으로 취한다. 시작 지점을 찾고 있다면, 무릎을 고관절 바로 아래에 위치시키고 손은 어깨너비보다 약간 바깥쪽, 그리고 몸 앞쪽에 놓는다. 몇 번 반복 동작을 수행한 후, 통증 없이 움직일 수 있는지 확인하고 엉덩이 근육이 최대한 활성화되는지 위치를 조정한다.

척추 역학: 중립 구간 유지

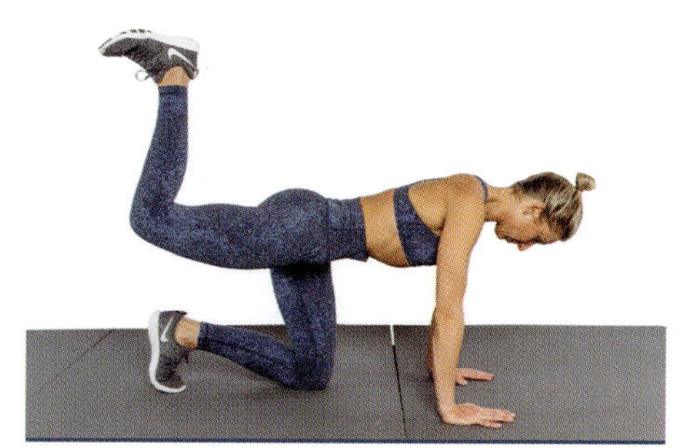

척추를 중립 상태로 유지하고 등을 평평하게 하는 것이 목표이지만, 다리를 뒤로 차면서 약간 아치형으로 휠 수 있다. 대부분의 사람들에게 이는 전혀 문제가 되지 않는다. 허리에 통증이 없거나 척추 기립근에 과도한 긴장이 느껴지지 않는다면, 동작의 상단에서 약간의 아치형이나 앞쪽 골반 기울임(전방경사)은 괜찮다. 모든 운동과 마찬가지로, 중요한 것은 허리를 중립 구간에서 유지하는 것이다.

무릎 경로

쿼드럽 힙 익스텐션을 수행할 때, 무릎을 약 90도 굽힌 상태로 다리를 뒤로 차야 한다. 일부 사람들은 무릎을 약간 바깥쪽으로 벌리는데, 이는 괜찮다. 이는 주로 고관절의 해부학적 구조와 엉덩이 근육이 고관절에 작용할 때 발생하는 자연스러운 현상이다. 약간의 외전과 외회전은 이상적일 수 있기 때문에 이를 교정하려고 하지 않는다.

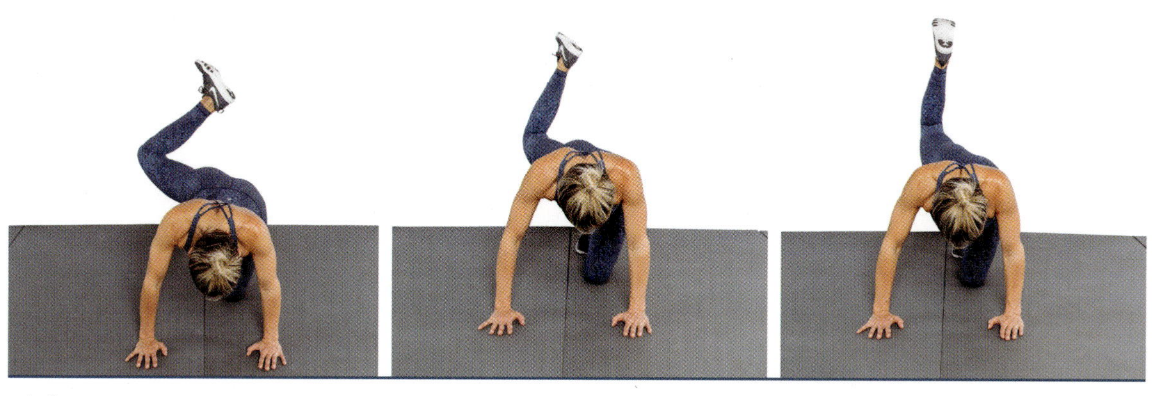

외전 | 약간 외전 | 똑바른 경로

문제점과 교정

문제점: 척추 과신전

쿼드럽 힙 익스텐션 동작에서는 크게 잘못될 일이 많지 않지만, 과도한 척추의신전이 발생할 수 있다. 이미 설명한 허용 범위가 있으며, 이 범위를 벗어나는 과도한 굽힘은 허리에 불필요한 스트레스와 긴장을 유발할 수 있다.

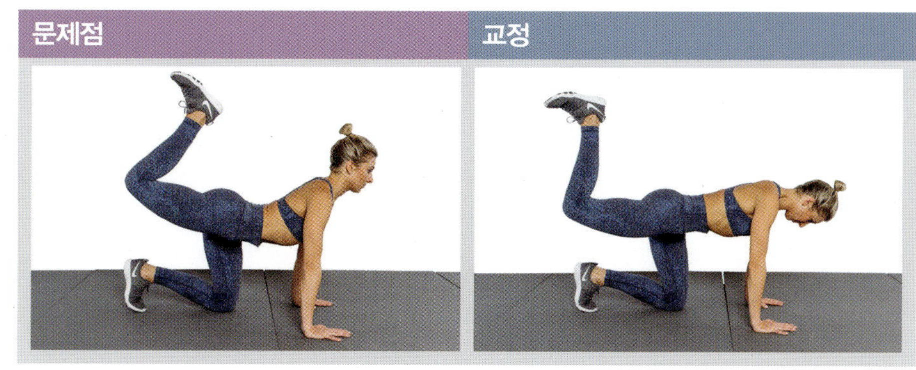

교정 1:

가장 쉬운 교정 방법은 다리의 높이를 낮추는 것이다. 즉, 다리를 너무 높게 차지 않도록 하라. 과신전은 움직임의 끝 범위에서 발생하므로, 다리를 약간 낮추고 자신의 자세를 인식하면서 운동을 진행하면 허용 범위 내에서 유지할 수 있다. 운동하는 쪽 다리의 엉덩이를 꽉 조이고 등을 최대한 평평하게 유지하는 데 신경 써라.

교정 2:

중립을 유지하는 데 어려움을 겪고 있다면 배 밑에 벤치를 위치시켜보라. 벤치는 다리를 뒤로 찰 때 과신전을 방지하는 데 도움을 줄 수 있다.

쿼드럽 힙 익스텐션 베리에이션

쿼드럽 힙 익스텐션 운동은 두 가지 방법으로 수행할 수 있다. 지면에서 수평 자세로 하거나 벤치 위에서 기울어진 자세로 할 수 있다.

수평 쿼드럽 힙 익스텐션

수평이란 몸이 지면과 평행하게 위치하는 것을 의미한다. 이 자세로 수행되는 변형은 간단하며 어디서든 할 수 있다. 무게를 추가하는 것은 어렵지만 밴드를 이용해 저항을 추가할 수 있어, 워밍업이나 번아웃에 좋다.

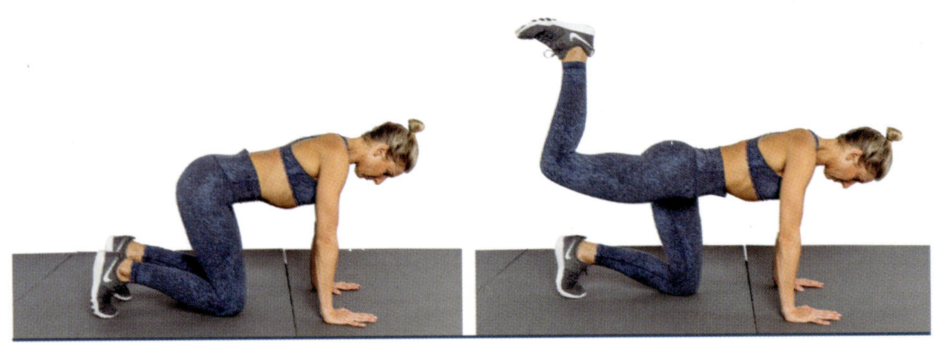

네 발로 내려가 무릎은 엉덩이 아래에, 손은 어깨 아래에 위치시킨다. 허리를 평평하게 유지하면서 무릎을 구부린 채 다리를 뒤로 뻗어 고관절 신전이 완료될 때까지 진행한다. 엉덩이를 꽉 조이고 마무리 자세에서 1초간 멈춘다. 다리를 완전히 신전할 때 다리가 벌어질 수 있는데, 이는 괜찮다. 벌어지는 정도는 주로 고관절 해부학에 따라 다르다.

무릎에 밴드를 사용한 쿼드럽 힙 익스텐션

밴드를 추가하는 것은 쿼드럽 힙 익스텐션에 저항을 더하는 훌륭한 방법이다. 모든 밴드 베리에이션처럼 운동의 하단부에서는 쉬운 반면, 상단부로 갈수록 더 어렵게 된다.

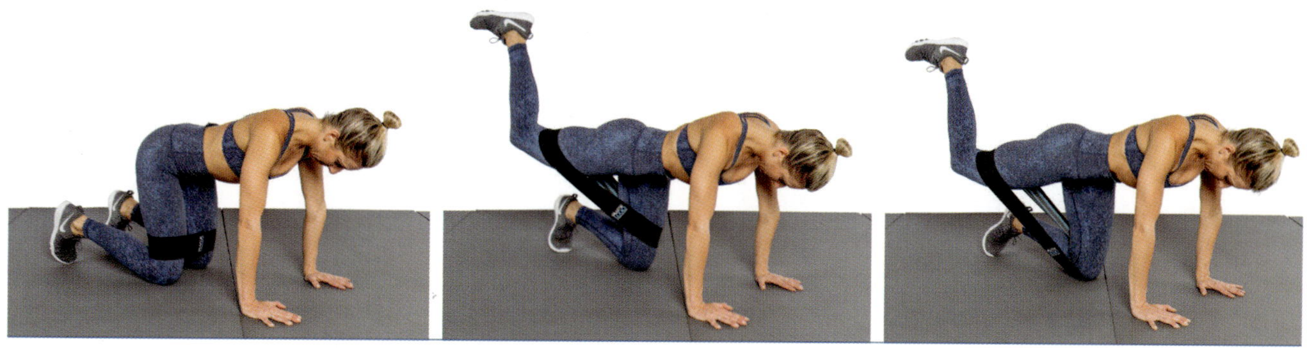

밴드를 무릎 위에 위치시키고, 무릎을 구부리거나 약간 구부린 상태에서 다리를 뒤로 차라. 저항을 증가시키거나 더 큰 또는 탄성이 있는 밴드를 사용할 경우, 위의 세 번째 사진과 같이 루프를 지지하는 무릎(운동하지 않는 다리) 아래에 고정하라.

발목 중량 베리에이션

발목 중량은 네발 자세 고관절 신전 운동을 부하하는 또 다른 좋은 방법이다. 중량은 발목 주위나 무릎 바로 아래에 위치시킬 수 있다.

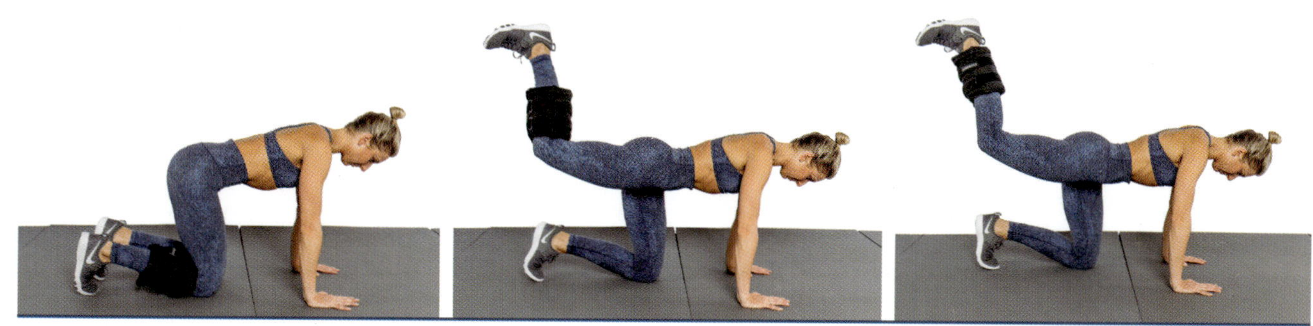

중량을 무릎 바로 아래나 발목 주위에 감고 네발 자세를 취하라. 그런 다음 무릎을 구부린 상태로 다리를 뒤로 차올리며 고관절을 완전히 신전할 때 엉덩이 근육을 수축하라.

리버스 하이퍼(펜듈럼 쿼드럽 힙 익스텐션 변형)

내가 가장 좋아하는 쿼드럽 힙 익스텐션 로딩 방법은 리버스 하이퍼 머신 아래에서 펜듈럼으로 발을 위로 차올리는 방식이다. 특히, Westside에서 제작된 구식 리버스 하이퍼 머신을 사용하는 것을 추천한다. 발목 중량이나 무릎 밴드 변형도 좋지만, 가중할 수 있는 무게에는 한계가 있으며, 저항이 어색하게 느껴질 수 있다. 하지만 리버스 하이퍼는 이런 문제를 해결해준다. 움직임의 전체 범위 동안 부드럽고 일정한 긴장을 제공하며, 상당한 무게로 로딩할 수도 있다. 그러나 적당한 무게로 설정하고 중간에서 높은 반복수로 실행하며, 근육-신경 연결에 집중하는 것을 권장한다.

문제는 대부분의 체육관에 리버스 하이퍼가 없다는 점이다. 또한, 기계를 원래 의도된 방식으로 사용하지 않기 때문에 세팅이 약간 까다로울 수 있다. 일반적인 리버스 하이퍼 동작에서처럼 발로 무게를 당기는 대신, 기계 아래에 위치해 무게 슬리브에 발을 위로 차올리게 된다.

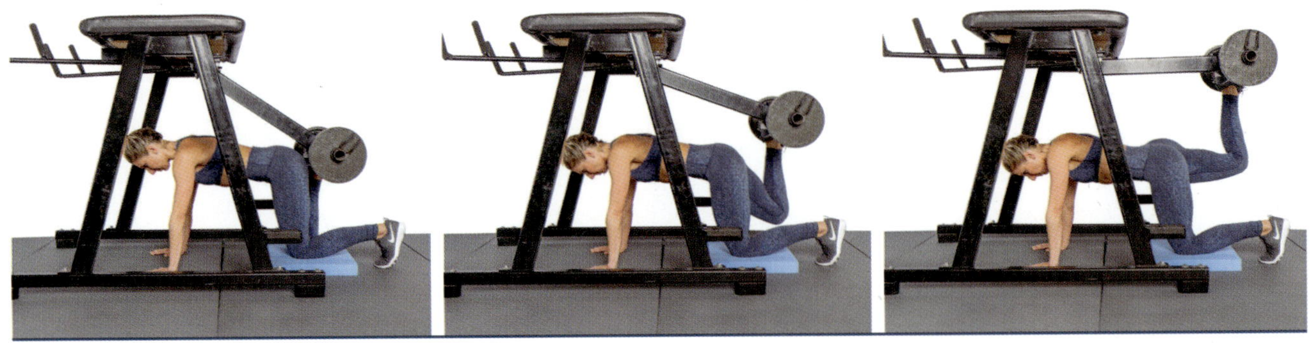

리버스 하이퍼 기계 아래에서 엉덩이가 펜듈럼 아래에 위치하도록 네발 자세를 취하라. 무릎을 보호하기 위해 요가 매트나 밸런스 패드를 사용하는 것이 좋다. 이 상태에서 발아치를 무게 슬리브 위에 위치시키고, 발을 살짝 뒤로 밀어 펜듈럼을 뒤로 보내라. 그런 다음, 정강이가 수직이 되도록 조절한다. 이제 발을 하늘을 향해 밀어 무게 슬리브로 차올려라. 무릎을 지면에 세게 부딪히지 않도록 하강 동작을 제어하는 것이 중요하다. (무게를 너무 무겁게 설정하지 않는 것이 중요한 이유다.)

인클라인 쿼드럽 힙 익스텐션

이 운동을 하기 위해서는 인클라인 벤치가 필요하다. 벤치가 몸의 각도를 바꾸어 저항을 활용하기에 적합하게 만든다. 이 변형은 무릎 뒤에 덤벨이나 발목 중량을 사용하여 수행할 수 있다. 만약 바닥에서 덤벨 변형을 시도하면, 덤벨이 햄스트링을 따라 굴러 운동의 역학을 손상시킬 수 있다.

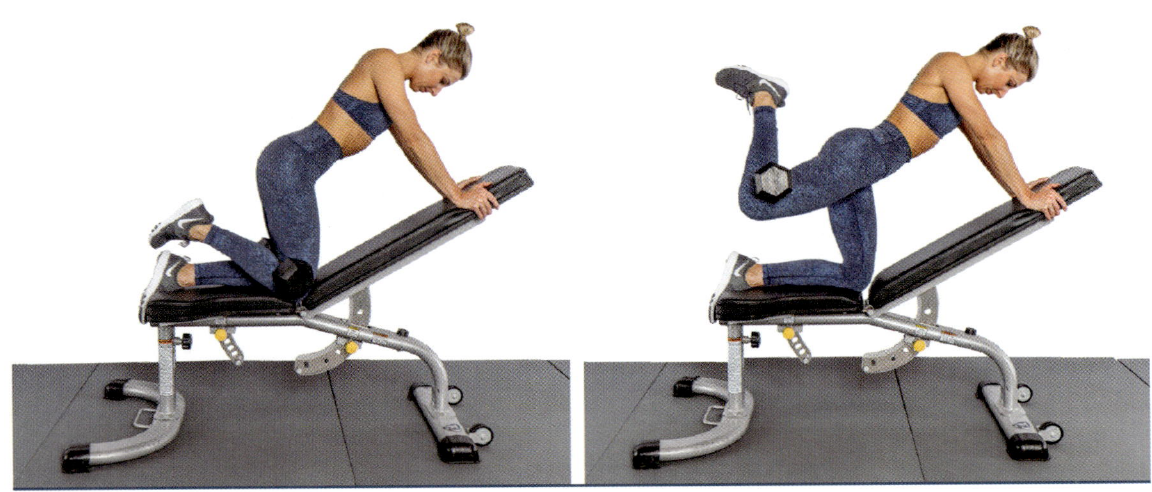

벤치를 약 45도 인클라인으로 설정하라. 한 무릎은 벤치 좌석에 두고 다른 무릎은 옆으로 내린다. 덤벨을 무릎에 끼워두고 다리를 구부린 상태를 유지한다. 상체를 안정시키기 위해 벤치의 바깥쪽을 잡아라. 허리를 평평하게 유지하면서 자유로운 무릎을 엉덩이 너머로 가져가 시작 자세를 잡고, 다리를 뒤로 신전하여 고관절을 완전히 신전한다. 다시 엉덩이 근육을 수축하고 최소 1초 동안 그 위치를 유지한다. 덤벨이 흔들리지 않도록 제어된, 리드미컬한 반복을 수행하라.

운동 4

업라이트 힙 쓰러스트 운동

만약 내가 모든 클라이언트들에게 그들의 가장 좋아하는 엉덩이 운동을 묻는 설문을 한다면, 매우 다양한 대답을 받을 것이다. 어떤 사람들은 일반적인 힙 쓰러스트를 좋아하고, 다른 사람들은 풀스루 같은 서서 하는 힙 쓰러스트 변형을 선호하는데, 재미있게도 나는 이 동작을 그다지 좋아하지 않는다. 그것이 나쁜 엉덩이 운동이라서가 아니라, 내가 훨씬 더 일반적인 힙 쓰러스트를 선호하기 때문이다.

피트니스 업계는 누운 자세의 운동보다 서서 하는 운동을 더 중시하는 경향이 있는데, 이것이 많은 사람들이 서서 하는 힙 쓰러스트로 끌리는 이유일 수 있다. 서서 하는 힙 쓰러스트는 효과적인 엉덩이 운동이지만 한계가 있다. 많은 부하를 사용할 수 없고, 저항을 더 추가할수록(예: 두꺼운 밴드나 케이블 머신의 큰 스택) 균형을 유지하는 것이 더 어려워진다. 운동에 더 많은 균형과 안정성이 필요할수록 엉덩이 활성화는 줄어든다.

결국, 우리는 모두 다양성이 필요하고, 서서 하는 힙 쓰러스트 기술은 변화를 주기에 적합한 운동이다. 만약 이 방법이 여러분의 가장 좋아하는 엉덩이 운동이라면, 일주일에 한두 번, 운동의 시작이나 중간에 수행하는 것을 추천한다.

가이드라인과 큐

정신-근육의 연결에
집중하기
골반 후방경사로
고관절을 완전히 신전한다.
둔근을 조인다.
안정성을 위해 무언가에
기대기(다른 사람의 손을 잡거나
안정적인 물체를 잡기)
무릎을 꿇고 하는 변형 동작의 경우,
패드를 사용하여 발을 보호한다.

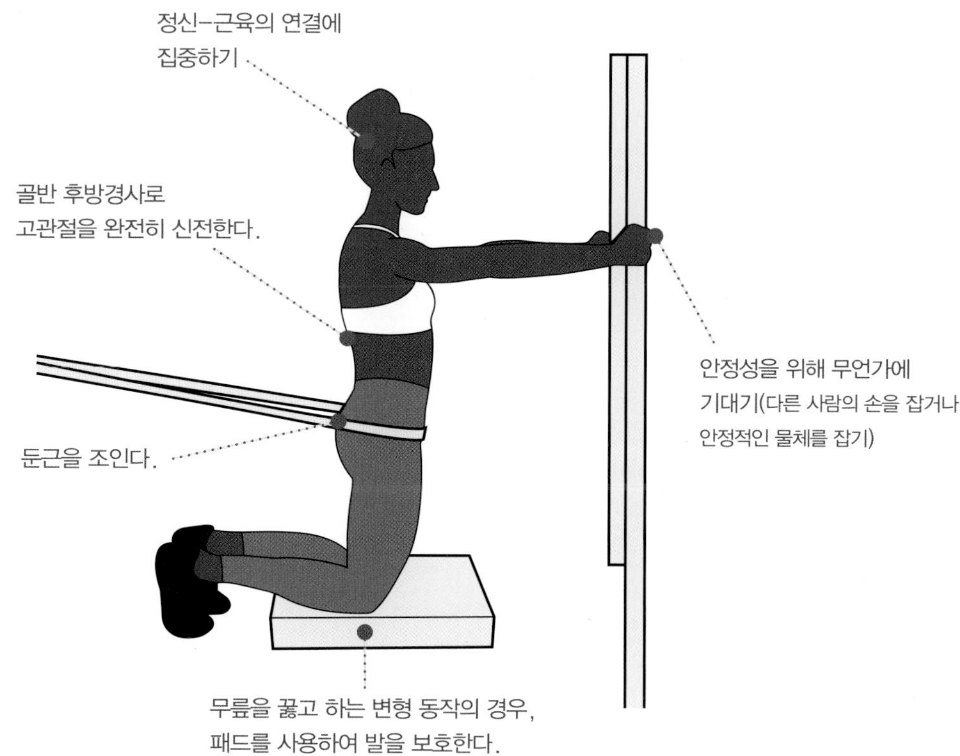

서서 하는 힙 쓰러스트는 두 가지 운동 카테고리를 포함한다. 딥 벨트를 사용하는 힙 벨트형 서서 하는 힙 쓰러스트와 트라이셉스 로프를 사용하는 풀스루이다. 이 두 운동은 같은 움직임 패턴을 공유하고 동일한 근육을 작동시키지만, 사용하는 장비에 따라 약간 다르게 수행된다.

사진에서 보듯이 풀스루는 다리 사이로 무게를 당기는 반면, 힙 벨트형 서서 하는 힙 쓰러스트는 저항이 고관절 주변에 집중되어 일반적인 힙 쓰러스트와 더 유사하다. 두 운동 모두 서서 또는 무릎을 꿇고 수행할 수 있다.

힙 벨트형 변형이든 풀스루든, 서서 하든 무릎을 꿇고 하든, 전반적인 준비 자세와 실행 방식은 동일하다.

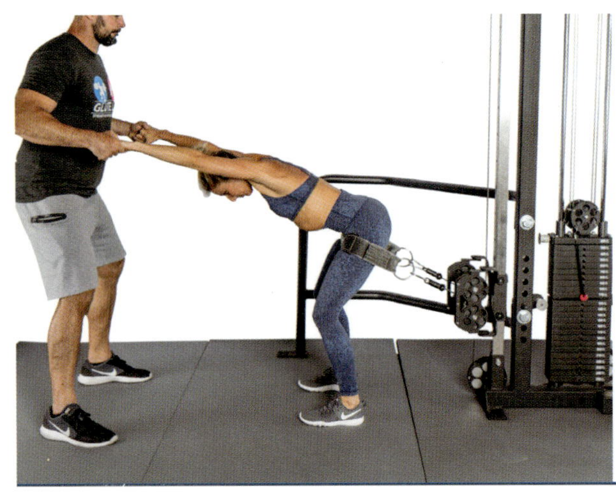

스탠딩 업라이트 힙 쓰러스트

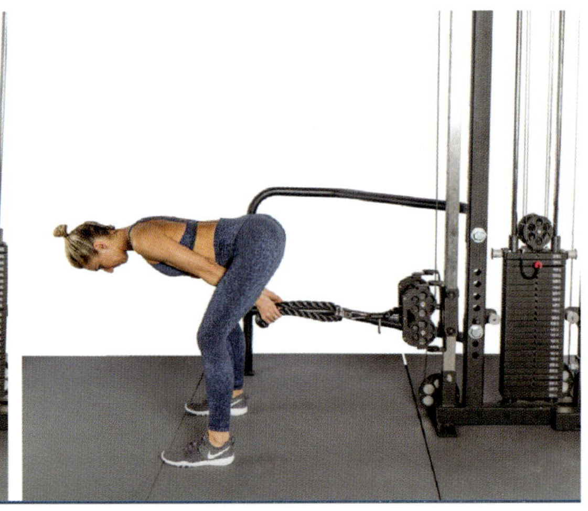

스탠딩 풀스루

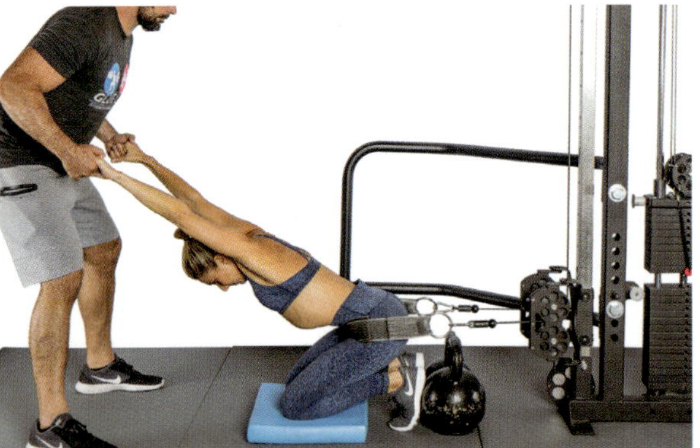

닐링 업라이트 힙 쓰러스트

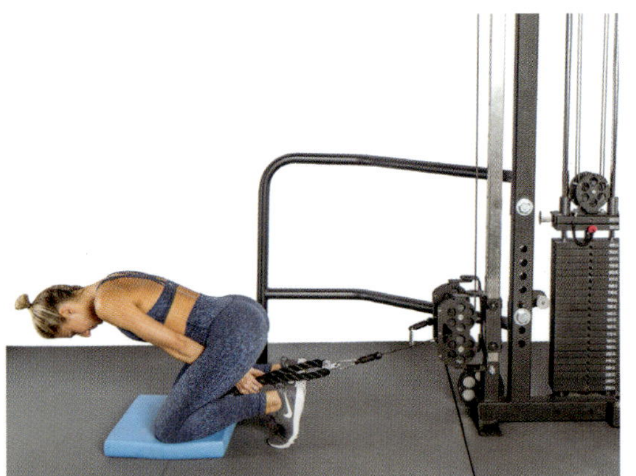

닐링 풀스루

시작 자세: 엉덩이를 뒤로 빼기

이 두 가지 변형을 시도하기 전에, 올바른 자세를 이해하는 것이 중요하다. 사진에서 볼 수 있듯이, 상체를 앞으로 기울이고, 핵심적으로 엉덩이를 뒤로 빼는 자세를 취해야 한다. 이를 루마니안 데드리프트를 수행한다고 생각하면 된다. 등을 곧게 유지하고, 엉덩이를 뒤로 빼며, 무릎을 약간 굽히고, 정강이는 거의 수직을 유지한다(서서 변형을 할 때). 이 자세가 제대로 되면 고관절에 긴장이 느껴지고 엉덩이 근육이 늘어나는 느낌을 받을 것이다. 이 자세가 시작 자세이다.

정신-근육 연결에 집중하기

앞서 말했듯이, 서서 하는 힙 쓰러스트 기술들은 안정성이 떨어진다. 저항을 많이 적용할수록 균형 잡기가 어려워진다. 특히, 고관절에 가해지는 저항이 몸을 뒤로 당기기 때문에, 이를 상쇄하기 위해 상체를 앞으로 기울여야 한다.

하지만 저항이나 무게를 더 많이 당기려 할수록 균형을 유지하기가 더 어려워져서 엉덩이 근육의 활성화가 감소할 수 있다. 따라서 많은 무게를 당기려고 하기보다는 가벼운 무게를 사용하고 정신-근육 연결에 집중하는 것이 더 좋다. 즉, 각 반복에서 가능한 최대한의 엉덩이 근육 수축을 느끼는 데 집중하는 것이다.

모든 운동과 마찬가지로 적절한 저항의 균형점이 존재한다. 저항이 너무 적으면 효과적인 작업을 하기 위해 많은 반복을 해야 하고, 저항이 너무 크면 균형을 잃고 엉덩이 근육의 활성화가 줄어든다. 서서 하는 힙 쓰러스트에서는 가능한 한 많은 무게를 드는 것에 집중하지 말고, 각 반복에서 엉덩이에 가능한 한 많은 긴장을 주는 것에 중점을 두는 것이 중요하다. 이것은 약간의 조정이 필요할 것이다. 서 있는 자세와 무릎 꿇는 자세, 밴드, 케이블, 트라이셉스 로프, 딥 벨트 등의 장비 베리에이션과 로드 및 반복 스킴을 실험해보라. 그리고 엉덩이 근육에 가장 큰 효과를 주는 베리에이션과 저항 수준을 유지하라.

안정적인 물체를 잡기(힙 벨트형 서서 하는 힙 쓰러스트 베리에이션)

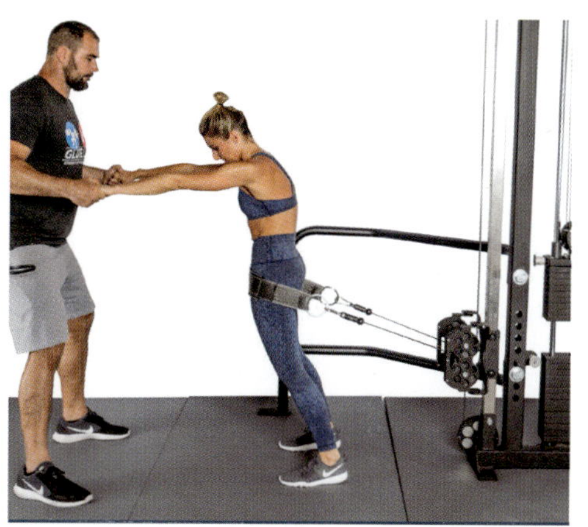

힙 벨트형 서서 하는 힙 쓰러스트를 수행할 때는 손이 자유로워져서 더 많은 저항을 추가할 수 있다. 이때 친구의 손, 스쿼트 랙, 또는 안정적인 기둥 같은 물체를 잡을 수 있다. 안정적인 물체를 잡고 수행할 때 힙 쓰러스트가 훨씬 더 효과적이므로, 잡을 수 있는 방법을 찾아보는 것이 좋다. 그러나 이런 방법으로 수행할 때도 단점이 있다. 종종 리프터들이 엉덩이를 앞으로 밀기 위해 팔을 사용해 상체를 세우려고 하기 때문이다. 간단히 말해, 균형을 유지하기 위해 손을 사용하되, 엉덩이를 신전하고 상체를 세우기 위해 팔을 사용하지 않도록 주의해라.

무릎 꿇고 벌리기(무릎 꿇은 자세의 서서 하는 힙 쓰러스트 베리에이션)

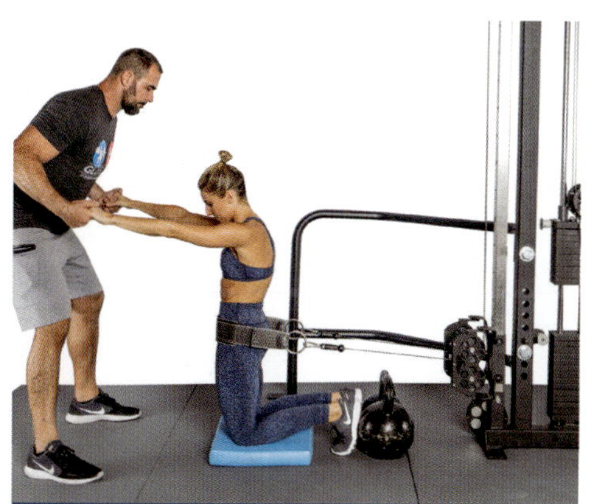

무릎을 꿇은 자세로 서서 하는 힙 쓰러스트를 수행할 때는 무릎을 보호하기 위한 패드와 발이 미끄러지지 않도록 막을 수 있는 무거운 케틀벨 두 개가 필요하다. 패드는 단단한 바닥으로부터 무릎을 보호하고, 케틀벨은 엉덩이를 신전할 때 몸이 뒤로 미끄러지는 것을 방지한다.

문제점과 교정

다른 테크닉 섹션들을 읽어보았다면, 가이드라인, 큐, 그리고 기술 설명을 따름으로써 많은 문제를 쉽게 피할 수 있다는 것을 알 수 있을 것이다. 이는 특히 설정 및 수행이 까다로운 업라이트 힙 쓰러스트 베리에이션에 해당한다.

가장 흔한 문제는 케이블이나 벨트의 위치가 너무 높거나 낮게 설정되는 것, 과도한 저항을 사용하는 것, 그리고 상체를 앞으로 기울이면서 엉덩이를 뒤로 충분히 보내지 않는 것이다. 이러한 문제를 방지하고 교정하기 위해서는 케이블이나 벨트의 최적 높이를 찾기 위해 실험하고, 가벼운 부하를 유지하며, 상체를 기울일 때 엉덩이를 뒤로 보내는 데 집중하는 것이 중요하다.

밴드를 사용한 방법

밴드를 사용하는 것은 업라이트 힙 쓰러스트에 저항을 추가하는 또 다른 방법이다. 그러나 케이블 컬럼만큼 효과적이지는 않다. 시작 자세에서는 저항이 거의 없기 때문에, 엉덩이가 늘어날 때 근육을 많이 사용하지 않는다. 저항은 엉덩이가 완전히 신전될 때만 발생한다. 밴드의 긴장도와 밴드를 묶는 대상과의 거리를 조절할 수 있지만, 파트너가 없으면 그 한계가 있다. 예를 들어 파워 랙에서 이 동작을 한다고 가정해보면, 밴드를 뒤쪽 세로대에 묶고 앞쪽 세로대를 잡아 지지해야 한다. 이 상황에서는 앞쪽 세로대를 잡고 있기 때문에 위치를 조정하거나 멀리 이동하여 밴드의 긴장도를 높일 수 없다. 따라서 파트너의 손을 잡는 것이 더 좋다. 이 동작에서는 1~3초 동안 멈추는 시간을 가지는 것이 이상적이다. 무릎을 꿇거나 서서 베리에이션을 수행할 수 있다.

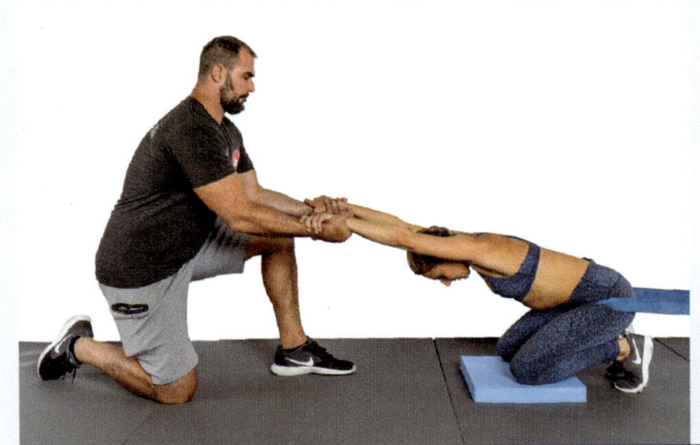

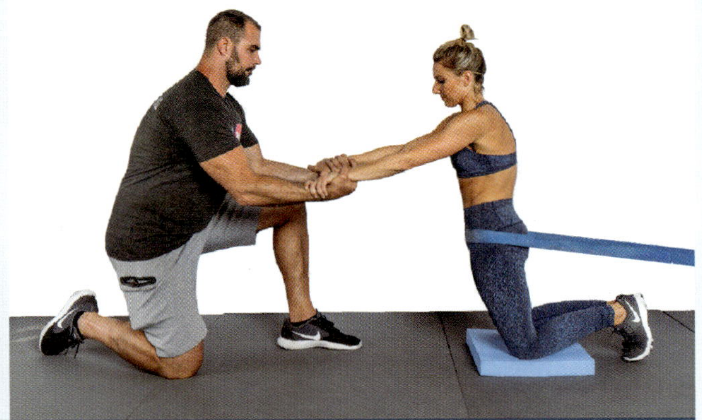

업라이트 힙 쓰러스트 베리에이션

딥 벨트(힙 벨트 업라이트 힙 쓰러스트) 또는 로프 핸들(풀스루)을 사용하여 업라이트 힙 쓰러스트를 수행할 수 있으며, 서 있는 자세 또는 무릎을 꿇은 자세에서 수행할 수 있다.

서서 하는 업라이트 힙 쓰러스트

이 베리에이션은 서 있는 자세로 수행하기 때문에 무릎을 꿇은 자세보다 더 안정적으로 느껴지는 사람들이 많아 가장 쉽게 수행할 수 있다. 가능하다면 엉덩이를 신전하면서 스쿼트 랙이나 파트너의 손을 잡아 균형과 안정성을 더해보라. 파트너나 잡을 수 있는 물건이 없다면, 가벼운 무게로 높은 반복수를 목표로 해라. 특히 강해지면서 더 무거운 무게를 사용할 때는 엉덩이 뒤로 가해지는 당김을 상쇄하기 위해 몸을 많이 앞으로 기울여야 한다. 이 베리에이션을 수행할 때는 딥 벨트나 스트롱맨 벨트(Glute Lab 체육관에서는 Spud, Inc. 브랜드를 사용한다)가 이상적이다. 딥 벨트를 사용할 경우, 케이블 컬럼 가까이에 있을 수 있도록 벨트에 달린 긴 체인을 제거해야 한다.

일부 사람들은 이 베리에이션 동안 무릎 주위에 밴드나 루프를 두르고 엉덩이를 뒤로 앉을 때 다리를 벌리려고 하여 엉덩이의 긴장을 증가시키는 것을 선호한다. 엉덩이보다는 햄스트링에 더 많은 자극을 느끼고 있다면, 무릎을 꿇은 베리에이션을 실험해보라.

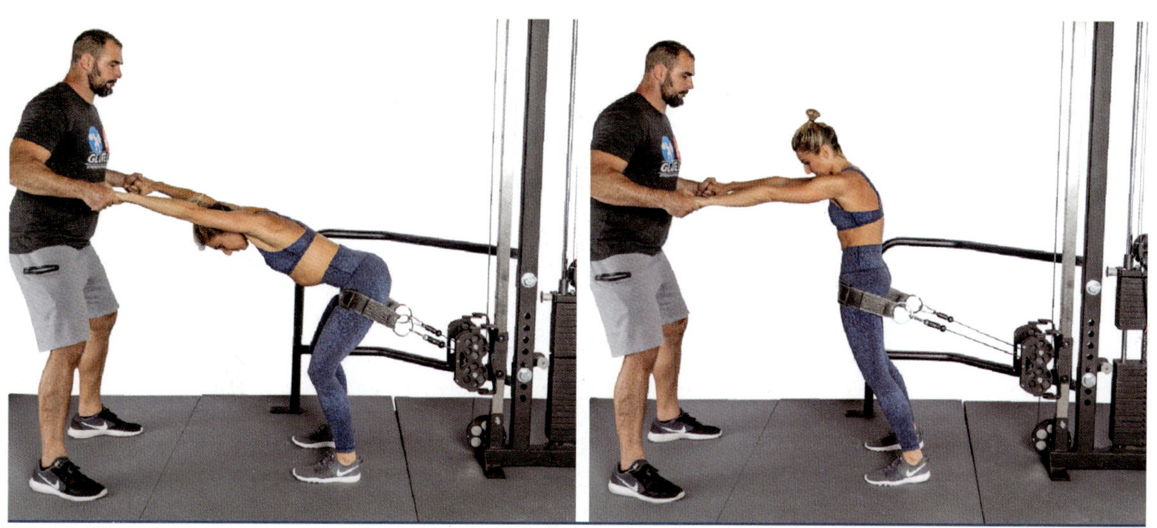

밴드나 케이블을 엉덩이 높이 아래나 바닥에 가깝게 위치시키고, 허리 주변에 딥 벨트 또는 스트롱맨 벨트를 두른 후 엉덩이 중앙(치골 바로 위)에 벨트를 맞춘다. 그 상태에서 앞으로 걸어가 시작 자세를 잡는다. 벨트가 제자리에 있으면 저항이 생기도록 긴장을 유지한다. 어깨너비 정도로 발을 벌리고, 엉덩이는 뒤로 빼고, 상체를 앞으로 기울인 후(무게가 무거울수록 더 많이 기울인다), 엉덩이를 벨트로 밀어 올리며 엉덩이를 완전히 신전시킬 때 엉덩이 근육을 조인다. 스쿼트 랙이나 트레이너의 손을 잡고 있는 경우, 균형을 유지하고 지나치게 앞으로 기울이는 것을 방지하기 위해서만 손을 사용하고, 상체를 세우기 위해 팔을 사용하지 않는다. 엉덩이를 완전히 신전시킨 후, 상체를 아래로 떨어뜨리고 엉덩이를 뒤로 보내는 것을 과장해서 수행한다. 나는 클라이언트들에게 "엉덩이로 문을 닫으세요"라고 말하며 엉덩이를 뒤로 빼는 것을 강조하는데, 이 방식이 잘 이해되는 편이다.

무릎을 꿇고 하는 업라이트 힙 쓰러스트

무릎을 꿇고 하는 업라이트 힙 쓰러스트는 기존의 바벨 힙 쓰러스트와 가장 유사하다. 셋업하기는 조금 더 까다롭지만, 많은 사람들이 서서 하는 베리에이션보다 엉덩이가 더 많이 활성화된다고 느끼기 때문에 이 방식을 선호한다. 누워서 하는 힙 쓰러스트처럼 무릎이 구부러진 상태로 유지되므로, 햄스트링의 역할이 줄어들고 엉덩이에 더 많은 긴장이 가해진다. 문제는 추가 장비가 필요하다는 점이다. 무릎을 보호하려면 적절한 패딩(밸런스 패드 2개가 이상적)이 필요하며, 일부 사람들은 발이 뒤로 미끄러지는 것을 방지하기 위해 발을 막아야 한다. 이를 위해서는 발 뒤에 무거운 케틀벨 2개를 배치한다. 만약 벨트나 트레이닝 파트너가 없다면, 트라이셉스 로프를 사용한 풀스루 베리에이션을 수행하는 것이 더 나을 수 있다.

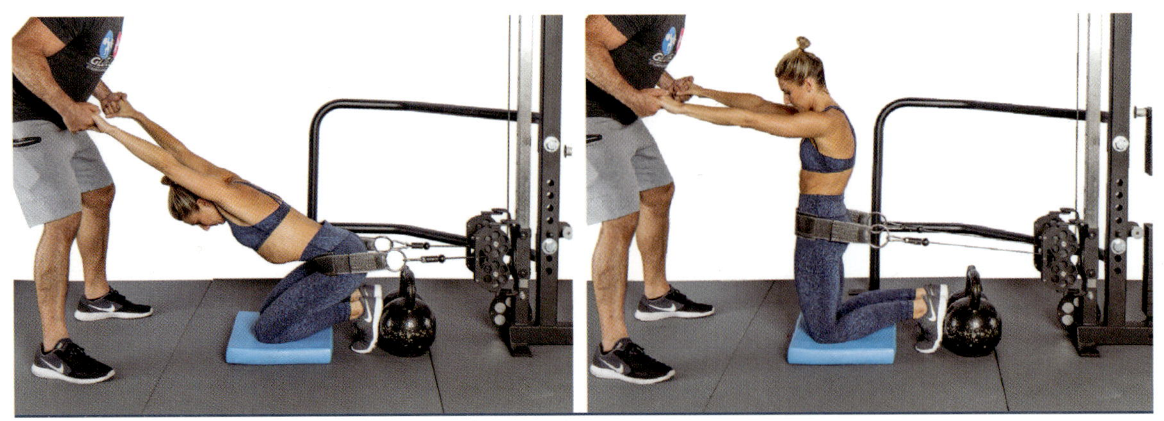

무릎을 위한 적절한 패딩을 찾아라. 두 개의 밸런스 패드나 AB 매트, 혹은 접은 요가 매트를 사용할 수 있다. 벨트를 엉덩이 주위, 치골 바로 위에 위치시키고 케이블에 긴장을 주며 앞으로 걸어가라. 패드 위에 무릎을 꿇고, 엉덩이를 뒤로 앉혀라. 무릎을 벌리고 발뒤꿈치를 모아 프로그 또는 버터플라이 같은 자세를 취할 수도 있다. 많은 사람들이 이 자세에서 엉덩이 근육이 더 활성화된다고 느낀다. 상체를 앞으로 기울이고 등을 평평하게 유지한 상태에서, 엉덩이 근육의 힘을 이용해 벨트에 엉덩이를 밀어내며 엉덩이를 앞으로 신전하라. 상체가 올라가면, 손을 사용해 균형을 유지하거나 잡을 것이 없다면 상체를 살짝 앞으로 기울여서 똑바로 선 자세를 취하라. 골반을 제대로 기울이면 엉덩이를 신전할 때 상체가 둥글게 말릴 수 있다.

서서 하는 풀스루

서서 하는 풀스루 베리에이션의 경우, 다리 사이로 트라이셉스 로프나 밴드를 잡는다. 다른 핸들을 사용할 수도 있지만, 트라이셉스 로프가 끝에 있는 손잡이 때문에 그립을 유지하기에 가장 좋다. 이 베리에이션은 파트너나 힙 벨트를 사용하는 업라이트 힙 쓰러스트를 위한 적절한 장비가 없을 때나, 혹은 풀스루를 선호할 때 훌륭한 대안이 된다.

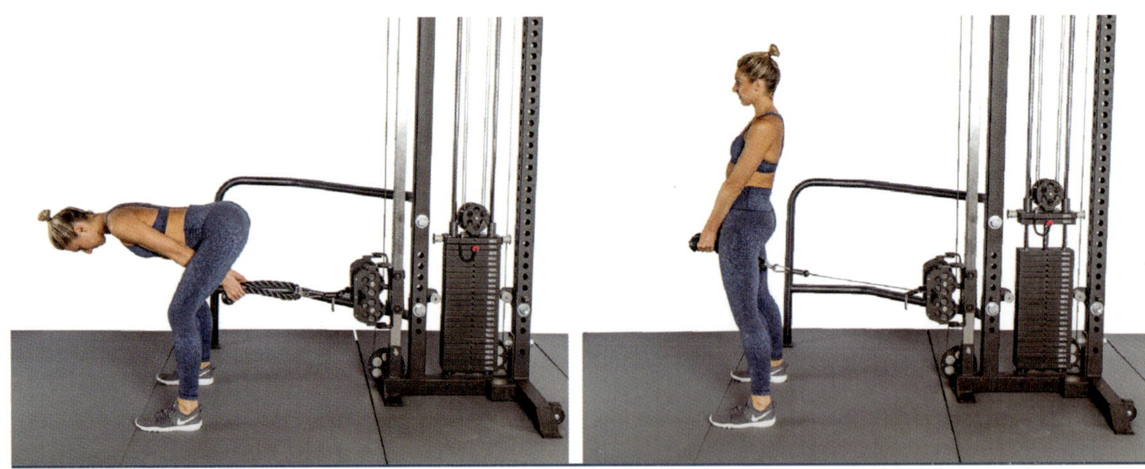

트라이셉스 로프를 양 손바닥이 서로 마주 보게 하고, 엄지가 앞으로 오도록 그립을 잡는다. 케이블의 느슨함을 없애기 위해 앞으로 걸어가고, 발을 어깨너비 정도로 벌린 자세를 취한다. 그런 다음 엉덩이를 뒤로 앉히고 상체를 앞으로 기울여라. 등을 평평하게 유지하고 정강이는 수직으로 두려고 노력한다. 이 상태에서 엉덩이를 팔에 밀어내며 엉덩이를 신전하고, 엉덩이를 완전히 신전할 때 엉덩이 근육을 조여라. 로프를 팔로 당기려고 하지 말고, 엉덩이의 힘을 이용해 엉덩이를 앞으로 밀어내라. 엉덩이의 긴장을 극대화하기 위해 턱을 당기거나 머리를 아래로 두고, 백 익스텐션이나 힙 쓰러스트의 상단 자세처럼 골반 후방경사를 유지하는 것이 도움이 된다.

무릎을 꿇고 하는 풀스루

서서 하는 풀스루 동작에서 햄스트링에 너무 많은 긴장을 느낀다면, 무릎을 꿇고 하는 풀스루가 훌륭한 대안이 될 수 있다. 무릎을 구부린 상태로 수행하면 햄스트링이 짧아지면서 엉덩이 근육에 더 많은 강조가 된다. 하지만 이 동작은 약간 불편할 수 있다. 무릎을 위한 패딩과 발이 뒤로 미끄러지지 않도록 막아줄 것이 필요하며, 케이블 경로가 너무 낮아 보일 수 있다.

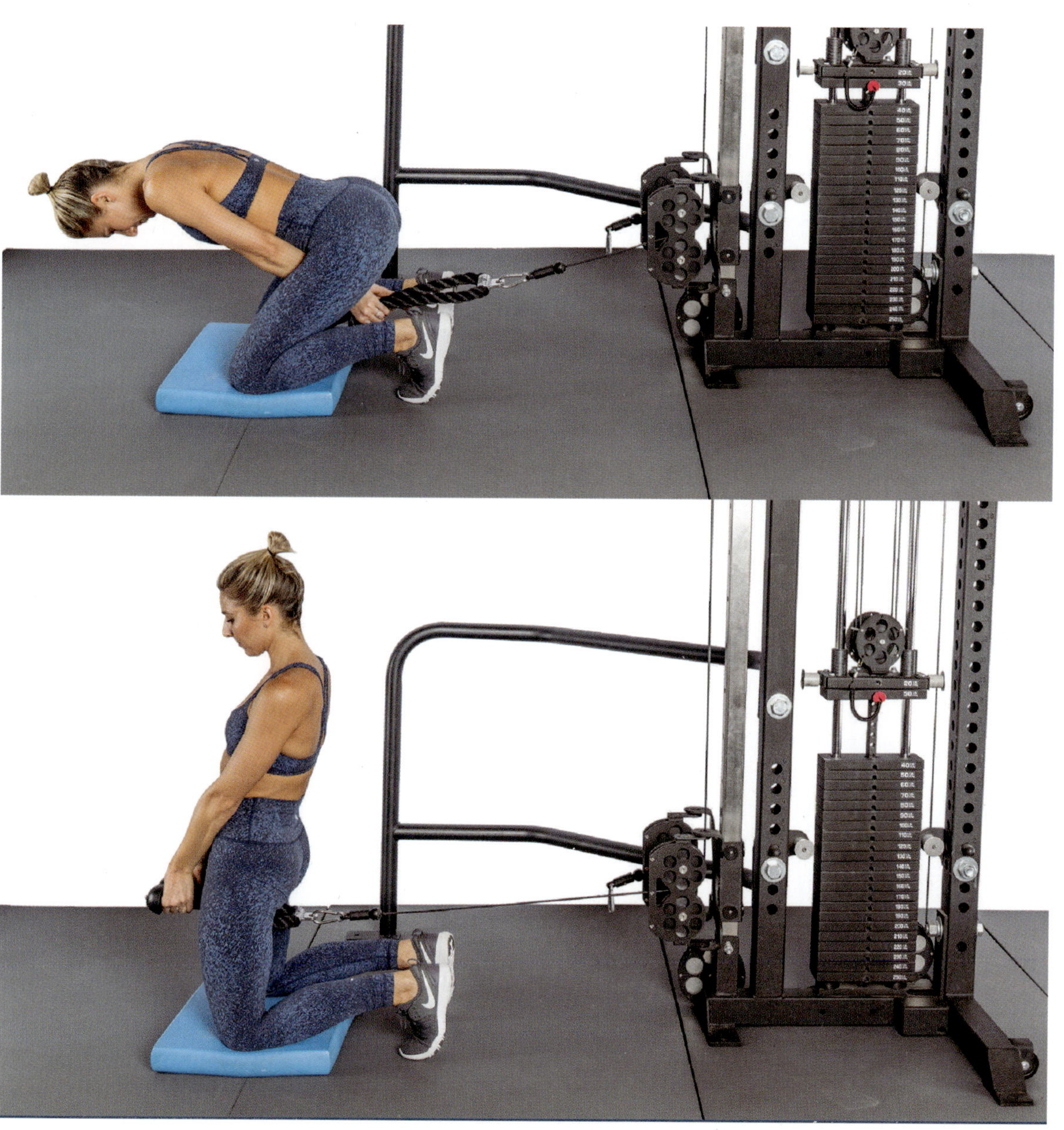

힙 벨트를 사용한 무릎 꿇기 베리에이션과 마찬가지로, 무릎을 놓을 자리에 밸런스 패드나 AB 매트 또는 접은 요가 매트와 같은 패딩을 준비한다. 케이블에 충분한 긴장을 준 상태에서, 트라이셉스 로프를 양손으로 잡아 엄지는 앞으로, 손바닥은 서로 마주 보게 그립을 잡는다. 그런 다음 패드 위에 무릎을 꿇고, 엉덩이를 뒤로 앉히며 상체를 앞으로 기울여라. 케이블이 엉덩이 아래로 손을 끌어당기도록 두고, 엉덩이의 힘을 사용해 팔과 엉덩이를 밀어내며 엉덩이를 신전한다. 턱을 당기고, 약간 골반 후방경사를 유지하며 동작을 수행한다. 골반을 제대로 기울이면 엉덩이를 신전할 때 상체가 둥글게 말릴 수 있다. 로프를 당기지 말고, 그립을 단단히 유지하고 허리를 평평하게 유지하면서 엉덩이를 앞으로 밀어내라.

운동
5 킥백 운동

킥백 동작 패턴에는 서서 하는 킥백과 무릎을 꿇고 하는 킥백이 포함되며, 둘 다 '페널티 없는' 엉덩이 운동에 해당된다. 이는 몸에 큰 스트레스를 주거나 근육통을 유발하지 않는다는 의미이다. 이러한 기술은 다양한 상황에서 매우 유용하다.

첫 번째로는 엉덩이 근육과의 정신-근육 연결을 구축하거나 강화하는 것이다. 킥백 동작은 엉덩이를 주된 리프트를 준비하기 위해 워크아웃 초반에 저반복으로 힙을 워밍업하는 데 유용하다.

두 번째로는 킥백을 워크아웃 중간에 활용하는 것이다. 쿼드럽 베리에이션이나 풀스루 베리에이션과 같은 다른 보조 둔근 운동처럼, 킥백 기술은 워크아웃에 약간의 추가 볼륨을 더하는 데 좋다. 예를 들어 나는 힙 쓰러스트나 데드리프트(주된 리프트)와 앱덕션 운동(운동 마무리) 사이에 3세트 20회 킥백 동작을 프로그램하여 엉덩이 근육을 추가로 자극할 수 있다.

가이드라인과 큐

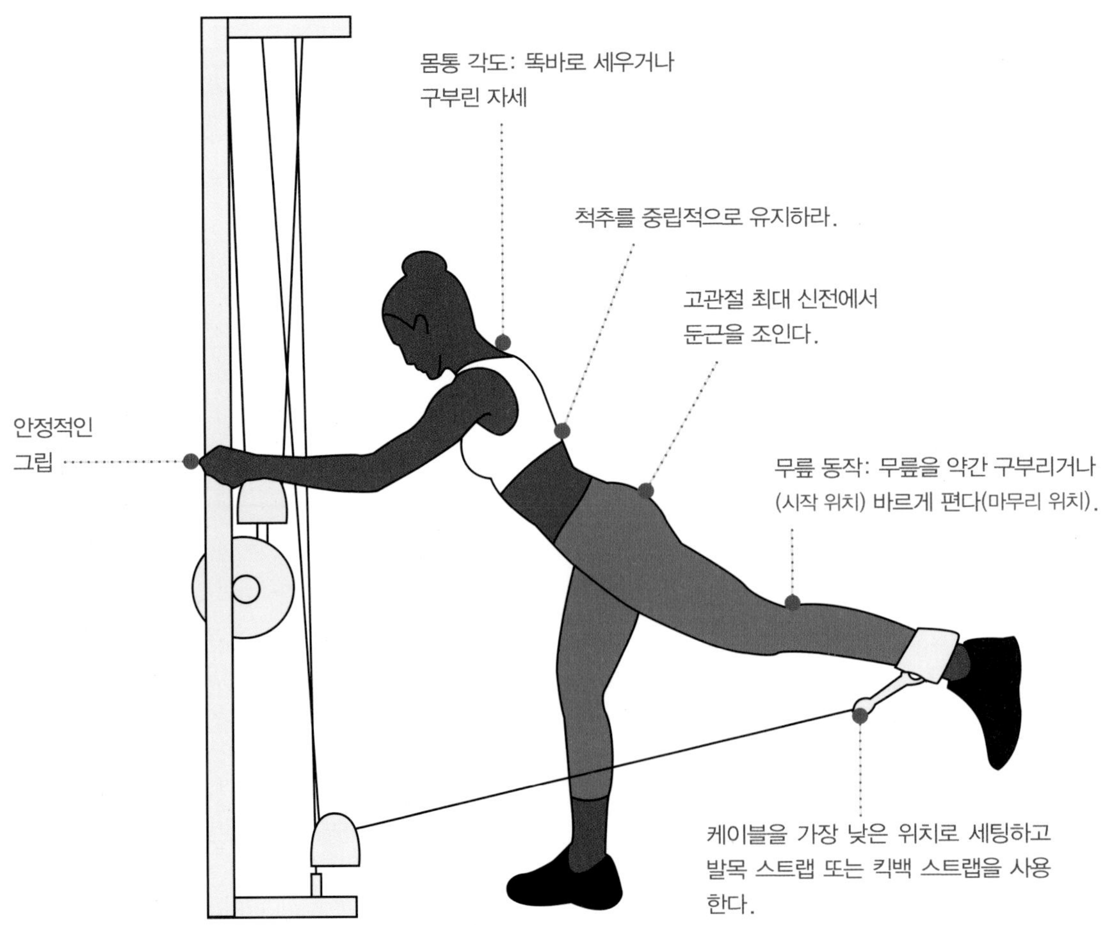

킥백 동작은 비교적 쉽게 수행할 수 있으며, 서서 하거나 네발 기는 자세에서 할 수 있다. 아래는 킥백 운동 베리에이션에서 최상의 효과를 얻기 위한 네 가지 일반적인 가이드라인이다.

척추 역학: 척추를 중립 상태로 유지하기

다리를 뒤로 찰 때, 허리가 살짝 아치형으로 휘어지는 경향이 있다. 약간의 과신전은 괜찮으며, 엉덩이 근육 활성화를 극대화하는 데 필요할 수 있다. 하지만 과도한 신전은 긴장을 하부 허리로 옮겨, 이상적인 상태가 아니다. 허리와 햄스트링에 약간의 긴장이 생기면서 엉덩이 근육이 잘 활성화되는 범위가 있다. 즉, 엉덩이 과신전을 피하고 적당한 무게와 반복 횟수를 유지해야 한다. 근육 피로와 실패에 가까워질수록 여전히 엉덩이에 긴장이 느껴지는지 확인하라. 운동 중 허리와 햄스트링에 더 많은 긴장이 느껴지기 시작하면, 그 세트를 중단해야 한다.

안정된 것을 잡기(서서 하는 베리에이션)

서서 하는 베리에이션을 수행할 때는 안정된 무언가를 잡는 것이 이상적이다. 다리를 뒤로 찰 때, 균형을 유지하기 위해 지지된 다리로 체중을 옮겨야 한다. 안정된 것을 잡으면 동작을 더 안정적이고 쉽게 수행할 수 있으며, 체중을 상쇄해 수직으로 자세를 유지할 수 있다. 이는 다리를 찰 때 매끄러운 동작을 가능하게 하여 엉덩이 근육 활성화와 움직임 역학을 개선한다. 대부분의 케이블 머신에는 이러한 목적을 위한 손잡이가 있다. 밴드를 사용하는 베리에이션의 경우, 높은 상자를 놓거나 벽, 기둥 또는 스쿼트 랙 앞에 위치해 손을 잡을 수 있도록 세팅해라.

무릎 동작: 무릎을 약간 굽히거나 펴기

킥백 운동에는 많은 변형이 있을 수 있으며, 이는 개인이나 사용되는 장비에 따라 달라진다. 예를 들어 다리를 약간 굽힌 상태로 유지할 수도 있고, 다리를 곧게 펼 수도 있다. 어느 쪽도 틀린 것이 아니다. 또는 무릎을 굽힌 상태에서 다리를 펼치며 뒤로 차는 동작을 할 수도 있다. 자신에게 맞는 동작을 찾아 적용하거나, 특정 베리에이션에 따라 다르게 무릎 동작을 적용할 수 있다.

둔근 쥐어짜기: 정신-근육 연결에 집중하기

모든 둔근 우세 운동에서 엉덩이 근육을 1초 동안 수축하는 것은 보편적인 규칙이지만, 킥백에서는 특히 중요하다. 쿼드럽 힙 익스텐션과 마찬가지로, 킥백에서 엉덩이 근육 활성화는 잠깐 동안만 급격히 증가한다. 엉덩이 근육을 1초 동안 수축하면 긴장 시간이 증가하고 정신-엉덩이 연결을 강화할 수 있다. 또한, 킥백 운동은 무거운 중량을 사용할 수 없으므로 저항을 가볍게 유지하고 매우 느리고 통제된 반복을 수행해야 한다.

문제점과 교정

문제점: 척추 과신전(허리와 햄스트링에 과도한 긴장)

킥백 운동을 수행할 때, 특히 서서 하는 베리에이션에서는 올바르게 설정하는 데 시간을 들이는 것이 중요하다. 대부분의 문제는 운동을 서두르면서 동작의 세부 사항을 조정하지 않기 때문에 발생한다. 가장 흔한 문제는 허리 부분의 과도한 신전으로, 이는 허리와 햄스트링에 긴장을 증가시킨다. 만약 운동 중 허리와 햄스트링에 긴장이 느껴진다면, 이를 해결할 몇 가지 간단한 방법이 있다.

교정 1:

저항이나 반복 횟수를 줄이고, 엉덩이 근육을 최대 신전 위치에서 수축하는 데 집중하라.

교정 2:

다리를 너무 멀리 혹은 너무 높게 차지 마라. 고관절의 가동범위가 끝났을 때 멈추고, 다리를 더 높이 들기 위해 다리를 휘두르는 것을 피해라. 이로 인해 허리에 아치가 과하게 만들어지거나 골반 전방경사가 발생할 수 있다.

킥백 카테고리

킥백 운동은 서서 하거나 네발 기는 자세에서 수행할 수 있다.

서서 하는 킥백

서서 하는 베리에이션에서는 다리를 곧게 유지하거나 약간 구부린 상태로 시작할 수 있으며, 상체를 세운 상태로 유지하거나 앞으로 기울일 수 있다. 상체를 세운 상태는 수평 벡터 또는 저항선의 방향을 나타내고, 상체를 기울이면 저항이 몸에 비해 각도를 이루며, 엉덩이 근육이 더 많이 활성화되는 동작 하단에서 높은 수준의 긴장을 만든다. 두 가지를 모두 시도해보고, 엉덩이에 더 많은 자극을 주는 방법을 선택해라. 내 경험상, 상체를 앞으로 기울이고 무릎을 구부렸다가 펴는 베리에이션이 더 많은 가동범위에서 긴장을 만들어내기 때문에 가장 효과적이고 인기가 많다. 참고로 케이블, 밴드 또는 발목 중량을 사용하여 중간에서 높은 반복으로 부하를 추가할 수 있다.

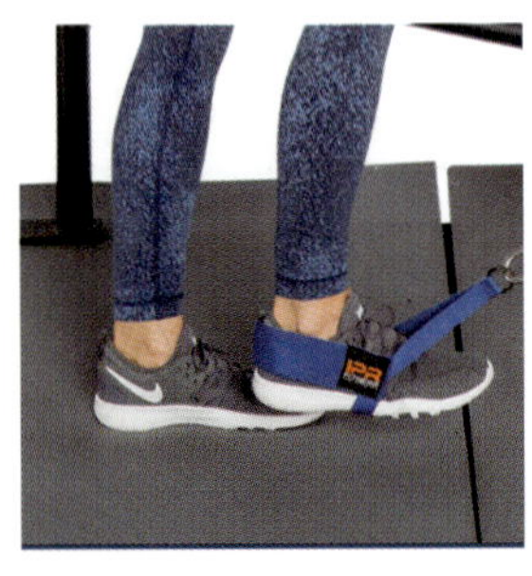

케이블 킥백

케이블 컬럼은 서서 하는 킥백을 수행할 때 엉덩이 근육에 지속적인 긴장을 제공하기 때문에 내가 가장 선호하는 도구이다. 케이블 킥백을 올바르게 수행하려면 저항선이 발목의 아킬레스건 위에 낮게 위치해야 한다. 케이블을 하단에 두고 발목 스트랩을 사용해라. 손잡이를 사용하여 운동을 변형할 수 있지만, 이는 동작 메커니즘에 변화를 줄 수 있다. 글루트 랩에서는 킥백을 위해 특별히 설계된 스트랩을 사용하며, 이는 신발을 감싸는 형태로 되어 있다.

무릎 굴곡

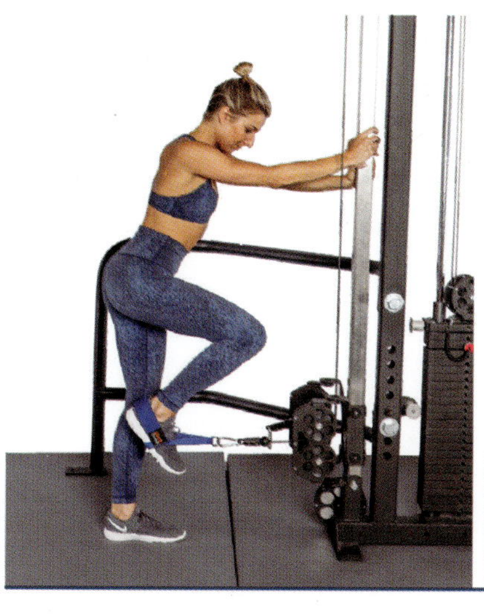
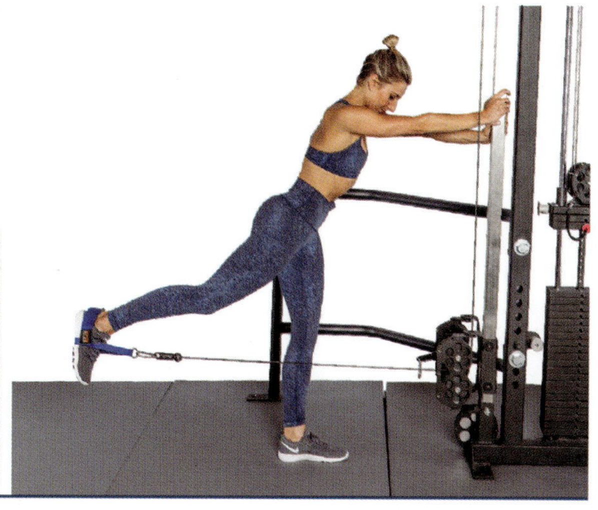

케이블 컬럼을 발의 발등에 맞춰라. (대부분의 케이블 컬럼 머신에서 가장 낮은 설정이다.) 케이블 컬럼이 충분히 낮아지지 않는다면, 스텝 박스 위에 서라. 스트랩을 아킬레스건 주위에 고정하라. 스트랩을 고정한 발을 땅에서 들어 올리고 몸 앞에 위치시킨 후, 약간 앞으로 기울이거나 상체를 세운 상태로 균형을 유지하기 위해 안정적인 물체를 잡아라. 다리를 곧게 뒤로 차면서 엉덩이 근육을 수축하고 다리를 완전히 신전할 때까지 엉덩이를 펴라.

참고: 다리를 구부린 상태에서 시작하거나 반쯤 펴거나 곧게 시작할 수 있지만, 엉덩이를 완전히 신전할 때는 항상 다리를 곧게 펴거나 거의 펴도록 하라.

무릎 살짝 구부림/완전히 폄

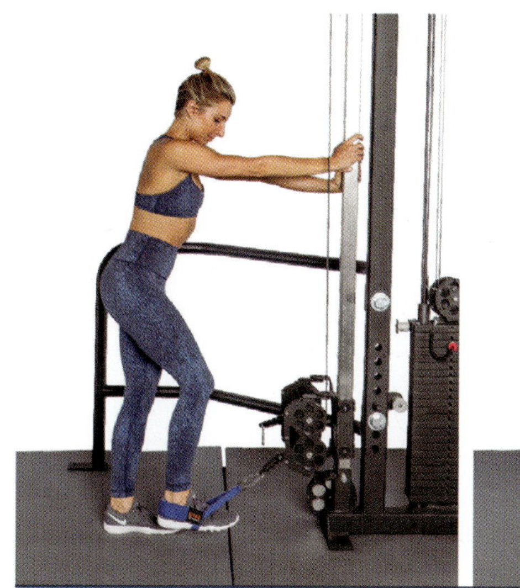
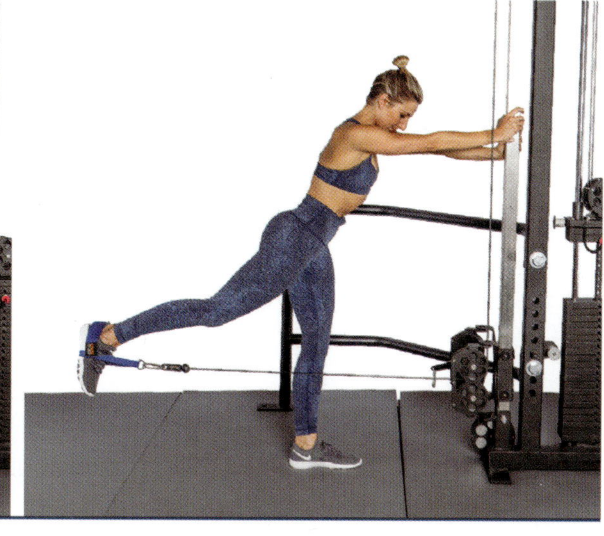

벤트 오버

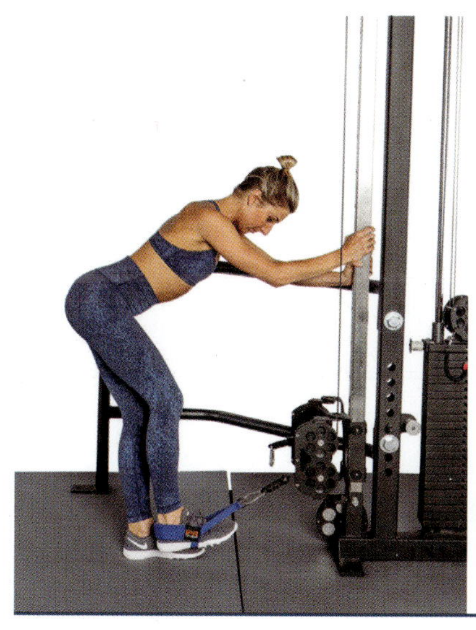
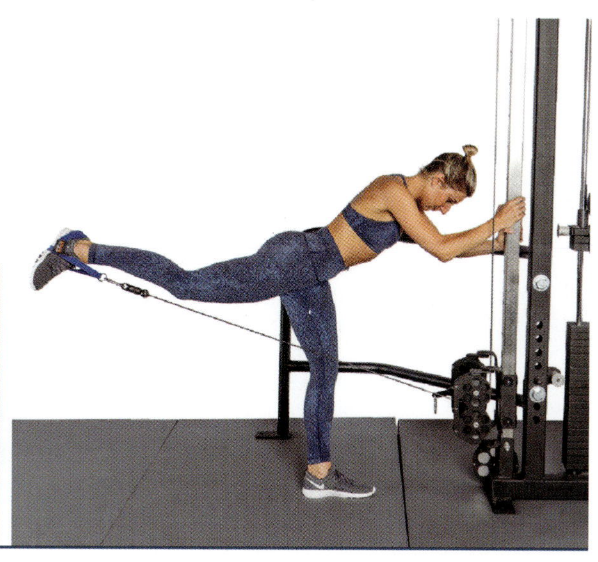

앵클 웨이트 킥백

집에 모래주머니가 없다면, 꼭 하나 구입하기를 추천한다. 모래주머니는 저렴하며, 킥백 동작에 저항을 추가하는 가장 간단한 방법이다.

모래주머니를 사용해 서서 킥백을 할 때, 동작의 전 범위 동안 킥백을 제어하는 것이 중요하다. 다시 말해, 무게에 의한 관성을 사용해 다음 반복으로 넘어가는 것이 아니라, 시작 및 종료 위치에서 잠시 멈춰 둔근에 지속적인 긴장을 유지해야 한다. 또한 상체를 굽혀 몸의 무게를 높은 박스나 벤치, 또는 벽에 기대어 지지하는 것이 중요하다. 이로 인해 가동범위가 증가하며, 안정성과 균형을 제공할 수 있다.

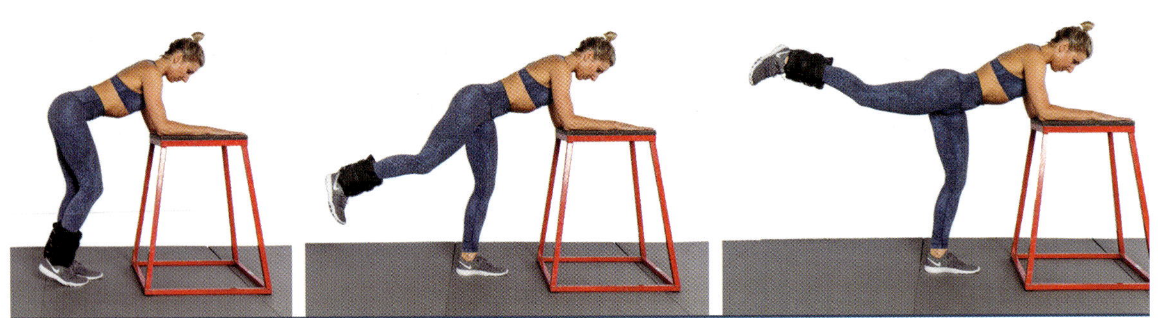

모래주머니를 착용한 상태에서 앞으로 기울이거나 몸을 세운 채로 벽이나 박스에 손을 대거나 플라이오메트릭 박스 같은 고정된 물체를 잡는다. 그다음 체중을 지지하는 다리로 옮긴 후 반대쪽 발을 살짝 들어 올린다. 척추를 중립 상태로 유지하며 다리를 곧게 뒤로 차고, 둔근을 조이면서 고관절을 완전히 신전한다.

밴드 킥백

앵클 웨이트 베리에이션과 마찬가지로, 밴드 베리에이션은 케이블 컬럼에 접근할 수 없는 경우 훌륭한 대안이다. 다리를 뒤로 차는 동작이 어렵지 않도록 저항을 가볍게 유지하는 것이 중요하다. 또한 저항 밴드(글루트 루프)를 무릎 바로 위에 감을 수도 있다. 밴드 킥백은 20~30회와 같은 높은 반복 세트를 수행할 때 특히 좋다. 모든 킥백 베리에이션과 마찬가지로, 최종 범위에서 1초 동안 둔근을 수축하는 데 집중하라.

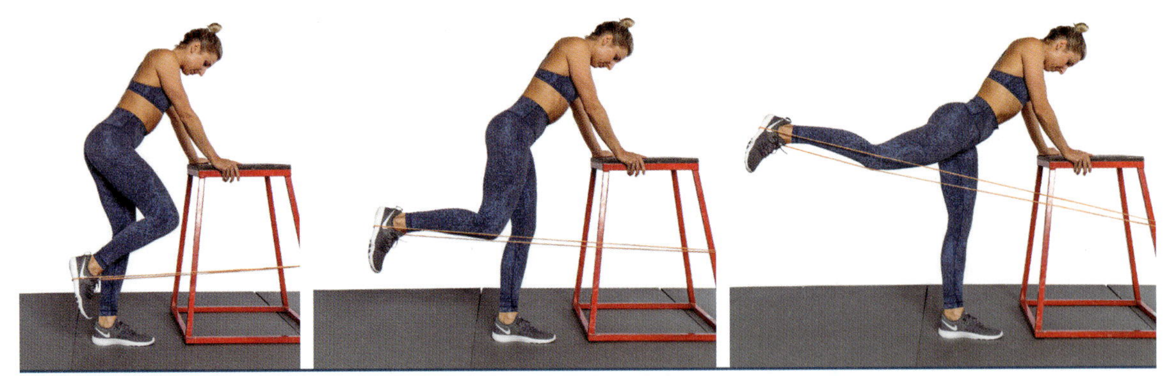

밴드를 발등 높이 또는 무릎 바로 아래에 고정하고, 플라이오메트릭 박스 같은 고정된 물체를 잡는다. 다리를 곧게 펴는 킥백의 경우, 밴드를 발목 뒤쪽에 고리처럼 감는다. 다리를 구부린 킥백의 경우(위 사진 참고), 밴드를 발 아치에 고정한다. 그런 다음 다리를 뒤로 차 고관절을 완전히 신전할 때까지 동작을 수행한다.

쿼드럽 킥백

쿼드럽 킥백 베리에이션은 서서 하는 킥백과 동일한 기술적 지침과 로딩 옵션을 공유한다. 둔근에 가해지는 자극이 유사하지만, 여러 접촉점이 있어 동작이 더 안정적이기 때문에 수행하기가 더 쉽다.

버드 도그

버드 도그는 둔근과 함께 어깨와 상부 등을 사용하는 클래식한 운동이다. 맨몸으로 하는 버드 도그는 일반적으로 워밍업 운동으로 사용되며, 로드된 버전(발목 중량이나 덤벨 사용)은 중간 또는 운동 마무리 시 보조 둔근 운동으로 배치할 수 있다. 대부분의 경우 각 다리/측면당 2세트 10~15회 반복이 좋은 시작점이다.

바디웨이트 버드 도그

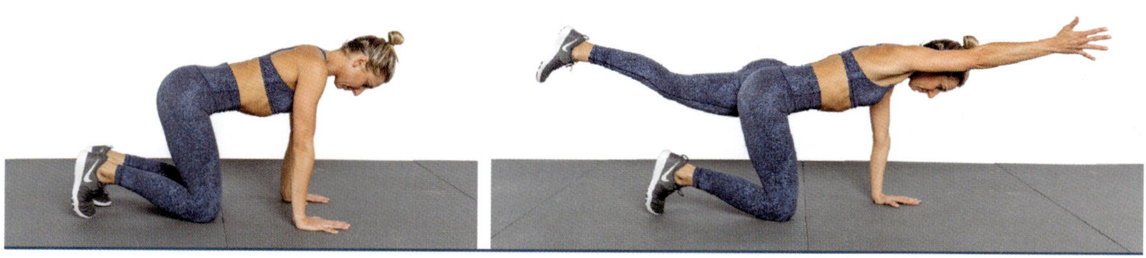

앵클 웨이트 + 덤벨 버드 도그

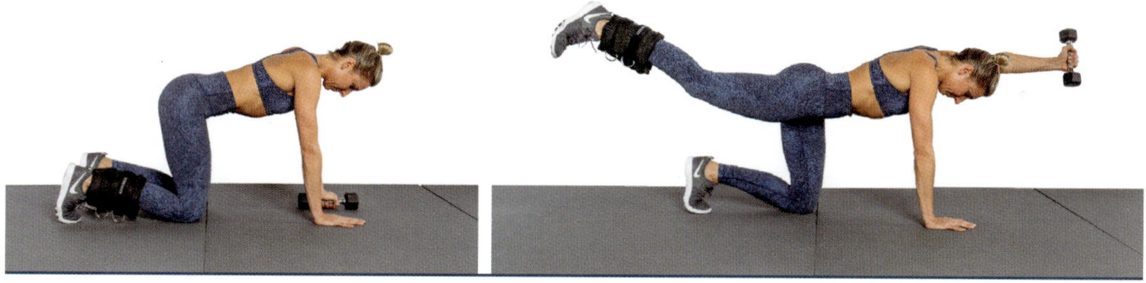

쿼드럽 자세에서 손을 어깨 아래에 두고 무릎을 엉덩이 아래에 위치시키는 것이 기본 자세이다. 이 자세에서 한쪽 다리를 뒤로 차며 동시에 반대쪽 팔을 앞으로 뻗는다. 반대쪽 팔을 들어 올리면 무게 중심을 맞추고, 코어와 상부 등 근육을 함께 활성화할 수 있다. 등을 평평하게 유지하면서 뻗은 다리와 팔이 수평이 되도록 하라. 약간의 고관절 과신전은 괜찮지만, 둔근에 긴장이 가해지고 허리에는 통증이 없어야 한다.

케이블 쿼드럽 킥백

케이블 컬럼은 일정한 저항을 제공하고 부드럽고 리드미컬한 속도를 유지할 수 있는 최고의 방법이다.

무릎 구부림

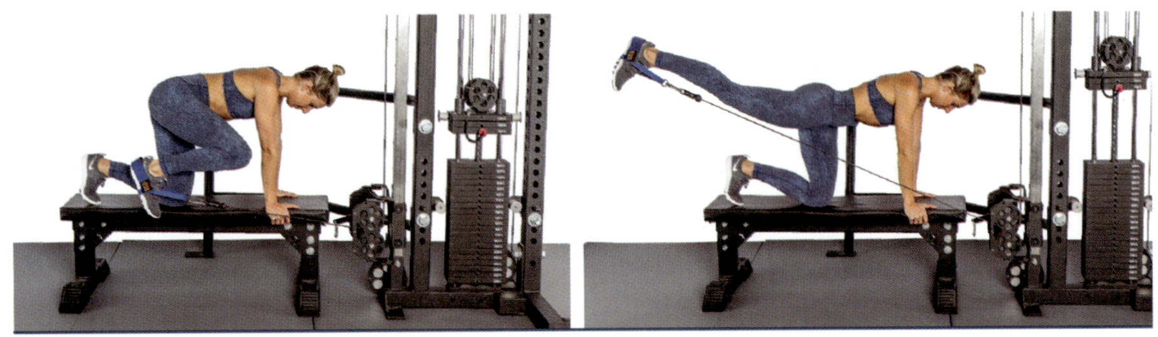

무릎 폄/살짝 구부림

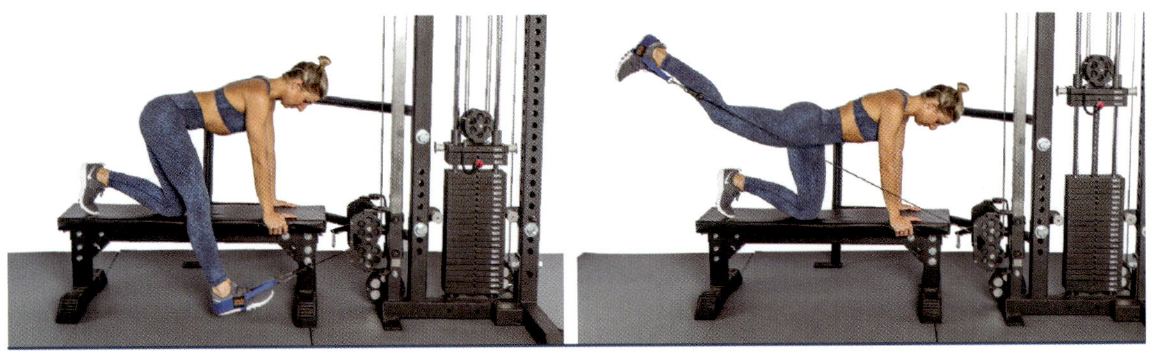

벤치를 케이블 컬럼 앞에 놓고 케이블을 가장 낮은 설정으로 맞춘 후, 사용하는 스트랩에 따라 아킬레스건이나 발 뒤꿈치/발 아치에 스트랩을 고정하라. 다리를 구부린 상태, 반쯤 펴진 상태, 또는 곧게 펴진 상태로 시작할 수 있다. 다리를 구부린 상태에서 시작했다면, 무릎을 펴면서 다리를 곧게 뒤로 차라. 다리가 곧게 펴진 상태에서 시작했다면, 천천히 뒤로 차면서 엉덩이를 완전히 신전할 때까지 움직여라. (이 변형에서는 햄스트링이 더 많이 작동하는 것을 느낄 수 있다.) 두 변형 모두에서 엉덩이를 완전히 신전할 때 엉덩이 근육을 수축하라.

밴드 쿼드럽 킥백

서서 하는 밴드 킥백과 마찬가지로, 밴드 쿼드럽 킥백은 케이블 컬럼을 사용할 수 없을 때 좋은 대안이다. 반복하지만, 저항을 가볍게 유지하여 부드러운 속도를 유지하는 것이 중요하다.

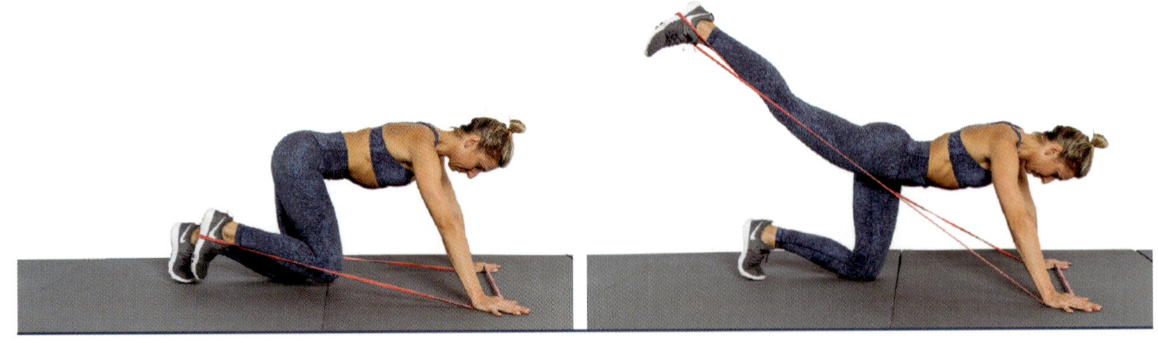

네발 자세를 취한 후, 작은 밴드를 발 아치에 고정하고 양쪽 엄지손가락 주위로 밴드를 고정하라. 밴드를 손바닥 아래로 눌러 고정한 상태에서 다리를 위쪽 각도로 차라.

앵클 웨이트 쿼드럽 킥백

앵클 웨이트 쿼드럽 킥백은 서서 하는 킥백과 유사하게 시작 및 마무리 위치에서 잠시 멈춘다. 멈추는 동작은 일정한 긴장을 유지하게 해주며, 다리를 휘두르면서 무게의 관성을 이용해 다음 반복으로 넘어가는 것을 방지해준다.

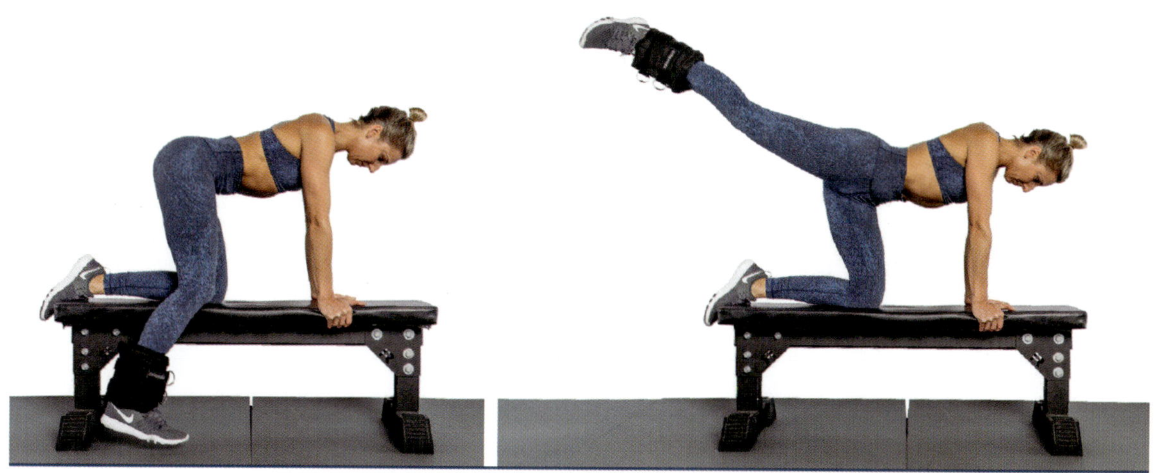

발목이나 하부 정강이에 발목 웨이트를 감싸고, 벤치에서 쿼드럽 자세를 취한다. 무게가 실린 다리를 벤치에서 매달린 상태로 두고, 다리를 천천히 뒤로 차면서 무릎을 약간 구부리거나 펴라. 엉덩이를 완전히 신전할 때 엉덩이 근육을 수축하라.

펜듈럼 쿼드럽 킥백

마지막 킥백 옵션은 리버스 하이퍼 머신 아래에서 덩키 킥을 수행하는 것이다. 그렇다, 리버스 하이퍼는 대부분의 헬스장에서 보기 드물지만, 접근할 수 있다면 이 베리에이션을 시도해보라. 이는 펜듈럼 쿼드럽 힙 익스텐션과 비슷하나 두 가지 차이가 있다. 첫째, 상대적으로 기계에 대해 몸을 앞으로 이동한다. 둘째, 다리를 위로 보내지 않고 뒤로 차는 동작을 하며 무릎을 펴게 된다.

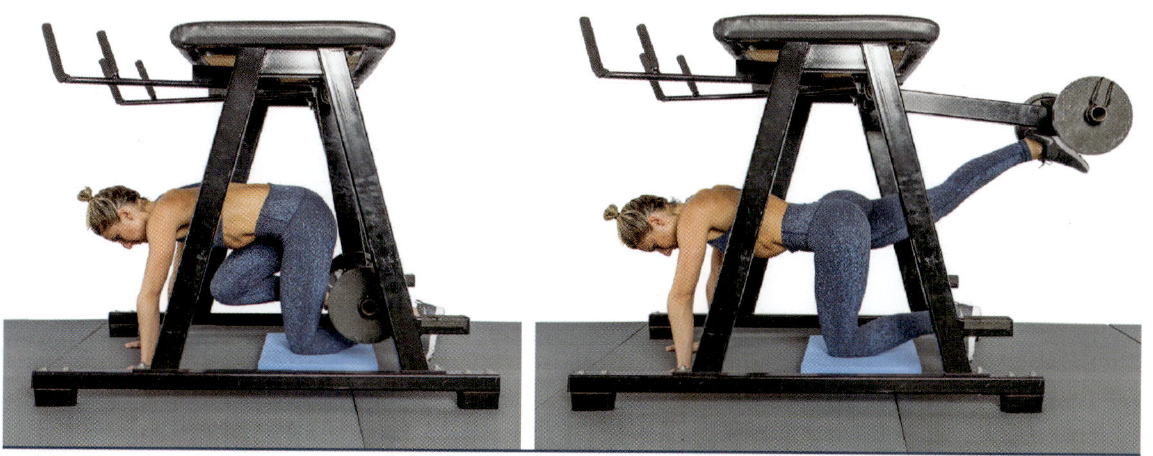

리버스 하이퍼 기계 아래에서 쿼드럽 자세를 취한다. 무릎을 보호하기 위해 요가 매트, 밸런스 패드 또는 두꺼운 패딩을 사용하는 것을 권장한다. 이 자세에서 발 아치를 로딩 핀에 위치시키고, 작업 중인 다리가 엉덩이와 무릎을 완전히 굽힌 상태가 되도록 뒤로 물러난다. 그런 다음 다리를 뒤로 차고 약간 위쪽으로 올려라.

운동

6 힙 앱덕션 운동

엉덩이 근육 발달에 있어, 전체 성장의 약 85%는 힙 쓰러스트, 글루트 브릿지, 스쿼트, 데드리프트, 런지와 같은 고관절 신전 운동에서 올 것이다. 나머지 15%는 주로 상둔근을 타깃으로 하는 앱덕션(외전) 운동에서 비롯된다.

이 점은 내가 트레이닝하는 비키니 선수들 사이에서 일찍이 발견한 것이다. 앱덕션 운동을 한 선수들이 또래들보다 상둔근 발달이 훨씬 좋았다. 그래서 상둔근이 엉덩이에서 돌출된 '글루트 셸프glute shelf'를 만들고 싶다면, 이 섹션에서 소개한 운동들을 강조하고 수행해야 한다.

힙 앱덕션 운동의 장점은 신체에 큰 부담을 주지 않거나 심하게 근육통을 남기지 않는다는 점이다. 그렇기 때문에 몸에 큰 피로를 주지 않으면서도 좋은 운동 효과를 얻을 수 있다. 단점은 저항을 주기가 어렵다는 점이다. 보통 밴드, 케이블, 또는 힙 앱덕션 머신을 사용해 저항을 만들어야 한다. 그래서 나는 보통 앱덕션 운동을 트레이닝 세션의 끝에 배치하고, 고반복 및 번아웃을 목표로 여러 운동을 연속으로 수행하여 해당 부위를 완전히 지치게 만든다.

가이드라인 및 큐

힙 앱덕션 운동에서 최대한의 효과를 얻기 위해 몇 가지 가이드라인을 염두에 두어라.

좌우 운동 사이의 휴식

파이어 하이드런트, 옆으로 누운 힙 앱덕션, 케이블 스탠딩 힙 앱덕션과 같은 몇몇 힙 앱덕션 동작들은 한쪽 다리로 수행하는 것처럼 보일 수 있다. 그러나 실제로는 두 다리를 동시에 자극한다. 이러한 베리에이션에서는 한쪽 다리를 운동한 후 다른 쪽을 하기 전에 30~60초 동안 휴식을 취하는 것이 중요하다. 예를 들어 파이어 하이드런트 운동을 할 때 한쪽 다리로 먼저 운동하고, 그 후 30~60초 쉬었다가 반대쪽 다리를 수행한다. 한쪽 다리가 동적으로 움직이는 동안 다른 다리는 안정화를 담당하기 때문에, 실질적으로 두 엉덩이가 모두 자극을 받는다. 따라서 바로 반대쪽 다리를

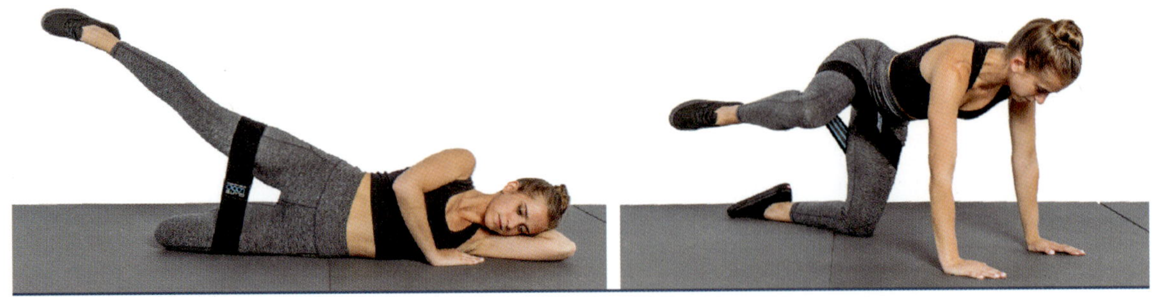

사이드-라잉 니 밴드 힙 앱덕션

니 밴드 파이어 하이드런트

수행하면 피로로 인해 반대쪽에서 같은 횟수를 수행하기 어려울 수 있다. 이는 모든 싱글 레그 힙 앱덕션 운동에 해당한다.

발의 외측 가장자리로 구르기

이 가이드는 힙 힌지 니 밴드 힙 앱덕션 및 시티드 밴드 힙 앱덕션과 같은 횡단면 운동에 적용된다. 발의 외측(바깥쪽) 가장자리로 구르면 가동범위가 조금 더 넓어지고 긴장이 증가한다. 사실, 가동범위를 줄이지 않고 모든 베리에이션에서 매 반복마다 최대한의 잠재력을 발휘하는 데 집중하는 것이 중요하다.

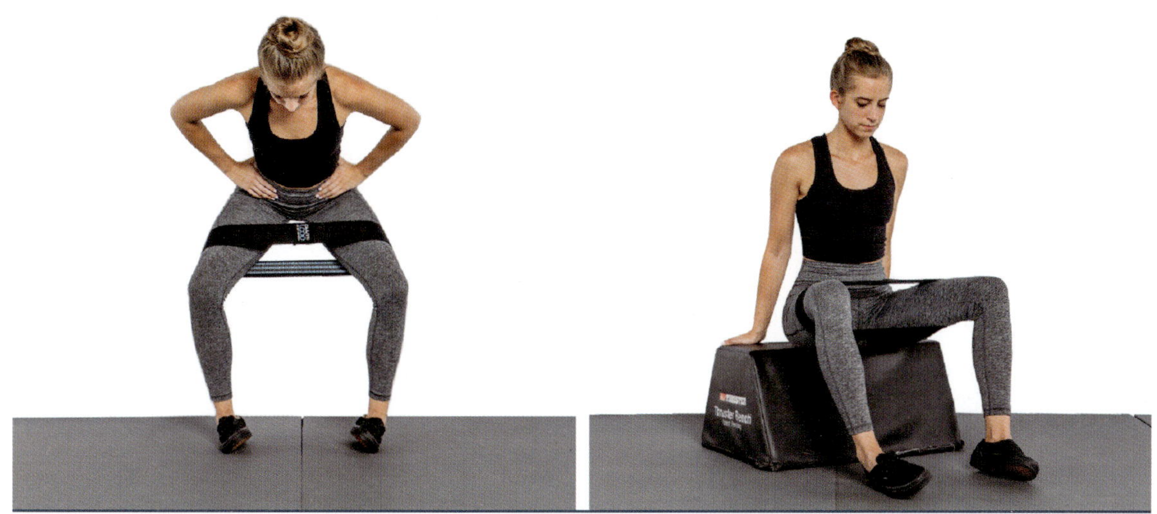

힙 힌지 니 밴드 힙 앱덕션 　 시티드 니 밴드 힙 앱덕션

발을 똑바로 또는 약간 안쪽으로 돌리고 무릎을 바깥으로 밀기

이 가이드는 전두면 힙 앱덕션 운동, 특히 측면 밴드 워크에 적용된다. 이 운동에서 최대의 효과를 얻기 위해서는 발을 똑바로 위치시키거나 약간 안쪽으로 돌리고, 밴드를 향해 무릎을 바깥으로 밀고, 엉덩이를 수평으로 유지해라. 다시 말해, 무릎이 안쪽으로 모이지 않게 하고, 발을 과도하게 바깥으로 돌리거나 걸음을 옮길 때 골반이 기울어지지 않도록 하라. 래터럴 밴드 워크에서는 스텝을 밟는 다리보다 지면에 닿아 있는 다리로 옆으로 밀어내는 것이 중요하다. 이 큐는 중요하지 않게 보일 수 있지만, 의도는 엉덩이 근육 활성화와 운동 역학에 큰 영향을 미친다.

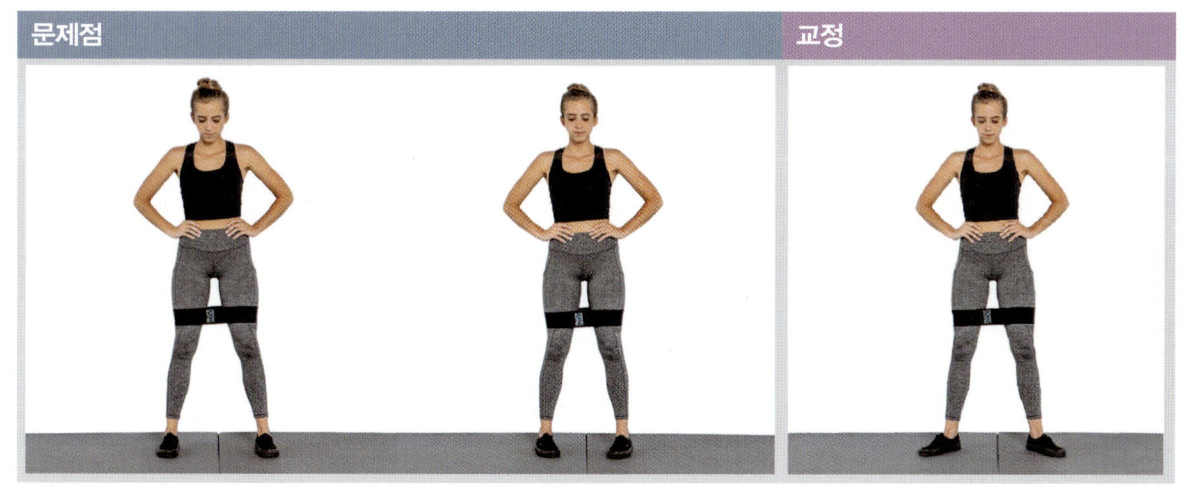

문제점과 교정

힙 앱덕션 운동은 제한된 가동범위와 가벼운 저항 때문에 수행하기 쉽다. 그러나 이러한 특징이 자세에 대한 방심을 유발할 수 있으며, 이는 결코 좋은 일이 아니다. 예를 들어 측면 밴드 워크나 시티드 힙 앱덕션 운동을 할 때 자세가 좋지 않거나 세트가 진행될수록 가동범위를 줄이는 경우가 있다.

이러한 문제를 예방하려면 운동할 때 '운동선수처럼 보이는' 자세를 유지하고, 좋은 자세(구부정한 자세를 피하기)를 유지하며, 매 반복마다 최대한의 가동범위를 발휘하는 데 집중하라. 또한 대칭을 유지하는 것도 중요하다. 많은 사람들이 양발의 방향이 다르게 놓이는 경우가 있는데, 이는 그들이 운동을 진지하게 받아들이지 않는다는 신호일 수 있다. 기술이 쉽다고 해서 자세를 소홀히 하거나 운동을 가치 없게 여겨서는 안 된다. 올바른 의도를 가지고 운동을 수행하고, 많은 무게를 들지 않는다고 해서 그 가치를 폄하하지 마라.

힙 앱덕션 카테고리

힙 앱덕션 운동은 신체 위치에 따라 두 가지 카테고리로 나눌 수 있다. 전두면Frontal plane과 횡단면Transverse plane. 전자는 엉덩이가 신전된 상태에서의 앱덕션 운동을, 후자는 엉덩이가 굽혀진 상태에서의 앱덕션 운동을 포함한다.

전두면 힙 앱덕션

10장에서 언급했듯이, 전두면 힙 앱덕션은 서 있거나 옆으로 누운 자세에서의 측면 움직임을 포함한다. 여기에는 래터널 밴드 워크, 스탠딩 힙 앱덕션, 사이드 라잉 힙 앱덕션 베리에이션이 포함된다. 이 운동들은 상둔근과 중둔근을 완전히 타깃으로 하는 유일한 운동이다. 상둔근 발달에 관심이 있다면, 이 카테고리에서 고반복 및 번아웃 형태의 운동을 트레이닝 세션 끝에 추가해라.

래터럴 밴드 워크

래터럴 밴드 워크를 수행하려면 저항 밴드나 미니 밴드를 무릎 위나 아래에 위치시켜라. 한쪽으로 걷거나 다리를 바꿔가며 앞뒤로 움직일 수 있다. 중요한 점은 지면에 고정된 다리로 측면으로 밀어내며 반대쪽 다리로 스텝을 밟는 것이다.

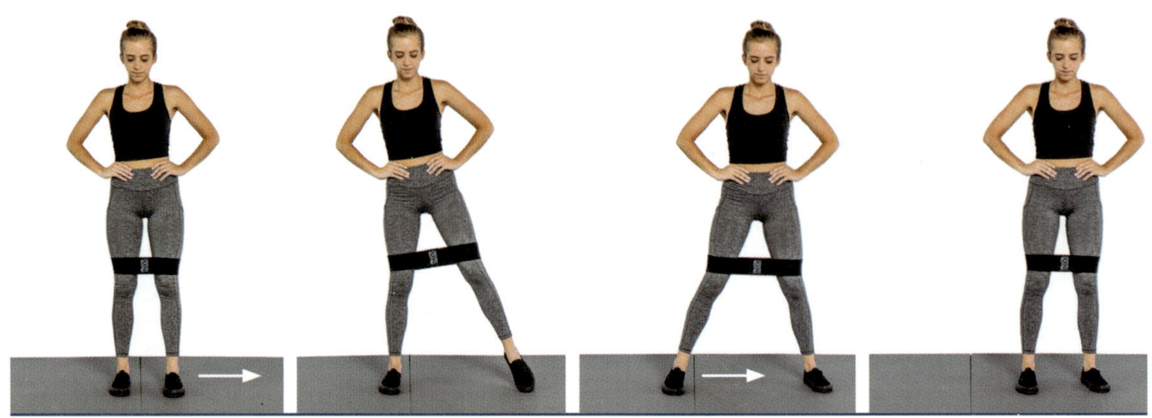

X-밴드 워크

긴 밴드를 발의 바깥쪽과 발바닥의 아치 부분 아래로 감싸고, 몸 앞에서 교차시키는 방법을 사용하면 X-밴드 워크를 수행할 수 있다. 이는 가끔씩 변화를 주기 위해 추가할 수 있는 훌륭한 베리에이션이다.

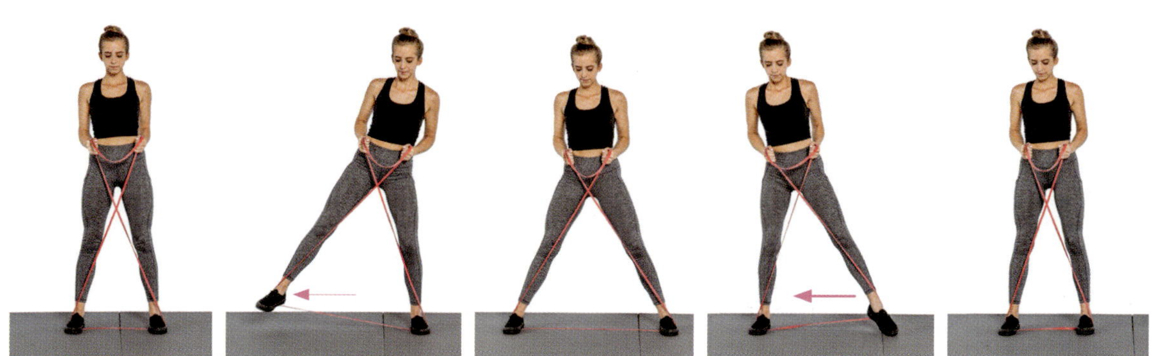

몬스터 워크

몬스터 워크는 래터럴 밴드 워크와 비슷하지만, 좌우로 걷는 대신 앞으로 또는 뒤로 걷는다. 넓은 스탠스를 유지하면서 밴드에 지속적인 긴장을 가한 채로 직선으로 걷거나, 대각선 방향으로 지그재그로 움직일 수 있다.

넓은 스탠스 몬스터 워크

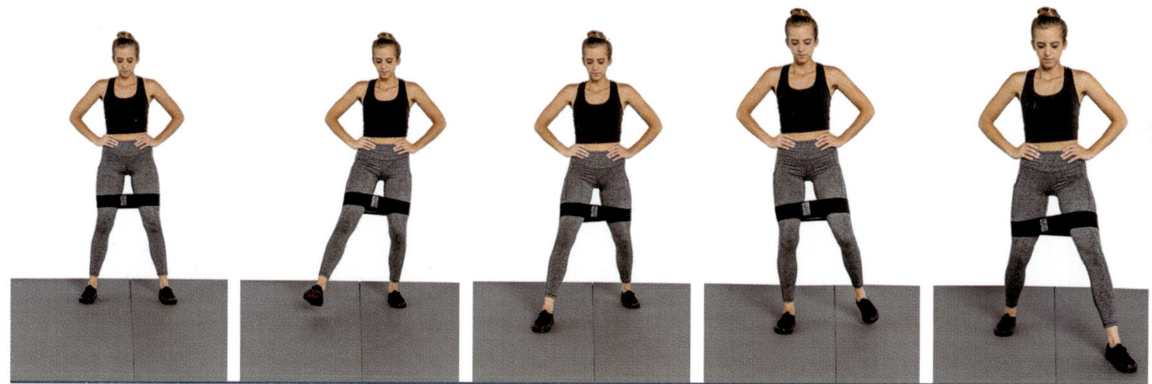

지그재그 몬스터 워크

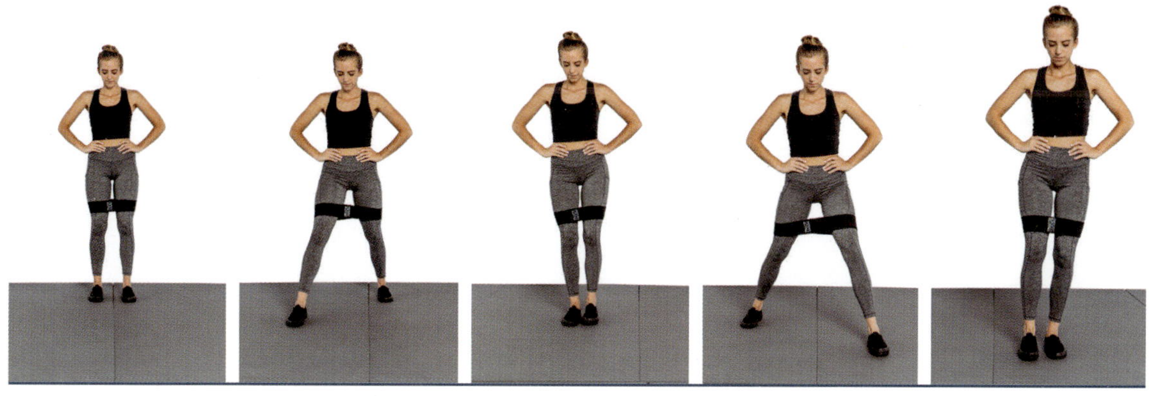

스탠딩 힙 앱덕션

스탠딩 힙 앱덕션을 공간에서 자유롭게 수행할 수 있지만, 안정성을 위해 기둥을 잡거나 벽에 기대는 것이 좋다. 이 동작을 수행하려면, 한쪽 다리에 체중을 싣고, 반대쪽 다리를 내측 회전시켜 고정된 발 옆이나 약간 앞에 위치시킨 후, 다리를 옆으로 벌려 외전 동작을 끝까지 수행한다.

스탠딩 힙 앱덕션은 체중을 이용해 수행할 수 있으며, 밴드, 앵클 웨이트, 웨이트 플레이트, 또는 케이블 컬럼과 같은 저항을 추가할 수도 있다. 케이블 머신은 부드럽게 동작을 수행할 수 있어 내가 가장 선호하는 베리에이션이다. 이 베리에이션을 수행하려면 케이블 높이를 가장 낮게 설정하고 발목 주위에 스트랩을 감아야 한다. 이때 균형을 유지하기 위해 기둥이나 중앙 컬럼을 잡아야 한다.

앵클 웨이트 베리에이션도 좋다. 이는 엉덩이에 지속적인 저항을 주며 어디서든 수행할 수 있기 때문이다. 그러나 무게를 가볍게 유지해야 하며, 흔들림이나 동작의 모멘텀을 이용해 운동을 보조하지 않도록 해야 한다. 또한, 저항 밴드나 긴 밴드를 사용할 수 있으며, 이는 워밍업이나 번아웃 운동에 좋다. 핵심은 저항을 가볍게 유지하여 다리를 외전하는 데 어려움을 겪지 않도록 하는 것이다.

스탠딩 힙 앱덕션

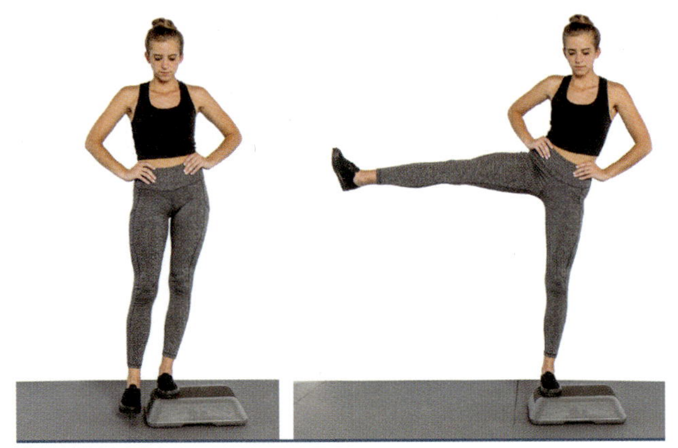

스탠딩 앵클 웨이트 힙 앱덕션

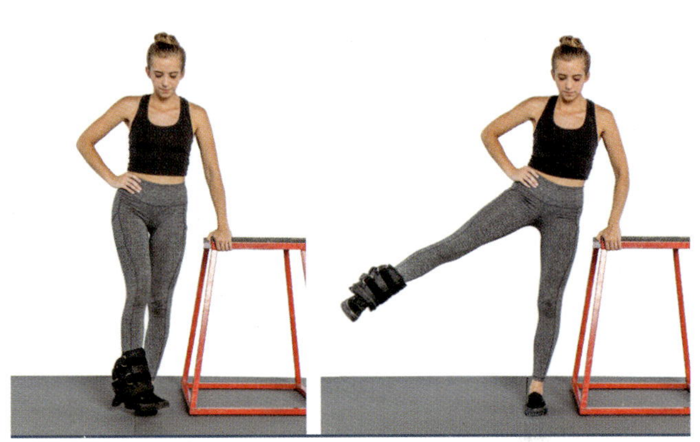

스탠딩 케이블 힙 앱덕션

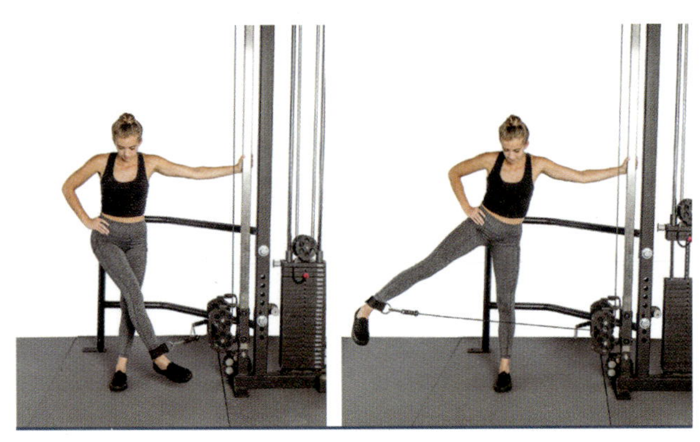

스탠딩 니 밴드 힙 앱덕션

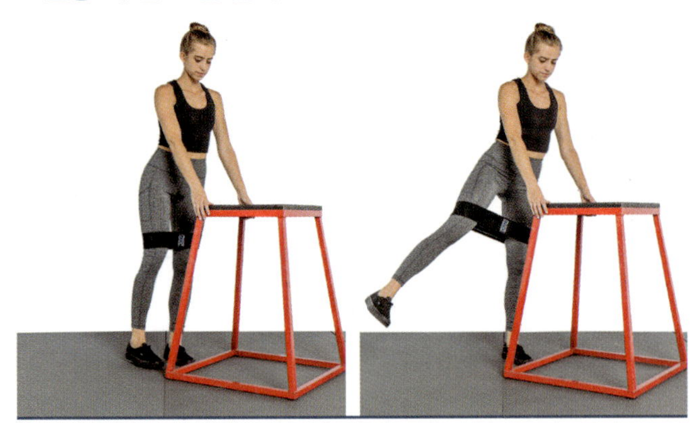

스탠딩 밴드 앱덕션

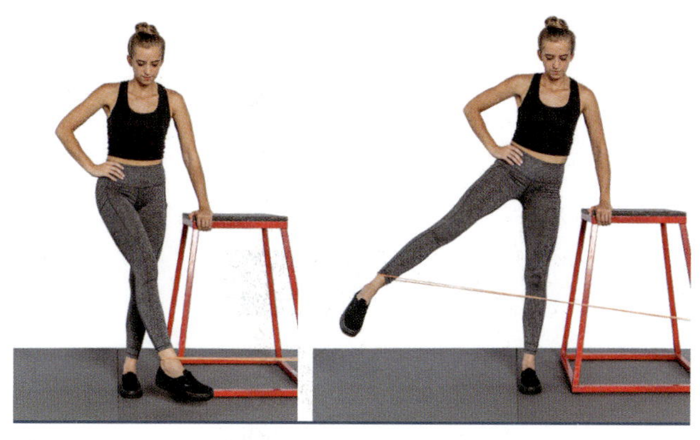

웨이트 플레이트 스탠딩 힙 앱덕션

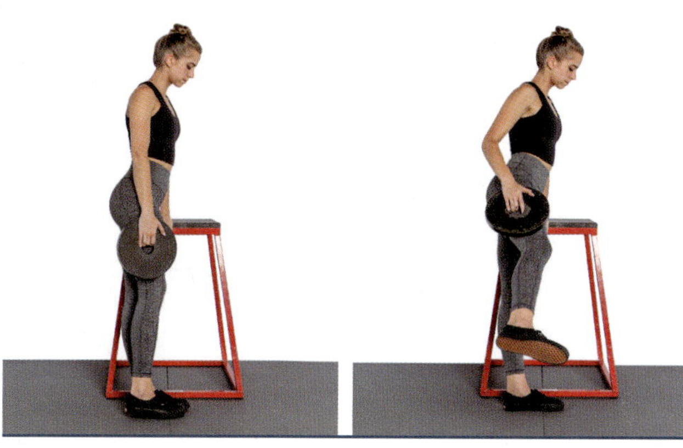

사이드 라잉 힙 앱덕션

사이드 라잉 힙 앱덕션을 준비하려면, 옆으로 누워 어깨와 팔꿈치를 바닥에 두어라. 아래쪽 다리는 굽히거나 펴도 괜찮으며, 본인이 편한 대로 선택할 수 있다. 동작을 수행하려면, 위쪽 다리를 내회전시키고 아래쪽 다리 바로 앞에 놓는다. 그 다리를 내회전 상태로 유지하며 다리를 옆으로 들어 올려 외전 동작을 수행하고, 가동범위가 끝날 때까지 다리를 들어 올린다. 발을 바닥으로 완전히 내려놓아 반복 동작을 완료한다.

이 동작에 저항을 추가하려면, 글루트 루프 또는 미니 밴드 같은 저항 밴드를 사용하거나, 앵클 웨이트 또는 웨이트 플레이트를 사용할 수 있다. 밴드를 사용할 경우, 공중에서 반대 방향으로 움직여 밴드에 긴장을 유지해야 한다. 가동범위가 약간 줄어들지만, 타는 듯한 근육 자극을 만들어내기에 좋다. 앵클 웨이트는 엉덩이에 더 지속적인 긴장을 주며, 전체 가동범위를 수행할 수 있어 이상적이다. 가동범위를 늘리기 위해서는 무릎과 팔꿈치로 플랭크 자세를 취하거나 평평하거나 경사진 벤치에서 사이드 라잉 힙 앱덕션을 수행할 수 있다.

사이드-라잉 힙 앱덕션

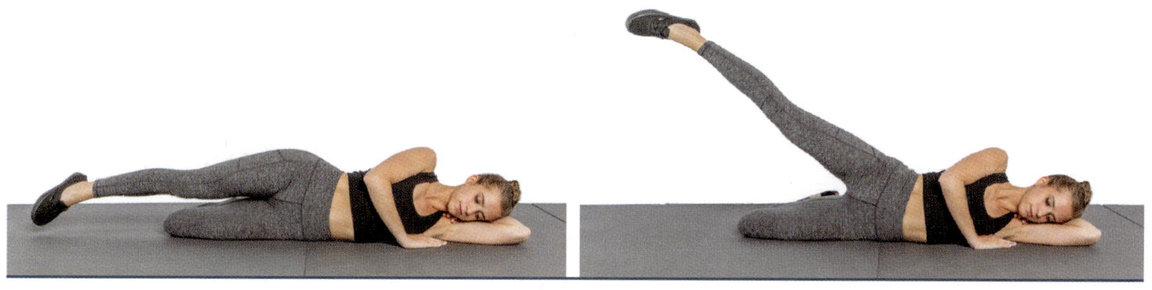

니 밴드 사이드-라잉 힙 앱덕션

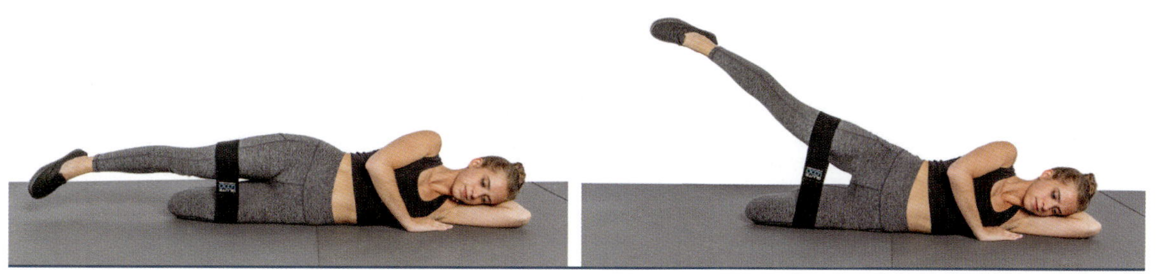

앵클 웨이트 사이드-라잉 힙 앱덕션

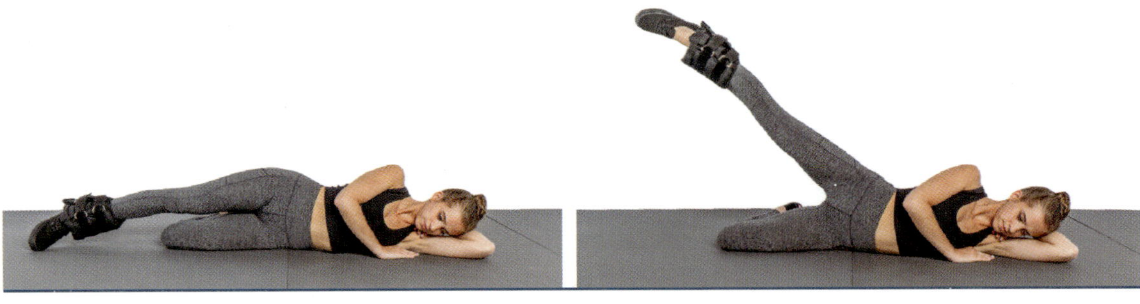

웨이트 플레이트 사이드-라잉 힙 앱덕션

플랭크 엑스트라 레인지 사이드-라잉 힙 앱덕션

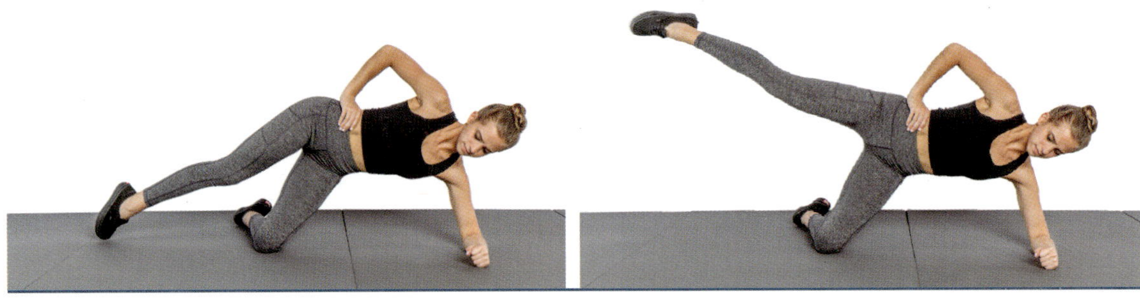

벤치에서 엑스트라 레인지 사이드-라잉 힙 앱덕션

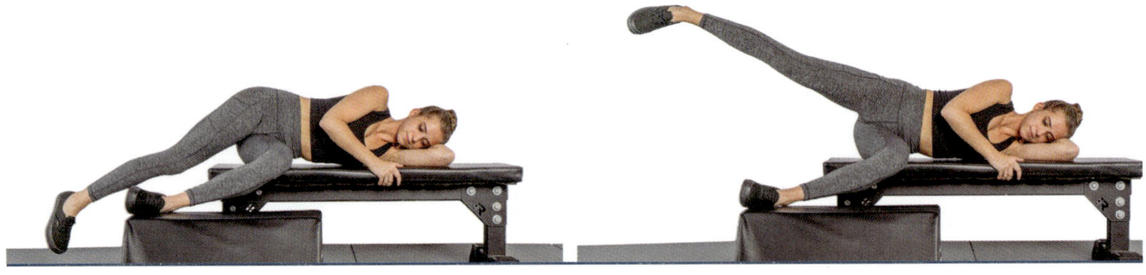

벤치에서 앵클 웨이트 엑스트라 레인지 사이드-라잉 힙 앱덕션

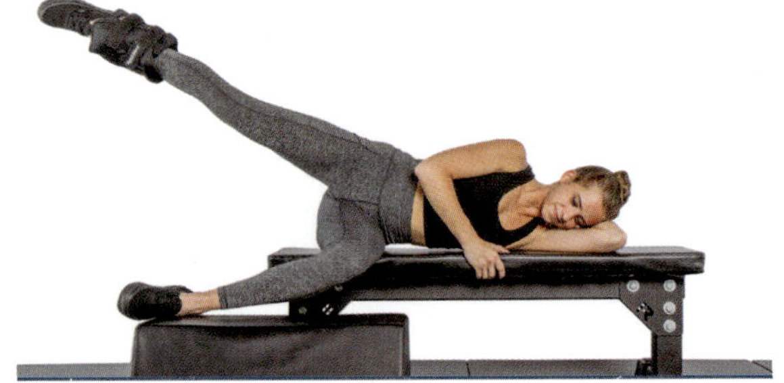

45도 사이드-라잉 힙 앱덕션 (뒤로)

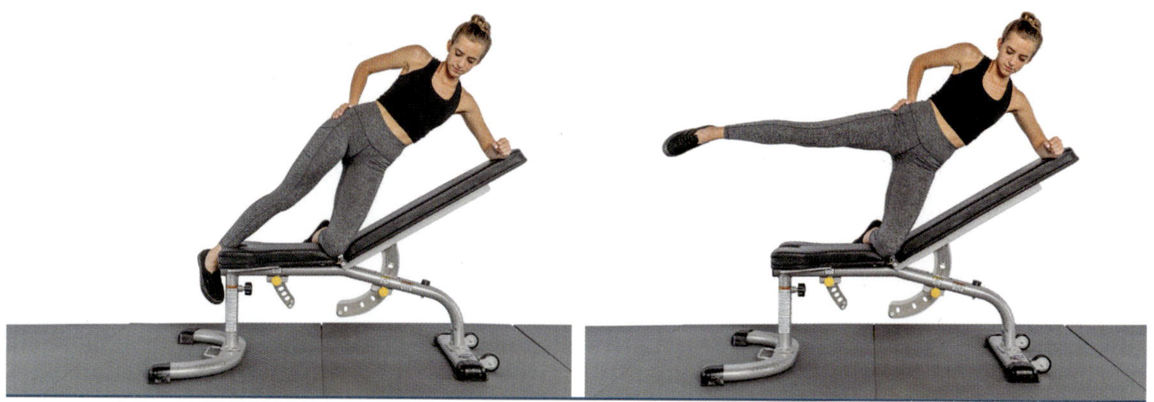

45도 사이드-라잉 힙 앱덕션 (앞으로)

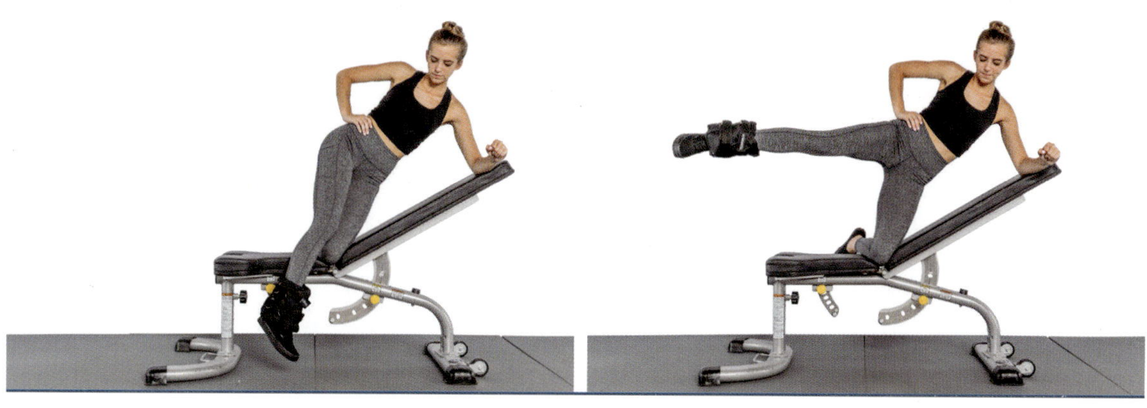

탑 글루트 브릿지 앱덕션

이 기술은 엉덩이 근육을 두 가지 방식으로 작용하게 만든다. 힙 신전 상태에서 글루트 브릿지 상단 자세를 유지하면서 무릎을 외전시키는 것이다. 즉, 엉덩이 근육이 상단 자세를 유지하기 위해 수축하고, 동시에 밴드에 맞서 무릎을 바깥쪽으로 밀어내면서 더 강하게 수축하게 된다. 과학적으로 말하자면, 엉덩이 근육을 사용해 힙 신전과 힙 외전 토크를 동시에 수행하는 것이다. 이 동작은 상둔근을 자극하여 강한 엉덩이 근육의 타는 듯한 느낌을 만들어내며, 글루트 활성화를 증가시킨다. 이 운동으로 번아웃 효과를 내기 위해 글루트 브릿지를 일정 횟수 수행한 후, 즉시 탑 글루트 브릿지 앱덕션을 추가로 수행할 수 있다. 이 베리에이션을 수행하려면 밴드를 무릎 위나 아래에 위치시키고, 바닥에 누워 글루트 브릿지 자세를 취해라. 그런 다음, 엉덩이를 신전하고, 엉덩이를 고정한 채로 무릎을 가능한 한 멀리 바깥쪽으로 밀어낸다.

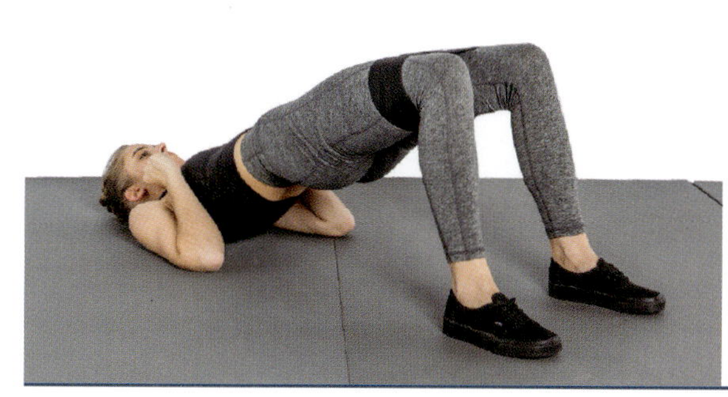

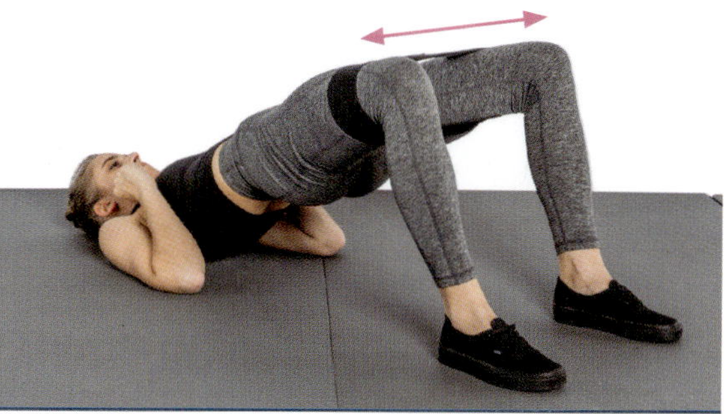

탑 힙 쓰러스트 앱덕션

탑 힙 쓰러스트 앱덕션은 탑 글루트 브릿지 앱덕션과 모든 특성과 기술이 동일하다. 유일한 차이점은 어깨가 바닥에서 올라와 있다는 점이다. 마찬가지로 힙 쓰러스트와 앱덕션을 결합해 번아웃 효과를 낼 수 있다. 예를 들어 밴드를 사용한 힙 쓰러스트 12회 후에 탑 힙 쓰러스트 앱덕션 12회를 수행할 수 있다. 또는 디센딩 랩 패턴을 사용한 번아웃이나 전통적인 세트와 반복 횟수를 고수할 수 있다.

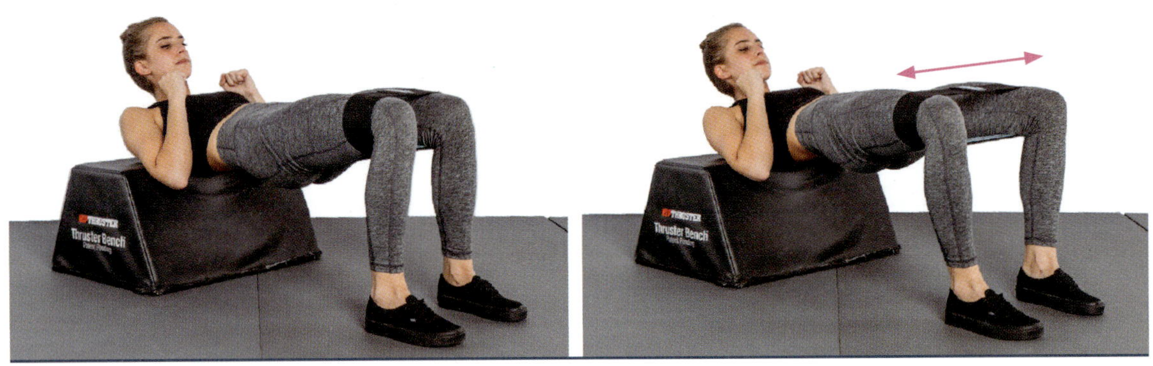

횡단면 힙 앱덕션

엉덩이를 굽히거나 구부린 상태에서 다리를 옆으로 움직이는 것은 횡단면 힙 앱덕션 운동을 의미한다. 이러한 운동은 주로 상둔근을 강화하지만 하둔근도 함께 자극된다. 사이드 라잉 클램, 스쿼트 워크, 좌식 및 힙 힌지 앱덕션 운동 등이 포함된다. 전두면 힙 앱덕션 운동처럼 훈련 세션 끝부분에 고반복으로 번아웃을 목표로 하거나, 운동 시작 시 저부하 활성화 워밍업으로 수행할 수 있다.

스쿼트 래터럴 워크

스쿼트 워크는 래터럴 밴드 워크와 유사하며, 무릎 위나 아래에 저항 밴드를 두르고 좌우로 발을 옮기며 수행한다. 하지만 스쿼트 워크는 몸을 낮춰 스쿼트 자세를 취하기 때문에 하둔근도 더 많이 사용된다. 이 동작을 수행하려면 밴드를 무릎 위나 아래에 두고 스쿼트 자세로 몸을 낮춘 후, 고정된 다리를 이용해 바닥을 밀어내며 반대쪽 다리를 옆으로 뻗어 한 발자국씩 옮긴다. 넓은 스텝을 취해 밴드에 충분한 스트레칭이 걸리도록 해라.

또한, 좀 더 넓은 스탠스를 취하는 스모 스쿼트 워크를 수행할 수 있다. 넓은 스텝은 취할 수 없지만, 운동 중 엉덩이에 더 많은 긴장을 유지할 수 있다. 다른 래터럴 밴드 워크 베리에이션처럼, 정해진 걸음 수 이후 방향을 바꾸거나 한 장소에서 다리를 번갈아가며 움직일 수 있다.

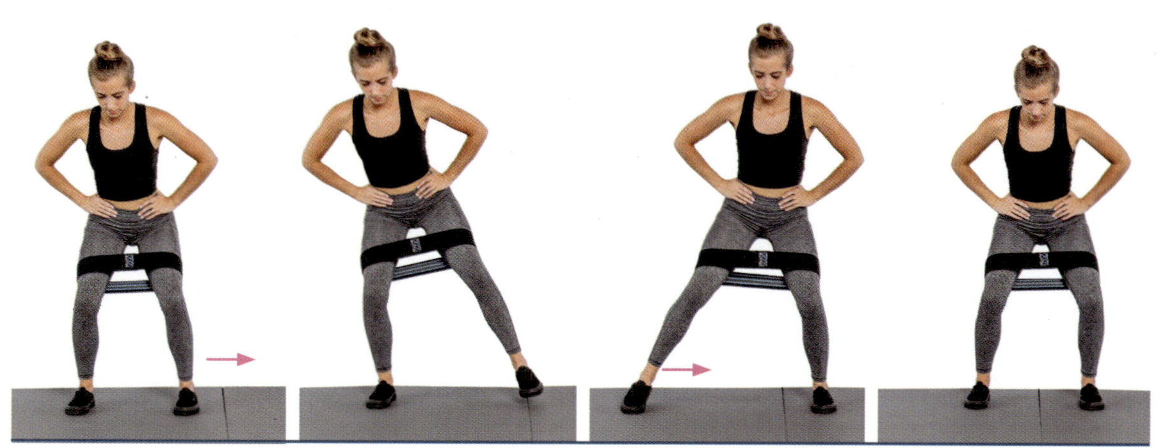

스쿼트 몬스터 워크

스쿼트 워크를 앞으로 또는 뒤로도 수행할 수 있다. 이 베리에이션은 힙 굴곡과 신전을 번갈아가며 수행하므로 더 넓은 가동범위에서 엉덩이 근육을 자극한다. 하지만 많은 사람들은 옆으로 걷는 것만큼 앞으로 또는 뒤로 걸을 때 엉덩이에 동일한 수준의 펌프나 자극을 느끼지 못한다.

몬스터 워크처럼 두 가지 방식으로 발을 옮길 수 있다. 넓은 스탠스를 취한 상태에서 밴드에 긴장을 유지하며 직선으로 앞으로 또는 뒤로 걸을 수 있고, 혹은 발을 중심선 쪽으로 가져왔다가 다시 바깥으로 뻗으며 지그재그로 걸을 수 있다. 마찬가지로 정해진 거리나 걸음 수를 목표로 걸을 수 있으며, 같은 구역에 머무르기 위해 두 걸음 앞으로, 두 걸음 뒤로 반복할 수도 있다.

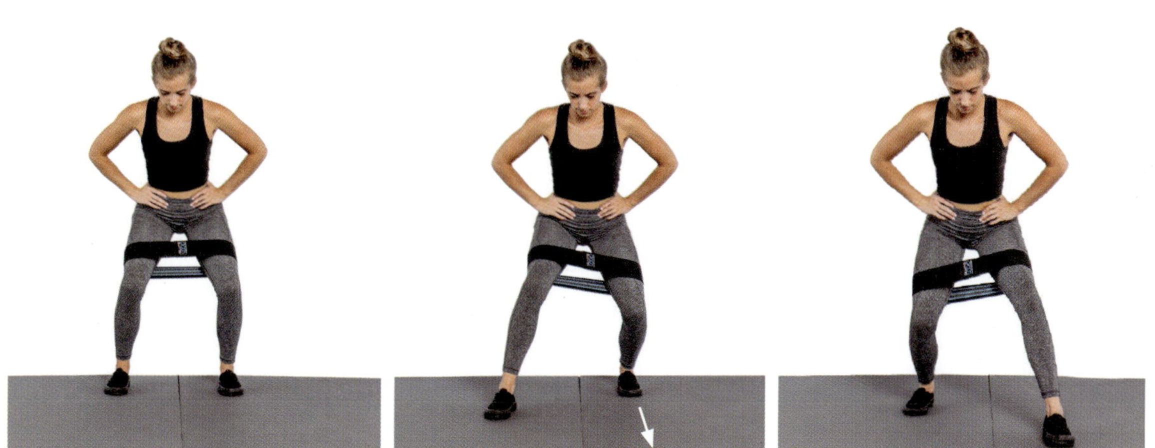

밴드 차차

이 운동은 글루트 랩에서 개발된 것으로, 처음에는 차차 댄스와 비슷하다고 생각하여 '밴드 차차'라고 명명했다. 나중에 보니 실제 차차 댄스와는 전혀 다르다는 것을 깨달았지만, 이름은 그대로 남았다. 이 운동을 수행하기 가장 좋은 방법은 플라이오메트릭 박스, 파워 랙의 기둥, 또는 안정적으로 잡을 수 있는 무엇이든 잡고 시작하는 것이다. 저항 밴드를 무릎 위에 두고, 발을 중심선에 맞추어 모은 후 엉덩이를 뒤로 빼며 앉는다. 이때 정강이는 수직을 유지한다. 이후 체중의 대부분을 한쪽 다리에 실은 채, 비부하 다리를 45도로 뒤로 밀어낸다. 이 운동은 양쪽 다리에 독특하게 자극을 준다. 고정된 다리는 등척성 스쿼트 자세를 유지하며, 움직이는 다리는 약간의 고관절 신전과 함께 고관절 외전을 수행한다. 보통 2~3세트로 각 다리당 20~30회의 반복을 처방한다. 한쪽 다리로 모든 반복을 수행한 후 휴식하고, 다른 쪽 다리로 반복한다.

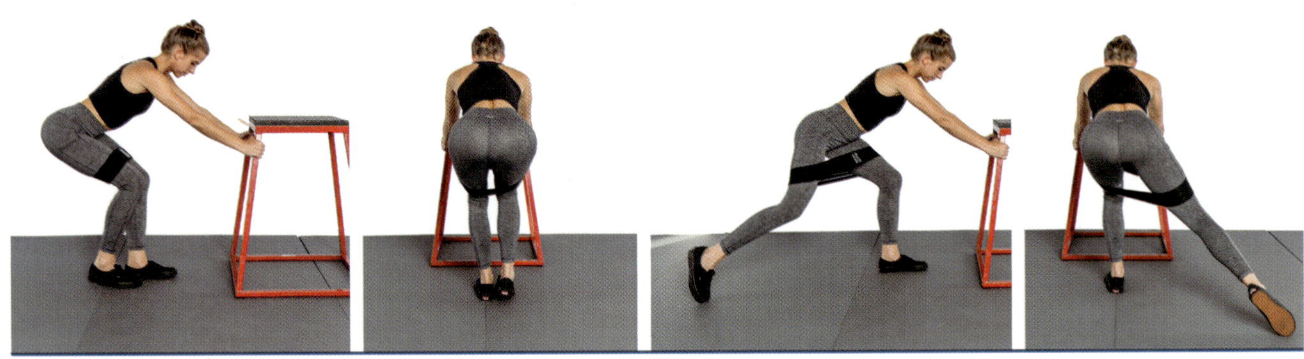

사이드 라잉 트랜스버스 힙 앱덕션

일부 사람들은 고관절 해부학적 구조나 근육 구성 때문에 일반적인 사이드 라잉 힙 앱덕션 동작을 어려워한다. 이들은 동작을 수행할 때 위쪽 다리와 아래쪽 다리를 전두면상에서 유지하려고 무척 애를 쓴다. 이러한 사람들은 위쪽 다리를 앞으로 가져오는 횡단면 사이드 라잉 힙 앱덕션 베리에이션을 선호한다. 이 운동은 비슷한 근육을 자극하고 전두면 변형과 동일한 세팅을 공유하지만, 위쪽 다리가 약간 고관절 굴곡된 상태에서 다리를 내리고 올리는 것이 차이점이다.

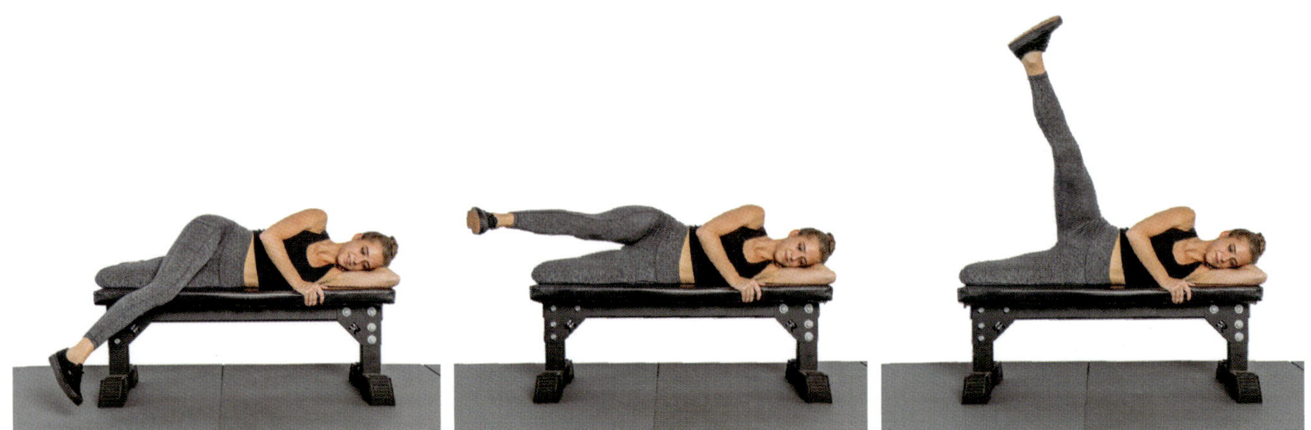

사이드 라잉 클램

사이드 라잉 클램의 세팅은 사이드 라잉 힙 앱덕션과 비슷하게 어깨나 팔꿈치를 바닥에 두고 옆으로 눕는다. 그러나 다리를 곧게 유지하는 대신, 두 다리를 구부리고 고관절을 굴곡시켜 무릎과 고관절 사이에 약 45도의 각도를 만든다. 이 동작을 수행하려면, 발의 아치를 교차시키고(아래 사진 참조) 위쪽 다리를 들어 올리거나 외전시킨다.

저항을 추가하려면, 무릎 위에 밴드를 두거나 허벅지 위에 웨이트 플레이트를 올려서 수행할 수 있다. 이러한 베리에이션을 수행하려면, 아래쪽 팔꿈치를 바닥에서 들어 올리고 발을 맞댄 상태에서 위쪽 다리를 올린다. 다리를 벌리면서 고관절이 완전히 신전되도록 해야 한다.

사이드-라잉 클램

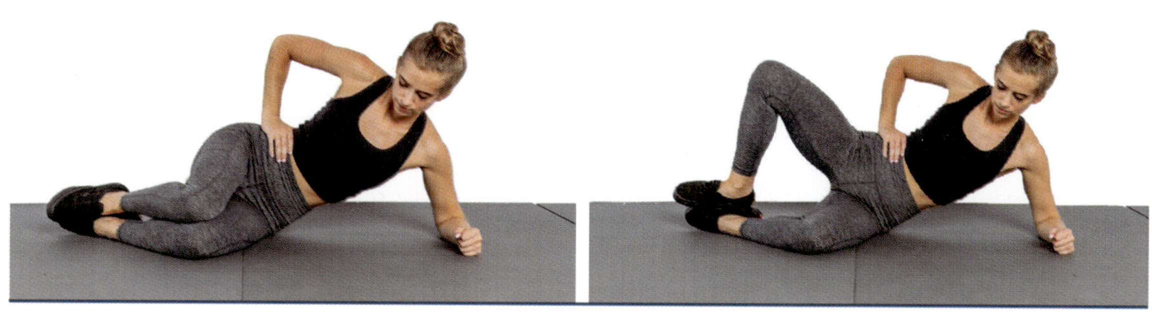

니 밴드 사이드-라잉 클램

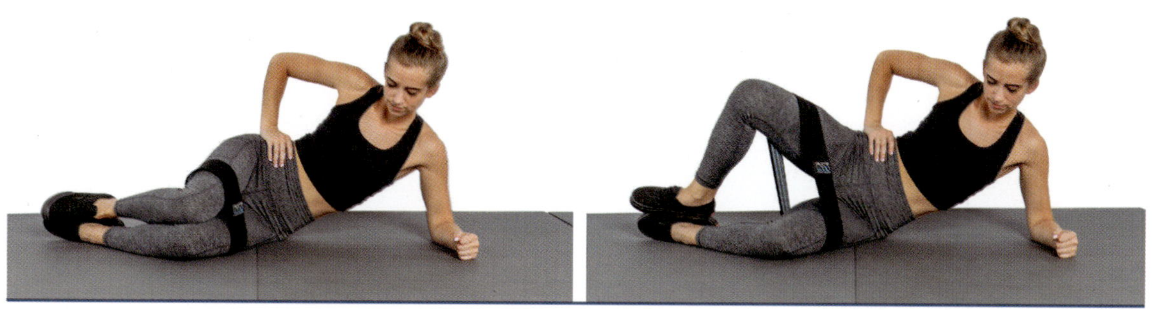

웨이트 플레이트 사이드-라잉 클램

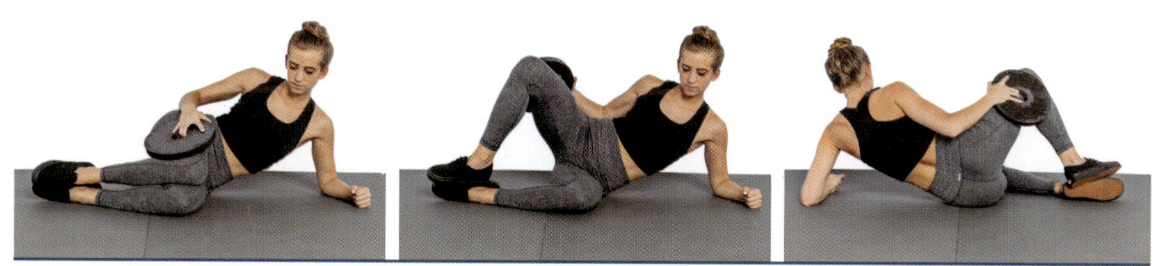

사이드 라잉 힙 레이즈

사이드 라잉 힙 레이즈는 고급 힙 앱덕션 운동으로, 클램과 유사하지만 아래쪽 다리와 고관절 신전이 포함된다. 팔꿈치를 바닥에 두고 옆으로 누운 자세에서 고관절과 무릎을 구부린 상태로 시작한다. 바닥에 닿은 무릎을 밀어 몸을 위로 들어 올리면서 두 고관절을 동시에 외전시키고, 고관절을 앞으로 밀어준다. 동작의 상단에서 최대한 고관절을 벌리도록 한다. 내려올 때는 아래쪽 고관절을 다시 내려 앉는다. 이 운동을 더욱 도전적으로 만들고 싶다면, 바닥에 닿은 무릎을 밸런스 패드 위에 올려 가동범위를 늘리거나 무릎 위에 밴드를 두어 저항을 추가할 수 있다.

사이드-라잉 힙 레이즈

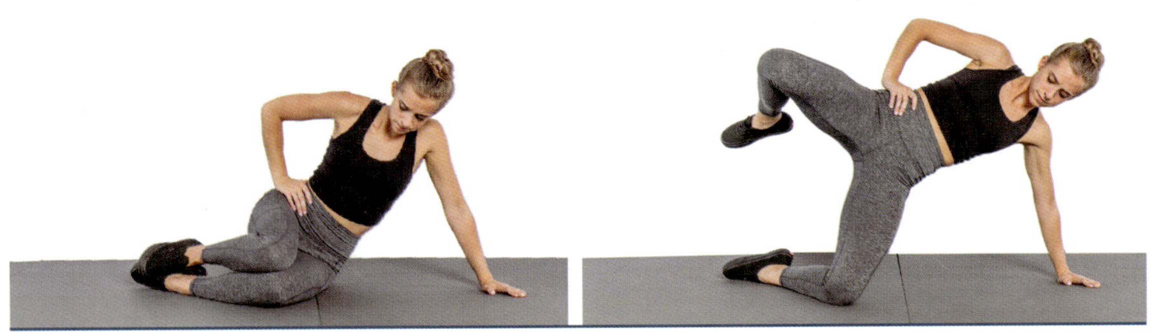

엑스트라 레인지 사이드-라잉 힙 레이즈

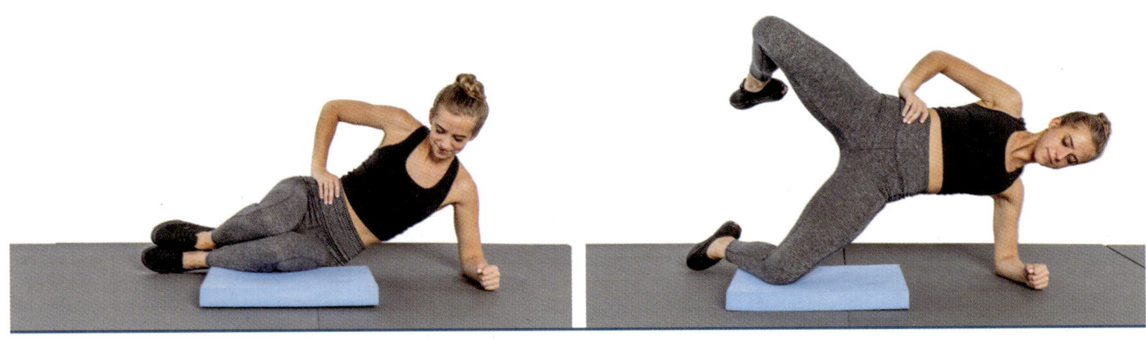

니 밴드 사이드-라잉 힙 레이즈

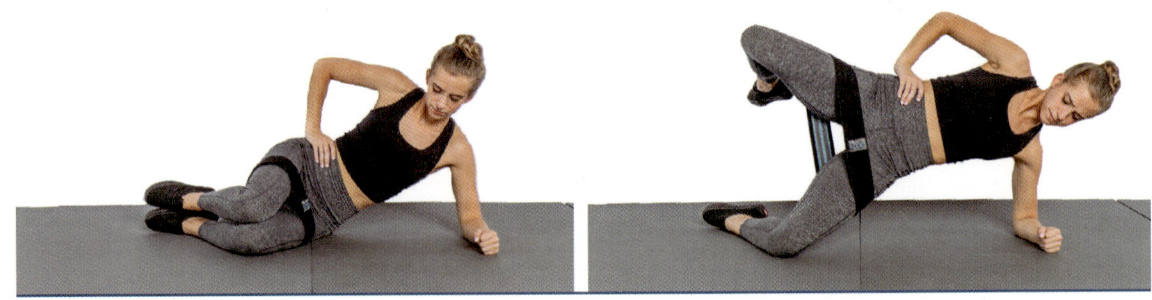

파이어 하이드런트

파이어 하이드런트는 클래식한 쿼드럽 힙 운동으로 체중, 저항 밴드 또는 앵클 웨이트를 사용하여 수행할 수 있다. 체중만으로 수행하든 저항을 추가하든, 중요한 점은 척추 중립 상태를 유지하고(굽히거나 펴지 않도록) 운동하는 동안 운동선수와 같은 쿼드럽 자세를 유지하며 자유로운 다리를 외전시키는 것이다. 일부 사람들은 다리를 더 높이 들기 위해 몸을 비트는 실수를 저지르지만, 이는 불필요한 동작이다.

운동에서 더 큰 가동범위를 얻고 싶다면, 한쪽 엉덩이에 체중을 실어 엉덩이를 한쪽으로 기울인 후 반대쪽 다리를 외전하거나 들어 올리면서 중심으로 돌아오면 된다. 이 가동범위를 늘린 베리에이션의 좋은 점은, 위쪽 다리뿐만 아니라 지면에 닿은 다리도 거의 같은 정도로 자극된다는 것이다. 무릎에 밴드를 사용하는 베리에이션의 경우, 밴드를 무릎 위에 위치시키거나, 신축성 있는 밴드를 사용할 때 지면에 닿은 다리의 무릎 아래에 밴드를 끼워 고정할 수 있다. 앵클 웨이트 베리에이션의 경우, 웨이트를 발목이나 무릎 주변에 위치시킬 수 있다.

파이어 하이드런트

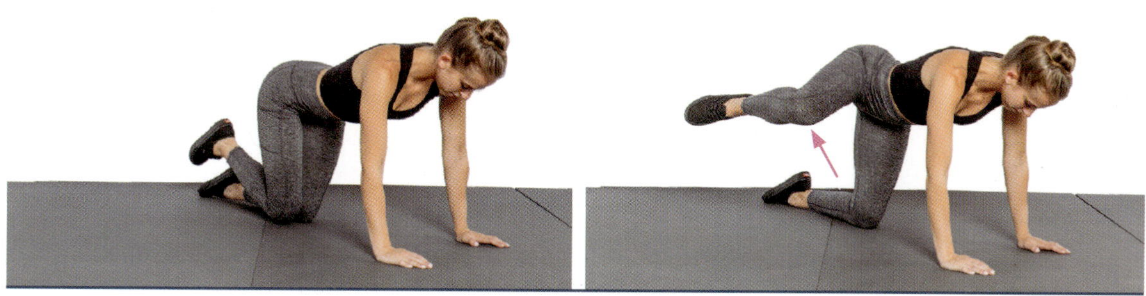

엑스트라 레인지 파이어 하이드런트

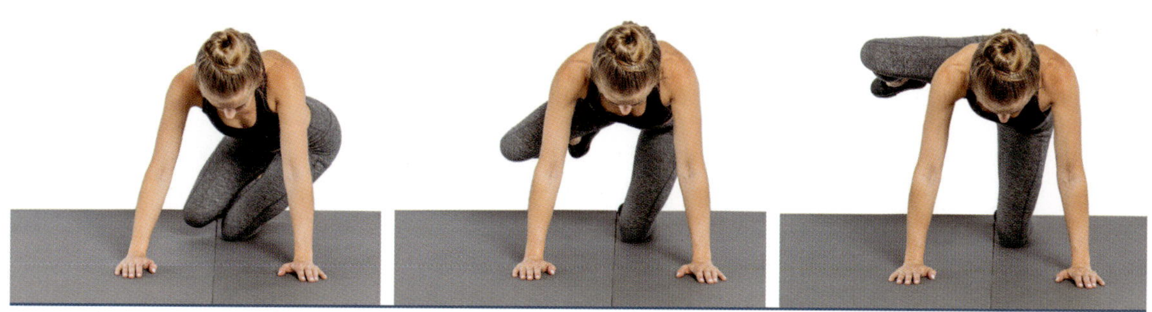

니 밴드 파이어 하이드런트

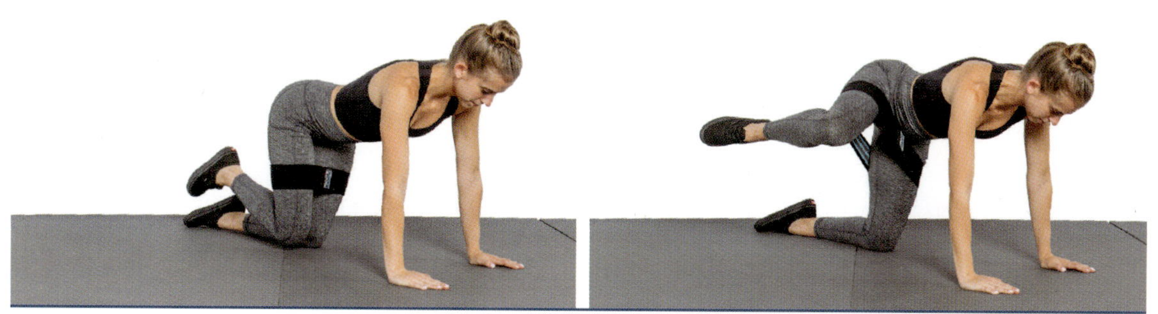

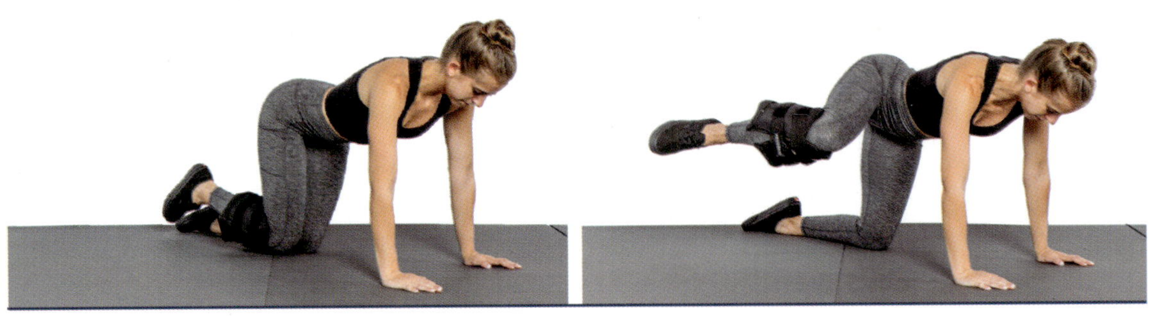

무릎에 밴드를 사용한 스탠딩 힙 힌지 앱덕션

스탠딩, 앉은 자세 또는 누운 자세에서 듀얼 힙 앱덕션을 수행할 수 있다. 모든 베리에이션은 미니 밴드나 글루트 루프와 같은 저항 밴드를 무릎 위나 아래에 위치시키는 것을 필요로 한다. 스탠딩 베리에이션을 수행하려면, 편안한 자세를 취해라. 대부분 사람들은 어깨너비로 발을 벌리는 것을 선호한다(밴드가 다리 아래로 미끄러지지 않도록 충분한 긴장이 필요하다). 상체를 앞으로 기울이고, 엉덩이를 뒤로 내리며, 정강이는 루마니안 데드리프트 준비 자세처럼 수직에 가깝게 유지해라. 등을 평평하게 하고 상체를 약 45도 각도로 유지한 상태에서, 밴드가 더 이상 늘어나지 않거나 가동범위의 끝에 도달할 때까지 무릎을 바깥쪽으로 밀어내라. 각 반복에서 이 범위에 도달하려고 노력해라. 더 큰 가동범위를 얻기 위해 발의 바깥쪽으로 체중을 실어 움직일 수도 있다.

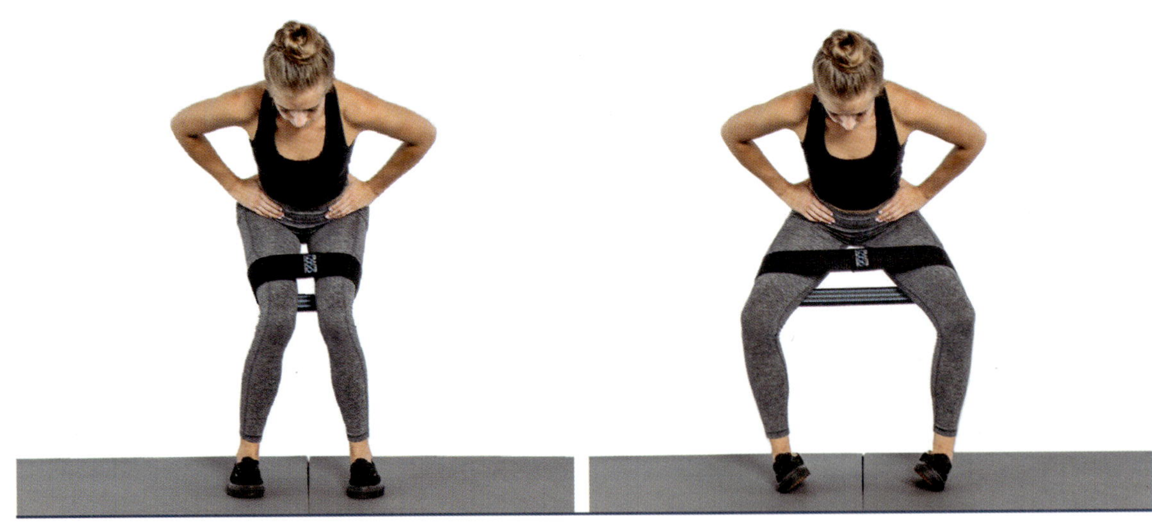

무릎에 밴드를 사용한 시팅 및 수파인 힙 앱덕션

시팅 및 수파인 베리에이션을 수행하려면, 상자, 의자 또는 벤치의 가장자리나 바닥에 앉아 무릎을 약 90도 굽힌 상태로 앉는다. 밴드를 무릎 위나 아래에 감은 상태에서, 힙 힌지 베리에이션을 수행할 때처럼 무릎을 바깥쪽으로 최대한 밀어내라. 시팅 베리에이션은 다양한 상체 각도에서 수행할 수 있다. 앉은 자세에서는 상체를 약간 뒤로 기대거나, 똑바로 앉거나, 약간 앞으로 기울이거나, 많이 앞으로 숙일 수 있다. 수파인 자세에서는 손을 사용해 상체를 세우거나, 팔꿈치에 기대거나, 등을 평평하게 눕힐 수 있다. 특정 각도에서 엉덩이 근육이 더 활성화되는 것을 느낄 수 있으며, 그 각도를 자주 사용하게 될 수 있다. 하지만 나는 대개 세 가지 상체 각도에서 각각 일정한 반복을 수행하도록 하여 엉덩이 근육을 완전히 자극하게 한다. 다리를 벌리기 위한 세 가지 전략은 다음과 같다.

- 가동범위를 조금 더 늘리기 위해 발의 가장자리로 체중을 실어라.
- 의도적으로 발을 넓게 벌리고 무릎이 발가락 안쪽으로 들어가게(내반 상태) 해서 운동 시작 시 뉴트럴 포지션으로 돌아오라.
- 발을 최대한 바깥으로 밀면서 valslide나 Gliding Disc를 사용해라.

뒤로 기대어 앉은 힙 앱덕션

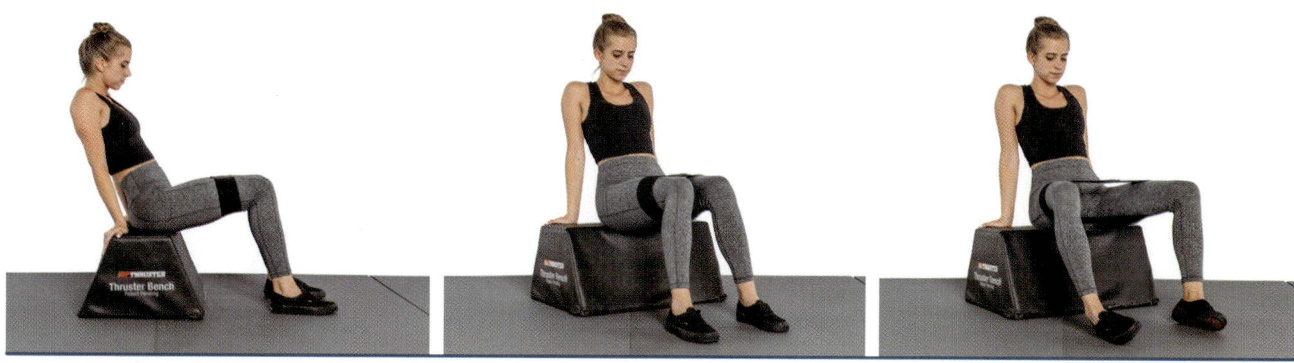

똑바로 앉은 자세에서 힙 앱덕션

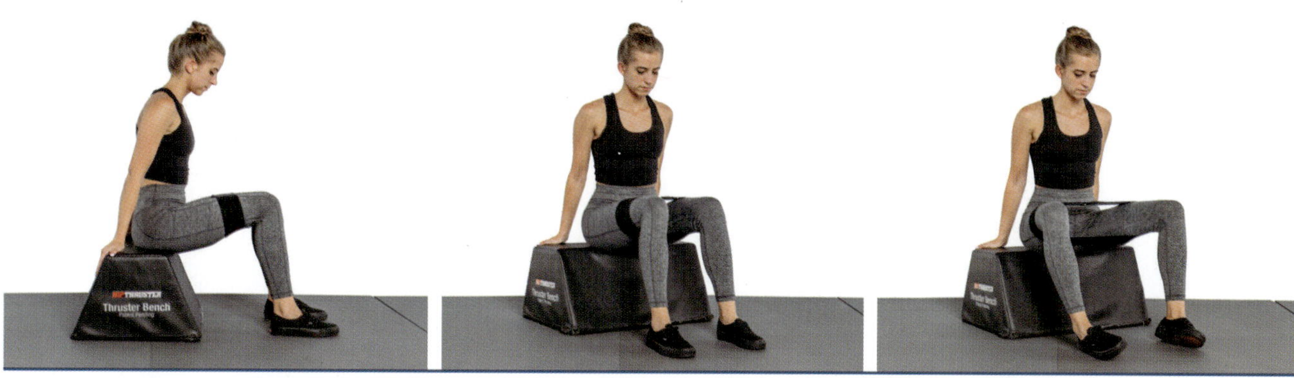

앞으로 숙인 앉은 자세 힙 앱덕션

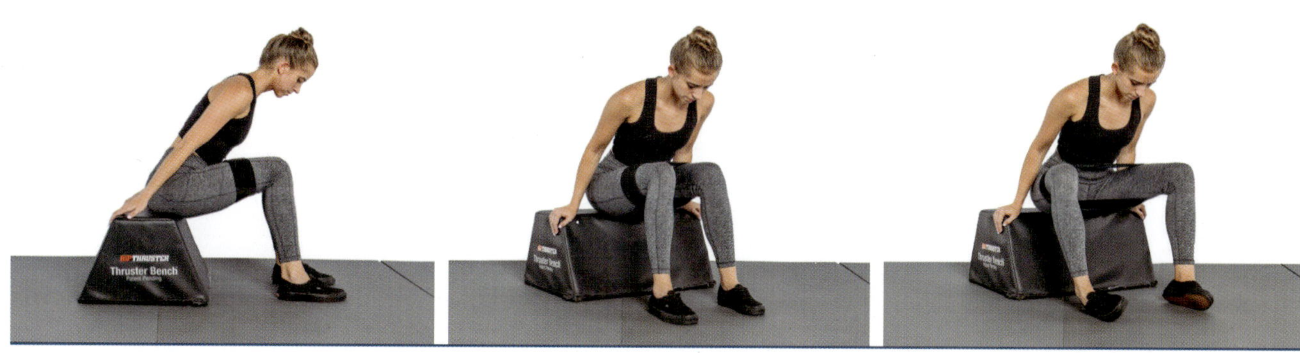

외반valgus 앉은 자세 힙 앱덕션

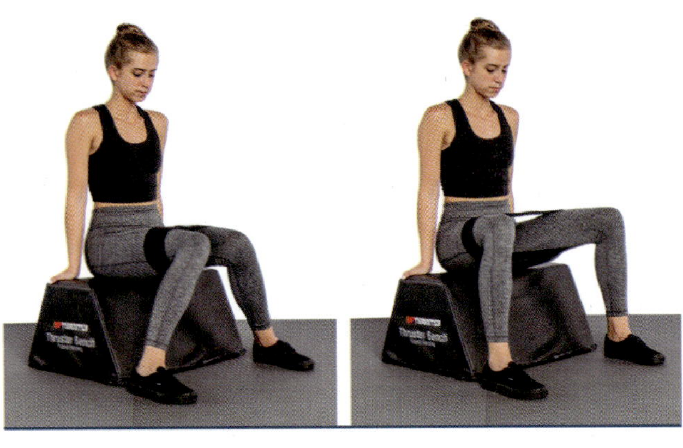

슬라이딩 시티드 힙 앱덕션

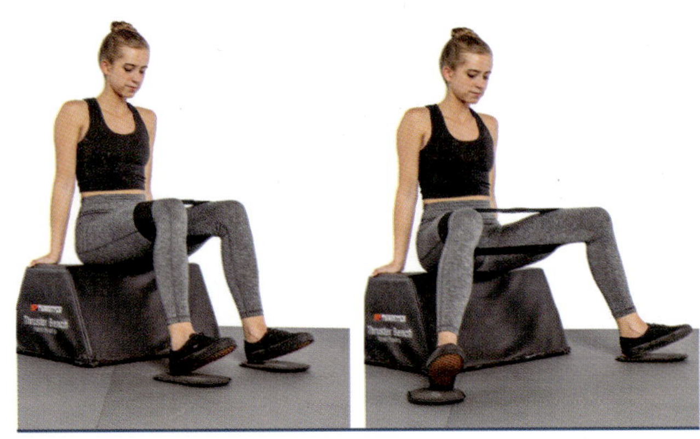

손에서 등대고 누운 자세 힙 앱덕션

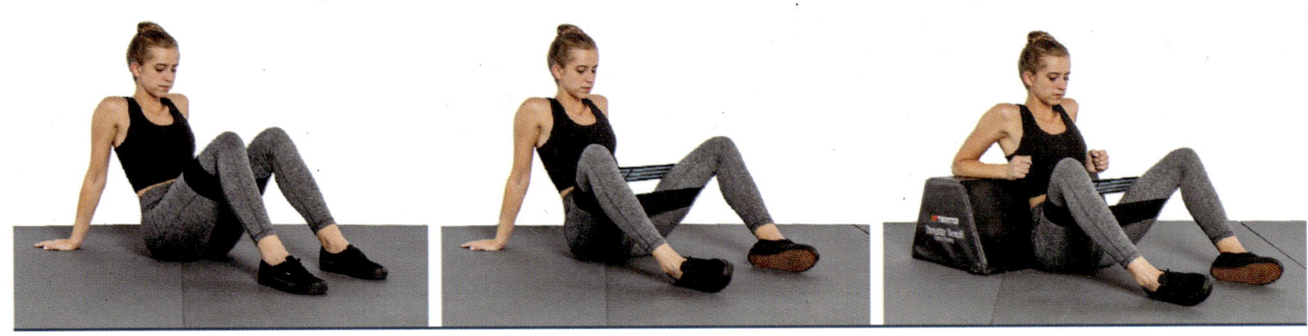

팔꿈치에서 등대고 누운 자세 힙 앱덕션

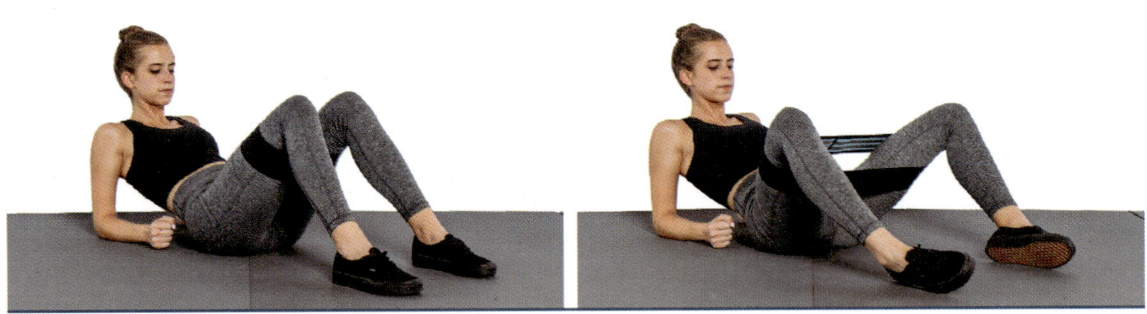

등대고 누운 자세 힙 앱덕션

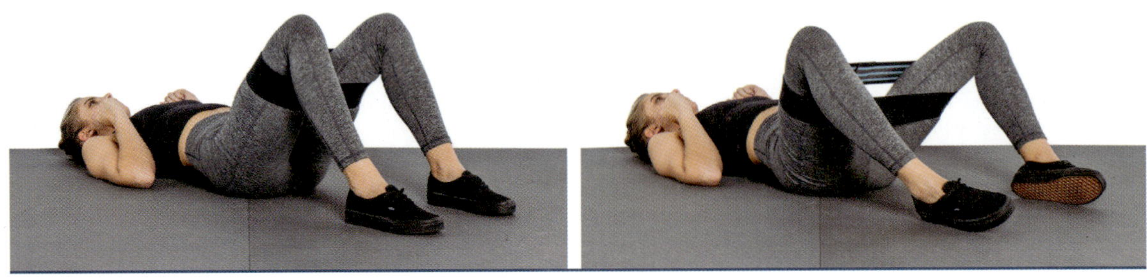

등대고 누운 자세의 트랜스버스 힙 앱덕션

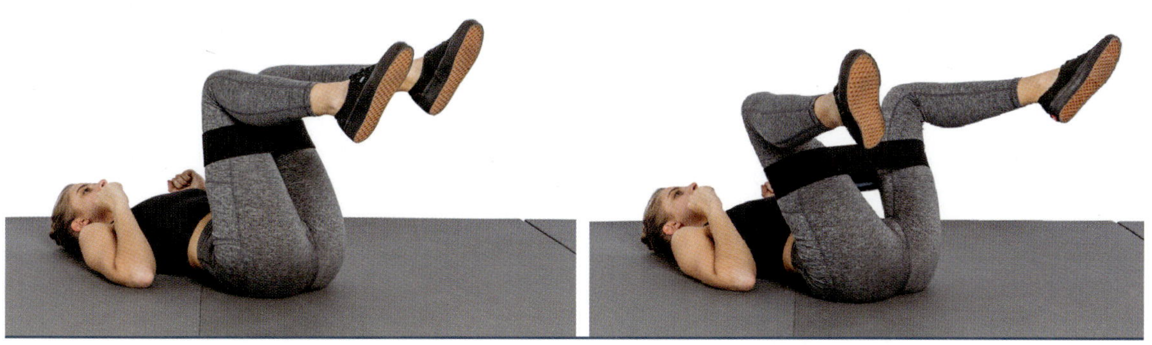

로딩 및 장비 베리에이션

고관절 외전 운동 패턴에 로딩할 때, 두 가지 탁월한 장비를 추천한다. 시티드 힙 앱덕션 머신과 글루티에이터다.

시티드 힙 앱덕션 머신

시티드 힙 앱덕션 머신은 내 체육관에서 고객들이 가장 좋아하는 장비다. 좋은 소식은 대부분의 상업 체육 시설에 이 머신이 있다는 점이다. 그래서 체육관 회원들에게는 좋은 선택이 된다.

대부분의 힙 앱덕션 운동과 마찬가지로, 시티드 힙 앱덕션 머신 운동은 일반적으로 트레이닝 세션의 끝에서 고반복(20회 이상)으로 수행되며, 좋은 펌프와 번아웃을 얻는 데 중점을 둔다.

트레이닝 방법과 관련하여 몇 가지 전략을 사용한다. 첫 번째는 상체 각도와 관련이 있다. 예를 들어 상체를 뒤로 기대거나 똑바로 세우거나(앉은 자세 또는 스쿼트 상태에서), 상체를 앞으로 기울인 상태에서 시티드 힙 앱덕션을 수행할 수 있다. 각 상체 각도는 다른 부위를 강화하고 목표로 한다. 모든 각도가 상둔근과 하둔근을 모두 자극하지만, 상체를 뒤로 기대면 상둔근이 더 강조되고, 상체를 앞으로 기울이면 하둔근이 더 많이 작용하게 된다. 세 가지 상체 각도를 모두 수행하면 둔근이 모든 각도에서 자극을 받게 된다. 예를 들어 세트 및 반복 구성이 이렇게 될 수 있다. 같은 무게로 각 상체 각도에서 10~20회의 반복을 한 세트로 하여 총 3세트 수행한다. 각 상체 각도에서 같은 횟수의 반복을 수행한다.

또한 드롭세트를 수행할 수도 있다. 예를 들어 무거운 무게로 10회 반복을 수행한 다음, 바로 무게를 낮추고(무게 스택에서 핀을 한두 칸 위로 올림), 10회를 더 수행하고, 다시 무게를 낮추어 마지막으로 10회를 연속으로 수행하는 방식이다.

수동 저항은 또 다른 방법이다. 이는 내림 단계에서 저항을 증가시키는 방식으로, 내림 반복(강화된 내림 반복)을 위해 내가 고객과 함께 사용한다. 내가 동작의 오름 구간에서 도움을 주고, 내림 구간에서는 저항을 추가한다.

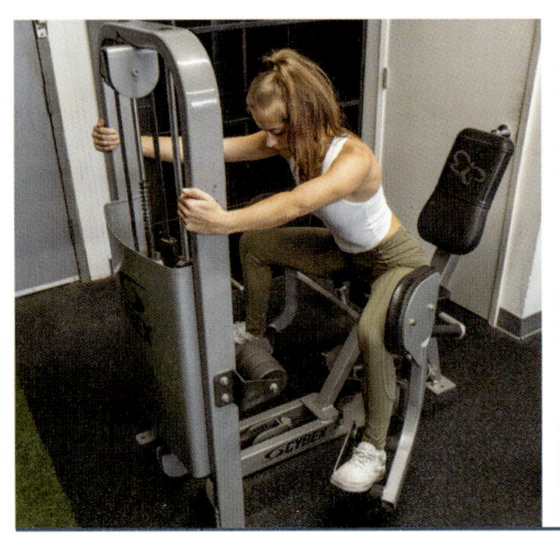
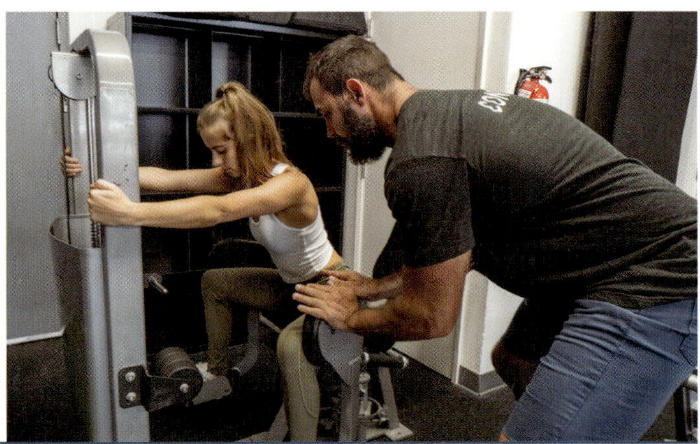

글루티에이터

나는 글루트 랩을 최고의 엉덩이 근육 트레이닝 장비로 완비하려고 노력한다. 내가 가장 좋아하는 장비 중 하나는 Dynavec Resistance Systems의 글루티에이터다. 이 장비는 고관절 신전과 외전을 결합한 기계로, 로딩이 쉽고 동작이 부드러우며 둔근을 엄청나게 태워버린다. 처음 이 머신을을 사용했을 때, 양쪽에 45파운드짜리 플레이트 두 장씩 장착하고 20회씩 3세트를 수행했는데, 세트 2와 3 사이에 엉덩이가 너무 화끈거려서 자리에서 일어나야 했다.

엉덩이 근육 트레이닝이 점점 더 인기를 얻으면서, 새로운 혁신과 더 나은 장비들이 시장에 나오고 있다. 나는 글루티에이터와 다양한 힙 쓰러스트 기계들이 모든 상업 체육관에서 기본 장비로 자리 잡기를 기대하고 있다.

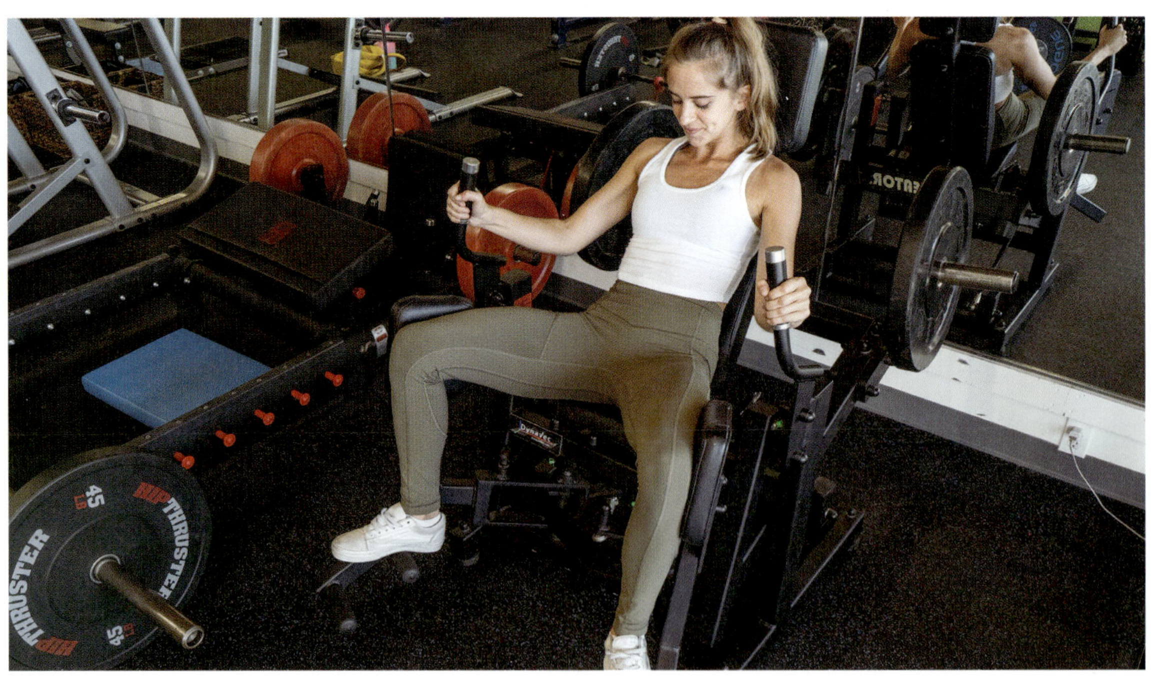

운동 7

힙 익스터널 로테이션 운동

18년 전, 내가 24살이었을 때 친구들과 소프트볼 경기를 하러 갔다. 그날 나는 다섯 타석에 나가 다섯 번 모두 홈런을 쳤다. 그중 하나는 펜스를 150피트 정도 넘겨 날아갔다. 친구들과 나는 놀랐다. 나는 고등학교 때 그렇게 뛰어난 운동선수가 아니었기 때문이다. 그럼 무엇이 달라졌을까? 바로 무거운 중량을 들어서 근력이 많이 향상된 것이었다.

회전력은 항상 내 관심을 끌었다. 야구의 스테로이드 시대 동안 선수들은 홈런을 쉽게 쳐냈다. 근육량과 힘은 배트를 휘두르는 파워에 매우 좋은 영향을 미치는 것 같다.

하지만 스프린트와 점프력에서는 꼭 그렇지 않다. 이는 선수와 종목에 따라 유리할 수도 있고, 불리할 수도 있다.

나는 스쿼트, 데드리프트, 벤치 프레스, 친업, 그리고 아마도 고중량 복근 운동을 통해 홈런을 더 잘 칠 수 있게 되었던 것 같다. 하지만 파워는 대개 폭발적인 동작, 예를 들어 다양한 메디신볼 던지기와 같은 운동과 스포츠 연습을 통해 더 잘 발달된다.

나는 회전력을 증가시킬 수 있는 웨이트 운동이 효과가 있는지 늘 궁금했다. 이론적으로는 가능하겠지만, 이 주제에 대한 연구는 많지 않다. 그럼에도 불구하고, 고관절 외회전 운동은 엉덩이 운동 프로그램에 포함하면 좋은 운동이다. 상둔근과 하둔근을 발달시키는 것 외에도, 고관절 외회전(과 외전) 운동은 특히 야구, 테니스, 무술과 같은 회전 스포츠를 하는 운동선수들에게 필수적이다. 회전할 때는 엉덩이가 조절하는 세 가지 동작인 고관절 신전, 고관절 외전, 고관절 외회전이 모두 결합된다. 예를 들어 야구 배트를 휘둘러 공을 치려 할 때를 생각해보라. 처음에는 약간의 고관절 굴곡 상태에서 시작한다. 스윙할 때는 고관절 신전으로 이동하며, 앞으로 움직이며 고관절 외전이 일어나고, 몸을 비틀며 고관절 외회전이 이루어진다.

내가 말하고 싶은 것은 고관절 외회전 운동이 몸 전체를 통합한다는 것이다. 이 운동은 복사근과 특히 뒷다리의 대둔근에서 강하게 느껴진다. 대둔근은 가장 강력한 고관절 외회전근이지만, 많은 운동선수들이 이 운동을 처음에는 어려워한다. 나는 스탠딩 케이블 힙 익스터널 로테이션을 할 때의 둔근 활성도를 측정해보았는데, 최대치를 기록했다. 운동 범위가 제한적이기 때문에 최고의 엉덩이 근육 운동이라고는 생각하지 않지만, 운동선수들은 고관절의 세 가지 주요 역할(고관절 신전, 고관절 외전, 고관절 외회전)을 모두 훈련해야 한다고 생각한다.

가이드라인 및 큐

고관절 외회전 운동은 선수 자세athletic stance를 취하고 엉덩이의 힘을 이용해 몸을 회전시키는 동작으로, 이는 마치 스윙이나 던지기 동작과 비슷하다. 이 운동은 생각보다 훨씬 더 어렵기 때문에, 나는 보통 이 운동을 피지크 고객들에게 가르치지 않는다. 그러나 스포츠를 하는 사람이라면 반드시 해볼 만한 가치가 있다. 이러한 운동에서 최대의 효과를 얻기 위해 중요한 가이드라인 하나를 설명하고자 한다.

고관절 외회전 운동을 수행할 때(케이블 또는 밴드를 사용할 때), 중요한 것은 전 범위 운동 동안 둔근에 긴장을 유지하는 것이다. 이를 위해서는 회전을 천천히 제어하며, 몸을 회전할 때 팔을 몸에서 멀리 뻗는 것이 가장 좋다. 즉, 회전을 너무 많이 해서 케이블이나 밴드가 몸을 감싸지 않도록 주의하며, 천천히 안정적으로 회전해야 둔근의 긴장을 잃지 않게 된다.

커프/딥 벨트 케이블 힙 로테이션

케이블과 밴드를 사용하는 고관절 외회전 운동은 가장 인기 있는 고관절 회전 운동이다. 하지만 앞서 말했듯이, 이 운동들은 배우고 가르치기 어렵다. 최근에는 커프나 딥 벨트, 케이블 머신을 활용한 새로운 기술을 도입했다. (가벼운 밴드를 사용할 수도 있다.) 사진에서 볼 수 있듯이, 커프, 벨트, 또는 밴드를 무릎 아래에 감고, 박스나 케이블 머신의 손잡이를 잡고, 무릎을 고관절 높이로 들어 올린 다음 다리를 외전하고 외회전한다. 전통적인 고관절 회전 운동은 여전히 효과적이며, 특히 코치나 스포츠를 하는 사람이라면 마스터하는 것이 좋다. 하지만 이 베리에이션은 배우기 훨씬 쉬운 편이다. 물론 몸을 많이 회전하지 않기 때문에 스포츠 특화 운동과는 다소 차이가 있지만, 회전을 담당하는 둔근 근육을 효과적으로 자극할 수 있다. 이 베리에이션은 전통적인 고관절 외회전 운동보다 엉덩이 근육이 더 많이 활성화되는 것을 느낄 수 있다. 엉덩이 근육 발달에만 관심이 있고 다른 베리에이션이 너무 어렵다면 이 베리에이션만으로도 훌륭한 결과를 얻을 수 있다. 스포츠를 한다면 이 섹션에서 다룬 모든 기술을 적용하는 것이 좋다.

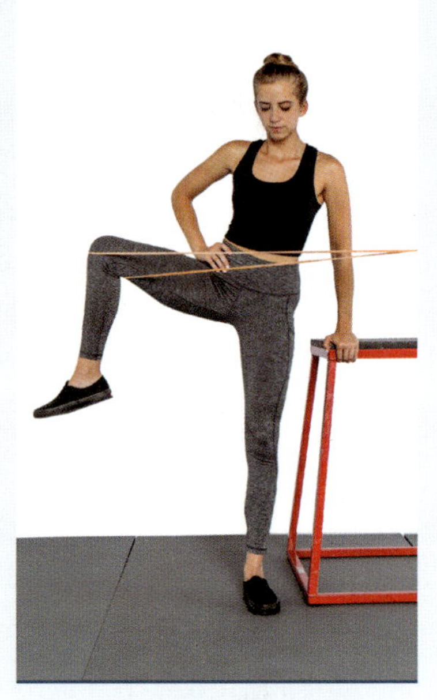

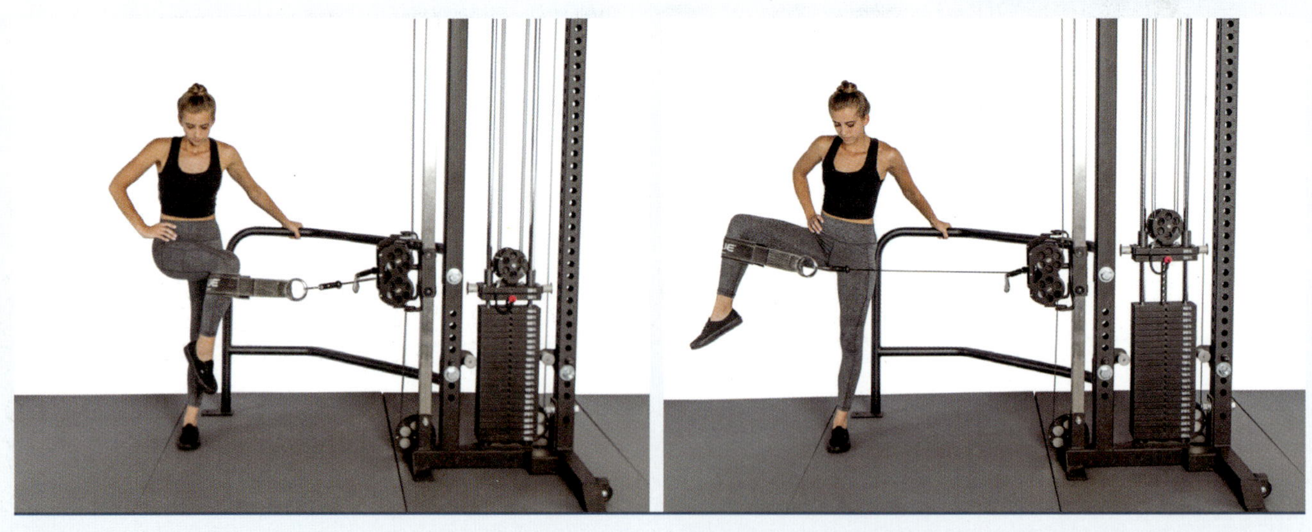

힙 익스터널 로테이션 베리에이션

수행할 만한 고관절 외회전 운동은 몇 가지에 불과하며, 그마저도 실행하기 어렵다. 만약 주된 목표가 더 큰 둔근을 만드는 것이라면, 이 운동들에 너무 많은 신경을 쓸 필요는 없다. 제대로 수행하면 높은 수준의 둔근 활성화를 이끌 수 있지만, 둔근 발달보다는 기능과 퍼포먼스 향상에 더 유용하다. 스포츠를 하거나 회전 능력을 개선하고 싶다면, 운동 끝에 몇 세트를 추가하는 것이 확실히 좋은 아이디어다. 사실 한 연구에서는 둔근 섬유의 대각선 배치 때문에 둔근 힘의 약 70%가 고관절 외회전으로 전환된다고 밝혔다. 회전력을 최대화하고 발전시키려면 둔근을 고관절 외회전 근육으로 사용하는 방법을 알아야 하며, 이 운동들이 그 기술을 발전시키는 데 도움을 준다.

케이블 고관절 외회전

고관절 외회전 운동은 저항 밴드, 케이블 컬럼에 부착된 로프 핸들, 쿡 바Cook bar, 또는 끝에 밴드가 부착된 바인 립 트레이너Rip Trainer를 사용해 수행할 수 있다. 나는 쿡 바를 사용하는 케이블 컬럼을 선호한다(로프 핸들을 사용할 수도 있다). 케이블 컬럼은 부드러운 움직임을 제공하고 운동 범위 내내 일정한 긴장을 유지해 회전 동작을 더 쉽게 제어할 수 있기 때문이다.

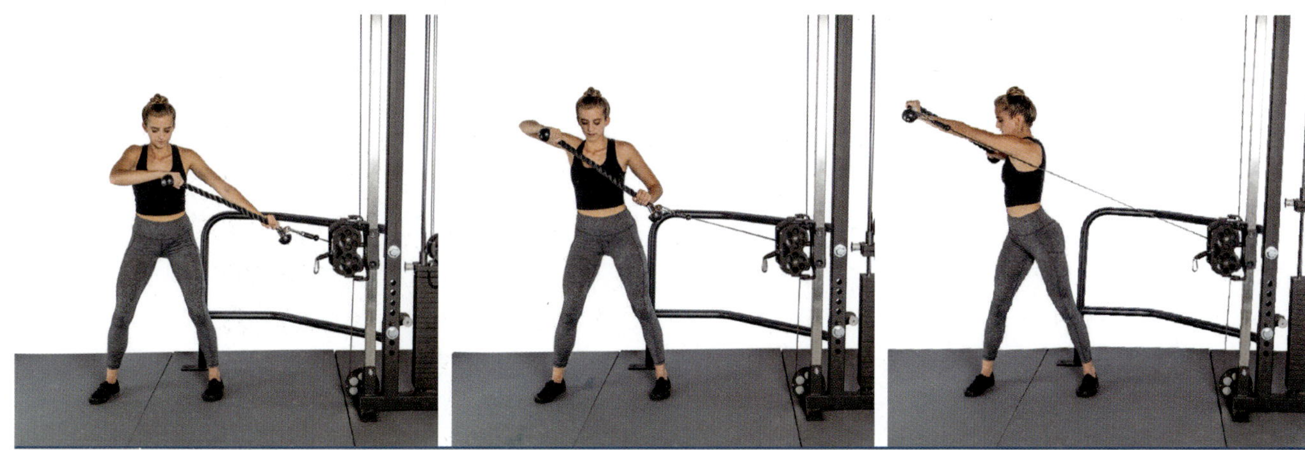

케이블을 낮게 또는 고관절 높이로 설정하라. 적절한 느낌이 들지 않으면 다른 높이로 실험해보며 가장 편안한 세팅을 찾아라. 바의 양 끝을 잡고 케이블 컬럼에서 떨어져 운동 자세를 취한다. 그다음 몇 가지를 동시에 수행한다. 뒤쪽 발을 축으로 회전하고, 고관절을 돌리며, 뒤쪽 팔을 몸을 가로질러 위쪽 대각선 방향으로 확장한다. 보다 구체적으로 설명하자면, 뒤쪽 팔이 몸의 중앙선을 지나갈 때 바깥쪽으로 뻗어 팔이 완전히 펴지도록 한다. 케이블과 몸 사이에 약간의 거리가 있어야 한다. 반복을 완료하려면, 마무리 자세에서 잠깐 멈춘 후 천천히 시작 자세로 돌아간다. 이 운동은 글로만 배워서는 어려우니 코치의 지도를 받거나 자신을 촬영해 사진 속 폼과 비교해보는 것도 좋다.

립 트레이너/밴드 힙 로테이션

립 트레이너나 밴드를 사용하는 이 베리에이션은 끝 범위에 도달할수록 긴장이 증가하기 때문에 회전 동작을 제어하기가 더 어려워지고, 움직임이 더 끊길 수 있다. 이 점 때문에 나는 케이블 버전을 훨씬 선호한다. 그렇지만, 케이블 머신을 사용하기 힘들 경우 립 트레이너와 밴드 베리에이션도 좋은 대안이다. 세팅과 실행 방식은 케이블 버전과 동일하다.

립 트레이너 힙 익스터널 로테이션

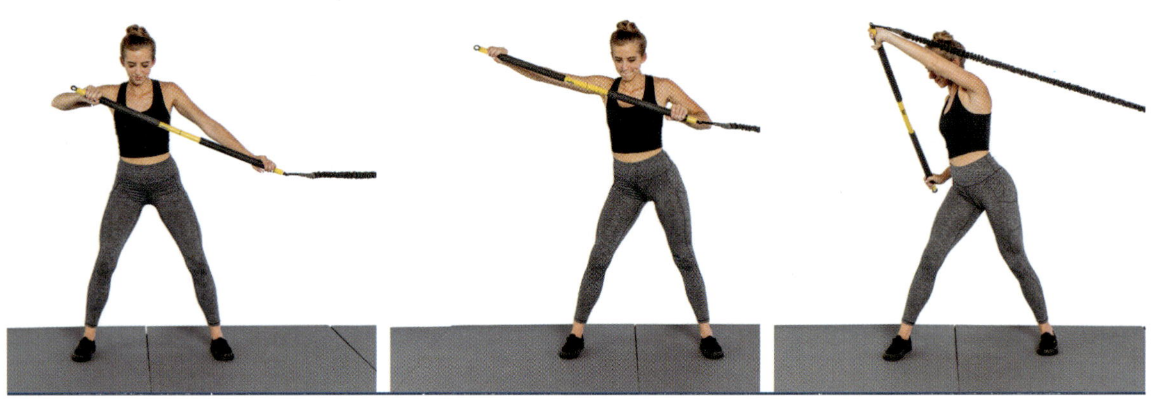

밴드 힙 익스터널 로테이션

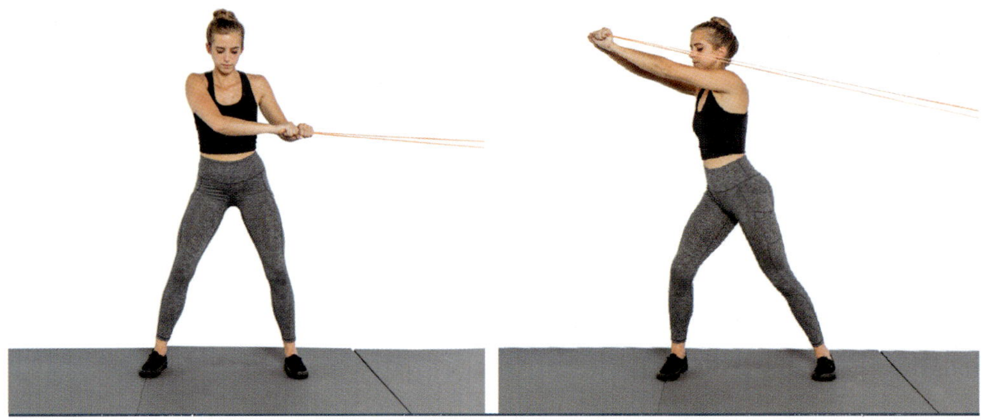

운동 8

포스테리어 펠빅 틸트 운동

엉덩이 근육을 활성화하려면, 앉아 있거나 서 있거나, 힙 힌지 상태이거나 스쿼트 중이든 상관없이 다양한 동작과 자세에서 긴장을 만들고 유지할 수 있어야 한다. 예를 들어 트위스터 게임을 할 때 누군가 "엉덩이 근육을 사용하세요"라고 하면 즉시 활성화할 수 있어야 한다. 하지만 모든 사람이 그렇게 할 수 있는 것은 아니다.

실제로, 내가 함께 일하는 신규 클라이언트 중 약 4분의 1은 고관절이 완전히 신전되었거나 거의 신전된 상태에서 엉덩이 근육을 활성화하는 데 어려움을 겪는다(다리가 구부러져 있을 때는 잘 되지만). 이 영역은 엉덩이 근육 활성화가 가장 많이 일어나는 구간이기 때문에, 이 문제는 제대로 된 엉덩이 발달을 방해한다.

이로 인해 데드리프트나 백 익스텐션에서 엉덩이를 제대로 잠그지 못하거나, 플랭크 또는 푸시업 자세에서 엉덩이 근육을 긴장 상태로 유지하지 못하는 경우도 발생한다. 엉덩이 근육 활성화의 부족이 문제의 원인이라는 것을 깨달은 나는 간단한 해결책을 고안했다. 이를 나는 '골반 후방경사(PPT posterior pelvic tilt) 활성화 테스트'라고 부르며, 엉덩이 근육 활성화를 테스트하고 정신-근육 연결을 개발하는 데 도움을 주는 간단한 운동 진행법이다.

PPT 활성화 테스트

퍼스널 트레이너는 클라이언트와 함께하는 시간이 많지 않다. 대부분의 트레이너는 운이 좋으면 주당 1~3시간 정도 클라이언트를 만난다. 이 시간 안에 클라이언트에게 운동을 시키면서 동시에 그들의 기술을 조정하고, 다양한 운동 베리에이션을 실험하여 약점을 파악하고 교정하기에는 시간이 부족하다. 이때 PPT 활성화 테스트가 유용하게 사용된다.

예를 들어 새로운 클라이언트와 함께하거나 엉덩이 근육을 활성화하는 데 어려움을 겪는 사람과 함께할 때, 복잡한 동작을 많이 시키는 대신, 먼저 골반 후방경사를 가르친다. 이 자세는 엉덩이에 강한 긴장을 유발하기 때문이다. 나는 네 가지 다른 기술을 사용하여 이를 수행한다. 서서 엉덩이 조이기, 발가락이 지면에 닿은 상태에서의 RKC 플랭크, 무릎을 구부린 상태에서의 RKC 플랭크, 그리고 PPT 힙 쓰러스트이다.

클라이언트가 엉덩이 활성화 스펙트럼의 어디에 속하는지에 따라 PPT 활성화 운동 중 하나 이상을 숙제로 내준다. 이를 통해 클라이언트가 집에서 엉덩이 긴장을 발달시킬 수 있도록 돕고, 내가 헬스장에서 그들과 함께하는 시간에는 더 좋은 운동을 할 수 있게 한다.

예를 들어 나는 클라이언트에게 하루에 두 번씩 10~20초 동안 플랭크를 하도록 지시할 수 있다. 내 목표는 그들이 엉덩이에 긴장을 유지하면서 1분간 RKC 플랭크를 할 수 있을 때까지 점진적으로 시간을 늘려가는 것이다.

엉덩이와의 정신-근육 연결mind-muscle connection을 이미 개발했거나 오랫동안 훈련해온 사람은 플랭크나 서서 엉덩이 조이기를 1분 동안 큰 어려움 없이 유지할 수 있다. 그러나 많은 초보자는 엉덩이에 긴장을 유지하지 못하고 약 5초 후에는 엉덩이가 풀리거나 떨리기 시작한다. 가정하자면, 숙련된 운동선수는 플랭크 중 1분 내내 최대 능력의 80% 이상으로 엉덩이를 활성화할 수 있는 반면, 초보자는 1분 동안 40%의 능력으로만 엉덩이를 활성화할 수 있을 것이다.

클라이언트가 1분 플랭크를 할 수 있도록 하기 위해, 나는 20초씩 3세트를 먼저 프로그램에 넣고, 그들이 강해짐에 따라 시간을 늘리고 세트 수를 줄인다. 초보자는 짧은 지렛대 RKC 플랭크부터 시작하게 한다. 그들이 이것에 익숙해지면 서서 엉덩이 조이기로 진행하고, 그 후 RKC 플랭크, 마지막으로 PPT 힙 쓰러스트로 진행한다.

클라이언트가 1분 동안 플랭크를 수행하고 그 시간 동안 엉덩이 긴장을 확실히 유지할 수 있게 되면, 더 이상 숙제를 내줄 필요가 없다. 즉, 그들이 1분 플랭크를 수행할 수 있는 근지구력과 근력을 갖추게 되면 PPT 활성화 테스트는 프로그램에서 제외된다. 이 성과는 그들이 엉덩이를 명령에 따라 활성화할 수 있는 정신-근육 연결을 개발했다는 것을 증명하고, 엉덩이 활성화가 부족해서 생기는 많은 오류들, 예를 들어 엉덩이에 긴장이 느껴지지 않거나 엉덩이를 제대로 잠그지 못하는 문제를 해결한다. 게다가 이것은 엉덩이 성장을 도울 수 있는데, 근육에 긴장을 만들어주기 때문이다. 물론, 힙 쓰러스트를 수행하는 것만큼은 아니지만, 초보자에게는 모든 작은 것들이 도움이 된다.

PPT 활성화 테스트에 있는 운동들을 격렬한 운동 전 워밍업으로 사용할 수 있다. 핵심은 근육을 깨우되 피로를 느끼지 않을 만큼만 하는 것이다. 이 운동들은 오랜 비행이나 장시간의 자동차 이동처럼 의자에 오랫동안 갇혀 있었을 때 언제든 사용할 수 있다. 또한, 번아웃 서킷에서도 활용할 수 있다. 글루트랩에서는 RKC 플랭크를 자주 추가하며, 보통 20초씩 유지한다. 요컨대, PPT 운동을 사용하여 둔근을 활성화하면 고관절 신전 메커니즘의 결함(과도한 전방 골반 기울기)과 관련된 고관절 및 허리 통증을 줄이거나 예방하는 데 도움이 될 수 있다.

가이드라인과 큐

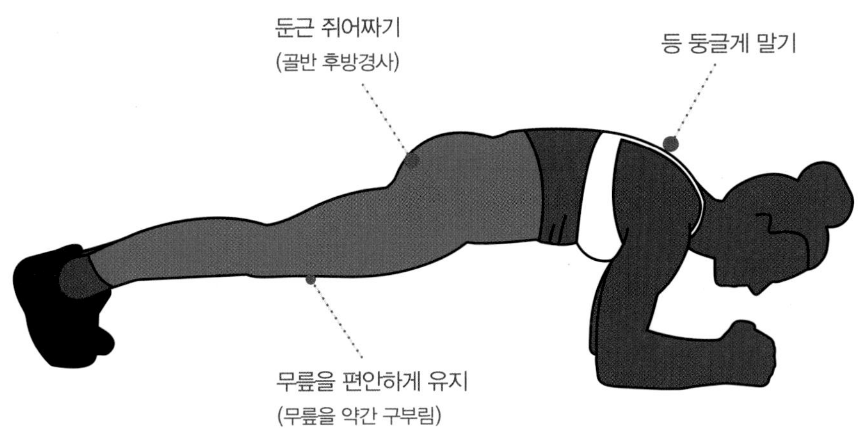

PPT 활성화 운동은 모두 골반을 후방으로 회전시키면서 둔근에 긴장을 주고, 이를 유지하면서 정신과 둔근 연결을 개발하는 데 중점을 둔다. 특히 하나의 큐가 이러한 과정에 도움을 준다.

이전 섹션에서 언급했듯이 턱을 당기고 상체를 둥글게 말면 골반 후방경사를 촉진한다. 예를 들어 힙 쓰러스트나 글루트 브릿지 중 턱을 당기면 골반이 자연스럽게 후방으로 기울어지고, 완전한 고관절 신전에 도달하면서 대부분의 사람들이 둔근 활성화가 증가한다. 백 익스텐션을 수행할 때도 마찬가지로 턱을 당기고 상체를 둥글게 하면 햄스트링과 척추 기립근의 긴장이 줄어들고 둔근의 긴장이 증가한다. 우리는 이 같은 큐를 PPT 활성화 운동에 적용해 골반 후방경사를 유도한다. 서 있거나 플랭크 자세를 취할 때 상체를 약간 둥글게 말고, 턱을 당기고, 갈비뼈를 아래로 내린다는 느낌을 가지면 된다.

문제점과 교정

PPT 운동에서 가장 큰 문제는 처음 시도 시 높은 수준의 둔근 활성화를 달성하지 못하는 것이다. 이는 활동 부족, 둔근 훈련를 처음하는 단계, 또는 둔근과의 정신-근육 연결이 제대로 개발되지 않았기 때문일 수 있다. 하지만 내가 제시한 진행 순서를 따르면 시간이 지나면서 둔근을 수축하는 능력이 향상될 것이다.

사람들이 실패하는 이유는 좋은 자세를 취하지 못하거나 몇 번 시도 후 포기하기 때문이다. 이러한 운동을 진지하게 수행하고 집중해야 개선이 이루어진다. 초보자라면 PPT 카테고리를 순차적으로 따라 20초 홀드를 3세트 수행하면서 1분 동안 자세를 유지할 수 있을 때까지 연습하는 것이 도움이 될 수 있다. 각 자세에서 80% 이상의 둔근 최대 수축을 1분 동안 유지할 수 있게 되면 더 이상 이 순서를 연습할 필요는 없으며, 이 운동은 워밍업이나 오랜 비활동 후 둔근을 깨우는 용도 또는 번아웃 운동의 일부로 사용할 수 있다.

PPT 카테고리

PPT 활성화 운동은 4가지 카테고리로 나뉜다. 앞서 말했듯이 이 카테고리를 순차적으로 진행하는 것이 중요하다. 먼저 짧은 지렛대 RKC 플랭크short-lever RKC plank부터 시작해 숙련도가 높아짐에 따라 RKC 플랭크, 서서 하는 글루트 스퀴즈, PPT 힙 쓰러스트로 진행해라. 이는 둔근을 최대 수축에 가까운 상태로 1분 동안 유지하는 능력이 향상된다는 뜻이다.

PPT 짧은 지렛대 RKC 플랭크

PPT 활성화 운동 중 이 변형은 가장 쉽게 수행할 수 있는 동작이다. 대부분의 경우, 사람들을 RKC 플랭크 또는 서서 하는 글루트 스퀴즈로 시작하고, 둔근에 긴장을 주고 유지하는 데 어려움을 겪는다면 짧은 지렛대 플랭크로 후퇴한다. 다시 말해, RKC 플랭크 또는 서서 하는 글루트 스퀴즈에서 골반 후방경사를 유지하고 둔근을 활성화하는 데 어려움을 겪는 경우, 이 동작부터 시작하는 것이 좋다.

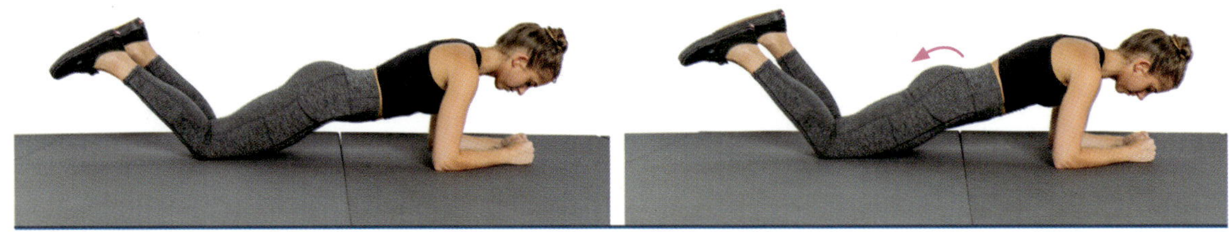

손과 무릎을 바닥에 대고 네발기기 자세를 취하라. 손을 앞으로 걸어 나가면서 허리를 평평하게 유지한 채 푸시업 자세로 이동한 후, 팔꿈치를 바닥에 내려놓고 팔을 어깨 아래에 위치시킨다. 골반 후방경사를 위해 상체를 둥글게 말고 턱을 당기며 둔근을 수축한다. 둔근을 수축할 때 골반이 뒤로 기울어지는 느낌이 들어야 한다. 이 동작을 도울 수 있는 방법으로는, 배꼽을 갈비뼈 쪽으로 당기는 느낌을 가지며 둔근을 수축한 후 20초 이상 그 긴장을 유지하는 것이다.

PPT RKC 플랭크

전통적으로 RKC 플랭크는 코어 안정성과 스트렝스를 개발하는 운동으로 사용되지만, 여기에서는 골반 후방경사를 연습하고 둔근을 더 강하고 오래 수축하기 위한 활성화 드릴로 사용된다. 따라서 일반적인 플랭크와 PPT RKC 플랭크를 구분하는 것이 중요하다. 일반 플랭크에서는 무릎을 곧게 펴는 것이 목표지만, PPT RKC 플랭크에서는 무릎을 약간 굽힐 수 있으며 상체를 둥글게 말아 골반 후방경사와 둔근 활성화를 돕는다.

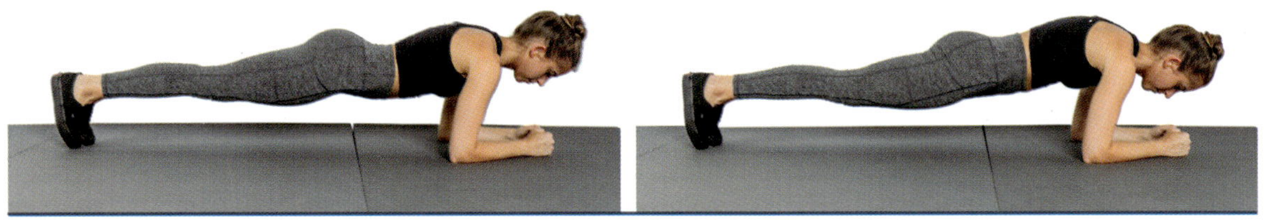

푸시업 자세를 취한 후 팔꿈치를 바닥에 내리고 팔꿈치를 어깨 아래에 위치시킨다. 상체를 둥글게 말고 턱을 당기며 둔근을 수축한다. 다시 한 번 배꼽을 갈비뼈 쪽으로 당기는 느낌으로 둔근을 수축하면서 골반 후방경사 동작을 강조하라.

서서 하는 둔근 수축

서서 하는 둔근 수축은 둔근 활성화를 테스트하고 측정하는 가장 좋은 방법 중 하나이며, 둔근이 어떤 역할을 하는지 강조하는 데 유용하다. 예를 들어 강하게 둔근을 수축하면 고관절이 신전되고 골반이 후방경사로 기울어지는 것을 느낄 수 있으며 발에는 바깥쪽으로 회전하는 힘이 가해진다. 하지만 모든 사람이 이를 느끼는 것은 아니다. 만약 둔근 활성화가 느껴지지 않는다면, PPT RKC 플랭크와 짧은 지렛대 RKC 플랭크로 돌아가 둔근을 수축하고 긴장을 유지하는 능력을 길러야 한다.

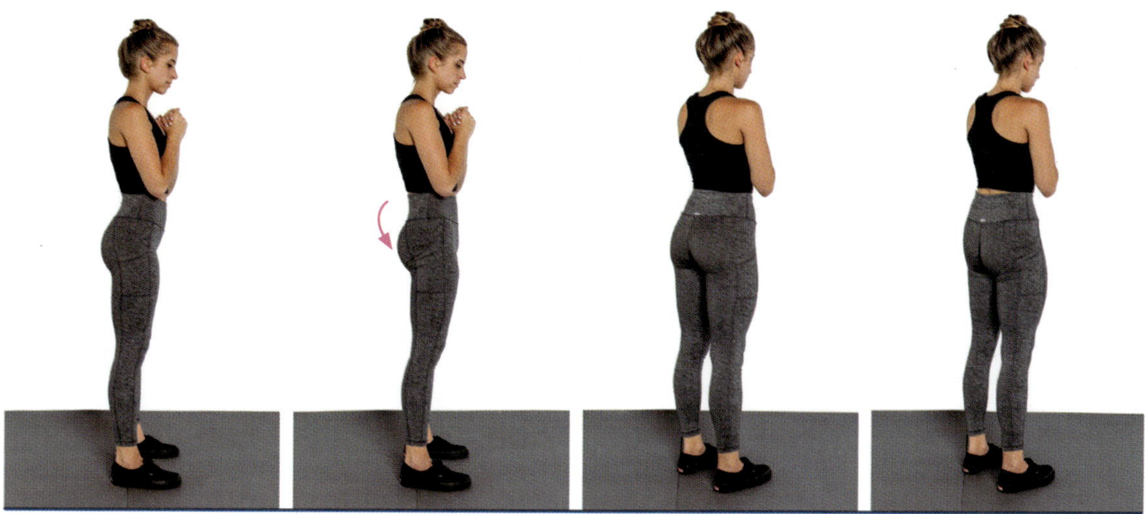

자신에게 맞는 자세를 찾아라. 대부분의 사람들은 어깨너비보다 약간 넓게 발을 벌리고 약간 바깥쪽으로 돌린 상태를 선호한다. 하지만 더 넓거나 좁은 자세를 실험하고 발의 각도를 조절하여 둔근 활성화를 가장 잘 느낄 수 있는 자세를 찾아보라. 이상적인 자세를 찾으면 팔꿈치를 굽히고 주먹을 쥔 후 둔근을 수축하라. 이때 고관절이 신전되고 골반이 몸 아래로 기울어지며 발에 바깥쪽으로 힘이 가해지는 것을 느낄 수 있어야 한다. 딥 벨트에 무게를 추가하여 하중을 견디면서 골반 후방경사를 유지할 수 있도록 도전해보라. 이 변형을 수행하려면 딥 벨트를 엉덩이에 감고 고리 부분을 엉덩이 위에 고정한 상태에서 중립적인 자세를 취한 후, 둔근을 수축하며 골반 후방경사를 시도하라. 제대로 수행하면 무게가 약간 상승할 것이다. 움직임 범위는 몇 인치에 불과하지만 둔근이 무게를 움직이는 것을 확실히 느낄 수 있다.

서서 하는 부하 골반 후방경사

서서 하는 부하 골반 후방경사는 하중을 견디며 골반 후방경사를 유지하는 능력을 시험한다. 이 운동은 둔근 비대뿐만 아니라 골반 후방경사 동작과 고관절 신전의 끝 범위를 강화하는 데 효과적이다. 나는 이 운동을 운동 마무리 단계에서 2~3세트씩, 각 세트당 10회 반복하며 5초간 둔근을 수축하는 것을 권장한다.

이 운동을 준비하려면 랜드마인을 바닥에서 약 16인치(약 40cm) 정도 높이로 올리고 다른 쪽 끝에 중량을 장착해라. 이 운동이 효과적이려면 많은 중량이 필요하다. 딥 벨트를 엉덩이에 감고 고리 부분을 엉덩이 위에 고정한 후, 체인을 바벨 슬리브에 걸고 바벨 칼라로 고정해라. 참고로 랜드마인이 바닥에 있으면 체인이 바벨 끝에서 칼라를 당겨 중량 판이 제자리에 있게 된다. 이 운동을 수행하려면 약간의 힙 힌지를 유지한 상태에서 몸을 똑바로 세우고 둔근을 수축하며 골반 후방경사를 시도해라. 제대로 수행하면 무게가 약간 상승할 것이다. 움직임 범위는 몇 인치에 불과하지만 둔근이 무게를 움직이는 것을 확실히 느낄 수 있다. 이 운동은 Pit Shark와 케이블 칼럼을 사용하여도 수행할 수 있다.

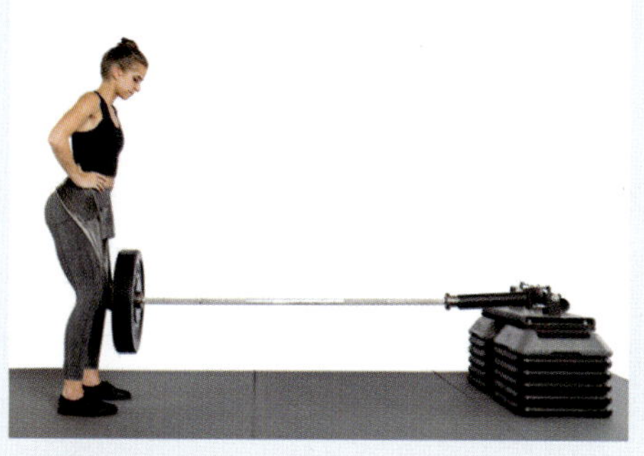

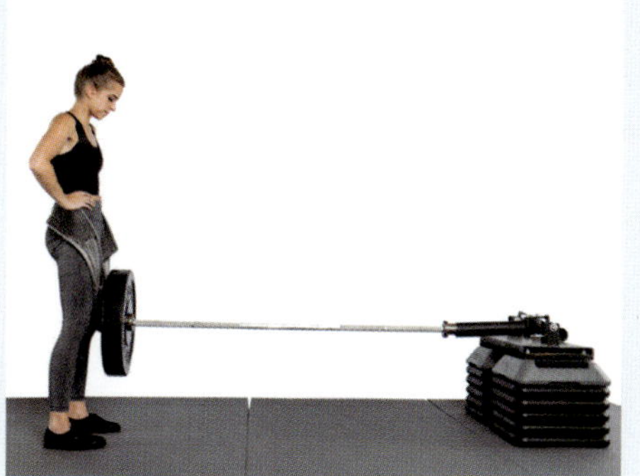

PPT 힙 쓰러스트

대부분의 사람들(나를 포함하여)은 힙 쓰러스트의 잠금 위치에서 골반 후방경사를 할 때 가장 높은 수준의 둔근 활성화를 느낀다. 이는 모든 사람에게 해당되는 것은 아니지만, 전 과정에서 둔근 활성화를 느끼지 못하는 경우 테스트해보거나 연습할 만한 가치가 있다. 또한, 319~321쪽에 설명된 척추-골반 힙 쓰러스트 전략을 실험해볼 수도 있다. 하지만 이 운동에서는 움직임의 최상단 범위(고관절이 완전히 신전된 상태에서 골반 후방경사를 유지하는 동작)를 고립하여, 마음과 둔근의 연결을 테스트하고 강화하는 방법으로 사용한다. 이 위치를 유지하거나 상단 6인치 범위 내에서 움직일 수 있다. 예를 들어 한 가지 테스트는 끝 범위의 위치를 유지하는 것이고, 다른 하나는 상단 6인치의 움직임 범위 내에서 고관절 굴곡과 골반 전방경사를 하향 동작에서 사용하고, 고관절 신전과 골반 후방경사를 상향 동작에서 사용하는 짧은 상하 움직임을 반복하는 것이다. 둔근 활성화를 높이기 위해 저항 밴드나 덤벨을 추가할 수 있지만, 너무 무리해서 바벨을 사용하는 것은 피해라.

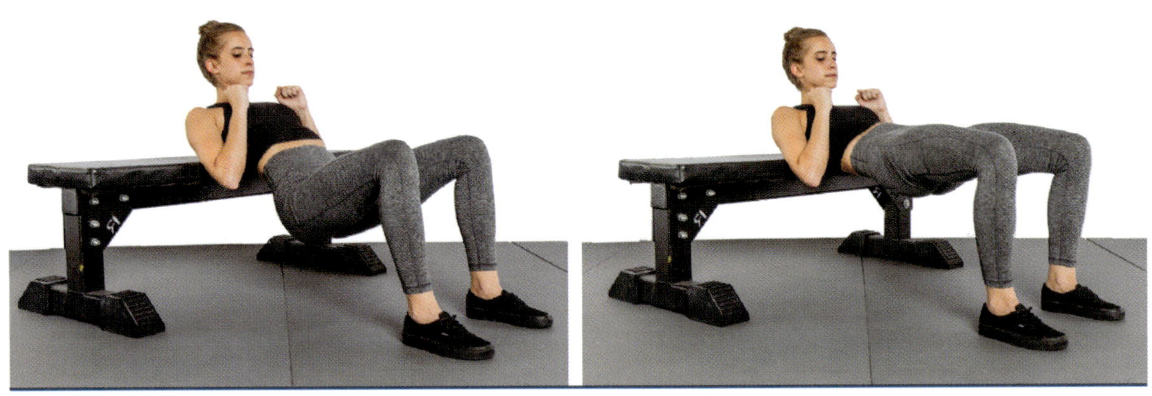

힙 쓰러스트 시작 자세를 취하기 위해 견갑골 상부를 벤치에 기대고 고관절을 들어 올린 후, 무릎을 약 90도 각도로 굽힌 상태를 유지하라. 여기서는 전체 가동범위로 움직이거나 고관절을 내리는 것이 아니라, 상단 위치를 유지하는 것이 목적이다. 대부분의 경우, 단순히 둔근을 수축하여 상단 위치를 유지하면 골반 후방경사가 발생한다. 그렇지 않다면 고관절을 약간 내리고 둔근을 강하게 수축하는 데 집중하라. 이때 골반이 몸 아래로 회전하는 느낌이 들어야 한다. 플랭크 변형 운동과 마찬가지로, 갈비뼈를 아래로 내리고, 턱을 당기며, 배꼽을 갈비뼈 쪽으로 당기는 느낌을 유지하는 것이 중요하다. 골반 후방경사가 제대로 이루어지면, 그다음 단계는 상단 6인치 범위 내에서 펄스를 반복하는 것이다.

CHAPTER 20

대퇴 우세 운동들

나는 이 책 전반에서 말한 것처럼, 둔근과 몸을 완전히 발달시키기 위해서는 다양한 각도와 부하 벡터에서 둔근을 목표로 하여 다양한 운동을 수행해야 한다고 강조한다. 이 장에서는 주로 대퇴사두근을 타깃으로 하는 쿼드 우세 운동에 대해 다루는데, 여기에는 스쿼트, 싱글 레그 스쿼트, 스플릿 스쿼트, 스텝업, 썰매 밀기가 포함된다. 그러나 이러한 하체 운동들은 단순히 더 크고 강한 대퇴사두근을 발달시키는 것 이상을 한다. 글루트 우세 운동이 둔근 외의 근육도 작용하는 것처럼, 쿼드 우세 운동도 단순히 다리를 강화하는 것 이상을 하며, 다른 비대 메커니즘을 통해 근육을 성장시키는 독특한 방식으로 둔근을 목표로 한다.

예를 들어 둔근이 단축될 때 최고 근육 활성화가 일어나는 힙 쓰러스트와 달리, 쿼드 우세 운동에서는 둔근이 늘어날 때 최고 활성화가 이루어진다. 이는 둔근 성장과 전반적인 기능에 네 가지 독특한 이점을 제공한다.

첫째, 둔근이 완전히 길어지면서 활성화되면 근육 손상이 발생한다. 이는 근육 세포의 다양한 구성 요소에 미세한 찢어짐과 손상을 유발한다. 근육 손상은 과대평가되기도 하고 지나치게 근육통을 유발할 경우 역효과를 낼 수 있지만, 근육 성장에 기여하는 역할을 한다. 앞서 말했듯이, 둔근 우세 운동에서 약 85%의 둔근 이득을 얻을 수 있으며, 나머지 15%는 쿼드 및 햄스트링 우세 운동에서 얻을 수 있다.

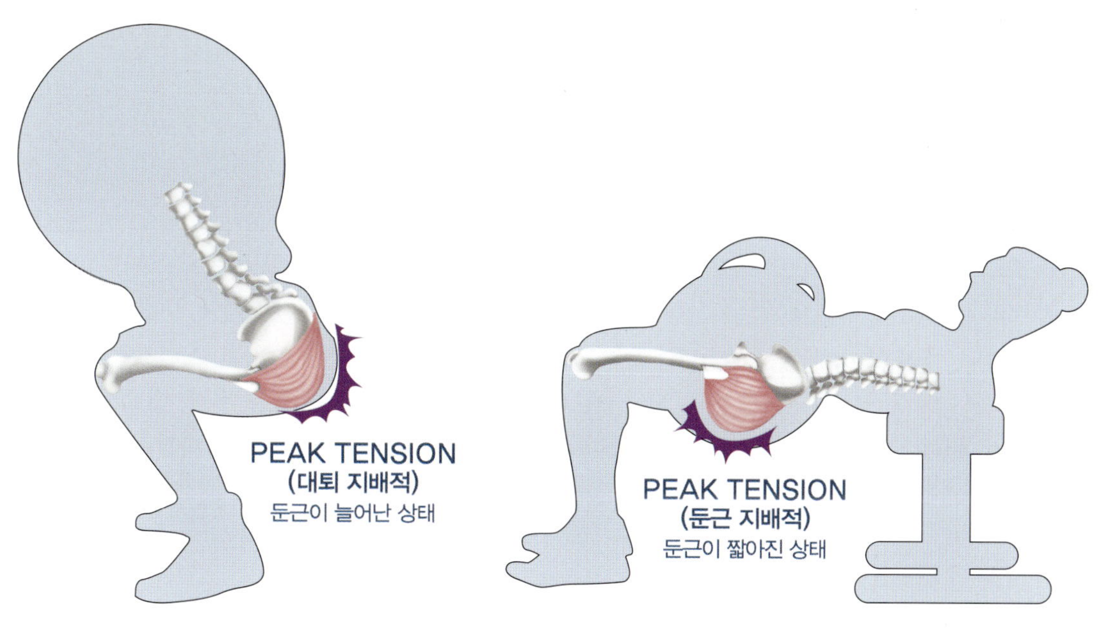

둘째, 스쿼트, 런지, 스텝업과 같은 쿼드 우세 운동은 대둔근의 하부 분할을 목표로 한다. 길어진 근육 길이 훈련과 짧은 근육 길이 훈련을 비교한 연구에서는 지역별로 특정 근육 성장이 나타난다고 보고했다. 즉, 장력을 받는 상태에서 근육을 늘리는 것은 짧은 근육 길이에서만 훈련할 때 활성화되지 않는 근육 부위를 목표로 한다. 더 간단히 말하면, 다른 근육 섬유를 목표로 하고 둔근을 독특한 방식으로 작업하여 최대한 발달시킨다. 상부 둔근이 과도하게 발달했거나 대둔근의 하부 분할(특히 비공식적으로 '엉덩이 주름'이라고 불리는 부위)을 목표로 하고 싶다면, 쿼드 우세 운동을 우선적으로 하는 것이 목표에 부합한다.

셋째, 이 장에서 다루는 운동으로 대퇴근을 키우면 더 날씬한 체형을 형성할 수 있다. 체중에 비례하여 더 강해질수록 더 날씬해지므로, 스쿼트나 데드리프트와 같은 전신 근육을 사용하는 큰 운동을 생략하지 않는 것이 중요하다.

마지막으로, 이 장의 대부분의 운동은 기능적 움직임 패턴으로 간주되며, 이는 일상생활에서 수행하는 동작을 모방하여 근육을 작업한다. 예를 들어 스쿼트를 생각해보라. 좋은 자세로 스쿼트를 할 수 있다면, 의자에서 일어나거나 앉는 동작 등 스쿼트 움직임 패턴이 포함된 모든 동작에 그 메커니즘을 적용할 수 있다. 물론, 의자에서 일어나거나 앉을 때마다 완벽한 자세로 움직일 필요는 없지만, 좋은 스쿼트, 런지, 스텝업 메커니즘을 지배하는 원칙을 이해하면, 그 기술을 체육관 밖에서도 사용할 수 있다.

퍼스널 트레이너로서 내 주요 목표는 사람들이 체형 목표를 달성하도록 돕는 것이지만, 나는 단순히 사람들이 외모적으로 좋아 보이게 돕는 것 이상을 하고 싶다. 나는 내 고객들이 더 강하고 탄탄한 인간이 되도록 돕고 싶다. 쿼드 우세 움직임은 일상생활의 동작에 포함되어 있기 때문에, 이 장에서 설명하는 운동(다음 장에서 설명할 햄스트링 우세 운동 포함)을 수행하는 방법을 가르치는 것이 사람들이 일상적인 동작을 더 효율적으로 수행하도록 돕는다고 믿는다. 따라서 주된 목표가 더 크고 강한 둔근을 만드는 것이라 할지라도, 쿼드 우세 운동을 실험하고 통합하는 것이 훈련 프로그램에 매우 중요하다.

구조와 구성

이 장에서는 모든 쿼드 우세 운동(스쿼트 움직임 패턴이라고도 함)을 다루며, 이를 다섯 섹션으로 나누었다. 스쿼트, 스플릿 스쿼트, 스텝업, 싱글 레그 스쿼트, 그리고 썰매 밀기이다. 스쿼트 섹션에는 백 스쿼트와 프런트 스쿼트와 같은 운동이 포함되며, 이는 대부분의 사람들에게 주간의 주요 운동으로 작용한다. 스플릿 스쿼트는 모든 런지 변형을 포함하며, 불가리안 스플릿 스쿼트는 하부 둔근을 목표로 하는 데 탁월하다. 스텝업과 싱글 레그 스쿼트는 보통 워크아웃 중반에 액세서리 운동으로 수행되며, 썰매 밀기는 워크아웃의 워밍업이나 피니셔, 또는 부상 후 둔근을 재건하는 도구로 매우 유용하다.

대퇴 지배적인 운동

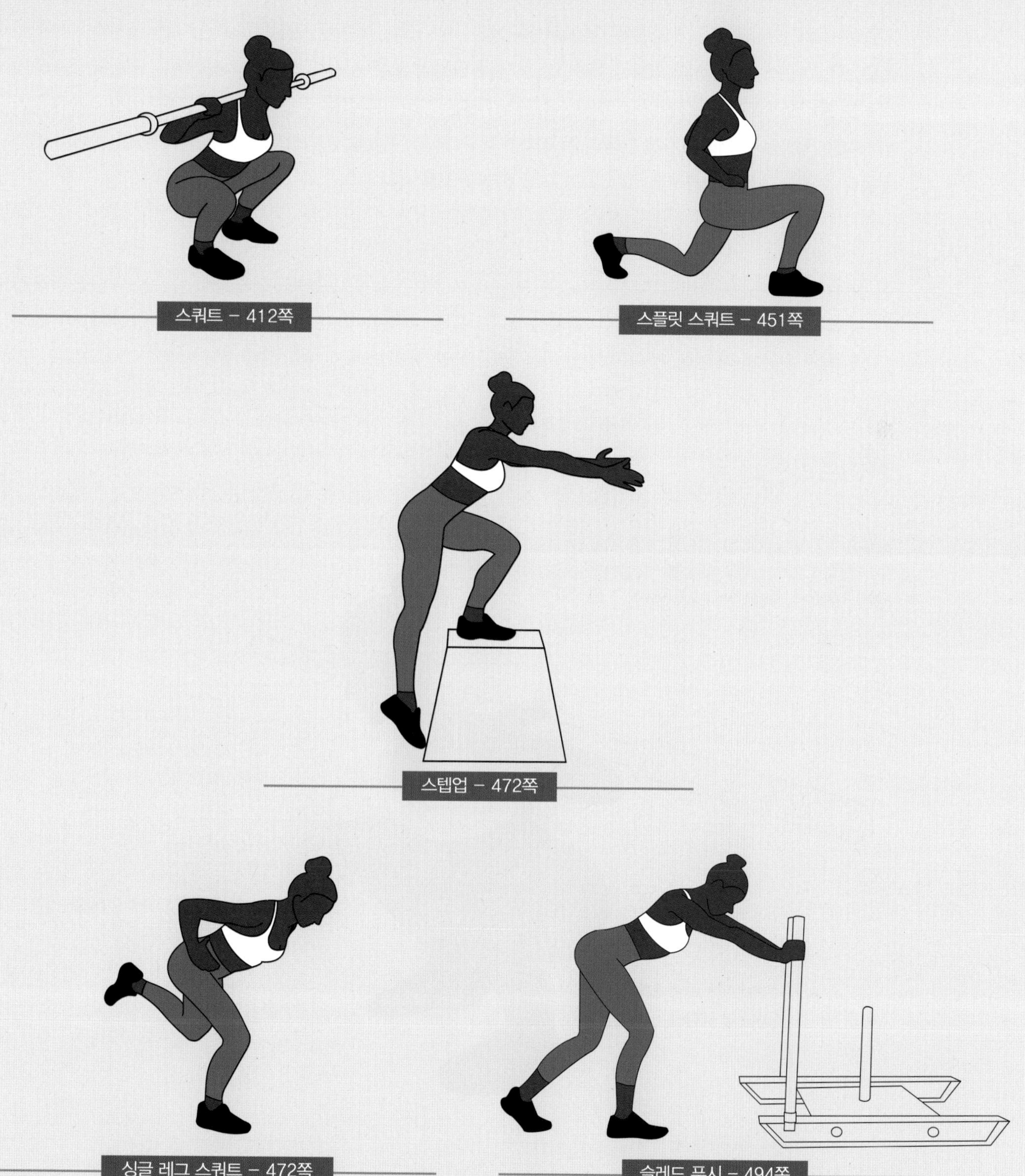

운동

1 스쿼트

과거에 스쿼트는 모든 둔근 운동 중 왕으로 여겨졌다. 더 크고 강한 둔근을 만들고 싶다면 당시의 지배적인 조언은 "그냥 스쿼트를 해라"였다. 나는 이 오래된 신화를 오랜 시간 동안 반박해왔으며, 단순히 스쿼트만으로는 둔근을 최대한으로 발달시키기에 적합하지 않은 여러 이유들을 강조해왔다. 하지만 이것이 스쿼트가 나쁘다는 의미는 아니다. 둔근 성장이 목표라면 둔근 중심 운동을 우선해야 하지만, 스쿼트와 스쿼트 변형 운동도 수행해야 하며, 힙 힌지 및 데드리프트 변형도 포함해야 한다.

이 섹션에서는 스쿼트의 다양한 종류를 설명하고, 각 스쿼트가 무엇에 적합한지, 올바르게 수행하는 방법, 부하 위치와 장비 옵션을 기반으로 한 운동 변형을 만드는 방법에 대해 설명한다. 이 섹션은 스쿼트 움직임 패턴을 완벽하게 익히는 궁극적인 가이드라고 생각하면 된다.

가이드라인과 큐

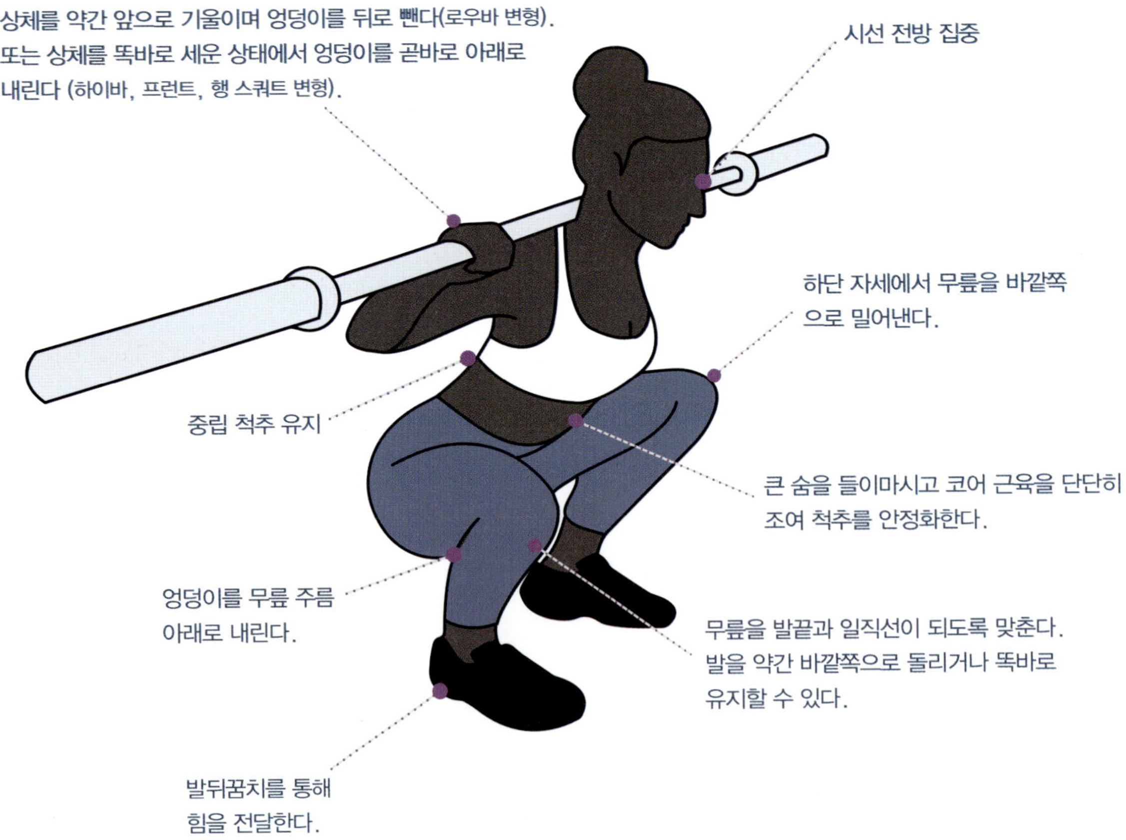

스쿼트는 자세stance, 부하 위치, 사용되는 장비에 따라 분류된다. 예를 들어 넓은 스탠스로 바벨을 등 위에 얹고 스쿼트를 하는 것은 스모 백 스쿼트라고 하며, 케틀벨이나 덤벨을 가슴 앞에 들고 좁은 스탠스로 스쿼트하는 것은 고블릿 스쿼트라고 한다. 또한, 발을 상자 위에 두고 엉덩이에 무게를 걸고 스쿼트하는 것은 벨트 스쿼트라고 한다. 여러 변형들이 존재한다.

본격적으로 다양한 스쿼트 유형(프런트 스쿼트, 백 스쿼트, 행 스쿼트 등)을 다루기 전에, 스쿼트 움직임 패턴에 적용되는 몇 가지 보편적인 지침을 먼저 다루겠다.

스탠스와 발 위치

올바른 스쿼트 동작을 수행하고 다양한 운동 베리에이션에서 최대의 효과를 얻기 위해서는 개인의 해부학적 구조와 훈련 목표에 맞는 스탠스를 찾는 것이 첫 번째 단계이다. 문제는 모든 사람에게 동일하게 적용되는 스쿼트 스탠스가 없으며, 스쿼트 종류에 따라 선호하는 스탠스가 다를 수 있다는 점이다. 예를 들어, 로우바 백 스쿼트를 할 때는 발이 더 똑바로 향한 상태에서 약간 넓은 스탠스를 선호할 수 있고, 프런트 스쿼트를 할 때는 발끝을 바깥으로 돌린 좁은 스탠스를 선호할 수 있다. 또한, 스탠스를 주기적으로 변경하는 것이 중요하다. 이는 서로 다른 관절 가동범위와 자세에서 근육에 다양한 자극을 줄 수 있기 때문이다. (자세한 내용은 뒤에서 다룬다.)

다음은 스탠스 선택에 대한 일반적인 개요를 제공한다. 다양한 발 위치와 스탠스를 연구하고 직접 체험하며, 이후의 가이드라인을 따라가면서 자신에게 가장 잘 맞는 방식을 찾아야 한다. 일반적으로는 관절에 무리가 없고, 통증을 유발하지 않으며, 자신의 가동성을 최대한 발휘할 수 있고, 올바른 자세를 유지할 수 있는 스탠스를 선택하는 것이 좋다.

발의 방향

발의 방향에 대해서는 발을 똑바로 두거나, 45도 바깥으로 돌리거나, 또는 이 두 가지 극단 사이의 어느 위치에나 둘 수 있다. 스탠스 옵션이 다양한 모든 운동에서 그렇듯이, 자신에게 맞는 발 각도를 찾기 위해 실험해보는 것이 중요하다. 어떤 사람들은 발을 똑바로 유지하는 것을 좋아하고, 어떤 사람들은 약간 발을 벌리는 것을 선호하며, 다른 사람들은 발을 많이 벌려서 돌리는 것을 선호한다. 어떤 스탠스를 선택하든 양 발은 같은 각도로 벌려야 한다. 많은 사람들이 한 발은 똑바로 두고 다른 발은 바깥쪽으로 돌려 비대칭적인 자세를 취하는 실수를 하는데, 이것은 균형과 기술에 악영향을 미친다. 발의 방향에 항상 주의를 기울여 대칭적인 자세를 설정하는 것이 중요하다. 물론, 비대칭적인 엉덩이를 가지고 있어 발을 고유하게 정렬하는 것이 편안한 경우라면 예외이지만, 이는 드문 경우다.

스탠스 너비

스탠스 너비는 발을 엉덩이 아래에 두는 좁은 스탠스, 어깨너비 또는 어깨너비보다 약간 넓은 스탠스(표준 스탠스), 또는 어깨너비보다 넓은 스탠스(와이드/스모 스탠스)로 나눌 수 있다. 일반적으로 발을 어깨너비보다 약간 넓게 벌리고 서는 것이 전반적인 힘을 유지하면서 깊이 있는 스쿼트를 할 수 있게 해주어 가장 일반적이고 보편적인 스쿼트 스탠스이다.

와이드 스탠스를 채택하면 더 무거운 부하를 들어 올릴 수 있으며 평행까지만 스쿼트를 하고 싶을 때 적합하다. 이는 대부분의 파워리프터들에게 선호되는 스탠스이다. 특히, 전문적인 훈련 장비를 사용하는 파워리프터들에게는 더욱 그렇다.

더 좁은 스탠스는 평행보다 더 깊이 스쿼트를 해야 할 때 필요할 수 있지만, 모든 사람에게 다르게 적용된다. 일부 사람들은 더 넓은 스탠스를 취했을 때 더 깊게 내려갈 수 있다. 나는 모든 스탠스를 루틴에 포함시키는 것을 권장한다.

나 자신을 포함한 대부분의 사람들은 표준 스탠스(어깨너비보다 약간 넓은 스탠스)로 주로 스쿼트를 하지만, 변화를 주기 위해 와이드/스모 스탠스로 스쿼트하기도 한다. 스탠스를 바꾸는 것은 둔근을 다양한 방식으로 목표로 하고, 근육에 약간 다른 방식으로 스트레스를 가하며, 이는 몸이 적응하게 하여 힘을 향상시키고 근육을 성장시키는 데 도움을 줄 수 있다.

스탠다드 스탠스

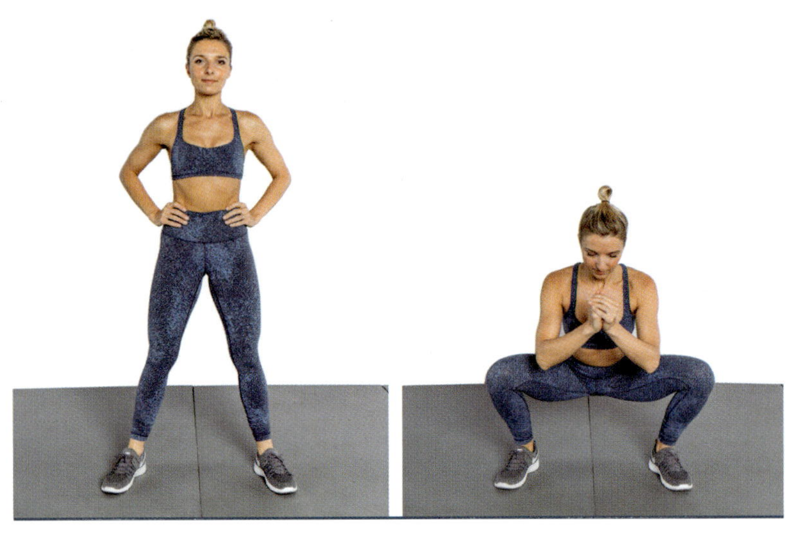

일반적으로 발을 어깨너비보다 약간 넓게 벌리고 서는 것이 힘을 유지하면서 스쿼트를 깊이 있게 수행할 수 있게 해주기 때문에 가장 보편적인 스쿼트 스탠스이다.

스모(와이드) 스탠스

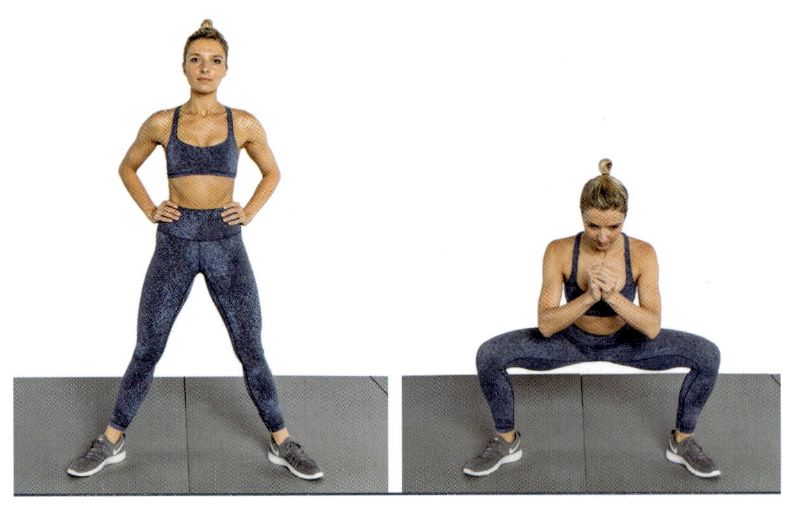

넓은 스탠스(또는 스모 스탠스)를 채택하면 더 무거운 무게를 들 수 있으며, 평행까지만 스쿼트를 하고 싶을 때 적합하다. 이러한 이유로 대부분의 파워리프터, 특히 특수 훈련 장비를 사용하는 파워리프터들이 선호하는 스탠스이다.

내로우 스탠스

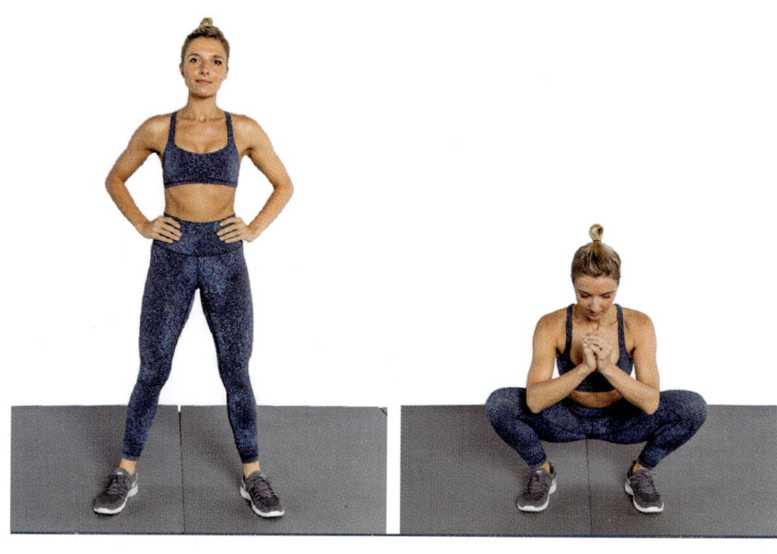

어떤 리프터들은 고관절 해부학적 구조나 발목 가동성 때문에 좁은 스탠스를 선호하기도 한다.

B-스탠스

B-스탠스는 싱글 레그와 더블 레그 운동의 하이브리드 형태다. 몸무게의 약 70%는 앞다리에, 나머지 30%는 뒷다리에 실린다. 보통 나는 B-스탠스를 하이바 백 스쿼트에 사용하지만, 프런트 스쿼트에도 적용할 수 있다. 이 스탠스는 운동선수들에게 적합한데, 대부분의 스포츠에서 스태거드 스탠스가 일반적이기 때문이다. 한쪽이 다른 쪽보다 약할 경우, B-스탠스를 사용하여 약한 쪽을 집중적으로 훈련하고 균형과 대칭을 만들 수 있다.

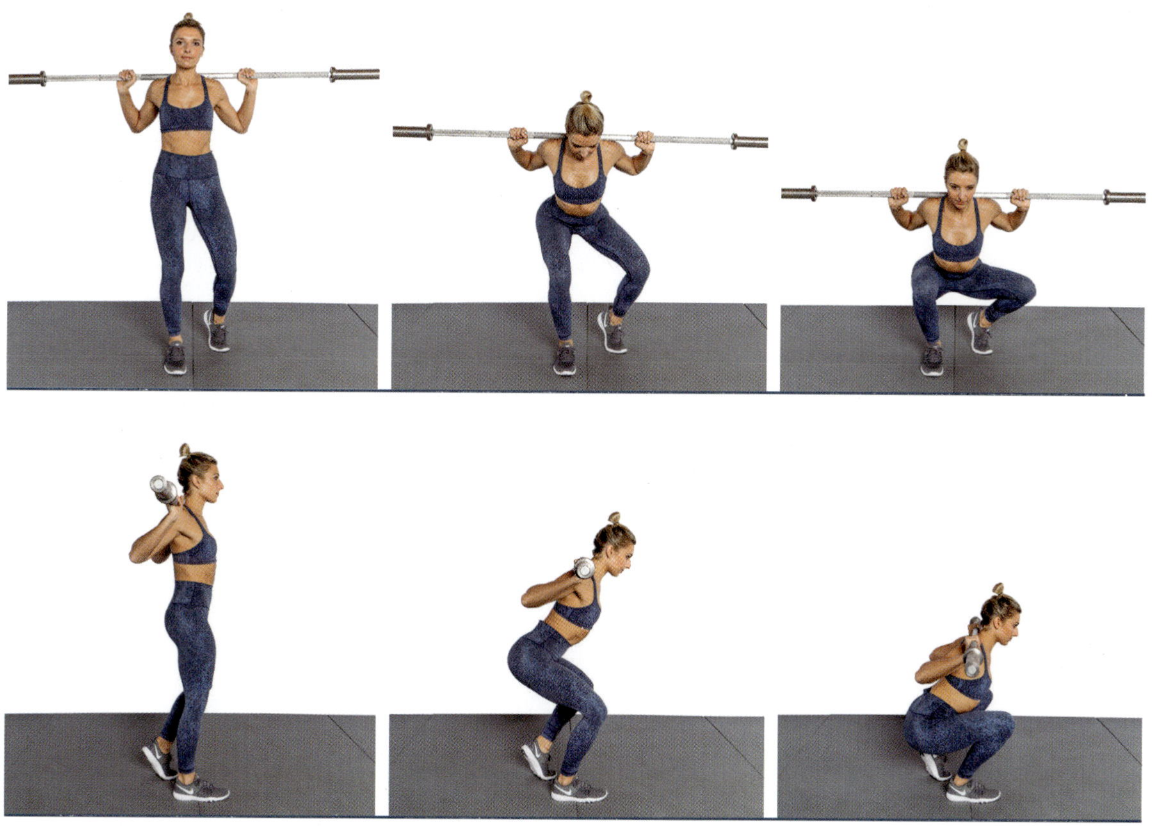

척추 위치: 등을 아치형으로 만들고, 가슴을 펴고, 척추를 중립 위치에 유지

대부분의 운동에서 그렇듯이, 전체 운동 범위 동안 척추를 가능한 한 중립 상태로 유지해야 한다. 다시 말해, 척추의 움직임이 적을수록 좋다. 많은 사람들이 과신전 상태가 되거나 앞으로 굽어진다. 이러한 문제를 방지하기 위해 대부분의 트레이너들은 "허리를 아치형으로 만들어라" 또는 "가슴을 펴라"고 말하는데, 이는 '앞으로 굽지 말라'는 의미이다.

하지만 이 큐를 사용할 때 주의해야 한다. 이 큐는 사람들이 바닥에서 올라올 때 특히 유용하지만, 오해의 소지가 있을 수 있다. 예를 들어 일부 사람들은 "가슴을 펴라" 또는 "허리를 아치형으로 만들어라"는 큐를 듣고 허리를 과도하게 신전시켜 중립 상태를 벗어난다. 이 경향은 과활동성 척추를 가진 사람들에게서 더 흔하게 나타난다.

트레이너는 "허리를 아치형으로 만들어라"라는 큐를 사용할 때 주의해야 한다. 초보자들은 이를 잘못 해석할 수 있기 때문이다. 저 역시 개인 트레이닝 경력 초기에 실수를 한 적이 있다. 내가 지도하던 한 클라이언트가 박스 스쿼트를 하고 있었는데, 첫 번째 반복에서 앞으로 약간 굽어진 자세가 되었다. 그래서 다음 반복에서는 더 아치형으로 만들라고 했는데, 놀랍게도 클라이언트는 더 앞으로 굽었다. 왜냐하면 클라이언트는 아치형이란 말을 앞으로 굽으라는 뜻으로 해석했기 때문이다. 트레이너로서 우리는 클라이언트가 우리가 말하는 것을 정확히 이해하지 못할 수 있음을 인식해야 하며, 적절한 척추 메커니즘을 설명하고 시범을 보인 후 큐를 사용해야 한다.

브레이싱 및 호흡: 움직임을 시작하기 전에 척추를 고정하라

척추를 안정시키고 중립적인 척추 위치를 유지하려면 복부와 가슴으로 최대 폐 용량의 약 70% 정도로 큰 숨을 들이마신 후 코어(복근, 사근, 기립근, 횡경막 근육)를 단단히 조여야 한다. 1회 최대 중량을 수행하는 경우, 전체 운동 범위 동안 숨을 참았다가 상단 위치에 도달했을 때 숨을 내쉬거나, 하단에서 올라오면서 정체 구간(기계적 불리함으로 인해 속도가 느려지는 부분)을 지나기 시작할 때 숨을 내쉬고, 리프트를 완료했을 때 숨을 들이쉬면 된다. 상단 위치에 도달했을 때, 횡경막을 이완하고 나머지 공기를 내보낸 후 자세 근육에 긴장을 유지하여 척추를 중립 상태로 유지한다. 그런 다음 다시 숨을 들이마시고 몸통 근육을 조여서 준비 자세를 취한다.

5~10회 중량 세트를 수행할 때도 각 반복에서 숨을 참아 척추 안정성과 힘을 극대화할 수 있다. 그러나 각 반복이 끝날 때 상단 위치에서 숨을 들이마시고 다시 준비 자세를 취해야 한다. 고반복(10회 이상)을 수행할 때는 운동 페이스에 맞춰 리듬감 있게 호흡할 수 있다. 예를 들어 내림(이센트릭) 단계에서는 숨을 들이마시고, 상승(콘센트릭) 단계에서는 숨을 내쉬면 된다.

머리 위치: 시선을 정면에 집중

척추와 마찬가지로 머리 위치도 중립 상태를 유지하는 것이 중요하다. 머리나 목을 위나 아래로 기울이지 마라.

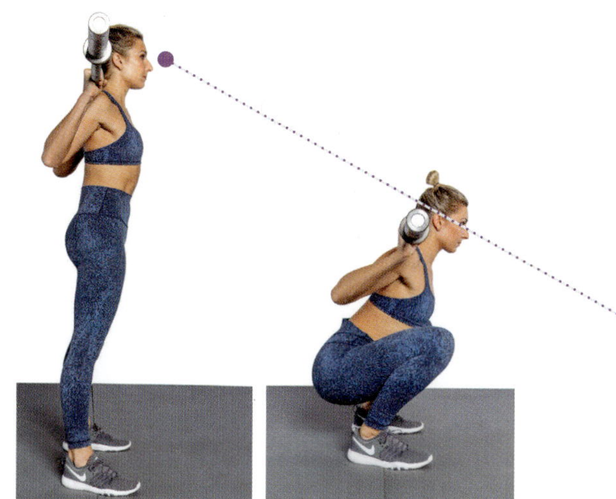

대략 10피트(약 3m) 앞의 지점을 바라보고, 운동의 전체 범위 동안 시선을 유지하라.

무릎 포지션 : 무릎을 바깥으로 민다

무릎을 바깥쪽으로 밀면 스쿼트를 더 깊이 할 수 있으며, 무릎이 안쪽으로 무너지는 것을 방지할 수 있다. 이는 무릎 통증과 기타 부상의 원인이 된다. (무릎이 안쪽으로 무너지는 '발거스 무릎' 오류와 수정 방법에 대한 내용은 145쪽 참고.)

사람들이 "가슴을 펴라" 또는 "등을 아치형으로 만들어라"는 큐를 오해할 수 있듯이, 많은 사람들은 '무릎을 바깥으로'라는 말이 더 넓은 스탠스를 취하라는 뜻으로 잘못 해석할 수 있다. 나는 '무릎을 바깥으로'라는 말은 무릎이 안쪽으로 무너지지 않도록 하라는 뜻이라고 종종 설명한다. 무릎의 위치에 대해 또 다른 방법으로 생각하면, 스쿼트할 때 대퇴골(허벅지)이 발끝 위에 위치하도록 하라는 것이다.

이 '무릎을 바깥으로'라는 큐는 특히 스쿼트의 하단에서 올라올 때 매우 중요하다. 대부분의 사람들은 내려갈 때는 무릎이 무너지지 않지만, 올라오는 중에, 특히 하단에서 벗어날 때 무릎이 무너질 수 있다. 이때 무릎을 바깥으로 밀어주는 것에 집중해야 한다.

무릎의 벌림 정도

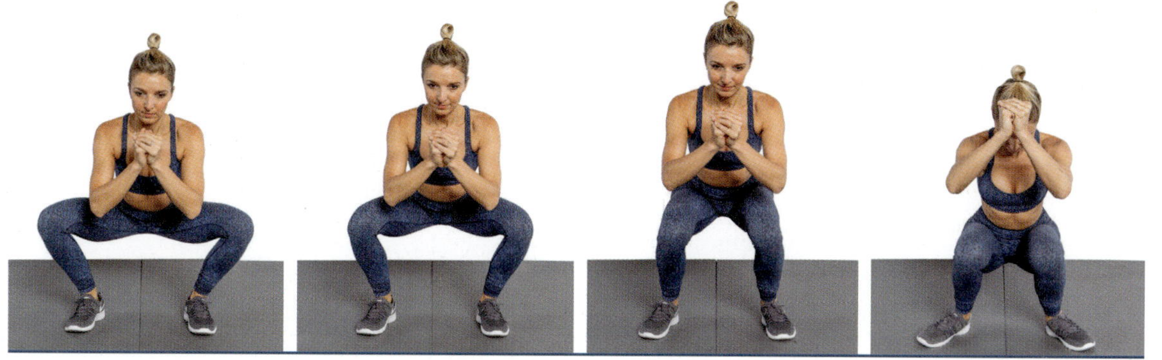

개인의 가동성에 따라 무릎을 발보다 더 바깥으로 플레어(벌어지게)하거나 허벅지를 발끝 위에 정렬할 수 있다. 스쿼트의 하단에서 무릎을 바깥으로 밀면 외반슬(무릎이 안쪽으로 무너짐)을 예방할 수 있다.

발 압력: 발뒤꿈치로 밀기

스쿼트를 할 때, 체중이 발뒤꿈치에 고르게 분포되도록 생각하라. 이는 엉덩이와 둔근에 긴장을 주고 균형을 유지하게 해준다. 발목을 통해 체중을 분배하거나 발 전체를 통해 힘을 전달하는 방법도 실험해볼 수 있다. 발바닥 앞쪽에 체중을 실으면 무릎과 대퇴근에 긴장이 실리며 균형이 깨지기 쉬우므로 피해야 한다. 간단히 말해 "발뒤꿈치를 통해 밀어라"라는 말은 '발바닥 앞쪽으로 올라가지 마라'는 뜻이다.

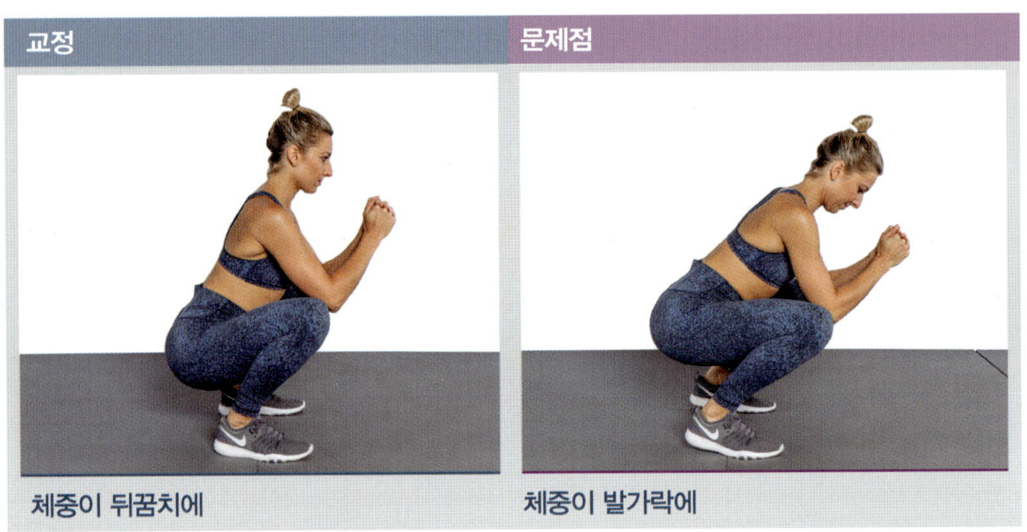

교정 — 체중이 뒤꿈치에

문제점 — 체중이 발가락에

스쿼트 뎁스

스쿼트에서 가장 좋은 결과를 얻으려면 엉덩이 주름이 무릎 관절의 중심 아래에 위치하도록 평행까지 내려가야 한다. 개인의 해부학적 구조와 가동성에 따라 이것이 최대 깊이일 수 있다. 만약 좋은 자세를 유지하면서 더 깊이 스쿼트를 할 수 있다면, 풀 뎁스 스쿼트가 유익할 수 있다. 나는 좋은 자세를 유지하고 통증이 없다면 깊은 스쿼트를 권장하는 편이다. 일부 사람들은 하프 스쿼트만 제대로 수행할 수 있으며, 이는 괜찮다. 이들은 자신이 기능적으로 움직일 수 있는 범위 내에서 강해지며, 불편함을 겪지 않고도 더 나은 결과를 얻는다.

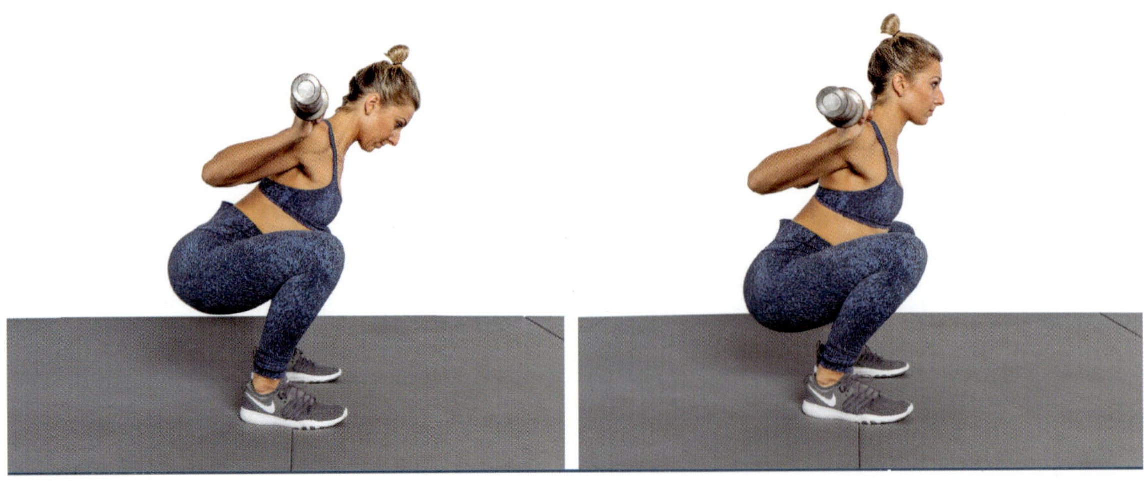

패러렐 스쿼트

풀 뎁스 스쿼트

몸통 기울기

스쿼트를 내려갈 때 상체를 약간 앞으로 기울여야 한다. 얼마나 기울일지는 고관절과 발목의 가동성, 고관절의 해부학적 구조, 신체 비례(사지의 길이)에 따라 다르지만 대부분의 사람에게 기울기 각도는 45도를 넘지 않아야 한다. 유일한 예외는 대퇴골이 상대적으로 길고 상체가 짧은 사람들이다. 5장에서 배운 것처럼, 대퇴골이 길고 상체가 짧은 사람들은 스쿼트를 할 때 더 뚜렷한 상체 전방 기울기를 가지는 반면, 대퇴골이 짧고 상체가 긴 사람들은 일반적으로 더 직립된 자세로 스쿼트를 한다.

상체 기울기의 정도는 수행하는 스쿼트의 유형에 따라 다르기도 한다. 평행 스쿼트만 하는 사람들은 일반적으로 상체가 더 앞으로 기울어지며, 풀 스쿼트를 수행하는 사람들은 더 직립된 상체를 가지는 경향이 있다.

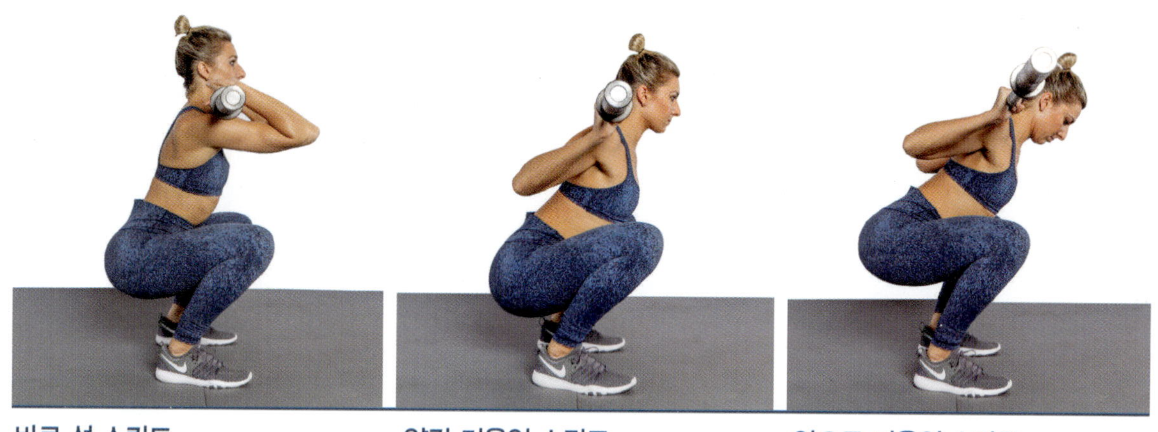

바로 선 스쿼트 **약간 기울인 스쿼트** **앞으로 기울인 스쿼트**

고관절과 무릎은 동시에 접는다

스쿼트를 할 때 엉덩이와 무릎은 동시에 움직여야 한다. 즉, 스쿼트를 시작하고 내려갈 때 엉덩이와 무릎이 상대적으로 균형 있게 움직여야 한다. 특히 평행 스쿼트의 경우, 엉덩이를 뒤로 앉는 느낌으로 무릎을 굽히며 체중을 낮추는 것이 좋다. 풀 스쿼트에서는 엉덩이를 허벅지 사이로 직하시키며 무릎을 45도 각도로 바깥으로 벌리며 내려가는 것이 좋다. 전자는 더 깊은 고관절 힌지 동작이 필요하고, 후자는 더 뚜렷한 무릎 굽힘 동작을 포함한다. 두 가지 경우 모두 엉덩이와 무릎은 동시에 움직인다.

패러렐 스쿼트 시작

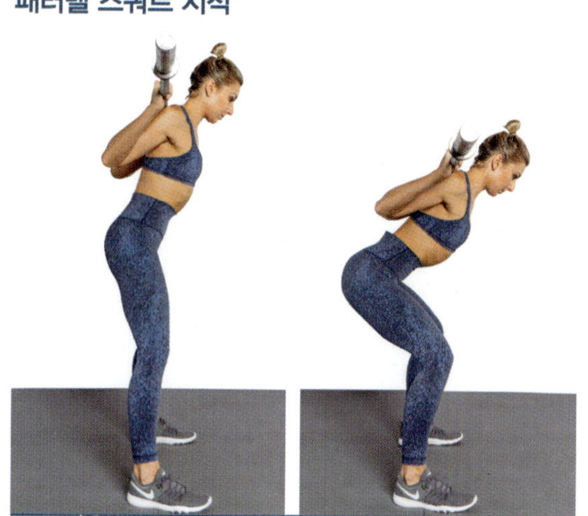

풀 스쿼트 시작

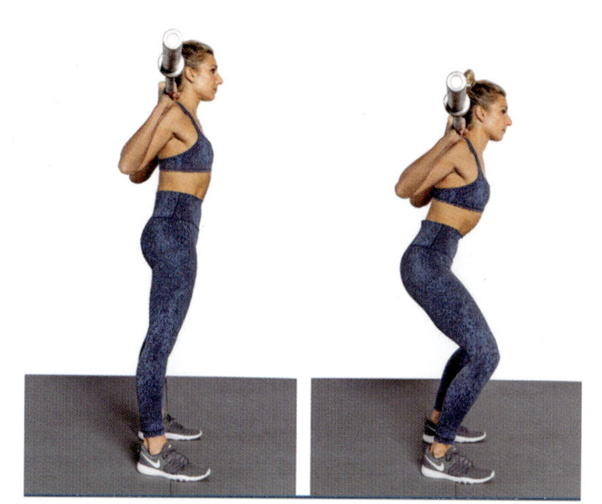

힙 앤 니 드라이브

내려갈 때 엉덩이와 무릎이 균형 있게 움직이듯이, 올라올 때도 엉덩이와 무릎이 균형 있게 움직여야 한다. 올라오는 동작의 첫 절반 동안 상체 각도는 일정하게 유지되어야 하며, 일어설수록 더 직립된 자세로 전환된다.

패러렐 스쿼트

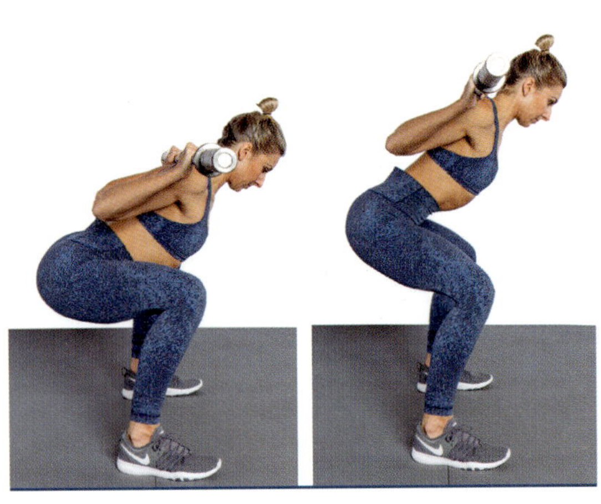

풀 스쿼트

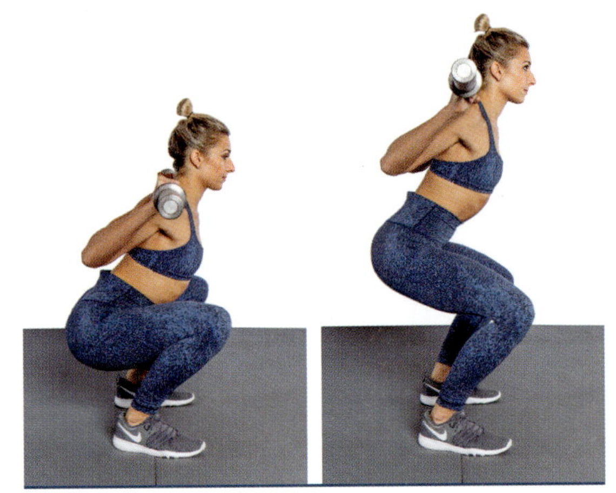

둔근 쥐어짜기

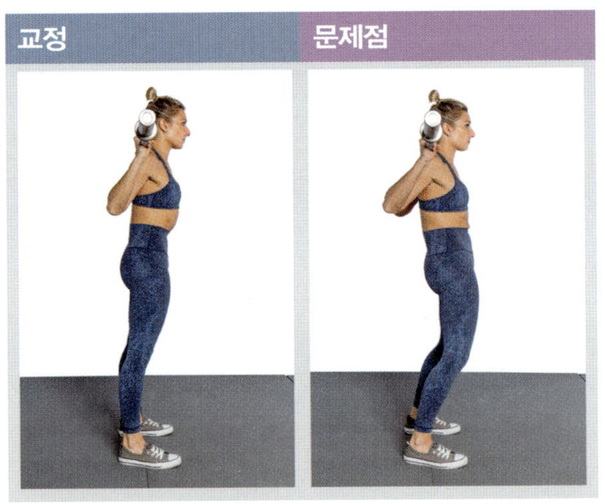

일부 사람들은 상단 위치에 도달하면 엉덩이를 짜내어 힙을 고정하고 척추의 안정성을 강화하는데, 이것은 허리 자세를 지나치게 앞으로 밀지 않고 기술을 유지하는 한 괜찮다. 그러나 둔근 비대증을 위해 엉덩이를 짜내는 것은 전략적으로 좋은 방법은 아니다. 엉덩이를 짜내는 것은 둔근 활성화를 증가시키지만, 이미 힙 쓰러스트와 백 익스텐션을 수행하고 있는 경우 더 많은 둔근 발달로 이어질 가능성은 적다.

발 중앙에 부하가 균형 있게 분산되도록 한다

이 큐는 주로 프런트 스쿼트, 백 스쿼트, 제쳐 스쿼트와 같은 바벨 스쿼트 변형에 적용된다. 옆에서 보면 바벨이 발의 중간을 가로질러 있어야 한다. 바벨이 발가락 쪽으로 이동하면 허리에 불필요한 압박이 가해진다. 바벨이 뒤로, 즉 발뒤꿈치 쪽으로 이동하면 균형을 잃게 된다. 양식을 확인하는 가장 좋은 방법은 누군가가 여러분을 촬영하거나 옆에서 사진을 찍는 것이다. 그런 후 필요한 조정을 하면 된다.

발 중앙에 부하를 분산시키기

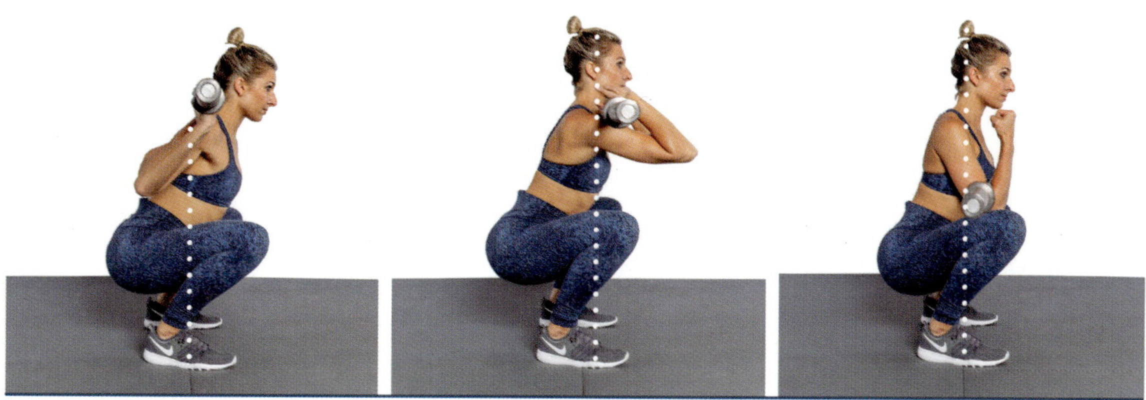

루틴 숙달하기

올바른 스쿼트를 하는 것은 하나의 중요한 기술이다. 그리고 모든 기술과 마찬가지로 성공적인 결과를 보장하기 위해 루틴을 숙달하는 것이 중요하다. 스쿼트 세팅을 농구에서 자유투를 던지거나 골프에서 퍼팅을 할 때처럼 생각하라. 루틴을 패턴화하면 성공 가능성이 높아진다.

경험이 많은 리프터들이 스쿼트를 수행하는 모습을 보면, 모든 반복이 동일하게 보인다. 즉, 매번 같은 깊이로 동일한 형태로 스쿼트를 한다. 그들이 바벨을 랙에서 꺼낼 때는 정확하고 효율적으로 움직인다. 스쿼트 루틴은 사람마다 조금씩 다를 수 있지만, 공통점은 바벨에 대칭적으로 그립을 잡고, 무게를 랙에서 풀어내고, 몇 걸음만 물러나 스탠스를 잡고, 척추를 고정한 다음, 동일한 양식으로 스쿼트를 수행한다는 점이다.

반면, 초보자가 스쿼트를 하는 모습을 보면 각 반복에서 스쿼트 깊이가 다르고 양식이 제각각임을 알 수 있다. 바벨 리프팅을 할 때는 비대칭적으로 줄을 맞추고 너무 많은 스텝을 물러나며, 편안해지기 위해 엉덩이를 흔들고 스탠스를 계속 조정하려고 한다.

중요한 것은 최적의 기술로 스쿼트를 할 수 있도록 하는 루틴을 개발하는 것이다. 앞서 설명한 모든 스쿼트 가이드를 고려하고 최적의 동작 순서를 찾기 위해 실험해보라. 이상적인 루틴을 찾으면, 동일한 방식으로 반복해서 스쿼트를 연습하여 본능적으로 수행할 수 있을 때까지 연습해라. 개별 단계를 생각하지 않아도 될수록, 스쿼트 수행 능력은 향상되고, 더 강해질 것이다.

스쿼트 깊이를 개선하는 8가지 방법

많은 리프터들이 더 깊게 스쿼트를 하는 것에 관심이 많다. 특히 파워리프터들은 깊은 스쿼트에 집중하는 경향이 있다. 모든 사람은 독특한 골격을 가지고 있으며, 뼈와 인대의 크기와 모양은 우리의 움직임 패턴에 큰 영향을 미친다. 때로는 가동성 드릴과 운동을 통해 관절의 가동범위를 개선할 수 있지만, 때로는 뼈와 인대가 이를 제한하기도 한다. 그렇더라도 깊은 스쿼트를 가능하게 해주는 몇 가지 전략이 있으며, 이러한 전략들은 확고한 생체역학적 근거를 가지고 있다.

만약 외형이나 신체 미학을 목표로 훈련한다면, 자신의 신체에 맞는 깊이로 스쿼트를 해야 한다. 어떤 사람에게는 풀 스쿼트가 적합할 수 있지만, 다른 사람에게는 평행까지 가기 직전에 멈추는 것이 더 나을 수 있다. 하지만 파워리프팅 대회에 출전한다면 최소한 평행까지 내려가야 하며, 즉 고관절 주름이 무릎 관절의 중심보다 깊게 내려가야 한다.

깊은 스쿼트를 원한다면 다음의 전략들을 시도해보고 자신에게 맞는 방법을 선택해라.

고관절 가동성 드릴

깊은 스쿼트를 하기 위해서는 고관절이 깊게 내려가야 하며, 이는 고관절의 가동성을 필요로 한다. 여기서 제시하는 기술은 가동성 향상을 위한 기초적인 것들이므로, 나열되지 않은 다양한 가동성 드릴을 실험해보는 것을 권장한다.

동적 드릴: 움직이면서 반복하거나 펄스를 수행하는 것을 의미한다. 예를 들어 펄스를 할 때 끝 범위까지 움직였다가 1~2초 동안 자세를 유지한 후, 살짝 되돌아간 다음 다시 반복한다. 예시로 각 측면에서 3세트 10회 반복이 워밍업 샘플이 될 수 있다. 동적 가동성 드릴은 경직을 줄이고 전반적인 관절 가동범위를 늘리며, 힘을 저해하지 않고 더 힘든 운동에 대비할 수 있게 해준다.

정적 드릴: 끝 범위에서 30초 또는 1분 동안 자세를 유지하는 것을 의미한다. 정적 가동성 드릴은 유연성을 향상시키지만, 힘을 저하시킬 수 있어 훈련 세션 후에 수행해야 한다.

쿼드럽 스트레칭

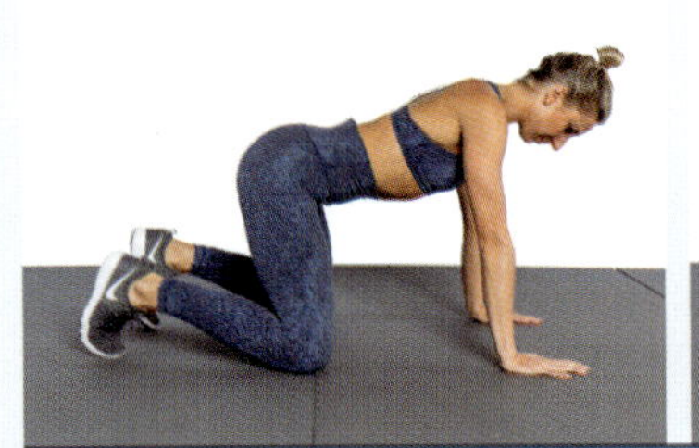
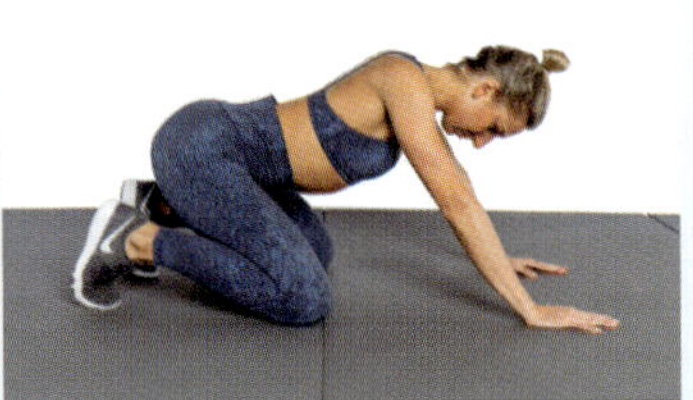

딥 런지 스트레칭

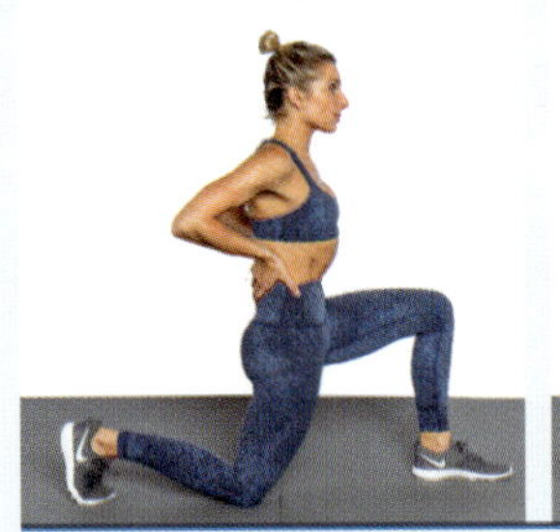
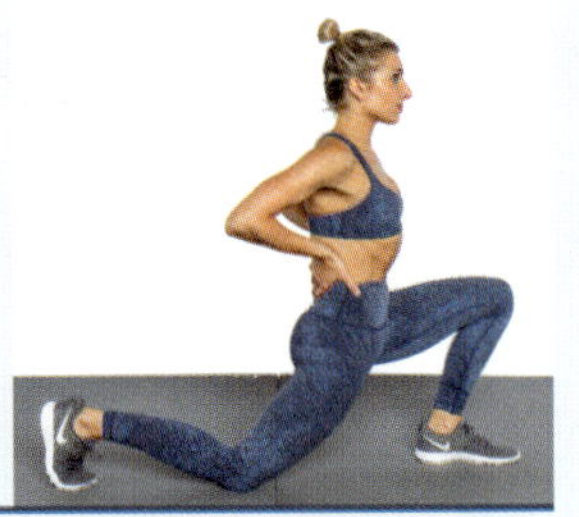

고관절 외회전 스트레칭

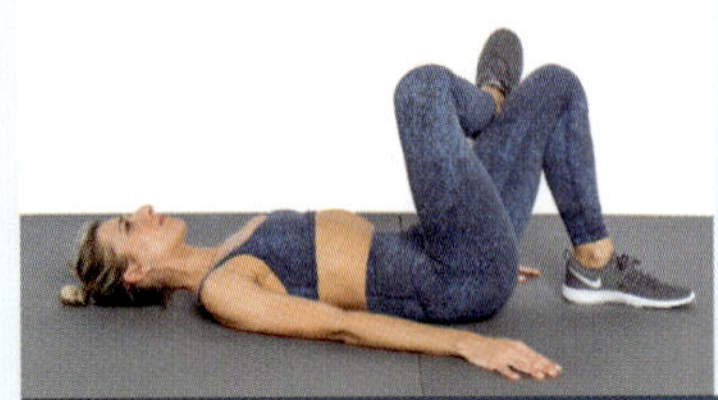
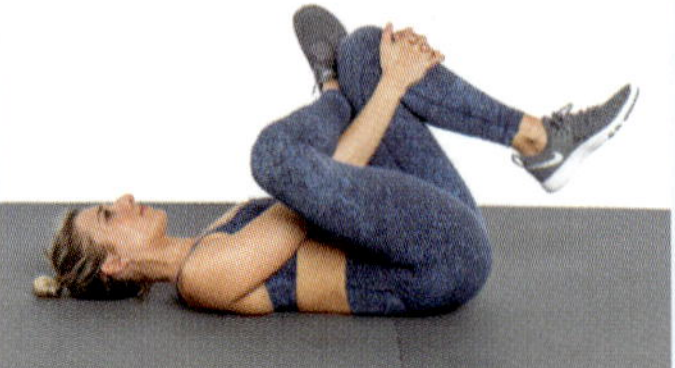

피죤 포즈 스트레칭

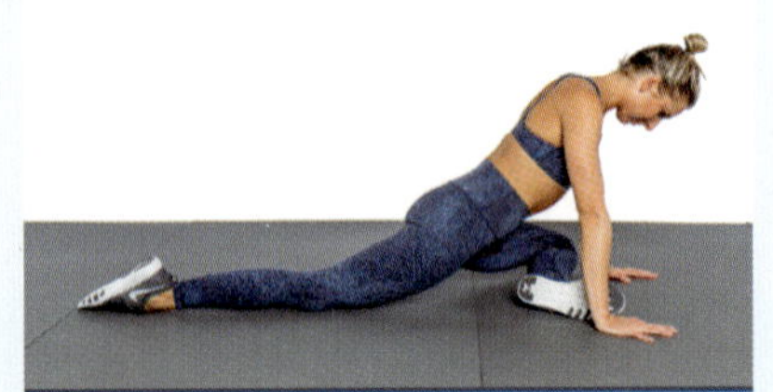

발목 가동성 드릴

발목 가동성은 스쿼트 깊이에 가장 큰 영향을 미친다. 스쿼트 동작 중에는 상체를 직립 상태로 유지하고, 무릎이 발목 위로 나아가야 한다. 간단히 말해, 깊은 스쿼트를 위해서는 발목의 발등 굽힘 가동범위가 좋아야 하며, 이러한 드릴들이 가동성을 개선하는 데 도움이 될 것이다. 고관절 가동성 드릴과 마찬가지로, 동적 발목 가동성 드릴은 운동 초반에 수행하고, 정적 종아리 스트레칭은 운동 후에 수행해라.

스탠딩 니 글라이드

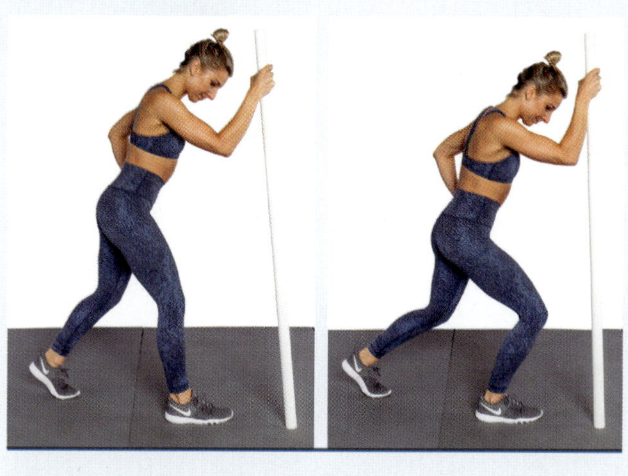

닐링 니 글라이드

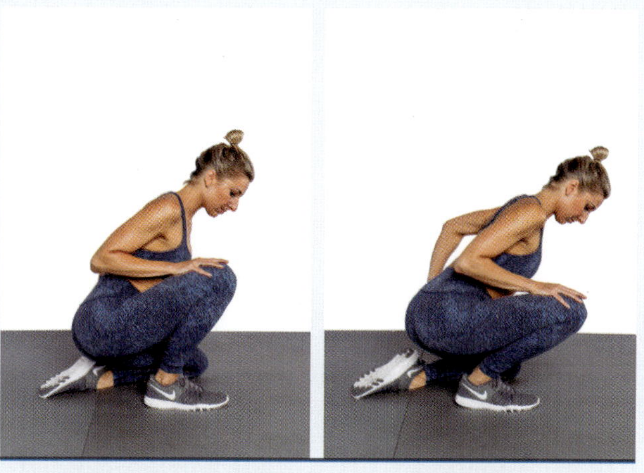

프런트 로드 위치

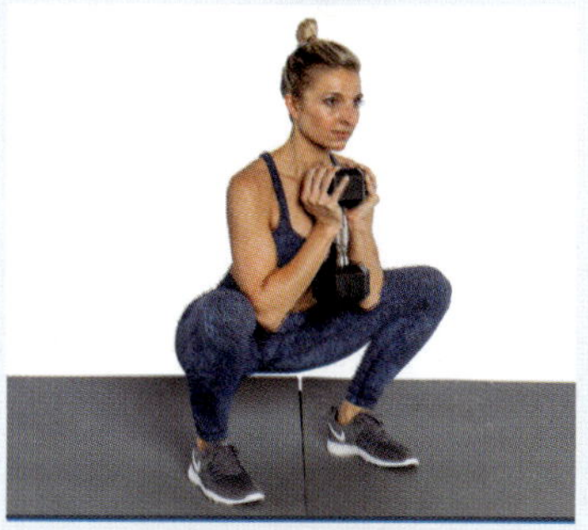

몸 앞에 무게를 위치시키면 상체를 직립 상태로 유지해야 하므로 더 깊게 스쿼트를 할 수 있다. 예를 들어 척추와 대퇴골이 40도 각도를 이루는 경우, 상체가 직립되어 있을 때 엉덩이가 더 깊이 내려가게 된다.

하이바 위치

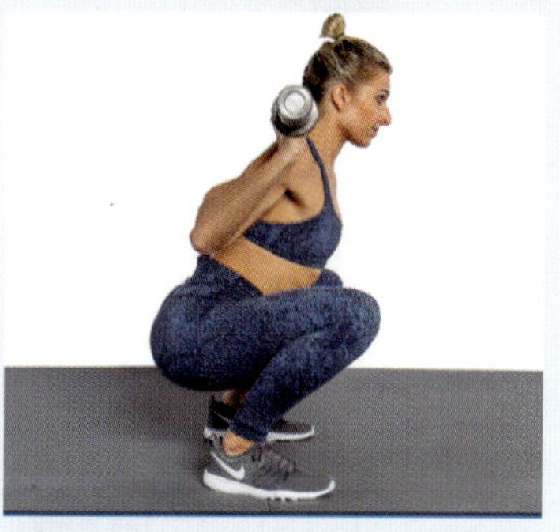

프런트 스쿼트 변형과 마찬가지로, 하이바 백 스쿼트는 상체를 더 직립 상태로 유지하도록 하여 더 깊은 스쿼트를 할 수 있게 해준다. 바벨을 등 뒤쪽 아래에 위치시키면 균형을 유지하기 위해 상체를 앞으로 기울여야 하므로 엉덩이를 평행보다 낮추기가 어려워진다.

쿼드 강화

직립된 상체로 스쿼트하려면 쿼드(대퇴사두근)가 더 많이 작동해야 한다. 쿼드를 강화하면 풀 스쿼트 깊이에 도달하기가 더 쉬워진다. 쿼드를 강화하는 방법으로는 프런트 스쿼트, 고블릿 스쿼트, 하이바 백 스쿼트와 같은 스쿼트를 수행하는 것 외에도 불가리안 스플릿 스쿼트, 레그 프레스, 레그 익스텐션과 같은 운동이 있다.

힐 엘리베이션

발목 가동성 드릴은 발등 굽힘을 개선하고, 이는 스쿼트 깊이를 개선하는 데 도움이 되지만, 가동성을 향상시키는 데 시간이 오래 걸릴 수 있다. 게다가 해부학적 이유로 인해 발목 발등 굽힘이 충분히 나오지 않는 사람들이 있다. 이 경우 힐 엘리베이션(힐 올리기)을 통해 즉각적인 개선을 할 수 있다. 힐을 올리면 발목, 발등 굽힘이 덜 필요하게 되며, 무릎이 더 앞으로 나아가고 엉덩이가 더 깊이 내려가게 된다. 힐을 올리는 방법에는 스쿼트 신발을 신거나 웨지에 서는 것, 또는 5파운드나 10파운드 플레이트 위에 발뒤꿈치를 올리는 방법이 있다.

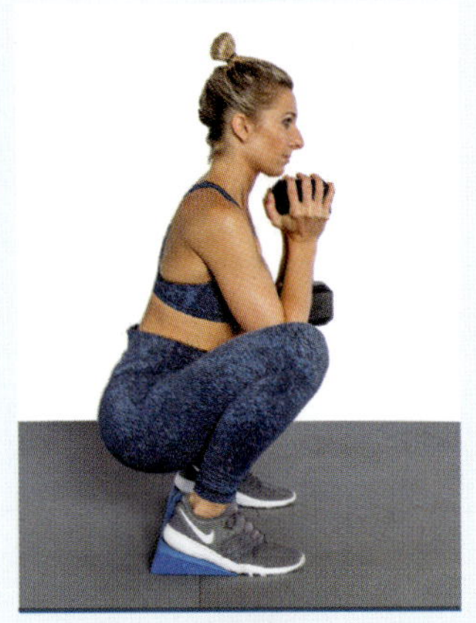

일부 코치들은 뒤꿈치 높임을 절대 사용하지 말라고 주장하며, 이는 미래에 문제를 일으킬 수 있다고 말하지만, 나는 동의하지 않는다. 올바른 자세로 스쿼트를 수행할 수 있는 능력을 향상시키는 것이 어떻게 미래에 문제를 일으킨단 말인가? 뒤꿈치를 높이면 상체를 더 똑바로 유지할 수 있고, 자세도 더 편안해진다. 올림픽 역도 선수들은 뒤꿈치를 높여주는 신발을 신으며, 이들은 일주일에 3~5일씩 스쿼트를 한다.

이들이 제시하는 이유는 "뒤꿈치 높임 없이 스쿼트를 가르치고, 발목 가동성을 향상시키기 위한 드릴을 처방하여 가동성을 개발해야 한다"는 것이다. 하지만 스쿼트를 연습하면서도 여전히 가동성을 개선할 수 있다. 뒤꿈치를 높이는 것은 인위적인 발목 가동성을 제공하며, 상체를 더 똑바로 세우는 것을 쉽게 만들어줄 뿐만 아니라 대퇴사두근을 타깃팅할 수 있게 해준다. 특히, 발목 가동성이 심각하게 부족하면서도 풀 깊이 스쿼트를 원한다면, 뒤꿈치 높임은 필수적이다. 나는 개인 훈련과 다수의 고객들과 함께 이 변형을 사용하며 큰 성공을 거두었다.

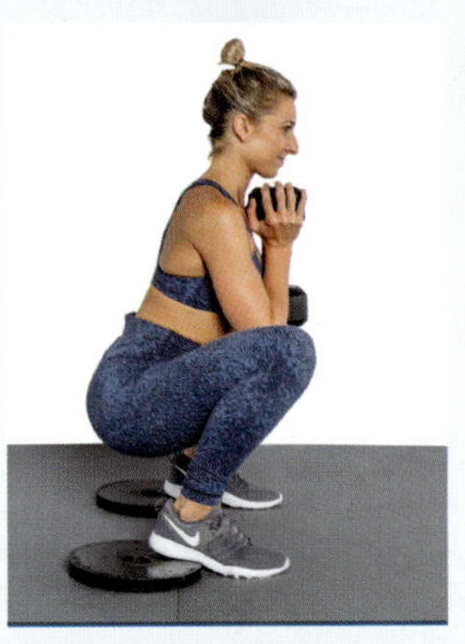

둔근 활성화

둔근이 수축할 때 대퇴골의 머리를 뒤로 당기게 된다. 만약 둔근이 제대로 활성화되지 않으면 엉덩이 굽힘 가동범위가 약간 감소할 수 있다. 이는 대퇴골 머리가 고관절 소켓에 부딪히기 때문이다. 둔근 활성화 드릴을 수행하면 둔근이 더 잘 작동하게 되어 이 충돌을 해소하고 스쿼트를 더 깊게 할 수 있다. 몇 가지 옵션을 아래에 제시한다. 더 많은 둔근 활성화 드릴과 샘플 워밍업에 대한 포괄적인 목록은 159쪽을 참고한다.

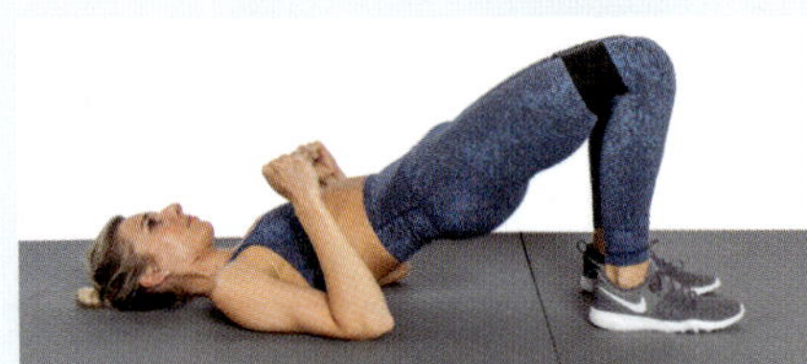

글루트 브릿지

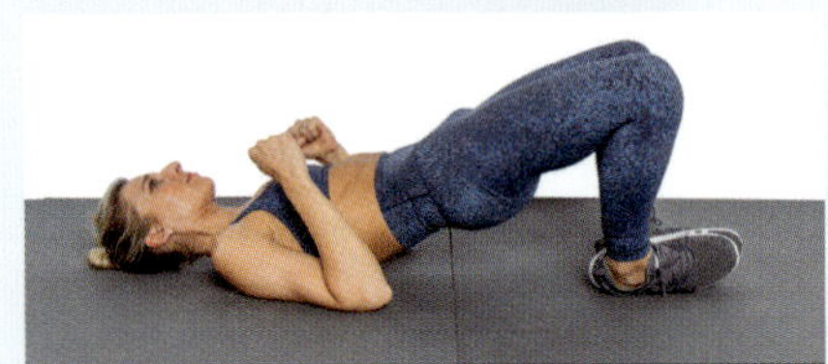

프로그 펌프

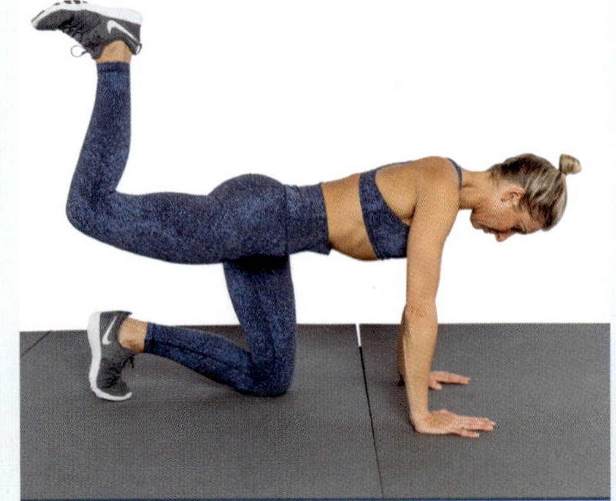

쿼드럽 힙 익스텐션

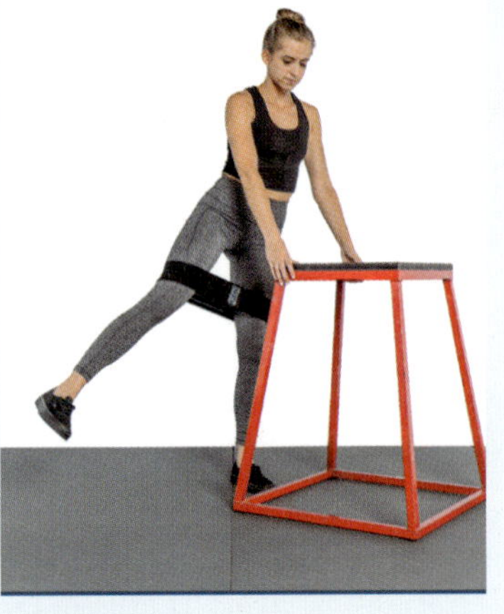

힙 앱덕션

문제점과 교정

스쿼트는 많은 협응력이 필요한 움직임 패턴이다. 신체의 모든 근육이 협력하여 수직 하중을 균형 있게 유지하면서 엉덩이, 무릎, 발목을 전체 가동범위로 움직여야 한다. 적절한 자세를 찾고, 척추를 단단히 고정하며 중립을 유지하고, 엉덩이와 무릎을 동시에 구부려 동작을 시작하고, 상체를 앞으로 기울이되 너무 많이 기울이지 않도록 해야 한다. 또한 스쿼트의 최저점에서 올라올 때 무릎을 밖으로 밀어줘야 한다. 이는 매우 많은 동작들을 조정해야 하는 것임을 의미하며, 가중치를 더하고 다양한 하중 위치를 실험하게 되면 동작은 더욱 복잡해진다.

하지만 다음의 지침을 따르면 잘못된 자세로 인해 발생할 수 있는 문제들을 피할 수 있다. 이전에 설명한 스쿼트 가이드라인을 따르고 이후에 설명할 각 운동의 세부적인 기술을 숙지해라. 여기서 다룰 몇 가지 오류는 모든 스쿼트 변형에 적용되며, 대표적으로 '벗 윙크(엉덩이 기울임)', '무릎 내전(발가락보다 안으로 들어가는 것)', '조기 힙 드라이브' 등이 있다. 이 오류들을 피하면 더 강한 스쿼트를 할 수 있을 뿐만 아니라 부상 위험과 통증 발생을 크게 줄일 수 있다.

실수: 벗 윙크(엉덩이 기울임)

벗 윙크라는 용어는 스쿼트의 바닥에서 발생하는 골반 후방경사를 의미한다. 벗 윙크, 즉 골반이 후방으로 회전(뒤로 기울어짐)하는 것이 허리 통증 및 부상의 원인이 될 수 있다. 특히, 무거운 스쿼트에서는 더욱 위험할 수 있다. 고관절 해부학, 신체 구조, 운동 조절 및 가동성에 따라 스쿼트 초반에 벗 윙크가 발생할 수도 있고, 고관절이 무릎보다 낮아질 때 발생할 수도 있으며, 또는 풀 깊이에 도달할 때 발생할 수 있다.

문제점

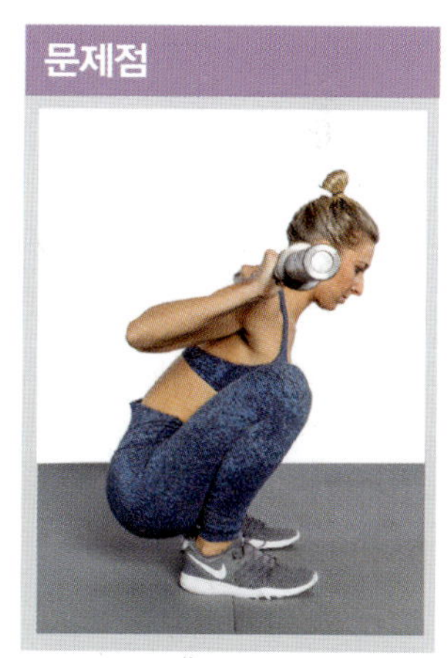

교정

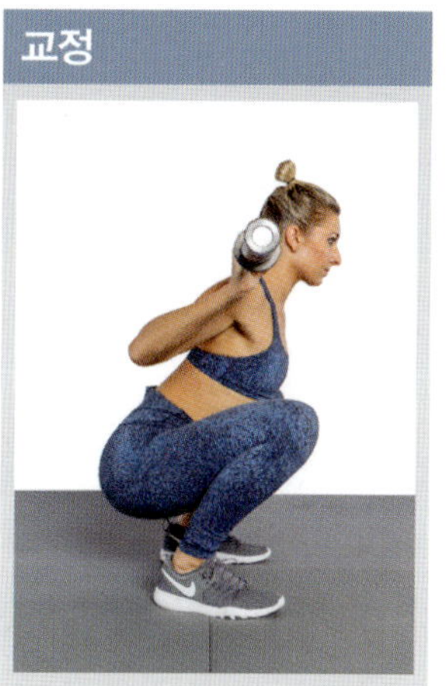

그러나 조금의 윙크는 허용 가능한 범위가 있다. 이것은 리프팅의 기술을 보는 훈련된 눈이 중요하다는 것을 의미한다. 정확한 범위나 몇 도까지 허용되는지는 개인마다 다르므로 말할 수 없지만, 자신의 몸이 보내는 신호를 경청해야 한다. 조금의 벗 윙크가 있어도 통증이 없다면 괜찮을 수 있다. 하지만 윙크가 많이 발생하고 스쿼트를 할 때마다 허리가 아프다면 문제가 된다. 따라서 벗 윙크에 지나치게 예민해질 필요는 없지만, 자신의 기술에 주의를 기울이고 중립 척추를 유지하는 것이 중요하다.

중립 상태의 척추는 척추에 가해지는 압박력을 효과적으로 견딜 수 있는 최적의 상태이다. 하지만 골반 후방경사나 벗 윙크가 발생하면 요추가 굽어지며 이러한 압박력을 제대로 처리할 수 없게 된다. 이로 인해 디스크 탈출 및 기타 허리 부상이 발생할 위험이 있다.

벗 윙크가 발생하는 이유를 이해하기 위해, 이 결함에 기여할 수 있는 각 변수를 설명한다. 또한, 내 유튜브 채널에 게시된 'Squat Biomechanics and Butt Wink'라는 제목의 영상을 참고할 수도 있다

고관절 해부학

당연하게도 고관절의 형태는 얼마나 깊이 스쿼트를 하면서 벗 윙크를 피할 수 있는지를 결정한다. 더 구체적으로는 대퇴골의 머리가 고관절 소켓 안에서 어떻게 움직이는지가 스쿼트의 깊이를 좌우

한다. 예를 들어 대퇴골 머리가 엉덩이 소켓의 테두리에 닿으면 아무리 유연성과 가동성이 좋아도 더 이상 내려갈 수 없다. 이때 엉덩이를 더 낮추려면 골반이 뒤로 회전하면서 벗 윙크가 발생하게 된다. 이는 척추의 굽힘으로 이어진다.

교정:

자신이 편안하고 좋은 자세를 유지할 수 있는 범위까지만 스쿼트를 해라. 자신의 스쿼트 깊이를 정확히 측정하기 위해서는 박스 스쿼트(430~432쪽 참조) 기술을 사용해라.

운동 제어

스쿼트할 때 많은 근육들이 협력하여 작동한다. 엉덩이 근육(글루트), 햄스트링, 쿼드, 내전근, 척추 기립근, 복근 등을 예로 들 수 있다. 만약 스쿼트에 경험이 부족하거나 올바른 자세를 배우지 않았다면, 근육들이 제대로 협력하지 않을 수 있다. 예를 들어 엉덩이 근육은 활성화될 때 대퇴골의 머리를 후방으로 당겨 고관절 소켓에 올바르게 위치시킨다. 이것이 바로 운동 제어motor control의 의미이다. 척추를 안정시키고, 무릎을 밖으로 밀고, 엉덩이 근육을 활성화하는 등의 올바른 폼을 사용하지 않으면, 과도한 벗 윙크가 발생할 수 있다.

교정:

이전에 설명한 지침을 따르고, 스쿼트의 가동범위를 줄이며, 박스 스쿼트와 맨몸 스쿼트를 연습한 후 복잡한 변형 동작으로 진행해라.

가동성

대부분의 사람들은 벗 윙크가 유연성 부족에서 기인한다고 생각한다. 예를 들어 햄스트링이 뻣뻣할 때 골반을 잡아당겨 벗 윙크가 발생한다고 말하는 경우가 많다. 그러나 실제로는 고관절 가동성, 즉 관절의 가동범위 내에서 능동적으로 움직이는 능력이 부족할 때 벗 윙크가 발생할 수 있지만, 이는 근육의 경직과는 크게 관련이 없다. 그렇다고 스트레칭이 도움이 안 된다는 것은 아니지만, 햄스트링, 고관절 굴근 또는 내전근이 벗 윙크의 원인이라고 단정하는 것은 부정확하다.

특히 발목이 경직되어 발목 배측굴곡의 가동범위가 제한될 경우, 스쿼트 시 무릎이 앞으로 나가는 것이 어렵게 되어 균형을 유지하기 어렵다. 이런 경우, 발목 가동성이 향상되면 스쿼트에서 척추 굴곡(라운드 백) 없이 더 깊이 내려갈 수 있다. 하지만 특정 스트레칭 기법으로는 한계가 있을 수 있다.

교정:

고관절 및 발목 가동성을 향상시켜라. 다른 옵션으로는 발뒤꿈치를 플레이트 위에 올리거나, 힐이 있는 스쿼트 신발을 착용하여 발뒤꿈치를 높이는 방법도 있다. 422~424쪽의 사이드 바를 참조하여 스쿼트 깊이를 늘릴 수 있는 방법을 확인하라.

실수: 조기 힙 드라이브

초기 힙 드라이브는 스쿼트의 최저점에서 엉덩이가 위로 솟아오르는 현상을 말한다. 이때 무릎은 빠르게 펴지지만 엉덩이는 거의 같은 각도를 유지하여 스쿼트가 본질적으로 굿모닝 운동으로 변하게 된다. 이 오류의 주요 원인은 약한 대퇴사두근(쿼드)이다. 대퇴사두근이 충분히 강하지 않으면, 바벨을 들어 올릴 수 있는 유일한 방법은 엉덩이에 의존하는 것이다. 다리가 더 곧을 때 햄스트링을 사용해 엉덩이 신전력을 더 잘 발휘할 수 있기 때문에, 엉덩이가 더 강해지는 이유가 여기에 있다.

많은 스쿼트 전문가들이 초기 힙 드라이브의 원인으로 둔근이나 허리 근력을 꼽지만, 사실 그 원인은 약한 대퇴사두근이다. 무릎 신전이 과도하게 일어나면서 엉덩이가 위로 솟아오르면 바벨이 거의 움직이지 않게 된다. 이는 엉덩이가 신전되지 않고, 상체가 앞으로 쏠리면서 '굿모닝' 동작으로 전환되기 때문이다. 결과적으로 이 기술은 1) 보기 좋지 않고, 2) 허리에 더 많은 압력을 가하며, 3) 스쿼트, 즉 무릎 지배 운동을 엉덩이 지배 운동으로 바꿔버린다.

문제점

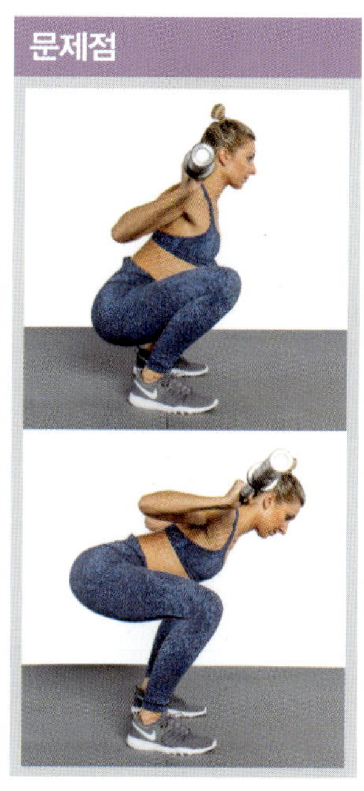

교정:

쿼드의 힘을 프런트 스쿼트, 하이바 스쿼트, 고블릿 스쿼트 및 레그 익스텐션으로 강화하라. 자세를 유지하며 조기 힙 드라이브가 생기지 않도록 하라. 시간이 지나면 쿼드의 힘이 따라잡히고, 스쿼트에서 엉덩이와 무릎이 함께 신전되는 균형 잡힌 움직임 패턴을 유지할 수 있다.

실수: 무릎 내반

무릎 내반(또는 내반슬 붕괴 혹은 내측 무릎 변위)은 무릎이 안쪽으로 무너지는 현상이다. 이는 고관절 내전, 내부 회전, 발목 내번과 관련이 있다. 이 오류는 특히 점프 착지 시에 문제가 될 수 있으며, 그로 인해 사람들은 전방십자인대(ACL)가 찢어지거나 무릎을 손상시킬 수 있다. 스쿼트 중에는 이러한 심각한 부상이 흔하지 않지만, 시간이 지나면서 과도하고 지속적인 무릎 내전은 무릎 외측에 불필요한 스트레스를 가해 결국 무릎 통증을 초래할 수 있다. 또한, 이 잘못된 움직임 패턴이 다른 역동적인 활동을 할 때 나타날 수 있다. 간단히 말해, 스쿼트를 할 때는 무릎 내전 오류를 피하는 것이 좋다.

문제점

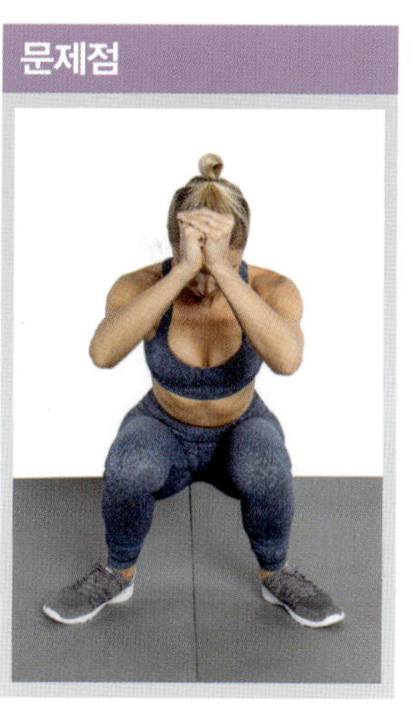

숙련된 운동선수는 이 오류에 대해 약간의 여유가 있을 수 있다. 예를 들어 올림픽 역도 선수들은 스쿼트의 최저점에서 무게를 받는 동안 무릎이 살짝 안쪽으로 밀려나는 경우가 있지만, 곧바로 무릎을 밖으로 밀어 올바른 자세를 다시 찾는다. 이를 '무릎 내전 트위치'라고 부르며, 움직임이 미묘하면서도 운동적으로 보인다. 그러나 초보자들이 이러한 동작을 할 경우, 그리 운동적으로 보이지 않는다. 체력 코치들은 이 현상을 '녹아내리는 촛불 증후군'이라고 부르는데, 이는 등, 무릎, 발목이 모두 무너져 내리는 모습을 말하며, 이들은 좀처럼 올바른 자세를 되찾지 못한다.

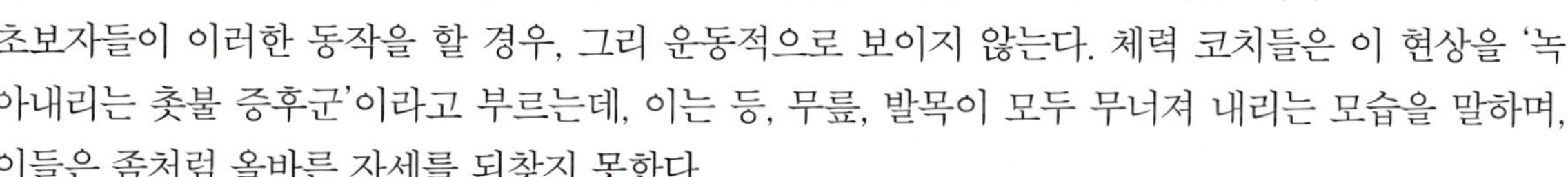

이런 상황에서는 먼저 규칙을 배워야 그 후에 규칙을 깨는 것이 가능하다. 처음에는 누구나 무릎 내전 오류를 피하는 것이 좋다. 그러나 시간이 지나면서 더 숙련되고 장단점을 이해하면, 더 많은 리스크를 감수할지 여부를 결정할 수 있다. 예를 들어 일부 리프터들은 더 무거운 무게를 들어 올리기 위해 자세를 희생하는데, 데드리프트에서 상체를 약간 구부리거나 스쿼트의 최저점에서 약간의 무릎 내전을 허용하는 경우다.

교정

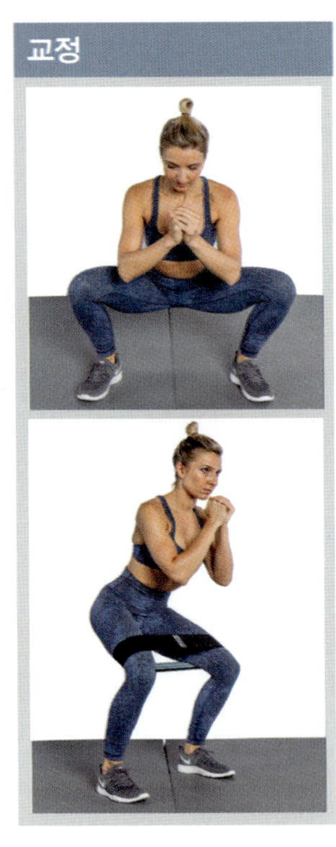

교정 1:

무릎 외반knee valgus은 일반적으로 스쿼트 하단 자세에서 올라오는 동안 발생한다. 이를 교정하기 위한 가장 효과적인 전략 중 하나는 자신의 스쿼트 동작을 촬영하는 것이다. 한 번은 무릎 외반이 심한 클라이언트를 만난 적이 있었는데, 이 패턴을 고칠 수 없을 것 같았다. "무릎을 바깥쪽으로 밀어야 한다"라고 계속 말했지만, 그녀는 동작을 제대로 이해하지 못했다. 그래서 정면에서 그녀의 스쿼트를 촬영하기 시작했다. 놀랍게도, 그녀는 영상을 보는 것을 즐겼고, 올바른 스쿼트와 외반된 스쿼트를 비교하며 차이를 기억하기 시작했다. 짧은 시간 안에 그녀는 움직임 패턴을 교정했고, 훌륭한 자세로 스쿼트를 수행하기 시작했다. 즉, 하강하고 하단 자세에서 올라올 때 무릎을 바깥쪽으로 밀어내는 동작을 제대로 하게 되었다.

교정 2:

무릎 외반 교정에 어려움을 겪는다면, 저항 밴드(글루트 루프 또는 미니 밴드)를 무릎 위나 아래에 착용해보자. 밴드가 안쪽으로 주는 저항은 무릎을 바깥쪽으로 밀어내는 동작을 유도하며, 내가 말하는 "무릎을 바깥으로"라는 동작을 수행하게 한다. 글루트 루프를 사용한다면, 더 많은 무릎 바깥 밀기 동작을 가능하게 하는 라지 또는 엑스트라 라지 사이즈를 추천한다.

스쿼트 종류 및 베리에이션

스쿼트를 수행하는 방법에는 여러 가지가 있다. 와이드 스탠스, 내로우 스탠스, B-스탠스(스태거드 스탠스), 혹은 박스 스쿼트 등 다양한 스탠스를 사용할 수 있다. 또한 사용하는 장비나 부하를 신체의 어느 부위에 배치하느냐에 따라 스쿼트 운동의 변형이 가능하다. 예를 들어 부하가 등에 위치하면 백 스쿼트back squat로 간주되고, 어깨 앞에 위치하면 프런트 스쿼트front squat로 간주된다. 부하를 가슴 아래 팔이나 손에 들고 있을 경우에는 행 스쿼트hang squat라고 부른다(이 용어는 이 스쿼트를 분류하기 위해 내가 만든 명칭이다).

다음 페이지에서는 각 스쿼트 변형의 특징, 효과적인 점, 누구에게 적합한지, 그리고 다양한 장비를 사용하여 변형하는 방법에 대해 설명한다. 변형을 다루기 전에, 여러 가지 스쿼트 유형을 실험하는 것이 중요하다는 점을 말하고 싶다. 왜냐하면 스쿼트 변형에 따라 둔근이 활성화되는 정도가 다를 수 있기 때문이다.

물론, 모든 스쿼트 운동 변형은 둔근 활성화 측면에서 유사하지만, 어떤 사람들은 로우바 백 스쿼트에서 더 높은 둔근 활성화를 경험하는 반면, 다른 사람들은 프런트 스쿼트에서 더 많은 활성화를 느낄 수 있다. 또한 일부 사람들은 스모(와이드) 스탠스에서 더 많은 둔근 활성화를 보고하며, 다른 사람들은 더 좁은 스탠스에서 더 많은 둔근 활성화를 경험하기도 한다. 따라서 둔근 발달에 가장 좋은 스쿼트 변형은 본인이 둔근이 가장 많이 활성화된다고 느끼는 것이며, 시간이 지나면서 안전하고 편안하게 과부하를 점진적으로 적용할 수 있는 것이다. 딥 스쿼트가 엉덩이 또는 허리에 통증을 유발한다면, 그것은 둔근 발달에 적합하지 않는다. 백 스쿼트와 박스 스쿼트를 잘 수행할 수 있다면, 그러한 변형을 계속 사용하라. 요약하자면, 가장 잘 맞는 변형을 선택하고 이를 훈련에서 우선시하라.

부하도 중요한 요소이다. 나는 많은 사람들이 최대하 부하submaximal load(최대 중량으로 들어 올리지 않고 실패에 도달하지 않으며, 기술에 중점을 둔 부하)를 사용할 때 더 높은 둔근 활성화를 느낀다고 보고하는 것을 보았다. 이는 무거운 하중을 들 때 자세가 무너지는 경우가 많기 때문이다. 또한 부하가 몸의 중심에 가까울 때 더 높은 활성화가 일어난다고 생각한다. 예를 들어 고블릿 스쿼트goblet squat는 부하가 가볍고 신체 중심에 위치하기 때문에 일반적으로 둔근 활성화가 높게 나타난다. 또한 무릎에 밴드를 감고 스쿼트 변형을 수행하면 둔근 활성화를 증가시킬 수 있다.

다시 말해, 우리는 각기 다른 엉덩이 해부학적 구조, 인체 치수anthropometry, 근육 구조를 가지고 있으며, 이러한 요소들이 둔근 발달에 가장 적합한 스쿼트 변형을 결정한다. 하지만 둔근 성장을 극대화하는 정확한 기술과 하중을 아는 것은 불가능하기 때문에, 다양한 스쿼트 변형을 다양한 하중과 강도로 시도하는 것이 중요하다. 그리고 경험을 통해 가장 좋은 결과를 내는 변형을 찾아야 한다. 이 변형들은 좋은 느낌을 주고, 불편함을 유발하지 않으며, 자신의 목표와 일치하는 것이다.

각 스쿼트 유형의 유용성, 장비 및 부하 옵션, 올바른 설정 및 수행 방법을 이해할 수 있도록 스쿼트 변형을 6가지 범주로 나누었다. 각 범주는 부하 위치와 장비에 기반한 하나의 스쿼트 스타일을 나타낸다.

이 6가지 스쿼트 범주는 가장 쉬운 것부터 가장 어려운 것까지 나열되어 있으며, 각 범주에서 사용 가능한 다양한 장비 및 부하 옵션도 포함되어 있다. 모든 변형에 좁은 스탠스, 스모 스탠스, B-스탠스를 적용할 수 있다는 점을 상기하라.

스쿼트 학습: 스쿼트 프로그레션

표면적으로 스쿼트는 단순한 일상적인 움직임처럼 보인다. 쪼그려 앉았다가 일어나는 동작이기 때문이다. 하지만 좋은 자세로 스쿼트를 수행하거나, 무게를 더하거나, 다양한 변형을 시도하기 시작하면 이는 매우 고도의 협응이 요구되는 동작이 된다. 스쿼트를 더 쉽게 배울 수 있도록 하기 위해, 특정한 진행 단계를 따르는 것이 도움이 된다. 다음은 초보자가 올바른 자세로 스쿼트를 할 수 있도록 돕는 일련의 스쿼트 진행 단계다.

나는 바디웨이트 박스 스쿼트로 시작해, 초보자에게 팔을 앞쪽으로 뻗어 균형을 잡으며 엉덩이를 뒤로 밀며 앉는 방법을 가르친다. 박스의 높이는 평행 상태(무릎 높이)에 맞추어 그들의 가동범위를 테스트한다. 좋은 자세로 스쿼트를 할 수 있게 되면, 그들의 기술, 유연성, 나이, 경험에 따라 몇 가지 방법 중 하나를 선택한다. 만약 평행한 바디웨이트 박스 스쿼트가 잘 수행되면, 박스를 바닥 가까이 낮추어 풀 스쿼트를 할 수 있는지 확인한다. 계속해서 좋은 자세를 보이면, 그다음에는 박스를 제거하고 깊이 조절 없이 움직임을 수행하게 한다. 모든 스쿼트 변형에서 박스를 사용하여 깊이를 측정할 수 있지만, 어느 정도 단계가 되면 박스를 제거해야 공중에서 동작을 반대로 할 수 있는 시점을 알 수 있다. 그 후에도 자세가 여전히 좋고 동작이 잘 수행된다면, 고블릿 스쿼트를 도입하여 그들이 하중을 가지고 스쿼트를 할 수 있는지 테스트한다. 무리 없이 수행할 수 있다면, 더 복잡한 스쿼트 변형인 바벨 프런트 스쿼트와 백 스쿼트를 실험하기 시작한다.

여기서 중요한 점은, 어떤 사람들은 박스 스쿼트를 시도한 후 바로 고블릿 스쿼트로 넘어가는 반면, 다른 사람들은 평행 바디웨이트 박스 스쿼트를 계속 수행하면서 자세를 다듬어야 할 수도 있다는 것이다. 요약하자면, 모든 사람은 각자의 속도로 진행해야 한다. 내가 제공한 이 스쿼트 진행 순서를 학습 및 지도 템플릿으로 사용하고, 안전하고 효과적으로 동작을 수행할 수 있게 되면 다음 스쿼트로 넘어가라.

박스 스쿼트

나는 수천 명의 사람들을 훈련해왔으며, 그들 모두 어느 정도 스쿼트를 할 수 있었다. 하지만 몇몇 사람들은 모든 사람이 스쿼트를 할 수 있도록 만들어진 것은 아니라고 주장한다. 그 이유로는 보통 부족한 유연성, 고관절 소켓의 방향과 깊이, 대퇴골 길이 등 다양한 요소들이 언급된다. 나도 이러한 특성들이 풀 레인지 스쿼트에 문제를 일으킬 수 있다는 점에는 동의한다. 하지만, 이것은 풀 레인지 스쿼트에만 해당된다. 특별한 의학적 문제가 없는 한, 내가 훈련한 모든 건강한 사람들은 무릎 높이 이상의 박스에 맞춰 스쿼트를 할 수 있었다.

다시 말하지만, 올바른 자세로 스쿼트를 수행하고 어느 정도까지 내려갈지 아는 것은 어려운 일이다. 하지만 목표물이 있다면 훨씬 더 쉬워진다. 중간에서 움직임을 반전시키는 것에 대해 생각할 필요 없이, 의자에 앉는 것처럼 앉으면 된다. 이런 면에서 박스 스쿼트는 사람들에게 거리 측정 도구가 되어 스쿼트에 대한 두려움을 극복하는 데 도움을 준다.

한번 생각해보라. 대부분의 리프팅 동작은 시작점과 끝점이 있다. 예를 들어 벤치 프레스는 바를 가슴까지 내렸다가 다시 들어 올리는 동작이고, 데드리프트는 바를 바닥에서 들어 올려 서는 동작이다. 하지만 스쿼트는 끝점이 폼이 무너지는 지점이기 때문에, 이 과정에서 또 다른 복잡성과 협응이 추가된다. 박스 스쿼트는 끝점을 제공하기 때문에 유용하다. 언제 동작을 반전시킬지 고민할 필요 없이, 박스가 그 지점을 알려준다. 이제는 기술에 집중하고, 박스의 높이를 조금씩 낮추면서 기술을 개선할 수 있다.

이것은 점진적 거리 훈련으로, 또 다른 형태의 점진적 과부하이다. 시간이 지남에 따라 무게를 증가시키는 대신, 가동범위를 점차 늘려가는 것이다. 점진적 거리 훈련에 있어서, 폼을 가이드로 삼는 것이 중요하다. 앞서 언급한 가이드라인을 따르고, 동작이 잘 수행되면 계속해서 진행하라. 하지만 폼이 무너지기 시작한다면(앞으로 몸을 굽히거나, 허리를 과신전하거나, 무릎이 안쪽으로 모인다면) 더 높은 박스에서 스쿼트를 해야 할 수 있다. 나는 평행까지 내려가기까지 1년이 걸린 고령의 고객들과 함께 일한 적이 있다. 그것은 전혀 문제가 되지 않는다. 사실, 나는 평행까지만 스쿼트를 하는 많은 고급 리프터들과 일하고 있으며, 그들의 둔근 발달 수준은 평행 아래로 스쿼트를 하는 사람들과 동일하다.

중요한 점은, 우리는 모두 다른 속도로 발전한다는 것이다. 시간이 지나고 일관된 연습을 통해, 당신은 개선될 것이다. 일단 제어력과 협응력을 가지고 스쿼트를 할 수 있게 되면, 박스를 제거하고 자유 스쿼트를 시도해볼 수 있다. 하지만 이것이 박스 스쿼트가 더 이상 필요하지 않다는 것을 의미하지는 않는다. 가장 고급 리프터들조차도 박스 스쿼트를 훈련에 포함시킨다. 사실, 박스 스쿼트에는 여러 방법이 있으며, 각각의 방법은 특정한 이점을 제공한다. 가장 기본적인 변형에서부터 시작하여 모든 박스 스쿼트 기술을 살펴보겠다.

싯-투-박스 스쿼트

골반 모양이 얼마나 깊이 스쿼트를 할 수 있는지를 결정한다는 것은 놀라운 일이 아니다. 더 기술적인 용어로 표현하자면, 대퇴골 머리가 고관절 소켓 내에서 어떻게 작용하는지가 얼마나 깊이 스쿼트를 할 수 있는지를 결정한다는 것이다. 예를 들어 대퇴골 머리가 평행으로 스쿼트할 때 고관절 소켓의 가장자리와 충돌한다고 가정해보라. 이 경우, 아무리 유연성이 좋고 움직임 범위가 넓더라도, 대퇴골 머리가 더 이상 갈 수 없다. 평행 아래로 내려가기 위해서는 벗 윙크가 필요하다. 즉, 더 깊은 고관절 굴곡 범위를 수용하기 위해 골반이 후방으로 회전해야 하고, 그에 따라 허리가 함께 둥글어진다.

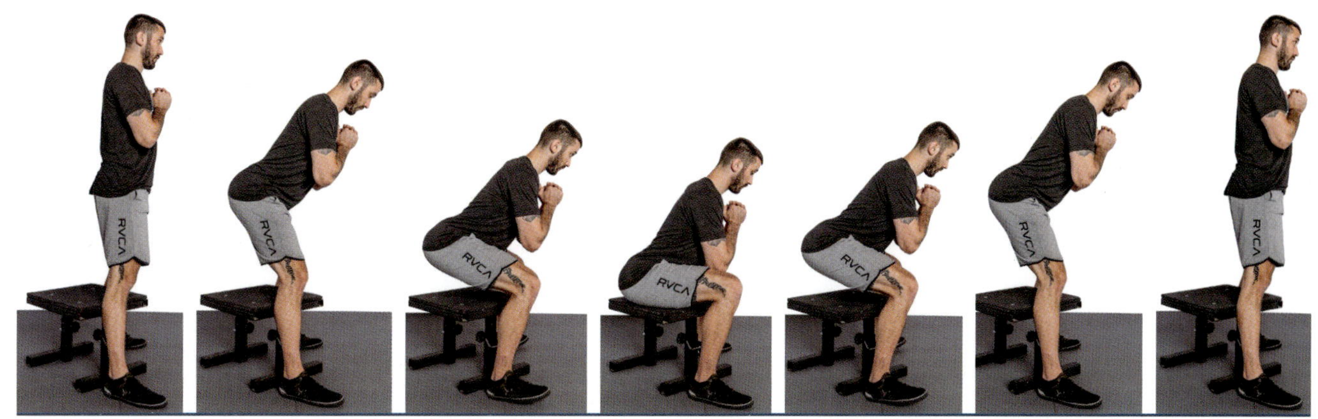

플라이오메트릭 박스, 패딩 박스 또는 스쿼트 박스를 선택하고 무릎 선 바로 아래에 오도록 높이를 조절하라. 처음 시작하는 경우, 박스를 무릎 높이 이상으로 설정하는 것이 좋다. 다음으로, 박스의 모서리가 발 사이에 위치하도록 각도를 조절하라. 스쿼트 자세를 취하고 다리가 박스에 닿을 때까지 뒤로 물러서서 척추를 안정시킨다. 팔을 가슴 앞에 두거나, 앞쪽으로 뻗거나, 또는 하강할 때 올릴 수 있다. 스쿼트를 수행하려면 엉덩이를 박스 쪽으로 낮추면서 엉덩이를 뒤로 밀고 무릎을 굽히며 가능한 한 등을 평평하게 유지하라. 평행 박스 스쿼트를 수행할 경우, 엉덩이를 뒤로 밀고 정강이가 수직을 유지하게 한다. 풀 스쿼트를 수행할 경우, 엉덩이를 허벅지 사이로 거의 수직으로 내려놓는다(로우-바 및 하이-바 백 스쿼트 변형 참조). 두 스쿼트 모두 중요한 것은 천천히 통제하며 내려가는 것이다. 단순히 박스에 털썩 앉지 마라. 엉덩이가 박스에 닿는 순간, 무릎과 엉덩이, 그리고 상체를 한 번에 펴며 다시 일어난다.

벤치 스쿼트

박스를 대신하여 벤치를 사용하거나 스쿼트를 편안하게 할 수 있도록 도구로 사용할 수 있다. 이 변형에서는 벤치를 다리 사이에 두고 스쿼트를 시작한다. 이 방법은 스쿼트를 시작할 때 안정감을 주며 깊이를 측정하는 데 유용하다. 그러나 몇 가지 주의할 사항이 있다. 첫째, 벤치의 높이를 조절하기가 어렵다. 키가 큰 사람에게는 벤치가 적당할 수 있지만, 대부분의 사람에게는 너무 높다. 패딩이나 범퍼 플레이트를 추가하거나 벤치를 높이 조절할 수도 있지만, 이러한 방법은 안전하지 않을 수 있다. 벤치가 불안정하거나 높이를 잘못 읽으면 부상 위험이 더 커지기 때문이다. 넓은 바닥을 가진 안정적인 벤치를 사용하는 것이 좋으며, 그러한 벤치는 너비가 넓어 더 넓은 스탠스를 취해야 할 수 있다. 따라서 벤치는 특정 상황에서만 좋은 선택이 될 수 있다.

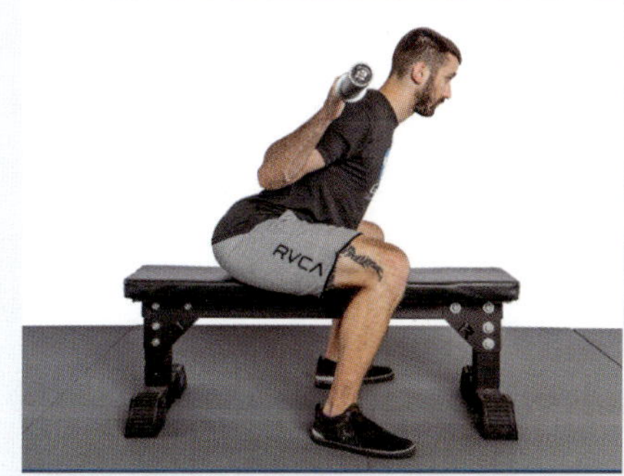

벤치의 중앙에 다리를 벌리고 서서 스쿼트 깊이를 측정할 수 있도록 벤치의 앞부분을 시야에 둔다. 그 후, 이전에 설명한 대로 스쿼트를 수행한다.

박스 포즈 스쿼트

박스 포즈 스쿼트box pause squat는 앉아 다리와 엉덩이의 근육을 이완시키고 1~2초 동안 멈춘 후 일어서는 동작이다. 비록 다리 근육을 적극적으로 이완시키지만, 척추는 안정적으로 유지하고 자세 근육에 긴장을 유지해야 한다. 즉, 척추 기립근에 힘을 주어 아치를 유지하고 상체와 몸통에 긴장을 유지하여 척추를 보호해야 한다. 바벨 변형을 수행할 때는 가벼운 무게로 시작하는 것이 좋지만, 일부 사람들은 박스 스쿼트가 백 스쿼트보다 더 강해지기도 한다.

이 변형이 특정 근육 또는 힘 증가에 유리하다는 연구는 없지만, 이론적으로는 반동 효과가 없기 때문에 바닥에서 힘을 더 잘 끌어낼 수 있게 도와준다. 박스에서의 가속이 백 스쿼트보다 더 우수하다는 연구도 있다. 박스 스쿼트는 스쿼트 패턴을 연습하는 또 다른 유용한 도구이며, 다양한 운동을 수행하는 것은 근육을 독특한 방식으로 작용하게 할 뿐만 아니라 기술을 발전시키는 데도 중요하다. 조금 다른 방식으로 동일한 동작 패턴을 수행함으로써 자신의 움직임에 대한 인식을 높이고, 신체가 새로운 자극에 적응하도록 강요하여 성장과 기술 발전을 촉진한다.

록킹 박스 스쿼트

록킹 박스 스쿼트rocking box squat는 박스 포즈 스쿼트와 비슷하지만, 앉은 후 다시 일어서기 전에 뒤로 기울여 직립 상태가 된 후 다시 앞으로 기울여 일어나는 동작이다. 이 변형은 앞으로 기울이는 움직임의 모멘텀을 이용해 바닥에서 밀어내는 것이 특징이다. 이 변형은 리듬을 맞춰 수행할 수 있어 개인적으로 선호하는 박스 스쿼트 변형이다. 그러나 많은 트레이너들은 척추를 안정적으로 유지하는 데 어려움을 느끼고, 이 록킹 동작이 전통적인 백 스쿼트와는 다르기 때문에 선호하지 않는 경우가 많다. 그럼에도 불구하고 스쿼트 패턴의 힘과 기술을 개발하는 데 도움이 되는 또 다른 유용한 박스 스쿼트 변형이다. 박스 포즈 스쿼트와 마찬가지로 가벼운 무게로 수행하는 것이 좋으며, 척추를 중립 상태로 유지하는 데 집중해야 한다. 무거운 무게로 박스 위에 앉아 등을 둥글게 하거나 과도하게 아치형으로 만드는 것은 위험을 초래할 수 있으므로, 신중하게 올바른 자세를 유지하는 것이 중요하다.

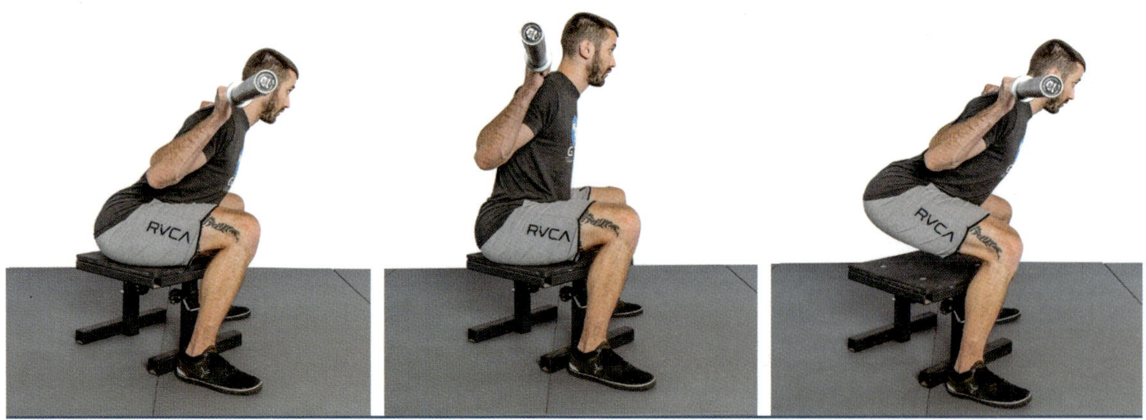

박스 스쿼트를 수행할 때처럼 다리 사이에 박스의 모서리를 각도에 맞게 배치하고 다리를 박스 밑에 두고 앉는다. 그러나 일어서기 전에 몸통을 뒤로 젖혀 직립 상태가 된 후 앞으로 기울여 일어난다. 뒤로 기울일 때 근육을 완전히 이완하지 말고, 특히 기립근은 긴장 상태를 유지해 등을 둥글게 만들지 않도록 주의한다. 가슴을 펴고 척추를 살짝 아치형 또는 직선으로 유지한 채 앉았다가 바닥에서 밀어내 일어난다.

체중 스쿼트(프리 스쿼트/에어 스쿼트)

박스를 사용하여 스쿼트를 편안하게 할 수 있게 되었고, 엉덩이로 스쿼트를 시작하는 것이 익숙해졌다면 이제 박스를 제거하고 공중에서 자세를 전환하는 연습을 할 때이다. 박스로 충분히 연습하면 몸이 어느 정도까지 내려가야 하는지 기억할 것이다. 대부분의 숙련된 스쿼트 운동자는 박스가 있든 없든 매번 같은 높이까지 스쿼트한다. 이것이 목표다. 박스는 깊이를 익히는 데 도움을 줄 수 있지만, 단지 박스 스쿼트만으로는 패턴을 익힐 수 없다. 일정 시점에서는 프리 스쿼트를 해야 한다. 초보자들은 체중 스쿼트(프리 스쿼트 또는 에어 스쿼트라고도 함)를 사용하여 근력과 협응력을 기른다. 그러나 숙련도가 향상되면 체중 스쿼트는 주로 워밍업, 고반복 근력 소진, 그리고 컨디셔닝 운동으로 사용하는 것이 좋다.

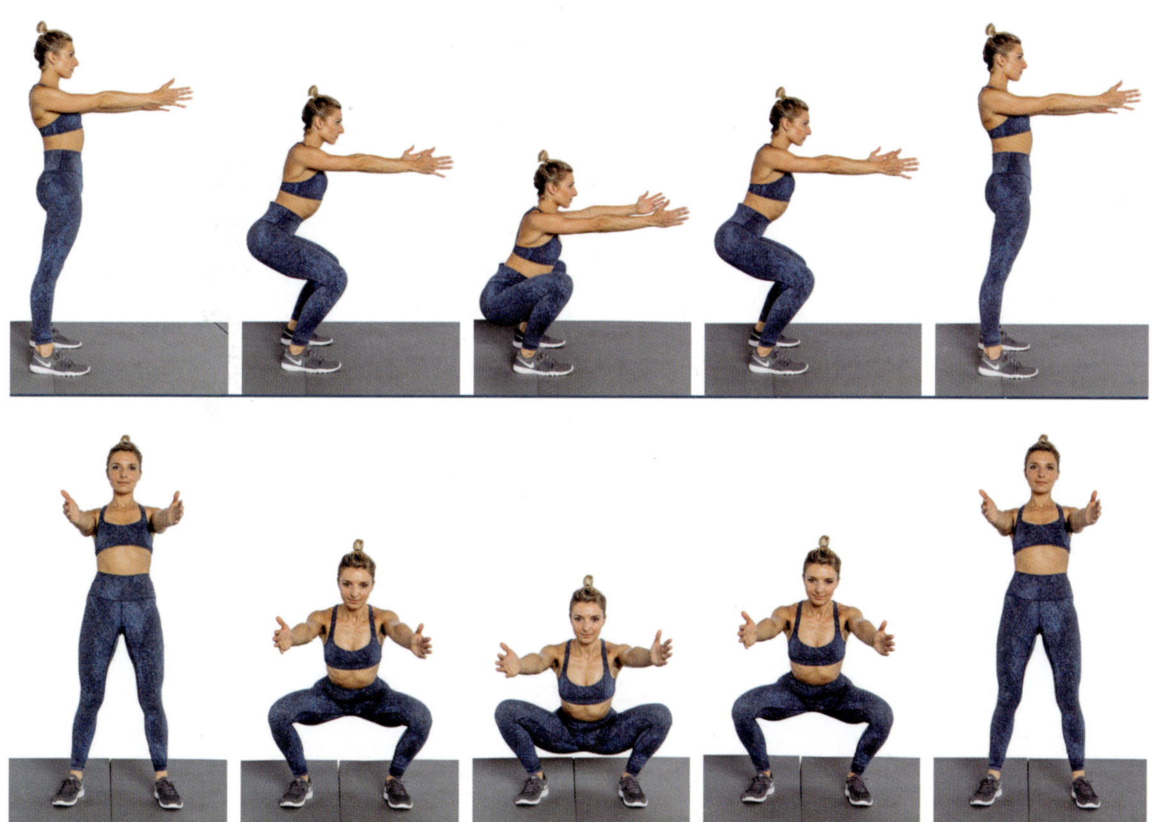

와이드(스모), 미디엄 또는 좁은 스쿼트 스탠스를 취한다. 등을 평평하게 하고 몸을 곧게 세운 상태에서 정면 또는 약 10피트 앞을 바라보며 선다. 팔을 가슴에 두거나 옆으로 내려두거나, 몸의 무게 중심을 잡기 위해 앞쪽으로 뻗은 상태로 시작할 수 있다. 평행 스쿼트를 수행하는 경우, 엉덩이를 뒤로 빼면서 상체를 앞으로 기울이고 무릎을 굽혀 정강이를 가능한 한 수직으로 유지하며 동작을 시작한다. 풀 스쿼트를 수행하는 경우(위 사진 참조), 엉덩이를 허벅지 사이로 곧바로 내려앉히고, 무릎이 발 위로 앞으로 밀려가도록 허용하며 하강한다. 두 변형 모두에서 엉덩이를 내리고 무릎을 구부릴 때 무릎을 바깥쪽으로 밀어준다. 팔을 옆에 둔 상태로 시작했다면, 몸을 낮출 때 팔을 들어 올린다. 이상적인 깊이에 도달하면, 발뒤꿈치를 통해 밀어내고, 무릎과 엉덩이를 동시에 펴면서 무릎을 계속 바깥쪽으로 밀어준다. 일어설 때 둔근을 약간 조이며 시작 위치로 돌아온다.

프런트 스쿼트

이 범주는 가슴 또는 어깨에 부하를 안정화해야 하는 모든 스쿼트를 포함한다. 부하가 몸 앞에 위치하기 때문에 균형을 유지하려면 더 곧게 서 있어야 하며, 이는 대퇴사두근에 더 많은 긴장을 준다. 그러나 내가 수행한 근전도(EMG) 연구에 따르면, 상대적인 하중을 동일하게 사용했을 때 프런트 스쿼트가 백 스쿼트와 비슷한 수준의 둔근 활성화를 유발하는 경우가 많다(때로는 더 높다).

각 프런트 스쿼트 변형은 고유한 특성을 가지고 있기 때문에(예: 바벨 프런트 스쿼트는 근력 강화에, 고블릿 스쿼트는 둔근 타깃팅에 사용), 모든 변형을 배우고 연습한 후 자신의 목표에 가장 적합한 변형을 선택하는 것이 중요하다. 참고: 프런트 스쿼트 변형은 좁은, 중간, 또는 넓은(스모) 스탠스로 수행할 수 있다. 발목 가동성이 제한되었거나 상체를 곧게 유지하기 어려운 경우, 웨이트 플레이트나 웨지를 사용해 발뒤꿈치를 들어 올리는 것이 좋다. 발뒤꿈치 리프트 변형에 대한 더 자세한 설명은 424쪽을 참조하라.

고블릿 스쿼트

세계적으로 유명한 스트렝스 코치인 댄 존이 만든 고블릿 스쿼트는 사람들이 체중 스쿼트에서 바벨 스쿼트로 전환하는 방법을 가르칠 때 내가 가장 즐겨 사용하는 운동이다. 이들은 바벨을 사용할 준비가 되어 있지 않지만 고블릿 스쿼트는 무리 없이 수행할 수 있다. 고블릿 스쿼트 변형이 좋은 이유는 팔꿈치가 하강 시 무릎 사이로 들어가게 되어 무릎을 바깥쪽으로 밀게 되고, 이를 통해 무릎 내반 오류(내반슬 오류)를 방지하는 자기 제한 운동이기 때문이다.

고블릿 스쿼트는 초보자뿐만 아니라 숙련된 프런트 스쿼터에게도 좋다. 나 역시 고블릿 스쿼트를 여전히 내 훈련에서 수행하며, 숙련자 고객에게도 정기적으로 사용한다. 특히 여성 클라이언트들은 고블릿 스쿼트를 매우 좋아하며, 무릎에 밴드를 감고 실시하는 고반복 고블릿 스쿼트를 통해 둔근 발달이 뛰어나다.

재미있는 점은 일부 개인에게서 고블릿 스쿼트가 가벼운 로드를 사용했음에도 불구하고 모든 스탠딩 스쿼트 변형 중 가장 높은 둔근 활성화를 기록했다는 것이다. 근전도 연구에 따르면, 부하가 몸의 중심에서 멀어질수록 운동 중 둔근 활성화가 감소한다. 고블릿 스쿼트는 부하를 몸 가까이에 위치시키므로 다른 스쿼트 변형보다 더 나은 둔근 활성화를 얻을 수 있다. 실제로 내가 한 고객에게 실험해본 결과, 그녀는 50파운드 고블릿 스쿼트에서 205파운드 백 스쿼트보다 더 높은 둔근 활성화를 보였다.

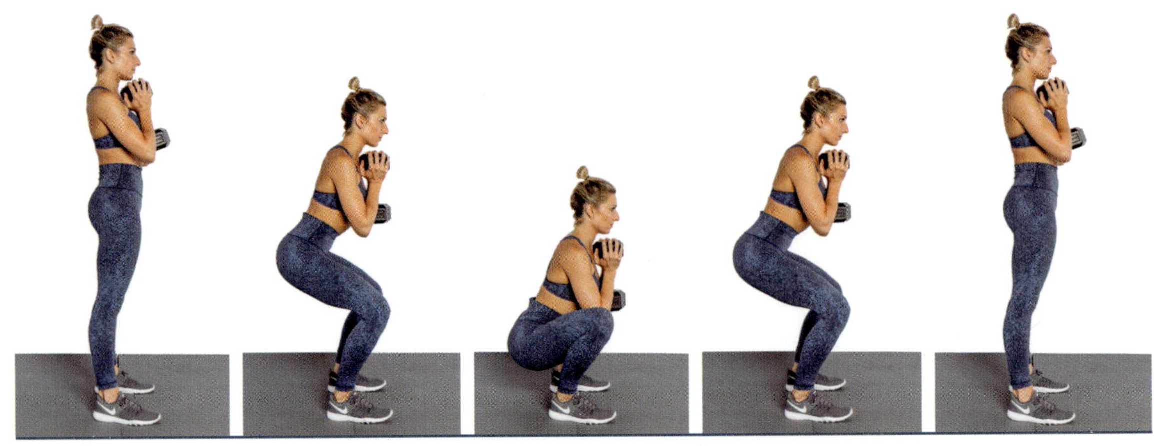

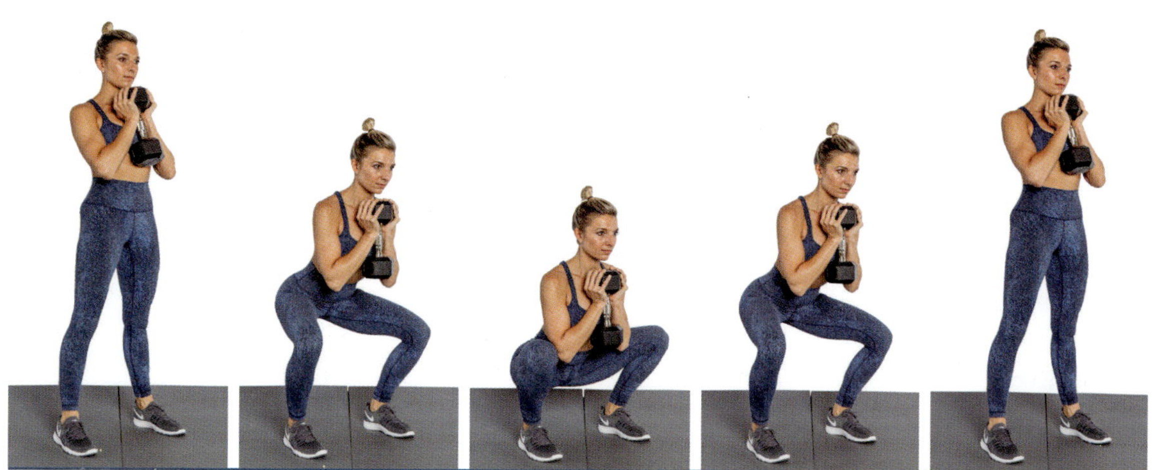

덤벨 또는 케틀벨을 사용하여 고블릿 스쿼트를 수행할 수 있다. 서로 다른 그립 옵션을 유의해서 살펴보라. 두 가지 종류의 무게와 그립을 실험해보고, 가장 편하게 느껴지는 베리에이션을 선택하라. 고블릿 스쿼트를 수행하기 위해서는 먼저 스쿼트 스탠스를 취한 후, 무게를 가슴 높이까지 들어 올린다. 팔꿈치를 몸 가까이에 유지하고 무게를 가슴 앞에 위치시킨 상태에서, 고관절을 바로 아래로 내리고 무릎을 바깥쪽으로 밀며 스쿼트를 수행한다. 균형을 유지하기 위해서는 상체를 세운 상태로 무게를 몸에 가까이 유지해야 한다. 스쿼트 하강 중에는 팔꿈치가 무릎 사이에 들어가도록 한다. 동작을 되돌릴 때는 무릎을 계속 바깥쪽으로 밀며 발뒤꿈치를 통해 힘을 주어 일어서라.

케이블 고블릿 스쿼트

케이블 머신과 V-핸들 부착물을 사용하여 고블릿 스쿼트를 수행할 수도 있다. 케틀벨이나 덤벨을 사용한 고블릿 스쿼트와는 약간 다른 느낌인데, 케이블의 앞으로 당기는 힘을 상쇄하기 위해 약간 뒤로 기울여야 하기 때문이다. 이 자세는 상체를 더욱 세우게 만들어 많은 사람들이 선호하는 스쿼트 베리에이션이다. 케이블 고블릿 스쿼트는 평소 스쿼트 루틴에 변화를 주거나 그저 이 동작의 느낌을 좋아하는 경우 추가할 수 있는 유용한 베리에이션 중 하나로 고려해볼 수 있다.

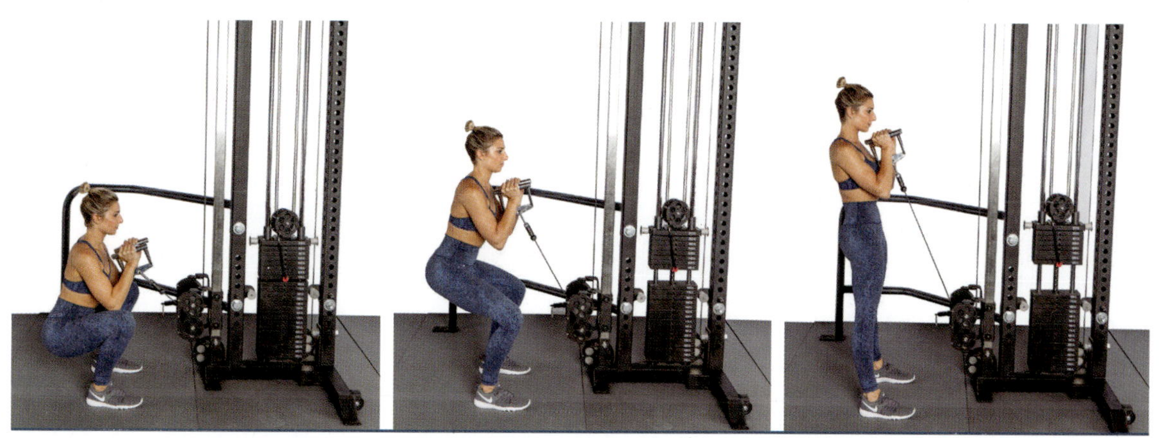

셋업을 위해 V-핸들을 케이블 부착물에 연결하고 머신의 하단으로 낮춘다. 손바닥을 위로 향하게 하고 V-핸들을 잡은 후 프런트 랙 포지션으로 들어 올린다. 참고로 케이블의 앞쪽 저항을 상쇄하기 위해 약간 뒤로 기울여야 할 수 있다. 여기서부터는 기존 고블릿 스쿼트와 똑같이 수행된다. (이전 기술 참조)

더블 덤벨/케틀벨 프런트 스쿼트

대부분의 경우, 전통적인 고블릿 스쿼트보다 두 개의 덤벨 또는 케틀벨을 사용하면 더 많은 무게를 들어 올릴 수 있다. 이 때문에 나는 종종 바벨 스쿼트를 가르치기 전에 더블 덤벨 프런트 스쿼트로 진행하기도 한다. 또한, 바벨을 사용하기 힘든 호텔 체육관 같은 상황에서도 유용한 베리에이션이다. 다만 덤벨을 적절한 위치에 배치하고 안정화하는 것이 어려워, 가벼운 무게로 제한될 수 있다는 점은 주의해야 한다.

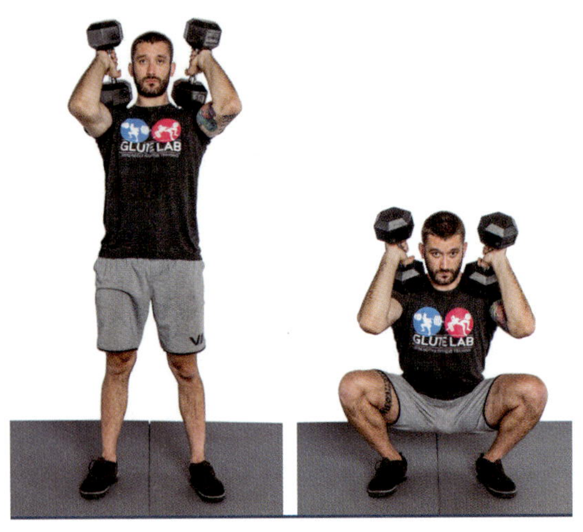

덤벨이나 케틀벨을 어깨 위에 얹고 팔꿈치를 높게 유지하거나, 팔꿈치를 낮추고 머리 위로 덤벨을 프레스할 것처럼 유지할 수 있다. 이 선택은 개인의 취향에 따라 달라질 수 있다. 운동을 준비하려면 덤벨이나 케틀벨을 컬하거나 클린하여 프런트 랙 포지션으로 올린 후, 스쿼트 스탠스를 취한다. 동작의 실행은 고블릿 스쿼트와 동일하다. 상체를 세우고 등을 평평하게 유지하며, 무릎과 고관절을 동시에 굽혀 스쿼트를 수행한다. 하강할 때는 무릎을 바깥쪽으로 밀고, 체중을 발뒤꿈치에 분산시킨다. 상체를 세우고 가슴을 들어 상부 등을 구부리는 것을 방지하는 것이 중요하다.

랜드마인 프런트 스쿼트

랜드마인 프런트 스쿼트는 비교적 새로운 베리에이션으로, 프런트 스쿼트 움직임 패턴에 무게를 추가하는 또 다른 좋은 방법이다. 동작 초반에는 약간 앞으로 기울여야 하지만, 하강 후 일어설 때는 고블릿 스쿼트와 매우 유사한 느낌을 준다. 이는 초보자나 고블릿 스쿼트에서 둔근 활성화가 높은 사람들에게 매우 적합하다.

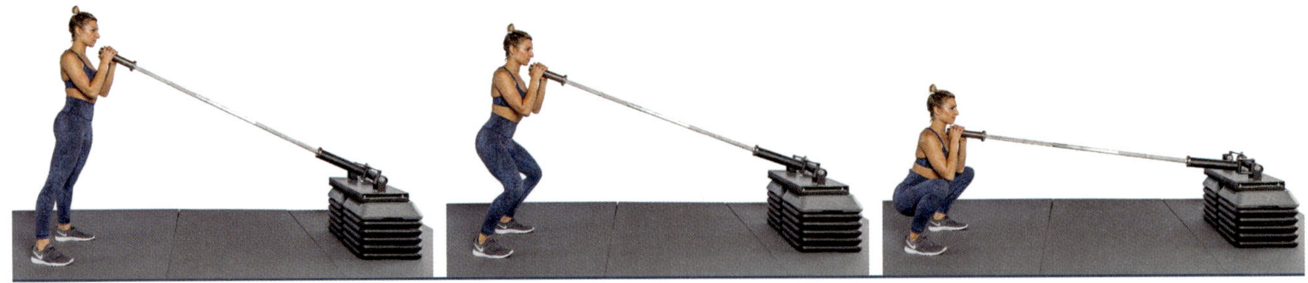

랜드마인 프런트 스쿼트는 바벨이 지면에서 떨어진 상태로 수행하는 것이 가장 좋다. 따라서 파워 랙에 조정 가능한 랜드마인 부착물을 사용하거나, 플라이오메트릭 박스, 스텝 또는 블록에 랜드마인 유닛을 세팅하여 장비가 단단히 고정되고 매우 안정적인 상태로 만들어야 한다. 바벨을 지면에 놓고 랜드마인 프런트 스쿼트를 수행한다면, 특히 키가 큰 경우 처음에는 스쿼트로 내려가기 전에 몸을 앞으로 기울여야 하고, 바닥에 도달했을 때는 상체가 세워지게 된다. 이 동작은 다소 불편할 수 있다. 참고로 랜드마인 유닛이 없다면 바벨을 구석에 고정하는 방법도 있지만, 벽이 손상될 수 있다는 점을 유의해야 한다. 그 외에는 고블릿 스쿼트와 유사하게 동작을 수행한다. 팔꿈치를 몸 가까이에 유지하고, 등을 아치형으로 유지하며, 하강할 때 팔꿈치가 무릎 사이에 들어가도록 한다. 일어설 때는 무릎을 바깥쪽으로 밀고 발뒤꿈치를 통해 힘을 주어 일어선다.

바벨 프런트 스쿼트

나는 바벨 프런트 스쿼트를 매우 좋아한다. 모든 바벨 베리에이션과 마찬가지로, 덤벨이나 케틀벨에 비해 더 많은 부하를 추가할 수 있어 스트렝스와 근육 발달 모두에 이상적이다. 바벨 프런트 스쿼트는 운동선수와 피지크 대회 참가자 모두에게 내가 가장 선호하는 스쿼트 베리에이션 중 하나이다. 운동 능력이나 피지크 훈련에 어느 스쿼트가 가장 좋은지에 대한 충분한 연구는 없지만, 덥 바벨 프런트 스쿼트가 강력한 선택이라는 주장을 할 수 있다. 프런트 스쿼트를 제대로 수행하려면, 몸 앞쪽에서 부하를 안정시키고, 상체를 세운 상태로 유지하며, 코어를 단단하게 고정해야 하며, 고관절과 발목의 가동성이 좋아야 한다. 간단히 말해, 바벨 프런트 스쿼트는 다리 힘, 가동성, 그리고 안정성을 진정으로 시험하는 운동으로, 이는 거의 모든 스포츠에서 매우 중요한 요소이다.

하지만 일부 사람들은 쇄골과 견갑대의 해부학적 구조로 인해 바벨 프런트 스쿼트를 편안하게 수행하지 못할 수 있다. 만약 바벨 프런트 스쿼트가 너무 고통스럽다면, 고블릿 스쿼트나 더블 덤벨 베리에이션을 계속 사용하는 것이 좋다.

바벨 프런트 스쿼트 로드 포지션

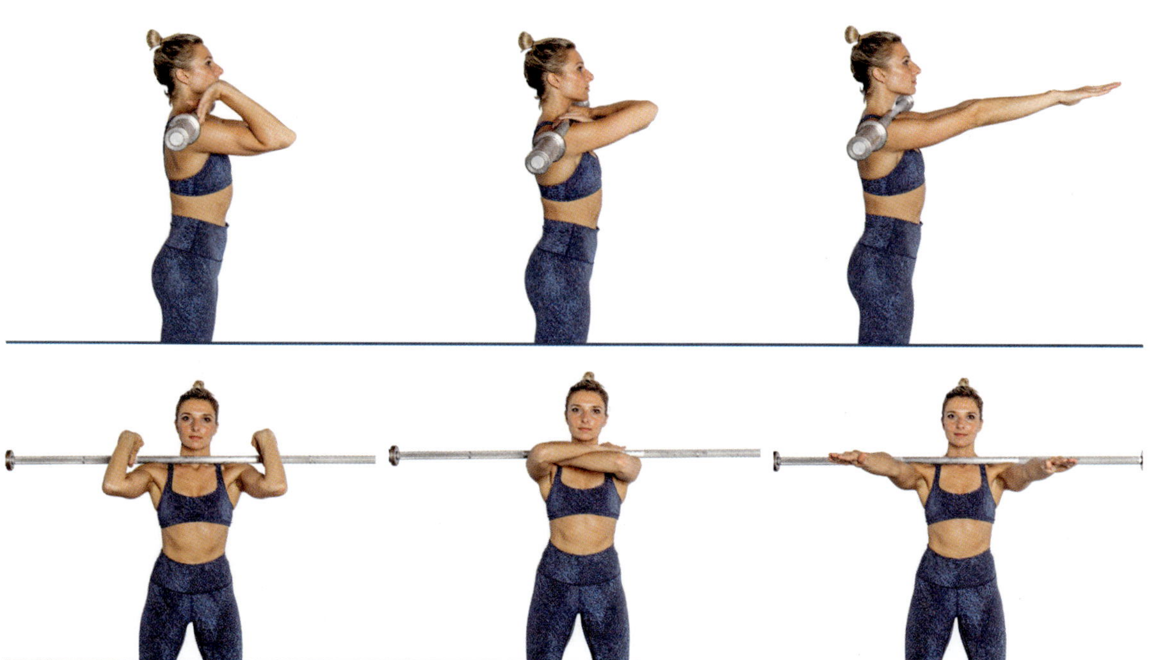

바벨 프런트 스쿼트

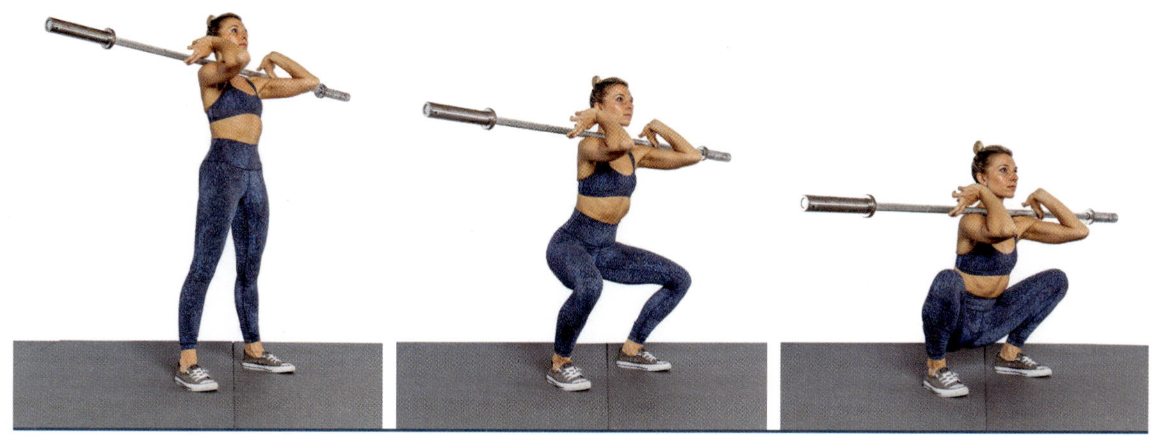

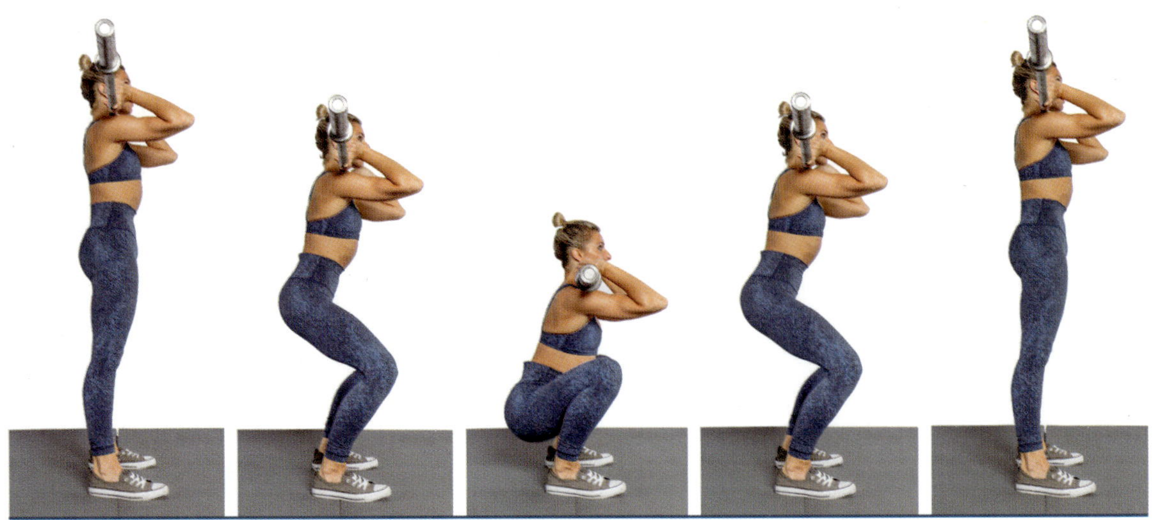

바벨을 가슴에 안정시키기 위해 전통적인 프런트 랙front rack을 사용할 수 있으며, 이는 올림픽 리프터들이 사용하는 방법이다. 또는 보디빌더들 사이에서 인기 있는 크로스 암 그립cross-arm grip을 사용할 수도 있다. 만약 어깨 유연성이 좋거나 올림픽 리프팅을 좋아하거나 크로스핏을 훈련한다면, 프런트 랙은 스포츠 특화된 기술이므로 우선적으로 선택해야 할 베리에이션이다. 반면, 손목이 유연하지 않거나 팔뚝이 상대적으로 길거나 상체 근육이 많은 경우 크로스 암 베리에이션이 더 적합할 수 있다. 어떤 스타일을 선택하든 바벨이 앉아야 할 적당한 위치, 즉 목과 삼각근 사이에 있는 작은 홈이 있다. 이 위치에 더 쉽게 들어가기 위해서는 견갑골을 펼치는(견갑골 전인) 동작을 취하는 것이 좋다.
프런트 스쿼트 동작을 실행하는 방식은 다른 프런트 스쿼트 베리에이션과 동일하다. 엉덩이를 허벅지 사이로 내리고, 등을 평평하게 유지하며, 상체를 세운 상태에서 발뒤꿈치를 통해 힘을 주고, 하강 시 무릎을 바깥쪽으로 밀어준다. 바벨 베리에이션에서 중요한 차이점은 팔꿈치를 위로 유지하는 것이다. 팔꿈치가 대략 지면과 수평을 이루도록 해야 한다. 즉, 앞으로 기울거나 상체가 굽어지는 것을 방지하기 위해 등을 아치형으로 만들고 가슴을 들어 올리는 것이 필요하다.

백 스쿼트

백 스쿼트는 스쿼트 베리에이션 중에서도 '최고 중의 최고'로 간주된다. 무게가 상부 등 부위에 위치하므로 더 많은 무게를 다룰 수 있어 스트렝스 발달에 가장 적합한 스쿼트 베리에이션이다. 백 스쿼트는 상체를 앞으로 기울여 수행하기 때문에 후면 사슬 근육들(햄스트링, 둔근, 허리)에 더 많은 긴장을 유발한다. 또한, 더 많은 무게를 들 수 있기 때문에 다른 스쿼트 베리에이션에 비해 더 많은 근육을 사용하게 된다.

백 스쿼트의 유일한 단점은 그 무게를 많이 다룰 수 있다는 점이 오히려 위험성을 높인다는 것이다. 따라서 반드시 스쿼트 스탠드 또는 파워 랙에서 리프트를 수행해야 하며, 무엇보다도 안전하게 무게를 내려놓는 방법을 배워야 한다. 즉, 리프트를 완료할 수 없을 때는 세이프티 핀에 바벨을 내려놓거나, 바벨 아래에서 앞으로 빠져나와야 한다. 그렇지 않으면 바벨에 깔릴 위험이 있다. 무거운 무게를 들기 전에 반드시 가벼운 무게로 연습하고, 덤프하는 방법을 익혀 부상을 방지해라.

백 스쿼트는 바벨 위치에 따라 두 가지 베리에이션으로 나뉜다. 로우바 백 스쿼트low-bar back squat와 하이바 백 스쿼트high-bar back squat이다.

로우바 백 스쿼트

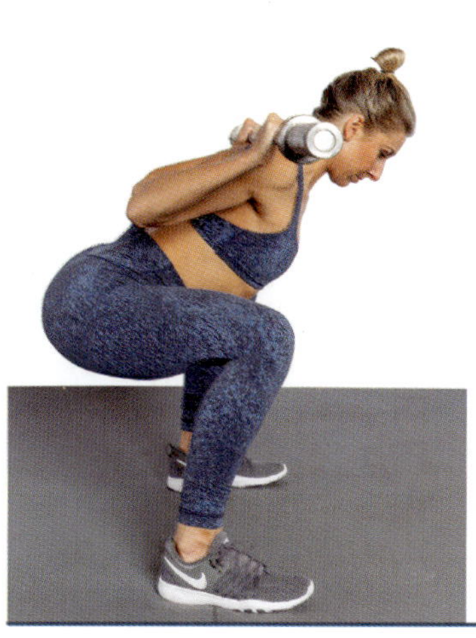

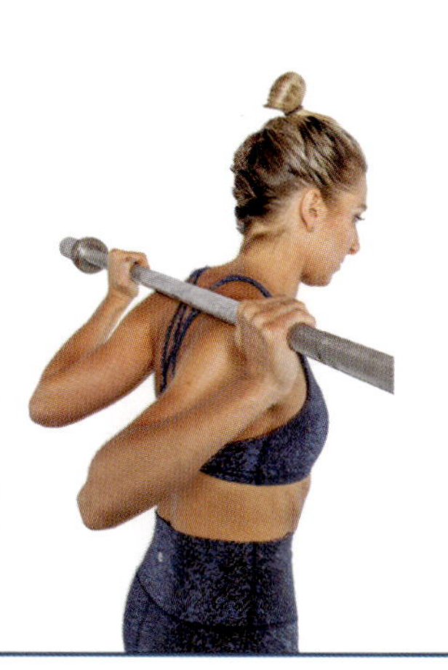

하이바 백 스쿼트

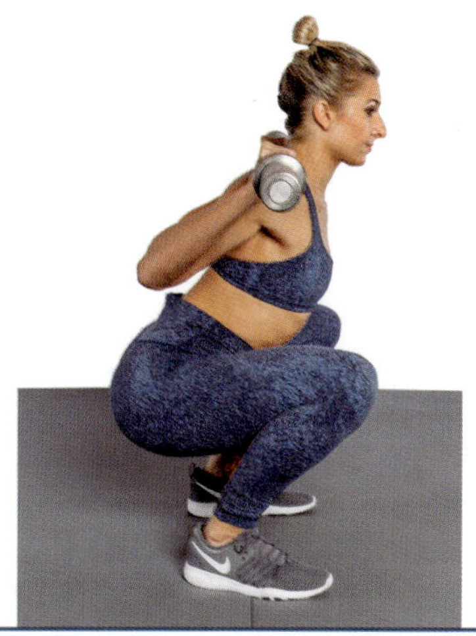

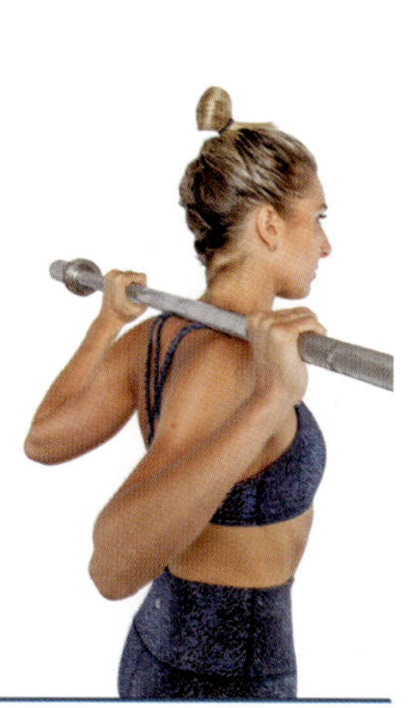

로우바 백 스쿼트

로우바 백 스쿼트는 파워리프터들 사이에서 인기가 많다. 대부분의 경우, 더 많은 무게를 들 수 있기 때문인데, 보통 하이바 베리에이션보다 약 10% 더 들어 올릴 수 있다. 바벨이 등에서 더 낮게 위치하기 때문에, 균형을 유지하기 위해 상체를 더 앞으로 기울여야 하며, 이는 엉덩이를 더 뒤로 밀어 앉는 동작을 요구한다. 이러한 동작 조합은 대퇴사두근(무릎)보다 둔근과 햄스트링(고관절)에 더 많은 부하를 가하게 된다고 여겨진다. 다시 말해, 로우바 백 스쿼트는 고관절 지배 운동hip-dominant squat으로 간주되며, 고관절에 더 많은 긴장을 유발한다.

그러나 로우바 백 스쿼트는 모든 사람에게 적합하지 않는다. 이 동작은 더 많은 어깨 가동성을 요구하며, 많은 사람들이 손목을 적절한 위치에 놓기 어려워한다. 로우바 백 스쿼트에서 발생하는 손목 통증은 일반적으로 손목이 과도하게 굽혀져서 발생하는 경우가 많다. 이 문제는 단순히 기술을 교정하거나 손목 보호대를 착용하여 무게를 지탱하는 방식으로 해결할 수 있다. 그럼에도 불구하고, 로우바 백 스쿼트가 손목이나 어깨에 통증을 유발하거나 허리에 불편함을 주는 경우, 하이바 백 스쿼트가 더 나은 선택일 수 있다.

로우바 백 스쿼트에 익숙하지 않다면, 빈 바벨로 올바른 그립과 바벨 위치를 찾는 연습을 추천한다. 바벨은 후면 삼각근 위에 위치해야 한다. 올바른 위치를 찾은 후, 그립의 너비와 팔꿈치 각도를 조정해보라. 이상적으로는 손목이 중립 자세에 있거나 약간만 굽혀져 있어야 하며, 과도하게 굽혀져서는 안 된다. 또한 팔꿈치는 바벨 아래에 위치하거나 약간 뒤에 있어야 한다. 많은 사람들, 특히 근육량이 많은 남성들은 로우바 백 스쿼트를 수행할 때 어깨의 외회전 가동성이 부족해 손목을 굽히게 되는 경우가 많다. 바벨은 안정적으로 느껴져야 하며, 상부 등은 긴장 상태를 유지해야 한다.

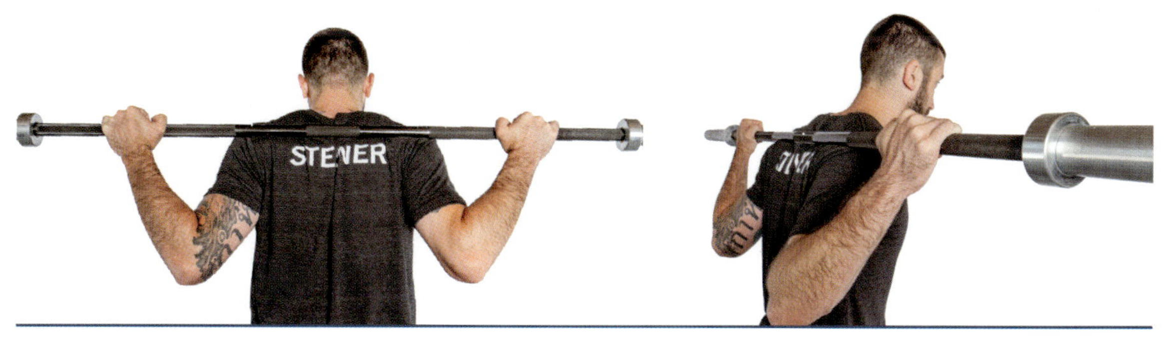

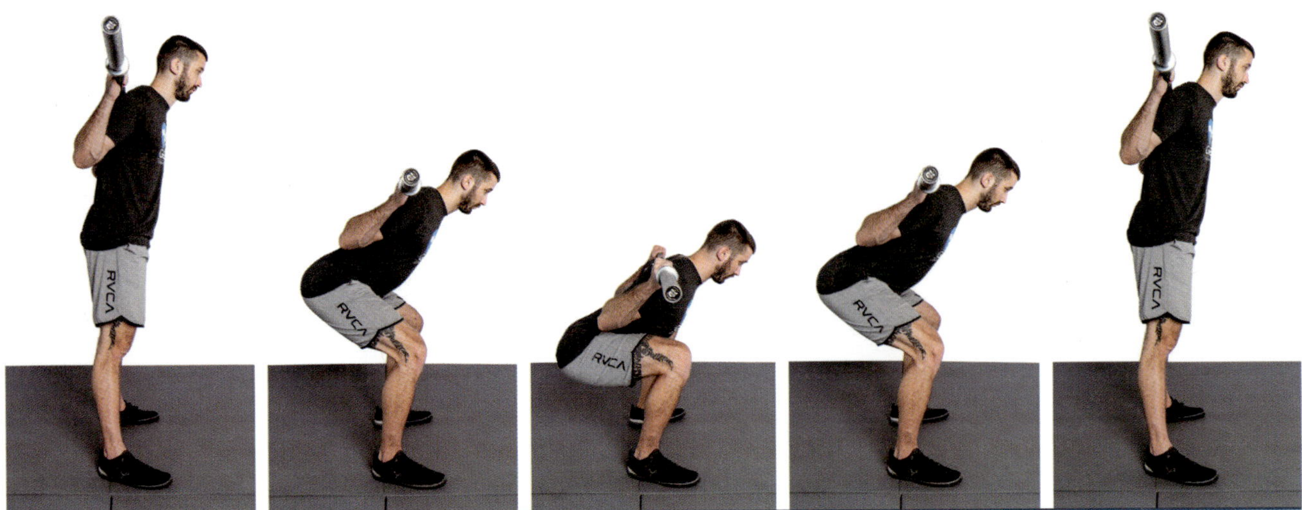

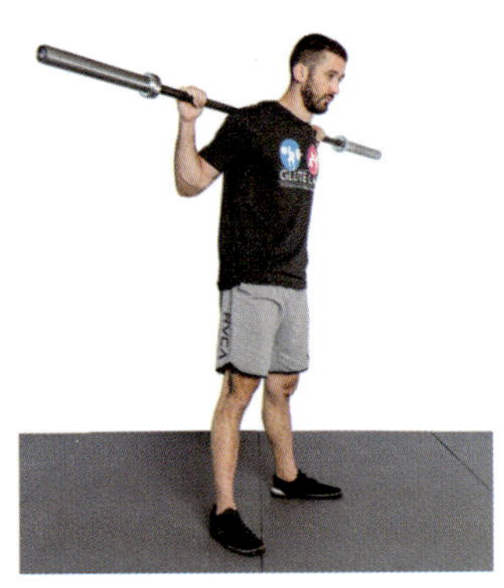

랙을 바벨이 등을 지탱할 위치보다 몇 인치 낮게 설정한다. 바벨이 적절한 높이에 설정되면, 그립을 잡고, 머리를 바벨 아래로 넣은 후 등을 바벨 위로 밀어 올린다. (체격이 큰 사람들은 약간 움직이거나 몸을 비틀어야 할 수 있다.) 다시 한 번 바벨은 후면 삼각근 위에 위치해야 하며, 손목은 중립 자세 또는 약간 굽혀진 상태로 유지하고, 팔꿈치는 바벨 뒤에 살짝 위치해야 한다. 스쿼트 스탠스를 취하고 바벨을 랙에서 들어 올린 후 두 걸음 뒤로 물러난다. 여기서 큰 숨을 들이마시고, 횡격막, 외복사근, 복근을 긴장시켜 척추를 고정한다. 스쿼트를 수행하려면 엉덩이를 뒤로 밀고, 상체를 앞으로 기울이며, 무릎을 굽힌다. 반드시 엉덩이를 매우 뒤로 밀고 정강이를 가능한 한 수직으로 유지할 필요는 없지만, 나는 이 자세를 가르쳐서 사람들의 선호도를 확인하곤 한다. 즉, 엉덩이를 아래로 내리고 무릎이 앞으로 이동하도록 하거나, 엉덩이를 더 뒤로 밀어 정강이를 더 수직으로 유지할 수 있다. 엉덩이가 평행에 도달하면(허벅지의 윗면이 무릎 윗면 보다 낮음) 발뒤꿈치를 통해 힘을 주고, 무릎을 바깥으로 밀며 동시에 엉덩이를 신전시키고 상체를 일으키며 무릎을 펴서 동작을 되돌린다. 상체를 세운 상태에서 고관절을 잠그기 위해 엉덩이를 살짝 조일 수 있지만, 이는 리프트를 완료하기 위해 필수적이지는 않다.

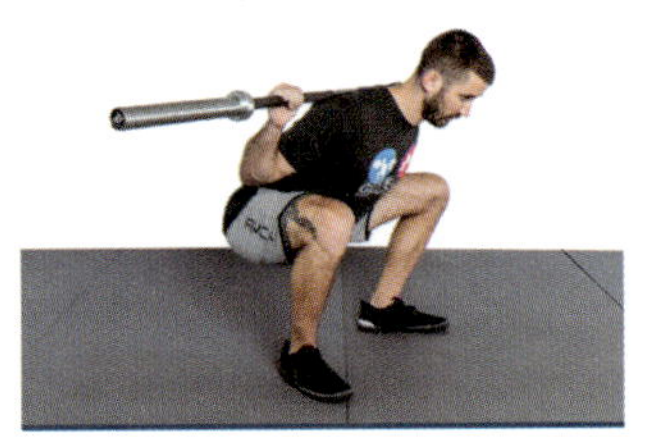

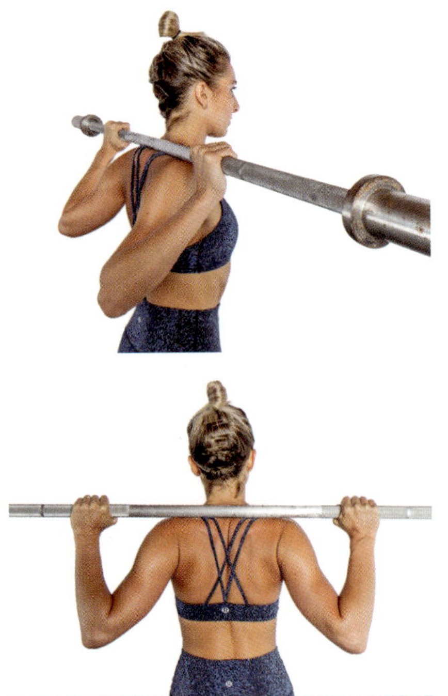

하이바 백 스쿼트

하이바 백 스쿼트는 이름에서 알 수 있듯이 바벨을 등 위쪽, 즉 승모근과 어깨 근육 위에 위치시키는 스쿼트 베리에이션이다. 아마도 여러분은 올림픽 리프터들이 수행하는 하이바 백 스쿼트의 완벽한 모습을 떠올리며, 상체를 완전히 세워야 한다고 생각할 수 있다. 그러나 실제로는 그렇지 않다. 일반적으로, 하단에서 약 35도 각도를 유지하는 것이 가장 강력한 자세이다. 물론, 로우바 베리에이션에 비해 상체가 더 세워지지만, 여전히 약간의 기울기가 있다. 내가 함께 일하는 대부분의 여성들은 하이바 베리에이션을 선호하는데, 이는 더 나은 스쿼트 자세를 취할 수 있고, 상체에 더 편안하게 느껴지기 때문이다. 하이바 스쿼트는 무릎 지배적 스쿼트로, 상체를 더 세운 상태에서 무릎이 발을 넘어 앞으로 이동하게 된다. 대퇴사두근에 더 많은 자극을 느낄 수 있지만, 둔근 역시 로우바 백 스쿼트와 비슷한 정도로 활성화된다. 그러므로 이 책에서 다룬 다른 베리에이션들과 마찬가지로, 두 가지를 실험해보고 더 편하게 느껴지는 베리에이션을 우선시하는 것이 좋다.

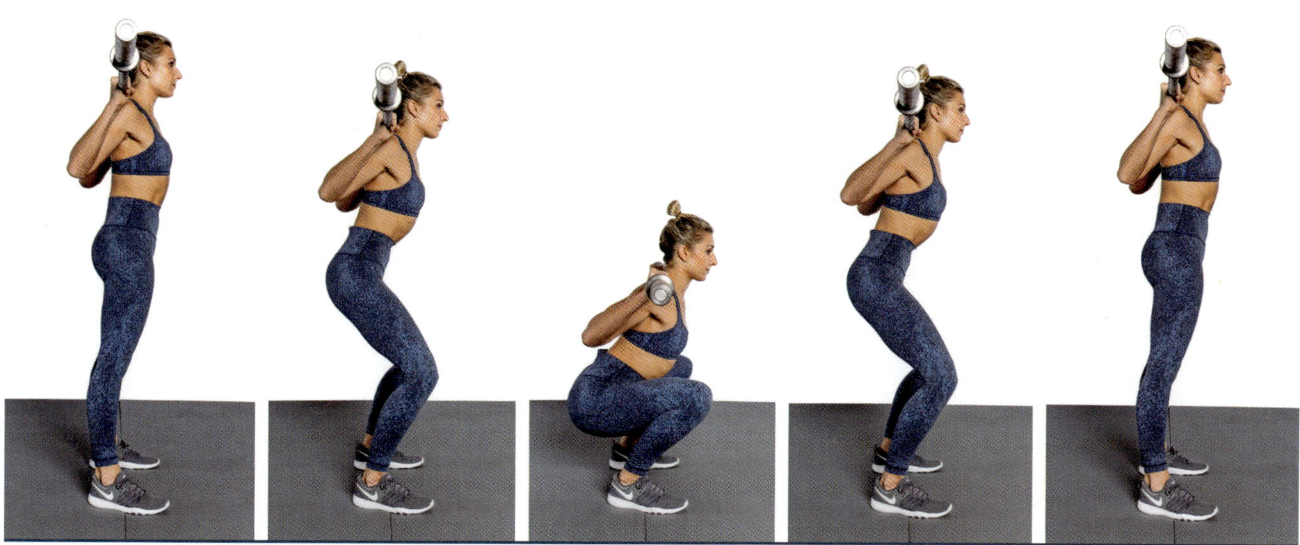

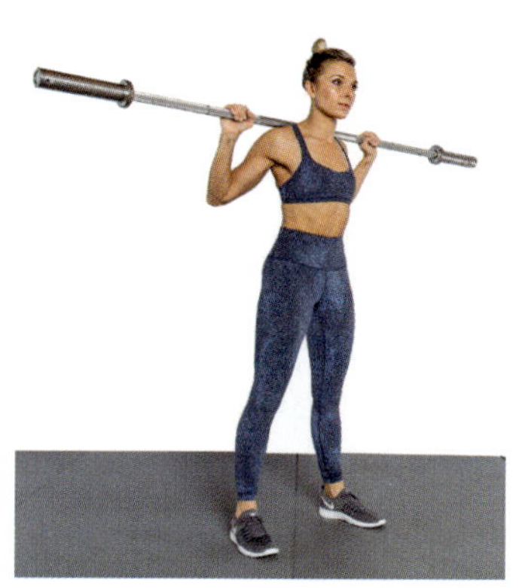

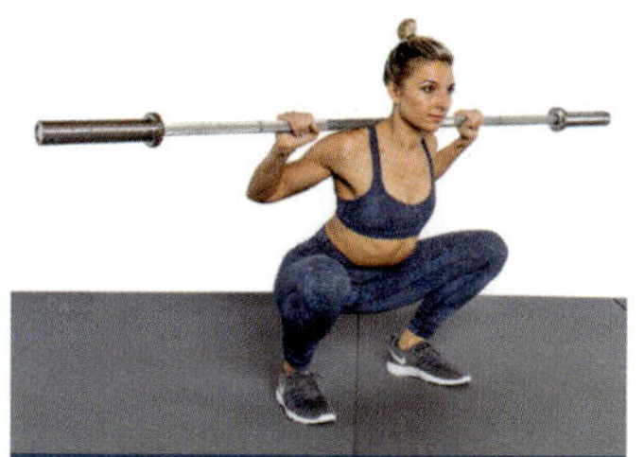

로우바 백 스쿼트와 마찬가지로, 바벨이 등을 지탱할 위치보다 몇 인치 낮게 랙 높이를 설정한다. 바벨이 적절한 높이에 맞춰지면 그립을 잡고, 머리를 바벨 아래로 넣은 후, 등을 바벨 위로 밀어 올려 올바른 위치에 배치한다. 하이바 백 스쿼트에서는 바벨이 승모근(traps) 위, 즉 목의 기저부 바로 아래에 위치해야 한다. 로우바 베리에이션과 마찬가지로, 손목을 중립 위치로 정렬하거나 약간 굽힌 상태로 유지할 수 있으며, 팔꿈치는 바벨 뒤쪽에 살짝 위치시킨다. 여기서부터 스쿼트 스탠스를 취하고 척추를 고정한 후, 바벨을 랙에서 들어 두 걸음 뒤로 물러난다.

다시 한 번 큰 숨을 들이마시고, 횡격막, 외복사근, 복근의 근육을 긴장시켜 척추를 고정한 후 동작을 시작한다. 스쿼트를 수행하려면, 엉덩이를 허벅지 사이로 바로 내리면서 무릎을 바깥쪽으로 밀어주며 하강한다. 엉덩이가 무릎 아래로 내려가면(가동성이 좋다면 더 깊이 내려가도 괜찮다), 발뒤꿈치를 통해 힘을 주고, 무릎을 바깥쪽으로 밀며 동시에 엉덩이를 신전시키고 상체를 일으키며 무릎을 펴서 동작을 되돌린다.

닐링 스쿼트Kneeling Squat

흥미롭게도, 닐링 스쿼트는 내가 직접 시행한 EMG 실험에서 모든 스쿼트 베리에이션 중에서 둔근 활성화 점수가 가장 높게 나왔다. 이는 증가된 부하와 무릎이 굽혀진 상태, 즉 햄스트링이 억제되면서 둔근이 더 많은 역할을 하게 되는 점 때문이라고 추측한다.

이 베리에이션의 문제점은 고관절의 가동범위가 매우 작다는 것이다. 즉, 엉덩이가 평행까지 내려가지 않기 때문에 둔근을 장력 상태에서 충분히 늘리지 못하며, 이는 둔근 트레이닝의 관점에서 스쿼트를 수행하는 주요 목적과 맞지 않게 된다.

그렇다면 닐링 스쿼트가 무용지물일까? 꼭 그렇지는 않다. 예를 들어 발목 부상을 회복 중인 리프터가 스쿼트 스트렝스를 유지하는 데 도움이 될 수 있다. 웨스트사이드 바벨 클럽의 루이 시몬스Louie Simmons도 몇몇 리프터들에게 고관절 힘을 키우기 위해 이 운동을 시켰는데, 이는 스쿼트에 열중하는 사람들에게 유용할 수 있다.

하지만 둔근 트레이닝에 있어서는, 풀 레인지 스쿼트(앞서 다룬 모든 베리에이션)를 우선시하여 둔근을 더 긴 근육 길이에서 작업하는 것이 훨씬 나은 선택이라고 생각한다. 또한, 힙 쓰러스트와 같은 둔근 지배 운동과 선 상태나 무릎을 꿇은 상태에서 수행하는 힙 쓰러스트 운동을 통해 짧은 근육 길이에서도 둔근을 강화할 수 있다.

만약 닐링 스쿼트를 선호한다면, 반드시 파워 랙 내부에서 핀을 적절한 높이에 맞추거나 스미스 머신을 사용하여, 문제가 발생할 경우 안전하게 무게를 내려놓거나 바벨을 랙에 다시 걸 수 있는 환경에서 수행해야 한다. 가동범위가 줄어들기 때문에 더 무거운 부하를 들어 올릴 수 있지만, 안전을 잊고 지나치게 무리할 수 있다. 실패한 반복에서 바벨 아래로 빠져나오거나 뒤로 던질 수 없기 때문에, 바벨을 준비하고 운동을 시작하기 전에 이러한 사항을 고려해야 한다. 또한, 무릎을 보호하기 위해 패드를 깔고 수행하는 것을 권장한다.

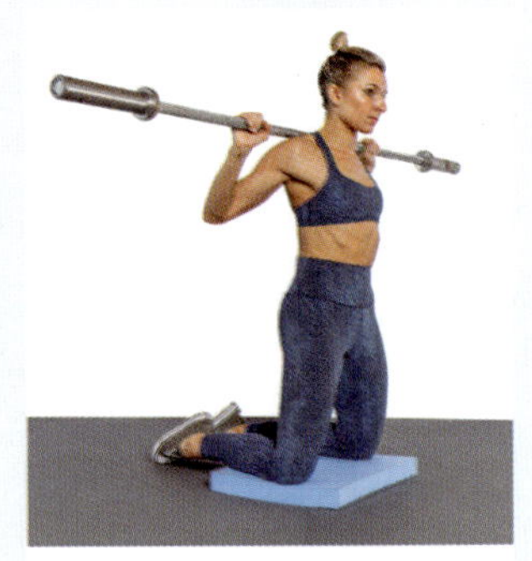

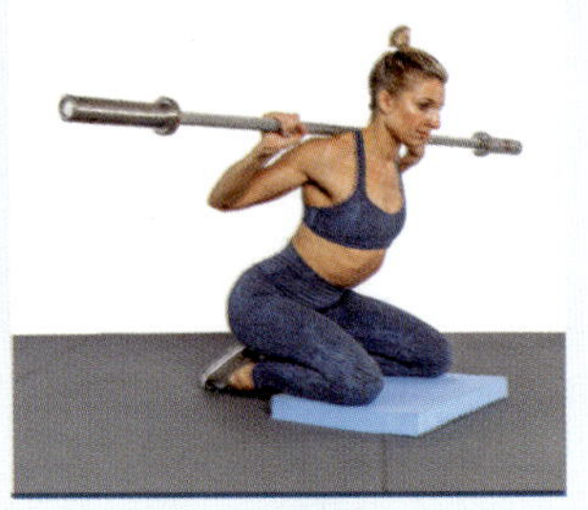

행 스쿼트

행 스쿼트Hang Squats는 부하가 팔꿈치, 손, 또는 고관절로부터 매달려 있는 상태에서 수행하는 스쿼트 베리에이션을 의미한다. 즉, '행'이라는 용어는 저처 스쿼트Zercher squat, 핵 스쿼트Hack squat 및 다른 스쿼트 베리에이션을 분류하기 위해 내가 정한 명칭이다. 이 스쿼트들은 가슴 아래에서 무게를 들고 있는 특징이 있다. 대부분의 파워리프팅 프로그램에서는 이러한 스쿼트 베리에이션이 '보조 리프트'로 분류되며, 주요 운동이 아니라 프로그램의 변화를 주기 위한 액세서리 운동으로 사용된다. 하지만 글루트 랩에서는 더블 덤벨 행 스쿼트와 비트윈 벤치 스쿼트를 많이 수행한다. 이 스쿼트들은 전통적인 스쿼트보다 수행하기 쉽고, 몸에 무리가 덜하며 부상의 위험도 적기 때문이다.

저처 스쿼트

저처 스쿼트Zercher Squat는 가장 과소평가되고 적게 사용되는 스쿼트 중 하나이다. 일부 사람들은 처음에 팔이 아파서 이 운동을 피하지만, 패딩을 사용하거나 가벼운 부하로 시작하면 이 문제를 해결할 수 있다. 일반적으로 3주 정도 수행한 후에는 팔이 아프지 않고 통증이 줄어든다. 저처 스쿼트는 대부분의 사람들이 잘 받아들이며, 나의 클라이언트들도 이 동작이 자연스럽고 안정적이라고 느껴 좋아한다.

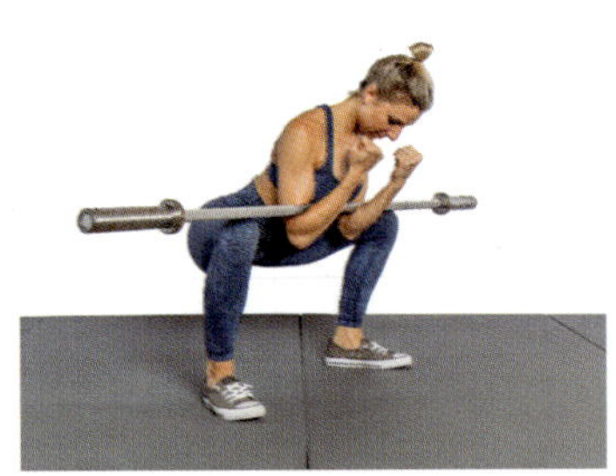

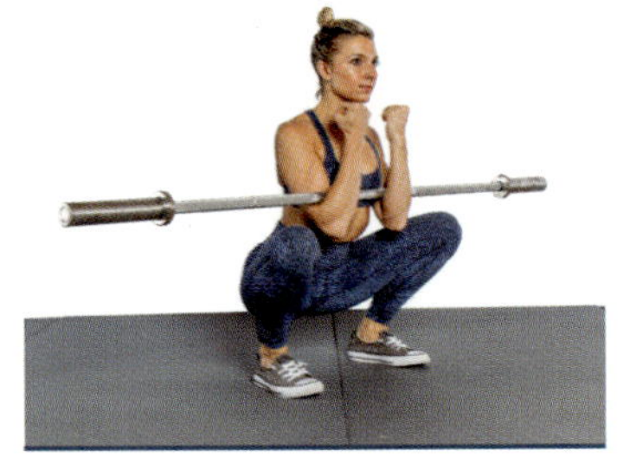

저처 스쿼트를 수행하는 방법은 두 가지이다. 첫 번째는 넓은 스탠스를 취하고 앞으로 기울이는 방식이다. 이 베리에이션이 더 인기가 많으며, 사람들이 더 안정감을 느끼고 '벗 윙크' 현상이 적게 발생한다. 이때 평행까지만 내려갔다가(평행 저처 스쿼트) 다시 일어선다. 두 번째 방법은 좁은 스탠스를 취하고 상체를 더 세운 상태에서 깊게 내려가는 방식이다(풀 저처 스쿼트). 두 가지 베리에이션 모두 훌륭하며, 로우바 스쿼트와 하이바 스쿼트의 차이와 유사한 맥락이다.

풀 저처 스쿼트

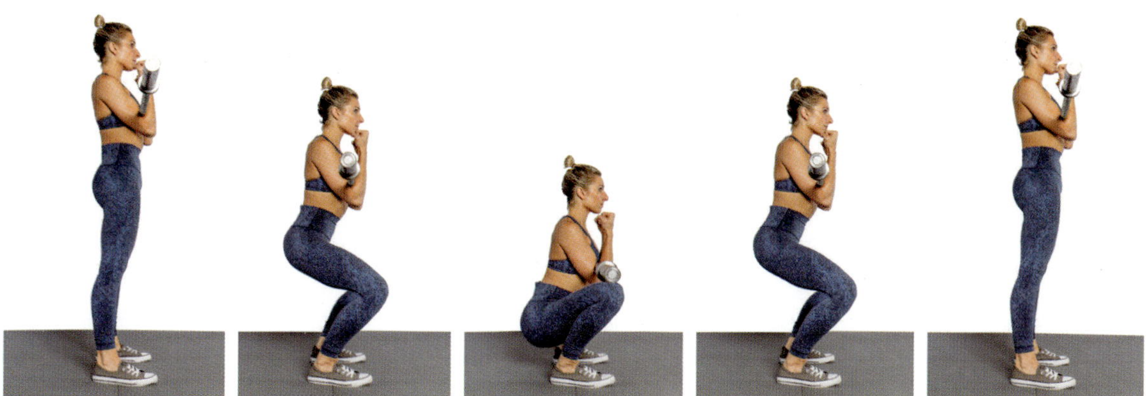

패러렐 저처 스쿼트

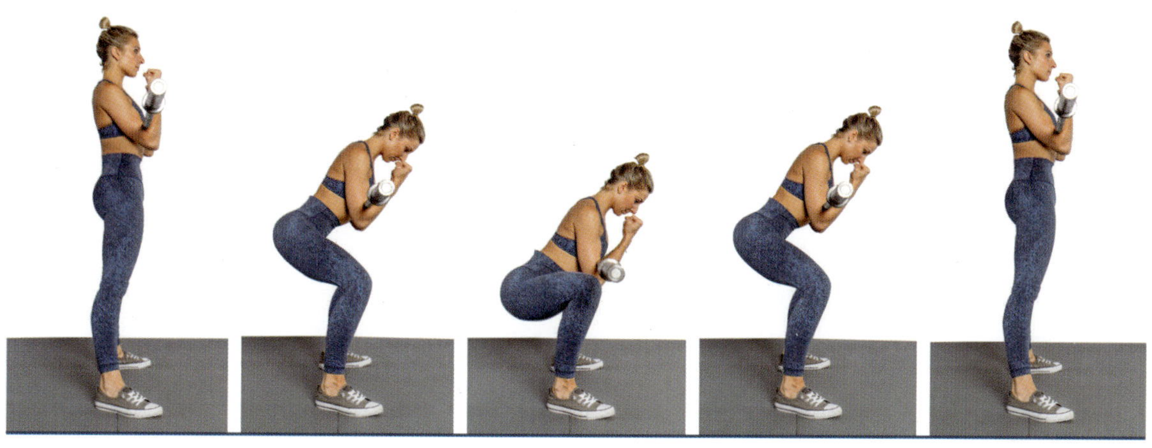

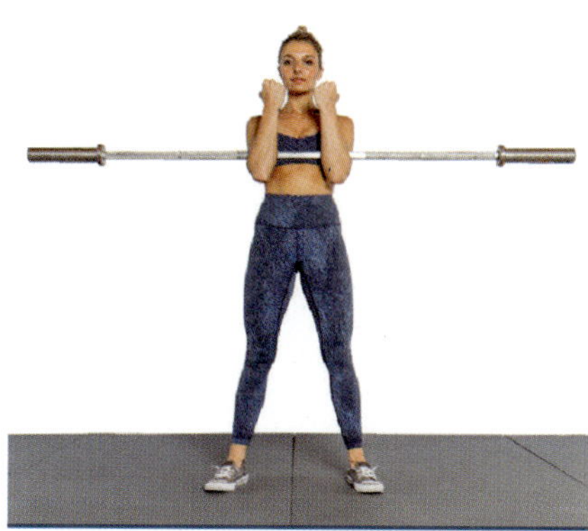

빈 바벨을 팔꿈치에 끼워 스탠딩 상태에서 바벨의 높이를 설정한다. 바벨은 랙 높이보다 몇 인치 낮게 설정해야 한다. 적절한 높이로 랙을 설정한 후, 팔꿈치를 바벨 아래에 넣고, 바벨을 팔꿈치에 끼워 넣는다. 바벨의 그립이 대칭이 되도록 바벨의 홈을 참고하라. 손은 가슴 앞에서 모으거나 분리된 상태로 유지할 수 있으며, 더 안정적으로 느껴지는 옵션을 선택하라. 바벨을 가슴에 밀착시킨 상태로 스쿼트 스탠스를 취하고, 무게를 랙에서 들어 올린 후 두 걸음 뒤로 물러난다.

풀 저처 베리에이션을 수행할 때는 중간 또는 좁은 스탠스를 취하고, 엉덩이를 허벅지 사이로 내리며 무릎을 바깥으로 밀어 전면 스쿼트처럼 깊이 내려간다.

평행 저처 베리에이션에서는 넓은 스탠스를 취하고, 엉덩이를 뒤로 밀며 무릎을 바깥쪽으로 밀어 무릎 주름 바로 아래까지 평행 위치로 내려간다. 이후 동작을 되돌리면서 무릎을 계속 바깥으로 밀고, 발뒤꿈치를 통해 힘을 주어 엉덩이를 신전시키며 일어선다.

운동 중에는 등을 뻣뻣하게(직선 또는 약간 아치형) 유지하고, 가슴을 세운 상태로 바벨을 몸에 가까이 두는 것에 집중해야 한다.

풀 스쿼트가 하프 스쿼트보다 둔근 성장에 더 효과적이다

코치들과 트레이너들은 더 깊은 스쿼트가 둔근 성장을 촉진할 것이라고 추측해왔으나, 실제 둔근 비대hypertrophy에 대한 연구는 많지 않았다. 이전에 EMG 연구 결과를 통해 다양한 스쿼트 깊이에서 둔근 활성화가 유사하다는 것을 확인한 적은 있지만, 풀 스쿼트가 하프 스쿼트보다 둔근과 내전근adductor 성장에 더 효과적이라는 연구 결과가 이번에 나왔다. 비록 하프 스쿼트가 더 무거운 중량을 사용할 수 있지만, 근육 성장에는 가동범위가 중량을 능가한다는 결과가 도출되었다(이 연구에서는 대퇴사두근보다는 둔근에 해당).

이 논문은 또 다른 연구들과 마찬가지로 스쿼트가 햄스트링과 대퇴직근rectus femoris 성장을 촉진하지 않는다는 결과도 보여주었다. 이는 생체역학적으로 타당한 결론이다.

여기서 강조하고 싶은 점은, 자신의 폼과 가동성이 허용하는 범위에서만 스쿼트를 수행해야 한다는 것이다. 풀 스쿼트가 잘 받아들여지지 않거나 폼이 무너진다면, 안전하고 효과적으로 수행할 수 있는 범위를 선택하고, 폼과 가동성이 개선됨에 따라 점진적으로 가동범위를 늘려야 한다.

10주간 초보 남성들을 대상으로 주 2회씩 풀 스쿼트와 하프 스쿼트를 수행한 연구에서, 두 그룹 모두 유사한 대퇴사두근 성장을 보였지만, 더 적은 중량을 사용한 풀 스쿼트 그룹이 더 큰 둔근과 내전근 성장을 경험했다. 반면, 두 그룹 모두에서 햄스트링과 대퇴직근의 성장은 관찰되지 않았다.

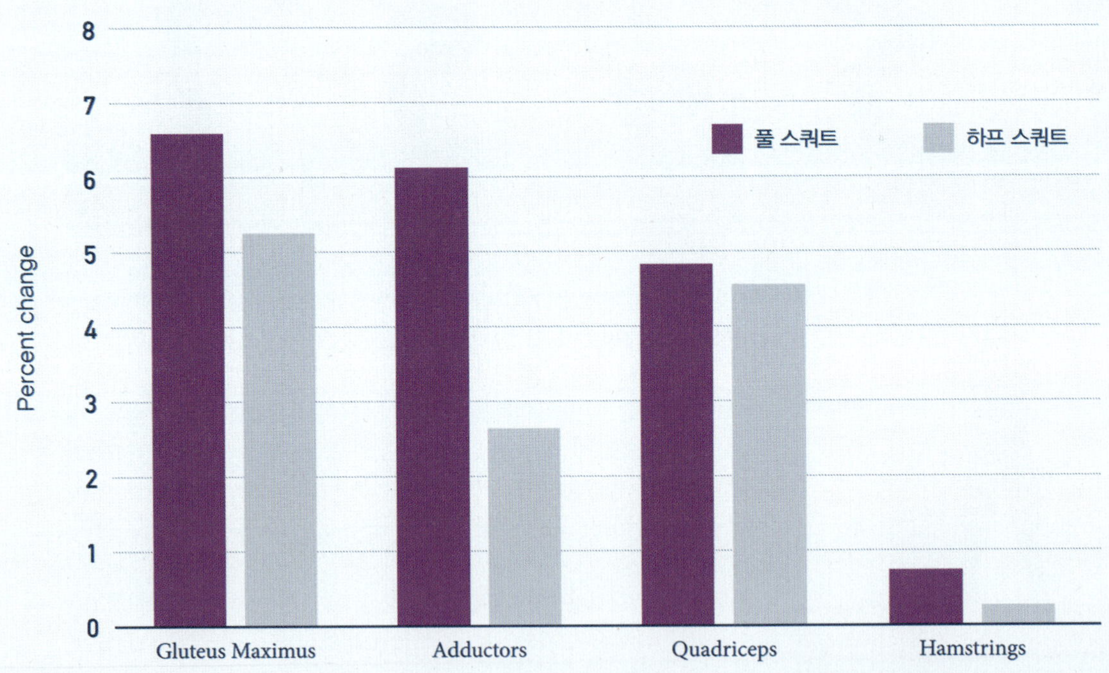

Kubo, K., Ikebukuro, T., and Yata, H. (2019). "Effects of squat training with different depths on lower limb muscle volumes." *European Journal of Applied Physiology*. Published ahead of print.

비트윈 벤치 스쿼트

비트윈 벤치 스쿼트between-bench squat는 기본적으로 데피싯 행 스쿼트이다. 부하의 위치는 덤벨 또는 케틀벨 데드리프트와 유사하다. 왜냐하면 무게를 다리 사이에서 들고 있기 때문이지만, 상체를 세운 자세로 고관절과 무릎의 가동범위를 모두 사용하기 때문에 스쿼트로 분류된다. 무게가 바닥에 닿지 않도록 두 개의 박스, 에어로빅 스텝, 블록 또는 벤치 위에 서서 운동을 수행한다. 나는 BC T-벨(로딩 핀 또는 플레이트 로딩 장치)을 사용해 더 무거운 부하로 이 운동을 수행하지만, BC T-벨이 없더라도 충분히 수행 가능하다. 적당한 무게의 케틀벨이나 덤벨이 있다면, 템포를 조절해 운동의 난이도를 높일 수 있다. 이 운동에서는 일반적으로 3세트 20회 또는 3세트 10회에 4초간 하강하는 이센트릭 강조 방식tempo eccentric을 추천한다.

Bc T-벨 비트윈-벤치 스쿼트

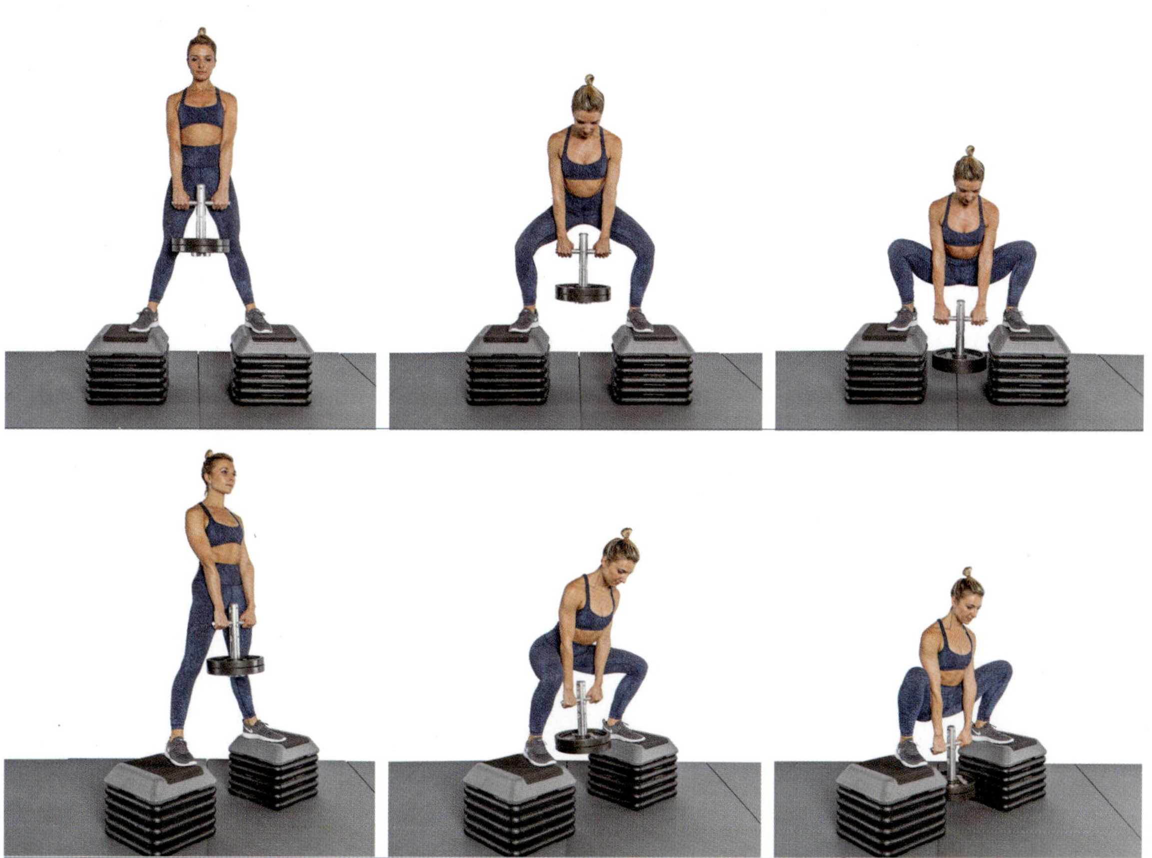

두 개의 박스 또는 에어로빅 스텝을 스탠스 폭에 맞춰 배치하라. 스택이 무게를 들고 풀 스쿼트를 할 수 있을 만큼 충분히 높아야 하며, 바닥에 닿지 않도록 한다. 이 운동은 BC T-벨(플레이트 로딩 장치), 케틀벨 또는 덤벨로 수행할 수 있다. BC T-벨 또는 케틀벨을 사용하는 경우, 손바닥이 몸을 향하도록 이중 오버핸드 그립으로 핸들을 잡아라. 덤벨을 사용하는 경우, 덤벨을 수직으로 잡고 무게 부분 또는 덤벨의 머리 부분을 손으로 감싸거나, 수평으로 잡고 손잡이를 양손으로 감싸거나 손가락을 엇갈려 잡아라.

운동을 수행하려면, 박스 또는 블록 위에 서서 무게를 몸의 중심선에 두고 스쿼트 스탠스를 취한다. 엉덩이를 허벅지 사이로 내리고, 등을 평평하게 유지하며 상체를 세운 상태로 스쿼트를 수행한다. 발뒤꿈치를 통해 힘을 주고, 고관절과 무릎을 동시에 신전하여 동작을 되돌린다. 운동 범위 내내 팔은 릴랙스 상태를 유지하며, 무게가 다리 사이에서 매달려 있도록 한다.

덤벨 비트윈 벤치 스쿼트 케틀벨 비트윈 벤치 스쿼트

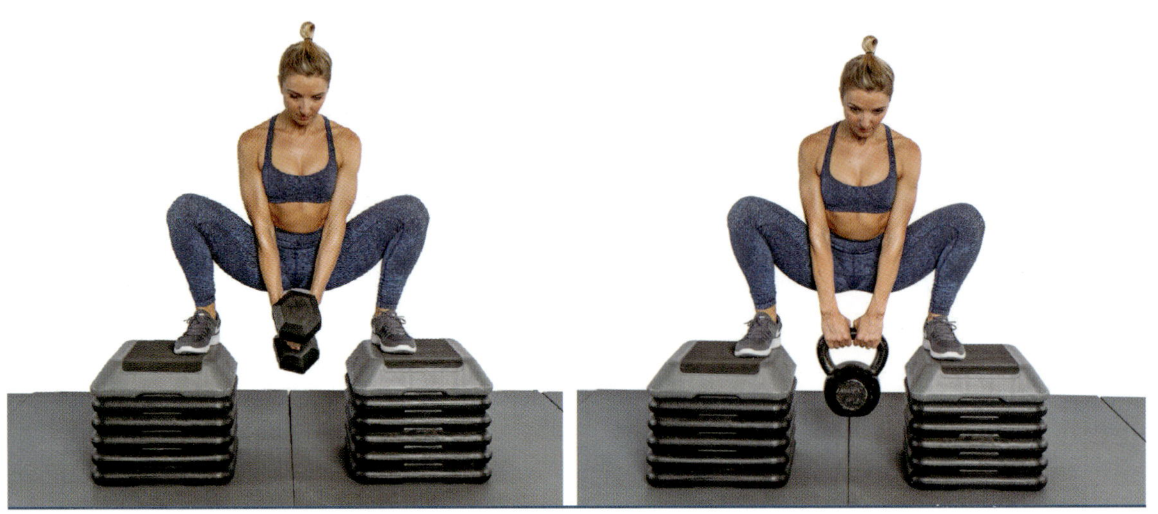

덤벨 캐리 스쿼트

덤벨 캐리 스쿼트는 아마도 거의 수행되지 않는 가장 기능적인 스쿼트 베리에이션 중 하나일 것이다. 전통적인 스쿼트만큼 깊게 내려갈 수 없기 때문에 둔근에 크게 작용하지는 않지만, 많은 무게를 사용할 수 없는 상황이거나 대퇴사두근을 타깃으로 하고 싶을 때 좋은 선택이다. 상체를 세우고 골반 후방경사를 방지하기 위해, 나는 주로 사람들에게 쐐기, 무게 플레이트, 또는 역도화를 사용해 뒤꿈치를 올리라고 권한다. 이 베리에이션은 보통 고반복으로 수행되며, 3세트 20회가 좋은 기준선이다.

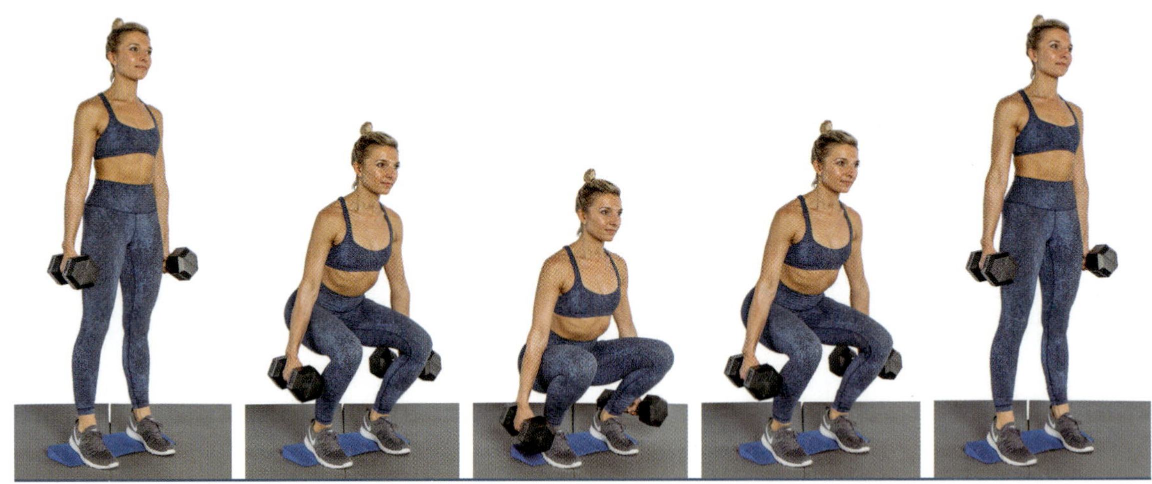

두 개의 덤벨을 양옆에 들고 스쿼트 스탠스를 취한다. 상체를 세운 상태로, 체중을 뒤꿈치에 두고, 엉덩이를 허벅지 사이로 내리며 무릎을 굽힌다. 이때 무릎을 바깥쪽으로 적극적으로 밀고, 척추를 뻣뻣하게(직선 또는 약간 아치형) 유지하라. 엉덩이의 '벗 윙크'나 골반 후방경사 없이 가능한 한 깊이 내려가라. 대부분의 사람들은 평행선까지 또는 약간 그 이상까지 내려갈 수 있으며, 그것으로 충분하다.

벨트 스쿼트

벨트 스쿼트Belt Squat를 수행하는 방법에는 여러 가지가 있다. 내가 가장 선호하는 방법은 피트 샤크Pit Shark와 같은 레버 시스템 머신을 사용하는 것으로, 이는 벨트 스쿼트 전용으로 설계된 기계다. 불행히도 대부분의 일반적인 체육관에는 이러한 기계가 없다.

가장 좋은 대안은 두 개의 박스, 에어로빅 스텝 또는 블록 위에 서서 딥 벨트를 사용해 무게를 들고 수행하는 것이다. 딥 벨트에 무게 플레이트, 무거운 케틀벨 또는 로딩 핀을 걸 수 있다. 이것이 대부분의 사람들에게 가장 실용적인 셋업이다. 단점은 셋업이 어렵고, 벨트가 고관절 부위에 불편할 수 있다는 점이다. 특히 체인이 사타구니 부위에 눌릴 때 불편함을 느낄 수 있다. 또 다른 문제는 무게가 흔들리는 경향이 있다는 점이다. 따라서 리듬과 조정된 템포로 상하 운동을 해야 한다. 하지만 대부분의 리프트와 마찬가지로 적절한 부하와 템포가 있기 마련이며, 이를 찾기 위해서는 약간의 조정이 필요할 수 있다.

벨트 스쿼트는 상체 부상을 입었거나, 허리에 부담을 줄이고 싶을 때 특히 좋다. 무게가 고관절에서 매달리기 때문에 척추에 가해지는 압박이 줄어들고, 허리 폄근erectors을 덜 사용하게 된다. 이는 바벨 스쿼트로 인해 허리 통증이 발생하는 사람이나 허리 통증이 있는 사람들에게 내가 가장 추천하는 스쿼트 베리에이션이다.

웨이트 플레이트 벨트 스쿼트

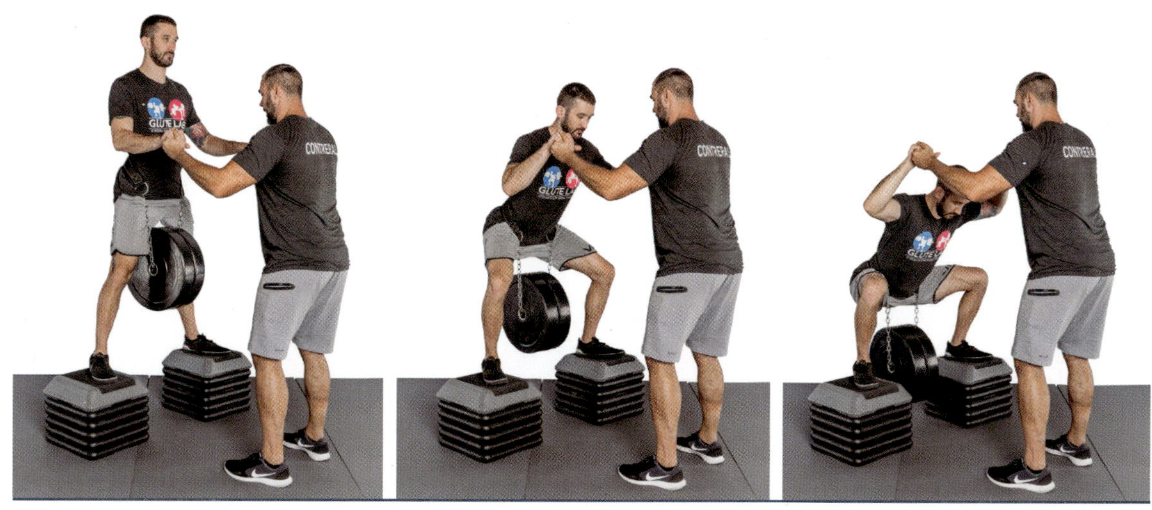

케틀벨 벨트 스쿼트

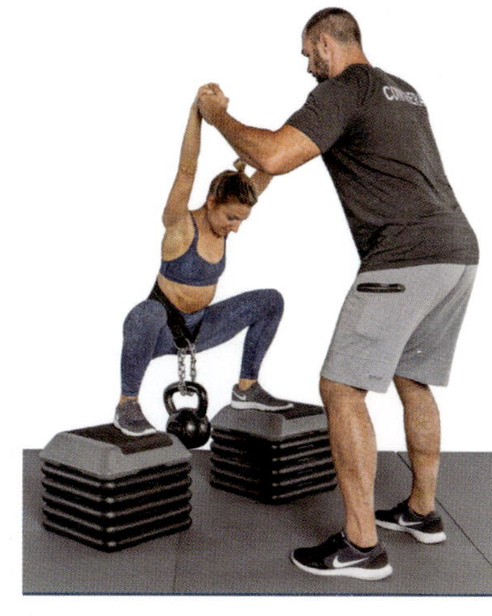

벨트 스쿼트 머신이 없다면, 두 개의 박스, 딥 벨트, 그리고 중량 도구가 필요하다. 박스는 스쿼트 스탠스를 취할 수 있을 만큼 가까이 두되, 무게가 박스 사이로 지나갈 수 있을 만큼은 멀리 두어라. 무게를 바닥에서 들어 올리기 위해 박스 위에 올려놓고, 딥 벨트를 허리에 두른 후 체인을 앞에 매달고 무게를 연결한다. 체인을 양손으로 잡고 무게를 들어 올린 후, 박스 위에 올라가 체인의 여유를 풀어 무게를 아래로 내린다. 일어서서 벨트와 스탠스를 필요한 만큼 조정한 후, 스쿼트를 수행할 준비가 된다. 다시 말하지만, 무게가 앞뒤로 흔들리지 않도록 천천히, 부드럽고 리드미컬한 템포로 수행해야 한다.

부하와 장비의 베리에이션

앞서 배운 것처럼, 부하의 위치와 장비에 따라 다양한 스쿼트 베리에이션을 만들 수 있다. 자신에게 가장 잘 맞는 몇 가지 베리에이션이 있을 것이며, 이러한 스쿼트를 가장 자주 수행하게 된다. 하지만 때로는 변화를 주는 것이 중요하다. 부상을 당했거나, 지루함을 느끼거나, 또는 진행이 멈췄을 때 새로운 스쿼트 베리에이션이나 다른 장비를 사용해보는 것이 좋은 이유이다.

이미 대부분의 이러한 옵션을 다뤘기 때문에, 이제는 모든 스쿼트 베리에이션에 적용할 수 있는 범용 장비[저항 밴드(글루트 루프), 스미스 머신, 그리고 레그 프레스]만을 다루겠다.

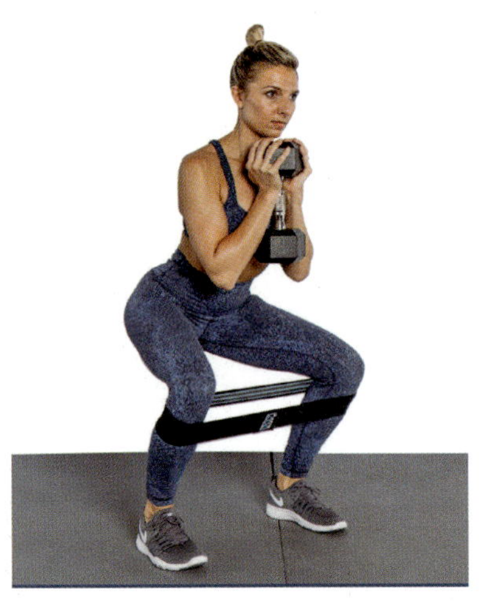

무릎에 밴드를 사용하는 베리에이션

저항 밴드(글루트 루프)나 미니 밴드를 사용하는 경우, 밴드를 무릎 주위에 배치하는 것이 스쿼트 동작에서 둔근 활성화를 증가시키는 최고의 방법이다. L/XL 사이즈의 글루트 루프 밴드가 이 목적에 이상적이다.

힙 쓰러스트와 글루트 브릿지와 마찬가지로, 밴드를 무릎 위 또는 아래에 위치시킬 수 있다. 대부분의 사람들은 무릎 위에 놓는 것을 선호하지만, 다양한 스타일을 시도해보는 것이 좋다. 예를 들어 어떤 사람들은 힙 쓰러스트를 할 때는 밴드를 무릎 위에 위치시키는 것을 선호하지만, 스쿼트를 할 때는 무릎 아래에 놓는 것을 좋아한다. 또한 스쿼트 스타일에 따라 다를 수 있다. 백 스쿼트를 할 때는 무릎 위에 밴드를 두는 것이 좋고, 고블릿 스쿼트를 할 때는 무릎 아래에 두는 것이 더 편할 수도 있다.

나는 일부 파워리프터들이 무거운 스쿼트를 할 때 밴드를 사용하는 것을 보았지만, 무거운 부하와 함께 밴드를 사용하는 것은 추천하지 않는다. 그 이유는 힙 쓰러스트와 글루트 브릿지에서도 마찬가지인데, 중량을 사용하는 운동에서는 정신-근육 연결 보다는 중량에 초점을 맞추기 때문이다. 스쿼트를 점진적으로 과부하하려고 할 때, 다른 평면에서 저항을 추가하는 것은 메커니즘을 손상시키거나 들어 올릴 수 있는 중량을 줄이는 결과를 초래할 수 있어 목표에 역효과를 줄 수 있다. 즉, 둔근의 신전 작업에만 집중해야 하며, 동시에 저항에 대항해 외전까지 수행하는 것은 바람직하지 않는다.

밴드를 사용할 때는 가벼운 부하와 함께 둔근 활성화를 증가시키거나, 사람들이 무릎을 바깥으로 밀도록 가르치는 데 좋다. 밴드를 무릎 위 또는 아래에 감으면, 좋은 자세를 유지하기 위해 밴드를 바깥쪽으로 밀어야 하고, 이 바깥쪽 압력이 상부 둔근 활성화를 증가시키는 데 도움을 준다. 스쿼트는 주로 둔근의 하부를 타깃으로 하기 때문에, 밴드를 추가하면 상부 둔근을 함께 강화하는 훌륭한 방법이 된다.

바벨 베리에이션

대부분의 사람들은 상업 체육관에서 제공되는 바벨만을 사용할 수 있을 것이다. 그러나 스쿼트를 할 때 사용할 수 있는 다양한 종류의 바벨이 존재한다. 표준 바, 스쿼트 바, 캠버드 바, 세이프티 스쿼트 바, 버팔로 바 등 다양한 길이, 두께, 무게의 바벨을 사용할 수 있다. 각자 선호도가 다르기 때문에 특정 바벨을 추천하기는 어렵다. 나는 백 스쿼트나 프런트 스쿼트를 시작하는 여성들에게 35파운드 트레이너 바를 사용하여 덤벨 고블릿 스쿼트에서 전통적인 바벨 스쿼트로 넘어가는 중간 단계로 사용한다. 글루트 랩에서는 다양한 바벨을 보유하고 있으며, 일부 클라이언트들은 특정 바벨이 더 편하다고 느끼기도 한다. 따라서 여러 가지 바벨이 있는 체육관을 찾아 자신에게 맞는 바벨을 찾아보는 것이 좋다.

만약 하나의 바벨만 사용할 계획이거나, 홈짐을 위한 바벨을 찾고 있다면, 표준 바(나는 텍사스 파워 바를 선호한다)가 가장 유용한 선택이다. 이 바벨로 스쿼트, 데드리프트, 런지, 힙 쓰러스트, 글루트 브릿지 등 다양한 운동을 수행할 수 있기 때문이다. 그러나 훈련이 진행됨에 따라 캠버드 바와 세이프티 스쿼트 바와 같은 다른 바벨을 사용해보는 것도 재미있다. 주로 남성 클라이언트들이 이러한 특수 바벨을 선호하지만, 여성들도 특정 상황에서 이러한 바벨을 사용하는 것을 선호할 때가 있다. 이 특수 바벨들은 새로운 자극을 제공할 뿐만 아니라 독특한 느낌을 준다.

예를 들어 스쿼트 바는 중량 스쿼터들에게 적합한데, 바의 중앙에 널링이 있어서 바가 등에서 미끄러지지 않도록 도와준다. 캠버드 바는 부하가 몸의 중심선보다 더 앞으로 배치되며, 햄스트링, 둔근, 하부 등 근육에 더 많은 부담을 주는 동시에, 바의 아치형 구조로 인해 무게가 흔들리면서 상체를 더 세우고 척추를 더 안정적으로 유지해야 한다. 세이프티 스쿼트 바(요크 바라고도 불림)는 바의 중앙에서 두 개의 팔이 튀어나와 목 뒤와 어깨, 승모근을 감싸는 두꺼운 패딩이 있다. 무게가 어깨와 승모근에 놓이기 때문에, 무게 분포는 프런트 스쿼트와 하이바 백 스쿼트 사이에 해당한다. 프런트 스쿼트나 백 스쿼트에서 통증을 느끼는 사람들 또는 어깨 가동성이 부족해 좋은 자세를 유지하기 어려운 사람들에게 훌륭한 선택이다. 또한 최대 중량을 들 때 더 안전한 옵션으로 간주되며, 바가 스스로 균형을 잡기 때문에 손으로 바를 잡을 필요가 없다. 많은 사람들이 표준 바벨 백 스쿼트보다 더 많은 무게를 들 수 있다.

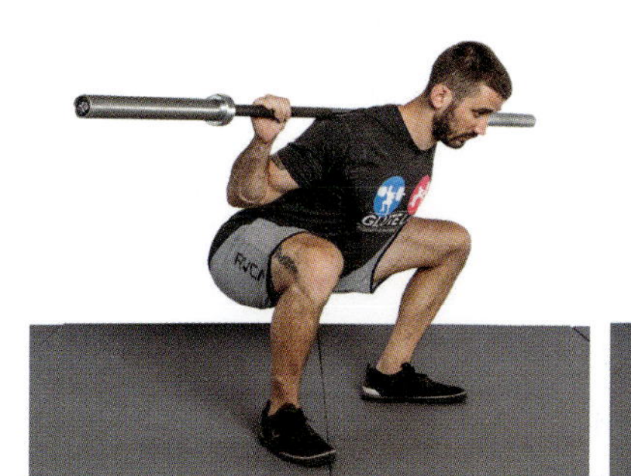
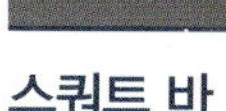
스쿼트 바

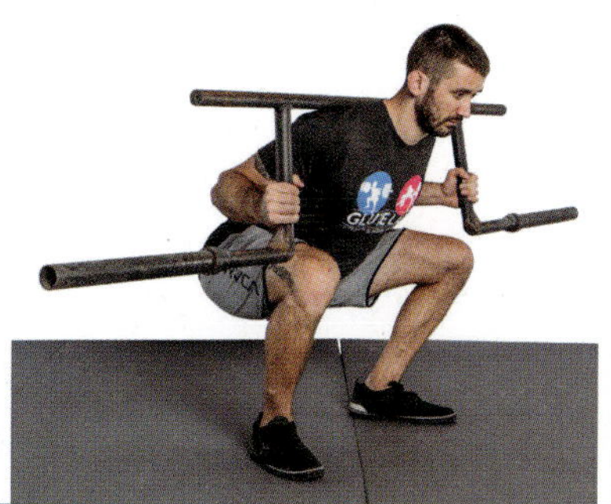
캠버드 바

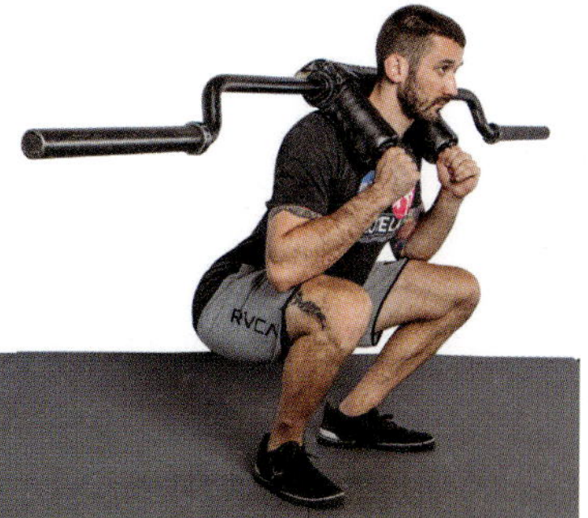
세이프티 바

스미스 머신 베리에이션

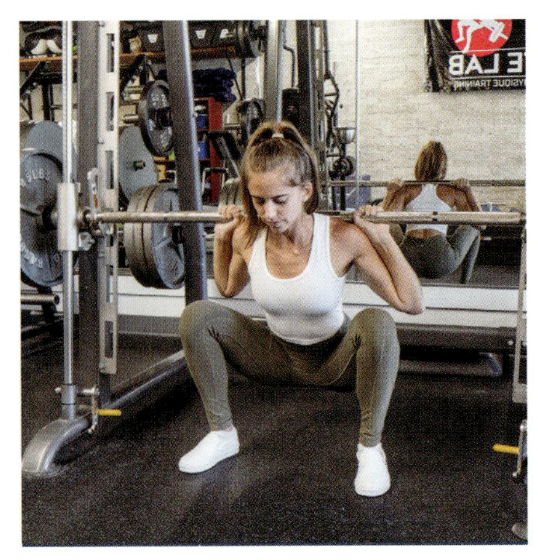

나는 스미스 머신을 매우 좋아하며, 내 고객들에게도 모든 바벨 스쿼트 베리에이션을 스미스 머신으로 수행하도록 권장한다. 하지만 모든 스트렝스 코치들이 이에 동의하지는 않는다. 사실, 많은 트레이너들이 불안정한 표면에서 운동하는 것이 근육이 최적화된 방식으로 발화하지 않기 때문에 나쁘다고 말하면서도, 동시에 스미스 머신은 너무 안정적이어서 좋지 않다고 주장한다. 그러면 프리 웨이트가 적당한 안정성을 제공하니 그것만 하면 된다는 것일까? 이건 말이 되지 않는다.

나는 이미 여러 번 말했지만, 다시 강조하고 싶다. 운동이 안정적일수록 수행하기 더 안전하고 쉽다. 이는 스쿼트를 처음 배우고 협응력을 조정하려고 할 때뿐만 아니라, 훈련을 보충할 때도 매우 유용하다. 관절에 더 부담이 적기 때문에 몸이 지쳤을 때나 부상에서 회복 중일 때 스미스 머신은 훌륭한 도구이다. 더 나아가, 스미스 머신은 프리 웨이트로부터 힘을 빼앗아가지 않는다. 오히려 프리 웨이트에서 잠시 벗어나 스미스 머신을 사용하는 것이 스트렝스 향상에 도움이 될 수 있다. 단, 한 가지 중요한 조건은 스미스 머신에서 프리 웨이트와 같은 방식으로 스쿼트를 수행해야 한다는 것이다. 즉, 핵 스쿼트 머신에서처럼 발을 앞에 두지 말고, 운동 하단에서 상체를 약 45도 앞으로 기울여야 한다. 대부분의 사람들이 스미스 머신에서 이런 방식으로 스쿼트를 하지 않지만, 실제로 스미스 머신 스쿼트를 바벨 스쿼트처럼 느끼게 만들 수 있다.

나는 6주 동안 머신으로만 운동하는 실험을 해보았는데, 그 결과 프리 웨이트 스쿼트 스트렝스가 오히려 증가했다. 스미스 머신 스쿼트를 많이 했고, 핵 스쿼트 머신과 레버 스쿼트도 포함시켰다. 물론 나는 경험이 많은 리프터이기 때문에 테크닉이 떨어지지 않았지만, 새로운 자극을 주는 느낌이 좋았다. 불행히도 핵 스쿼트 머신 때문에 무릎에 큰 부담이 갔지만, 대퇴사두근은 확실히 더 강해졌다.

대부분의 사람들은 체형 개선을 목표로 훈련하고 있다. 그렇다면 스미스 머신을 좋아하는 고객에게 "너무 안정적이니까 사용하지 마라"라고 말할 수 있을까? 절대 안 된다! 나는 그 고객이 프리 웨이트와 스미스 머신 스쿼트를 모두 하길 바란다. 그들이 스미스 머신을 좋아한다면 사용하길 권장한다. 더 안정적이기 때문에 부상의 위험이 적으며, 그날의 선호도에 따라 스탠스를 조정하여 프리 웨이트 스쿼트에 가깝게 또는 핵 스쿼트 머신처럼 사용할 수 있다.

웨이트 트레이닝에서 '기능적'이라는 논리는 잘 맞지 않는다. 힘을 키우는 것은 기능적 능력을 향상시키지만, 궁극적으로 체육관 밖에서 다른 스킬도 개발해야 하기 때문이다. 가장 기능적인 인간이 되려면 웨이트 트레이닝뿐만 아니라 육상, 체조, 종합 격투기, 그리고 파쿠르 같은 활동도 해야 한다. 이론적으로 기계로만 훈련하더라도 여전히 매우 강력할 수 있으며, 오히려 덜 지쳐서 체육관 밖에서 더 기능적일 수 있다. 머신을 좋아하지 않는다면 사용할 필요는 없지만, 머신이 안전하지 않거나 기능적 이점이 없다고 말하는 것은 사실이 아니다. 리프터로서 다양한 도구를 활용하는 것이 현명한 방법이다. 목수는 망치나 드라이버를 더 자주 사용하지만, 그렇다고 해서 특수 도구가 중요하지 않다는 뜻은 아니다. 1년 내내, 특정 작업에 특수 도구가 필수적인 시기가 있을 것이다. 리프터로서도 더 다재다능한 훈련을 위해 다양한 운동 베리에이션을 사용할 수 있는 접근성을 가져야 한다.

피트 샤크

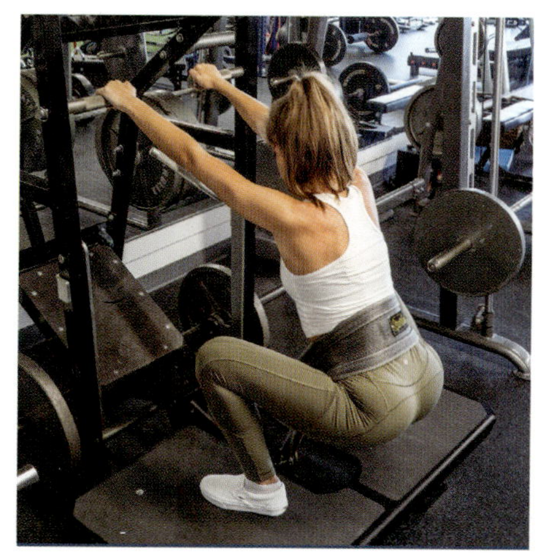

앞서 말했듯이, 피트 샤크Pit Shark 머신은 글루트 랩에서 사용하며 내가 가장 선호하는 벨트 스쿼트 수행 방법이다. 하지만 많은 파워리프팅 친구들은 다른 스타일의 벨트 스쿼트 장치를 선호하므로, 아치형 부하 경로를 가진 펜듈럼 스타일 장치와 상하 직선 부하 경로를 가진 케이블 스타일 장치 중 어떤 것이 더 적합한지 조사해보는 것이 좋다. 이 장치에는 무게와 밴드를 사용하여 저항을 추가할 수 있으며, 설계된 방식 덕분에 스쿼트를 매우 안정적으로 수행할 수 있다. 또한 발을 플랫폼에 더 높이 또는 낮게 위치시켜 스탠스를 조정할 수 있다. 일반적으로 발을 더 높이 위치시킬수록 대퇴사두근에 더 많은 자극을 느낄 수 있다. 균형을 유지하기 위해 잡을 수 있는 바가 있어, 엉덩이를 더 뒤로 밀어 둔근을 깊게 늘리며 운동할 수 있다. 앞서 설명한 프리웨이트 벨트 스쿼트 베리에이션과 마찬가지로, 벨트 스쿼트 머신은 척추에 가해지는 부하를 줄여주기 때문에, 전통적인 스쿼트에서 허리 통증을 겪는 사람들에게 좋은 선택이다.

펜듈럼 및 레버 스쿼트 머신

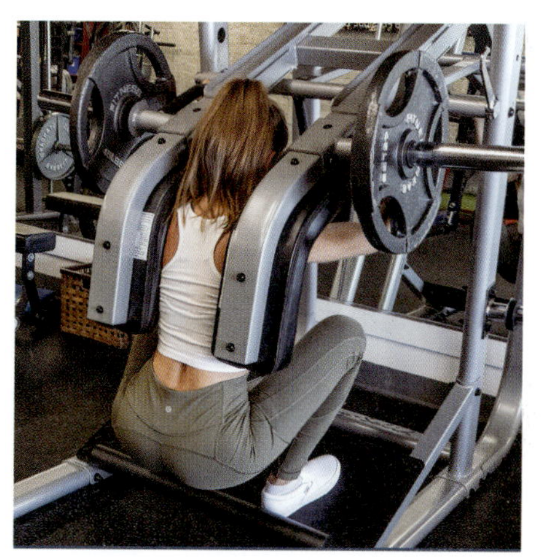

펜듈럼 및 레버 스쿼트 머신Pendulum and Lever Squat Machines은 바벨과 달리 아치형 움직임을 만들어낸다. 이들 머신의 주요 장점은 두 가지이다. 첫째, 균형과 안정화에 대한 요구가 적어 전통적인 바벨 스쿼트보다 더 안전하다. 특히 바벨 스쿼트를 할 때 발생하는 좌우 및 회전 안정성 문제를 걱정할 필요가 없어, 폼과 정신-근육 연결mind-muscle connection에 집중할 수 있다.

둘째, 사람들이 얼마나 많은 무게를 드는지에 대한 걱정이 적다. 바벨 리프트로 개인 기록(PR)을 쫓는 것은 여러 면에서 좋지만, 너무 무리하지 않도록 주의해야 한다. 바벨 리프트만 한다면, 무거운 무게에 도전하거나 개인 기록을 시도하는 경향이 생기지만, 머신으로 스쿼트를 할 때는 무거운 무게를 드는 것이 주 목표가 아니다. 가능한 많은 무게를 드는 대신, 사람들이 타깃으로 하는 근육에 더 집중하게 된다. 글루트 랩의 매우 낮은 부상률(이 글을 쓰는 시점에서 부상은 0명)도 더 많은 머신 사용 덕분이라고 생각한다.

요약하자면, 레버 및 펜듈럼 스쿼트 머신은 일반적인 체육관에서 흔하지 않지만 바벨 스쿼트를 대신할 훌륭한 대안이며, 안전하고 스미스 머신처럼 부드러운 동작을 제공한다. 또한 안정성과 균형을 유지하면서 엉덩이를 뒤로 밀어 둔근을 타깃팅할 수 있으며, 로드된 리버스 런지reverse lunges도 수행할 수 있다.

레그 프레스

레그 프레스Leg Press는 거의 모든 일반 체육관에서 볼 수 있는 대표적인 기구 중 하나로, 다리 근력을 강화하고 무거운 부하를 들기 위해 가장 인기 있는 머신 중 하나이다. 이 기구는 안정적이며, 적절한 무게 조절과 좋은 폼을 유지하면 상대적으로 안전한 운동이다. 단점은 매우 깊게 내려갈 수 없다는 점이다. 아무리 깊게 내려가더라도 고관절이 충분한 가동범위를 움직이지 못한다. 구체적으로 말하면, 상체가 기울어져 있기 때문에 완전한 고관절 신전을 할 수 없다. 이러한 이유로 둔근 운동에는 최적의 선택이 아니지만, 다리 근육을 키우거나 스쿼트 중 부상을 당하는 경향이 있는 사람들에게 훌륭한 옵션이다.

레그 프레스 머신의 또 다른 장점은 다양한 변화를 줄 수 있다는 점이다. 예를 들어 대퇴사두근을 강조하고 싶다면 발을 플랫폼 아래쪽에 위치시키고, 햄스트링을 강조하고 싶다면 발을 플랫폼 위쪽에 위치시킬 수 있다. 둔근을 타깃으로 하고 싶다면, 무릎에 밴드를 감은 베리에이션을 수행할 수 있다. 또한 스탠스의 너비를 조정하거나, B-스탠스B-stance 또는 싱글 레그 베리에이션을 통해 한 쪽 다리를 타깃으로 할 수도 있다. 나의 비키니 대회 참가자들 중 일부는 옆으로 돌아 누운 상태에서 싱글 레그 레그 프레스를 수행해 다른 각도로 다리 근육을 자극하기도 한다.

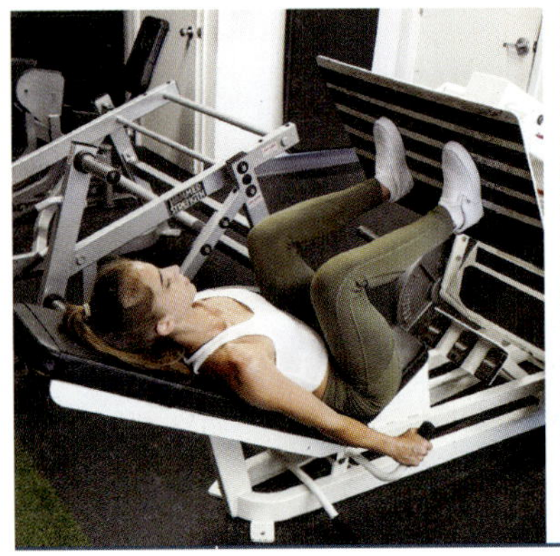
레그 프레스

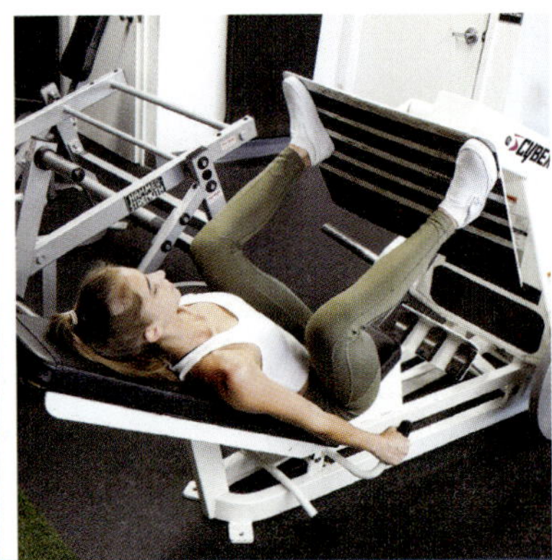
와이드 스탠스 레그 프레스

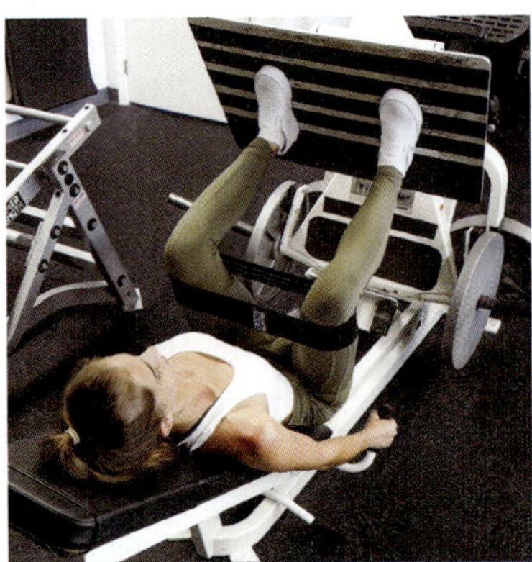
니 밴드 레그 프레스

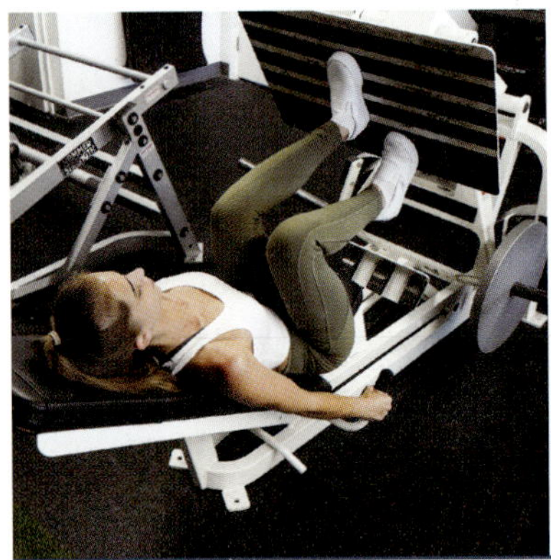
B-스탠스 레그 프레스

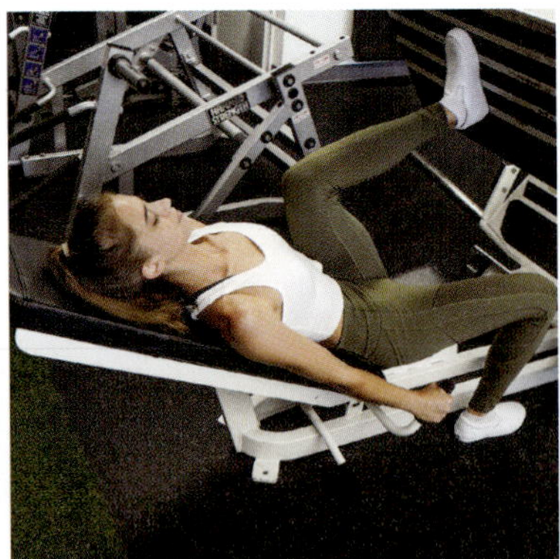
싱글 레그 프레스

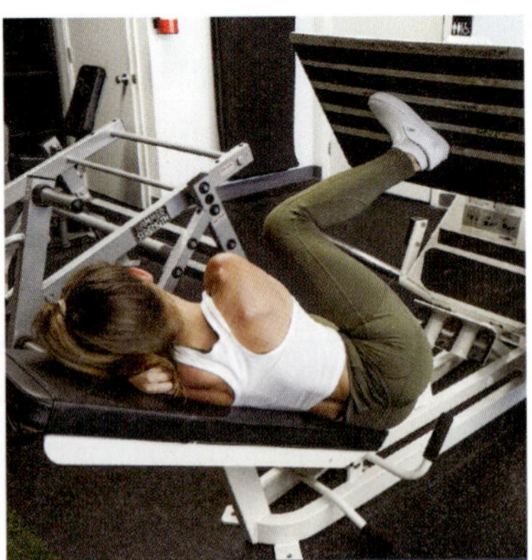
앵글드 싱글 레그 레그 프레스

운동

2 스플릿 스쿼트

스플릿 스쿼트는 한쪽 다리를 앞에 두고, 다른 쪽 다리는 뒤에 위치시키는 스탠스를 포함한 스쿼트 패턴을 말한다. 예를 들어 런지와 불가리안 스플릿 스쿼트(후방 발을 높인 스플릿 스쿼트) 등이 이에 속한다. 스플릿 스쿼트의 장점은 거의 모든 사람이 수행할 수 있다는 점이다. 전통적인 스쿼트는 특정 체형에 유리한 경우가 많지만, 스플릿 스쿼트는 그렇지 않다. 예를 들어 대퇴골이 길거나 발목 또는 고관절 가동성이 좋지 않은 사람은 올바른 스쿼트 메커니즘을 유지하기가 어렵고, 이는 문제가 될 수 있다.

하지만 스플릿 스쿼트는 전방과 후방의 안정성이 있어 거의 모든 사람이 좋은 폼으로 수행할 수 있으며, 해부학적 제약을 고려하지 않아도 된다. 물론 스플릿 스쿼트에서도 좌우 균형을 잡아야 하지만, 이는 전후로 균형을 잡는 것보다는 덜 어렵다. 좌우 균형을 잡는 것은 걷거나 뛰거나 계단을 오를 때처럼 우리가 항상 사용하는 스탠스를 훈련하는 것이기 때문에 다른 이점도 있다. 이 과정에서 다양한 근육이 사용되고 좌우 안정성이 강화되어, 균형을 유지하는 데 중요한 고관절 근육을 강화할 수 있다. 또한 스플릿 스쿼트는 부상의 위험이 상대적으로 적다. 스플릿 스쿼트를 할 때 좌우로 약간 흔들리지만, 전후로 흔들리는 것보다 위험이 적다. 나는 20년 이상 런지를 해왔고, 세트마다 몇 번의 반복에서 흔들리지만 부상을 당한 적은 거의 없다. 스쿼트에 대해서는 그렇게 말할 수 없다.

대부분의 사람들이 안전하고 편안하게 수행할 수 있을 뿐만 아니라, 스플릿 스쿼트는 다양한 부하 위치에서 많은 무게를 들 수 있다. 실제로 일부 사람들은 백 스쿼트와 거의 같은 무게로 런지를 할 수 있다. 따라서 스쿼트가 싫은 경우, 주된 대퇴사두근 운동으로 스플릿 스쿼트 베리에이션을 대신하여도 상당한 스트렝스 증가를 경험할 수 있다. 싱글 레그 스트렝스를 충분히 훈련하고 힙 쓰러스트와 같은 다른 운동을 통해 스쿼트를 보완한다면, 스쿼트 스트렝스에도 큰 영향을 미치지 않을 것이다. 요약하자면, 하체 발달을 위해 반드시 스쿼트를 해야 한다고 생각할 필요는 없다. 필수적인 운동은 없으며, 자신의 체형에 잘 맞는 운동 베리에이션을 찾는 것이 중요하다.

하지만 스플릿 스쿼트에는 한 가지 단점이 있다. 바로 둔근이 쉽게 피로해진다는 점이다. 2장에서 설명했듯이, 근육이 최대 장력 상태에서 늘어나거나 스트레칭될 때 근육 손상이 발생하며, 이것이 근육통을 유발한다. 스플릿 스쿼트와 런지 베리에이션에서는 하강 동작을 천천히 수행하면서 바닥에서 무게를 역전시킬 준비를 하기 때문에, 하강 시 둔근이 최대한으로 스트레칭된다. 이것이 이러한 베리에이션이 많은 근육 손상과 근육통을 유발하는 이유이다.

이 장의 모든 운동과 마찬가지로, 적절한 자극을 얻을 만큼 충분히 훈련하되, 지나치게 많은 근육통을 유발해 다음 훈련에 영향을 주지 않도록 균형을 맞추는 것이 중요하다. 나는 싱글 레그 스쿼트 패턴을 수행할 때, 운동당 2세트의 강한 세트만 수행하며, 일주일에 두 번만 한다. 많은 사람들이 이보다 더 많은 볼륨을 소화할 수 있지만, 근육 실패에 가까운 세트를 수행한다면 많은 볼륨을 소화하기 어렵다. 이러한 이유로 한 세션에서 한 가지 싱글 레그 스쿼트 패턴만 수행하는 것을 추천한다. 다시 말해, 불가리안 스플릿 스쿼트와 하이 스텝업을 같은 세션에서 수행하지 마라.

가이드라인과 큐

스쿼트와 스플릿 스쿼트는 유사한 움직임 패턴을 공유하기 때문에, 두 운동에 대한 가이드라인과 큐에도 겹치는 부분이 있다. 그러나 스플릿 스쿼트 베리에이션에 이러한 가이드라인을 적용할 때 주목할 만한 몇 가지 미세한 차이가 있다.

중립 척추 유지
몸통을 똑바로 세우거나 앞으로
기울인다.
양손의 위치는 다음 중에 선택한다.
엉덩이, 가슴 앞, 몸 옆, 또는 몸
앞으로 팔을 뻗음.
무릎을 발과 일직선으로 유지
양 골반은 정면을
바르게 향한다.
뒷꿈치로 밀어낸다.
무릎을 바닥에서 1~2인치 정도 낮추고,
반복할 때마다 같은 깊이로 내린다
스플릿 스쿼트를 고관절 지배적으로 하려면 보폭을 길게 하고
앞쪽 정강이를 수직으로 유지하며 몸통을 앞으로 기울이고,
무릎 지배적으로 하려면 보폭을 짧게 하고 무릎을 앞으로
움직이며 몸통을 똑바로 세운다.

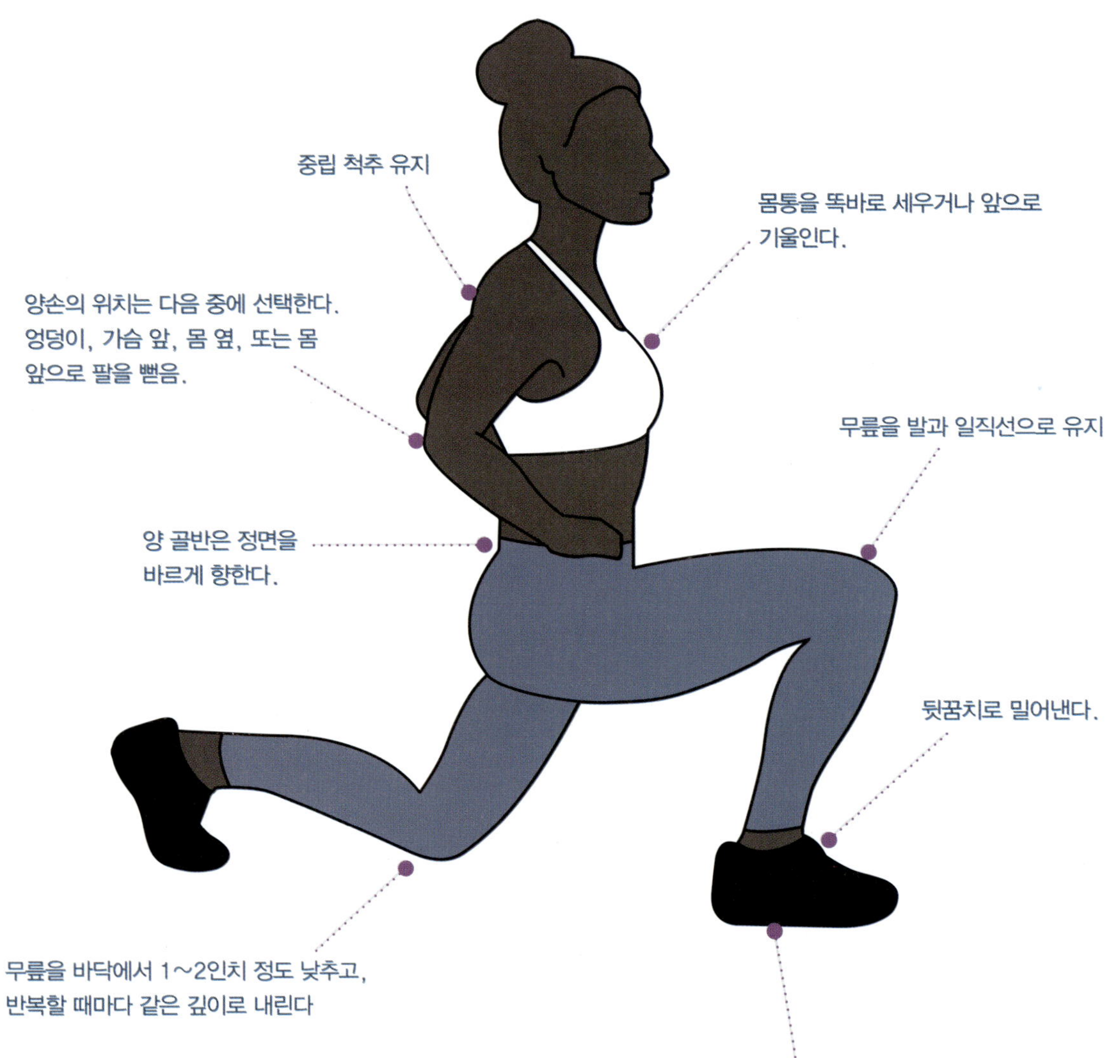

스탠스와 보폭: 자신만의 적절한 위치 찾기

스탠스를 결정할 때 중요한 두 가지 요소는 폭과 길이다. 스탠스 폭을 결정하기 위해 먼저 어깨너비로 발을 벌리고 선다. 그런 다음, 길고 곧은 걸음을 앞으로 내딛는다. 이 상태에서 앞발을 움직여 스탠스를 좁히거나 넓혀 가장 안정적이고 균형 있게 느껴지는 위치를 찾는다. 그곳이 바로 이상적인 스탠스이다.

균형을 찾으면 뒤쪽 무릎을 아래로 내린다. 몇 번의 반복 동안 미세한 조정을 통해 스탠스를 정확하게 맞추는 데 시간이 필요할 수 있다. 앞발은 일자로 하거나 약간 안쪽으로 돌려(약 10도) 유지해라. 동작 하단으로 내려갔을 때, 정강이는 약간 앞으로 기울어져 무릎이 발끝과 일직선이 되도록 해야 한다. 너무 긴 보폭을 취해 정강이가 아래로 기울어지는 경우(이를 네거티브 정강이 각도라고 부름)나, 너무 짧은 보폭을 취해 정강이가 지나치게 앞으로 기울어져 동작 하단에서 발가락으로 올라서게 되는 경우는 피해야 한다. 적절한 위치를 찾기 위해서는 약간의 조정이 필요하다.

초반에는 자신에게 가장 편안하게 느껴지는 스탠스를 채택해라. 동작에 익숙해지면, 보폭을 짧게 또는 길게 하여 하체의 다른 부위를 타깃팅할 수 있다. 예를 들어 짧은 보폭은 무릎 지배 운동으로, 대퇴사두근에 더 많은 긴장을 느끼게 해주고, 긴 보폭은 고관절 지배 운동으로, 고관절과 둔근에 더 많은 긴장을 유발한다.

내로우 스탠스

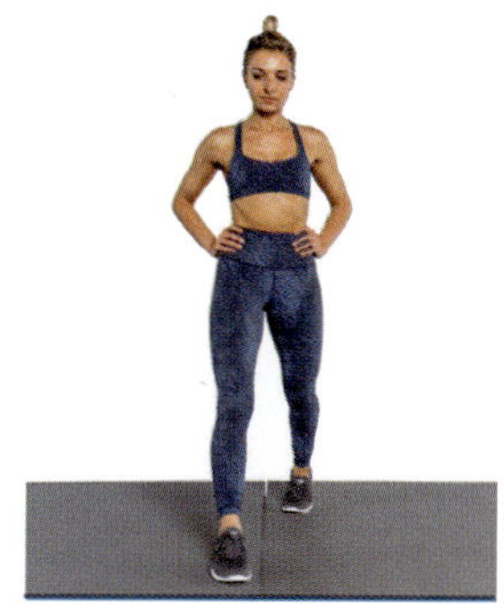

와이드 스탠스

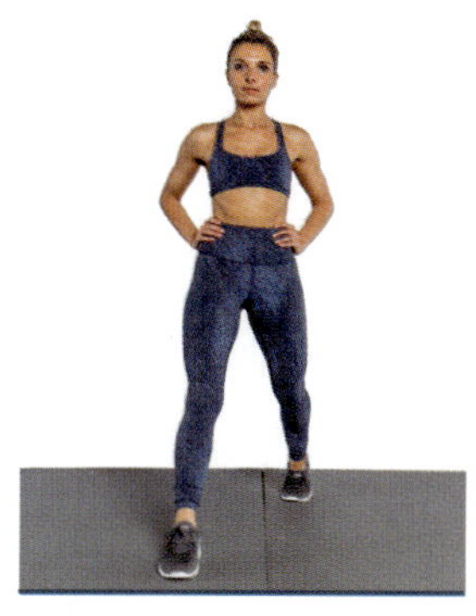

무릎 지배적 스플릿 스쿼트 **고관절 지배적 스플릿 스쿼트**

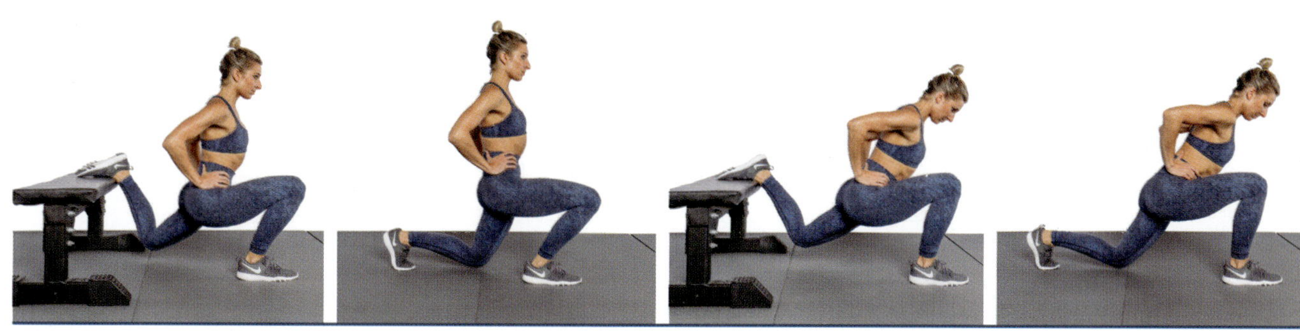

짧은 보폭과 더 세운 상체는 대퇴사두근/무릎 지배 운동에 더 가깝고, 긴 보폭과 앞으로 기울어진 상체는 둔근/고관절 지배 운동에 더 가깝다.

자세와 상체 각도: 중립 영역 유지

모든 스쿼트 패턴에서 그렇듯, 척추를 중립 영역에 유지해야 한다. 즉, 허리를 가능한 한 평평하게 유지하는 것이 좋다. 런지에서는 앞뒤로 균형이 잡혀 있고 상체를 많이 기울일 필요가 없으며, 데피싯 베리에이션(더 깊이 들어가는 베리에이션)을 수행하지 않는 한 스쿼트만큼 깊게 내려가지 않기 때문에 이를 달성하기가 더 쉽다. 많은 코치들이 스플릿 스쿼트 베리에이션에서 상체를 직립하게 가르치지만, 나는 약간의 전방경사를 권장한다. 15~30도 정도의 전방경사가 적당하다. 이 자세는 대퇴사두근에 집중되는 부하를 약간 덜어주고, 고관절에 더 많은 부하를 실어준다. 하지만 스플릿 스쿼트에 숙달되면, 상체를 직립하여 대퇴사두근에 더 집중시키거나, 크게 앞으로 기울여 둔근과 고관절에 더 집중하게 선택할 수 있다.

고관절 위치: 고관절을 평행하고 일직선으로 유지

런지를 수행할 때는 골반을 평행하고 일직선으로 유지하는 것에 집중하라. 즉, 한쪽으로 골반이 처지지 않도록 해야 한다. 이를 위해서는 고관절과 상체에 긴장을 유지하고 좋은 자세를 유지하는 데 집중하면 된다. (이와 관련된 더 많은 내용은 이후에 나오는 '실수와 교정' 섹션에서 다룬다.)

무릎 동작: 무릎을 발과 정렬

스쿼트 때와 마찬가지로, 무릎이 발 위를 따라 움직이도록 해야 한다. 무릎이 안쪽으로 모이는 것(외반슬, knee valgus)은 무릎 관절에 불필요한 스트레스를 가하게 되며, 결국 무릎 통증으로 이어질 수 있다. 많은 사람들이 이 습관을 둔근 약화로 치부하지만, 나는 다르게 생각한다. 그보다 더 가능성 있는 원인은 잘못된 정보(잘못된 동작임을 모르는 것), 고관절이나 발목의 가동성 부족, 혹은 협응력 부족일 수 있다. 또한, 고관절의 해부학적 구조에 따라 안쪽으로 무릎이 모이는 것이 약간의 역학적 이점을 가질 수 있다. 그럼에도 불구하고, 앞무릎과 발을 정렬시키는 연습을 하는 것이 가장 좋다. 이것이 무릎에 가장 안전한 위치이며, 운동 중 올바른 근육이 모두 동원되도록 보장한다. 만약 무릎이 안쪽으로 모이는 경향이 있다면, 런지를 수행할 때 무릎을 바깥쪽으로 밀어내는 것을 의식하면서 동작을 진행해라.

런지 **불가리안 스플릿 스쿼트**

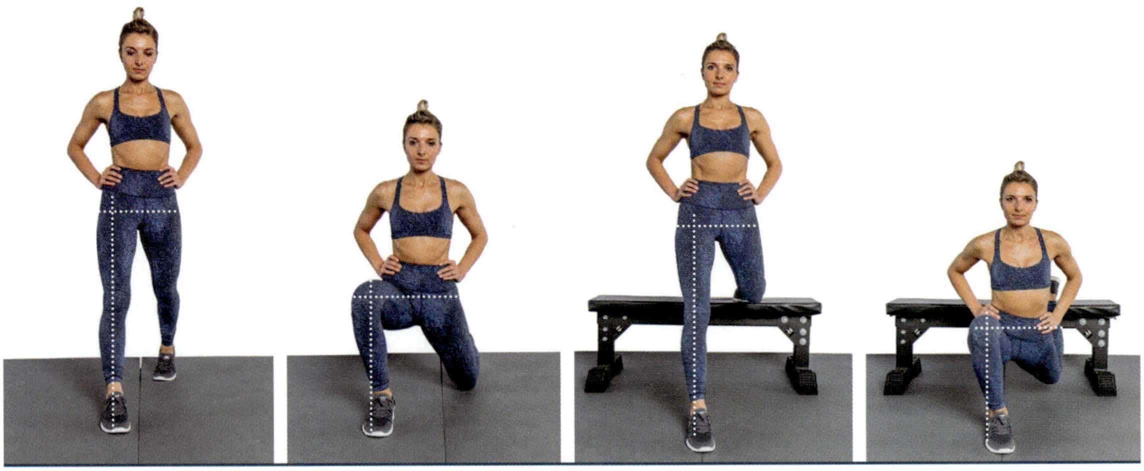

런지와 불가리안 스쿼트를 할 때, 골반을 바르게 하고 무릎과 발의 정렬을 맞춰야 한다.

앞발 뒤꿈치 밀기

앞발 뒤꿈치를 통해 힘을 주는 것은 균형을 유지하는 데 도움이 될 뿐만 아니라, 고관절의 근육을 사용하여 동작을 수행하게 만든다. 앞발 앞꿈치로 올라가면 지지 기반이 줄어들고 종아리와 대퇴사두근에 더 많은 긴장이 가해진다. 만약 뒤꿈치를 통해 밀 때 균형을 유지하기 어렵다면, 발의 중심을 통해 체중을 지탱하는 것에 집중하라.

참고 사항: 워킹 런지를 수행할 때는 뒷발 앞꿈치를 통해 밀어야 하지만, 대부분의 부하는 앞다리에 가야 한다. 무게가 무거워질수록 자연스럽게 뒷다리에 더 의존하게 되지만, 80/20 법칙을 생각하라. 즉, 80%의 부하는 앞다리에, 20%는 뒷다리에 있어야 한다.

무릎 깊이: 모든 반복을 동일하게 수행하기

여기서 주의해야 할 두 가지 사항이 있다. 첫째, 일관된 무릎 깊이를 선택하는 것이다. 제자리에서 수행하는 스플릿 스쿼트(스태틱 런지, 포워드 런지, 리버스 런지, 불가리안 스플릿 스쿼트)에서는 무릎을 바닥의 패드에 살짝 대는 방식으로 깊이를 일정하게 유지할 수 있다. 워킹 런지나 데피싯 스플릿 스쿼트를 수행할 때는 바닥에서 약 1인치 정도 떨어진 상태에서 일어난다. 핵심은 매번 동일한 가동범위로 동작을 수행하고, 무릎이 땅에 부딪히지 않도록 하강을 제어하는 것이다.

둘째, 엉덩이와 상체를 한 번에 올리는 것이다. 앞발을 밀며 엉덩이와 상체를 동시에 들어 올려라. 달리 말하면, 엉덩이를 먼저 올리고 그 후에 상체를 세우지 마라. 엉덩이를 먼저 올리고 상체를 앞으로 기울이면 대퇴사두근과 둔근에서 긴장이 사라지고 햄스트링과 등으로 부담이 옮겨진다.

문제점과 교정

스플릿 스쿼트와 관련된 가장 흔한 실수는 다음과 같다.

- 허리를 둥글게 함
- 앞발 앞꿈치로 밀기
- 무릎이 안쪽으로 모임(외반슬)
- 엉덩이를 먼저 올리기
- 반복할 때마다 깊게 내려가지 않음
- 골반이 한쪽으로 처짐

허리를 둥글게 하는 경우는 일반적으로 상체를 세우기 때문에 그리 흔하지 않은데, 이렇게 하면 중립 척추를 유지하는 데 더 쉽고, 스플릿 스탠스 자체가 발의 중심 위에 체중을 자동으로 배치해주기 때문이다. 여전히 무릎 위치를 주의해야 하지만, 외반슬은 전통적인 스쿼트보다 스플릿 스쿼트에서 덜 발생한다. 엉덩이를 먼저 올리거나 깊이 내려가지 않는 것 역시 흔한 실수이지만, 약간의 의식적인 노력과 연습으로 쉽게 교정할 수 있다. 골반 처짐 실수는 다소 교정하기 어려워 좀 더 주의를 해야 한다.

실수: 골반 처짐

많은 사람들이 골반 처짐이 둔근의 약화 때문이라고 말하지만, 이를 판단하기는 어렵다. 더 가능성 있는 원인은 협응력 부족 또는 몸에 배어든 습관일 수 있다. 둔근에 긴장을 유지하지 않으면(즉, 근육을 수축하지 않으면), 몸은 저항이 가장 적은 경로를 따르게 되며 한쪽으로 처지게 된다. 구체적으로 말하면, 능동적 긴장이 아니라 수동적 긴장에 의존하게 되어 골반이 내려간 쪽의 무릎으로 처지게 된다. 이를 물건을 들어 올릴 때 등을 둥글게 만드는 것과 비슷하게 생각할 수 있다. 그 방식이 더 쉽기 때문에, 근육을 활성화해 등을 평평하게 유지할 필요가 없다.

교정:

단순히 고관절을 평행하고 일직선으로 유지하는 것에 집중하고, 둔근에 긴장을 유지하는 것을 신경 쓰면 된다. 모든 교정과 마찬가지로, 이 동작을 올바르게 하기 위해서는 연습과 많은 반복이 필요하다. 하지만 올바른 메커니즘이 몸에 익숙해지면, 더 이상 많은 신경을 쓰지 않고도 자연스럽게 고관절이 일직선으로 움직이게 된다. 이 부분에서 어려움을 느끼면, 앞뒤에서 촬영하여 어디서 문제가 발생하는지 보고 필요한 교정을 할 수 있도록 해라.

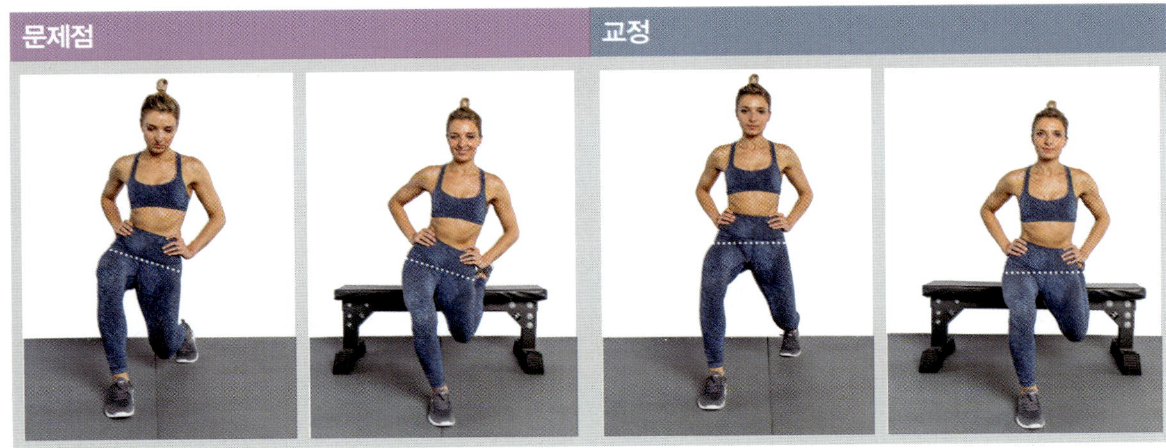

스플릿 스쿼트 분류

스플릿 스쿼트는 두 가지 주요 카테고리로 나눌 수 있다. 런지와 불가리안 스플릿 스쿼트. 여기에서는 맨몸 베리에이션만을 다루며, 각각의 운동이 어떤 효과가 있는지, 그리고 올바른 기술로 이를 수행하는 방법에 대해 설명한다. '장비 및 로딩 베리에이션' 섹션에서는 스플릿 스쿼트 동작 패턴을 부하로 진행하는 다양한 방법을 배우게 될 것이다.

런지

런지에는 정적static, 리버스reverse, 워킹walking, 포워드forward, 사이드side, 그리고 커츠curtsy 런지의 6가지 베리에이션이 있다. 이들은 모두 유사한 움직임 패턴을 공유하며, 둔근을 비슷하게 작동시킨다. 하지만 각각은 약간 다른 운동 자극을 제공한다. 글루트 랩에서는 주로 8회에서 20회 반복 범위로 런지를 수행한다. 때로는 워킹 런지를 할 때 50회 또는 100회 세트까지 반복하는 고반복 훈련을 하기도 한다.

스태틱 런지(스플릿 스쿼트)

스태틱 런지Static Lunge는 앞뒤로 이동하지 않는 가장 기본적인 베리에이션이다. 이 버전은 균형을 유지하기 쉽기 때문에 초보자에게 적합하다. 사실, 새로운 클라이언트와 함께할 때 나는 그들의 손을 잡아주거나, 기둥을 잡거나 벽을 지지대 삼아 균형을 유지하도록 도와준다. 그들이 동작에 익숙해지면 지지 없이 공중에서 연습하게 한다. 스태틱 런지는 숙련된 운동자에게도 유용한 기술이다. 부하를 추가하거나 결손 스플릿 스쿼트를 수행하여 가동범위를 늘릴 수 있기 때문이다.

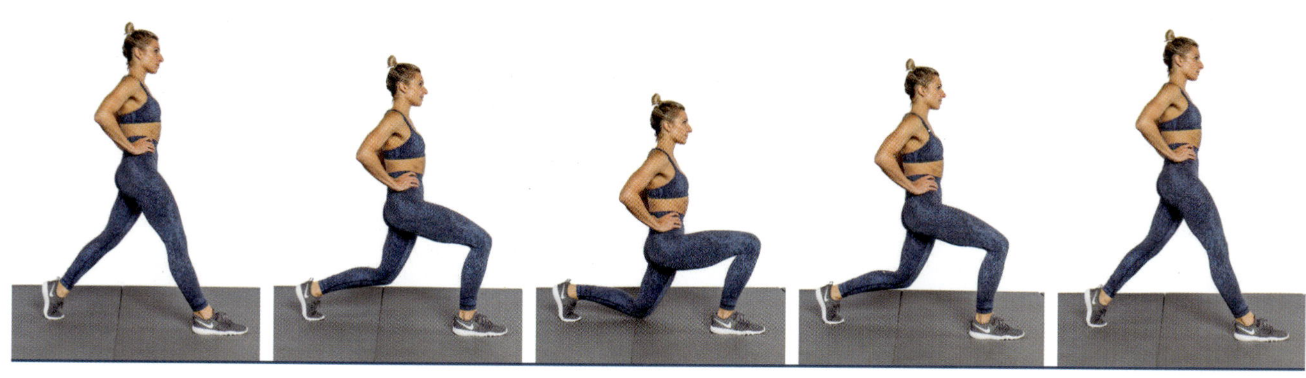

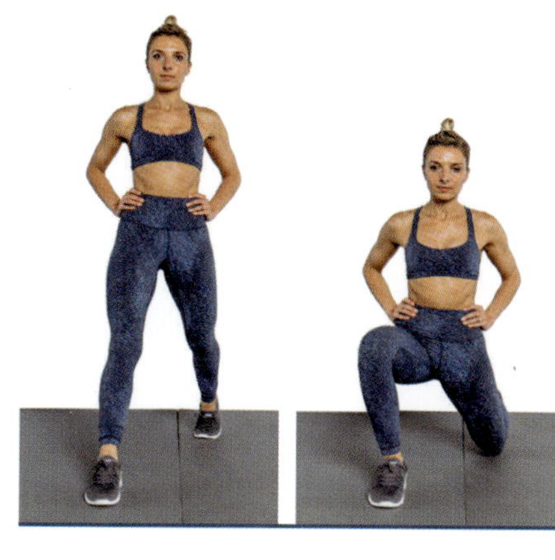

스플릿 스탠스를 취하고 뒷무릎을 바닥에 내려 균형과 자세를 확인하라. 앞쪽 무릎은 엄지발가락과 일직선이 되어야 하며, 발은 어깨너비 정도로 벌려야 한다. 균형을 찾으면 몸을 세워 뒷발 앞꿈치로 올라가라. 동작을 수행하려면 천천히 아래로 내려가면서 뒷무릎을 바닥으로 내리고 상체를 약간 앞으로 기울여라. 무릎이 바닥이나 바닥에서 약간 떨어진 곳에 닿으면 앞발 뒤꿈치를 밀어 원래 위치로 돌아간다. 중요한 것은 고관절을 평행하고 일직선으로 유지하며 엉덩이와 상체를 동시에 들어 올리는 것이다. 완전히 선 자세로 올라가라.

주의: 팔은 옆구리에 두거나, 골반에 두거나, 가슴에 두는 등 가장 편한 자세로 유지하라.

리버스 런지

리버스 런지Reverse Lunge는 공간이 많이 필요하지 않고, 박스 위에 서서 부하를 추가하거나 가동범위를 늘릴 수 있으며, 둔근 지배적 런지로 둔근에 더 많은 긴장을 느낄 수 있는 장점이 있다. 둔근 활성화는 둔근 지배적 및 무릎 지배적 런지 모두 유사하지만, 일부 사람들은 고관절 지배적 베리에이션에서 둔근이 더 잘 작동한다고 느낀다.

다리를 번갈아가며 런지를 수행하거나 한 번에 한쪽 다리씩 고립시켜 수행할 수 있다. 내 개인적인 선호는 다리를 번갈아가며 런지를 수행하는 것이다. 그 이유는 다음과 같다.

- 카운팅이 쉽다. 20회를 한 번에 수행하는 것이 각 다리당 10회씩 따로 하는 것보다 수월하다.
- 두 다리를 동일하게 사용할 수 있다. 한쪽 다리만 고립시켜 운동을 하면, 운동하지 않는 쪽 다리가 피로해지고, 다리를 바꿀 때 다른 다리에서 동일한 반복을 얻기 어려울 수 있다.

리버스 런지

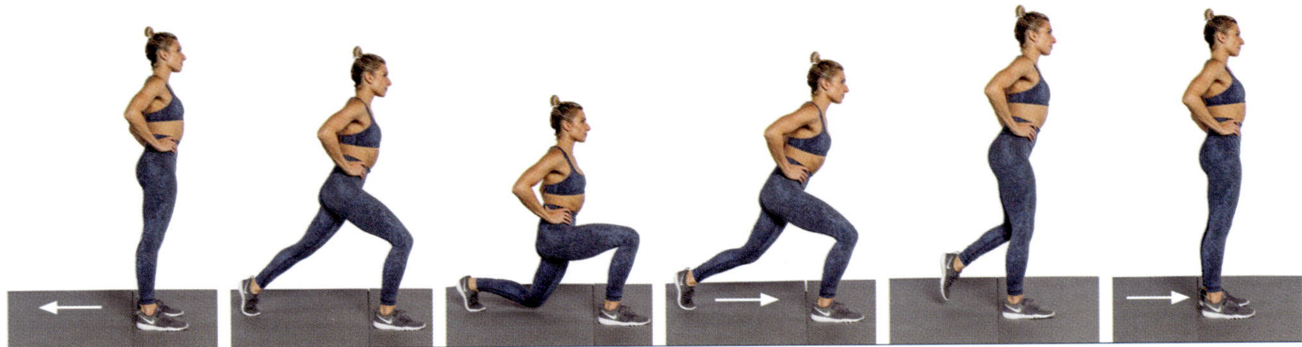

글라이딩 리버스 런지

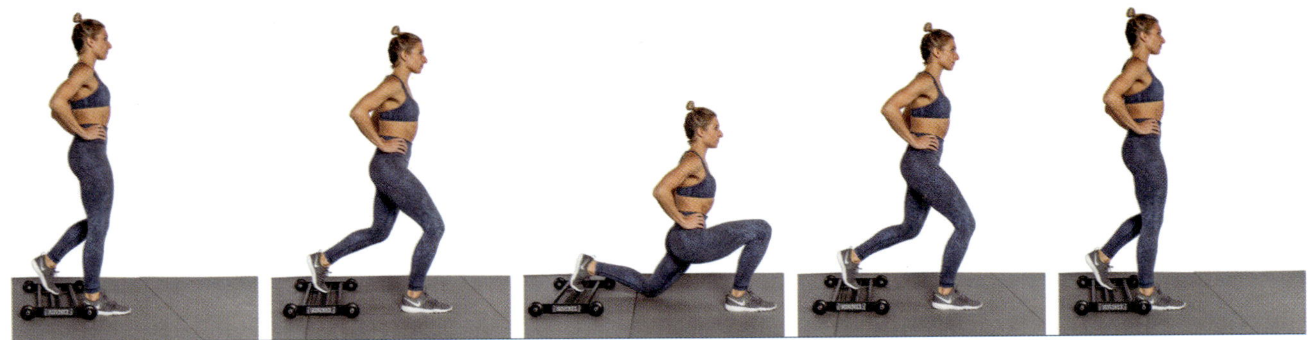

발을 어깨너비로 벌리고 발은 일자로 놓는다. 다리를 뒤로 내딛으며 균형을 맞추기 위해 팔을 앞으로 뻗거나 옆구리, 골반, 가슴에 둘 수 있다. 등을 곧게 펴고 한쪽 다리를 곧바로 뒤로 내딛으며, 뒷발의 앞꿈치로 착지한다. 목표는 스플릿 스탠스로 바로 들어가는 것이다. 앞 페이지의 스태틱 런지를 참조하라. 뒤로 내딛으면서 앞무릎을 살짝 구부리고 뒷발이 땅에 닿는 즉시 몸을 내리기 시작하라. 체중의 약 80%는 앞다리에, 나머지 20%는 뒷다리에 두고, 뒷무릎을 바닥으로 내리면서 상체를 약간 앞으로 기울인 다음, 앞발 뒤꿈치를 밀어 원래 위치로 돌아가라. 이 동작은 글루트햄 글라이더를 사용하여도 수행할 수 있다.

포워드 런지

포워드 런지Forward Lunge는 이름 그대로 앞으로 나아가는 런지이지만, 워킹 런지처럼 계속해서 앞으로 나아가는 것은 아니다. 이 점에서 리버스 런지와 유사한데, 나아간 후 다시 원래 자세로 돌아가기 때문이다. 그러나 포워드 런지는 무릎 지배적 런지로 대퇴사두근에 더 많은 긴장을 유발한다. 흥미롭게도, 포워드 런지와 리버스 런지는 둔근의 EMG 활성도가 유사하지만, 포워드 런지에서는 둔근에 그만큼의 긴장을 느끼지 못할 수 있다. 이는 대퇴사두근 활성화가 추가되기 때문이거나, 포워드 런지가 더 폭발적으로 수행되기 때문일 수 있다.

둔근 발달 측면에서 나는 리버스 런지와 워킹 런지를 선호한다. 이 동작들이 둔근에 더 잘 작용한다고 느끼기 때문이다. 하지만 스포츠를 하는 사람을 훈련시키고 있다면, 포워드 런지를 포함할 것이다. 뒤로 밀어내는 동작은 스프린트에서 감속하거나 스포츠에서 방향을 바꿀 때와 비슷한 움직임 패턴을 제공하며 동일한 근육을 훈련시킬 수 있기 때문이다.

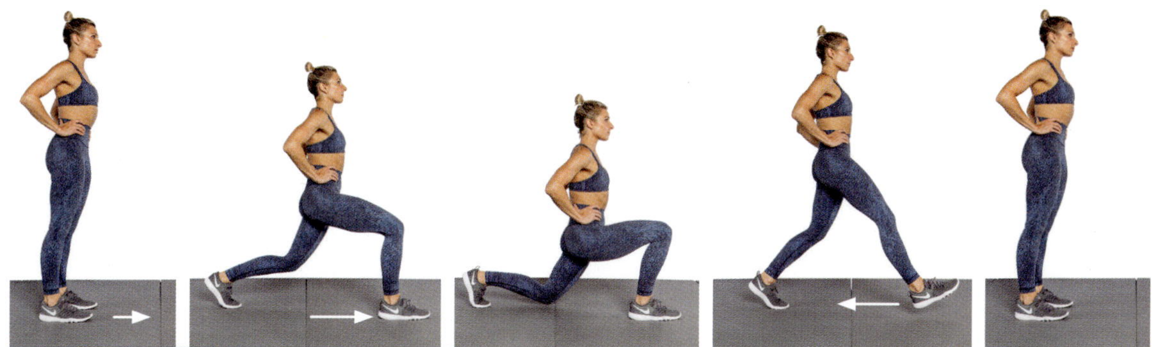

다리를 어깨너비로 벌려 스퀘어 스탠스를 취하라. 팔을 옆에 자연스럽게 두거나, 손을 골반이나 가슴에 얹거나, 발걸음을 내딛을 때 팔을 들어도 된다. 런지를 시작하려면, 일자로 앞으로 발을 내딛으며 뒤꿈치부터 발끝 또는 발 전체로 착지하라. 발이 땅에 닿으면 뒤 무릎을 바닥으로 내리며, 등을 곧게 펴고 상체를 직립 상태로 유지한다. 그런 다음 한 번에 유연한 동작으로 앞다리를 강하게 밀어 원래의 시작 자세로 폭발적으로 되돌아온다.

워킹 런지

워킹 런지Walking Lunge는 내가 가장 좋아하는 스플릿 스쿼트 베리에이션 중 하나이다. 도전적이고 부하를 쉽게 추가할 수 있으며, 심박수를 올리고 항상 둔근에 자극을 준다. 하지만 워킹 런지의 장점이 문제를 일으킬 수도 있다. 특히 바벨을 사용하는 경우 공간이 많이 필요하고, 너무 과욕을 부리면 둔근이 너무 아파서 다음 날 훈련을 할 수 없게 될 수 있다. 워킹 런지는 고관절 지배와 무릎 지배 런지의 적절한 혼합으로, 대퇴사두근과 둔근에 모두 자극을 준다. 리버스 런지와 포워드 런지처럼 폭발적인 동작이 요구되며, 뒷다리로 몸을 튕기듯 밀어내면서 각 반복 사이에 전환한다. 이러한 동적 동작은 둔근이 늘어나는 동안 발생하며, 자신을 위로 밀어내는 동시에 앞으로 이동하기 때문에 워킹 런지가 다른 런지 베리에이션보다 둔근을 더 자극하는 이유일 수 있다.

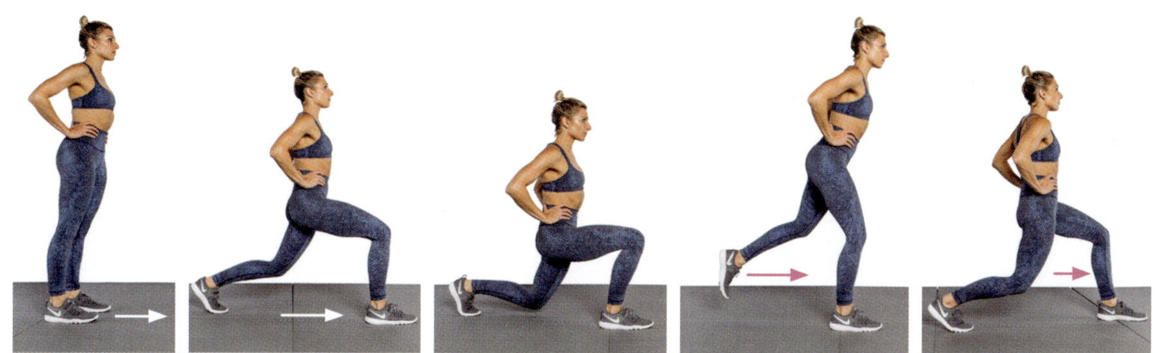

발을 일자로 하고 어깨너비 정도로 벌린 스퀘어 스탠스를 취하라. 길게 앞으로 발을 내딛는다. 직선으로 나아가거나 약간 옆으로 내딛을 수 있다. 앞발이 땅에 닿으면 뒷발 앞꿈치로 올라선다. 앞발이 땅에 닿는 순간, 천천히 뒷무릎을 바닥으로 내린다. 무릎이 바닥에 닿는 순간, 앞발 뒤꿈치를 밀어 자세를 역전시키며 몸을 일으킨다. 몸을 세운 후, 뒷다리를 앞으로 내딛는다. 참고: 스퀘어 스탠스로 돌아가 다른 다리로 동작을 반복할 수 있으며, 한 번의 유연한 동작으로 앞으로 나아가면서 런지를 수행할 수도 있다. 다른 런지 베리에이션과 마찬가지로 팔은 옆구리에 두거나 골반에 두는 등 편한 자세를 취할 수 있다.

사이드 런지

사이드 런지는 기술적으로는 스플릿 스쿼트가 아니다. 스탠스가 스퀘어 자세이기 때문이다. 이것은 싱글 레그 스쿼트와 스플릿 스쿼트의 혼합에 가깝다. 하지만 런지로 분류되기 때문에 참고하기 쉽게 이곳에 포함시켰다. 프로그램에 다양성을 더할 수 있는 또 다른 옵션으로 생각하면 된다. 모든 런지 움직임 패턴과 마찬가지로 사이드 런지는 중량을 사용하여 운동 중간에 액세서리 운동으로 사용하거나, 운동 마지막에 번아웃 세션으로 활용하거나, 워밍업으로 사용할 수 있다. 예를 들어 사이드 런지는 둔근과 내전근을 스트레칭하고 대퇴사두근을 더 강한 활동에 대비시키기 때문에 스쿼트를 위한 훌륭한 워밍업 운동이다.

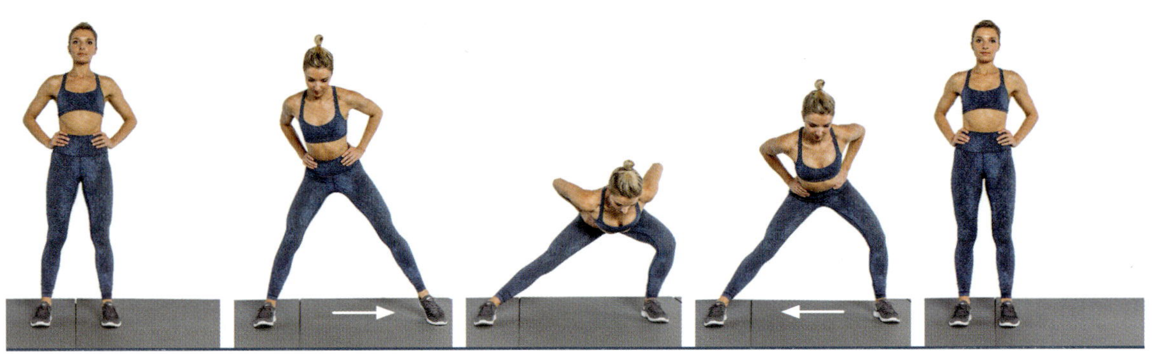

스쿼트 스탠스에서 시작하여, 옆으로 한 발을 내딛어 스모 스탠스를 취하는 것처럼 한다. 발은 일자로 착지하거나 약간 바깥쪽으로 돌릴 수 있다. 발이 땅에 닿으면, 발을 내딛은 쪽으로 체중을 이동시키고, 균형을 맞추기 위해 팔을 앞쪽으로 들어 올리며, 엉덩이를 뒤로 밀고 상체를 살짝 앞으로 기울인다. 스쿼트의 하단으로 내려가면서, 무릎을 바깥쪽으로 밀고 반대쪽 발의 뒤꿈치를 들어 더 깊은 스쿼트를 하거나, 발을 땅에 평평하게 두고 평행 상태로 스쿼트할 수 있다. 시작 위치로 돌아가며, 발의 바깥쪽을 밀어 무릎, 고관절, 상체를 동시에 펴면서 서라.

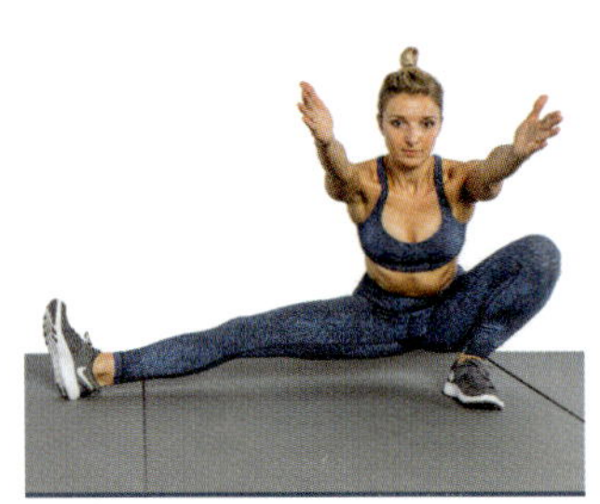

딥 사이드 런지
(코사크 스쿼트)

커츠 런지

커츠 런지는 독특한 베리에이션으로, 앞쪽 다리 뒤로 돌아서 한 발을 내딛는 동작이다. 이 동작은 둔근에 부하를 가할 뿐만 아니라, 둔근을 깊게 스트레칭한다. 요약하자면, 다른 스플릿 스쿼트 베리에이션에 비해 커츠 런지에서 둔근을 더 많이 느낄 수 있다.

커츠 런지는 역동적인 동작이며 균형을 많이 필요로 하기 때문에 주로 맨몸으로 수행된다. 더 도전적으로 만들고 싶다면, 박스에서 내려오면서 결손 커츠 런지를 수행할 수 있다. 이러한 동작은 주로 운동 중간에 배치되며, 리드미컬한 반복을 목표로 한다.

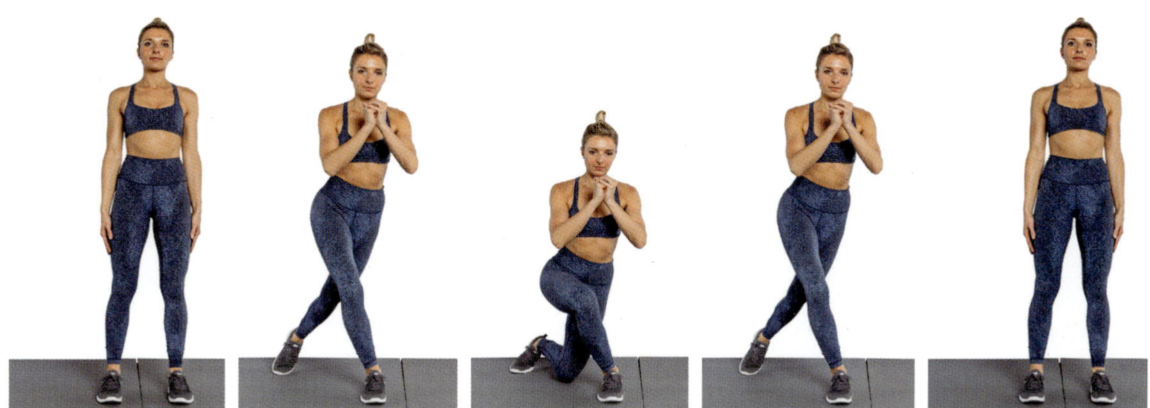

스퀘어 스탠스로 서고 발을 일자로 유지한다. 발은 어깨너비 정도로 벌려야 한다. 고관절을 가능한 한 평행하고 직각으로 유지하면서(약간의 회전이 있을 수 있음), 한쪽 다리에 체중을 싣고 다른 쪽 다리를 바닥에 지지된 다리 뒤로 넘긴다. 균형을 유지하기 위해 뒤로 걸음을 내디딜 때 팔을 들어 올리거나, 팔을 옆에 두는 등 편한 대로 할 수 있다. 지지된 다리 주위를 돌아서면서 무릎을 약간 구부리고, 뒷발의 앞꿈치를 바닥에 댄 상태에서 뒤꿈치가 몸에서 멀어지도록 한다. 발이 땅에 닿는 순간 무릎을 바닥으로 내린다. 앞 발뒤꿈치를 밀어내며 무릎을 펴고 일어서며, 다리를 원래 위치로 되돌린다. 이때 등을 곧게 유지하고 상체를 약간 앞으로 기울이며, 고관절을 평행하고 직각으로 유지하려고 노력한다.

불가리안 스플릿 스쿼트Rear-Foot-Elevated Split Squats

불가리안 스플릿 스쿼트Bulgarian Split Squats는 대퇴사두근에 주로 자극을 주며, 햄스트링과 하둔근에는 덜 자극을 준다. 둔근 성장에는 가장 적합한 운동은 아니지만, 싱글 레그의 힘, 안정성, 그리고 약간의 가동성을 길러주는 하체 운동으로, 기능적인 퍼포먼스에 필수적인 요소들을 강화한다.

불가리안 스플릿 스쿼트를 설정하는 방법은 사용 가능한 장비에 따라 몇 가지가 있다.

낮은 셋업 옵션

인기가 많지는 않지만, 뒷발을 낮은 스텝 위에 올리는 것은 앞 대퇴사두근을 효과적으로 단련하는 방법이다. 이 셋업은 특히 뒷발을 올려놓고 수행하는 고블릿 스쿼트 셋업이나 바벨 프런트 스쿼트 셋업으로 부하를 들 때 잘 맞는다. 낮은 셋업을 사용하면 균형을 유지하기 쉽고 상체를 직립 상태로 유지할 수 있어, 전통적인 불가리안 스플릿 스쿼트에 비해 훨씬 더 무거운 중량을 들어 올릴 수 있다.

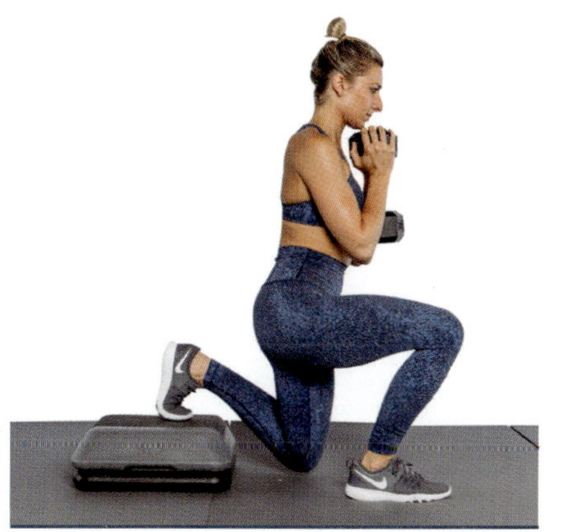

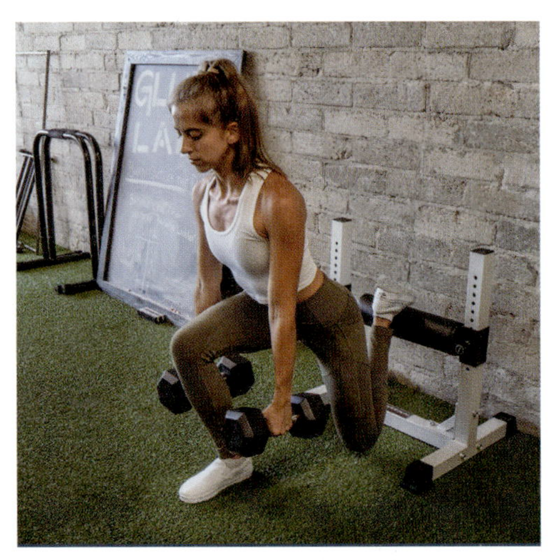

싱글 레그 스쿼트 스탠드

불가리안 스플릿 스쿼트를 수행하는 가장 좋은 방법은 싱글 레그 스쿼트 스탠드Single-Leg Squat Stand나 싱글 레그 스쿼트 패드 파워 랙 어태치먼트를 사용하는 것이다. 이 장비는 불가리안 스플릿 스쿼트를 위해 특별히 설계되어 있으며, 안정성을 극대화하여 근육 활성화를 최대로 끌어올린다. 나는 큰 롤러가 있는 스탠드나 회전하는 스탠드는 선호하지 않는다. 움직이지 않고 제자리에 고정되는 작은 롤러가 이상적이다.

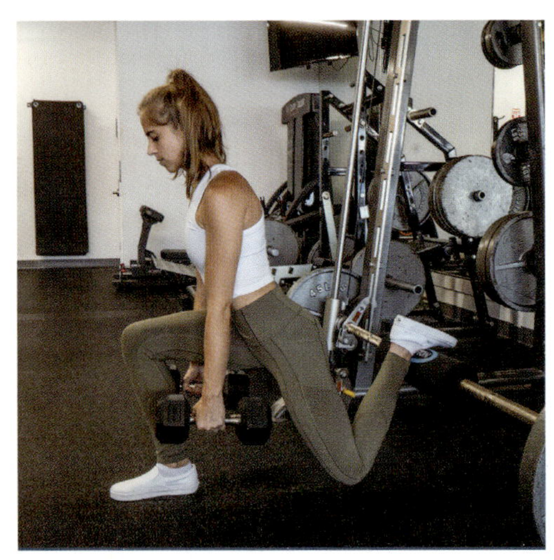

스미스 머신/파워 랙 바벨 스쿼트 스탠드

싱글 레그 스쿼트 스탠드가 가장 좋지만, 대부분의 일반 체육관에는 이 장비가 없다. 좋은 소식은 스미스 머신이나 파워 랙, 몇 개의 긴 밴드(점프 스트레치 밴드), 그리고 스쿼트 스펀지(햄튼 바 패드가 이상적이다. 두껍고 패드를 제자리에 고정하는 스트랩이 있기 때문)를 사용해 자신만의 싱글 레그 스쿼트 스탠드를 만들 수 있다는 점이다. 이는 대부분의 체육관에서 흔히 볼 수 있는 장비다. 스쿼트 스탠드를 셋업하려면, 파워 랙의 바벨 높이를 무릎 높이 정도로 맞추고, 바벨 중앙에 스쿼트 스펀지를 부착한 다음, 긴 밴드를 바벨의 슬리브와 파워 랙의 보관용 핀에 감아 바벨을 고정하는 것이다(스미스 머신을 사용하는 경우 이 마지막 단계는 필요하지 않는다).

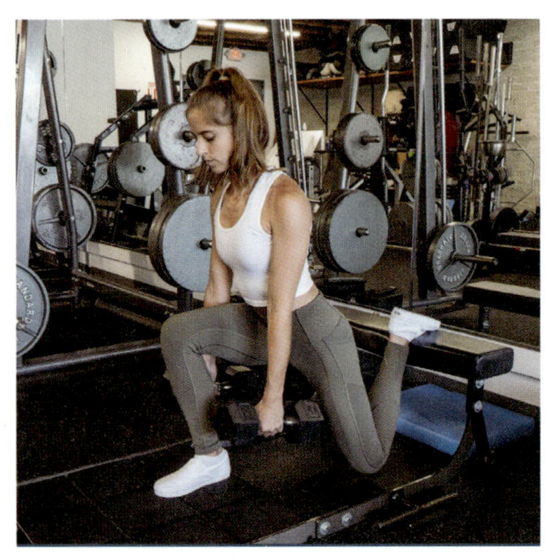

힙 쓰러스터

불가리안 스플릿 스쿼트를 힙 쓰러스터Hip Thruster 벤치를 사용하여도 수행할 수 있다. 평평한 표면은 이상적이지 않지만, 힙 쓰러스터 패드가 좁기 때문에 싱글 레그 스쿼트 스탠드처럼 정강이와 발을 패드 주위로 감쌀 수 있다. 대부분의 클라이언트는 벤치보다 힙 쓰러스터를 선호하는데, 그 이유는 패드가 더 작고, 지면에서 높이가 낮으며, 추가로 2인치의 가동범위를 더 얻을 수 있기 때문이다. (벤치와 매트 사이의 틈이 자연스러운 결손을 만든다.) 벤치와 마찬가지로 발등을 벤치 패드에 걸거나, 발볼을 패드에 올린 방법을 사용할 수 있다.

벤치

표준 벤치Bench를 사용하여 불가리안 스플릿 스쿼트를 수행할 수도 있지만, 이상적이지는 않다. 뒤쪽 다리를 벤치 위에 올리면 하퇴와 발에 불편함을 줄 수 있다. 그럼에도 불구하고 싱글 레그 스쿼트 스탠드나 파워 랙이 없는 경우에는 최고의 대안이다.

벤치 위에서 발을 두는 방법은 두 가지가 있다. 발목을 발바닥 쪽으로 구부려plantarflex 발등을 벤치의 평평한 표면에 맞추거나, 발가락을 구부리고 발 앞꿈치를 세워dorsiflex 자세를 유지할 수 있다. 대부분의 사람들은 발등을 벤치에 대는 방식이 더 편하다고 느끼지만, 발가락과 발의 가동성이 뛰어난 사람은 후자를 선호하기도 한다. 다른 베리에이션들과 마찬가지로 두 가지 옵션을 모두 시도하여 자신에게 더 잘 맞는 방법을 찾아보라.

발등을 폄

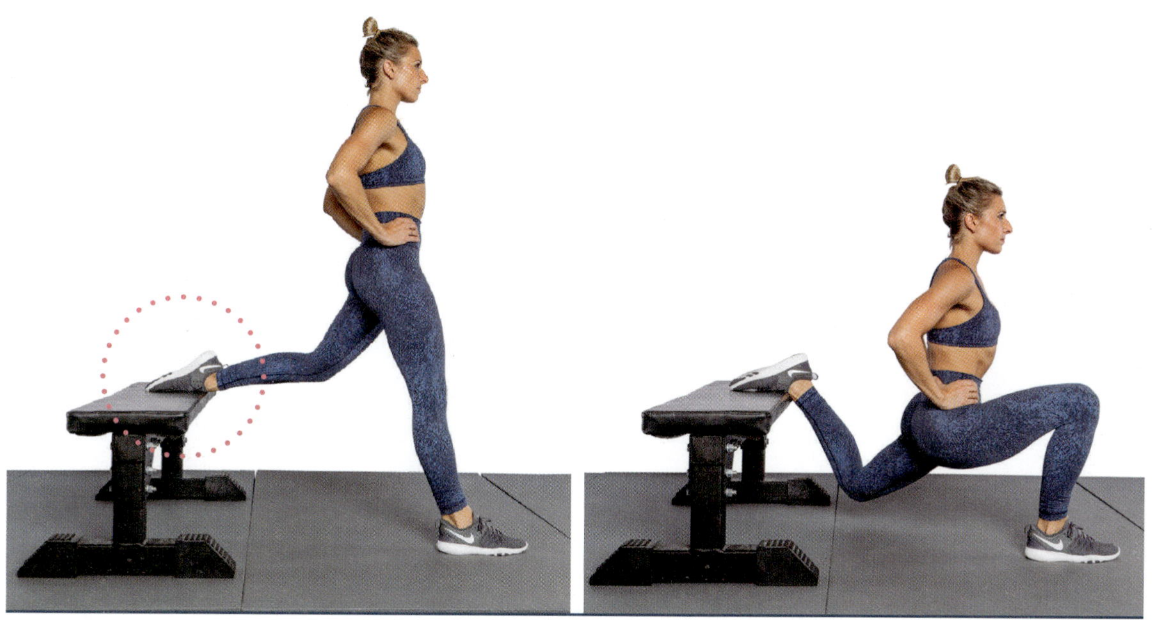

발등을 굴곡

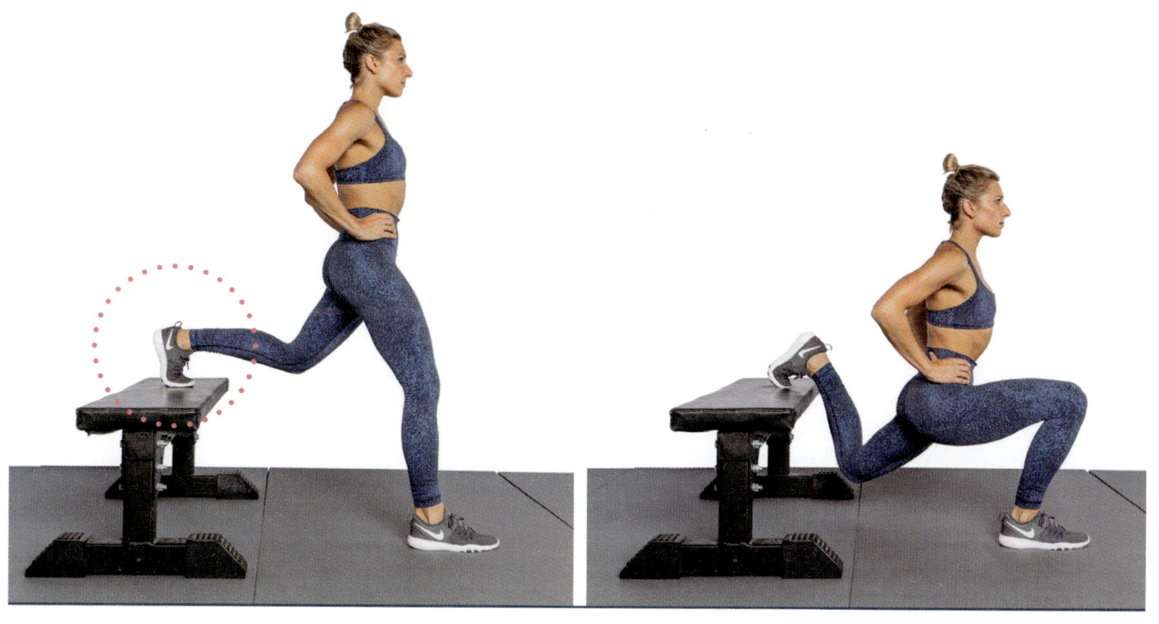

불가리안 스플릿 스쿼트 수행 방법

스쿼트 스탠드, 힙 쓰러스터, 또는 벤치 중 어디에서 설정하든, 불가리안 스플릿 스쿼트Bulgarian Split Squat의 수행 방식은 동일하다. 세트 중간에 휴식을 취하는 것이 중요하다. 한쪽 다리로 모든 반복을 수행한 후, 잠시 회복한 다음 다른 쪽 다리로 세트를 마친다. 리버스, 포워드, 워킹 런지와는 달리, 다리를 번갈아가며 동작을 수행할 수 없기 때문에 한쪽 다리로 먼저 수행한 후, 바로 다른 쪽 다리로 교체하면, 신전된 다리, 특히 대퇴직근rectus femoris이 늘어나 일시적으로 근력이 약해질 수 있다. 예를 들어 첫 번째 다리로는 12회를 수행할 수 있지만, 두 번째 다리로는 8회밖에 수행하지 못할 수 있다. 하지만 다리 사이에 1분간 회복 시간을 두면, 두 번째 다리에서도 양질의 반복을 수행할 수 있다. 또한 짧은 보폭과 더 직립한 상체 자세는 대퇴사두근에 더 많은 긴장을 주며, 긴 보폭과 상체를 더 앞으로 기울이는 자세는 둔근과 고관절에 더 많은 긴장을 준다.

앞으로 몸을 기울인(고관절 우세) 불가리안 스플릿 스쿼트

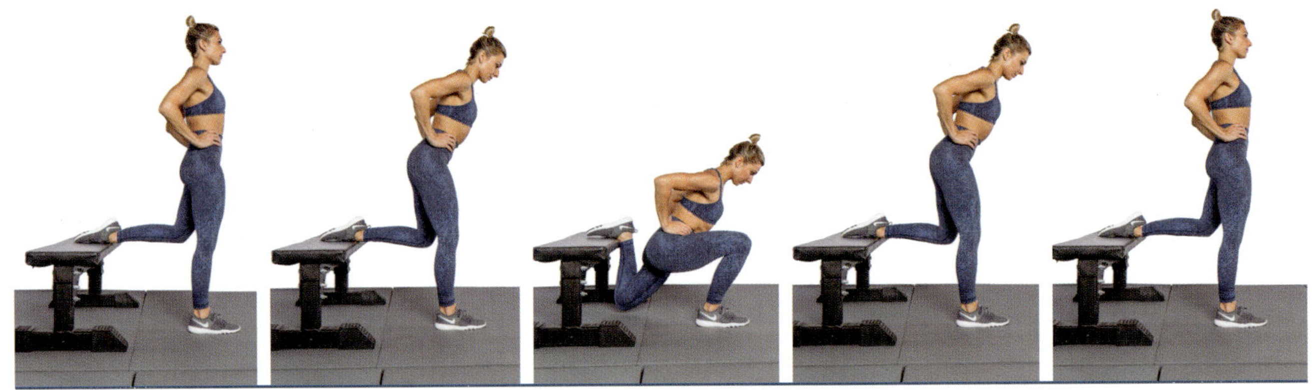

몸을 바로 세운(무릎 우세) 불가리안 스플릿 스쿼트

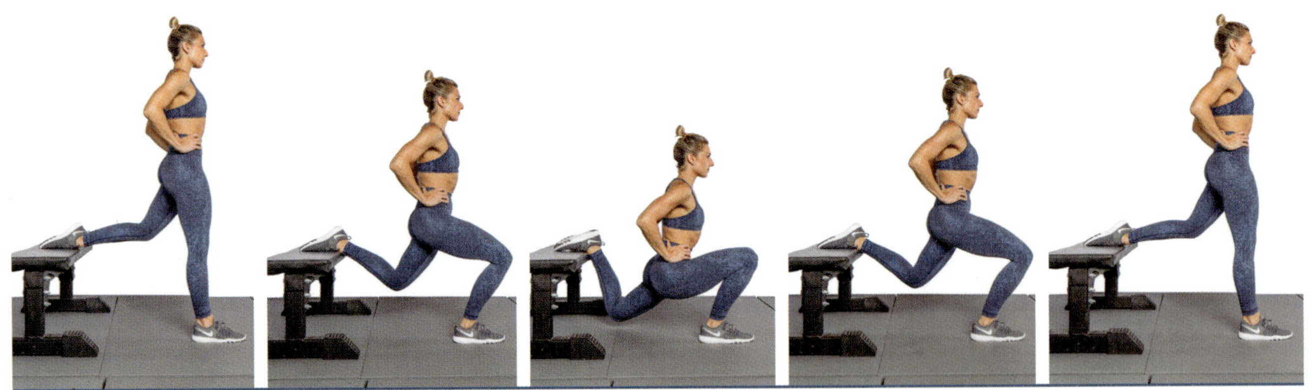

패드를 뒤로 두고 어깨너비 정도로 발을 벌린 상태에서 서고, 한 발을 뒤로 내디디며 발등을 패드에 걸친다. 평평한 벤치를 사용하는 경우 발을 발등 굽힌 상태(dorsiflex)로 유지하려면 발 앞꿈치를 벤치 중앙에 배치하라. 앞발의 위치는 앞뒤 또는 옆으로 조정할 필요가 있을 수 있다. 균형을 찾으면 상체를 약간 앞으로 기울이면서(약 30도 정도) 체중을 앞발에 싣는다. 다시 말하지만, 짧은 보폭과 더 직립한 상체는 대퇴사두근에 더 많은 긴장을 주고, 긴 보폭과 상체를 더 앞으로 기울이는 자세는 둔근과 고관절에 더 많은 긴장을 준다. 체중의 약 85%를 앞발에 싣고, 앞쪽 무릎을 구부려 대각선으로 하강한다. 무릎이 바닥이나 패드에 닿거나, 자세를 손상시키지 않고 더 이상 낮출 수 없을 때, 앞발 뒤꿈치를 밀며 자세를 역전시키고 무릎을 펴며 서라. 일어설 때 고관절을 평행하고 일직선으로 유지하려고 노력하라.

로딩 및 장비 베리에이션

스플릿 스쿼트 카테고리에는 힘, 안정성, 근육, 그리고 협응력을 길러주는 강력한 운동들이 포함된다. 아래에는 스플릿 스쿼트 운동의 로딩 및 장비 베리에이션을 설명한다.

데피싯 스플릿 스쿼트 베리에이션

스플릿 스쿼트, 리버스 런지, 포워드 런지, 그리고 뒷발을 올린 스플릿 스쿼트에서 가동범위를 늘리기 위해 박스나 에어로빅 스텝 위에 서서 수행할 수 있다. 대부분의 사람에게 6인치 높이면 충분하다. 스태틱 스플릿 스쿼트를 수행할 경우, 한 개의 박스나 두 개의 박스를 사용할 수 있으며, 나는 가동범위를 더 늘리기 위해 두 개의 박스를 선호한다. 리버스 런지, 포워드 런지, 또는 불가리안 스플릿 스쿼트를 수행할 경우, 한 개의 박스만 필요하다. 이러한 베리에이션을 올바르게 수행하는 핵심은 발 전체를 박스 위에 올려 뒤꿈치를 통해 힘을 전달하는 것이다. 결손 스플릿 스쿼트의 이점을 요약하자면, 둔근을 긴장 상태에서 길게 늘려주고, 가동범위의 끝에서 가동성과 힘을 개선하며, 깊은 스쿼트로의 전이 효과가 있다는 점이다.

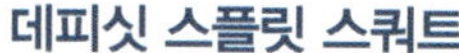

데피싯 스플릿 스쿼트

데피싯 불가리안 스플릿 스쿼트

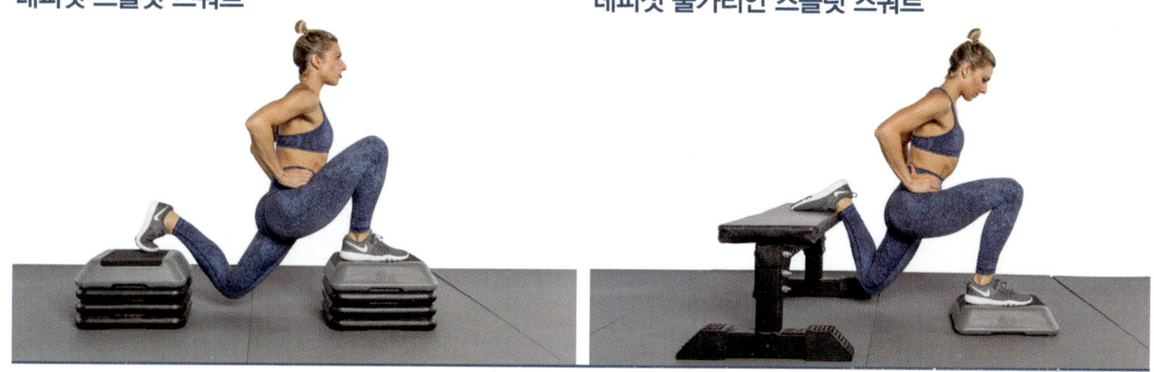

데피싯 리버스 런지

데피싯 커시 런지

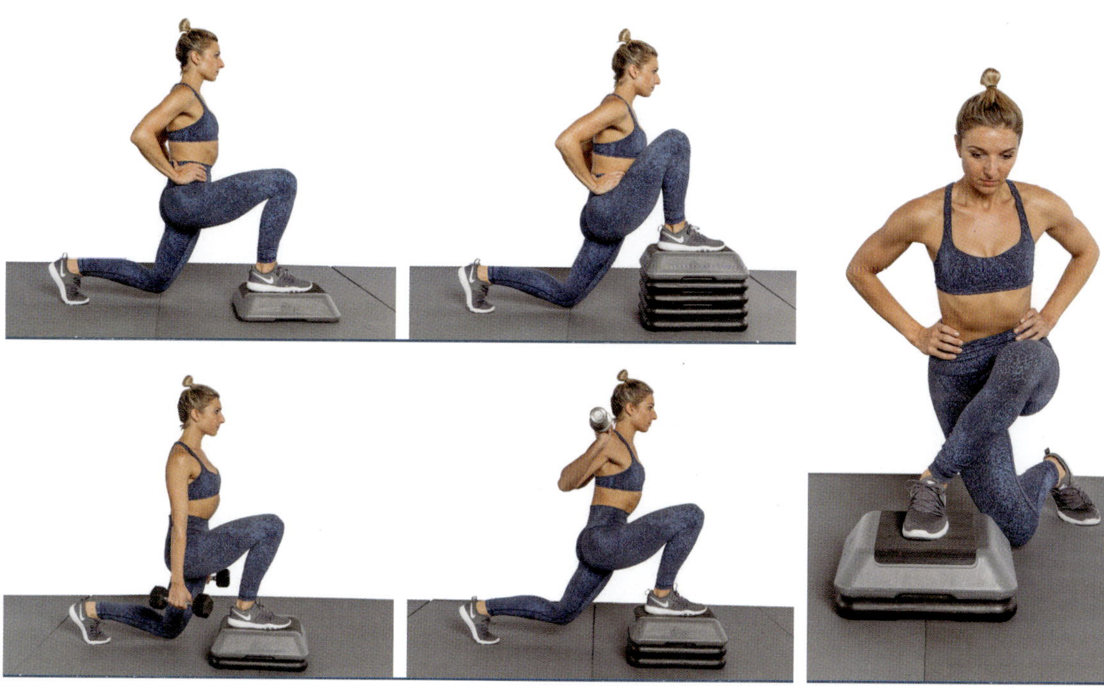

덤벨 베리에이션

덤벨은 스플릿 스쿼트 운동을 로딩하는 가장 쉽고 효과적인 방법이다. 아래에서 몇 가지 로딩 위치와 베리에이션을 설명한다.

덤벨 캐리Dumbbell Carry

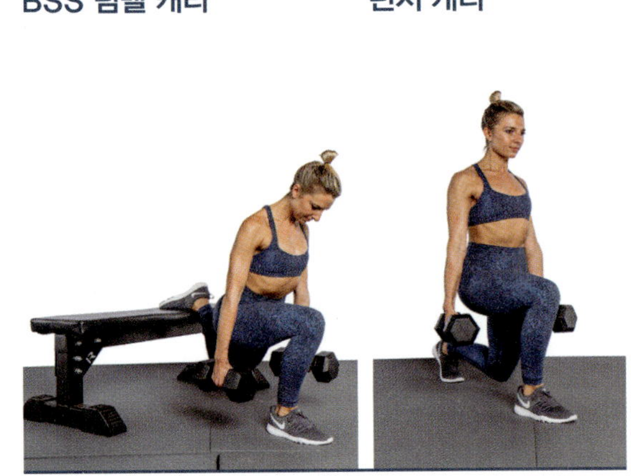

가장 일반적이면서도 아마도 가장 효과적인 로딩 위치는 덤벨을 양옆에 들고 수행하는 것이다. 이 위치는 안정적이기 때문에 초보자와 숙련된 리프터 모두에게 적합하다. 이 베리에이션은 모든 스플릿 스쿼트 운동에 사용할 수 있다. 한 가지 단점은 그립 강도에 제한을 받는다는 점이다. 스플릿 스쿼트가 강해지면, 그립이 감당할 수 있는 무게보다 더 무거운 중량을 들 수 있게 될 수 있다. 이 경우, 손목 스트랩을 사용하거나 바벨 베리에이션을 사용하는 것이 좋다.

덤벨 스플릿 스쿼트는 매우 간단하다. 덤벨을 옆에 들고 동작을 수행하면 된다. 그러나 종종 말처럼 간단하지 않을 수 있다. 사람들이 무게를 더 무겁게 하거나 반복을 실패할 때, 상체를 과도하게 앞으로 기울이고 덤벨을 몸 앞으로 살짝 흔들리게 하면서 카운터밸런스를 만들려고 한다. 이렇게 하면 대퇴사두근에 가는 긴장을 일부 줄이고, 고관절에 더 많은 부하를 주게 된다. 하지만 이것은 부정확한 폼이며, 피하는 것이 좋다.

반대측 및 동측 덤벨 스플릿 스쿼트

기능적 피트니스, 그리고 어느 정도는 힘과 근육 발달을 위해 훈련할 때, 모든 스플릿 스쿼트 베리에이션을 다양한 로딩으로 수행하는 것이 좋다. 다양한 각도에서 근육을 작동시키는 것 외에도, 각 로딩 옵션마다 약간의 안정성 요구가 다르기 때문이다. 예를 들어 반대측 및 동측 스플릿 스쿼트Contralateral and Ipsilateral Dumbbell Split Squat의 경우, 한 손으로 덤벨 또는 케틀벨을 들고 수행하는데, 반대측은 반대편 손으로 들고 수행하며 둔근 중둔근gluteus medius이 더 많이 작동된다. 동측은 같은 쪽 손으로 들고 수행하며, 이 경우 고관절을 평행하게 유지하고 척추를 지지하는 데 초점을 맞춰야 한다. 이러한 자극은 척추 메커니즘에 대한 인식을 높이고 협응력을 개선할 가능성이 있다.

근력과 근육 발달을 위한 훈련이라면, 벽이나 기둥에 손을 대어 자세를 지지하는 것이 좋다. 그러나 기능적 훈련(또는 워킹 런지)을 목표로 한다면 균형을 잡는 능력을 훈련하는 것이 유익할 수 있으므로, 다른 지지하는 것 없이 수행하는 것이 좋다.

반대측 덤벨 스플릿 스쿼트

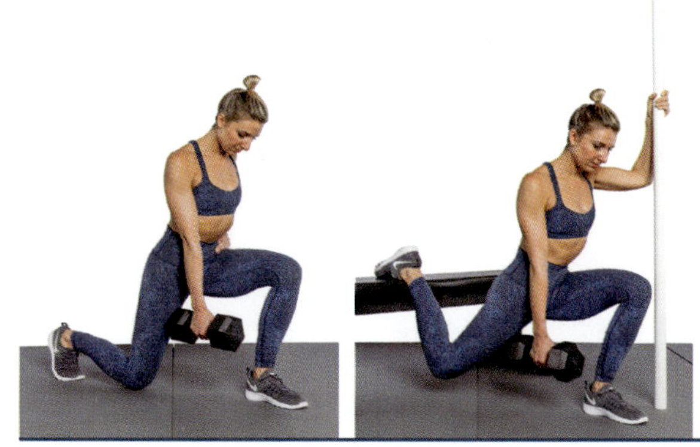

동측 덤벨 스플릿 스쿼트

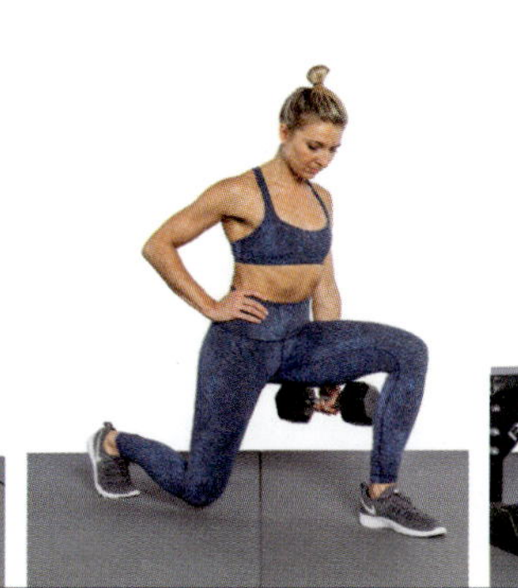

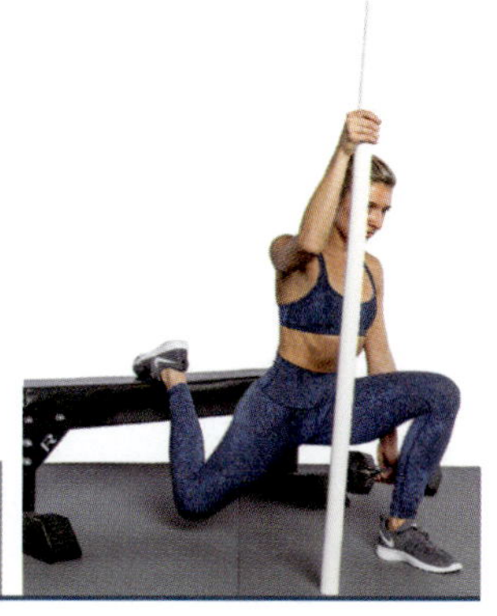

고블릿 스플릿 스쿼트

고블릿 BSS **고블릿 런지**

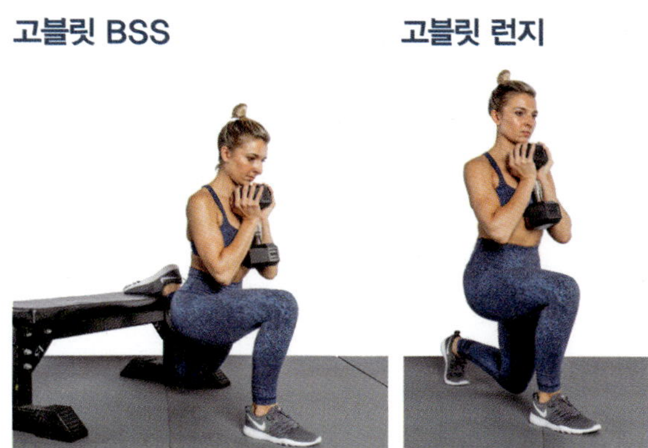

고블릿 스플릿 스쿼트Goblet Split Squat는 덤벨이나 케틀벨을 사용하여 수행할 수 있다. 일반적으로 많은 무게로 로딩하기는 어렵기 때문에, 강한 사람이라면 고반복 세트로 수행하는 것이 좋다. 이 로딩 베리에이션은 특히 많은 여성 클라이언트들에게 인기가 있다. 왜냐하면 이 운동을 할 때 둔근이 강하게 작동하는 느낌을 받을 수 있고, 상체를 직립 상태로 유지할 수 있기 때문이다. 직립한 스플릿 스쿼트는 보통 무릎 지배적이어서 대퇴사두근 활성화를 증가시키지만, 고블릿 스플릿 스쿼트의 경우 상체를 직립 상태로 유지하면서도 고관절 지배적인 동작으로 느껴지기 때문에 무릎에 부담이 덜 가고 둔근에 더 많은 긴장을 준다.

바벨 베리에이션

바벨을 등에 올려놓는 것은 개인적으로 스플릿 스쿼트에 중량을 추가하는 가장 효과적인 방법이라고 생각한다. 덤벨 로딩 옵션과 달리 악력의 제한을 받지 않으며, 바벨을 사용하는 것이 두 덤벨을 들고 균형을 잡는 것보다 더 안정적이기 때문에 초보자와 숙련된 리프터 모두에게 좋은 옵션이다.

바벨 베리에이션의 유일한 문제는 공간이 많이 필요하다는 점이다. 특히 워킹 런지를 할 때는 더 그렇다. 이 문제는 짧은 바벨(예: 프리로딩 바벨이나 힙 쓰러스터 바)을 사용하여 해결할 수 있지만, 손을 더 가까이 붙여 잡으려면 어깨 유연성이 좋아야 한다.

백 로우바 및 하이바

바벨 백 스쿼트와 마찬가지로, 스플릿 스쿼트를 수행할 때도 바를 높게(하이바) 또는 낮게(로우바) 배치할 수 있다. 하이바 위치는 상체를 직립 상태로 유지하며 무릎 지배적이고, 로우바 위치는 상체를 더 앞으로 기울이며 고관절 지배적이다. 내 경험상 대부분의 리프터는 하이바 위치가 더 편안하다고 느끼며, 자세를 잡기가 더 쉽고 자연스럽게 느껴진다. 참고로, 모든 스플릿 스쿼트 베리에이션은 하이바와 로우바 위치에서 모두 수행할 수 있다.

하이바 스플릿 스쿼트 로우바 스플릿 스쿼트

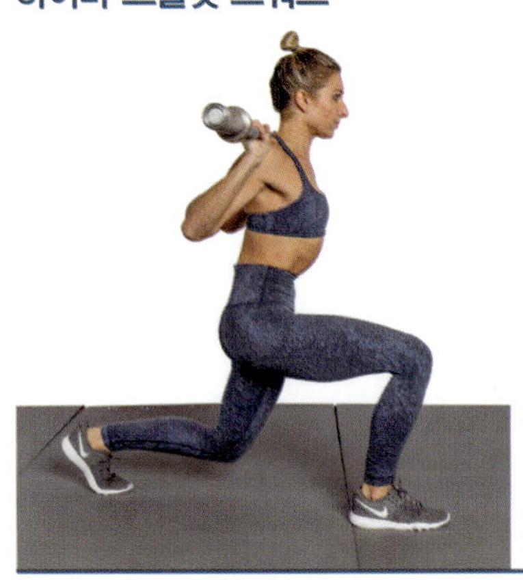

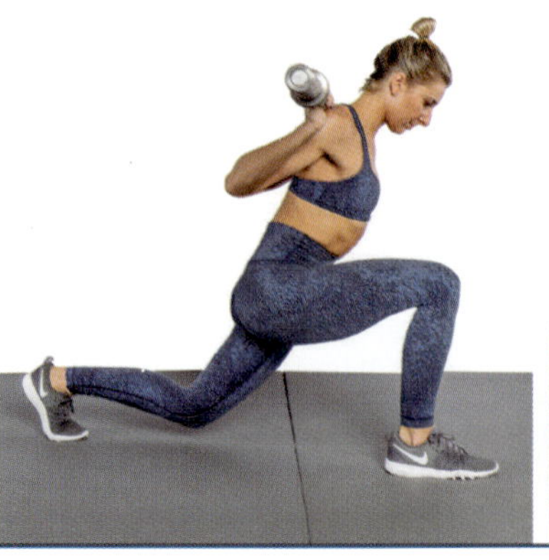

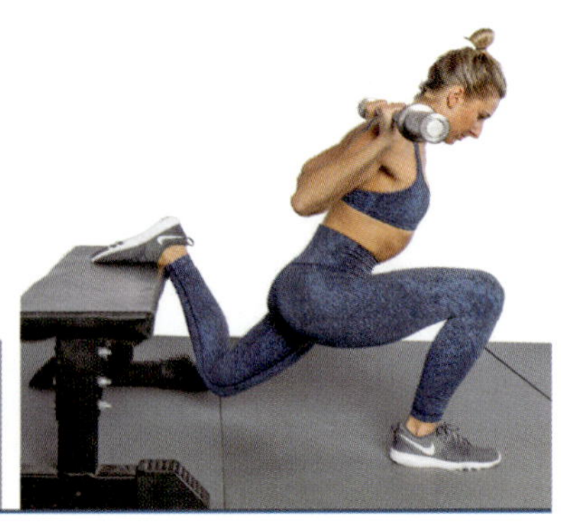

프런트 스쿼트(크로스 암 및 프런트 랙) 로딩

일부 사람들은 프런트 스쿼트의 크로스 암 또는 프런트 랙 로딩 위치를 선호하는데, 이 위치에서는 더 상체를 직립으로 유지하고 스쿼트를 더 깊이 할 수 있기 때문이다. 반면에, 이 위치를 어깨에 불편함을 느끼거나 자세를 잡기 어렵다고 느끼는 사람들도 있다. 만약 이 자세가 편하고, 고블릿 스쿼트 로딩 위치보다 더 무거운 중량을 들고 싶고, 이 자세를 즐긴다면, 바벨 프런트 스플릿 스쿼트는 모든 스플릿 스쿼트 베리에이션에 적용할 수 있는 훌륭한 로딩 옵션이다.

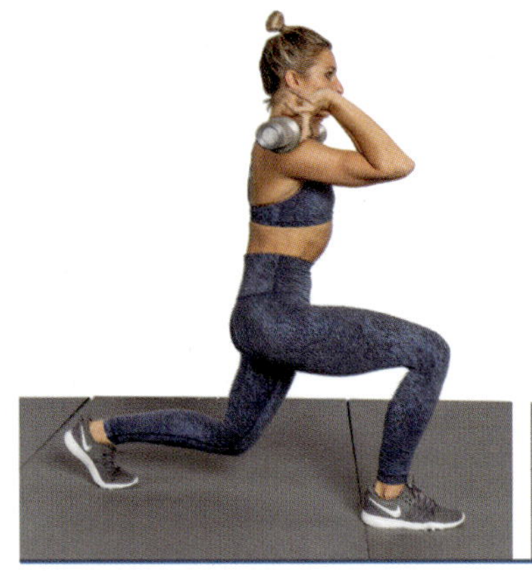

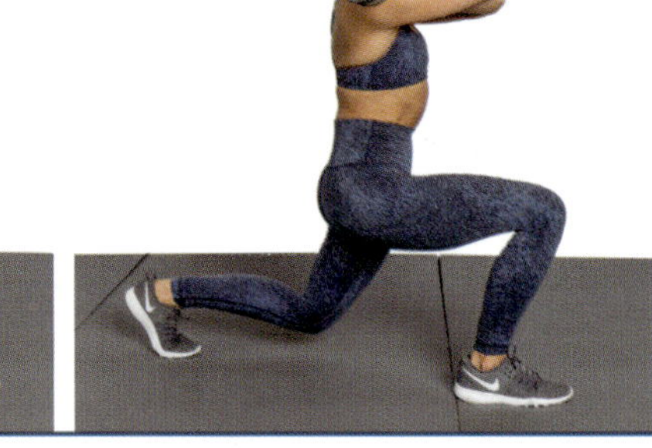

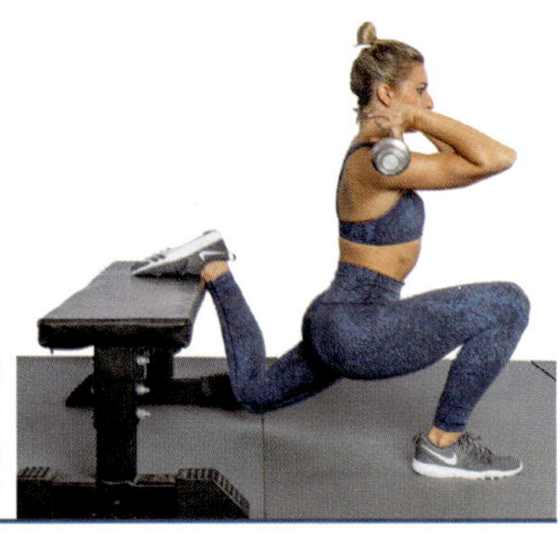

프런트 랙 런지 크로스 암 런지 프런트 랙 BSS

저처 스플릿 스쿼트Zercher Split Squat

저처 스쿼트는 바벨을 팔의 굽힌 부분에 안고 수행하는 행 스쿼트 베리에이션이다. 이 로딩 위치는 덜 일반적이지만, 클라이언트들에게 이 운동을 소개하면 특히 가벼운 중량을 사용할 때 안정적이고 좋은 느낌을 받는다고 항상 말한다. 그러나 문제는 중량이 증가할 때 발생한다. 중량이 무거워질수록 팔에 더 많은 불편함을 주기 때문에, 대부분의 클라이언트에게는 여성은 135파운드 이하, 남성은 225파운드 이하로 중량을 제한하고, 바 패드를 사용해 불편함을 줄여준다.

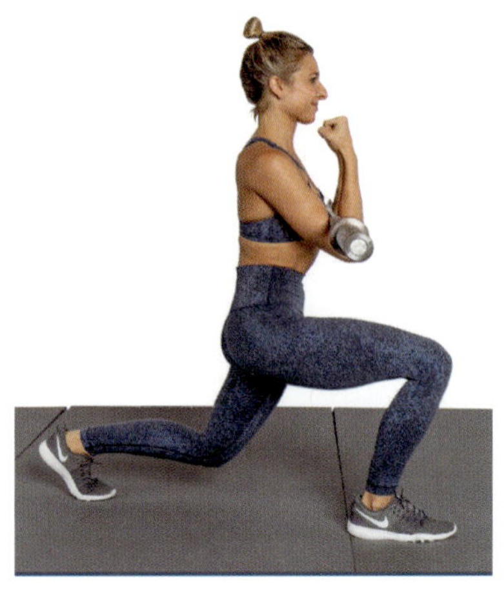

랜드마인

랜드마인Landmine은 몇 가지 이유에서 효과적인 로딩 도구이다. 첫째, 모든 싱글 레그 스쿼트 패턴에서 모든 로딩 위치로 수행할 수 있다. 둘째, 독특한 로딩 패턴으로, 대부분 사람들이 어려워하는 하단 위치에서 더 쉬운 동작을 할 수 있다. 셋째, 무거운 덤벨을 사용할 수 없는 경우에 좋은 로딩 옵션이다. 한 가지 추천하는 방법은 랜드마인 유닛을 지면에서 엉덩이 높이로 들어 올려 사용하는 것이다. 파워 랙 부착물이 없다면 플라이오메트릭 박스 위에 올려두면 된다. 이렇게 하면 운동 범위 전반에 걸쳐 저항이 균등하게 분포된다. 유닛을 바닥에 두면 바패스의 아크가 더 두드러져 하단에서 저항이 더 크고, 상단에서는 저항이 적어진다. 하지만 이를 선호하는 사람들도 있으므로 두 가지 방법을 모두 시도해보고 더 편한 방법을 선택하는 것이 좋다.

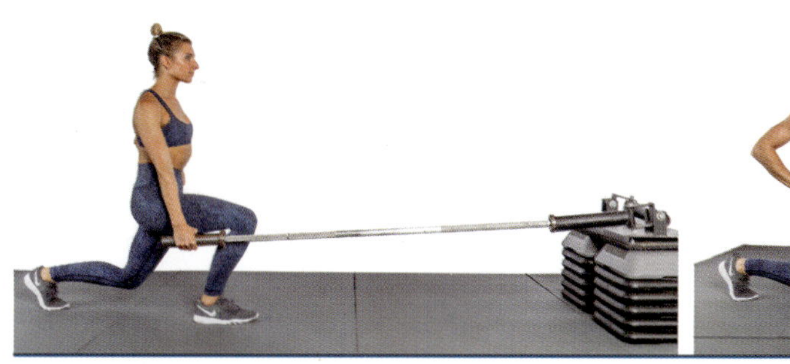

동측 스플릿 스쿼트

반대측 스플릿 스쿼트

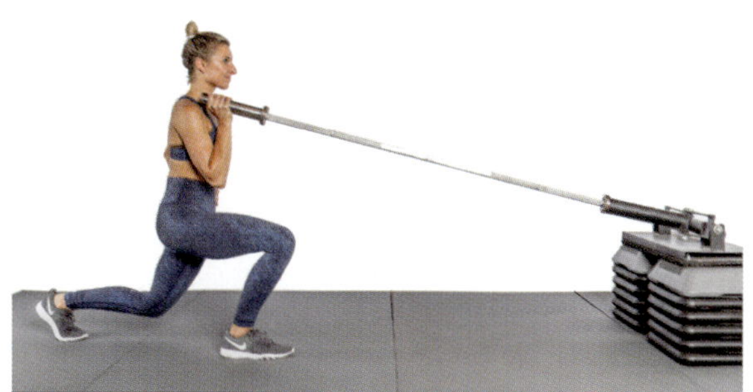

동측 프런트 랙 스플릿 스쿼트

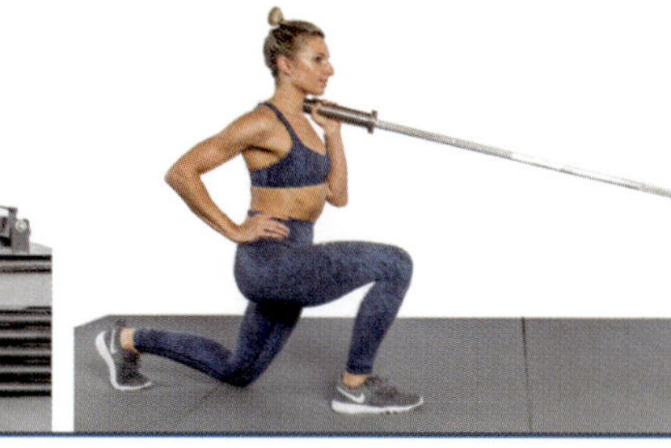

반대측 프런트 랙 스플릿 스쿼트

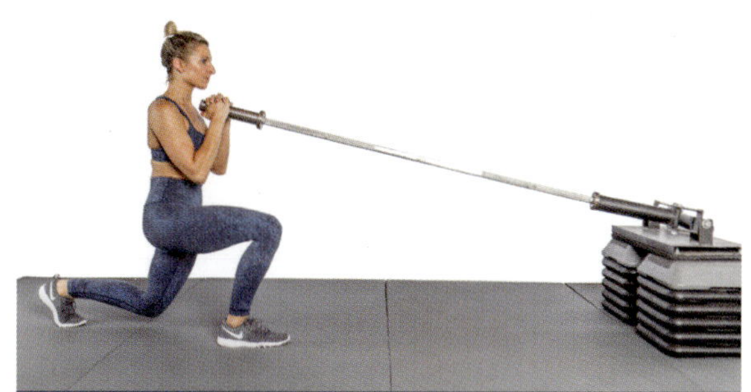

프런트 랙 스플릿 스쿼트

운동

3 스텝업 운동

스텝업은 내가 가장 좋아하는 스쿼트 패턴 운동 중 하나이다. 배우기 쉽고, 백 스쿼트 및 다른 기능적 움직임에 전이되며, 스플릿 스쿼트만큼 몸에 부담을 주지 않기 때문이다. 이 장점들을 더 잘 이해할 수 있도록 각 이점을 자세히 설명하겠다.

스텝업은 스플릿 스쿼트와 마찬가지로 백 스쿼트로의 전이 효과가 뛰어나다. 물론, 1회 최대 중량 백 스쿼트(1RM)를 늘리려고 한다면, 여전히 백 스쿼트에 집중해야 한다. 그러나 스쿼트가 잘 맞지 않거나 바벨 백 스쿼트 1RM에 신경 쓰지 않는다면, 스플릿 스쿼트와 스텝업만으로도 큰 힘 손실 없이 둔근 발달을 유지할 수 있다. 실제로, 스텝업은 스쿼트처럼 둔근을 길게 늘여주고, 주로 대둔근의 하부에 자극을 준다.

워킹 런지나 다른 싱글 레그 스쿼트 패턴과 달리, 스텝업은 둔근에 큰 통증을 주지 않는다. 왜 그런지는 여전히 미스터리이다. 가장 큰 근육 손상을 일으키는 것은 이센트릭 로딩(근육이 늘어나는 동안 저항을 받는 것)인데, 스텝업의 하강 단계에서는 긴장이 줄어들고 바닥에 떨어진다. 이론상, 각 반복에서 이센트릭 로딩이 줄어들어 근육 손상이 감소한다. 이것이 합리적으로 보이지만, 내가 스텝다운 베리에이션(하강 단계를 강조하는 동작)을 도입하면서 이 이론이 틀렸다는 것을 증명했다. 둔근을 긴장 상태에서 늘이지만 근육 통증이 증가하지 않는 이유는 여전히 설명되지 않았지만, 나는 단순히 이 점을 주요 이점으로 받아들였다. 즉, 둔근을 과도하게 손상시키지 않으면서도 더 많은 볼륨을 수행할 수 있고, 여전히 하둔근 발달의 혜택을 얻을 수 있다.

스텝업은 또한 기능적 움직임 패턴을 구축해야 하는 초보자에게도 훌륭한 운동이다. 계단 오르기, 하이킹, 또는 높은 표면에 발을 올리는 등의 일상적인 활동에 필요한 기능적 과제들을 수행하는 데 도움이 된다. 스텝업은 이 움직임 패턴을 구축할 뿐만 아니라 고관절 굴곡의 가동성, 협응력, 및 하체 근력을 향상시킨다.

초보자든 숙련된 리프터든, 스텝업은 일주일에 한두 번 프로그램에 추가하기 좋은 운동이다. 나는 일반적으로 스텝업을 중간 액세서리 운동으로 배치하지만, 백 스쿼트가 잘 맞지 않는 경우, 스쿼트 날에 메인 리프트로 사용할 수도 있다.

많은 사람들이 간과하는 점은 스텝업이 점진적으로 과부하를 증가시키기 쉬운 운동이라는 것이다. 이는 스텝의 높이를 올리거나 덤벨을 추가하는 것으로 가능하다. 예를 들어 초보자 클라이언트를 작은 스텝에서 시작하게 하고, 2주 동안 또는 좋은 폼으로 2세트 10회를 수행할 수 있을 때까지 그 자리에 유지한다. 그들이 힘과 협응력이 증가하면, 점차적으로 스텝의 높이를 올린다. 몇 달에 걸쳐 낮은 스텝에서 높은 스텝으로 전환하는 것은 진전의 명확한 지표이다. (이것은 또한 스쿼트 깊이를 개선하는 훌륭한 방법이다.)

스텝업은 적절한 베리에이션과 높이를 사용하면 누구에게나 도전적인 운동이다. 나는 높은 플라이오메트릭 박스를 사용해 체중만으로 2세트 12회를 수행하면 매우 힘들게 느껴진다. 가장 좋은 점은 집에서 상자, 벤치, 또는 어떤 형태의 높은 표면을 쌓아서 사용하면 좋은 하체 운동을 할 수 있다는 것이다. 헬스장에 갈 필요가 없다는 것이 큰 장점이다.

가이드라인과 큐

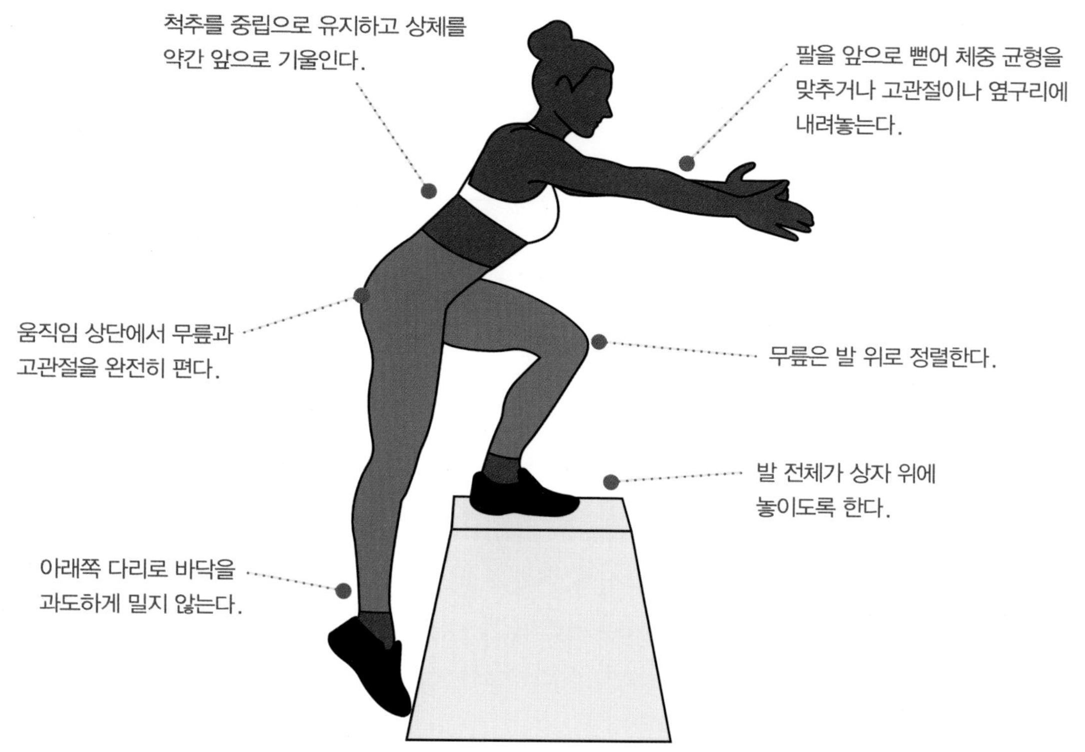

스텝업은 스쿼트와 스플릿 스쿼트와 비슷한 가이드라인을 공유한다. 즉, 중립 척추를 유지하고, 무릎이 과도하게 안쪽으로 들어가지 않도록 하며, 뒤꿈치 또는 발 중간을 통해 힘을 주고, 상체와 엉덩이를 한 번에 올리는 것이 중요하다. 하지만 스텝업을 더욱 효과적으로 만들기 위한 특정 기술적인 요소들이 있으며, 이것은 다음 페이지에서 다룬다.

박스 높이를 스쿼트 깊이에 맞추기

박스 높이를 결정하는 가장 쉬운 방법은 프리 스쿼트를 해보고 올바른 자세로 얼마나 깊이 내려갈 수 있는지 확인하는 것이다. 만약 1/4 깊이 정도만 스쿼트를 할 수 있다면, 종아리 중간 정도 높이의 낮은 박스에서 시작해야 한다. 평행 깊이로 스쿼트하는 것이 가장 편하다면, 무릎 바로 아래 높이의 박스가 적합하다. 전 범위 스쿼트를 할 수 있다면, 높은 박스로 스텝업을 수행하는 것이 이상적이다. 발을 올려서 균형과 골반 위치를 평가하고, 만약 뒤로 넘어지거나 벗 윙크(골반 후방경사)가 발생하거나, 다리를 옆으로 돌려서 박스에 발을 올려야 한다면, 높이가 너무 높은 것이다.

스텝업을 통해 더 큰 둔근을 만들려면, 가동범위를 중량보다 우선시할 것을 권장한다. 좋은 자세로 운동할 수 있는 가동성과 협응력이 있다면, 중량 덤벨로 낮은 박스에서 스텝업을 하기보다는, 체중만으로 높은 박스에서 전 범위 가동을 표현하는 것이 더 낫다.

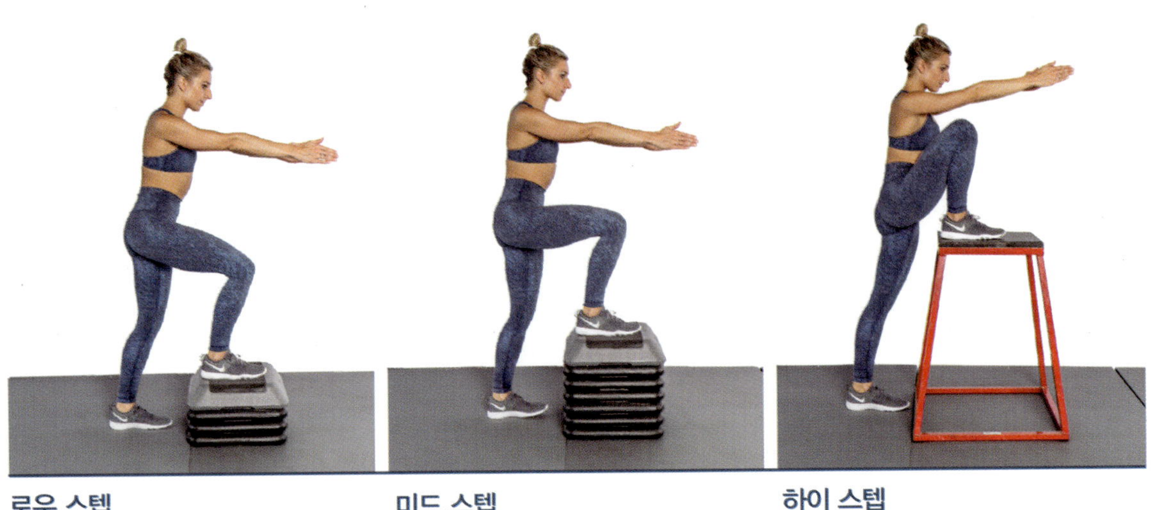

로우 스텝 미드 스텝 하이 스텝

스탠스 및 셋업: 앞발 무릎을 발 위에 정렬하기

스탠스 너비와 발 위치는 사람마다 다르지만, 엉덩이 바로 아래 발을 위치시키는 것이 좋은 시작점이다. 박스 위에 발을 올릴 때, 발은 여전히 엉덩이 너비 정도로 벌려 있으며, 무릎은 발 앞쪽과 정렬된다. 박스 높이와 체형에 따라 발을 중심선에 가깝게 배치할 수 있지만, 과도한 무릎 안쪽 이동과 좌우로 흔들림을 방지하기 위해 무릎은 약간 앞으로 가고 올려놓은 발과 정렬되어야 한다.

대부분의 사람들은 스텝업을 할 때 발을 곧게 유지하는 것을 선호하지만, 소수는 발을 약간 안쪽 또는 바깥쪽으로 돌리는 것을 선호한다.

스텝업 메커니즘: 발 전체를 박스 또는 높인 표면에 올리기

스쿼트, 데드리프트, 힙 쓰러스트 동작과 마찬가지로, 엉덩이를 신전할 때 뒤꿈치를 통해 밀어야 한다. 따라서 발 전체를 박스 위에 위치시키는 것이 중요하다. 많은 사람들이 발의 절반만 높은 표면에 올려, 발 앞꿈치로 밀게 된다. 이는 무릎과 대퇴사두근에 긴장을 주고, 엉덩이와 둔근에서 긴장이 사라진다. 이 운동에서 최대의 효과를 얻으려면 뒤꿈치 또는 발 중간을 통해 힘을 주어야 하며, 이는 발 전체를 박스에 올려야만 가능하다.

고관절 메커니즘: 고관절을 수평으로 유지하기

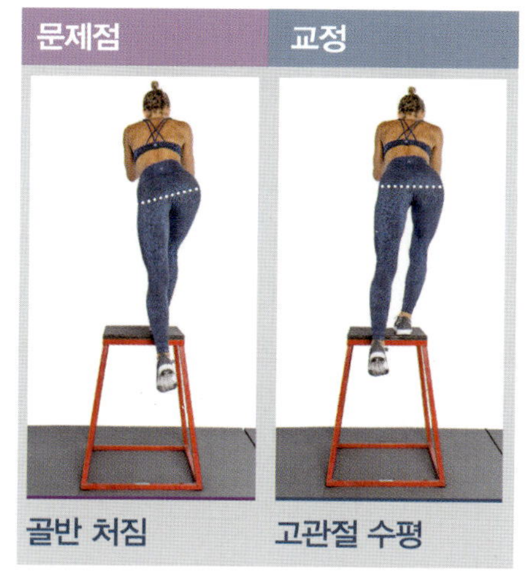

스쿼트와 마찬가지로, 고관절과 상체를 동시에 올리는 것이 중요하다. 엉덩이를 먼저 올리면, 대퇴사두근에서 긴장이 사라지고 햄스트링으로 부하가 옮겨진다. 스텝업에서는 다리의 힘을 사용하여 몸을 들어 올리는 것이 목표이다. 하지만 중요한 것은 고관절을 수평으로 유지하는 것이다. 예를 들어 엉덩이 아래 발을 위치시킨 상태에서 박스에 발을 올리면, 같은 너비의 스탠스를 유지하고 무릎이 발과 정렬되어야 한다. 그리고 상체를 약간 앞으로 기울이며 스텝업을 할 때, 고관절과 상체를 동시에 올리면서 고관절을 수평으로 유지해야 한다. 여기서 수평이라는 것은 고관절이 같은 수평면에 있고 한쪽으로 기울어지거나 처지지 않는다는 것을 의미한다. 경우에 따라 약간의 회전이 필요할 수 있지만, 회전 운동을 최소화하고 고관절을 수평으로 유지하며 스텝업을 수행하는 것이 핵심이다.

척추 메커니즘: 상체를 약간 앞으로 기울이기

스텝업을 수행할 때 상체를 약간 앞으로 기울여야 한다. 이는 균형을 유지하는 데 중요할 뿐만 아니라 고관절과 둔근에 긴장을 준다. 사진에서 보듯이, 박스가 높을수록 상체를 더 많이 기울여야 한다. 또한 상체를 기울일 때 등을 가능한 한 평평하게(또는 중립 구역에) 유지하는 것이 중요하다. 다시 말해, 등을 둥글게 하지 말고 고관절에서 힌지를 만들며 상체를 기울일 때 등을 평평하게 유지하도록 노력해라.

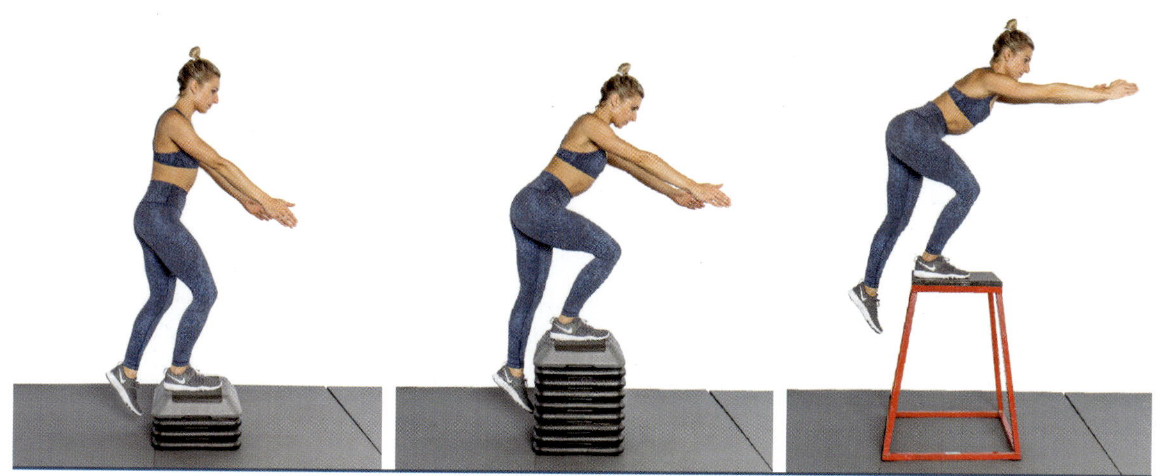

로우 스텝: 약간 기울임 미드 스텝: 기울임 하이 스텝: 앞으로 기울임

뒷다리 메커니즘: 뒷다리를 사용하여 안정성과 제어력을 유지하기

스텝업의 첫 번째 단계는 가장 어려운 부분으로, 대부분의 다리 힘을 사용하여 몸을 들어 올려야 하기 때문이다. 이 점에서 스텝업은 싱글 레그 스쿼트라고 할 수 있다. 하지만 진정한 싱글 레그 스쿼트와 달리, 뒷다리는 안정성을 제공하고 약간의 추진력을 제공한다. 스텝업을 올바르게 수행하고

운동의 최대 효과를 얻기 위해서는 올려놓은 다리에 체중을 완전히 싣고, 뒤꿈치로 밀어 일어서야 한다. 이제 뒷다리로 약간 밀어서 체중을 올려놓은 다리 위에 싣고, 리듬감 있는 템포로 반복해야 한다. 특히 박스가 매우 높을 때는 그렇다. 하지만 바닥에서 너무 많이 밀어내어 과도한 관성을 만들지 않도록 주의해라.

뒷다리는 또한 하강 단계에서 중요한 역할을 한다. 천천히 하강을 제어하는 것이 이 운동의 핵심이다. 다시 말해, 그냥 땅으로 떨어지지 않고 천천히 이센트릭 긴장 시간을 늘리며 내려가야 한다. 처음 1/3 정도의 동작은 쉽게 제어할 수 있지만, 무게를 더 이상 지탱할 수 없게 되는 '브레이킹 포인트'가 있다. 이때 목표는 가능한 한 하강을 제어하는 것이다. 만약 플라이오메트릭 박스를 사용한다면, 밑에 있는 발을 박스 측면에 슬라이드시켜 균형을 유지하고 하강을 제어할 수 있다. 그렇지 않다면 균형을 유지하기 위해 약간 뒤로 물러서서 발을 디딜 필요가 있다.

풀 힙 익스텐션 및 니 익스텐션 옵션

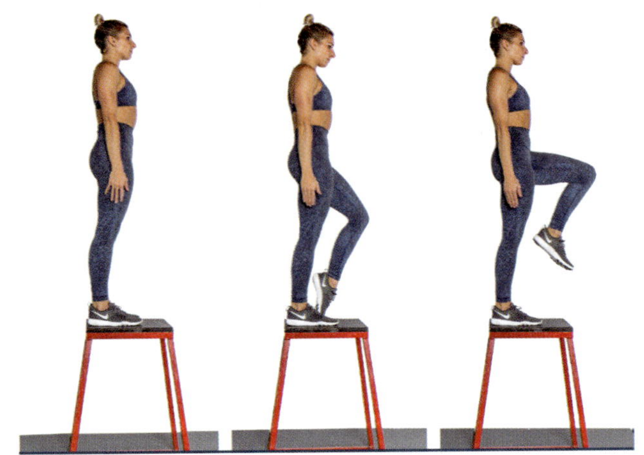

완전한 무릎 및 고관절 신전: 상체를 올리기 전에 고관절을 완전히 신전하기

스텝업을 수행하면서 일어설 때는 항상 고관절을 완전히 신전한 후에 내려가야 한다. 이를 위해 무릎과 고관절을 완전히 펴고 나서야 다음 단계로 넘어갈 수 있다. 예를 들어 왼쪽 다리로 스텝업을 할 때는 왼쪽 무릎을 펴고 고관절을 완전히 신전한 후, 오른발을 가볍게 박스 위에 두어라. 또한 오른쪽 무릎을 들어 올려 고관절 신전을 촉진할 수도 있다(이 부분은 아래의 실수와 교정 섹션에서 더 다룬다).

한쪽 다리를 완전히 수행한 후 다리 바꾸기: 매번 번갈아 수행하지 않기

예를 들어 2세트 12회를 수행한다고 가정해보자. 한 세트를 완료하기 위해서는 왼쪽 발로 12회를 수행한 후, 오른쪽 발로 12회를 수행한다. 즉, 한쪽을 선택하고(왼쪽 또는 오른쪽), 박스에 발을 위치시키고 그 자리를 12회 동안 유지해야 한다. 그런 다음, 반대쪽 다리로 12회를 수행한다. 리버스 런지를 수행할 때는 반복마다 다리를 바꾸는 것이 괜찮다. 반복 횟수를 세기 더 쉽고, 전환이 자연스러우며, 세트 중에 양다리를 동일하게 사용할 수 있다. 그러나 스텝업에서는 그렇지 않다. 한쪽 다리로 올라갔다가 반대쪽 다리로 내려가는 경우, 리듬과 균형이 깨질 뿐만 아니라, 일정한 긴장 시간을 잃게 된다. 따라서 한 번에 한쪽 다리로 스텝업을 수행하고, 필요한 경우 다리 사이에 휴식을 취해라.

문제점과 교정

스텝업은 스쿼트와 스플릿 스쿼트의 많은 가이드라인과 큐를 공유하는 만큼, 많은 실수도 동일하게 나타난다. 올바른 메커니즘을 이해한다면, 등을 둥글게 함, 발 앞부분으로 밀기, 벗 윙크, 무릎 외반 등의 실수는 쉽게 예방하고 교정할 수 있다. 따라서 이러한 실수를 다루기보다는, 스텝업에서 가장 흔한 두 가지 큰 오류에 집중하겠다.

실수: 지면에 있는 다리로 밀어 올리기

높은 박스나 플랫폼에 발을 올릴 때, 지면에 있는 다리로 과도하게 밀어 올리려는 경향이 강하다. 스텝업의 하단부에서는 둔근이 늘어나 있기 때문에, 둔근을 사용하려면 올려놓은 다리의 힘으로 밀어올려야 한다.

교정:

박스의 높이를 낮추는 것이 가장 쉽고 실용적인 방법이다. 만약 지면에서 밀어 올려야만 스텝업을 할 수 있다면, 박스가 너무 높거나 본인의 힘이 충분하지 않은 것이다. 이 경우, 박스 높이를 낮추는 것이 쉬운 해결책이다.

실수: 반대쪽 다리로 동작을 완료하거나 고관절을 신전하기

가장 흔한 실수 중 하나는 반대쪽 다리를 너무 일찍 바닥에 닿게 하여 중간에 동작을 멈추고 두 다리의 힘으로 서 있는 것이다. 스텝업은 싱글 레그 운동이므로, 한쪽 다리의 힘으로 동작을 완료하는 것이 중요하다. 이를 방지하기 위해 몇 가지 방법이 있다.

문제점

교정 1:

고관절을 신전한 후, 다른 발을 박스에 가볍게 닿게 해라. 균형을 잡기 위해 반대쪽 발을 박스에 닿게 해야 한다면, 그렇게 해라! 항상 반복 동작을 완료하기보다는 균형과 안전을 우선으로 생각하라.

교정 2:

고관절을 신전하면서 무릎을 약간 들어 올려라. 반대쪽 발을 닿게 하기보다는 무릎을 고관절 높이까지 들어 올려라. 이는 스텝업 시 쿼터 스쿼트로 몸을 지탱하는 것을 방지하는 데 도움이 된다.

교정 3:

사이드 스텝업 베리에이션을 수행해라. 박스 옆으로 다리가 걸리면 반대쪽 발을 올려놓을 곳이 없기 때문에, 쿼터 스쿼트로 몸을 지탱하는 것이 불가능하다.

스텝업 베리에이션

스텝업은 박스의 높이, 스텝 방향(앞으로 또는 옆으로), 덤벨, 케틀벨, 바벨 등으로 동작을 변형할 수 있다. 베리에이션을 선택할 때, 스텝이 평평하고 안정적인지 확인하는 것이 매우 중요하다. 불안정한 플랫폼은 부상을 유발할 수 있다. 에어로빅 스텝과 라이저, 단단한 패딩이 있는 벤치, 스쿼트 박스, 플라이오메트릭 박스 등이 좋은 스텝업 기구이며, 콘크리트 공원 벤치, 벽돌 난로, 평평한 바위와 같은 안정적인 플랫폼도 좋은 대체품이다.

맨몸 스텝업

맨몸 스텝업은 초보자와 고급 운동선수 모두에게 훌륭한 운동이다. 새로운 둔근 훈련자라면, 작은 또는 중간 높이의 스텝(정강이 중간에서 무릎 높이까지)에서 시작하고, 2세트 10회를 좋은 자세로 수행할 수 있을 때까지 연습한 후 높은 박스로 진행해라. 일반적으로 2~3세트 8~12회가 대부분의 사람들에게 충분히 도전적이다. 고급 운동선수라도, 높은 박스에서 맨몸으로 2~3세트 12회를 수행하면 강력한 하체 운동이 된다. 맨몸 스텝업의 가장 큰 장점은 어디서든 쉽게 할 수 있다는 것이다. 안정적인 플랫폼만 있으면 된다.

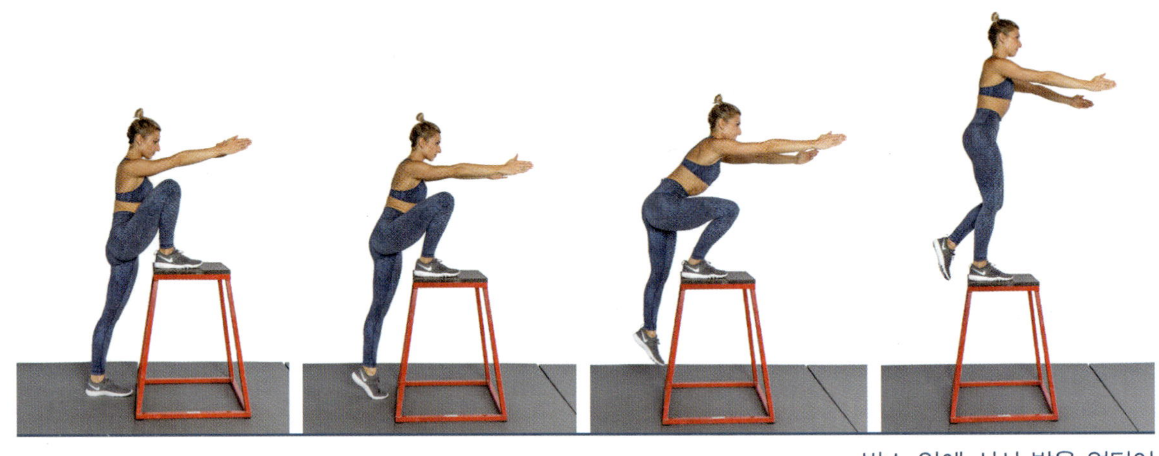

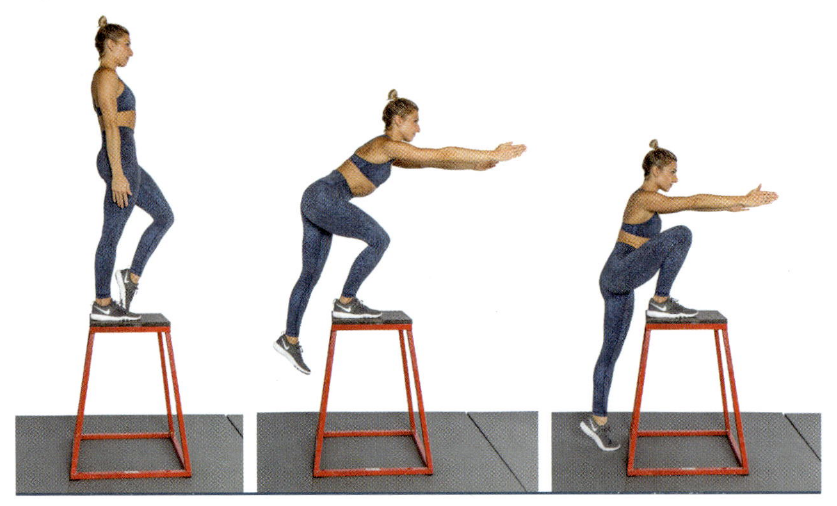

박스 앞에 서서 발을 엉덩이 너비로 위치시킨다. 같은 너비를 유지하며 박스 위로 발을 내딛고, 발 전체를 박스에 위치시켜라. 발을 곧게 놓거나 약간 안쪽 또는 바깥쪽으로 돌리는 것이 더 편하다면 그렇게 하라. 박스 위에 발을 올린 후, 중립 척추 상태로 상체를 약간 앞으로 기울이고, 몸의 중심을 발 위로 옮겨 균형을 맞춰라. 무릎은 약간 앞으로 나와 발끝과 정렬되도록 한다. 고관절과 상체는 수평으로 유지하라. 스텝업을 실행할 때, 뒤꿈치나 발 중간을 통해 밀면서 고관절과 상체를 동시에 들어 올리며, 균형을 유지하기 위해 팔을 앞으로 내밀 수 있다.

반대쪽 다리는 균형과 안정성을 위해 존재하며, 스텝업 초기 동작에서 지면을 과도하게 밀어내지 않도록 주의하라. 완전히 일어설 때는 고관절을 완전히 신전한 후 내려오라. 내려올 때는 상체를 앞으로 기울이고, 엉덩이를 뒤로 빼면서 반대쪽 다리를 천천히 땅에 내려라. 이때 앞발의 무릎은 발과 정렬을 유지하고, 뒤 다리는 약간 뒤로 물러서서 내려라. 내려가는 동안 가능한 한 천천히 제어하라.

사이드 스텝업

맨몸 스텝업의 변형으로, 옆으로 발을 내딛으며 스텝업을 수행할 수 있다. 앞에 스텝을 배치하는 대신, 스텝을 발을 내딛는 다리의 같은 쪽에 배치하는 방식이다. 두 가지 변형 모두 둔근에 동일한 영향을 미치기 때문에, 선택은 개인적인 선호에 달려 있다.

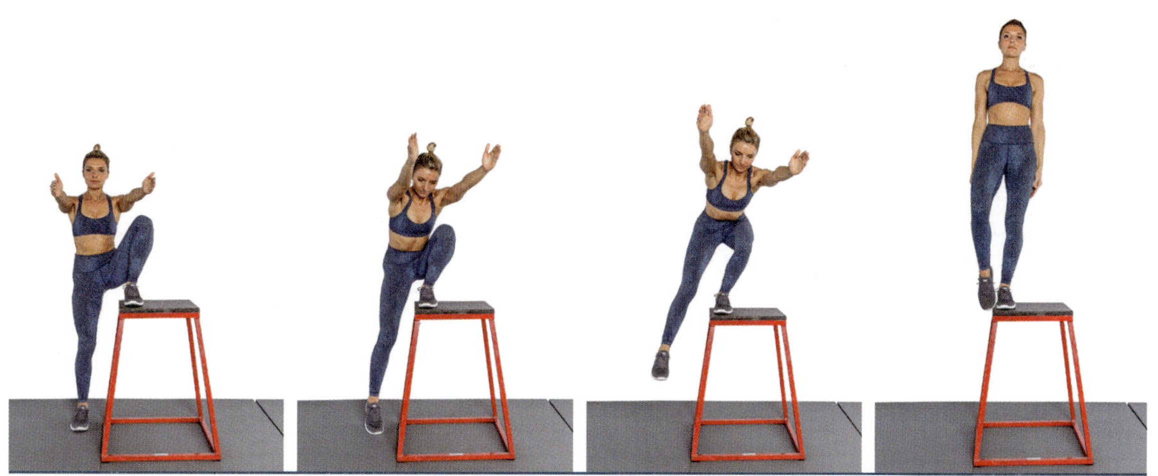

사이드 스텝업은 다른 스텝업과 동일한 기술과 수행 방법을 따른다. 유일한 차이점은 박스의 옆에 서서, 앞으로 기울일 때 대각선 방향으로 몸을 기울인다는 점이다.

덤벨 스텝업

일반적으로, 스텝이 높을수록 덤벨을 들고 운동하는 것이 더 어색해지는데, 이는 팔을 사용하여 균형을 잡을 수 없기 때문이다. 나는 가동범위를 중요시하기 때문에, 무게가 가벼운 상태에서 높은 스텝업을 하거나, 무거운 무게를 들고 중간 혹은 낮은 스텝업을 하느니, 가벼운 무게로 높은 스텝업을 선택하는 편이다. 그러나 가동범위가 충분하지 않거나 대퇴사두근을 더 목표로 하고 싶다면, 두 개의 무거운 덤벨을 양옆에 들거나 고블릿 자세로 하나의 덤벨을 가슴 앞에 들고 중간 혹은 낮은 스텝업(평행 스쿼트 높이에 해당하는)을 수행하는 것도 좋은 운동이다.

덤벨 캐리 스텝업

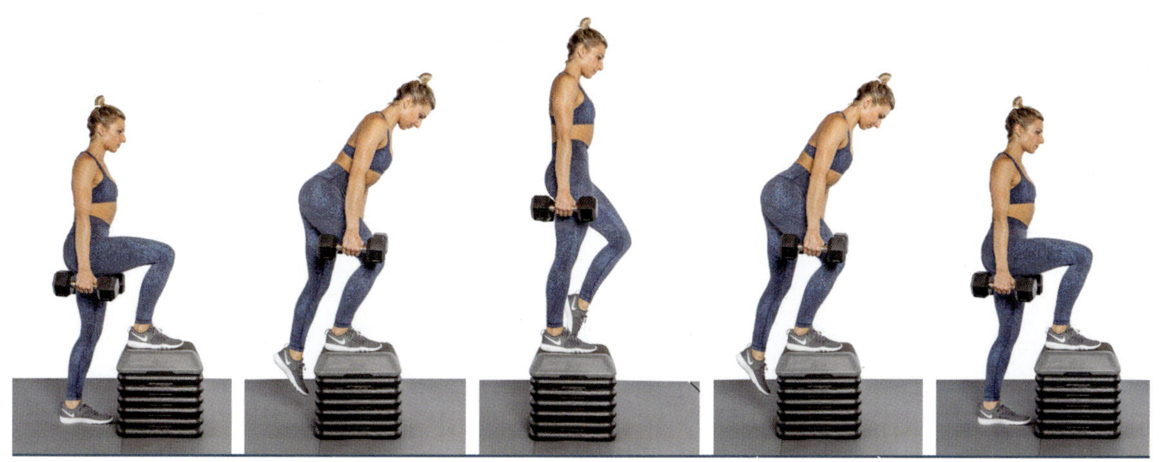

고블릿 스텝업

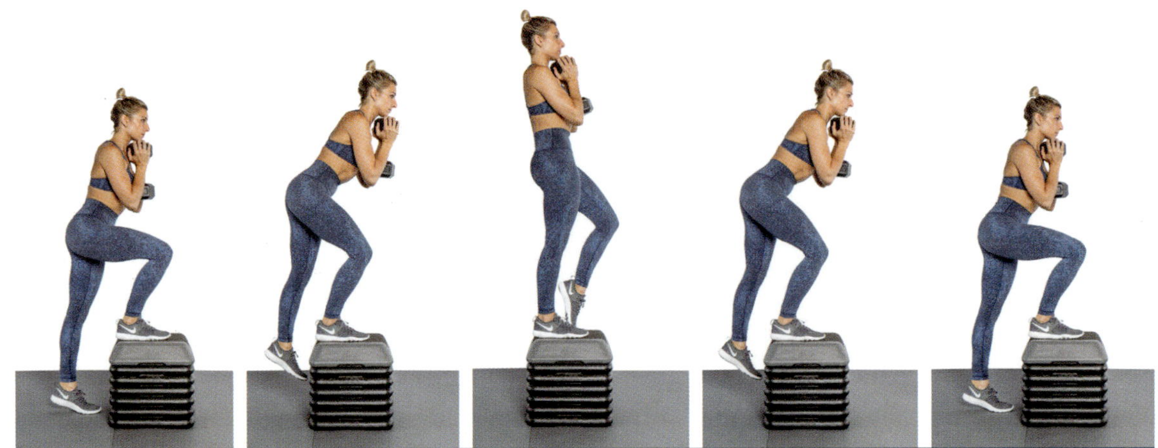

덤벨을 양옆에 들고 수행하는 덤벨 캐리 변형과 고블릿 자세 변형은 맨몸 스텝업과 거의 동일하다. 유일한 차이점은 덤벨 두 개를 양옆에 들거나, 하나의 덤벨을 고블릿 자세로 가슴 앞에 든다는 것이다. 이때, 상체가 굽어지지 않도록, 엉덩이에서 힌지하면서 상체를 앞으로 기울이고, 덤벨이나 케틀벨의 무게가 상체를 굽히게 만들지 않도록 주의하라.

케틀벨 혹은 덤벨(대측성 로딩) 스텝업

높은 스텝업을 수행할 때는 팔을 앞으로 뻗어 몸의 중심을 발 쪽으로 옮기고 균형을 유지해야 한다. 그러나 반대쪽 팔로 균형을 잡기 위해 케틀벨이나 덤벨을 전방 랙 포지션에 놓고, 반대쪽 팔을 뻗어 균형을 잡으며 수행할 수 있다. 중요한 것은 발을 올리는 다리와 반대쪽 팔에 케틀벨이나 덤벨을 들고 있어야 한다는 것이다. 즉, 오른쪽 다리로 스텝업을 한다면, 왼쪽 어깨에 케틀벨이나 덤벨을 랙 포지션으로 잡고 수행하는 방식이다. 동일한 쪽에 무게를 들고 수행하는 것은 적합하지 않는다. 반대쪽 팔이 균형을 잡는 데 필요하기 때문이다.

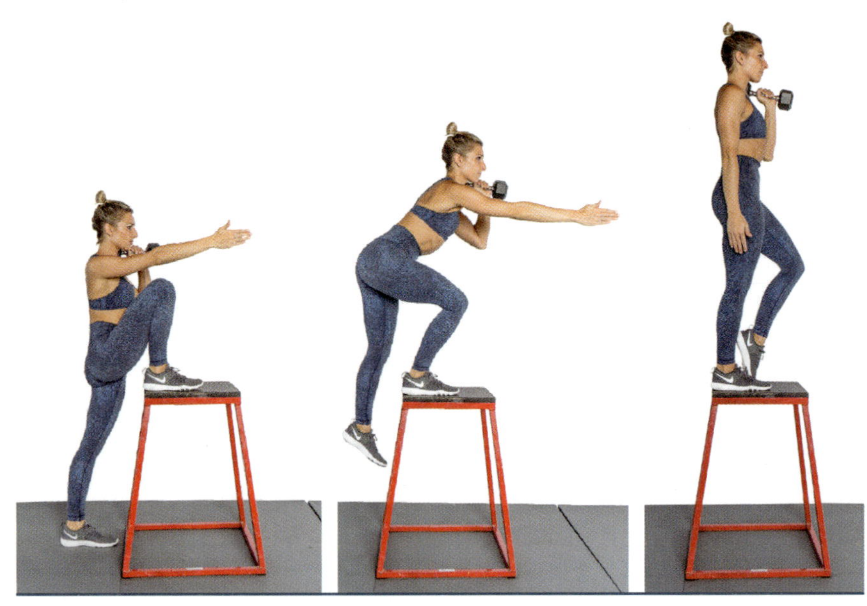

저처 스텝업

저처 스텝업은 바벨 스텝업 변형 중 최고의 선택이다. 이는 바벨을 팔의 구부린 부분에 위치시키기 때문에, 균형을 잃었을 때 바벨을 앞쪽으로 쉽게 내칠 수 있다. 덤벨 변형과 달리, 그립으로 제한되지 않기 때문에 더 많은 무게를 들 수 있어, 독특한 방식으로 대퇴사두근을 타깃팅하는 사람들에게 적합한 운동이다.

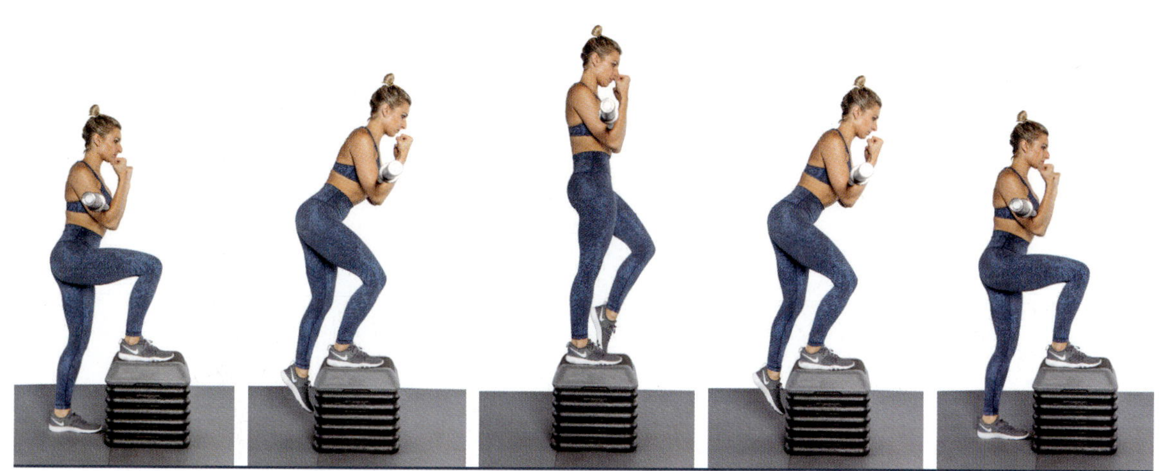

바벨을 셋업하려면, 팔 구부린 부분을 바벨에 걸어 랙에서 꺼내고, 박스나 플랫폼으로 이동하라. 무게가 올바르게 위치되면, 이전에 설명한 대로 스텝업을 수행하라. 상체를 굽히지 않고 등을 평평하게 유지하며 안정된 박스나 플랫폼 위에 발을 올려놓는 것을 잊지 마라.

링/휴먼 어시스트 스텝업(하강 구간 강조)

나는 약 12년 전부터 클라이언트들이 균형을 잡을 수 있도록 도움을 주는 스텝업을 실험적으로 도입했다. 처음에는 초보자, 노인, 그리고 비만 클라이언트들과 함께 했지만, 나중에는 고급 운동선수들에게도 적용하여 더 빠른 속도로 깊게 반복할 수 있도록 도왔다. 예를 들어 선수들은 20초 안에 20회 반복을 할 수 있었고, 일반적인 맨몸 스텝업보다 둔근에 더 많은 자극을 느꼈다. 이는 하강 시 둔근에 긴장을 유지하면서 바닥 위치에서 반전 동작을 할 수 있었기 때문이다. 클라이언트들은 "이 변형을 좋아해요. 둔근에 자극이 오고 운동선수 시절처럼 몸이 활기차게 느껴져요."라고 말하곤 했다.

아직도 도움을 받는 스텝업을 수행하고 있지만, 몇 가지 변화를 주었다. 첫 번째는 링 어시스트 변형이다. 1대 1 코칭 시 클라이언트의 손을 잡고 수행하는 것은 좋지만, 글루트 스쿼드Glute Squad와 같은 큰 클래스에서는 불가능하다. 링은 사람들이 혼자서 도움을 받는 스텝업을 수행할 수 있도록 해준다. 하지만 이 변형을 설정하는 데에는 어려움이 있다. 링은 바닥 위치에서 약 45도 각도 또는 더 수평에 가까운 각도로 위치해야 한다. 직선으로 서 있는 링은 적합하지 않으며, 대각선과 수평 사이의 위치에서 적절하게 설치해야 한다. 보통 풀업 바에 링을 부착하는 방법이 대부분 사람들에게 잘 작동한다. 모든 스텝업 변형과 마찬가지로, 플랫폼은 매우 안정적이어야 한다.

두 번째 수정 사항은 하강 부분을 강조하고, 하강 중과 바닥 위치에서 둔근에 긴장을 유지하는 것이다. 이로 인해 이완성 긴장 시간이 증가하며, 이는 근육 성장에 좋은 메커니즘이다.

휴먼 어시스트 스텝업이든 링 어시스트 스텝업이든, 목표는 바닥 위치에서 긴장을 유지하며, 통제력을 잃고 바닥에 떨어지지 않도록 지원을 사용하는 것이다. 흥미롭게도, 이 변형들은 런지와 달리 둔근에 그렇게 많은 근육통을 유발하지 않으며, 나는 왜 그런지는 잘 모르겠지만 둔근을 늘이면서 긴장을 유지하는 제일 좋아하는 방식 중 하나이다.

휴먼 어시스트 스텝업

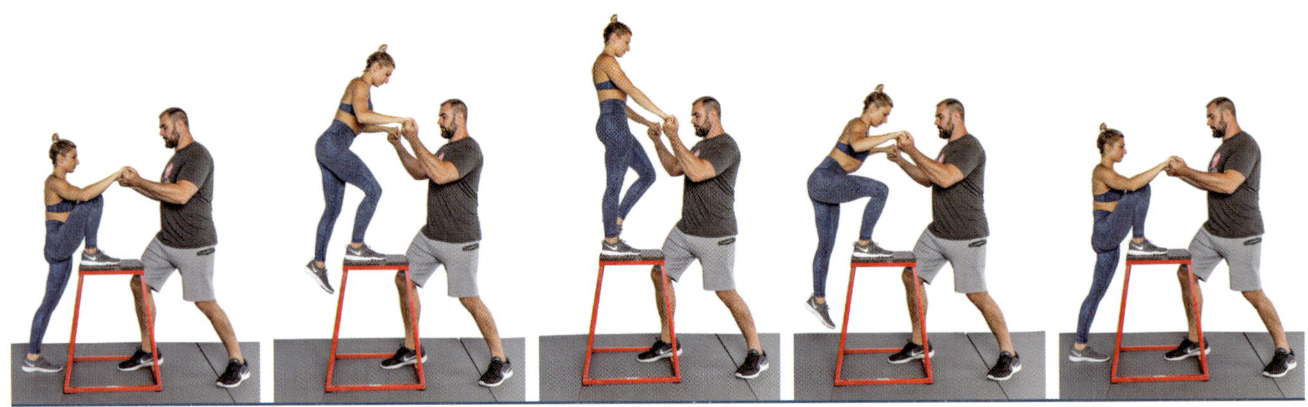

링 어시스트 스텝업

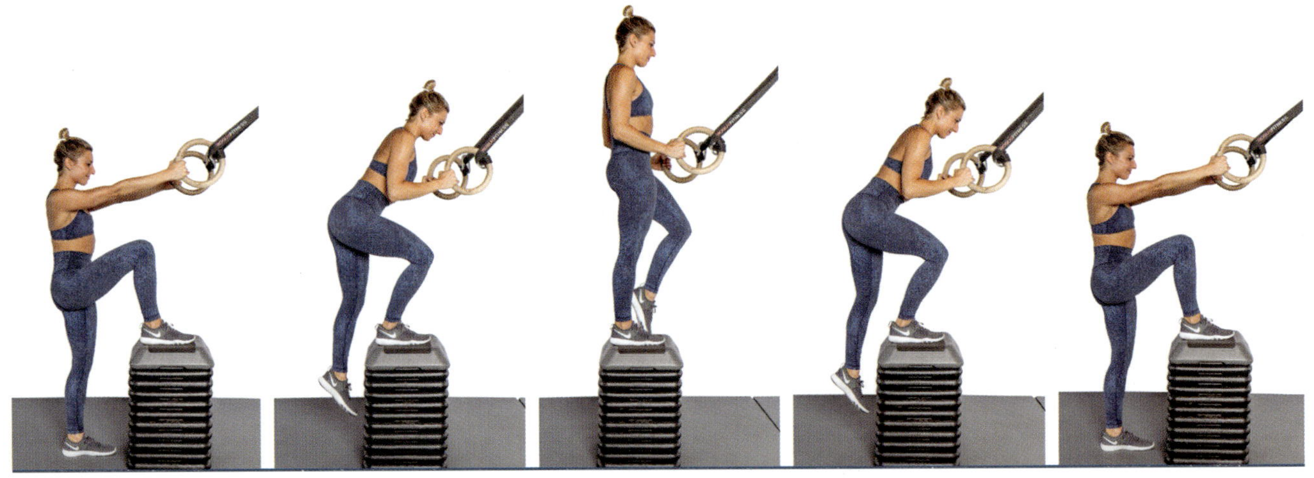

휴먼 어시스트 스텝업을 수행할 때는, 트레이닝 파트너가 박스 앞에 서서 손을 잡도록 하라. 링 어시스트 변형을 수행할 때는, 팔을 대각선으로 뻗은 상태에서 링을 약 45도 각도로 위치시켜라. 실행 방법은 맨몸 스텝업과 동일하다. 발 전체를 박스에 올리고, 앞 무릎을 앞발 위에 정렬하며, 상체를 앞으로 기울이고 고관절에서 힌지를 주면서 등을 곧게 편 상태로 엉덩이와 무릎을 동시에 펴며 일어선다. 트레이닝 파트너의 손이나 링을 과도하게 당겨 상승 동작을 보조하지 않도록 주의하라. 대신 하강 후반부 동작에서 밸런스를 유지하고 둔근에 가능한 한 많은 긴장을 유지할 수 있을 정도로만 손이나 링을 당겨라. 하강할 때는 손이나 링을 약간 당겨 균형과 긴장을 유지하며, 둔근이 늘어나는 느낌을 받을 수 있어야 한다. 하강이 끝나는 지점에 도달하면 반대로 동작을 전환하라.

운동 4

싱글 레그 스쿼트

스쿼트 움직임 패턴에는 다양한 옵션이 있으며, 모든 옵션이 둔근을 비슷하게 자극한다. 어떤 운동 변형을 선택할지는 개인의 목표와 운동 선호도에 따라 달라진다.

파워리프팅에 관심이 있거나, 힘을 기르는 것이 목표라면 백 스쿼트에 우선순위를 두는 것이 가장 합리적이다. 반면, 기능적 퍼포먼스에 중점을 둔다면 스플릿 스쿼트, 스텝업, 그리고 싱글 레그 변형 운동을 선호하며, 몸에 부담을 덜 주는 고반복 세트를 유지하는 것이 좋다. 더 강력하고 성능 좋은 둔근과 대퇴사두근을 만드는 것이 목표라면, 자신이 가장 즐기면서 성과를 낼 수 있는 운동을 선택하면 된다. 이 책에 다양한 운동 변형을 포함한 이유도 바로 이러한 선택의 폭을 넓히기 위함이다.

운동의 다양성도 중요하지만, 누구나 좋아하는 운동이 있는가 하면 싫어하는 운동도 있을 것이다. 예를 들어 나는 싱글 레그 스쿼트를 싫어하는데, 잘 못하기 때문이다. 20년이 걸려 처음으로 싱글 레그 스쿼트(피스톨)를 성공했는데, 그 이유는 약해서가 아니라 연습을 하지 않았기 때문이다. 나는 키도 크고 덩치가 있는 편이라 피스톨 스쿼트는 내 체형에 잘 맞지 않았다. 나에게는 불편한 운동이다. 나는 힘을 테스트할 때 스쿼트를 훨씬 더 선호한다.

그러나 이는 내 개인적인 선호도에 불과하다. 나는 피스톨 스쿼트를 백 스쿼트보다 선호하는 사람들을 많이 훈련시키며, 그들 역시 몸무게의 두 배를 백 스쿼트할 수 있는 사람들만큼 강력하고 기능적인 상태를 유지하고 있다. 만약 스쿼트 패턴에서 더 강해지고 둔근과 대퇴사두근을 키우고 싶은데, 백 스쿼트가 허리, 고관절, 무릎에 부담이 된다면, 흔히 목표로 하는 두 배 몸무게 백 스쿼트 대신 피스톨 스쿼트에 집중하는 것이 훨씬 나은 선택일 것이다. 요약하자면, 여러 반복의 싱글 레그 스쿼트나 가중된 피스톨 스쿼트를 수행하는 것은 다리 힘을 테스트하는 진정한 도전이자, 몸무게의 두 배를 백 스쿼트하는 것만큼 인상적인 운동이다.

싱글 레그 스쿼트가 훌륭한 운동인 이유는, 이 운동이 둔근을 전체 가동범위에서 긴장 상태로 늘여주고, 스쿼트 움직임 패턴에서 이동성 및 힘을 향상시키는 최고의 방법 중 하나라는 점이다. 또한 싱글 레그 스쿼트(피스톨 및 스케이터 스쿼트 변형)는 다리의 스트렝스와 크기 차이를 해결하는 데에도 매우 효과적이다. 스포츠로 인해 불균형이 생겼거나, 다리 부상에서 회복 중이라면, 더 약한 다리로 싱글 레그 스쿼트나 스텝업을 수행하는 것이 불균형을 교정하는 효과적인 전략이 된다.

비록 내가 싱글 레그 스쿼트를 좋아하지 않기도 하고 누구나 이 운동을 할 수 있는 것은 아니지만, 운동 라이브러리에 포함해야 하는 중요한 운동이다. 피스톨 스쿼트를 할 수 없다는 사실이 나에게 동기를 부여했고, 목표를 달성하도록 만들어주었다. 여전히 내 운동에서는 백 스쿼트를 우선순위에 두고 있지만, 피스톨 스쿼트를 주기적으로 보조 운동으로 포함하며, 그로 인해 스쿼트 동작이 더 좋아졌고, 다리의 스트렝스와 가동성, 협응력이 크게 향상되었다.

가이드라인과 큐

팔을 앞으로 뻗어 체중의 균형을 맞추거나
고관절이나 머리에 손을 얹어 움직임을
더 어렵게 만든다.

*피스톨 스쿼트는 더 똑바로 서고,
스케이터 스쿼트는 상체를 앞으로
숙여야 한다.
뒤꿈치로 밀기

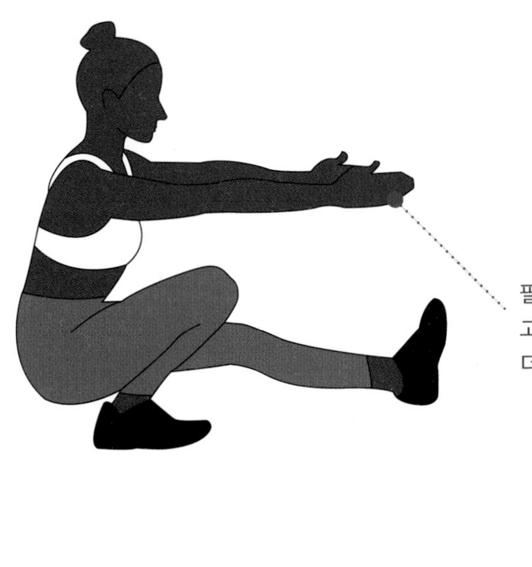

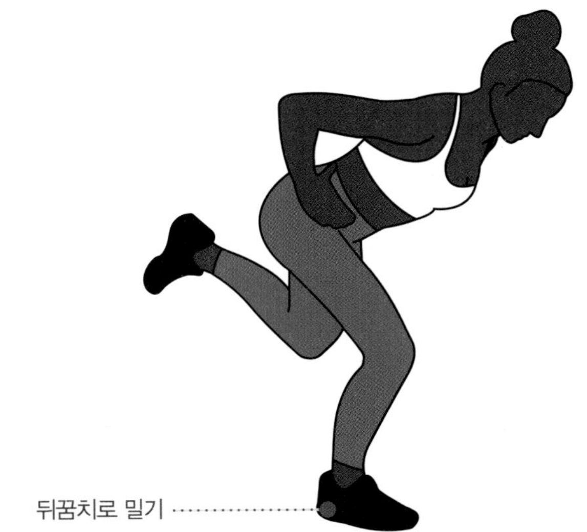

싱글 레그 스쿼트는 스플릿 스쿼트와 스텝업과 많은 기술적 가이드라인을 공유한다. 즉, 발뒤꿈치나 발 중간을 통해 힘을 주고, 무릎을 발 위에 정렬시키며, 엉덩이를 평행하게 유지하고, 엉덩이와 상체를 하나의 유체 동작으로 움직이는 것이다. 하강할 때 상체를 앞으로 기울이고, 일어날 때 처음 절반 동안 상체 각도를 일정하게 유지해야 한다. 그러나 피스톨 스쿼트의 최하단 위치에서는 척추 메커니즘에 있어 약간의 여유가 있다. 가능한 한 많은 가동범위에서 중립 지대를 유지하는 것이 목표이지만, 누구나 깊게 스쿼트를 하면 골반의 후방 기울어짐(펠빅 포스테리어 틸트)이 발생하게 된다.

피스톨 스쿼트는 가장 낮게 앉는 스쿼트이므로, 어느 정도의 벗 윙크butt wink가 발생하게 된다. 이것이 꼭 나쁜 것은 아니며, 불편함을 유발하지 않는다면 문제가 되지 않는다. 사실, 대부분의 사람들은 이 동작에서 통증을 느끼지 않으며, 피스톨 스쿼트는 체중 부하가 없는 동작이기 때문에 벗 윙크를 수행해도 무리가 없다. 더 구체적으로 말하자면, 척추에 가해지는 압박력이 적고, 허리 근육의 사용 요구가 줄어든다. 높은 박스에서 체중만으로 수행하는 동작과 비슷하게 단순한 체중만으로도 충분히 도전적이다.

이 섹션의 후반부에서는 피스톨 스쿼트와 스케이터 스쿼트 동작을 위한 난이도 순으로 배열된 진행 과정을 다루고 있다. 이러한 베리에이션을 다루기 전에 몇 가지 중요한 기술 가이드를 살펴보겠다.

스탠스와 세팅: 바닥에서의 스탠스를 실험해보라

싱글 레그 스쿼트는 크게 두 가지 유형으로 나눌 수 있다.

- 피스톨 스쿼트는 반대쪽 다리를 몸 앞쪽으로 뻗어 수행한다.
- 스케이터 스쿼트는 반대쪽 다리를 몸 뒤쪽으로 뻗어 수행한다.

올바른 스탠스를 설정하는 것은 좋은 폼으로 싱글 레그 스쿼트를 수행하는 첫 번째 단계다. 각 동작의 하단 위치에 들어가 보며 발 위치를 실험해보는 것이 가장 좋은 방법이다. 이 드릴에서는 반대쪽 다리를 바닥에 놓고 다양한 발 위치를 실험해보라.

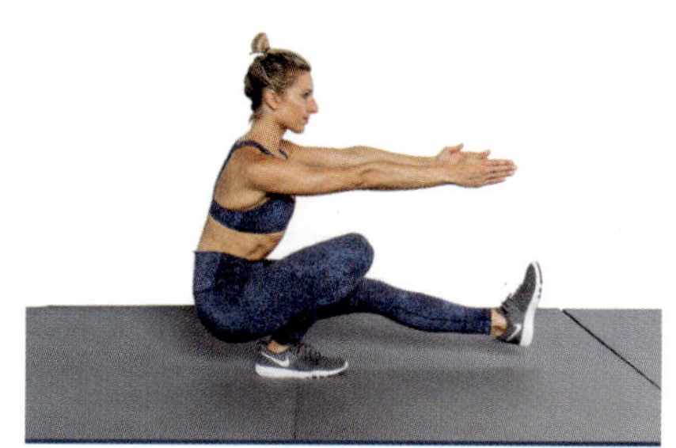
피스톨

어떤 사람들은 발을 고관절 바로 아래에 위치시키는 것을 선호하고, 어떤 사람들은 중심선에 따라 발을 위치시키며, 다른 사람들은 그 중간 어딘가에 위치시키는 것을 선호한다. 최적의 발 위치를 찾기 위해서는 하단 위치에 들어가 보고 그 느낌을 확인해보는 것이 좋다. 발을 똑바로 놓거나 약간 바깥쪽으로 돌려가며 실험해보라. 다른 스쿼트 베리에이션과 마찬가지로 목표는 체중을 뒤꿈치나 중족부 위에 중심을 잡고, 무릎과 발이 정렬되도록 하는 것이다. 균형을 잃지 않고 안정감을 느끼는 발 위치를 선택해라.

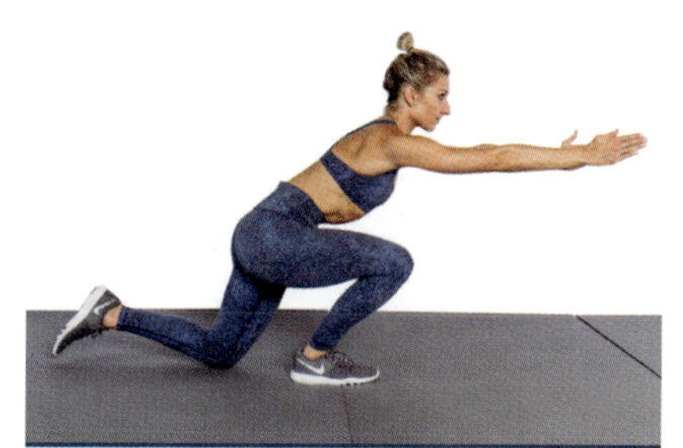
스케이터

편안한 발 위치를 찾았다면, 다음 단계는 지면에 닿은 발에 체중을 분산시키는 것이다. 피스톨 스쿼트를 수행하는 경우 반대쪽 다리를 앞쪽으로 뻗거나 천천히 낮추며 자세를 유지해라. 만약 반대쪽 다리가 전면 피스톨 스쿼트 하단까지 내려가는 것을 방해하거나 불편하다면, 박스 위에 서서 반대쪽 다리를 박스 옆으로 매달아 보는 방법도 있다. 이 방법은 다리를 들어 올리지 않고도 하단 자세를 취할 수 있게 도와준다. 그래도 여전히 불편하거나, 해당 자세로 들어갈 수 있는 가동성이 부족하다면, 박스 스쿼트 베리에이션으로 시작하는 것이 좋다.

스케이터 스쿼트를 수행하는 경우, 무릎을 지면에 놓고 발뒤꿈치를 엉덩이 쪽으로 구부려라. 이것이 너무 어렵다면, 보수볼이나 Airex 밸런스 패드에 무릎을 놓고 연습해보라.

균형 잡기: 하단 위치에서 팔을 들어 올려라

하단 위치에서 균형을 유지하기 위해서는 몸통을 앞으로 기울이고 팔을 들어 올려 체중을 상쇄해야 한다. 팔을 들어 올리면 몸통을 앞으로 기울이고 균형을 유지하며 하단에서 올라올 때 더 쉽게 균형을 잡을 수 있다. 예를 들어 피스톨 스쿼트나 스케이터 스쿼트로 내려갈 때, 팔을 들어 올리고 서서히 낮춰가면서 동작을 수행해라. 만약 여전히 하단에서 균형을 유지하는 것이 어렵다면, 카운터밸런스 덤벨 베리에이션을 시도해보라.

싱글 레그 스쿼트 베리에이션

피스톨 스쿼트

피스톨 스쿼트는 단순한 스플릿 스쿼트나 스텝업 동작과는 다르게, 모든 사람이 수행할 수 있는 것은 아니다. 그러나 이는 도전할 만한 가치가 있는 동작이다. 피스톨 스쿼트는 엉덩이, 무릎, 발목을 완전한 가동범위 내에서 움직이며, 둔근을 장력 상태로 늘여주고, 다리 스트렝스와 신체 인식을 테스트하는 훌륭한 동작이다. 무엇보다도, 이 동작은 꾸준히 연습하면 대부분의 사람들이 빠르게 습득할 수 있는 동작이다.

만약 피스톨 스쿼트를 목표로 삼고 있다면, 이를 운동 첫 번째로 우선시해라. 운동에서 가장 먼저 하는 것이 최고의 결과를 가져온다. 이때 몸이 상쾌하고 집중력이 높으며 회복된 상태이기 때문이다. 이미 피스톨 스쿼트를 할 수 있거나, 이 동작이 주요 목표가 아니라면 운동 중간에 액세서리 동작으로 수행할 수도 있다.

링 보조 피스톨 스쿼트

링 보조 피스톨 스쿼트는 피스톨 스쿼트를 처음 배우기에 좋은 시작점이다. 링이나 TRX 핸들을 잡고 수행하면 팔을 이용해 체중을 지지하고 균형을 유지할 수 있다. 이 방법은 두 가지 이점을 제공한다. 첫째, 전체 가동범위를 사용하여 동작을 수행할 수 있게 하고, 둘째, 하단에서 안정적으로 내려갔다가 다시 올라올 수 있도록 도와준다. 그러나 이 베리에이션에서 최대한의 효과를 얻으려면 목표를 명확히 해야 한다. 예를 들어 체중만으로 피스톨 스쿼트를 완전히 수행할 수 있는 것이 목표라면, 체중 피스톨 스쿼트와 동일한 메커니즘을 사용하여 동작을 수행해야 한다. 이 동작은 도전적이다. 왜냐하면 자연스럽게 링에 의존해 몸을 뒤로 기울이려는 경향이 생기기 때문이다. 그러나 이때는 팔을 주로 균형을 잡기 위한 목적으로 사용하고, 하단에서 올라올 때 약간의 도움을 받는 정도로만 사용해야 한다. 이를 통해 다리 근력을 강화하고 동작을 수행할 때 필요한 협응력을 발달시킬 수 있다. 하지만 팔에 너무 의존해서는 안 된다. 처음 시작할 때는 많이 기대야 할 수도 있지만, 기술과 근력이 향상될수록 기대는 정도를 점차 줄여나가는 것이 목표다. 올바른 신체 메커니즘을 연습하기 위해서는 싱글 레그 박스 스쿼트를 함께 수행하는 것을 추천한다. 링 보조 피스톨 스쿼트는 전체 가동범위를 통해 동작을 수행하는 데 도움이 되지만, 싱글 레그 박스 스쿼트는 자유롭게 피스톨 스쿼트 메커니즘을 연습하는 데 도움이 된다.

반면, 피스톨 스쿼트를 수행하는 것이 목표가 아니라, 단순히 좋은 운동을 하고자 한다면 위의 사항들은 큰 문제가 되지 않는다. 모든 사람이 피스톨 스쿼트를 수행하고 싶어 하는 것은 아니며, 어떤 사람들은 이미 피스톨 스쿼트를 할 수 있지만 그저 다리 운동을 하고 싶을 수도 있다. 이런 경우에는 고반복 링 보조 피스톨 스쿼트를 수행하여 충분한 운동 효과를 얻을 수 있다.

링 어시스트 리닝 백 피스톨

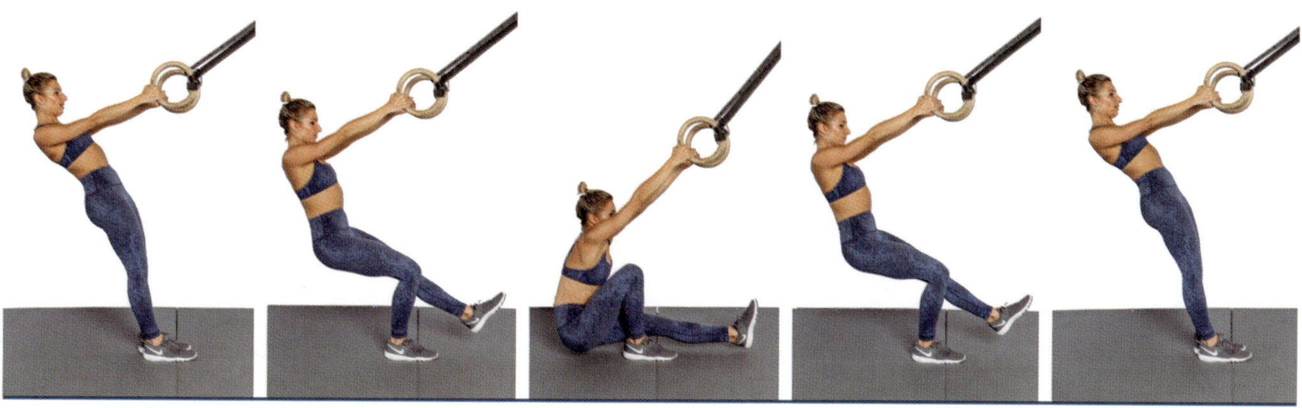

링 어시스트 업라이트 피스톨

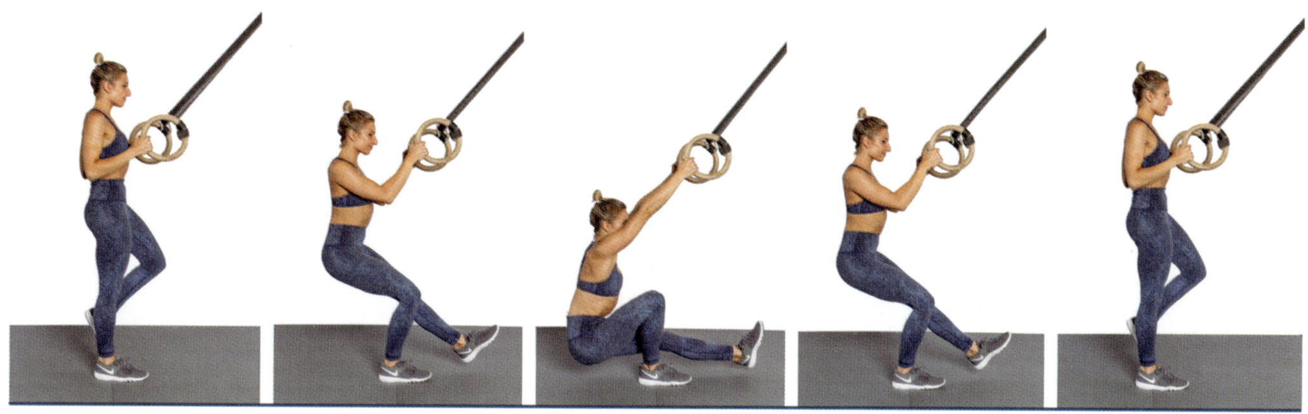

먼저 링을 적절한 높이로 설정하라. 링을 대략 가슴 또는 몸통 중간 높이까지 내리고, 몇 걸음 뒤로 물러나 링이 대각선이 되도록 위치한다. 팔을 곧게 뻗은 상태에서 피스톨 스탠스를 취한 후, 몸을 뒤로 기울이며 스쿼트 자세로 천천히 내려간다. 이때 무릎이 발과 정렬을 유지해야 한다. 링을 당기는 것은 반드시 필요할 때까지 미루어라. 목표는 다리의 힘으로 피스톨 스쿼트를 수행하면서 천천히 하강하고, 넘어질 것 같을 때만 링을 살짝 당겨 균형을 잡는 것이다. 이때도 주로 팔은 균형을 잡는 용도로 사용하며, 다리의 힘을 통해 하강한다.

동작을 반대로 수행할 때는, 뒤꿈치나 발 중간을 통해 힘을 주어 엉덩이와 상체를 한 번에 들어 올리면서, 링은 리드미컬한 템포를 유지할 수 있을 정도로만 살짝 당긴다.

참고: 만약 앞다리가 방해되거나 고관절 굴곡근의 힘이 부족해 앞다리를 들어 올리기 어렵다면, 박스 위에서 이 동작을 수행하고 다리를 옆으로 늘어뜨려라. 이 방법을 선택할 경우 링의 높이를 적절히 조정해야 한다.

싱글 레그 박스 스쿼트

싱글 레그 박스 스쿼트는 더블 레그 박스 스쿼트와 유사하게, 박스를 사용해 깊이를 조절하고 목표 지점을 설정하는 방식이다. 이 동작은 점진적으로 거리를 조절하는 훈련의 일환으로, 처음에는 높은 박스에서 시작한 뒤, 점차적으로 박스 높이를 낮추어 최종적으로 풀 피스톨 스쿼트를 수행할 수 있도록 하는 방법이다. 또한, 카운터밸런스 피스톨 스쿼트나 링 보조 피스톨 스쿼트를 박스 스쿼트와 함께 사용할 수도 있다.

싱글 레그 박스 스쿼트

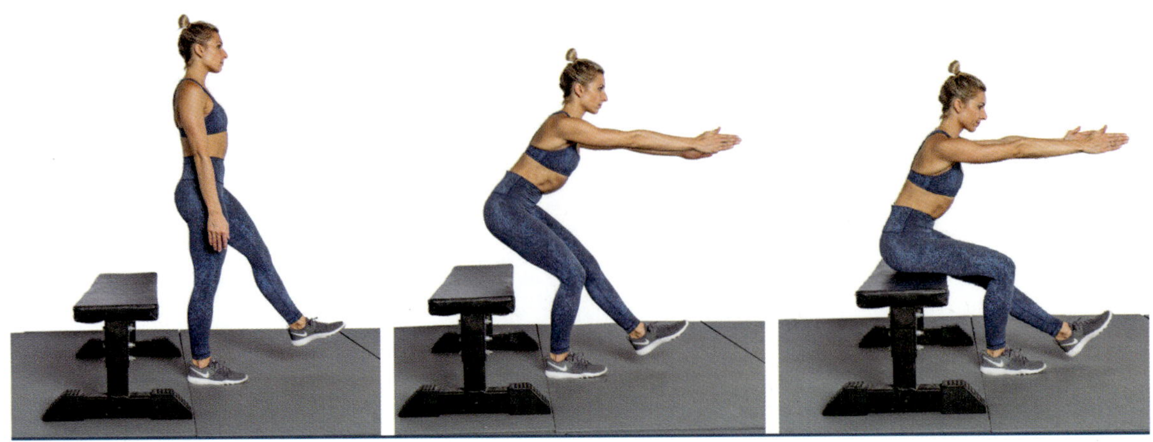

박스나 벤치를 몸과 수직이 되게 위치시키고, 한 모서리가 다리 사이에 오도록 배치하라. 피스톨 스탠스로 선 후, 뒤꿈치를 박스나 벤치 바로 앞에 놓는다. 한쪽 다리를 들어 올린 후, 엉덩이를 낮추면서 스쿼트를 시작하고 상체를 앞으로 기울이며, 엉덩이가 박스나 벤치에 닿을 때까지 낮춘다. 여기서 바로 동작을 반대로 하여 일어설 수 있고, 엉덩이와 다리 근육을 이완한 상태로 잠시 앉아 있을 수도 있으며, 몸을 뒤로 젖혔다가 앞으로 기울이며 다시 일어설 수도 있다. 박스 스쿼트에 대한 더 자세한 설명은 430~432쪽을 참고하라.

카운터밸런스 덤벨 피스톨

피스톨 스쿼트를 거의 할 수 있지만 바닥 자세에서 균형을 잡기 힘들다면, 카운터밸런스 덤벨 피스톨 변형을 시도해보는 것이 좋다. 나는 세미나에서 피스톨 스쿼트를 설명할 때, 참가자들에게 "피스톨을 거의 할 수 있는 사람이 있나요?"라고 물어본다. 그러면 누군가 손을 들고, 내가 "좋아요. 한번 해보라"라고 말한다. 대부분의 경우, 그들은 거의 성공하지만 바닥 자세에서 균형을 유지하는 데 어려움을 겪는다. 이들은 피스톨 스쿼트를 할 만큼 충분히 강하고, 제어하며 바닥까지 내릴 수 있지만, 균형과 힘이 부족해 일어설 수는 없다. 이때 나는 그들에게 5파운드나 10파운드 덤벨을 건네주고, 팔을 몸 앞으로 들어 올려 바닥 자세로 내려가라고 한다. 그러면 마법처럼 성공한다. 사람들은 체중만으로는 피스톨을 할 수 없지만 10파운드나 20파운드의 덤벨을 들면 할 수 있다는 사실에 항상 놀란다. 이게 바로 카운터밸런스 메커니즘이 작용하는 순간이다.

피스톨에서 가장 어려운 부분은 바닥 자세에서 일어서는 것이며, 이는 균형과 대퇴사두근의 강한 힘을 필요로 한다. 그러나 앞에 5~10파운드 덤벨을 들고 있으면 체중을 앞으로 유지하고 균형을 잡을 수 있어 바닥에서 일어설 수 있으며, 카운터밸런스 메커니즘은 무릎보다 고관절에 더 많은 부담을 준다. 과학자들은 이것을 체중 중심이 앞으로 이동하여 고관절의 토크 출력은 증가하고, 무릎의 토크 출력은 감소한다고 설명한다. 고관절은 무릎보다 더 강해질 수 있기 때문에 이 방식이 더 강하다는 것은 당연하다. 만약 피스톨 스쿼트의 바닥 자세에서 어려움을 겪고 있다면, 카운터밸런스 변형을 시도해보고 어떤 결과가 나오는지 확인해보라.

카운터밸런스 덤벨 피스톨

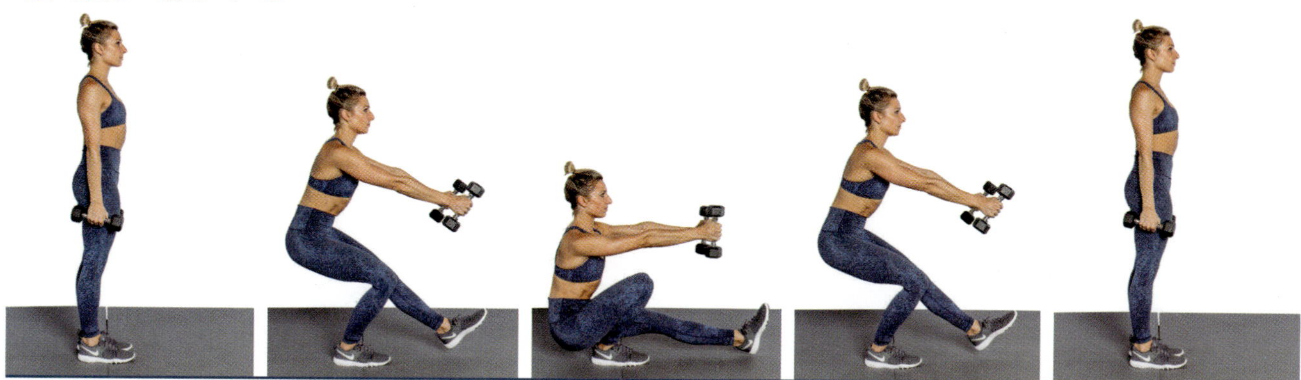

이 변형을 수행하기 위해 덤벨이나 가벼운 10파운드의 웨이트 플레이트를 사용할 수 있다. 덤벨은 옆에 들고 있거나, 웨이트 플레이트를 잡고 있다면 팔을 앞으로 뻗은 상태에서 피스톨 자세를 취하라. 한쪽 다리를 앞으로 뻗은 후, 무릎이 앞으로 나오고 엉덩이가 뒤로 빠지며 상체를 앞으로 기울여 무릎이 발 위에 정렬된 상태로 바닥 자세로 내려가라. 다리를 아래로 늘어뜨리고 스쿼트를 내리는 동안 점차 다리를 들어 올릴 수도 있다. 이때 팔을 들어 올려 무게를 들어 올리고 팔을 뻗은 상태로 유지하라. 바닥 자세에 도달하면 팔이 앞쪽으로 곧게 펴져 있어야 한다. 뒤꿈치나 발의 중간을 통해 밀면서 엉덩이와 상체를 한 번에 올리며 자세를 되돌려라. 일어설 때 팔을 다시 시작 자세로 내려라. 이 변형은 깊이를 측정하기 위해 박스를 사용하여 수행할 수도 있다.

체중 피스톨(프리 피스톨)

싱글 레그 박스 스쿼트와 카운터밸런스 덤벨 피스톨이 스트렝스, 가동성, 그리고 협응력을 키우는데 훌륭한 운동이지만, 어느 시점에서는 이 보조 기구들을 내려놓을 필요가 있다. 체중 피스톨은 이미 다룬 것처럼, 다리 근력을 강화하고 엉덩이를 전체 가동범위 내에서 긴장 상태로 늘여주는 최고의 싱글 레그 운동이다. 이는 상체 운동에서 턱걸이가 그렇듯, 체중을 이용한 힘과 조절의 가장 진정한 표현이다. 만약 올바른 폼으로 전체 범위의 체중 피스톨을 수행할 수 있다면, 이는 당신이 단지 힘과 협응력만이 아닌 좋은 발목 및 고관절 가동범위 또한 가지고 있음을 증명한다. 다음 순서에서는 세 가지 체중 피스톨 변형에 대해 배울 수 있다.

박스 피스톨

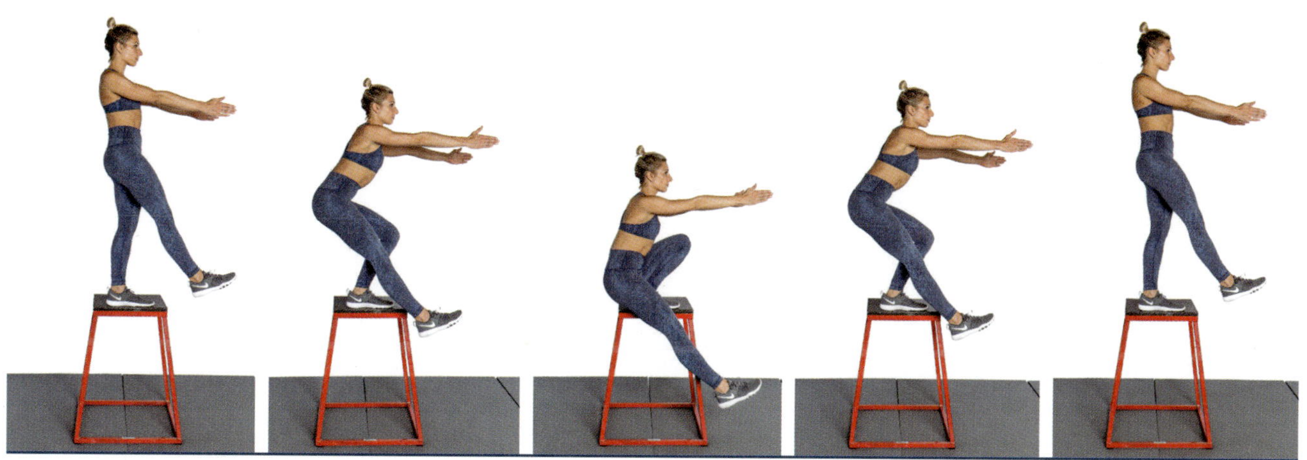

바닥에서 반대 발을 들고 있는 것이 어렵다면, 박스 위에 서서 다리를 옆으로 늘어뜨리는 방법을 시도해보라.

카운터밸런스 피스톨

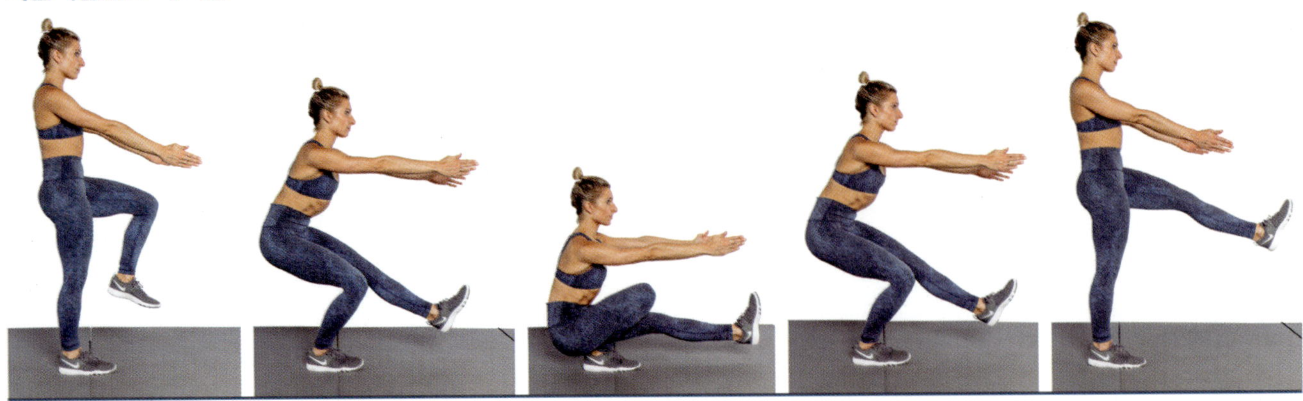

우선 피스톨 자세를 취하면서 시작한다. 한쪽 다리를 앞으로 뻗어 발을 지면 바로 위에 두고, 유체적인 동작으로 스쿼트를 시작하라. 무릎은 앞으로 움직이고 엉덩이는 뒤로 빠지며, 상체는 앞으로 기울어지면서 피스톨 스쿼트의 최하단 자세로 내려간다. 이때 무릎은 발 위에 일직선으로 유지해야 한다. 스쿼트 동작을 할 때, 팔을 앞으로 뻗어 체중을 균형 있게 잡아준다. 하단 자세에서 일어설 때는 발뒤꿈치나 발 중앙을 통해 힘을 주고, 동시에 엉덩이와 무릎을 펴며 상체를 들어 올려라. 카운터밸런스 방법을 사용 중이라면, 일어설 때 손을 낮추면서 서면 된다. 반대쪽 다리를 들고 있는 것이 어렵다면, 박스 위에서 다리의 여유 공간을 확보하여 이 변형 동작을 수행할 수 있다.

골반에 손을 얹은 피스톨

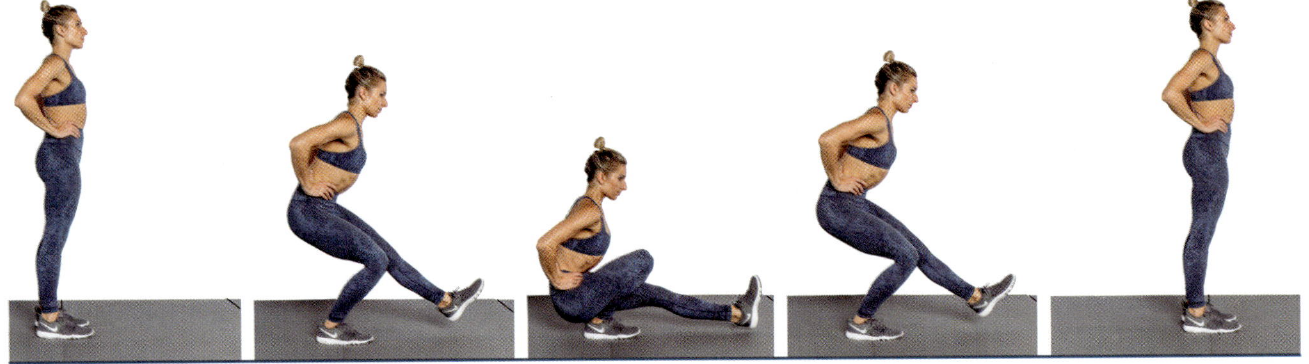

숙련자이거나 동작을 더 어렵게 만들고 싶다면, 카운터밸런스를 제거하고 팔을 가슴 앞에 교차시키거나 손을 엉덩이 또는 머리 뒤에 두어라.

로디드 피스톨(덤벨과 웨이트 베스트 변형)

피스톨을 로드하는 방법에는 몇 가지가 있다. 첫 번째는 덤벨을 프런트 랙 포지션으로 잡고 수행하는 방식(고블릿 피스톨)이다. 두 개의 덤벨을 잡고 프런트 랙 피스톨을 수행하는 사람들도 있지만, 이 변형에서는 균형 잡기가 더 어렵고, 무게를 잃었을 때 덤벨을 떨어뜨릴 위험이 있다.

또 다른 좋은 방법은 웨이트 베스트를 사용하는 것이다. 웨이트 베스트는 몸이 강해질수록 호흡을 조금 제한할 수 있으며, 모든 사람이 웨이트 베스트를 가지고 있지는 않지만, 두 팔을 자유롭게 사용할 수 있다는 장점이 있다.

고블릿 피스톨 **더블 덤벨 피스톨** **웨이트 베스트 피스톨**

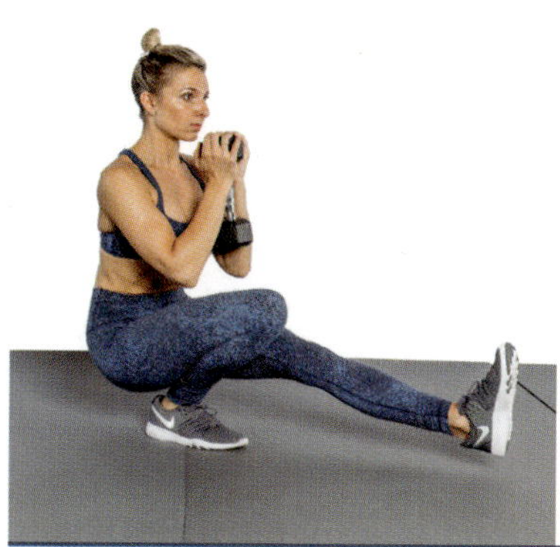

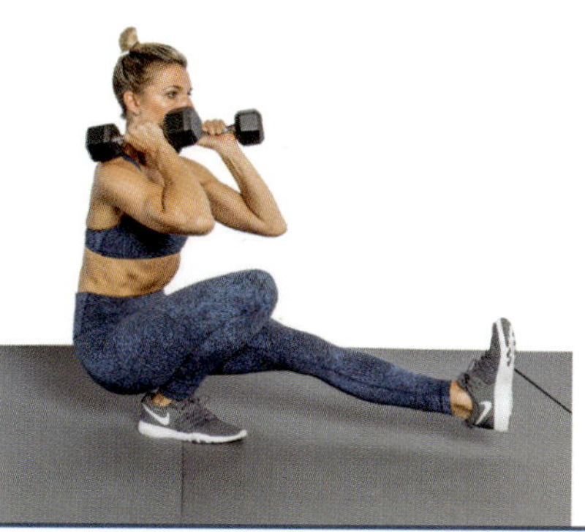

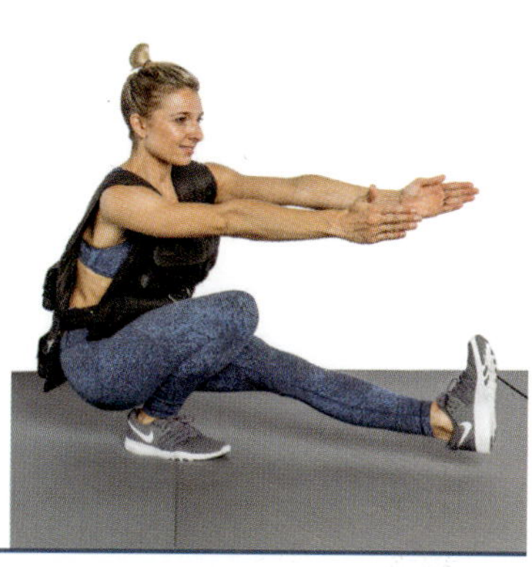

고블릿, 더블 덤벨, 웨이트 베스트 피스톨 변형은 모두 바디웨이트 피스톨과 동일하게 수행된다. 유일한 차이점은 덤벨(고블릿)이나 덤벨 두 개(프런트 랙)를 들고 있거나 웨이트 베스트를 착용하는 것이다. 모든 피스톨 변형에서와 마찬가지로, 앞다리를 들기 어렵다면 박스 위에 서서 발을 아래로 늘어뜨리고 수행할 수 있다.

스케이터 스쿼트

대퇴사두근을 집중적으로 강화하는 것이 목표라면, 스케이터 스쿼트는 훌륭한 운동이다. 이 운동은 데드리프트와 더 비슷한 관절 각도를 가지지만, 다리를 몸 뒤로 뻗는 동작은 이 운동을 더 무릎 지배적인 운동으로 바꿔 대퇴사두근에 더 많은 자극을 준다. 여전히 둔근을 강화하지만, 피스톨처럼 큰 가동범위를 가지지는 않으며, 데드리프트와 같은 고관절 지배 운동에 잘 적용된다. 피스톨처럼 스케이터 스쿼트는 많은 대퇴사두근의 힘, 균형, 그리고 협응력을 요구하는 어려운 동작이다.

스케이터 스쿼트 변형을 올바르게 수행하려면, 다리를 몸 뒤로 뻗고 무릎을 굽히면서 스쿼트로 내려가야 한다. 이때 패드에 무릎을 살짝 대거나, 지면에서 1인치 정도 떨어진 상태에서 자세를 반대로 바꿔야 한다. 대부분의 사람들은 정강이를 바닥에 대지 않고는 스케이터 스쿼트를 수행하기 어렵다. 이 때문에, 난이도가 낮은 것부터 어려운 것까지 구성된 일련의 기술들을 제공하였다.

하프 스케이터 스쿼트

풀 레인지 스케이터 스쿼트를 수행할 수 없다면, 부분적인 스케이터 스쿼트부터 시작하라. 초반에는 절반 정도만 내려갈 수 있을 것이다. 실력이 향상되면, 보수볼이나 두꺼운 패드를 이용하여 깊이 타깃을 설정할 수 있다.

하프 스케이터 스쿼트

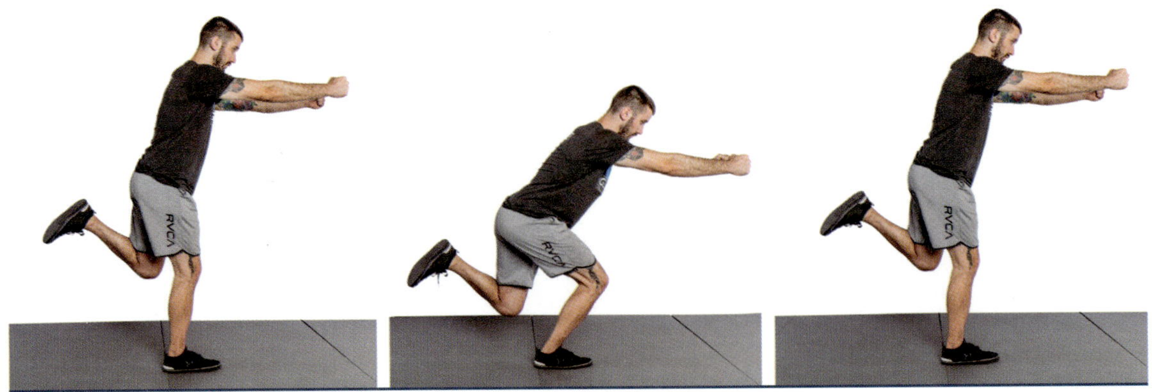

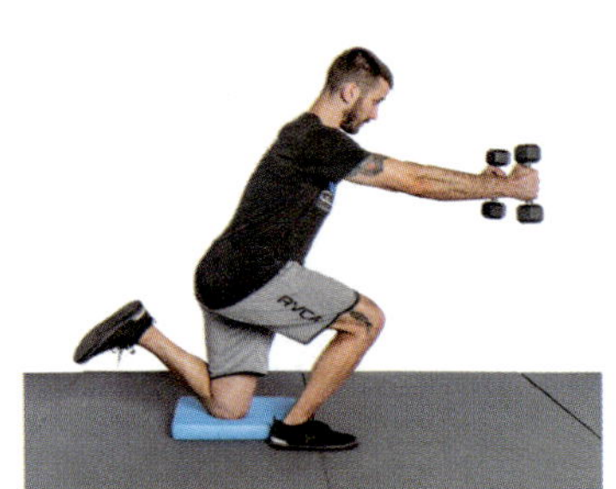

좁은 스쿼트 스탠스로 서서 발을 엉덩이 아래에 위치시킨다. 이제 여러 동작을 동시에 수행한다. 한쪽 다리를 무릎을 구부린 상태로 몸 뒤로 뻗고, 몸통을 앞으로 기울이며 등을 곧게 유지하며, 균형을 위해 팔을 앞으로 뻗는다. 앞쪽 무릎이 앞발에 맞춰 정렬되도록 하면서 엉덩이를 낮춘다. 팔을 앞으로 뻗은 채로 스쿼트 자세로 내려가 패드에 무릎을 대고, 즉시 동작을 반대로 해서 일어선다. 패드가 없거나 패드가 너무 낮다면 바닥에 닿지 않고 허공에서 자세를 반대로 바꿔 최대한 깊이 내려가라.

풀 스케이터 스쿼트

풀 레인지 스케이터 스쿼트는 대퇴사두근을 강화하는 데 있어 바디웨이트 운동 중 피스톨 스쿼트와 마찬가지로 우수한 운동이다. 23세트로 812회 반복하는 풀 스케이터 스쿼트는 고급 운동선수들에게도 도전적이다. 풀 스케이터 스쿼트를 수행하는 두 가지 방법이 있다. 첫 번째는 무릎을 바닥에 대는 것이며, 이는 어디서든 가능하다. 두 번째는 에어로빅 스텝이나 3인치 박스 위에 서서 보수볼이나 밸런스 패드에 무릎을 대는 것이다. 여전히 풀 레인지 모션을 수행하지만, 바닥 대신 패드 위에 무릎을 대면서 더 안전하게 운동할 수 있으며, 일관된 템포로 리듬감 있게 운동할 수 있다. 또한, 박스 높이를 높여 데피싯 스케이터 스쿼트를 수행할 수 있지만, 이 변형은 상당히 어렵다.

풀 스케이터 스쿼트

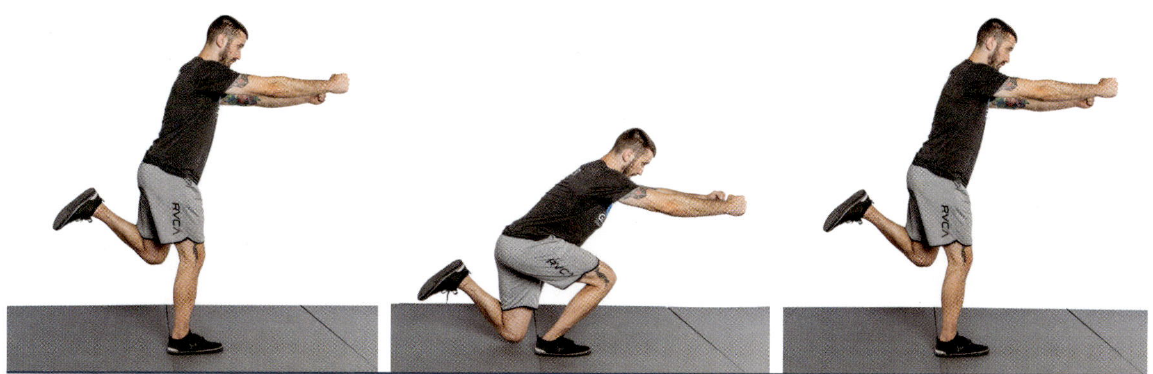

풀 스케이터 스쿼트는 하프 스케이터 스쿼트와 동일한 자세와 기술을 공유한다. 한쪽 다리를 무릎을 구부린 상태로 몸 뒤로 뻗고, 몸통을 앞으로 기울이며 등을 곧게 유지하며, 균형을 위해 팔을 앞으로 뻗고, 앞쪽 무릎을 앞발에 맞춰 정렬시킨다. 차이점은 더 큰 가동범위로 운동을 수행한다는 점이다.

로드 스케이터 스쿼트(덤벨 캐리와 웨이트 베스트 변형)

스케이터 스쿼트에 부하를 추가하는 가장 좋은 방법은 웨이트 베스트를 착용하거나 양손에 덤벨을 드는 것이다. 스케이터 스쿼트에서는 몸을 더 앞으로 기울여야 하므로, 케틀벨 프런트 랙, 카운터밸런스, 또는 링을 사용한 보조 변형은 효과적이지 않으며 권장되지 않는다. 로드된 피스톨 스쿼트와 마찬가지로, 이 변형은 풀 레인지 바디웨이트 스케이터 스쿼트를 2~3세트, 8~12회 반복할 수 있는 고급 운동선수에게만 적합하다.

웨이트 베스트 스케이터

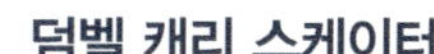

덤벨 캐리 스케이터

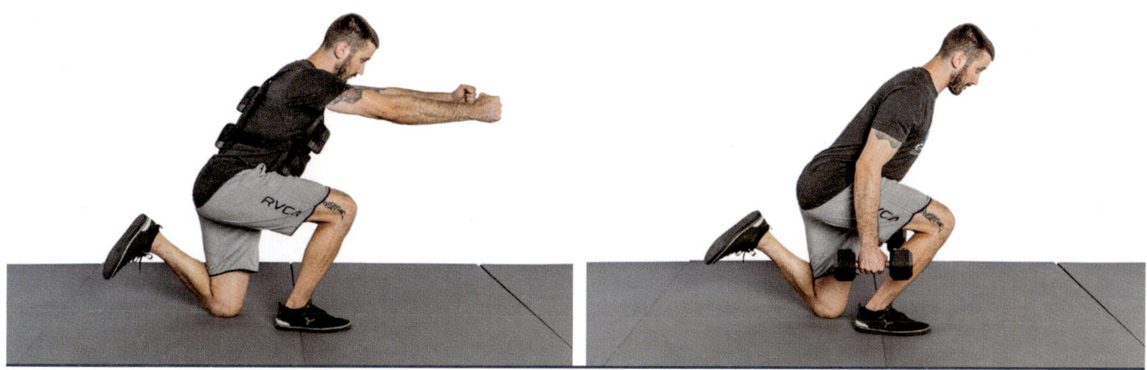

웨이트 베스트와 덤벨 캐리 변형은 바디웨이트 스케이터 스쿼트와 동일한 방식으로 수행된다. 자세는 동일해야 한다. 부하를 추가했을 때 자세가 무너진다면, 예를 들어 등이 둥글어진다면, 무게를 추가하는 대신 데피싯 변형을 수행하거나 더 많은 반복을 통해 가동범위를 늘리는 것이 좋다.

운동

5 슬레드 푸시

운동을 피해야 하는 이유로는 가동성 또는 해부학적 제한, 부상에 취약한 상태, 통증 또는 불편함, 혹은 목표와 일치하지 않는 경우가 있다. 간단히 말해서, 특정 운동이 본인에게 맞지 않거나 목표에 부합하지 않는다면 그 운동을 할 필요가 없다. 운동을 올바른 자세로 수행해도 매번 통증이나 불편함이 느껴진다면, 그 운동을 더 이상 하지 말고 더 나은 느낌의 베리에이션을 찾거나 일시적으로 다른 운동으로 전환하는 것이 좋다.

나는 운동선수, 피지크 대회 참가자부터 더 나은 외모와 기분을 추구하는 일반인들까지 다양한 사람들과 훈련하고 교류할 기회가 있었다. 그들 모두 각자 할 수 없거나 하지 말아야 할 운동이 있었다. 예를 들어 바벨 힙 쓰러스트는 고관절 근육을 단련하는 데 가장 잘 받아들여지는 운동 중 하나이지만, 네 명 중 한 명은 이 운동이 마음에 들지 않을 수 있다. 왜냐하면 이 운동이 자신의 쿼드나 햄스트링에 너무 많은 자극을 준다고 느끼기 때문이다. 스쿼트와 데드리프트는 보편적으로 가장 기능적인 스트렝스 운동으로 여겨지지만, 어떤 사람들에게는 올바른 자세로 수행해도 무릎이나 허리에 통증을 유발할 수 있다.

이것이 바로 다양한 운동 선택지를 갖추는 것이 중요한 이유이다. 특히 트레이너로서 다양한 도구를 갖추는 것은 필수적이다. 대부분의 경우, 잘 받아들여지는 베리에이션을 찾을 수 있다. 하지만 그럼에도 불구하고, 특정 운동 패턴은 선택지에서 제외될 수 있다. 간단히 말해, 모든 사람이 할 수 있는 운동은 매우 드물다. 그러나 슬레드 푸시는 그런 운동 중 하나이다.

가동성 제한, 독특한 신체 구조, 허리 통증이 있거나 과도한 피로를 느끼고 있는 경우에도 슬레드를 밀 수 있는 가능성은 높다. 이 운동은 거의 조정 능력을 요구하지 않으며, 모든 수준의 기술과 스트렝스에 맞게 무게를 조절할 수 있고, 올바르게 수행하는 데 많은 유연성을 요구하지도 않는다. 게다가 슬레드 푸시 동작 중에는 이센트릭 활동이 없다. 빠르게 요약하자면, 리프트의 동작에는 근육이 수축하는 콘센트릭 단계와 근육이 길어지는 이센트릭 단계가 있다. 이센트릭 단계는 근육에 더 많은 손상을 유발하는 경향이 있다. 따라서 슬레드를 미는 동작은 근육을 하중 상태에서 늘리지 않기 때문에 다른 운동만큼 근육통을 유발하지 않는다.

이러한 이유로, 나는 피로가 쌓였을 때, 과도하게 근육통을 느낄 때, 또는 부상에서 회복 중일 때 슬레드 푸시를 권장한다. 또한 슬레드 푸시는 운동 후반부에 컨디셔닝과 스트렝스 빌딩 운동으로 사용할 수 있다. 슬레드 푸시만으로 스쿼트나 힙 쓰러스트와 같은 풀 레인지 다이내믹 운동만큼 큰, 강한 고관절 근육을 키우기는 어렵지만, 근육량을 유지하고 지구력을 향상시킬 수 있으며, 이는 고관절 근육 훈련에서 항상 중요한 요소이다.

슬레드 푸시 베리에이션

슬레드 푸시는 잘못 수행하기 어려운 동작이다. 기본적인 원칙과 기술 가이드라인을 따르기만 하면 된다. 척추를 중립 상태로 평평하게 유지하고, 어깨를 안정시키며, 무릎이 과도하게 안쪽으로 들어가지 않도록 해야 한다. 앱덕션 섹션에서 말했듯이, 동작이 쉬운 것처럼 보여도 기술을 무시해서는 안 된다. 이 동작을 진지하게 받아들이고, 운동을 할 때는 항상 운동선수처럼 생각하며, 폼에 신경을 써야 한다.

슬레드 푸시에는 손의 위치와 자세에 따라 세 가지 베리에이션이 있다.

- 하이 핸들(직립 자세)
- 미드 핸들(약간 기울인 자세)
- 로우 핸들(기울인 자세)

각 위치는 고관절의 다른 가동범위를 사용하므로 고관절 근육을 약간 다른 방식으로 자극한다.

일반적으로 자세가 낮을수록 동작이 더 어려워진다. 왜냐하면 고관절을 더 큰 가동범위로 사용해야 하고, 몸을 안정시키기 위해 더 많은 근육을 사용해야 하기 때문이다. 거리와 템포에 관해서는, 보통 20~30m 거리를 10세트 동안 천천히 이동하는 것을 권장한다. 무거운 슬레드 푸시는 천천히 진행되며 스트렝스를 향상시키는 데 더 좋고, 가벼운 슬레드 푸시는 빠르게 진행되어 컨디셔닝에 더 적합하다.

하이 핸들(직립 자세) 슬레드 푸시

직립 자세의 슬레드 푸시는 고관절 신전 동작의 끝 범위에서 고관절 근육을 더 많이 사용한다. 이 베리에이션은 전체적인 근육 사용이 적고 고관절의 가동범위도 작기 때문에 가장 쉬운 슬레드 푸시 베리에이션이다. 초보자나 부상에서 회복 중인 사람들에게 가장 적합한 베리에이션이다. 단, 이 베리에이션은 슬레드에 많은 무게를 실을 수 없다는 단점이 있다. 몸을 직립 상태로 유지하는 경우, 슬레드를 앞으로 밀기 위한 레버리지가 적기 때문이다.

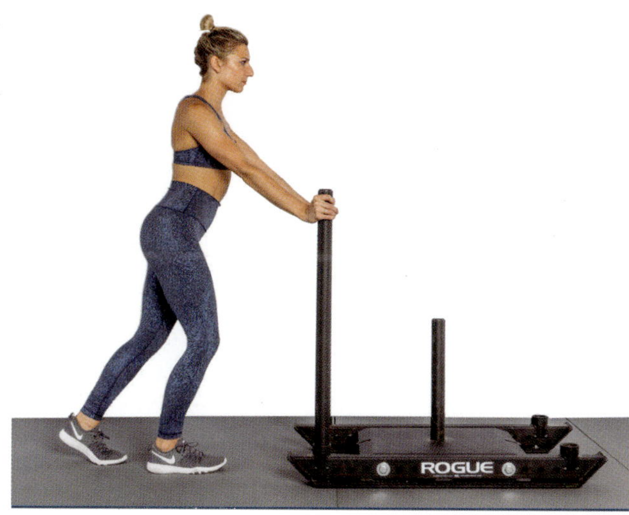

손잡이에서 그립을 잡는 위치는 본인의 키와 슬레드의 손잡이 높이에 따라 달라진다. 직립 자세로 밀기 위해서는 팔을 아래쪽 각도로 곧게 펴거나 대략 90도로 구부려야 할 것이다. 이때 중요한 것은 슬레드를 밀 때 팔의 자세를 유지하는 것이다. 팔이 뒤로 가거나 앞으로 뻗지 않도록 유지하면서 슬레드를 밀어야 한다.

미드 핸들(약간 기울인 자세) 슬레드 푸시

미드 핸들 슬레드 푸시는 가장 일반적이고 많은 사람들이 잘 받아들이는 슬레드 푸시 베리에이션이다. 상체를 약 45도로 앞으로 기울이면 고관절의 가동범위가 넓어지고, 슬레드를 앞으로 밀기 위한 레버리지도 증가한다. 이 동작은 로우 핸들 슬레드 푸시만큼 힘들지는 않지만 여전히 강력한 자극을 제공한다.

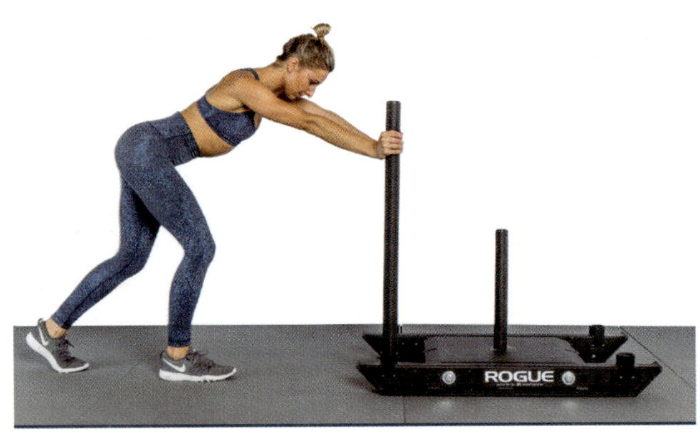

고관절을 중심으로 힌지 동작을 수행하며 상체를 앞으로 기울이고, 등을 평평하게 유지한 상태에서 슬레드 핸들을 잡는다. 시작 위치로서, 그립은 어깨와 같은 수평선상에 위치하거나 그보다 약간 아래에 형성한 후, 본인의 선호에 따라 조정한다. 팔은 곧게 펴거나 약간 구부려도 되며, 본인의 편안한 대로 선택하면 된다. 중요한 점은 발바닥의 앞부분을 이용해 한 걸음씩 추진력을 얻는 것이다. 걸음걸이는 곧게 유지하고(앞으로 똑바로 나아가며) 리드미컬한 보폭을 유지해야 한다.

로우 핸들(기울인 자세) 슬레드 푸시

이 베리에이션은 가장 숙련된 슬레드 푸시 동작이다. 상체가 거의 지면과 평행한 자세에서는 균형이 덜 잡히고, 슬레드를 밀기 위해 다리의 힘에 크게 의존해야 한다. 특히, 이 베리에이션은 세트 동안 고관절의 완전한 신전 없이 고관절이 굽혀진 상태에서 고관절 근육을 강화한다. 또한, 발끝으로 계속 버티기 때문에 종아리 근육에도 더 많은 자극을 준다.

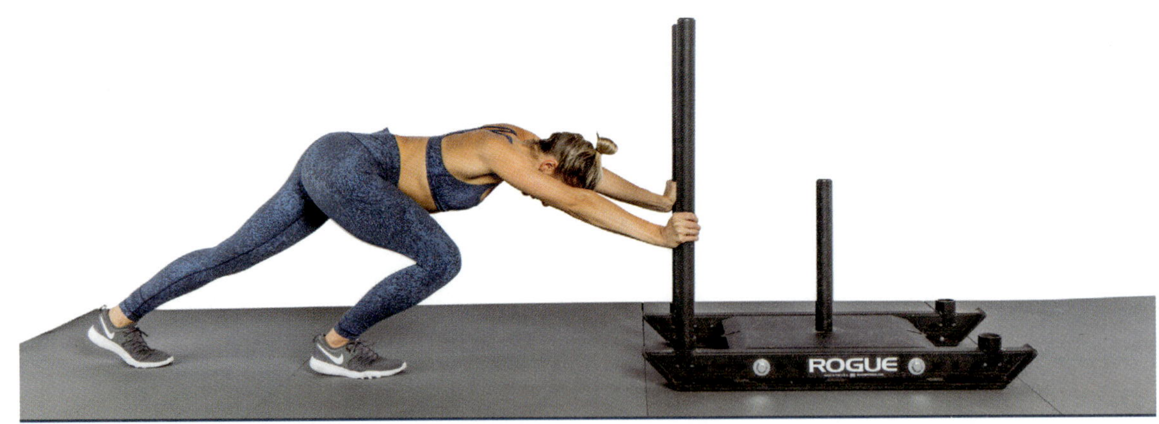

스프린터 자세에서 상체를 거의 수평으로 기울인 상태로 시작한다. 슬레드 핸들을 잡고, 손의 위치를 어깨와 같은 수평선상에 두거나 그보다 약간 아래로 설정한다. 밀어내는 전 과정에서 팔은 곧게 펴고 등을 평평하게 유지한다. 다시 한 번, 한 걸음씩 앞으로 나아가며 발바닥의 앞부분을 이용해 추진력을 얻고, 리드미컬한 보폭을 유지해야 한다.

로드 및 장비 베리에이션

슬레드 푸시에 저항을 추가하는 방법은 몇 가지뿐이다. 저항 밴드를 사용하거나 슬레드에 무게를 추가하는 방법이 있다.

밴드 슬레드 푸시

저항 밴드(예: 글루트 루프)를 사용하는 것은 슬레드를 밀 때 고관절 근육 활성화를 증가시키는 최고의 방법이다. 이 베리에이션은 기본적으로 몬스터 워크와 슬레드 푸시를 결합한 동작이다. 이 동작은 직립 자세와 미드 핸들 자세에서만 수행할 수 있다. 큰 저항 밴드를 사용하는 것이 좋다. 슬레드를 밀 때 밴드를 무릎 위에 두어 다리를 더 큰 가동범위로 움직일 수 있도록 한다. 마지막으로, 발을 넓게 벌린 상태에서 걸어가거나 한 발을 안쪽으로 들었다가 바깥쪽으로 나가면서 대각선 방향으로 발을 내딛는다.

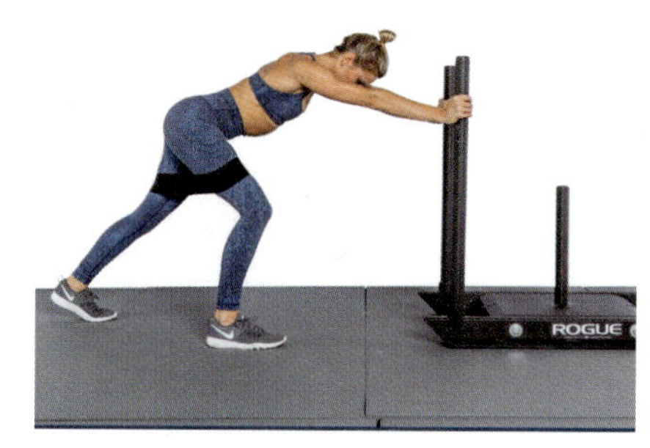

로디드 슬레드 푸시

슬레드 푸시의 로딩 전략은 본인의 자세, 표면 및 사용하는 슬레드 종류, 그리고 운동 목표에 따라 달라진다. 일부 슬레드는 다른 슬레드보다 더 잘 미끄러져 더 많은 무게를 필요로 하며, 일부 표면은 더 많은 마찰을 제공해 적은 무게로도 충분할 수 있다. 스피드를 향상시키고 싶다면, 무게를 가볍게 유지하고 가능한 한 빠르게 슬레드를 밀되, 걸음걸이 메커니즘을 일관되게 유지하려고 노력해야 한다. 컨디셔닝을 목표로 한다면, 목표한 시간 동안 사용할 수 있는 한 어느 정도의 무게도 괜찮다. 가벼운 무게로 자연스럽게 더 빠르게 움직일 수 있다. 고관절 근육을 주로 단련하는 것이 목표라면, 느린 속도로 리드미컬한 걸음을 유지할 수 있을 만큼 충분한 저항을 만들어야 한다.

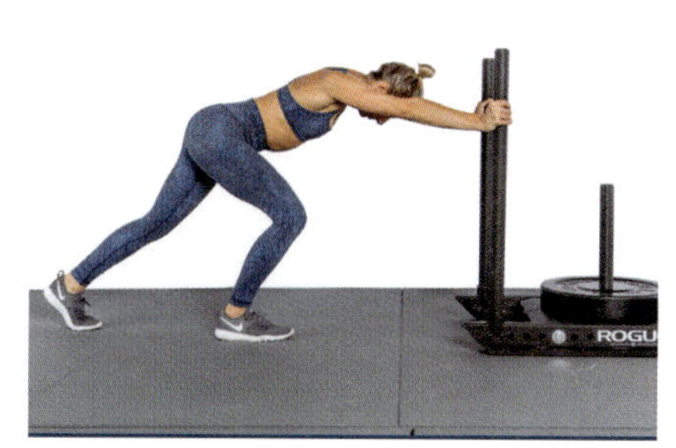

포워드 슬레드 드래그

슬레드를 밀지 않고 끌 수 있지만, 이 베리에이션은 하네스가 필요하다.

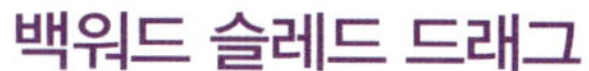

백워드 슬레드 드래그

백워드 슬레드 드래그는 쿼드 운동에 매우 효과적이며, 무릎 부상 재활에도 좋다.

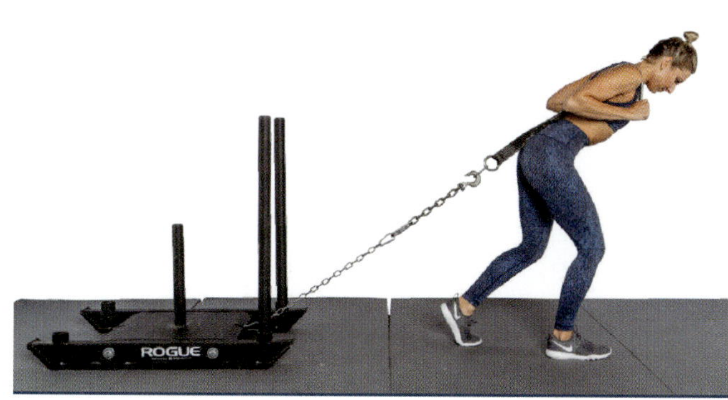

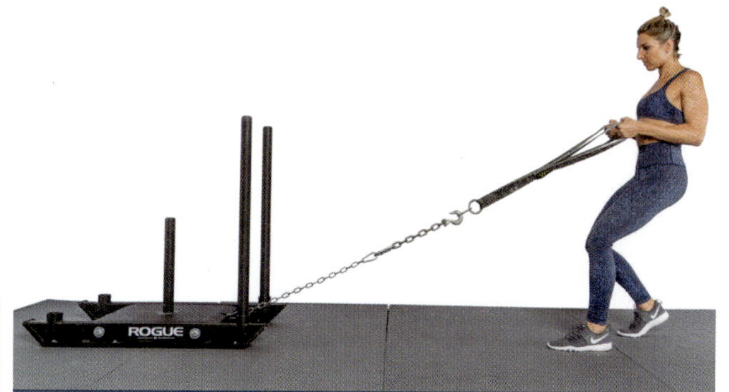

CHAPTER 21

햄스트링 지배적 운동

이 챕터에서는 햄스트링 지배적인 운동을 수행하는 방법을 배우게 된다. 이 운동에는 데드리프트, 굿모닝, 백 익스텐션, 리버스 하이퍼, 스윙, 스트레이트 레그 브릿지, 니 플렉션 운동이 포함된다. 당연한 말이지만, 햄스트링 지배적인 운동은 주로 햄스트링을 단련한다. 그러나 쿼드 지배적인 운동이 고관절 근육을 포함하고 때로는 햄스트링도 자극하는 것처럼, 햄스트링 지배적인 운동도 둔근 근육을 포함하며 때로는 대퇴사두근도 자극한다.

비록 햄스트링 지배적인 운동에서 얻는 둔근의 활성화 수준이 고관절 지배적인 운동에서 얻는 것과 동일하지는 않지만, 햄스트링 지배적인 운동도 여전히 둔근을 자극한다. 특히 내가 가르치는 방식으로 운동을 수행하면 더욱 그렇다. 예를 들어 백 익스텐션 동안 턱을 당기고 상체를 둥글게 말면 척추 기립근의 개입을 줄이고 상부 고관절 근육의 활성화를 증가시킬 수 있다. 그러나 그럼에도 불구하고 이러한 운동 동안 햄스트링이 작동하는 것을 느끼게 되는데, 이는 나쁜 일이 아니다.

비록 다리를 키우지 않고 둔근만 키우고 싶더라도, 쿼드 지배적 운동과 햄스트링 지배적 운동을 적절히 포함하는 것이 중요하다. 왜냐하면, 앞서 설명한 것처럼, 이러한 운동들은 특히 둔근의 하부 영역을 자극하고, 둔근을 장력하에서 늘여주며, 이는 다른 근섬유를 타깃팅하기 때문이다. 그러나 이 시나리오에서 주 목표가 둔근을 단련하는 것이므로, 고관절 지배적인 운동에 우선순위를 두어야 한다.

내가 함께 일하는 많은 여성들이 "나는 다리를 크게 만들고 싶지 않아요"라고 말하며, 쿼드와 햄스트링을 자극하는 운동을 피하려고 한다. 하지만 여기서 중요한 점은 잘 발달된 햄스트링은 다리 모양을 더욱 좋게 만들어주고, 고관절 신전을 담당하는 중요한 역할을 한다는 것이다. 고관절 신전은 인간이 수행하는 거의 모든 운동과 실생활에서 중요한 관절 움직임이다. 요약하자면, 햄스트링은 중요한 근육이며, 고관절 신전의 모든 가동범위를 강화하는 운동을 수행해야 한다. 이는 쿼드 지배적, 햄스트링 지배적 운동뿐만 아니라 둔근 지배적 운동도 수행해야 한다는 의미이다.

둔근 훈련은 단순히 미적 목적을 위한 운동 시스템이 아니다. 물론, 더 크고 강한 고관절 근육을 개발하는 시스템이지만, 그 이상이다. 이 책에서 제시한 가이드라인을 따르고, 고관절, 쿼드, 햄스트링 지배적인 다양한 운동(상체 운동도 포함)을 훈련하면 기능적 스트렝스와 협응력, 즉 다양한 상황에서 안전하고 효과적으로 움직일 수 있는 능력을 발전시킬 수 있다. 또한, 몸을 더 견고하게 만들고, 가동성을 개선하며, 균형 잡힌 신체를 만들 수 있다. 더불어, 이러한 운동은 실생활과 스포츠 모두에 도움이 되는 동작들을 훈련하게 한다.

고관절을 중심으로 상체를 앞으로 기울이는 동작을 포함하는 스포츠를 생각해보라. 예를 들어 배구, 야구, 테니스 선수들이 공을 받기 위해 준비하는 자세, 골퍼들이 스윙을 준비하는 자세, 미식축구와 럭비의 라인맨들이 준비 자세를 취하는 동작 등이 있다. 또한, 무언가를 들어 올리기 위해 몸을 굽히는 동작도 자주 하게 된다. 만약 햄스트링이 약하고 올바른 폼으로 들어 올리는 방법을 모른다면, 등을 과도하게 사용하여 들어 올리는 동작을 보완하게 되고, 많은 사람들이 이러한 방법으로 부상을 당하거나 허리 통증을 겪게 된다. 사실, 대부분의 사람들은 일상생활에서 스쿼트 패턴보다 힌지 패턴을 더 많이 사용한다. 이 챕터에서 제시한 운동들을 수행함으로써 고관절과 후방 체인(척추 기립근, 고관절 근육, 햄스트링)의 힘을 사용하여 이 중요한 동작을 수행하는 방법을 배우고, 부상과 통증의 위험을 줄일 수 있을 것이다. 또한, 이러한 동작을 수행하는 데 필요한 근육을 발달시켜 다양한 체형 목표에도 부합하게 될 것이다.

구조와 구성

이 챕터는 운동에 따라 7개의 섹션으로 나뉜다. 이 7가지 운동은 모두 햄스트링을 단련하며 고관절 힌지와 고관절 신전 동작 패턴을 포함한다는 점에서 유사하지만, 후방 체인을 약간 다른 방식으로 자극하는 고유한 특성을 가지고 있다.

- 데드리프트는 가장 인기 있는 고관절 힌지 동작이며 기능적 스트렝스와 퍼포먼스를 향상시키는 최고의 리프트이다. 이는 기본적인 리프트로 간주되며, 운동 초반에 배치하면 가장 좋은 결과를 얻을 수 있다.
- 굿모닝은 데드리프트와 동일한 동작 패턴을 공유하지만, 바벨을 바닥에서 들어 올리는 대신, 무게를 등 위에 올린 상태에서 앞으로 힌지 동작을 수행한다.
- 백 익스텐션과 리버스 하이퍼 운동은 다른 햄스트링 지배적 운동보다 더 높은 둔근 활성화를 유도하며, 특히 내가 가르치는 방식으로 수행하면 더욱 그렇다. 이 운동들은 보통 운동 중반에 배치되며, 중간에서 가벼운 무게로 수행된다.
- 스윙 운동(예: 케틀벨 스윙)은 주로 컨디셔닝 운동으로 사용되며, 보통 훈련 세션의 마지막에 배치된다.
- 스트레이트 레그 브릿지와 니 플렉션 운동은 주로 햄스트링을 발달시키기 위한 고립 운동이다.

다시 말하지만, 스트렝스 발달에 관심이 많거나 파워리프팅을 좋아한다면, 데드리프트가 가장 좋은 운동이다. 그러나 많은 햄스트링 지배적 운동에서는 항상 무게를 점진적으로 증가시키는 것이 목표가 아니라, 근육과의 연결에 집중하는 것이 목표일 수 있다.

햄스트링 우세 운동

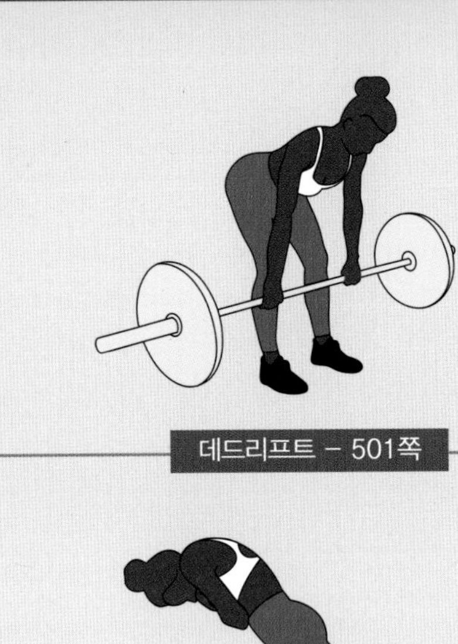

데드리프트 – 501쪽

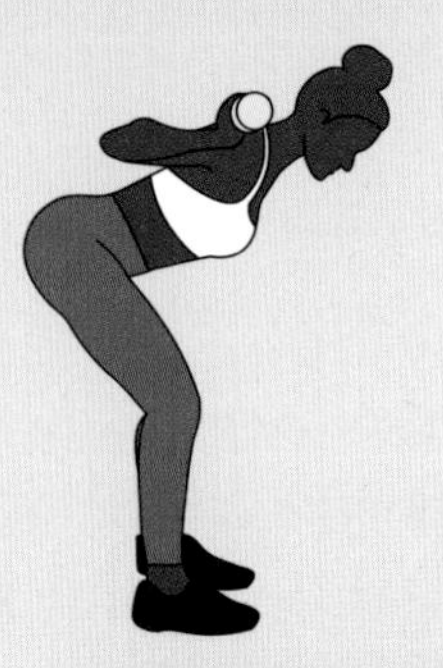

굿모닝 – 528쪽

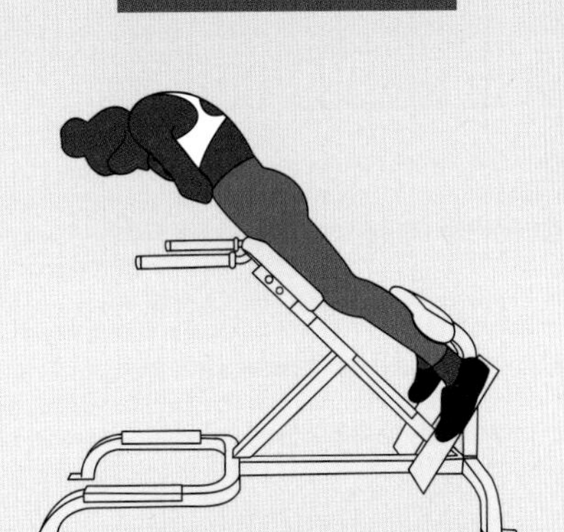

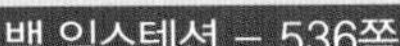

백 익스텐션 – 536쪽

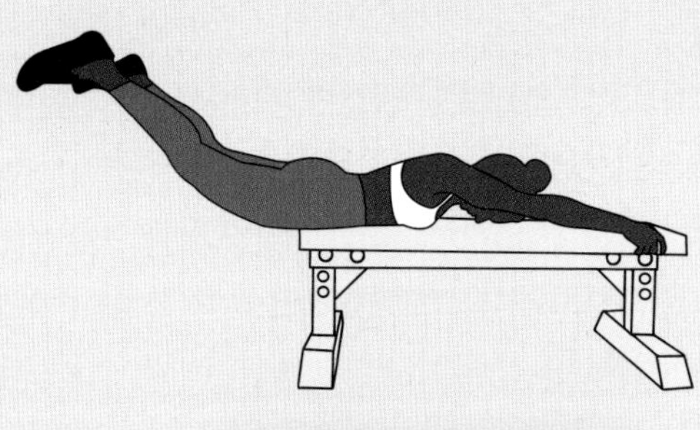

리버스 하이퍼 – 545쪽

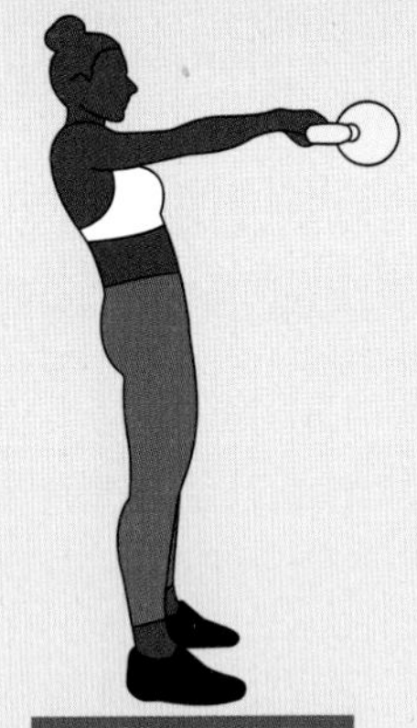

스윙 – 555쪽

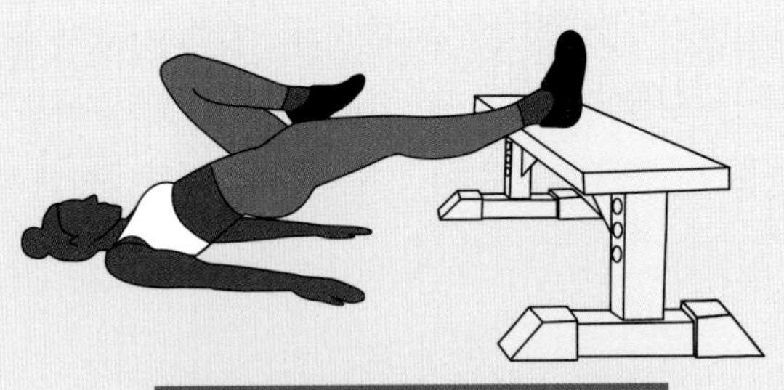

스트레이트 레그 브릿지 – 563쪽

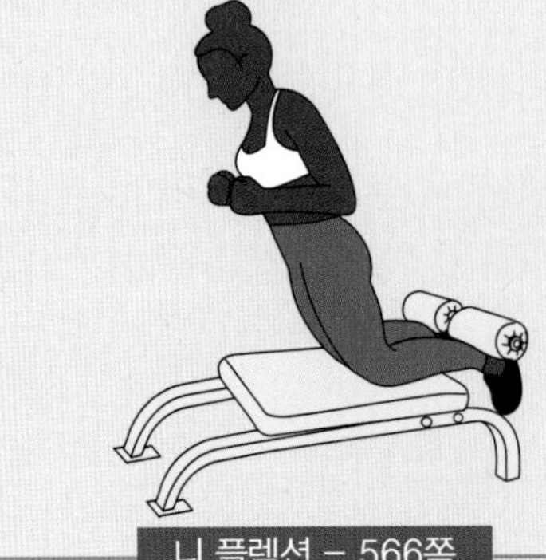

니 플렉션 – 566쪽

운동

1 데드리프트

체육관에서 데드리프트는 아마도 궁극적인 스트렝스 테스트일 것이다. 스쿼트와 마찬가지로, 종종 모든 운동의 왕으로 불린다. 외부에서 보면 데드리프트는 많은 생각이나 기술을 필요로 하지 않는 것처럼 보이지만, 사실은 그와 정반대이다. 데드리프트를 분석해보면 매우 기술적이며 숙달하기가 어렵다. 이 동작은 일상생활의 많은 활동에서 나타나는 단순한 고관절 힌지 동작처럼 보일 수 있지만, 특히 매우 무거운 하중 아래에서는 그리 간단하지 않는다.

데드리프트는 매우 고된 동작이며, 프로그래밍 측면에서 모든 리프트 중 가장 까다로운 운동일 수 있다. 이는 중추 신경계(CNS)에 엄청난 부담을 주기 때문이다. 사실, 연구에 따르면 데드리프트가 CNS에 부담을 준다는 증거는 없지만, 철인 같은 리프터들은 이 개념을 쉽게 놓지 못한다. 데드리프트가 이렇게나 지치는 이유는 근육과 결합 조직 구조에 미세한 손상이 발생하기 때문일지도 모른다. 그럼에도 불구하고, 한 가지는 확실하다. 무거운 데드리프팅은 마치 케그 파티에 에버클리어를 가져가는 것과 같다. 상황이 잘 풀릴 수도 있지만, 완전히 망칠 수도 있다.

자신에게 맞는 빈도, 강도, 그리고 운동 선택을 찾는 것이 이 리프트에서 성공하는 열쇠이다. 이는 12장에서 다룬다. 일부 리프터들은 매주 무거운 무게를 드는 것이 가장 좋고, 다른 이들은 격주로 무거운 무게를 드는 것이 더 효과적이다. 어떤 사람들은 일주일에 두 번 강하게 풀링하는 것을 선호하는 반면, 다른 사람들은 주중에 서브맥시멀 세션을 섞어 넣는 것을 선호한다. 또 어떤 사람들은 데드리프트 동작을 피하고 스쿼트, 런지, 굿모닝, 힙 쓰러스트, 그립 운동 등을 통해 데드리프트를 강화한 후에야 맥스 리프트에 도전하기도 한다. 그리고 절대 무거운 무게를 들지 않고 가벼운 무게로만 운동하는 사람들도 있다.

많은 리프터들이 데드리프트를 스트렝스 측정을 위한 운동으로 사용하지만, 반드시 무거운 무게를 들어야만 이 운동에서 최대의 효과를 얻는 것은 아니다. 사실, 만약 당신이 더 크고 강한 둔근을 키우는 데만 관심이 있다면, 부상의 위험 때문에 맥스를 기록하거나 매우 무거운 무게를 드는 것을 피하는 것이 더 나을 수 있다. 허리 통증과 여러 가지 작은 통증들은 무거운 데드리프팅과 늘 함께 따라다닌다. 스트렝스 목표를 추구하는 사람들에게는 그 이점이 비용보다 클 수 있지만, 체형 발달이 주된 관심사인 사람들에게는 적당한 무게로 폼과 기술에 집중하며 때때로 세트를 실패 지점까지 밀어붙이는 것이 스트렝스를 유지하고 체형 목표에 가까워지는 데 도움이 될 것이다.

또한 데드리프트는 단순히 바벨 운동이 아니라는 점을 인식하는 것이 중요하다. 자세, 무릎 동작, 가동범위, 장비에 따라 수많은 베리에이션이 존재한다. 이 섹션에서는 이러한 모든 베리에이션을 배우게 될 것이다. 하지만 먼저, 데드리프트 동작 패턴을 연습하기 위한 중요한 가이드라인을 살펴보겠다.

가이드라인 및 큐

데드리프팅을 올바른 기술로 수행하려면 몇 가지 중요한 점을 염두에 두어야 한다. 힙 쓰러스트나 스쿼트와 마찬가지로, 다양한 자세, 세팅, 가동범위를 실험하여 자신의 폼을 미세 조정하는 것이 중요하다. 다음 페이지에서는 올바른 방향으로 나아갈 수 있도록 몇 가지 일반적인 가이드라인을 제공한다.

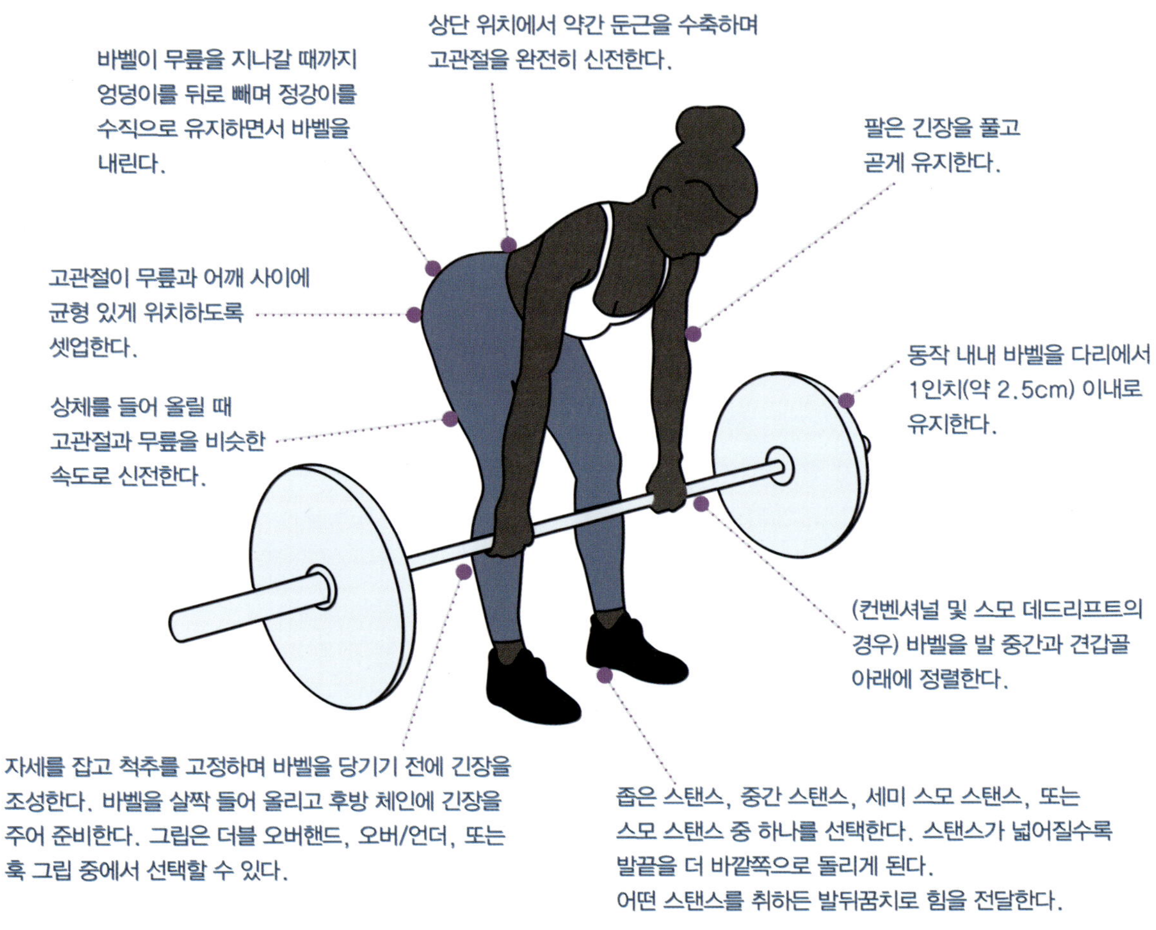

자세와 발 위치

컨벤셔널 데드리프트는 발을 어깨너비 정도로 벌리고(때로는 더 좁거나 더 넓게), 손은 다리 바깥쪽에 놓고 수행한다. 대부분의 리프터들은 발끝을 정면으로 향하게 하는 것을 선호하는 반면, 일부는 발을 약간 바깥으로 돌리는 것을 좋아한다. 스쿼트와 마찬가지로 발의 각도는 고관절 해부학에 영향을 받으므로, 자신에게 가장 잘 맞는 자세를 찾기 위해 실험하는 것이 중요하다.

편안한 발 위치를 찾는 데 어려움을 겪고 있다면, 수직 점프를 할 때의 자세를 취해보라. 이것은 몸을 더 유리한 데드리프트 위치로 만들 수 있다. 여기서부터 약간 더 넓은 자세로 실험해보라. 팔이 다리 안쪽으로 향하는 자세를 취할 수 있으며, 이를 세미-스모 자세라고 한다. 스모(넓은) 자세로 데드리프팅을 하면 더 편하게 느껴지고 둔근을 더 많이 자극할 수 있다는 것을 발견할 수도 있다.

한 가지 중요한 점은, 한 가지 자세에만 익숙하다면 다른 자세는 낯설게 느껴질 수 있다. 이것이 그 자세가 본인에게 맞지 않는다는 뜻은 아니다. 나는 다양한 자세에서 데드리프팅을 수행할 것을 권장한다. 넓은 자세, 중간 자세, 좁은 자세 모두를 시도해보라. 시간이 지나면 익숙해질 것이다. 만약 여러 번 실험해본 후에도 특정 자세가 마음에 들지 않는다면(예를 들어 스모 자세가 고관절에 통증을 주거나, 컨벤셔널 자세가 허리에 부담을 준다면) 그 자세를 피하는 것이 좋다.

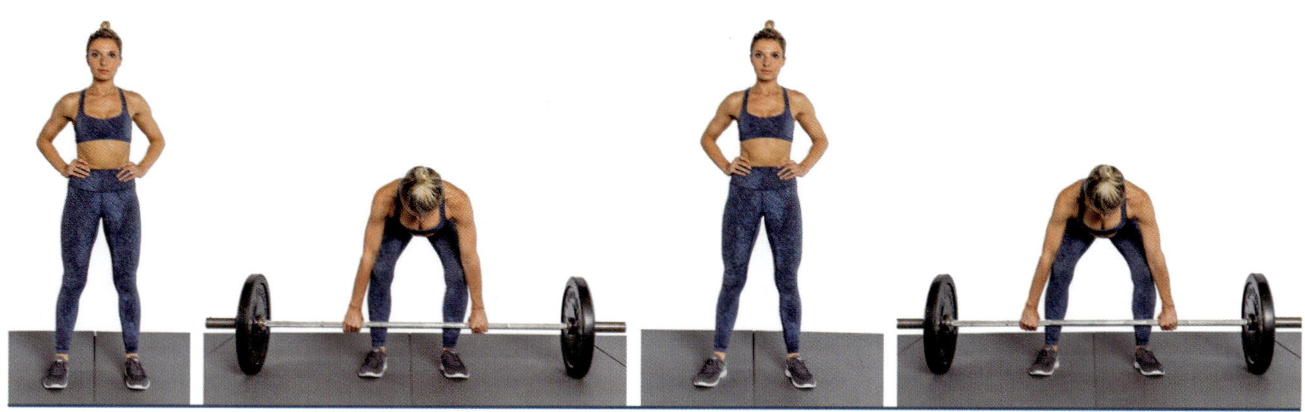

내로우 스탠스 **미디엄 스탠스**

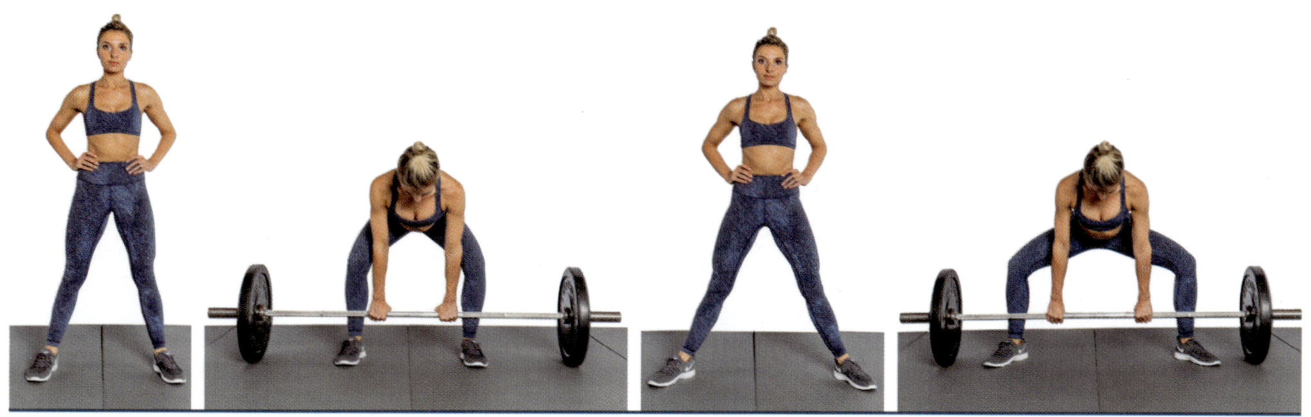

세미 스모 스탠스 **스모 스탠스**

자세가 넓을수록 발을 더 많이 바깥으로 돌려야 하고 상체는 더 직립하게 된다. 이는 바벨을 몸 가까이에 위치시켜 올바른 폼으로 무게를 들기 위한 필수적인 자세를 취하게 하며, 대부분의 사람들에게는 고관절이 이동해야 하는 거리가 줄어들어 더 많은 무게를 들 수 있게 한다.

장비 및 바벨 세팅

자세를 취한 후, 다음 단계는 몸과 바벨의 위치를 어떻게 설정할지 결정하는 것이다. 일반적으로, 허리에 가해지는 부담을 줄이기 위해 바벨은 몸에 매우 가까이 위치해야 하지만, 정확한 거리는 자세의 너비, 본인의 해부학적 특성, 그리고 사용하는 장비에 따라 달라진다.

예를 들어 바벨 스모 데드리프트를 수행할 때 바벨은 보통 정강이에 닿거나 매우 가까이 위치하게 된다. 반면, 컨벤셔널 데드리프트에서는 약간의 여유가 있다. 일부 리프터는 정강이를 바벨에 직접 맞대고 자세를 취하는 것을 선호하는 반면, 다른 사람들은 바벨을 약 10cm(4인치) 정도 떨어뜨려 위치시키는 것을 좋아한다. 대부분의 내 클라이언트들에게는 바벨을 발 중간, 즉 발을 길이 방향으로 반으로 나눈 선 위에 위치시키는 것을 권장한다.

바벨과 몸의 위치를 결정하는 또 다른 방법은 측면에서 사진을 찍어, 바벨이 견갑골 바로 아래와 발 중간에 위치하는지 확인하는 것이다. 이는 컨벤셔널 데드리프트와 스모 데드리프트에 해당되며, 스티프 레그 데드리프트나 굿모닝에는 적용되지 않는다. 스트렝스 트레이닝 코치이자 『스타팅 스트렝스Starting Strength』의 저자인 마크 리피토가 몇 년 전 이를 지적한 바 있는데, 이는 매우 정확한 방법이다.

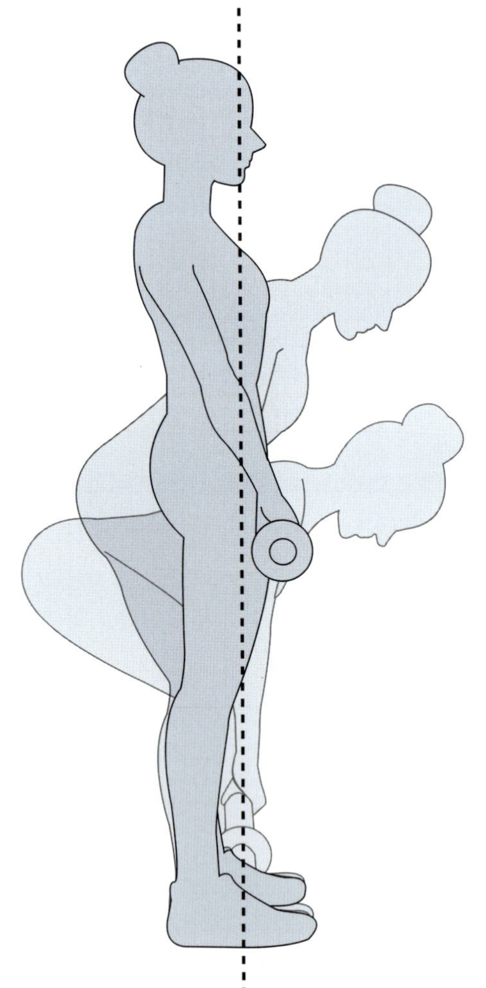

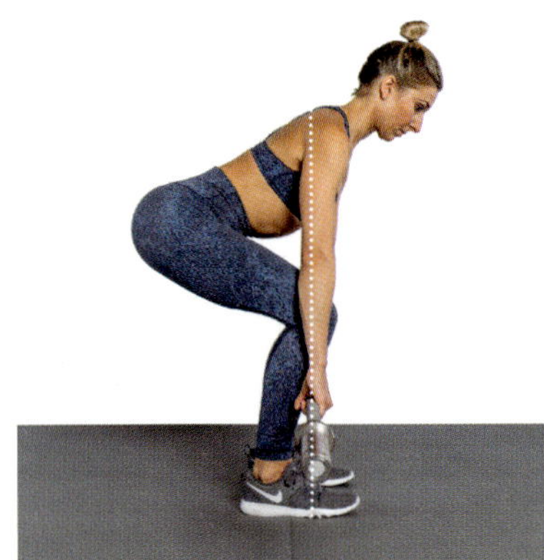

컨벤셔널 데드리프트

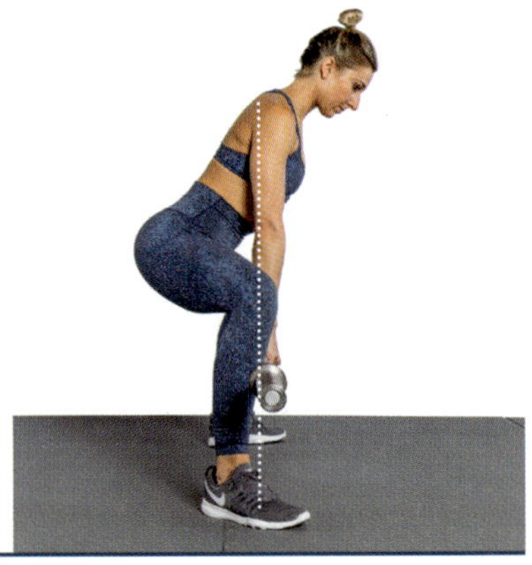

스모 데드리프트

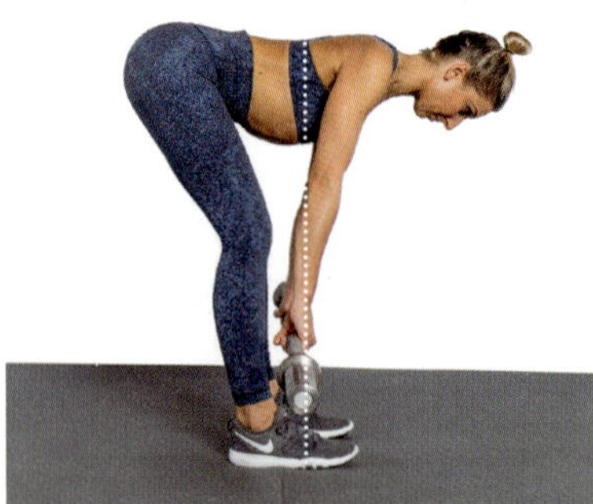

스티프 레그 데드리프트

자세가 넓을수록 발을 더 바깥으로 돌려야 하고 상체는 더 직립하게 해야 한다. 이는 바벨을 몸 가까이에 위치시키게 하여 올바른 폼으로 무게를 들기 위한 필수적인 자세를 취하게 하며, 고관절이 이동해야 하는 거리를 줄여 더 많은 무게를 들 수 있게 한다.

인체 측정학anthropometry은 바벨과의 거리를 정하는 데 큰 역할을 한다. 바벨을 몸에 너무 가깝게 위치시키면 다리로 힘을 내는 데 방해가 되고, 너무 멀리 위치시키면 균형을 잃거나 척추에 과도한 부담을 줄 수 있다.

바벨의 이동 경로에 관해서는, 바벨이 올라가고 내려가는 동안 다리를 스치듯이 움직여야 한다. 바벨이 몸에서 2.5cm(1인치) 이상 멀어지면 안 된다. 바벨이 멀어지면 리프팅이 더 어려워지고, 허리에 더 많은 부담이 가해진다.

바벨 그립 옵션

바벨을 잡는 방법에는 몇 가지 다른 전략이 있으며, 각각은 특정한 사람, 리프트, 또는 스포츠에 맞춰져 있다.

더블 오버핸드 그립

더블 오버핸드 그립은 양쪽 손바닥이 몸을 향하는 그립으로, 아마도 가장 일반적인 그립일 것이다. 워밍업 세트 동안 이 그립을 최대한 오래 사용하여 그립 스트렝스를 키우는 것을 추천한다. 그러나 중량이 최대 하중에 가까워지거나 세트가 실패 지점에 가까워지면, 매우 적은 수의 리프터들만이 더블 오버핸드 그립을 유지할 수 있다. 간단히 말해, 그들의 그립은 다리와 고관절보다 먼저 포기하는 경향이 있어, 하체는 아직 힘이 남아 있음에도 불구하고 바벨을 잡지 못하게 된다.

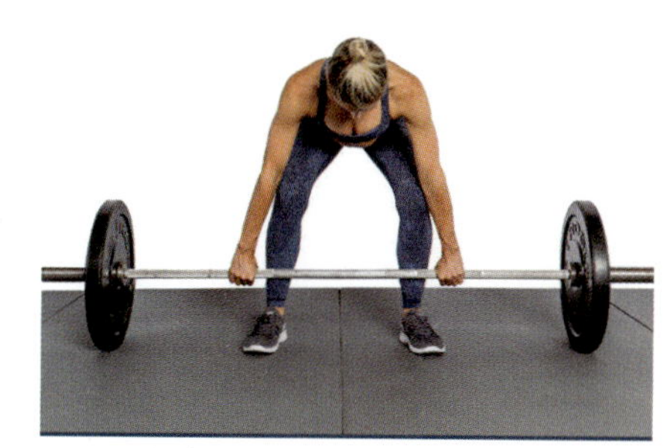

오버/언더(믹스드) 그립

오버/언더 또는 믹스드 그립은 한 손이 회내pronated 자세(손바닥이 몸을 향하는 자세)이고, 다른 한 손은 회외supinated 자세(손바닥이 몸에서 멀어지는 자세)를 취하는 그립이다. 이 그립은 대부분의 리프터에게 잘 맞으며, 파워리프터들이나 최대 하중을 들 때 선호되는 옵션이다. 회외된 팔에서는 원위 이두건(멀리 있는 이두근 건)이 파열될 위험이 약간 있으므로, 세트마다 팔을 번갈아가며 그립을 잡는 것이 중요하다. 세트 사이에 팔을 바꾸면 근육 불균형이 생기는 것도 예방할 수 있다.

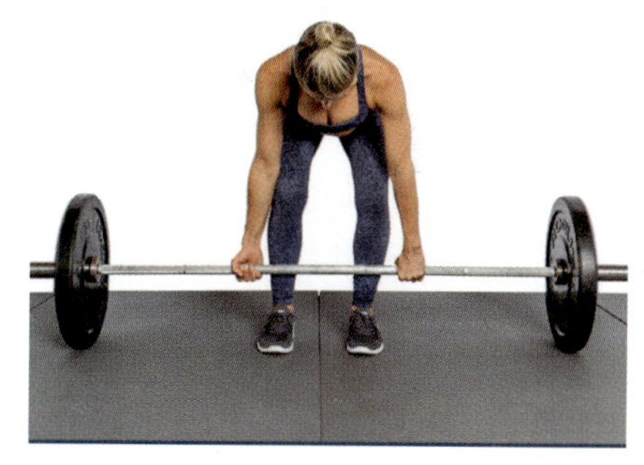

훅 그립

훅 그립은 주로 올림픽 리프팅에서 사용된다. 이 강력하고 안정적인 그립은 이두근 파열의 위험을 제거해 오버/언더 그립보다 더 안전하다. 하지만 처음에는 상당히 고통스러울 수 있다. 훅 그립을 확보하려면, 엄지손가락을 바벨 주위에 감고, 그 후 검지와 중지를 엄지손가락 주위에 감아 고정한다. 약 4~6주가 지나면 굳은살이 생기고, 통증이 줄어들며, 몸이 이 그립에 적응하게 된다.

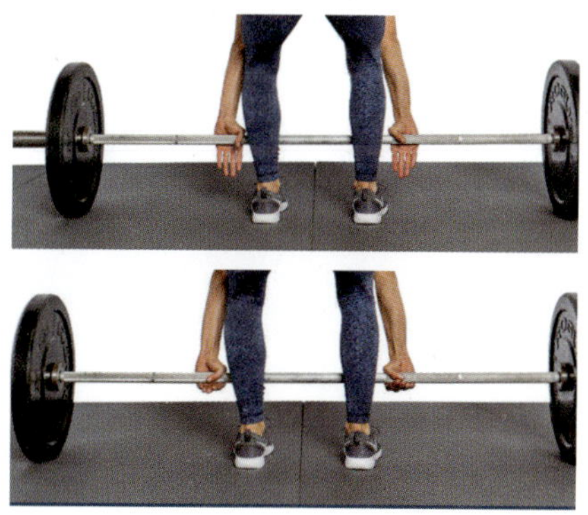

리프팅 스트랩

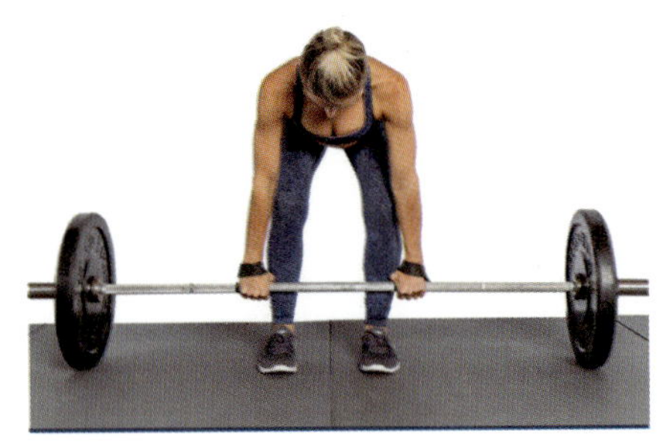

바벨을 잡는 마지막 옵션은 리프팅 스트랩을 사용하는 것이다. 스트랩을 사용하면 전완과 그립 강화의 이점을 줄이기 때문에, 가급적 적게 사용하는 것을 권장한다. 나는 리프팅을 시작한 처음 8년 동안 스트랩에 의존했었고, 스트랩을 깜빡하면 운동을 제대로 할 수 없었다. 왜냐하면 스트랩 없이 너무 약했기 때문이다. 트레이닝 보조 도구에 의존하는 것은 이상적인 상황이 아니다.

그립 스트렝스는 최대 중량 데드리프팅에 있어 제한 요소가 될 수 있다. 만약 이것이 본인의 문제라면, 나는 초크 사용을 강력히 추천한다. 또한, 좋은 너링knurling이 있는 바벨을 사용하고, 그립을 전문적으로 강화하는 운동을 수행하는 것이 좋다. 그 중요성을 이해하기 위해 내 경험을 말하자면, 초크 없이 매끄러운 오래된 바벨로는 약 455파운드를 들 수 있다. 하지만, 좋은 너링이 있는 바벨을 사용하면 약 545파운드를 들 수 있으며, 초크를 더하면 620파운드까지 들어 올릴 수 있다. 간단히 말해, 초크와 좋은 바벨 덕분에 나는 165파운드를 더 들 수 있게 된다. 만약 본인이 체형 훈련에만 관심이 있고 그립 스트렝스는 중요하지 않다면, 스트랩을 사용하는 것도 괜찮다. 다만, 훈련할 때 항상 스트랩을 지참하는 것이 중요하다.

척추 메카닉: 척추를 중립 상태로 유지하기

스쿼트와 마찬가지로, 복근을 긴장시켜 중립적인 척추 자세를 유지하는 것이 이상적이다. (중립 척추 위치에 대한 자세한 내용은 141쪽을 참조하고, 복근 긴장에 대한 추가 정보는 142쪽을 참조해라.) 척추와 골반 위치에는 약간의 유동성이 있다. 예를 들어 내가 트레이닝하는 많은 여성들은 골반을 약간 앞쪽으로 기울이는(골반 전방경사) 것을 선호한다. 그들이 중립 상태를 유지하고 허리 통증을 유발하지 않는 한, 약간의 골반 전방경사는 괜찮다.

일부 숙련된 리프터들, 특히 파워리프터들은 고의적으로 상부 등을 둥글게 만드는(흉부 굴곡) 경우가 있다. 이렇게 하면 더 많은 무게를 들 수 있지만, 위험이 따른다. 따라서 나는 초보자에게 이 방법을 권장하지 않으며, 파워리프터 중에서도 교육을 받고 더 높은 위험을 감수할 준비가 된 사람들에게만 추천한다.

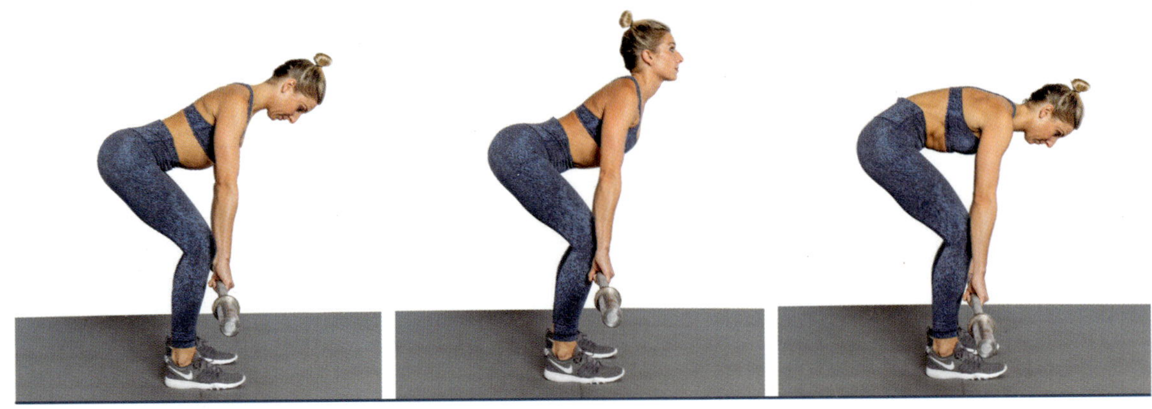

중립 **과도한 아치** **굴곡**

생체역학 분석과 경험적인 피드백에 따르면, 가장 안전한 데드리프트 자세는 중립 상태이다. 허리를 둥글게 하거나 지나치게 아치형으로 만드는 동작(각각 요추 굴곡과 요추 과신전)은 인대, 디스크, 기타 척추 구조에 손상을 줄 수 있으므로 피해야 한다.

목과 머리 위치

목 위치에 관해서는, 머리를 중립 상태로 유지하거나, 약간 위나 아래를 보거나, 목을 후퇴시키면서 턱을 당기는 '목 패킹'(경추 후퇴와 두부 굴곡을 결합하여 이중 턱을 만드는 동작)이 성능에 더 좋은지에 대해 논쟁이 있다. 개인적으로는 이 논쟁이 과장되었다고 생각한다. 세계 최고의 데드리프터들이 보여주는 다양한 목과 머리 위치를 보면 알 수 있다. 내 일반적인 권장은 과도한 과신전이나 굴곡을 피하는 것이다.

엉덩이 높이와 상체 각도

최적의 시작 위치(또는 엉덩이 높이)를 찾는 것은 본인의 신체 구조, 지렛대, 그리고 팔다리의 길이에 크게 의존한다. 일반적으로 측면에서 봤을 때, 엉덩이가 어깨와 무릎 사이에 위치해야 한다. 대퇴골이 짧고 상체가 길거나 팔이 긴 리프터들은 더 직립한 자세를 취하는 반면, 대퇴골이 길고 상체가 짧거나 팔이 짧은 리프터들은 더 수평적인 자세를 취하게 된다.

바벨과 함께 엉덩이를 움직이기

엉덩이 높이에 관계없이, 바벨과 엉덩이가 함께 움직이는 것이 핵심이다. 즉, 바벨을 땅에서 들어 올리기 전에 엉덩이를 먼저 올리는 것을 피해야 한다. 많은 초보자들이 바벨이 땅에서 떠나기 전에 엉덩이를 먼저 들어 올리는 오류를 범하는데, 이는 엉덩이를 너무 낮게 설정했거나 바닥에서 너무 성급하게 끌어올리기 때문이다. 최적의 위치를 찾아 바벨이 땅에서 떠나는 순간 그 위치를 유지해라. 무릎과 엉덩이는 비슷한 속도로 펴져야 하며, 상체 각도는 컨센트릭(상승) 단계의 전반부 동안 비슷하게 유지되어야 한다.

브레이싱 메카닉: 당기기 전에 위치를 설정하고 긴장 상태 만들기

바벨을 들어 올리기 전에 후방 체인과 견갑골에 긴장을 만드는 것이 중요하다. 많은 리프터들은 바벨을 잡고 엉덩이를 위아래로 펌핑하여 몸에 긴장을 만드는 방법을 사용한다. 즉, 바벨을 잡고 엉덩이를 들어 올린 다음, 엉덩이를 낮추면서 바벨을 당기고 가슴을 올리며 견갑골을 아래로 당긴다(견갑골 하강). 이러한 동작은 엉덩이, 햄스트링, 척추 기립근, 광배근에 긴장을 만들어주며, 바벨과 무게 사이의 모든 느슨함을 제거한다. 간단히 말해, 이러한 긴장 상태는 리프터가 바벨을 바닥에서 들어 올릴 때 단단한 자세를 유지할 수 있게 해준다. 꼭 엉덩이를 펌핑할 필요는 없지만(이는 여러 전략 중 하나일 뿐이다), 바벨을 들어 올리기 전에 몸에서 느슨함을 제거하고 단단한 자세를 취하는 데 도움이 되는 자신만의 데드리프트 루틴을 가져야 한다. 그렇지 않으면, 엉덩이가 위로 튀어나가고, 바벨을 들어 올리는 순간 하중이 몸을 둥글게 만들어버릴 수 있다.

자세를 설정하고 바벨을 정렬한 후 마지막으로 중요한 단계는, 깊게 숨을 들이마시고(최대 폐 용량의 약 70% 정도) 복부와 가슴을 통해 숨을 마신 뒤, 몸통 근육을 단단하게 만드는 것이다. 척추가 안정되고 몸이 긴장된 상태에서 리프트를 실행할 수 있다.

데드리프트 셋업: 힙 펌핑

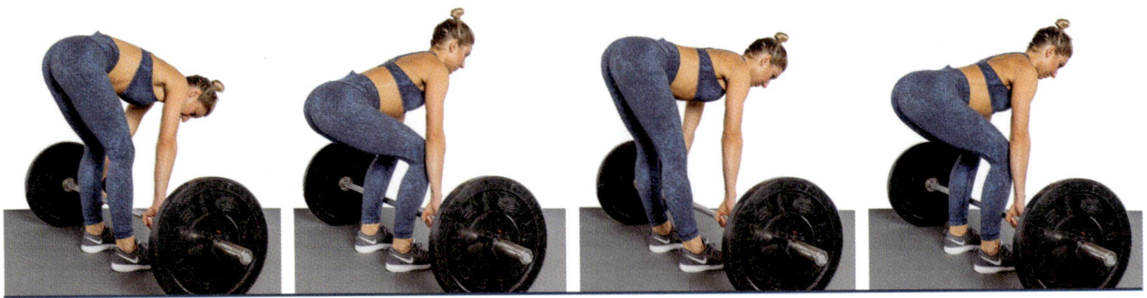

효과적인 데드리프트는 좋은 자세에서 몸에 긴장을 만들어내는 것에서 시작한다. 바벨을 잡고, 발 중간에 바벨을 맞춘 뒤 바벨을 무게에 단단히 붙잡는다. 또한, 엉덩이를 위아래로 움직이며 견갑골을 아래로 당기는 것이 도움이 될 수 있다. 이는 등을 비롯해 엉덩이와 햄스트링에 긴장을 만들어주며, 리프트를 수행할 때 견고한 자세를 유지하는 데 도움이 된다.

발에 가해지는 압력: 발뒤꿈치로 밀어내기

스쿼트나 힙 쓰러스트와 마찬가지로, 데드리프트를 시작하고 수행할 때는 발뒤꿈치를 통해 밀어내는 것이 중요하다. 그렇게 하면 결과적으로 발 전체로 밀어내게 된다. 그러나 처음부터 발 전체로 밀어내려고 하면, 발 앞쪽으로 무게가 쏠려 균형이 흐트러지고 메커니즘이 손상될 가능성이 크다.

팔은 이완되고 곧게 유지하기

데드리프트를 할 때 팔로 당기거나 어깨를 으쓱하지 마라. 손은 바벨에 연결된 고리처럼, 팔은 줄처럼 생각하라. 즉, 팔은 이완되고 곧게 유지하며, 다리와 고관절의 힘을 사용해 체중을 일으켜 세우되, 허리는 중립 상태를 유지해라.

피니시 자세: 고관절 완전 신전

피니시 자세는 고관절의 완전 신전 또는 약간의 과신전과 함께 강한 둔근 수축으로 나타난다. 많은 리프터들이 요추 과신전(허리 과신전)을 통해 락아웃을 과장하는 실수를 범한다(왼쪽 이미지에서 나타난 잘못된 예). 강한 둔근 수축은 고관절 과신전을 유발하지만, 이 과신전은 고관절에서 발생하고 허리는 중립 상태를 유지해야 한다. 다시 말해, 둔근을 수축시켜 엉덩이를 앞으로 밀어내고, 고관절의 가동범위가 끝날 때 멈추는 것이다. 고관절 쓰러스트와 백 익스텐션에서 골반 후방경사를 배우면, 때때로 데드리프트로 이 폼을 옮겨와서 과도하게 수행하게 된다. 이때 과도한 둔근 수축과 함께 무릎이 완전히 펴지지 않는 '소프트 니즈' 상태가 발생하는데(왼쪽 이미지에서 나타난 잘못된 예), 이로 인해 과도한 골반 후방경사가 생기고, 결국 요추 굴곡을 유발하게 된다. 이러한 잘못된 자세를 피해야 한다. 안전을 유지하고 부상을 예방하기 위해, 허리가 아닌 엉덩이에서 과신전을 하고, 강한 대퇴사두근 수축을 통해 무릎을 완전히 펴라.

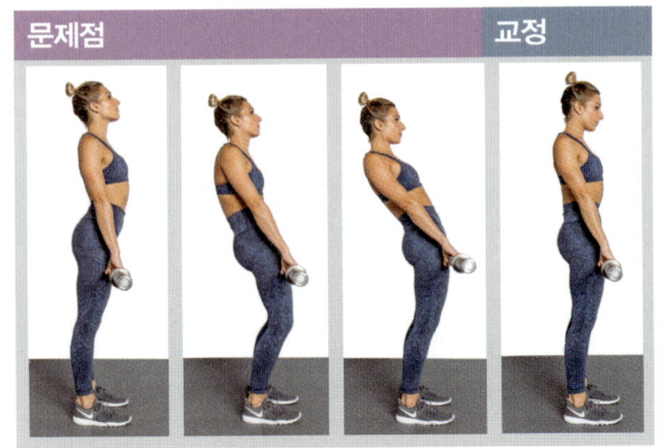

파워리프터들은 심판들에게 자신이 데드리프트를 완벽하게 수행할 수 있음을 보여줘야 한다. 내가 파워리프터들에게 권장하는 유일한 자세 차이는 어깨를 뒤로 당기고, 상체를 직립시키는 것이다(약간의 견갑골 후퇴와 흉부 신전).

가동범위 조절

데드리프트의 난이도는 가동범위를 줄이거나 늘림으로써 조절할 수 있다. 예를 들어 블록 풀 데드리프트를 수행하면 가동범위가 줄어들어 더 쉽게 만들 수 있으며, 데피싯 데드리프트를 수행하면 가동범위가 늘어나 더 어렵게 만들 수 있다.

블록 풀 데드리프트

블록 풀은 5cm(2인치)에서 10cm(4인치) 높이의 블록이나 매트 위에서 수행된다. 랙 풀은 파워 랙의 핀 위에서 수행되지만, 나는 블록 풀을 선호한다. 왜냐하면 데드리프트와 더 유사하기 때문이다. 그러나 플레이트를 올릴 방법이 없다면, 랙 풀도 충분히 대체할 수 있다.

블록 풀은 몇 가지 상황에서 유용하다. 예를 들어 어떤 사람들은 바닥에서 들어 올릴 때 햄스트링이나 고관절 굴곡의 유연성이 부족해 좋은 자세를 취할 수 없기 때문에, 등을 둥글게 만들어 보완하려 한다. 이런 사람들에게는 7.5cm(3인치)에서 10cm(4인치) 높이에서 리프팅을 시작하고, 가동성, 힘, 협응력이 향상됨에 따라 점차 블록의 높이를 낮추는 것이 좋은 옵션이다. 또한, 블록 풀은 몸에 가해지는 부담이 적어 초보자와 숙련자 모두에게 유용하다. 예를 들어 바닥에서 리프팅할 때마다 부상을 당하는 초보자가 있다면, 그 클라이언트와 함께 데드리프트를 완전히 피하지 않고, 가동범위를 줄이고 루마니안 데드리프트와 같은 다양한 베리에이션을 실험하면서 무리가 가지 않는 동작과 가동범위를 찾는다. 반면, 숙련된 리프터와 함께라면 보조 운동으로 블록 풀을 수행할 수 있다. 만약 데드리프트가 정체되었거나 훈련이 지루해졌다면, 4~6주 동안 블록 풀을 수행하여 훈련에 변화를 주고 데드리프트 스트렝스를 증가시킬 가능성이 있다. 또한, 블록 풀은 몸에 가해지는 부담이 적어 회복 시간을 늘릴 수 있으며, 대부분의 사람들은 블록에서 리프팅할 때 더 강력하게 느껴져 자신감이 증가한다.

가동범위를 줄이는 또 다른 방법은 더 큰 플레이트(힙 쓰러스터 플레이트나 왜건 휠 플레이트)를 사용하는 것이지만, 대부분의 체육관에는 이러한 장비가 없다. 일반적인 체육관 장비를 사용해 플레이트를 스텝, 매트, 블록 또는 범퍼 플레이트 위에 올려 사용할 수 있다. 그러나 바벨이 무릎보다 높은 위치에서 리프팅할 경우(블록 풀이나 랙 풀에서), 데드리프트로 이어지는 효과가 감소하며, 둔근 발달에도 한계가 있다. 따라서 10cm(4인치) 높이에서 시작하고, 이후 더 낮은 리프팅 위치(5cm 블록 또는 바닥)에서도 최적의 척추 메커니즘을 유지할 수 있도록 점진적으로 발전시키는 것이 좋다.

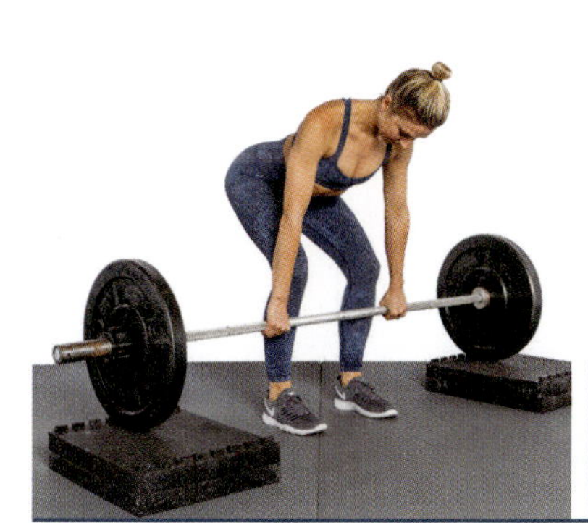
블록 풀 데드리프트

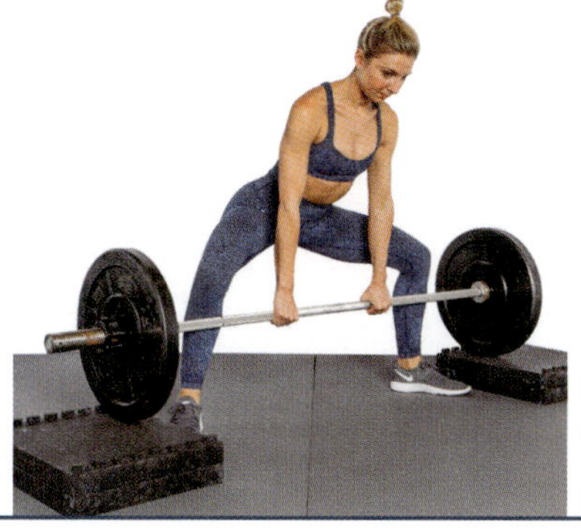
블록 풀 스모 데드리프트

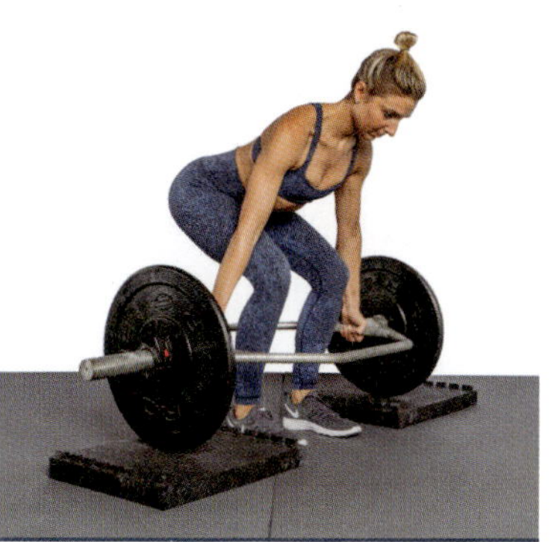
블록 풀 트랩 바 데드리프트

데피싯 데드리프트

데드리프트의 가동범위를 줄여서 쉽게 만들 수 있는 것처럼, 가동범위를 늘려서 더 어렵게 만들 수 있다. 이를 위해 상자나 높고 안정된 플랫폼 위에 서서 데드리프트를 수행한다. 나는 데피싯 데드리프트를 자주 프로그래밍하지는 않는데, 많은 사람들이 등을 둥글게 하지 않고는 이 동작을 제대로 수행할 수 없기 때문이며, 또한 데피싯이 바닥에서 리프팅하는 것보다 둔근을 더 잘 자극하지도 않기 때문이다. 하지만 다양한 운동을 제공하고, 특히 팔이 길고 상체가 짧은 사람들에게 스트렝스와 가동성을 개선하는 데는 유용하다.

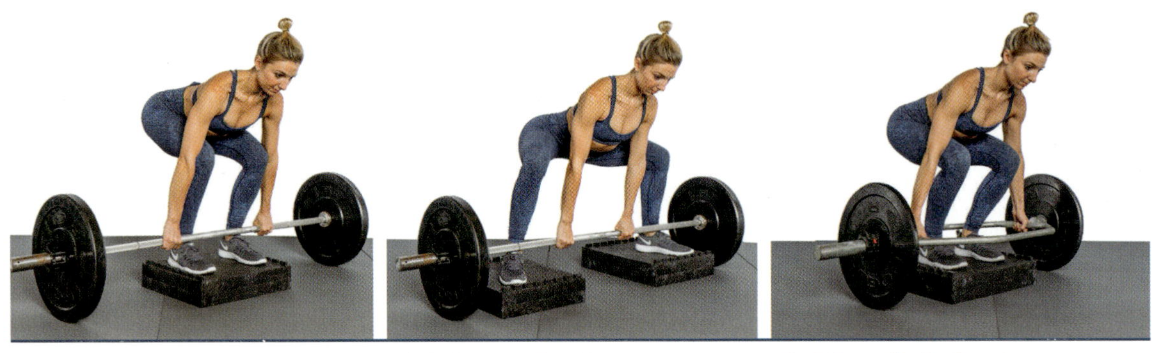

데피싯 컨벤셔널 데드리프트 | 데피싯 스모 데드리프트 | 데피싯 트랩 바 데드리프트

문제점과 교정

이미 가장 흔한 데드리프트 문제점과 이를 피하는 방법에 대해 언급했다. 여기서는 가장 일반적인 문제점을 더 자세히 설명하고, 앞서 다룬 가이드라인과 큐를 반영한 간단한 교정 방법을 제공한다.

오류: 둥근 등

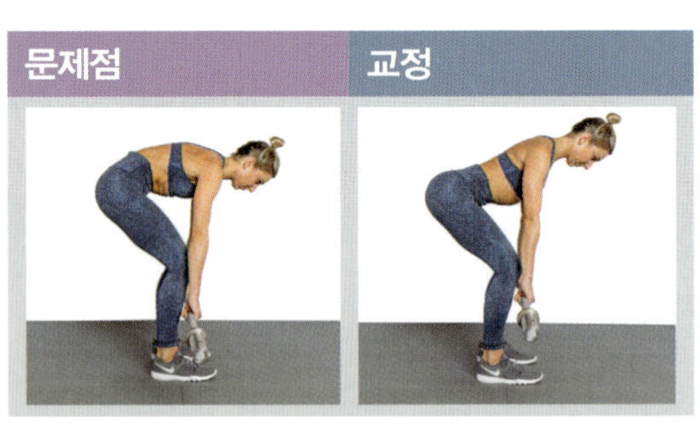

문제점 | 교정

'가이드라인 및 큐' 섹션에서 언급했듯이, 데드리프트를 안전하게 수행하는 가장 좋은 방법은 척추를 가능한 한 중립 상태로 유지하는 것이다. 하지만 많은 파워리프터들과 숙련된 스트렝스 운동선수들은 더 많은 무게를 들기 위해 상체를 둥글게 하는 선택을 한다. 이들은 약간의 안전을 포기하고 무게를 더 들기 위해 위험을 감수하는 것이다. 만약 등을 둥글게 하기로 선택했다면, 상부 척추(흉추)를 둥글게 하고, 요추(하부 척추)는 중립 상태로 유지하는 것이 중요하다. 이 동작은 연습이 필요하며, 초보자가 바로 마스터할 수 있는 것은 아니다. 상부 척추를 둥글게 하는 것이 더 안전한 이유는 갈비뼈가 이 부위를 안정시키고 보호하기 때문이다. 전체 등을 둥글게 하면 부상을 초래할 가능성이 높다.

교정:

바닥 자세에서 긴장을 유지하고 척추를 브레이싱한 상태를 유지한 다음, 엉덩이를 신전시키고 상체를 들어 올리면서 그 단단한 자세를 유지하라.

오류: 락아웃 과신전

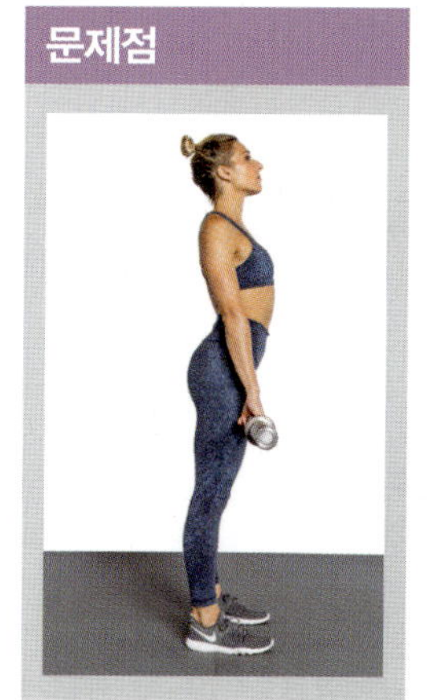
문제점

척추 과신전은 락아웃 단계, 즉 상체를 들어 올린 후 고관절을 신전할 때 발생한다. 척추는 중립 상태에서는 많은 하중을 견딜 수 있을 만큼 강력하지만, 무거운 하중 아래에서 척추가 움직이면 문제가 발생할 수 있다. 요추 척추의 후방 구조(후방 요소라고 함)에 손상을 입히거나 자극을 주어 통증이나 부상을 유발할 수 있다. 이는 둔근이 약하거나 올바른 폼을 이해하지 못하거나, 실제로 고관절을 완전히 신전하지 않고 그저 신전한 것처럼 보이려 할 때 발생한다.

교정:

전체 동작 내내 척추를 단단하게 유지하고(중립 상태), 둔근을 수축하여 고관절을 완전히 신전하라. 측면에서 본 자신의 동작을 촬영해 올바르게 하고 있는지 확인하라. 또한, 둔근 수축을 느끼고 고관절 신전과 연결시키는 방법으로 서서 둔근 수축 연습을 하거나 RKC 플랭크(406쪽 참조)를 수행할 수 있다.

오류: 스쿼트 자세로 무게 들어 올리기

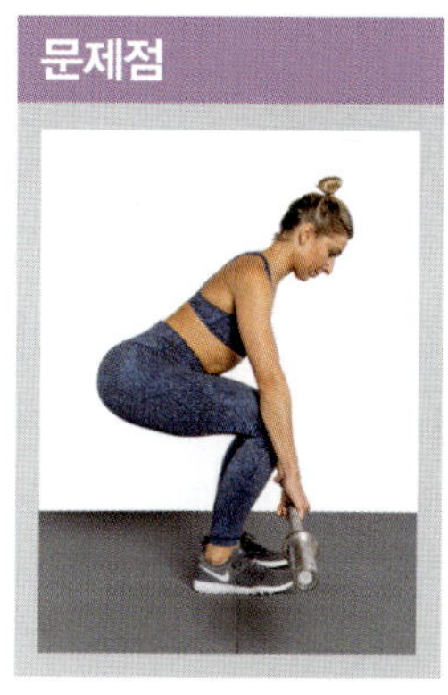
문제점

바벨을 너무 앞으로 위치시키면 스쿼트 자세로 셋업할 가능성이 크다. 이 경우, 허리에 불필요한 스트레스가 가해질 뿐만 아니라 리프트의 메커니즘이 변해, 햄스트링과 둔근보다 쿼드가 더 많이 작동하게 된다. 이는 소셜 미디어에서 가장 흔히 보이는 오류 중 하나인데, 사람들은 자신이 올바르게 하고 있다고 생각하지만 실제로는 잘못 수행하고 있는 것이다. 그러나 바닥에서 무게를 당기는 동작을 스쿼트 자세로 하는 것이 편하다면, 스내치 그립 데드리프트나 스트래들 리프트를 수행하는 것을 권장한다. 이들은 이후에 다룰 예정이다.

교정:

대부분의 교정과 마찬가지로, 올바른 셋업과 수행 방법을 배워야 한다. 바벨이 발 중간에 위치하고, 엉덩이가 어깨와 무릎 사이에 수평으로 위치시켜라.

오류: 스티프 레그 데드리프트로 무게 들어 올리기

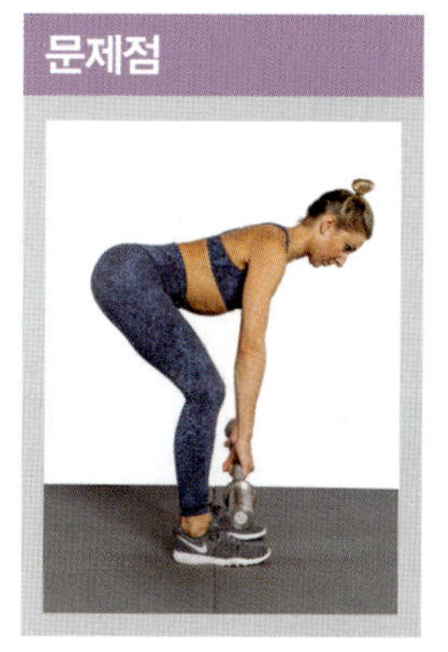
문제점

사람들이 스티프 레그 데드리프트 자세로 셋업하는 경우가 종종 있다. 이는 보통 스티프 레그 데드리프트만 수행하는 사람들에게서 흔히 발생하며, 올바른 리프팅 메커니즘을 이해하지 못한 초보자나 쿼드가 약한 사람들에게서 나타난다.

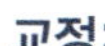
교정:

이 문제는 폼 또는 운동 조절과 관련된 오류이므로, 해결책은 올바른 메커니즘을 연습하는 것에 초점을 맞춘다. 가이드라인과 큐를 다시 검토하고, 기술을 완성할 때까지 가벼운 하중으로 연습해라. 만약 약한 쿼드가 원인이라면, 쿼드 지배적 운동을 프로그램에 추가하는 것이 좋다.

문제점

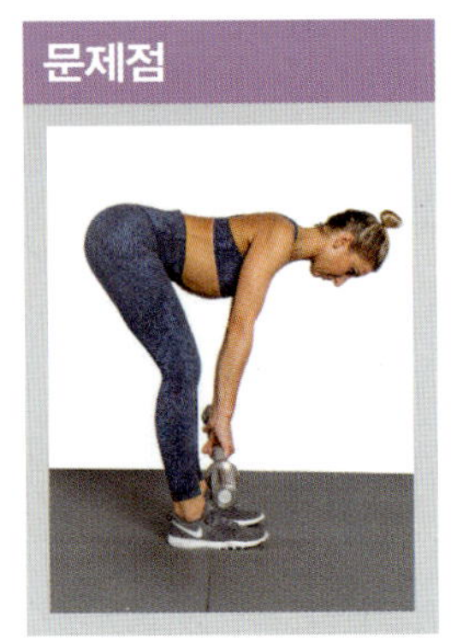

오류: 엉덩이를 너무 일찍 들어 올리기(긴장을 유지하지 않음)

데드리프트의 바닥 자세에서 긴장을 유지하지 않거나, 너무 서두르면 엉덩이가 무게를 들어 올리기 전에 먼저 올라가게 된다. 이렇게 되면 스티프 레그 데드리프트처럼 동작이 되어 허리에 더 많은 긴장이 가해지고, 들 수 있는 무게가 줄어든다.

교정:

다시 말하지만, 바닥 자세에서 몸의 모든 느슨함을 제거하고, 바벨을 잡고 척추를 브레이싱하여 긴장을 유지한 상태에서 리프트를 실행해라.

오류: 비대칭 셋업

이 내용은 11장에서 다뤘지만, 여기서 다시 언급할 가치가 있다. 너무 많은 사람들이 발을 서로 다른 방향으로 배치하거나, 바벨을 중심에서 벗어나 잡는 경우가 많다. 좋은 자세로 셋업하지 않으면, 좋은 자세로 리프트할 수 없다.

교정:

바벨에 있는 마킹을 참고하여 그립 간격이 대칭적이고, 발이 정렬되었는지 확인하라.

데드리프트 베리에이션

앞서 언급했듯이, 자세, 깊이, 그립, 무릎 동작, 그리고 사용하는 장비에 따라 여러 가지 데드리프트 베리에이션이 있다. 다른 리프트와 마찬가지로, 자신의 몸과 목표에 가장 잘 맞는 베리에이션을 실험하여 찾아야 한다. 어떤 사람들은 고관절 해부학적 구조 때문에 스모 데드리프트를 하지 않는 것이 좋으며, 다른 사람들은 햄스트링 유연성이 부족해 바닥에서 컨벤셔널 데드리프트를 수행할 수 없다(이 경우 블록 풀 데드리프트가 좋은 옵션이다). 결국, 가장 좋은 데드리프트는 폼을 손상시키지 않고 부상의 위험 없이 지속적으로 수행할 수 있는 베리에이션이다.

모든 데드리프트 베리에이션에서 약간의 무릎 굽힘과 상체 기울임이 필요하지만, 무릎과 상체 각도는 베리에이션에 따라 달라진다. 예를 들어 스티프 레그 데드리프트는 약간의 무릎 굽힘과 수평 또는 거의 90도에 가까운 상체 기울임이 필요하다. 컨벤셔널 데드리프트는 더 많은 무릎 굽힘과 수직 기준으로 45도에서 60도 정도의 상체 기울임을 요구한다. 트랩 바와 케틀벨(또는 T-벨) 데드리프트는 무릎을 많이 굽히고 상체는 수직 기준으로 30~45도 정도 기울인 스쿼트와 유사한 형태를 띤다. 이 책에서 여러 차례 언급했듯이, 고관절과 무릎 각도를 조절하면 리프트를 고관절 지배적 또는 무릎 지배적으로 만들 수 있다. 무릎 굽힘이 더 강조되고 상체가 직립된 리프트는 쿼드를 더 많이 자극하며(무릎 지배적), 다리가 더 곧고 고관절 힌지가 강조된 리프트는 햄스트링을 더 많이 자극한다(고관절 지배적). 그러나 직립 자세의 데드리프트 베리에이션이 쿼드를 자극한다고 해도, 스쿼트에 비해 무릎이 완전한 가동범위를 거치지 않기 때문에 여전히 햄스트링 지배적인 동작으로 간주된다.

모든 데드리프트 베리에이션은 둔근 활성화 측면에서도 비슷하다. 많은 사람들이 스모 데드리프트에서 둔근 자극을 더 많이 느낀다고 말하지만, 연구에 따르면 둔근 활성화는 다른 데드리프트 베리에이션과 유사하다. 신체 유형, 폼, 경험, 선호도에 따라 각자에게 더 잘 맞는 베리에이션이 있을 수 있다. 케틀벨, 트랩 바, 스모, 컨벤셔널, 루마니안 등 다양한 베리에이션이 가능하므로, 둔근 발달이 주 목표라면 둔근 자극을 가장 많이 느끼는 베리에이션을 우선시해라. 그것이 가장 간단한 방법이다.

몸통 각도

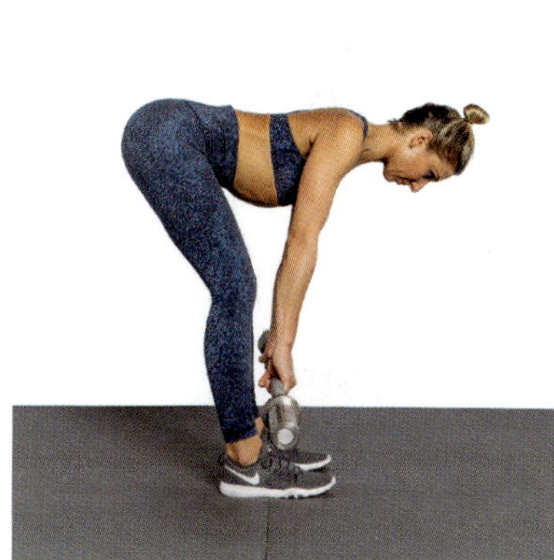

스티프 레그 데드리프트

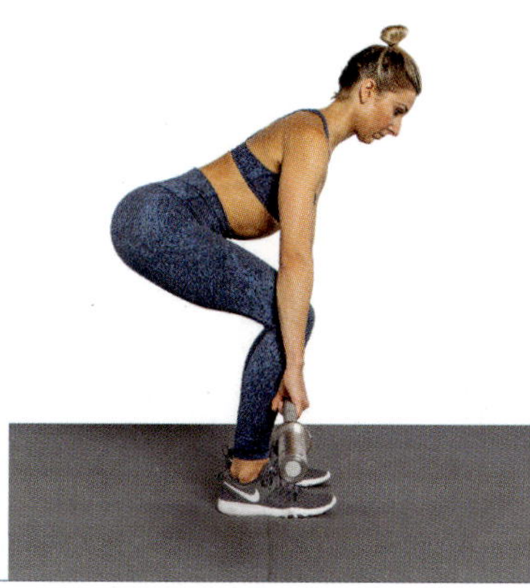

컨벤셔널 데드리프트

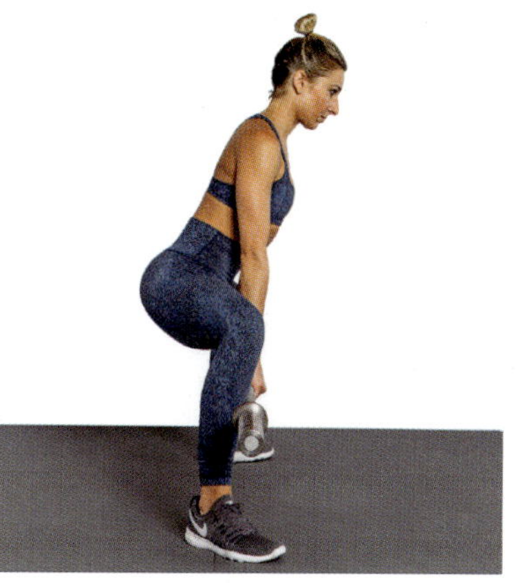

스모 데드리프트

이 섹션의 후반부에서 다양한 장비를 사용하여 베리에이션을 만드는 방법을 보여주겠다. 하지만 지금은 루마니안 데드리프트, 스모 데드리프트, 컨벤셔널 데드리프트와 같은 개별 베리에이션에 초점을 맞추고자 한다. 바벨이 가장 일반적으로 사용되는 도구이기 때문에, 이 베리에이션들은 바벨을 사용해 시연된다.

데드리프트 카테고리

데드리프트는 자세, 무릎 동작, 그립, 가동범위(블록 풀과 데피싯), 그리고 장비 선택이 겹치는 부분이 많아 가장 분류하기 어려운 운동 중 하나이다. 예를 들어 바벨을 사용할 경우 자세, 무릎 동작, 그립에 따라 7가지 다른 베리에이션을 만들 수 있다.

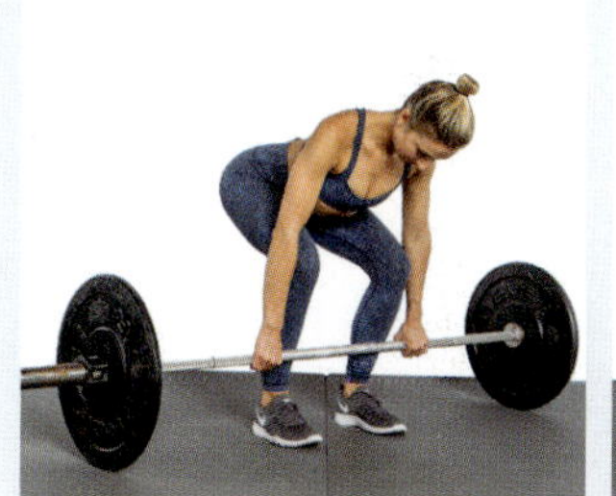

컨벤셔널

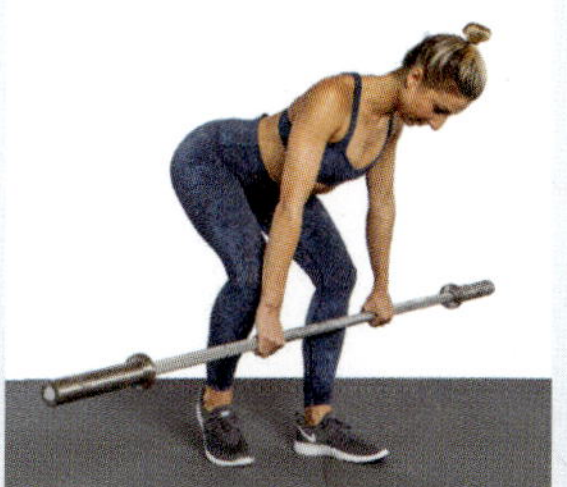

B-스탠스

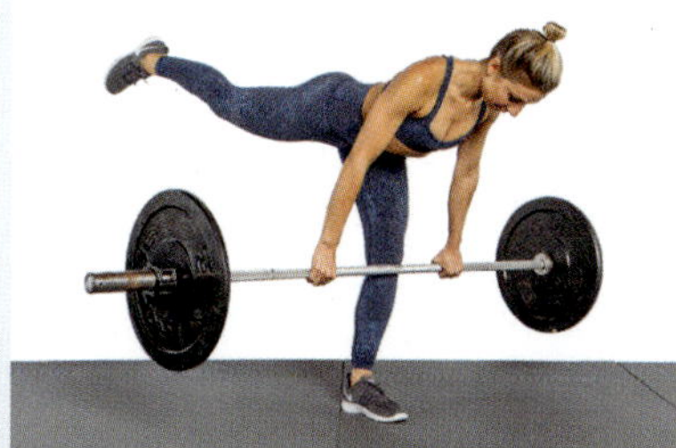

싱글 레그

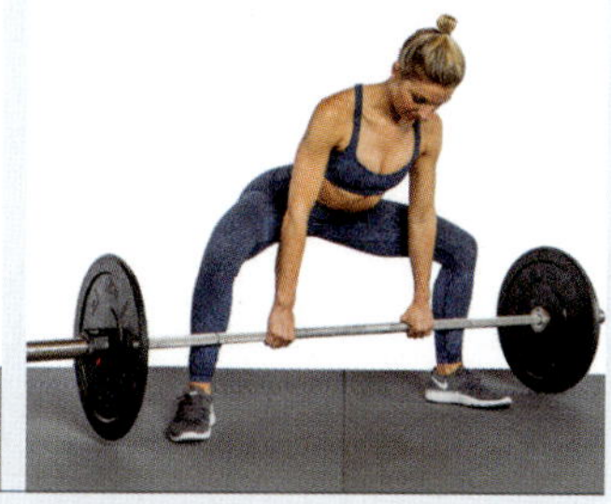

스모

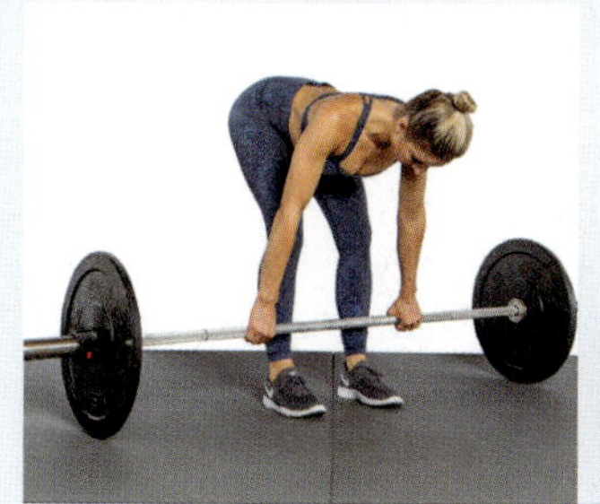

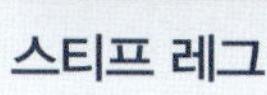

스티프 레그

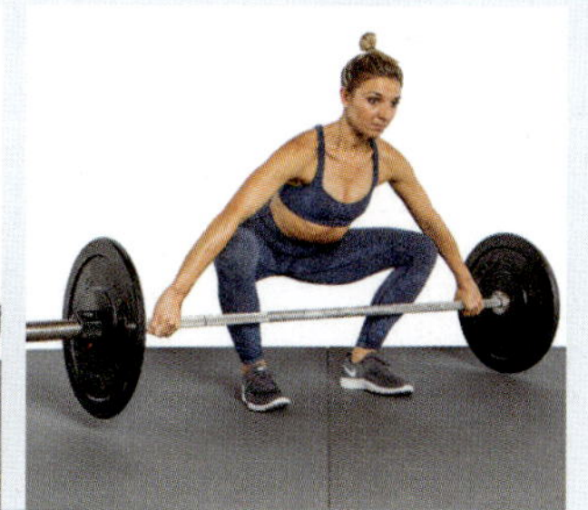

스내치 그립

바닥에서 리프팅할 경우, 가동범위를 늘리기 위해 데피싯 상태에서, 또는 가동범위를 줄이기 위해 블록 위에서 이러한 모든 베리에이션을 수행할 수 있다. 또한, 상체가 위에 있는 상태에서 동작을 시작해, 루마니안 데드리프트 베리에이션을 다양한 자세, 무릎 동작, 그립으로 수행할 수 있다. 그리고 이것은 바벨만 사용하는 경우이다! 트랩 바, 랜드마인, 로딩 핀, 케틀벨, 덤벨 등과 같은 도구를 사용하여 더 많은 베리에이션을 만들 수 있다.

고관절 힌지

고관절 힌지는 모든 데드리프트 베리에이션의 기초가 되는 동작 패턴이다. 하지만 이 기술은 실제 운동이라기보다는 교육 도구에 가깝다. 즉, 이 동작은 햄스트링을 발달시키기 위한 것이 아니라, 엉덩이를 뒤로 빼고 상체를 평평한 등과 함께 앞으로 기울이는 등 올바른 고관절 힌지 메커니즘을 가르치기 위한 것이다. 다시 말해, 데드리프트를 제대로 배우지 못한 사람들을 위한 동작이다. 한 번 고관절 힌지를 통해 중립 척추 상태를 유지하면서 움직이는 법을 익히면, 워밍업이나 햄스트링 스트레칭을 위해서가 아니면 더 이상 이 동작을 할 필요는 없다.

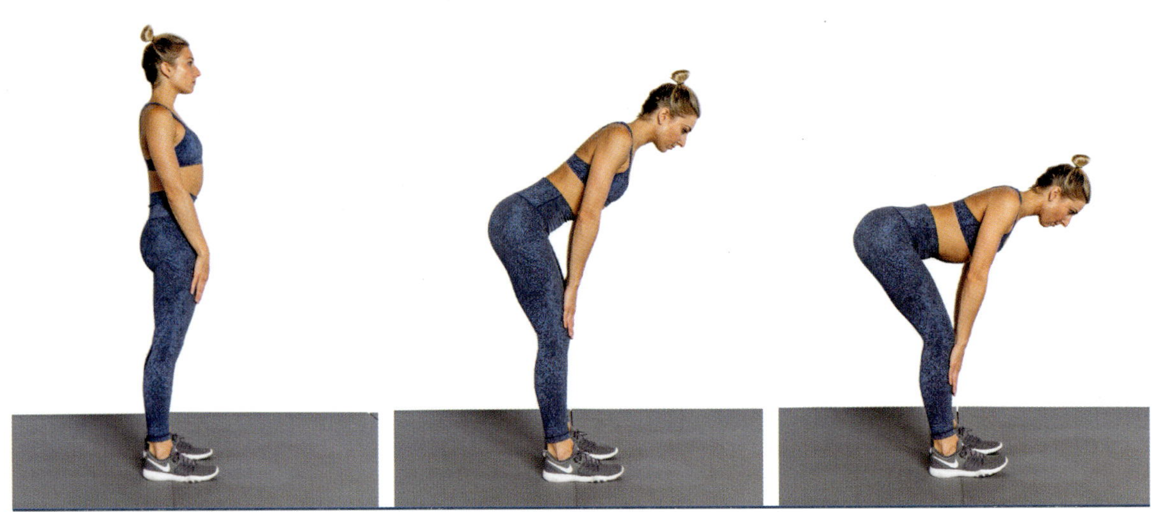

이 드릴을 수행하려면 벽 앞에 서서 엉덩이를 뒤로 빼서 벽에 닿도록 하거나, 열린 공간에서 수행할 수 있다. 후자의 방법을 사용할 경우, 나는 클라이언트에게 엉덩이를 뒤로 곧게 당기는 밧줄을 상상하라고 말한다. 두 가지 경우 모두 기술은 동일하다. 데드리프트 자세를 취하고, 척추를 브레이싱한 상태에서 엉덩이와 햄스트링을 뒤로 당겨 무릎을 필요에 따라 굽힐 수 있게 한다. 팔은 바닥을 향해 늘어뜨리거나 엉덩이에 올릴 수 있다. 엉덩이를 뒤로 빼면서 중립 척추 상태를 유지하며 상체를 앞으로 기울여라. 더 이상 등을 둥글게 하지 않고는 움직일 수 없는 가동범위에 도달하면, 엉덩이를 앞으로 밀어 상체를 부드럽게 들어 올려라.

싱글 레그 고관절 힌지

싱글 레그 고관절 힌지는 의외로 어려운 동작이다. 이 동작은 햄스트링에 깊은 스트레칭을 주며, 균형을 많이 요구한다. 운동의 효과를 극대화하고 메커니즘을 정확히 조정하기 위해, 벽에 손을 대거나 기둥이나 높은 상자를 잡아 지지대와 안정성을 확보하는 것을 추천한다. 이는 체중만으로 운동할 때 특히 흔히 발생하는 회전, 비틀림, 또는 흔들림을 방지하는 데 도움이 된다. 숙련도가 향상되면 지지대를 제거하고 작은 상자나 바닥을 향해 손을 뻗어보라. 싱글 레그 고관절 힌지를 올바른 폼으로 수행할 수 있게 되면, 바벨, 하나의 케틀벨이나 덤벨, 두 개의 덤벨이나 케틀벨, 트랩 바, 또는 랜드마인과 같은 하중을 추가할 수 있다. 대부분의 클라이언트에게는 특히 하중을 추가할 때 안정성을 위해 무언가를 지지하라고 권장한다. 왜냐하면 균형을 유지하는 것보다 근육에 도전하는 것이 더 중요하기 때문이다. 다음에 소개할 B-스탠스 베리에이션처럼, 싱글 레그 고관절 힌지는 대부분의 데드리프트 베리에이션에 적용할 수 있으며, 특히 루마니안, 컨벤셔널, 스티프 레그 데드리프트에 적용할 수 있다.

싱글 레그 힙 힌지

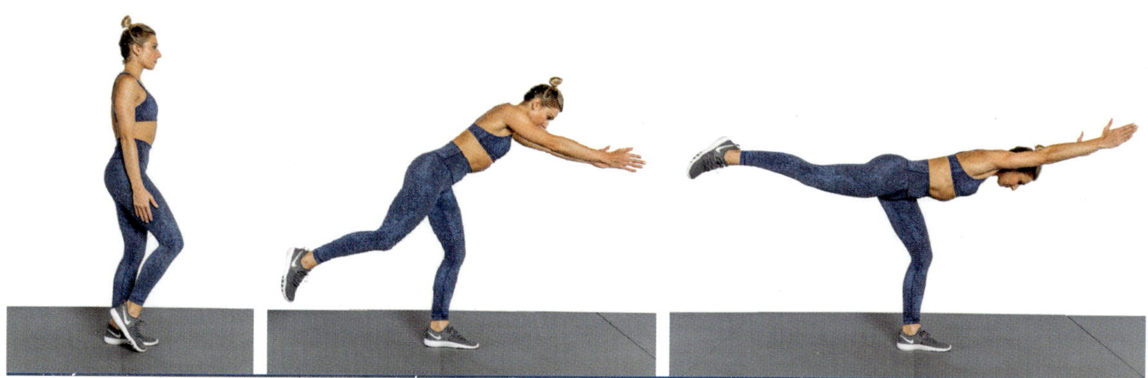

덤벨 브레이스 싱글 레그 힙 힌지

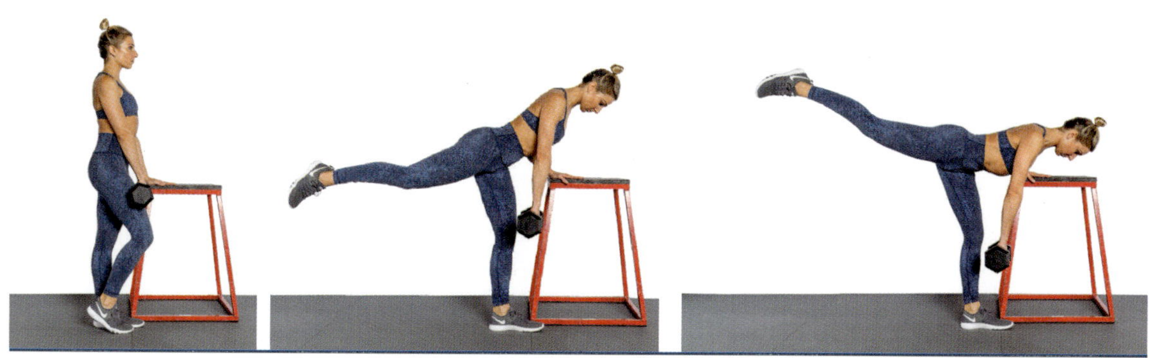

발을 좁게 벌리고, 발을 고관절 바로 아래에 두고 서라. 동작을 시작하려면 여러 가지를 동시에 수행해야 한다. 체중을 한쪽 다리에 중심을 맞춘 상태에서 고관절을 힌지하고, 척추를 중립 상태로 유지한 채 상체를 앞으로 기울이며 반대쪽 다리를 몸 뒤로 곧게 뻗어라. 이때 무릎을 약간 굽히고, 정강이는 가능한 한 수직을 유지하며, 고관절이 수평면에서 정렬되도록 하라. 한 손을 벽에 대거나 기둥을 잡아 지지대를 확보하거나, 목표물(벤치나 상자)을 향해 손을 뻗거나, 팔을 이완시키고 바닥을 향해 늘어뜨릴 수 있다. 원래 자세로 돌아가려면, 뒤로 뻗은 다리를 앞으로 가져오고, 고관절을 신전하면서 상체를 들어 올려라.

B-스탠스 고관절 힌지

모든 B-스탠스 베리에이션과 마찬가지로, 목표는 체중의 약 70%를 한쪽 다리에 싣는 것이다. 물론 정확한 비율을 알기는 어렵지만, 체중의 대부분을 한쪽 다리에 싣고, 다른 다리는 주로 지지와 균형을 위한 용도로 사용하는 한, 제대로 수행하고 있는 것이다. 하중을 추가할 때는 중간 무게와 반복 횟수를 유지하는 것이 중요하다. 사람들이 B-스탠스 데드리프트를 수행할 때 잘못하는 경우는 너무 무거운 무게를 들려고 해서 지지하는 다리에 더 많은 체중을 싣게 되는 것이다. 이렇게 되면 비대칭 컨벤셔널 데드리프트가 되어 한쪽 다리에 중점을 두는 목적을 달성하지 못하게 된다. 하중을 추가할 때는 바벨, 케틀벨, 덤벨, 또는 트랩 바를 사용할 수 있으며, 이는 '장비 및 하중 베리에이션' 섹션에서 다루겠다.

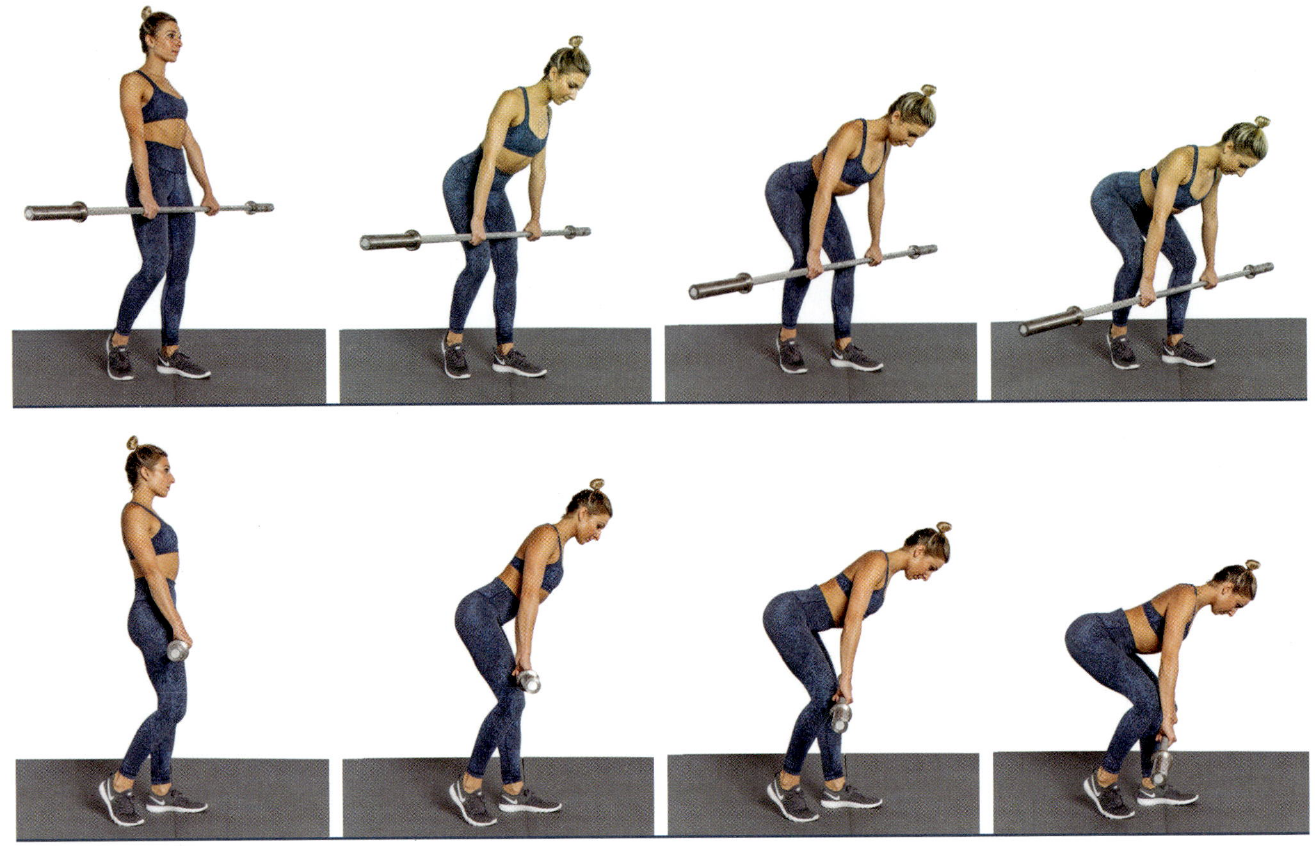

발을 고관절 바로 아래에 두고 정면을 향해 곧게 서라. 체중의 대부분(약 70%)을 한쪽 다리에 실어라. 지지 다리의 발을 약간 뒤로 밀어 앞발 뒤꿈치와 맞추고, 뒷발은 바깥쪽으로 돌리며 뒤꿈치를 바닥에서 들어 올린다. 이 상태에서 고관절 힌지 메커니즘을 적용한다. 엉덩이를 뒤로 밀면서 상체를 평평한 등과 함께 앞으로 기울여라. 하지만 체중을 두 다리에 고르게 분배하는 대신, 대부분의 체중은 한쪽 다리에 집중된다. 따라서 고관절에서 힌지할 때, 체중을 지탱하는 다리의 뒤꿈치나 발 중간에 유지하고 무릎을 약간 굽혀라. 팔은 이완시키고 자연스럽게 늘어뜨려라. 등을 둥글게 하지 않고 가능한 한 아래로 내려가라. 그런 다음, 엉덩이와 무릎을 신전하면서 원래 자세로 부드럽게 돌아가라.

루마니안 데드리프트(RDL)

루마니안 데드리프트는 기본적으로 무게를 추가한 고관절 힌지이다. 즉, 동작은 선 자세에서 시작하여 무릎 바로 아래까지 무게를 내리는 것이며, 완전한 가동범위를 수행하지 않는다. 바닥에서 시작하는 것보다 상체를 곧게 세운 상태에서 시작할 때 고관절을 평평한 등으로 힌지하는 것이 더 쉽다. 하지만 동작을 시작하기 위해서는 바벨을 상체 높이까지 먼저 들어야 하므로, RDL은 일반적으로 더 가벼운 하중과 중간 정도의 반복 횟수로 수행된다. RDL의 장점은 이센트릭 단계를 강조하여 고관절 힌지 메커니즘에 집중하고, 무게를 통제하면서 천천히 내릴 수 있다는 것이다. 대부분의 사람들은 햄스트링에 큰 스트레칭을 느끼며, 이는 유연성을 개선하는 좋은 방법이다. 하지만 이미 유연성이 좋은 경우, 큰 스트레칭을 느끼지 못할 수 있으며, 이 경우 무게를 바닥까지 완전히 내리려는 경향이 있다. 하지만 그렇게 하면 운동의 성격이 변하게 된다. 과도하게 유연한 운동선수는 몸을 단단하게 유지하며 안정성을 유지하면서 동작을 반대로 수행하는 것에 집중해야 한다.

RDL은 좁은, 중간, 스모 등 다양한 자세에서 바벨, 트랩 바, 케틀벨 또는 두 개의 덤벨을 사용하여 수행할 수 있으며, B-스탠스나 싱글 레그 스탠스로도 수행할 수 있다.

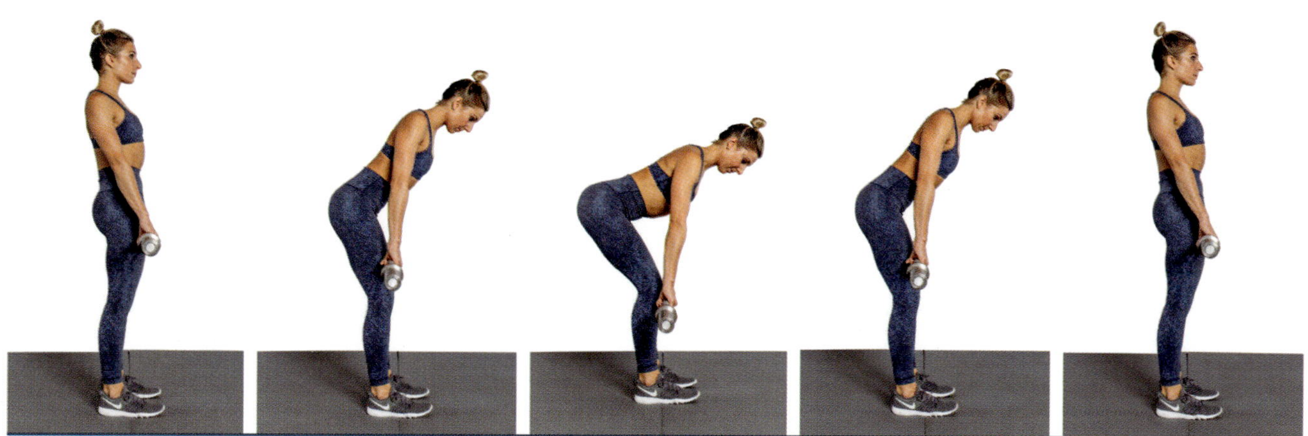

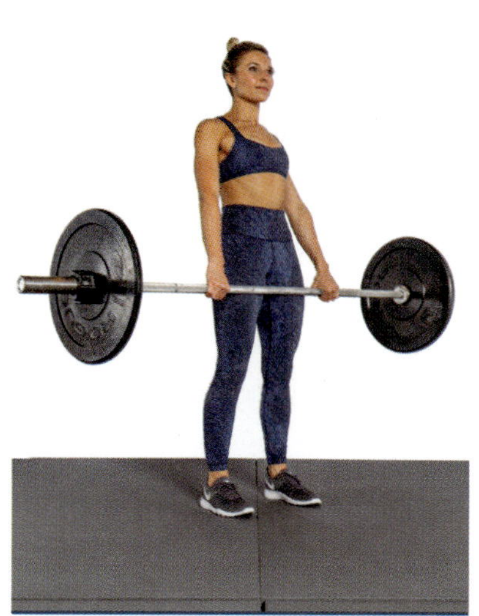

데드리프트 자세를 취하고, 발을 어깨너비와 고관절 너비 사이에 두어라. 바벨은 발의 중심에 위치시키고, 척추를 평평하게 유지한 상태로 고관절 힌지를 하면서 양쪽 엄지손가락 간격으로 다리에서 떨어진 대칭적인 그립을 잡아라. 여기서는 양손이 몸을 향하는 컨벤셔널 더블 오버핸드 그립을 추천한다. 무거운 중량을 들어 올리는 상황이 아니기 때문에 믹스드 그립이나 훅 그립을 사용할 필요는 없다. 바벨을 상체 높이까지 들어 올린 후, 필요하다면 자세를 조정하라. 둔근을 살짝 수축하고, 등을 평평하게 만들고, 어깨를 살짝 뒤로 당겨라. 다음 단계에서는 여러 가지를 동시에 수행해야 한다. 팔은 이완시키고, 정강이는 수직을 유지하며, 체중은 발뒤꿈치에 유지한 상태로, 엉덩이를 뒤로 빼며 평평한 등 상태에서 고관절 힌지를 수행하라. 엉덩이를 뒤로 빼고 상체를 앞으로 기울이면서 바벨이 몸에 가깝게 유지되도록 하라. 바벨이 허벅지를 따라 내려갈 수 있다. 바벨을 무릎 아래까지 내렸다가, 엉덩이를 신전시키고 상체를 들어 올리며 무릎을 펴면서 원래 자세로 돌아간다. 상체를 세울 때는 바벨이 다리에 닿은 상태를 유지하며, 고관절을 신전하기 위해 둔근을 살짝 수축하는 것을 잊지 마라.

아메리칸 데드리프트

아메리칸 데드리프트는 루마니안 데드리프트와 유사하지만, 동작 전체 동안 골반을 중립 상태로 유지하는 대신, 바닥 자세에서는 골반 전방경사(안테리어 펠빅 틸트)를 하고, 상체를 들어 올릴 때는 골반 후방경사(포스테리어 펠빅 틸트)를 수행한다. 이 동작은 여전히 중립 범위 내에서 이루어지지만, 가동범위 동안 골반을 앞뒤로 기울이는 것이 특징이다. 이는 세 가지 효과를 가져온다. 1) 바닥에서의 골반 전방경사는 햄스트링에 더 큰 스트레칭을 제공한다. 2) 상체를 들어 올릴 때 골반 후방경사는 더 큰 둔근 활성화를 유도한다. 3) 이 운동은 골반의 컨트롤과 협응을 가르친다. 당연히, 이 베리에이션에서는 매우 가벼운 무게를 사용하는 것이 좋다. 만약 허리 통증이 있거나 그랬던 적이 있다면, 이 운동은 피하는 것이 좋다. 이 운동은 중간에서 높은 반복 횟수로 수행되며, 리드미컬한 동작을 포함한다.

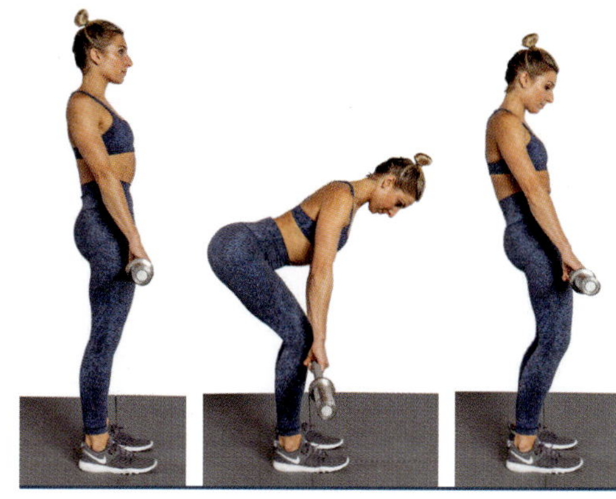

바벨을 손에 들고 선 자세에서 루마니안 데드리프트처럼 내려가되, 가능한 한 엉덩이를 뒤로 빼고 정강이는 수직을 유지하라. 내려가면서 바벨을 허벅지를 따라 미끄러뜨리고 골반을 전방으로 기울인다. 바벨이 무릎 아래에 도달하면 멈춰라. 동작을 반대로 하면서 올라갈 때 골반 위치도 반대로 바꾸고, 골반 후방경사로 고관절을 강하게 신전하여 락아웃을 마무리하라. 루마니안 데드리프트는 순수하게 수직으로 바벨을 움직이지만, 아메리칸 데드리프트는 고관절을 앞으로 밀기 때문에 수평적인 움직임이 일부 발생한다. 팔이 긴 사람들은 그립을 넓혀 바벨이 락아웃 시에 고관절과 더 잘 맞도록 스내치 그립처럼 잡는 것이 좋다.

컨벤셔널 데드리프트

컨벤셔널 데드리프트는 앞서 언급한 궁극적인 스트렝스 테스트이자 모든 운동의 왕이다. 올바르게 수행하면 스쿼트를 포함한 그 어떤 운동보다 더 많은 근육을 활성화시킨다. 무거운 짐을 바닥에서 들어 올리는 것은 매우 원초적인 느낌을 준다. 이러한 이유로 데드리프트는 대부분의 사람들이 가장 신경 쓰는 리프트이며, 이는 개인 기록(PR)을 추구하는 진지한 리프터들에게 문제를 일으킬 수 있다.

다른 어떤 운동보다도, 심지어 숙련된 리프터들조차 데드리프트에서 너무 무거운 무게를 사용하거나 기술적인 한계를 넘어서까지 세트를 밀어붙이는 경우가 많다. 나는 점진적인 과부하의 큰 지지자이지만, 컨디션이 좋지 않거나 부상이 있거나 허리 통증이나 무릎 통증이 있는 날에는 몸의 신호를 듣고 가볍게 하는 것이 중요하다. 내가 강조하고자 하는 점은 다음과 같다. 더 가벼운 무게로 더 높은 반복 횟수를 수행하는 것을 두려워하지 마라. 특히 체형을 개선하는 것이 목표일 경우 더욱 그렇다. 물론, 데드리프트는 궁극적인 스트렝스 테스트이며, 무거운 무게를 드는 것이 목표와 일치한다면, 점진적 과부하를 활용하는 것이 좋다. 하지만 항상 무거운 무게를 들어야 한다는 집착이나 실패 지점까지 세트를 밀어붙이는 것은 피해야 한다. 데드리프트는 몸에 너무 많은 부담을 주며, 결국 부상을 입을 수 있다. 부상으로 인해 운동을 할 수 없으면 둔근을 개선할 수 없다.

컨벤셔널 데드리프트는 B-스탠스를 사용하여 한쪽 다리를 더 강조할 수 있다. B-스탠스 베리에이션에 대한 자세한 내용은 515쪽을 참조해라.

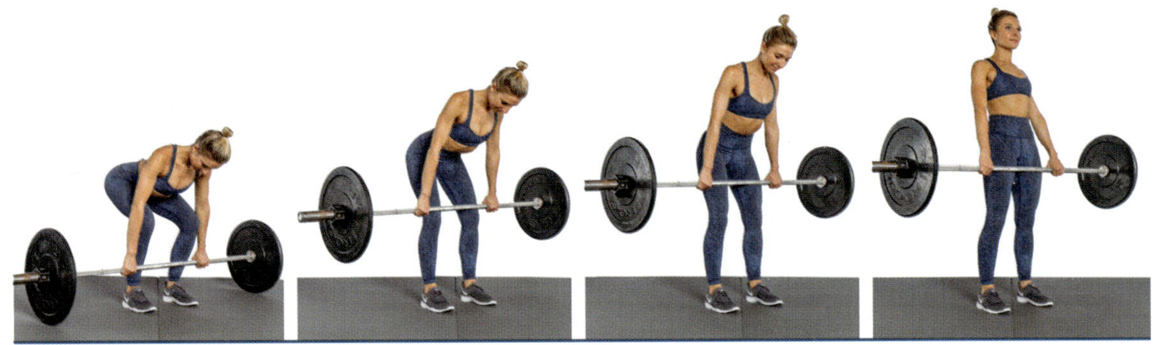

데드리프트 자세를 취하고 바벨을 발 중간에 위치시켜라. 고관절을 힌지하여 상체를 앞으로 숙이고, 바벨을 잡는다(더블 오버핸드, 믹스드, 또는 훅 그립을 사용할 수 있다). 엄지손가락 간격으로 다리에서 떨어진 대칭적인 그립을 유지하라. 바벨에 있는 마킹을 참고하여 그립이 대칭적인지 확인하라. 다음으로, 몸에서 모든 느슨함을 제거하고 긴장을 만들어라. 이를 위해 바벨을 당기고, 견갑골을 아래로 당기며, 등을 평평하게 만들고, 정강이가 수직이 되고 무릎을 약간 굽힌 상태에서 엉덩이를 올려라. 후방 체인 전체에 강한 긴장이 느껴져야 한다. 깊게 숨을 들이마신 후, 몸통과 횡격막 근육을 사용해 코어에 긴장을 만들어라. 리프트를 수행하려면 몇 가지 동작을 동시에 해야 한다. 발뒤꿈치로 밀어내고, 고관절과 무릎을 신전하며, 바벨을 몸 가까이에 유지한 채 상체를 들어 올려라. 바벨이 무릎을 지나면, 고관절을 신전하면서 바벨을 허벅지를 따라 올리고 상체를 세워라. 둔근을 수축하여 고관절을 잠그면서 중립 정렬을 유지하라. 이센트릭(내리기) 단계는 컨센트릭(올리기) 단계와 동일한 방식으로 수행하되, 반대로 진행된다. 즉, 고관절과 햄스트링을 뒤로 밀고 무릎을 굽히면서 상체를 앞으로 기울여라. 이때 바벨이 허벅지를 스치는 것처럼 생각하라. 고관절을 힌지하여 무게를 천천히 제어하면서 시작 위치에 무게를 내려놓는다. 바닥에서 시작할 때는 다리 프레스를 생각하고, 락아웃 시에는 힙 쓰러스트, 그리고 내려올 때는 RDL을 떠올려라. (이 큐들이 혼란스럽다면 무시해도 좋지만, 많은 사람들이 이러한 큐들이 유용하다고 느낀다.)

스모 데드리프트

스모 데드리프트는 기본적으로 넓은 스탠스를 사용하는 데드리프트로, 리프트의 메커니즘이 달라진다. 발을 넓게 벌리고 바깥쪽으로 돌리면, 상체를 더 직립한 자세로 유지해야 한다. 이 베리에이션은 파워리프터들 사이에서 인기가 많다. 실제로, 세계에서 가장 강력한 데드리프터 대부분이 스모 스탠스를 선호하는데, 이는 다음과 같은 이유들 때문일 것이다. 1) 바벨의 이동 거리가 짧고, 2) 쿼드와 내전근에 더 많이 의존하며, 3) 허리에 가해지는 부담이 적어 더 많은 훈련 볼륨을 소화할 수 있다. 스트렝스 훈련을 한다면, 자신에게 맞는 스탠스를 자주 훈련해야 한다. 하지만 스모 데드리프트를 선호하더라도 컨벤셔널 데드리프트도 훈련하는 것이 좋다. 이는 스모 데드리프트에도 잘 적용되기 때문이다. 실제로, 스모 스쿼트와 컨벤셔널 데드리프트를 함께 훈련하는 것이 스모 데드리프트와 풀 스쿼트보다 스모 데드리프트 성장을 더 잘 도왔다는 것을 발견했다. 이는 다소 특이한 현상이다.

둔근 훈련에 있어, 대부분의 사람들이 스모 데드리프트에서 둔근을 더 많이 느낀다고 보고한다. 따라서 경험적 피드백에 따르면 스모 데드리프트가 컨벤셔널 데드리프트보다 둔근 활성화를 더 많이 유도할 수 있다. 하지만 컨벤셔널 데드리프트는 더 큰 가동범위를 제공하므로, 둔근 비대 측면에서는 큰 차이가 없을 수 있다. 또한, 스모 데드리프트와 컨벤셔널 데드리프트 간의 근육 활성도를 비교한 연구는 단 한 가지밖에 없으며, 그 연구에서도 두 가지 데드리프트에서 둔근의 EMG 활동이 유사하다는 결과가 나왔다. 내 추천은 두 가지 방법을 모두 시도해보는 것이다. 나는 클라이언트를 위한 프로그램을 작성할 때, 두 가지 데드리프트를 모두 섞어 사용하여 변화를 주고 지루함을 방지한다. 두 리프트가 모두 잘 받아들여지는 한, 이것이 좋은 방법이다.

일부 사람들(나를 포함해서)은 고관절 해부학적 구조나 신체 비례 때문에 올바른 스모 스탠스를 잡기 어려워한다. 이 경우에는 스탠스의 너비를 줄이거나, 본인에게 맞는 다른 베리에이션을 사용해도 좋다.

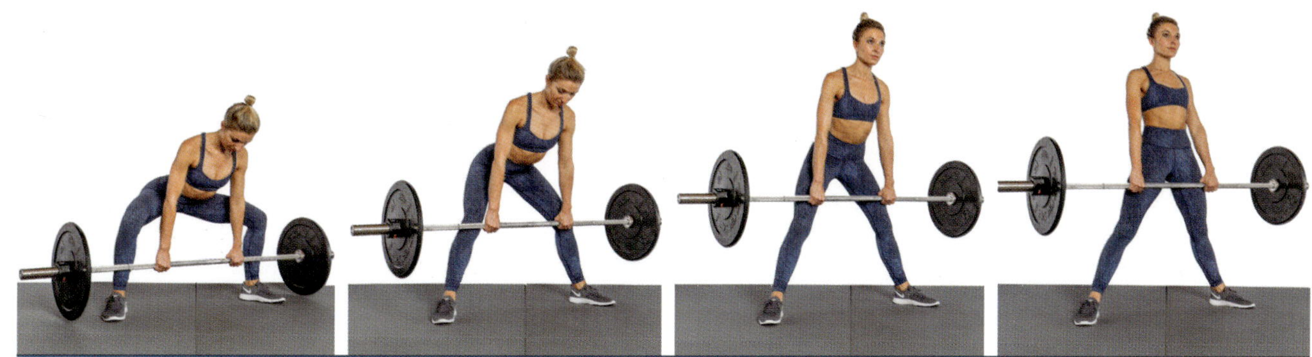

먼저 자신의 스탠스 너비와 발의 각도를 결정하라. 대부분의 사람들은 어깨너비보다 훨씬 넓게 발을 벌리고 45도 이상 바깥쪽으로 돌린다. 정강이가 앞쪽과 옆쪽에서 모두 수직으로 보이며, 상체를 직립한 상태에서 등을 평평하게 유지하면서 바벨을 잡을 수 있다면, 그 스탠스 너비가 본인에게 적합할 것이다. 이상적인 스탠스를 찾으면, 바벨을 정강이에 맞추고(또는 아주 가까이) 고관절을 힌지하여 상체를 앞으로 기울인다. 내려가면서 고관절을 외회전(무릎을 바깥쪽으로 돌림)하고, 바벨을 잡는다. 대부분의 리프터는 팔을 곧게 내려 믹스드 그립을 사용한다. 나는 손이 작은 리프터들에게 그립력을 향상시키기 위해 바벨의 너링 부분에 손을 약간 더 넓게 잡을 것을 권장한다. 다음 단계는 몸에 긴장을 만드는 것이다. 엉덩이를 낮추고 상체를 들어 올리면서 견갑골을 아래로 당겨라. 스모 데드리프트에서는 컨벤셔널 데드리프트보다 상체가 더 직립해 있다는 점을 기억하라. 셋업할 때는 팔을 곧게 유지하고(이완 상태), 등을 평평하게 만들어라. 큰 숨을 들이마시고, 횡격막과 몸통 근육을 사용해 자세를 브레이싱한 후, 발뒤꿈치를 통해 힘을 내며 고관절과 무릎을 한 번에 신전하여 바벨을 들어 올려라. 몸의 각도 때문에 바벨은 서 있는 동안 다리를 따라 위로 미끄러지게 될 것이다. 둔근을 수축하여 고관절을 잠그고, 바벨을 내릴 때는 동일한 폼을 역으로 사용하라.

스티프 레그 데드리프트(SLDL)

스티프 레그 데드리프트는 햄스트링을 스트레칭하고, 가동범위 끝부분에서의 근력을 향상시키는 훌륭한 운동이다. 근육을 길게 늘리는 운동과 이센트릭에 초점을 맞춘 운동은 실제로 근육 길이를 증가시켜 유연성을 향상시킨다. (과학적으로 말하자면, 근섬유가 일련의 근절들을 추가한다.) 이는 정적인 스트레칭과는 다르다. 정적 스트레칭은 주로 뇌가 스트레칭에 대한 내성을 변화시키는 반면, 근육 특성 자체에는 변화를 주지 않기 때문이다. 이 베리에이션의 이름은 다리를 완전히 뻣뻣하게 유지하는 것을 암시하지만, 실제로는 무릎을 약간 굽히는 것이 좋다.

풀 가동범위의 SLDL은 일반적으로 유연한 햄스트링과 좋은 고관절 굴곡 가동범위를 가진 운동선수나 사람들에게 적합하다. 척추를 곧게 펴고 바벨을 잡는 자세를 취하기 어렵다면, 좋은 자세를 취할 수 있을 만큼 햄스트링 유연성이 발달할 때까지 RDL 베리에이션을 사용하는 것이 좋다. 또한, 싱글 레그 SLDL이나 스모 스탠스 SLDL을 수행할 수도 있다.

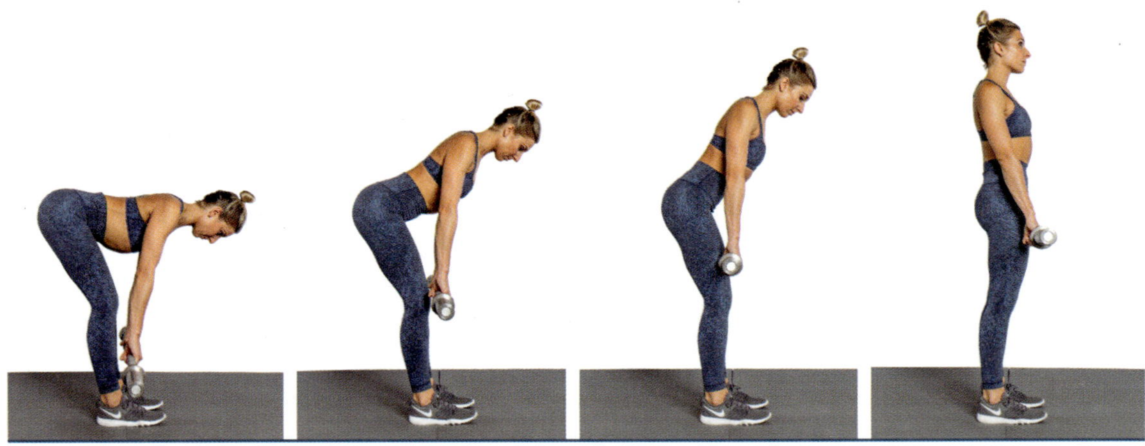

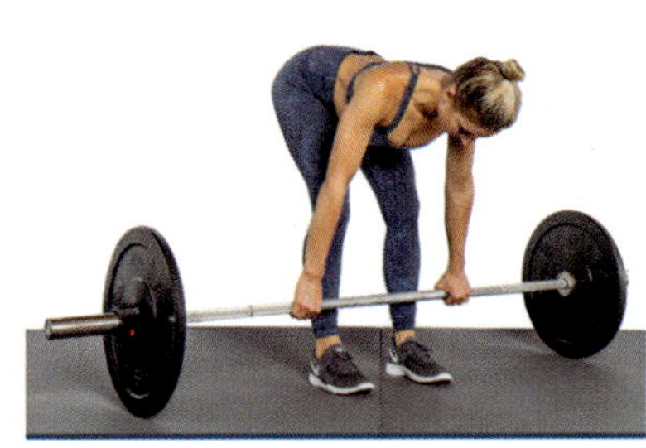

스티프 레그 데드리프트의 셋업은 컨벤셔널 데드리프트와 동일하지만, 무릎을 덜 굽힌다. 45~60도 기울이는 대신, 상체는 거의 바닥과 평행하다. 햄스트링에 더 큰 스트레칭을 원한다면, 바벨을 넓게 잡고 더 깊이 내려갈 수 있다. 숙련된 운동선수라면 바닥 자세로 내려갈 때 무게를 몸에서 약간 앞으로 이동시킬 수 있다. 이는 햄스트링에 가해지는 하중을 증가시키며, 더 강한 스트레칭을 제공한다. 올라오면서 바벨이 무릎을 지나면, 바벨을 허벅지 쪽으로 당겨서 바벨이 허벅지를 따라 올라가도록 하라. 둔근을 수축하여 고관절을 잠궈라. 또한, 플레이트, 블록 또는 매트 위에 서서 데피싯을 만들어도 된다. 단, 척추 중립 상태를 유지할 수 있을 정도로만 깊이 내려가라. 다시 말해, 허리를 과도하게 둥글게 하지 않을 만큼만 깊이 내려가라.

스내치 그립 데드리프트

스내치 그립 데드리프트는 매우 넓은 그립으로 수행하는 데드리프트이다. 스모 데드리프트에서 스탠스를 넓히면 전체 메커니즘이 달라지는 것처럼, 스내치 그립 데드리프트에서 그립을 넓히면 운동 메커니즘이 바뀐다. 이 운동은 스포츠 특성 때문에 올림픽 역도 선수들 사이에서 인기가 많지만, 둔근 훈련에 관심이 있는 사람들에게는 다양성을 제공하는 또 다른 베리에이션일 뿐이다. 이 베리에이션의 장점은 고관절과 무릎의 가동범위를 늘리고, 더 직립한 자세를 사용할 수 있다는 것이다. 이 점에서 스내치 그립 데드리프트는 데드리프트와 스쿼트를 혼합한 하이브리드 운동이라고 할 수 있다.

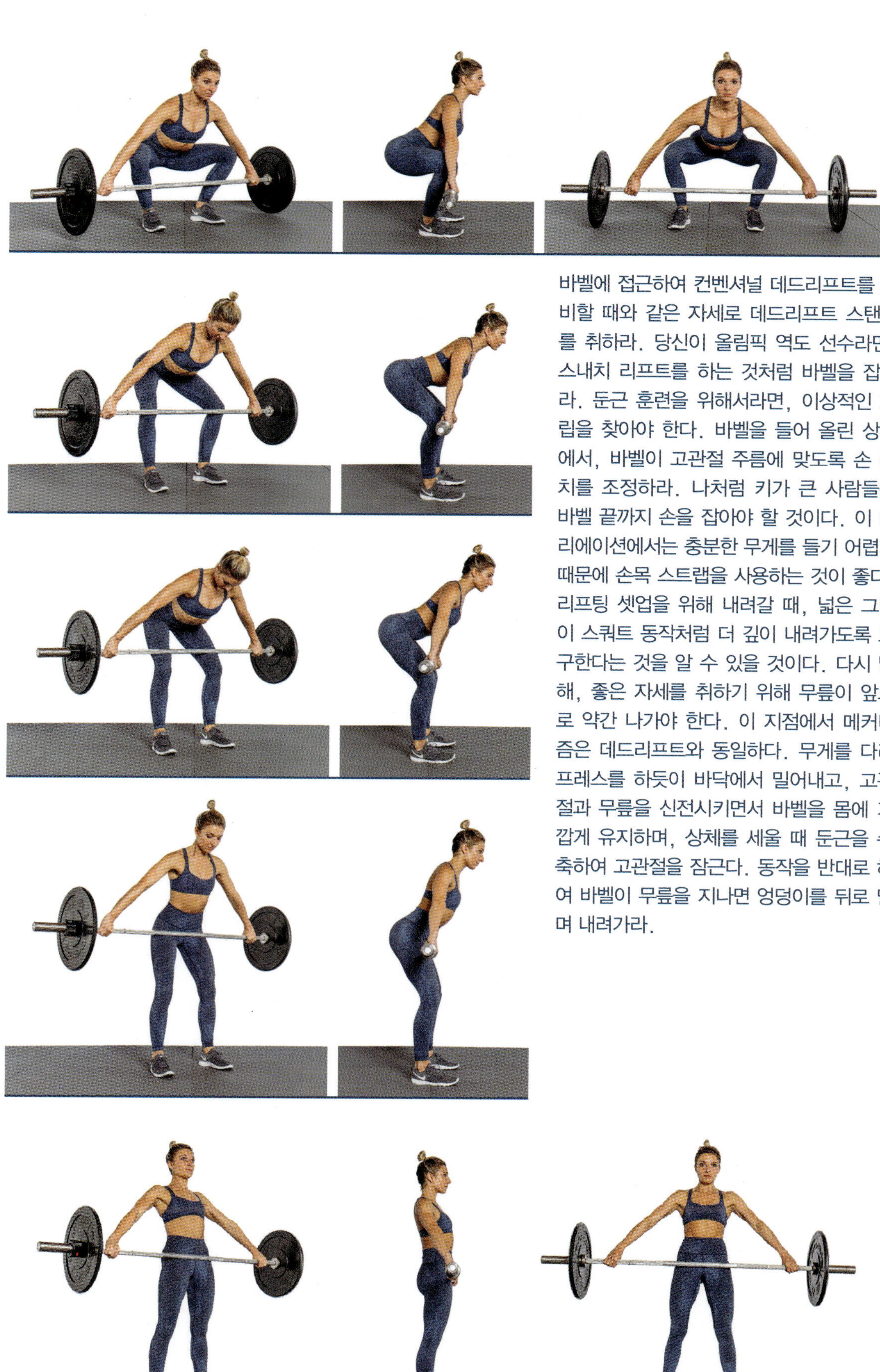

바벨에 접근하여 컨벤셔널 데드리프트를 준비할 때와 같은 자세로 데드리프트 스탠스를 취하라. 당신이 올림픽 역도 선수라면, 스내치 리프트를 하는 것처럼 바벨을 잡아라. 둔근 훈련을 위해서라면, 이상적인 그립을 찾아야 한다. 바벨을 들어 올린 상태에서, 바벨이 고관절 주름에 맞도록 손 위치를 조정하라. 나처럼 키가 큰 사람들은 바벨 끝까지 손을 잡아야 할 것이다. 이 베리에이션에서는 충분한 무게를 들기 어렵기 때문에 손목 스트랩을 사용하는 것이 좋다. 리프팅 셋업을 위해 내려갈 때, 넓은 그립이 스쿼트 동작처럼 더 깊이 내려가도록 요구한다는 것을 알 수 있을 것이다. 다시 말해, 좋은 자세를 취하기 위해 무릎이 앞으로 약간 나가야 한다. 이 지점에서 메커니즘은 데드리프트와 동일하다. 무게를 다리 프레스를 하듯이 바닥에서 밀어내고, 고관절과 무릎을 신전시키면서 바벨을 몸에 가깝게 유지하며, 상체를 세울 때 둔근을 수축하여 고관절을 잠근다. 동작을 반대로 하여 바벨이 무릎을 지나면 엉덩이를 뒤로 밀며 내려가라.

로딩 및 장비 베리에이션

데드리프트 베리에이션을 설명할 때는 바벨을 사용했는데, 이는 가장 일반적으로 사용되는 데드리프트 장비이기 때문이다. 하지만 대부분의 데드리프트 베리에이션은 케틀벨, 덤벨, 트랩 바, BC T-벨(로딩 핀), 그리고 랜드마인 같은 다른 장비로도 수행할 수 있다.

밴드 바벨 베리에이션

바벨 데드리프트의 가장 큰 장점은 그 다양성이다. 모든 데드리프트 베리에이션을 수행할 수 있을 뿐만 아니라, 무게를 조절할 수 있어서 가벼운 무게부터 무거운 무게까지 다양하게 들어 올릴 수 있다. 또한, 미니 밴드를 바벨의 무게 슬리브 옆에 고리로 걸어 밴드 바벨 베리에이션을 수행할 수 있다. 힙 쓰러스터나 데드리프트 플랫폼이 있다면, 밴드 부착물을 사용할 수 있으며, 그렇지 않다면 두 개의 덤벨을 서로 교차시키거나 무거운 덤벨 두 개를 사용해 세팅할 수 있다. 밴드 바벨 베리에이션의 장점은 리프트의 락아웃(마무리) 단계에서 더 큰 도전을 제공하면서, 리프트오프(들어 올리기) 부분에서는 추가적인 하중을 더하지 않는다는 것이다.

덤벨을 이용한 밴드 데드리프트

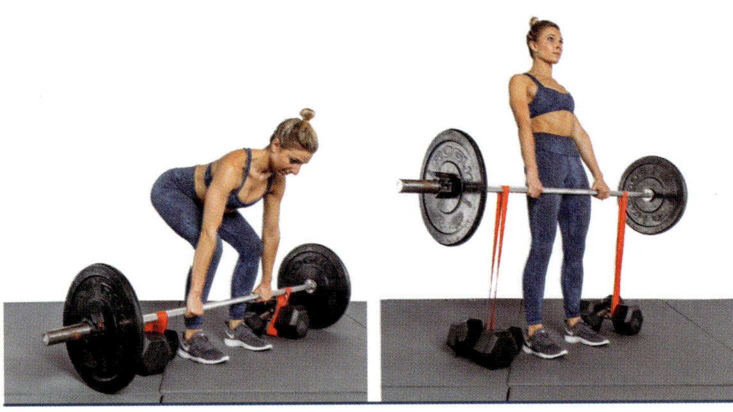

힙 쓰러스터를 이용한 밴드 데드리프트

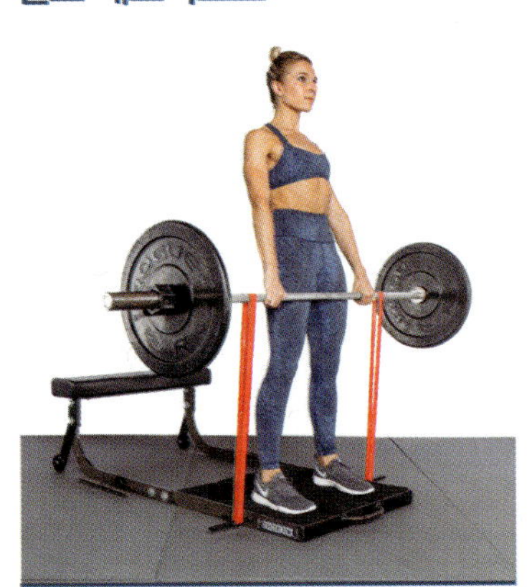

바벨은 대부분의 사람들에게 훌륭한 장비지만, 모든 사람에게 적합한 것은 아니다. 게다가, 대부분의 호텔이나 홈짐에는 바벨이 없다. 만약 바벨 데드리프트 베리에이션을 싫어하거나, 바벨을 사용할 때마다 부상을 당하거나, 바벨을 사용할 수 없는 경우에는, 선택할 수 있는 좋은 베리에이션들이 많이 있다.

트랩 바 베리에이션

트랩 바는 무게가 몸 양쪽에 위치하며, 몸이 장비의 중앙에 위치하게 되어 더 자연스러운 움직임 패턴을 유도한다. 무게가 무릎을 통과하는 것을 걱정할 필요가 없으며, 더 직립한 상체와 앞으로 나간 무릎 자세를 취할 수 있는데, 이는 스쿼트와 유사하지만 스쿼트만큼 깊지는 않다. 이로 인해 동작이 더 쉬워지고, 척추에 가해지는 하중도 줄어든다. 따라서 허리 통증이 있거나 바벨 데드리프트가 허리에 부담을 준다면, 트랩 바 베리에이션이 적합할 수 있다. 하지만 모든 사람에게 적합한 것은 아니다. 내가 함께 일하는 많은 여성들은 트랩 바의 손잡이가 너무 넓어서 어깨에 불편함을 느낀다.

트랩 바는 대부분의 데드리프트 베리에이션에서 사용할 수 있다. RDL, 싱글 레그 베리에이션(바에 개방된 부분이 있을 경우), 컨벤셔널 데드리프트, 그리고 스티프 레그 데드리프트.

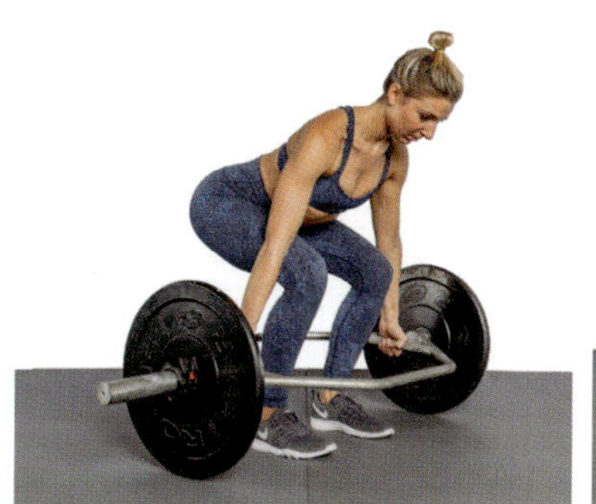
컨벤셔널 트랩 바 데드리프트

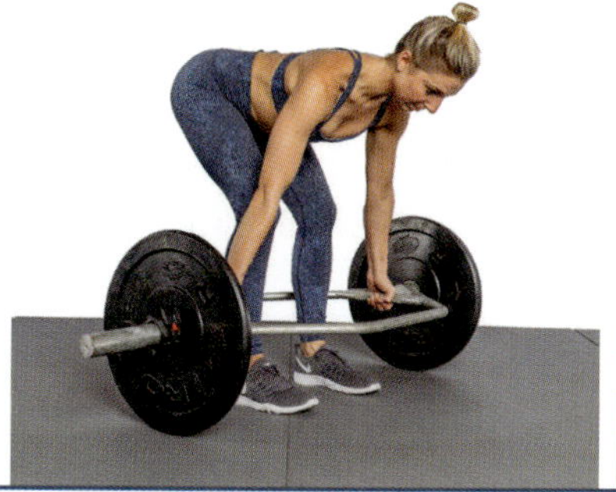
스티프 레그 트랩 바 데드리프트

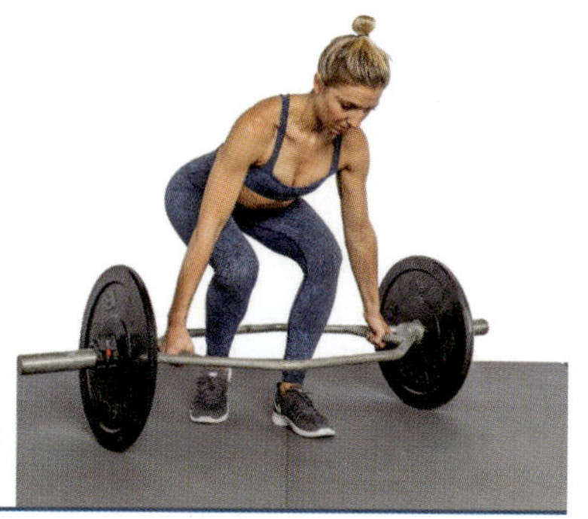
B-스탠스 트랩 바 데드리프트

케틀벨 베리에이션

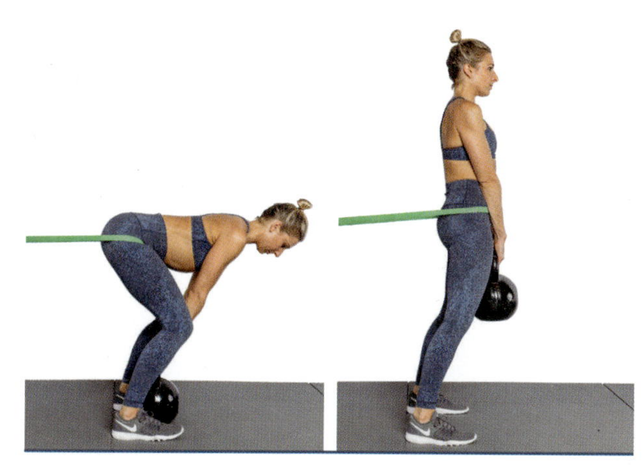

케틀벨 데드리프트는 내가 초보자에게 데드리프트를 가르칠 때 가장 선호하는 방법 중 하나이다. 실제로 많은 사람들이 바벨보다 케틀벨을 선호하는데, 이는 케틀벨이 바로 몸 아래에 위치하고, 움직임 패턴이 더 자연스러우며, 그립이 중앙에 위치하고, 무게를 다루기가 더 쉽기 때문이다. 이런 면에서 케틀벨 데드리프트는 트랩 바 데드리프트와 비슷하지만, 무게가 다리 사이에 위치한다는 점이 다르다. 또한, 케틀벨 데드리프트는 매우 다재다능하다. 모든 스탠스에서 모든 데드리프트 베리에이션을 수행할 수 있으며, 콘트랄래터럴(지지 다리 반대쪽에서 무게를 들기) 및 입실래터럴(지지 다리와 같은 쪽에서 무게를 들기) 싱글 레그 베리에이션도 수행할 수 있다. 또한, 케틀벨 데드리프트와 함께 서서 밴드를 사용한 힙 쓰러스트를 결합하여 고관절 신전을 강조하고 둔근에 더 큰 자극을 줄 수도 있다.

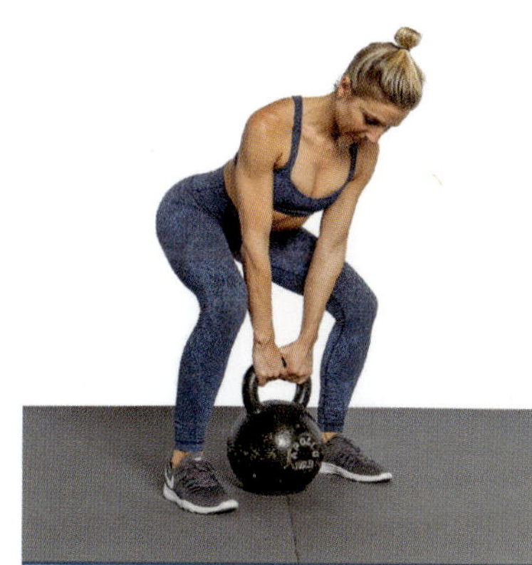
컨벤셔널 케틀벨 데드리프트

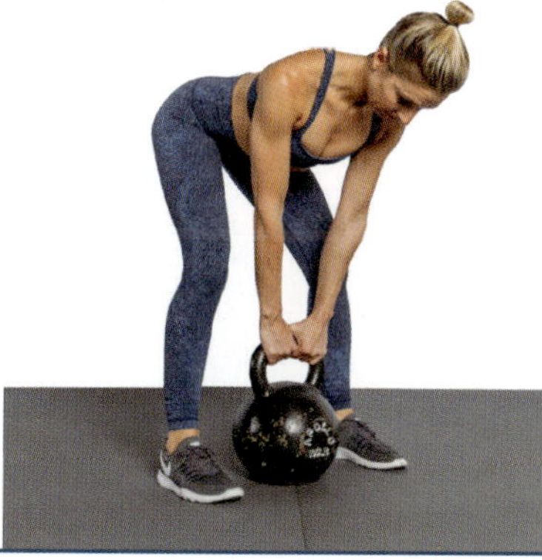
스티프 레그 케틀벨 데드리프트

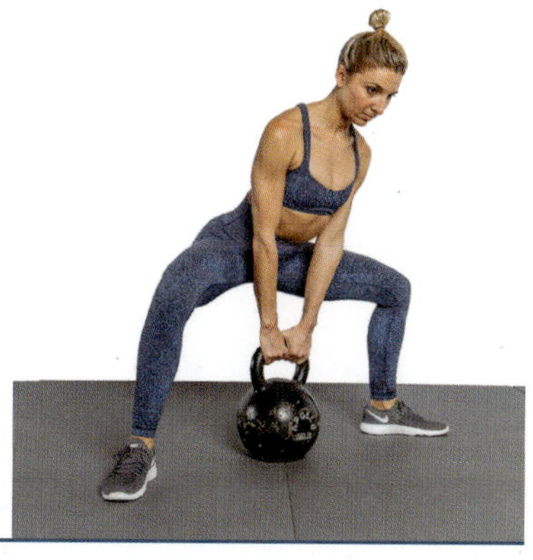
스모 케틀벨 데드리프트

케틀벨 데드리프트에서 최대의 효과를 얻으려면, 무거운 무게를 들어 올리는 것이 중요하다. 문제는 대부분의 체육관에 무거운 케틀벨이 없다는 것이다. 만약 본인이 강하고 무거운 케틀벨을 사용할 수 없다면, 트랩 바나 바벨을 사용하는 것이 더 좋다.

더블 덤벨 베리에이션

덤벨 캐리(더블 덤벨 데드리프트)는 데드리프트 동작 패턴을 로딩하는 또 다른 방법이다. 대부분의 사람들은 덤벨을 스티프 레그 데드리프트(SLDL)나 루마니안 데드리프트(RDL)에서만 사용하지만, 덤벨은 컨벤셔널 데드리프트나 싱글 레그 RDL에서도 동일하게 효과적인 로딩 도구이다. 덤벨 베리에이션의 가장 큰 장점은 거의 어디서나 수행할 수 있다는 점이다. 대부분의 사람들은 집에 덤벨을 가지고 있고, 거의 모든 호텔 체육관에도 덤벨이 있기 때문에 바벨 대신 거의 모든 데드리프트 베리에이션에 덤벨을 사용할 수 있다.

덤벨 스티프 레그 데드리프트에서는 몸에 대해 45도 각도로 덤벨을 옆에 두고 들고 있는 것을 선호하지만, 덤벨 데드리프트에서는 덤벨을 옆에 두고 중립 그립을 사용하여 손잡이가 앞뒤로 향하도록 하는 것이 좋다. 두 가지 베리에이션의 주요 차이점은 무릎 굽힘과 상체 각도이다. SLDL에서는 무릎을 덜 굽히고 상체가 더 수평에 가까운 반면, 덤벨 데드리프트에서는 무릎을 더 많이 굽히고 상체가 더 직립된 자세를 유지한다. 덤벨 데드리프트의 동작 패턴은 트랩 바 데드리프트와 거의 동

더블 레그 베리에이션

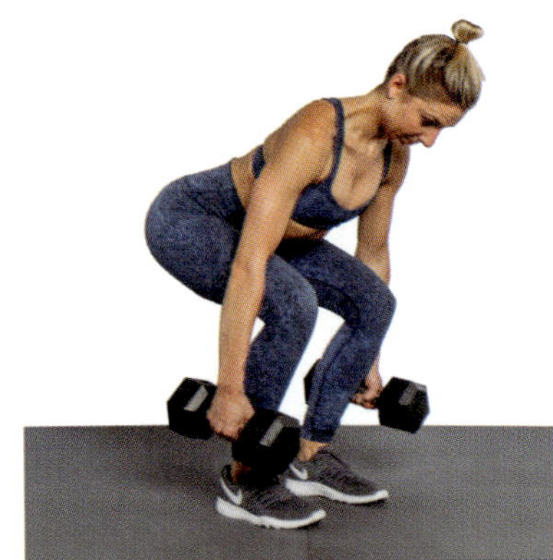
덤벨 데드리프트

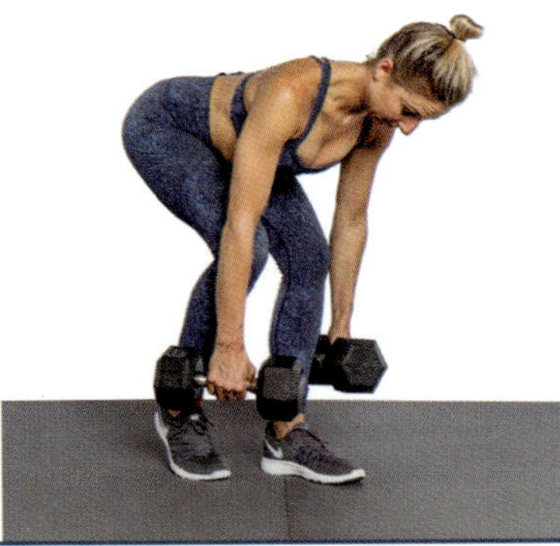
B-스탠스 덤벨 데드리프트

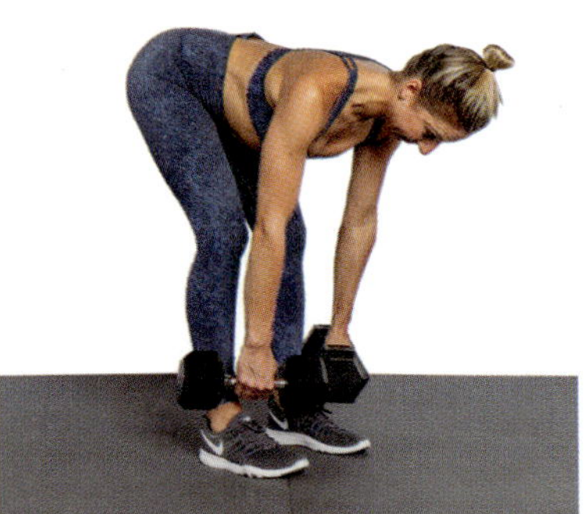
덤벨 스티프-레그 데드리프트

싱글 레그 베리에이션

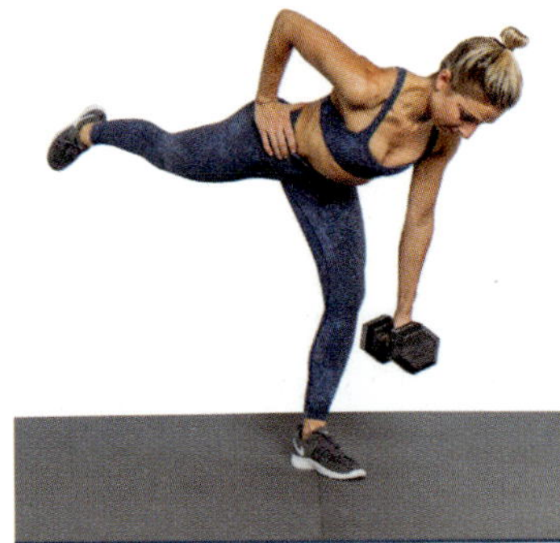
동측 덤벨 싱글 레그 RDL

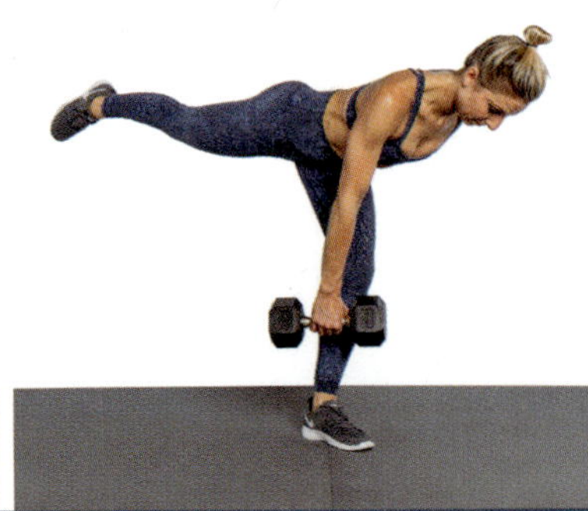
반대측 덤벨 싱글 레그 RDL

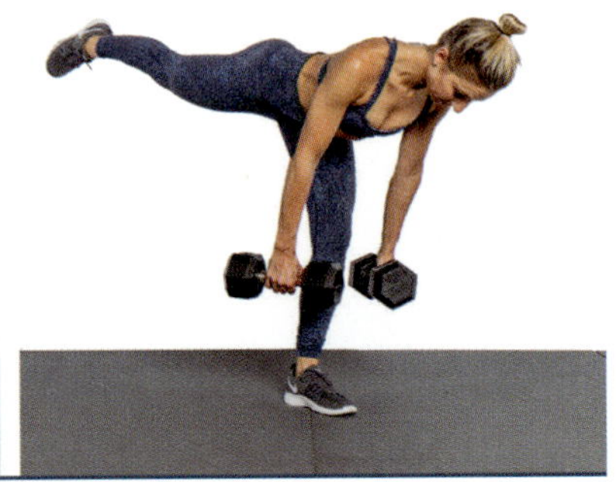
더블 덤벨 싱글 레그 RDL

싱글 레그 앱덕션 스티프 레그 데드리프트

얼마 전부터 사람들이 뒤쪽 발을 올린 상태에서 RDL 변형을 수행하기 시작했는데, 불가리안 스플릿 스쿼트처럼(466쪽 참조) 무릎을 구부려 힌지하지 않고, 엉덩이를 뒤로 밀면서 정강이를 수직으로 유지하는 방식이다. 이론적으로는 좋은 아이디어다. 한쪽 다리를 들어 올리면 지면에 있는 다리에 체중이 대부분 실리며, 독특한 싱글 레그 베리에이션이 만들어진다. 하지만 다리를 뒤로 들어 올린 후 상체를 앞으로 기울이면 불안정하고 좌우로 흔들리게 된다. 그래서 이 책에는 불가리안 싱글 레그 RDL을 포함하지 않았다. 싱글 레그 앱덕션 스티프 레그 데드리프트는 이 문제를 해결한다. 한쪽 다리를 옆으로 올려놓으면 추가적인 좌우 안정성을 제공하므로, 다른 싱글 레그 베리에이션보다 더 쉽게 느껴질 수 있다. B-스탠스 베리에이션처럼, 체중의 70%를 지면에 있는 다리에, 나머지 30%를 앱덕션한 다리에 분배하는 것을 염두에 두어라. 덤벨이나 케틀벨을 사용해 로딩할 수 있으며, 한 손에 들거나 두 개의 덤벨로 수행할 수 있다.

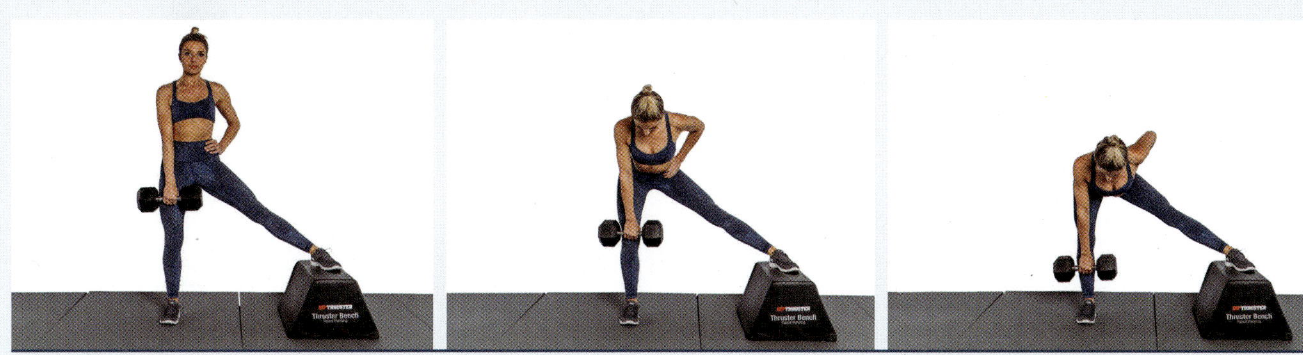

한 발을 작은 박스나 벤치 위에 올려놓아라. 엉덩이를 뒤로 밀며 지면에 있는 정강이가 가능한 한 수직을 유지하도록 하라. 상체를 앞으로 기울이면서 무릎을 약간 굽힌다.

일하다. 주요 차이점은 스탠스를 약간 좁게 잡아야 할 수 있다는 점과 덤벨이 바닥에 닿기 전에 동작을 반대로 하여야 한다는 점이다(정강이 아래쪽까지 내려갔다가 다시 일어선다).

로딩 핀 베리에이션

로딩 핀은 비트윈 벤치 스쿼트, 스티프 레그 데드리프트, 그리고 스트래들 리프트에서 사용된다. 이 운동들은 스쿼트와 데드리프트의 혼합형 운동이다. 무릎 각도는 스쿼트와 유사하지만, 상체를 더 앞으로 기울이며, 데드리프트할 때처럼 바닥에서 무게를 끌어올린다. 이러한 방식으로, 이 운동은 스내치 그립 데드리프트와 매우 유사하다. 하지만 바벨을 넓게 잡는 대신, V-핸들이나 T-핸들을 좁게 잡는다. 또한, 상자 위에 서서 더 깊이 내려가 고관절과 무릎의 가동범위를 넓힐 수 있다. 그립의 미세한 차이, 신체 위치, 그리고 가동범위 증가가 스트래들 리프트를 독특하게 만드는 요소이다. 이 운동은 스쿼트와 데드리프트의 장점을 결합한 운동이며, 더 안전한 대안일 수도 있다. 즉, 스쿼트와 데드리프트가 문제가 될 경우(예를 들어 바벨 스쿼트 시 어깨에 통증이 있거나 데드리프트가 허리를 자극하는 경우) 스트래들 리프트는 좋은 대안이 될 수 있다. 실제로, 나는 20년 넘게 스트래들 리프트를 수행하고 처방해왔으며, 이 운동으로 부상을 당한 적이 없다. 게다가 우리는 글루트 랩에서 자주 스트래들 리프트를 수행하는데, 대부분의 클라이언트가 이 운동을 잘 소화한다.

스트래들 리프트는 덤벨이나 케틀벨로도 수행할 수 있지만, 어느 것도 이상적이지는 않다. 덤벨은 그립이 불편하고, 케틀벨 손잡이는 보통 너무 두껍고, 어느 것도 무게를 소량씩 조정하거나

100~200파운드 이상의 무거운 하중을 효과적으로 들 수 없기 때문이다.

이런 이유로 로딩 핀을 사용하는 것을 추천하지만, 대부분의 로딩 핀은 조절이 불가능하고 너무 길다. 그래서 나는 BC T-벨을 개발했는데, 이것은 앞서 언급한 기능을 갖춘 로딩 핀이다.

스트래들 리프트를 수행할 때 로딩 핀, 덤벨, 또는 케틀벨을 사용하더라도, 나는 중간에서 높은 반복 횟수(8~20회)를 추천한다. 일반적으로 이 운동은 워크아웃의 중간에 배치한다.

로딩 핀 데드리프트

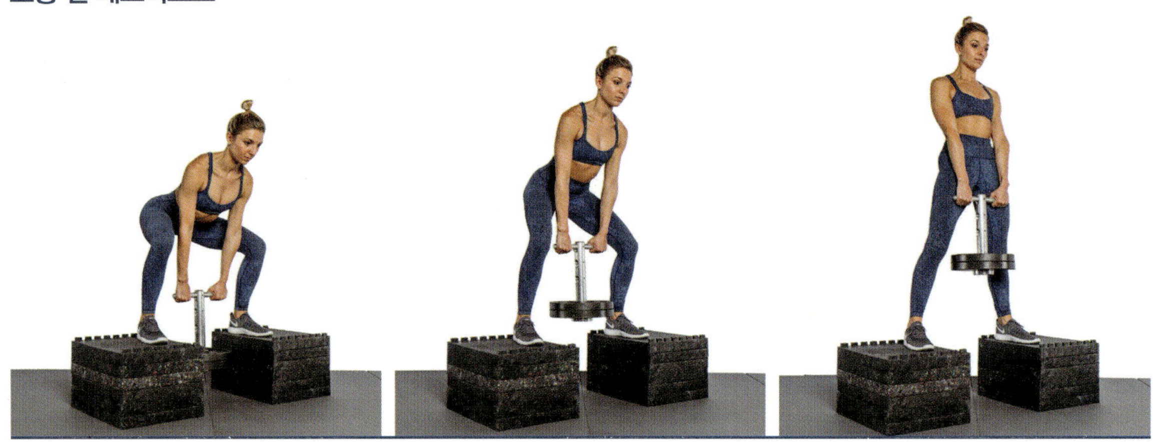

몸통 및 고관절 포지션

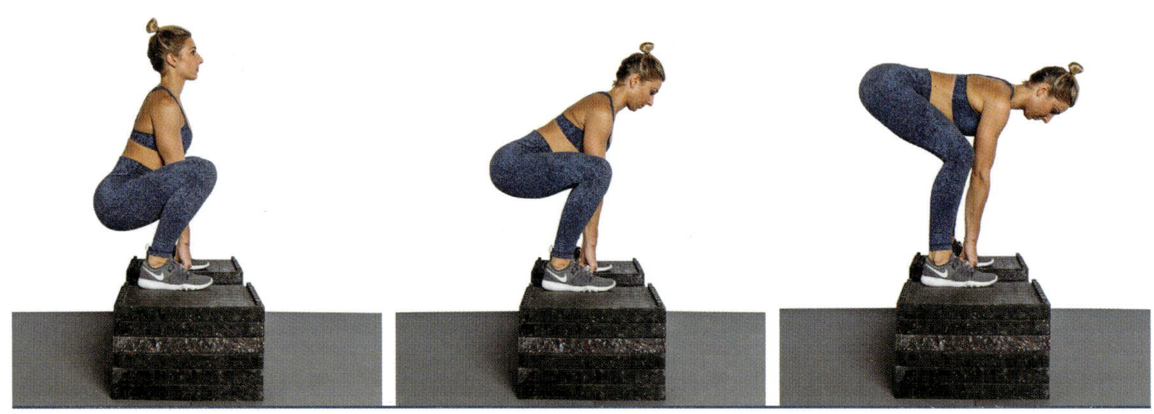

랜드마인 베리에이션

랜드마인은 바벨 베리에이션으로, 모든 데드리프트 동작 패턴에 적용할 수 있다. 솔직히 말하자면, 랜드마인은 내가 가장 좋아하는 장비는 아니다. 그 이유는 피벗 포인트가 낮아서 아래쪽에서 힘이 많이 들고, 위쪽에서는 쉬워지는 힘 곡선을 만들기 때문이다. 또한, 균형을 유지하기 위해 상체를 앞으로 기울여야 하기 때문에 메커니즘도 바뀐다. 그러나 이 문제는 랜드마인 랙 부착물이나 플라이오메트릭 박스를 사용하여 장비를 높임으로써 쉽게 해결할 수 있다. 하지만 한 가지 문제를 해결하면 또 다른 문제가 생긴다. 바벨을 높이면 랜드마인에 무거운 무게를 로드할 수 없게 되므로, 창의적으로 박스 위에 무게가 실린 바벨을 올리거나 더 가벼운 하중으로 리프트해야 한다. 이러한 도전 과제에도 불구하고, 많은 내 동료와 클라이언트들이 랜드마인을 좋아하며, 다양한 데드리프트 베리에이션에 적합하기 때문에 이를 옵션으로 포함했다.

랜드마인 베리에이션

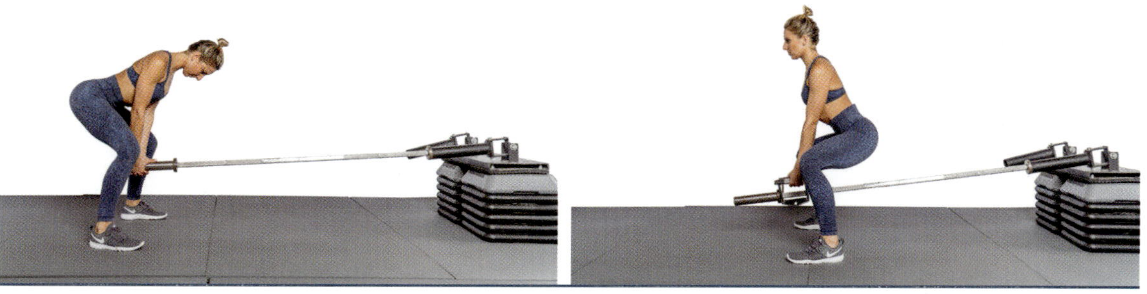

스티프 레그 랜드마인 베리에이션

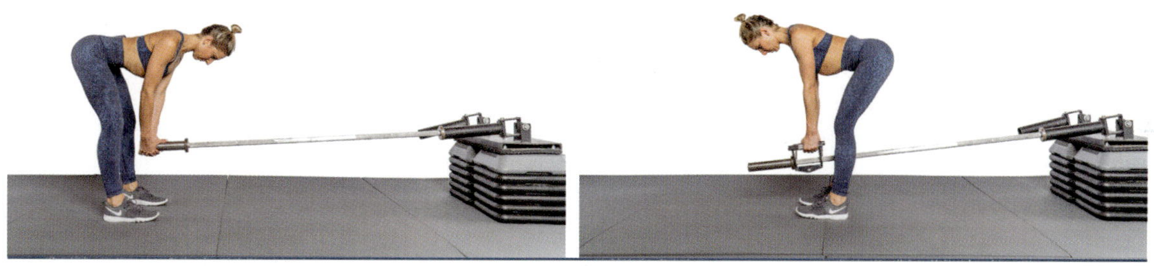

반대측 싱글 레그 랜드마인 베리에이션

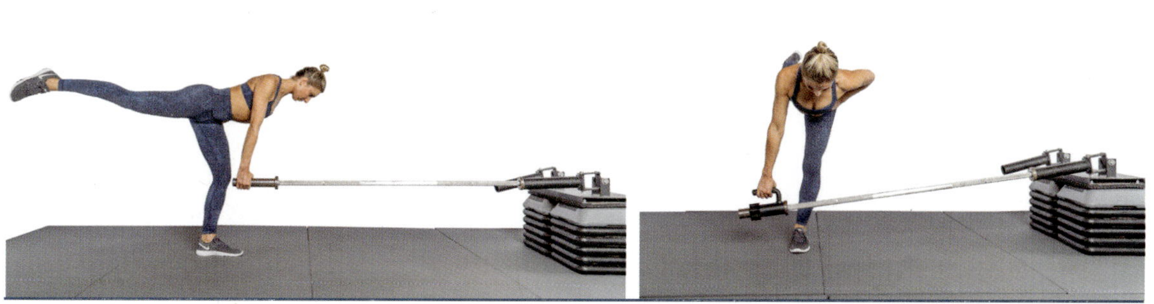

동측 싱글 레그 랜드마인 베리에이션

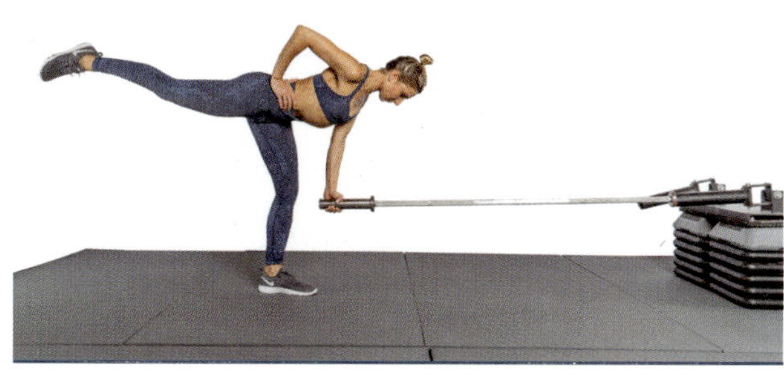

운동

2 굿모닝

굿모닝 운동은 데드리프트와 유사한 고관절 힌지 동작 패턴으로, 주로 햄스트링, 둔근, 척추 기립근을 강화한다. 하지만 굿모닝은 손에 무게를 들고 고관절을 힌지하는 대신, 등 위에 무게를 얹고 고관절을 힌지하는 운동이다.

굿모닝 운동은 잘못 수행하거나 무거운 무게로 하면 위험하기 때문에 피트니스 업계에서 부정적인 평판을 받기도 한다. 대부분의 운동이 그렇지만, 굿모닝은 특히 그렇다.

이는 전통적으로 파워리프터들이 굿모닝을 사용하는 방식과 관련이 있을 수 있다. 전설적인 파워리프터이자 웨스트사이드 바벨 클럽의 창립자인 루이 시몬스는 굿모닝 운동을 데드리프트의 대체 운동으로 대중화했다. 나는 20년 전 그의 방법을 읽었고, 그가 굿모닝을 구현한 이유는 여전히 유효하다. 그는 굿모닝을 데드리프트의 대체 운동으로 도입했는데, 그 이유는 데드리프트가 신체에 매우 큰 부담을 주기 때문이다. 그런데 굿모닝은 그렇게까지 신체를 혹사시키지 않는다. 이것이 파워리프터들에게 몇 가지 중요한 이점을 제공한다.

첫째, 굿모닝은 데드리프트에 사용되는 근육을 강화하면서도 총 훈련 볼륨에 타격을 주지 않는다. 다시 말해, 무거운 데드리프트를 주간 내내 하지 않아도 데드리프트의 근력을 키울 수 있고, 더 자주 훈련할 수 있다.

둘째, 굿모닝은 스쿼트에서 엉덩이가 하단 자세에서 갑작스럽게 튀어 오르는 상황(최대 하중으로 스쿼트할 때 자주 발생하는 현상)에서 부상 위험을 줄이는 데 도움이 된다. 굿모닝은 이와 동일한 동작 패턴을 모방하기 때문에, 리프터가 이 근육을 강화함으로써 이러한 잘못된 동작이 발생할 때 부상을 예방할 수 있다는 논리이다.

문제는 굿모닝을 수행하는 파워리프터들이 일반적으로 매우 무거운 무게를 들며, 일부는 허리를 둥글게 만드는 경우가 있다는 점이다. 이렇게 과도하게 무거운 무게를 들고, 의심스러운 자세로 동작을 수행하거나, 충분한 준비 없이 바벨을 로딩하는 방식으로 부상을 당하는 것이다. 이것이 바로 유명 무술가 브루스 리가 굿모닝 운동을 하다 허리를 다친 이유이다. 그는 자신의 체중(135파운드)과 동일한 무게를 로딩하고 충분히 준비하지 않았다. 결과는 참담했다. 그는 천골 신경(허리 부분의 신경)을 다쳤고, 그 후 6개월 동안 침대에 누워 극심한 통증을 겪었다. 더 나쁜 것은, 그는 완전히 회복하지 못했다는 점이다. 알려진 바에 따르면 그는 남은 짧은 인생 동안 허리 통증을 겪었다.

하지만 굿모닝 운동이 무조건 부상을 일으킬 것이라고 가정해서는 안 된다. 올바른 기술을 적용하고, 무게를 과도하게 로딩하지 않는 한 굿모닝은 충분히 안전한 운동이다. 뿐만 아니라, 여러 상황에서 굿모닝은 훌륭한 선택이 될 수 있다. 예를 들어 무릎을 다쳐서 스쿼트를 할 수 없거나 손목을 다쳐서 데드리프트를 할 수 없을 때 굿모닝은 좋은 대체 운동이다. 이 운동에는 사람들이 간과하는 많은 이점이 있다. 스쿼트와 데드리프트에 도움이 될 뿐만 아니라, 올바르게 수행하면 굿모닝은 허리 근육을 강화하여 허리 부상을 예방할 수 있다. 또한 이 운동은 둔근을 장력하에서 늘려, 둔근 훈련에만 관심이 있는 사람들에게 훌륭한 보조 고관절 힌지 운동이 된다. 마지막으로, 햄스트링을 끝 범위에서 스트레칭하고 강화하여 고관절 굴곡 가동성을 개선하는 데 도움이 된다.

가이드라인과 큐

로우바 또는 하이바 베리에이션으로
수행할 수 있다.
등허리를 단단히 고정하고
중립 자세를 유지한다.
움직임 범위를 조절하고, 등허
리를 둥글게 만들지 않는 한도
내에서 최대한 내려간다.
엉덩이를 뒤로 보낸다.
엉덩이를 뒤로 보낼 때 무릎을
약간 굽힌다.
정강이를 수직으로 유지한다.
체중을 발뒤꿈치나 발 전체에
고르게 분산시킨다.

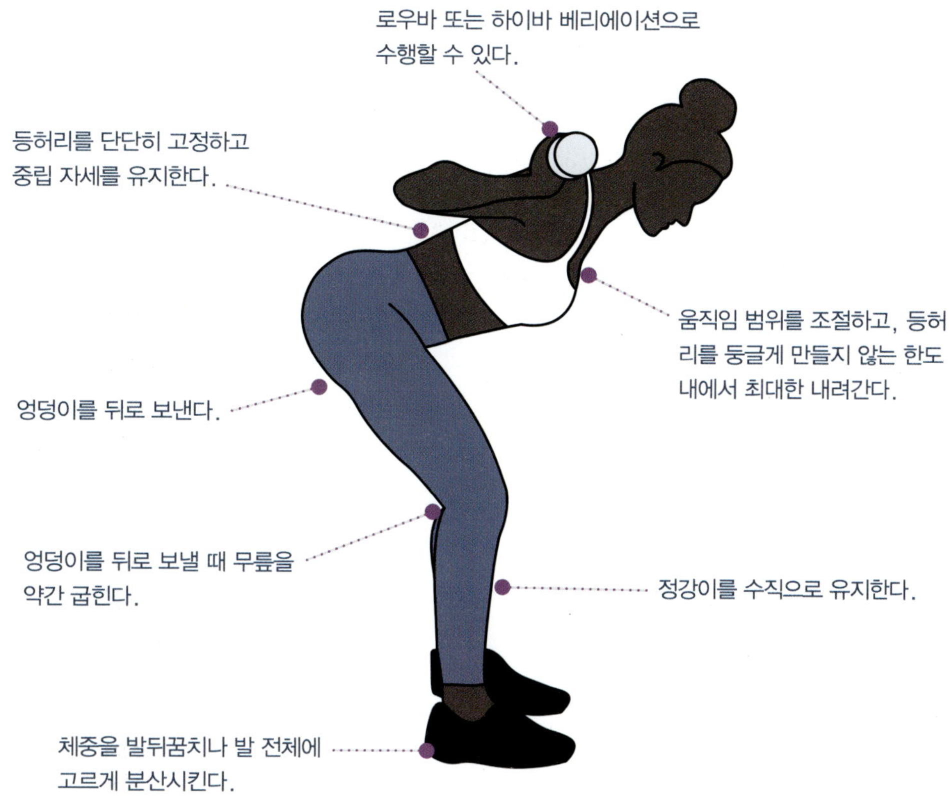

굿모닝 운동은 로우바 백 스쿼트와 데드리프트와 유사한 움직임 패턴을 공유하기 때문에, 대부분의 기술적 가이드라인과 큐는 동일하다. 하지만 이러한 가이드라인과 큐들이 반복적일지라도, 굿모닝이 허리 부상을 일으킬 수 있다는 인식과 평판 때문에 특히 중요한 점으로 언급할 필요가 있다. 결론적으로, 아래의 가이드라인은 너무나도 당연하게 들릴 수 있으며, 모든 운동에 적용되지만, 굿모닝 운동을 두려워하는 사람들이 있다는 점에서 포함하는 것이 필수적이라고 생각한다.

스탠스와 셋업

굿모닝 운동의 스탠스와 셋업은 데드리프트와 스쿼트와 동일하다. 좁은 스탠스(발을 엉덩이 아래에 위치), 중간 스탠스(어깨너비 또는 그 이상), 또는 넓은/스모 스탠스(발을 바깥으로 돌리고 어깨보다 훨씬 넓게 벌림)를 선택할 수 있다. 또한, 발을 똑바로 세우거나, 약간 바깥으로 돌리거나, 많이 돌리는 등 본인이 선호하는 방식으로 발을 배치할 수 있다. 책 전반에서 언급했듯이, 자신에게 맞는 스탠스를 실험해보며, 잘 받아들여진다면, 다양한 스탠스를 훈련 세션이나 훈련 주기마다 섞어 사용해 변화를 주는 것이 좋다.

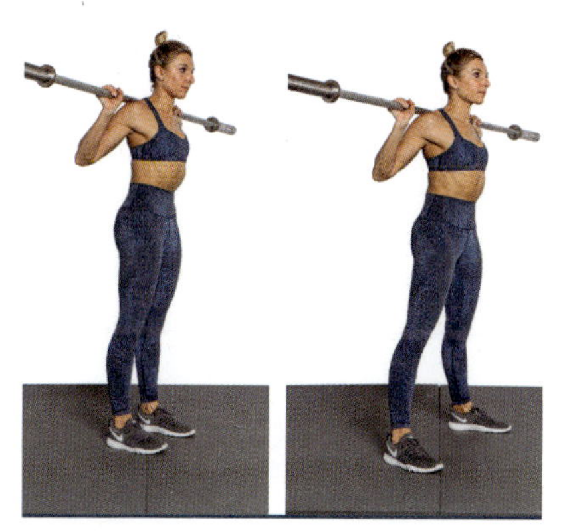

좁은 스탠스 스모 스탠스

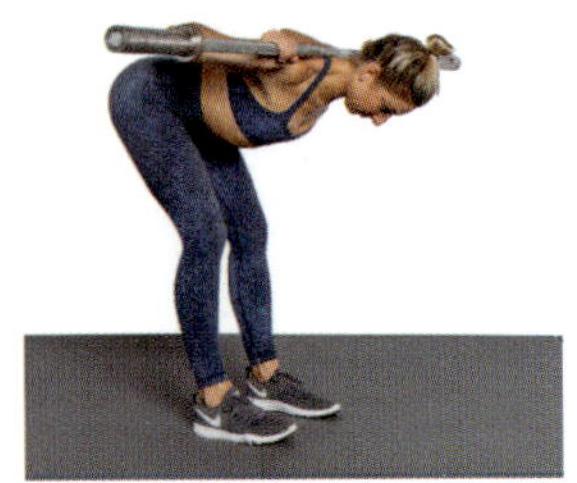
좁은 스탠스

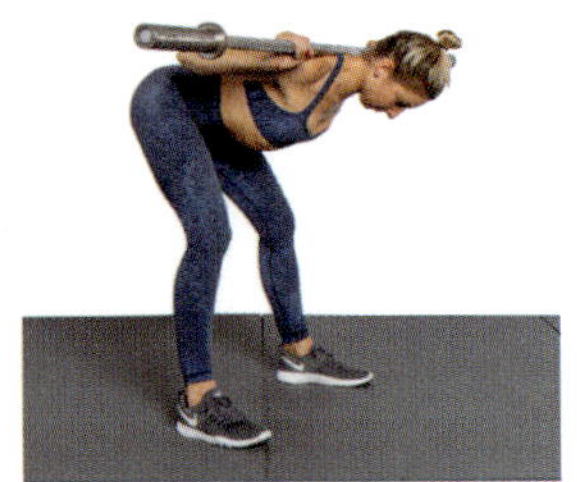
스모 스탠스

고관절 및 척추의 메커니즘

좁은 스탠스, 중간 스탠스, 넓은 스탠스 중 어느 스탠스를 선택하든, 항상 척추 중립을 유지하며 고관절에서 힌지해야 한다. 핵심은 힌지를 시작하기 전에 깊게 숨을 들이마시고 횡격막과 몸통 근육을 긴장시켜 척추를 안정화하는 것이다. 엉덩이를 뒤로 밀면서 허리를 약간 아치형으로 만들 수 있지만, 허리를 너무 과도하게 신전하지 않도록 주의해야 한다. 둔근, 햄스트링, 그리고 허리에 긴장감이 느껴져야 한다. 그다음에는 계속해서 엉덩이를 뒤로 밀고 상체를 앞으로 기울이며 척추를 중립 상태로 유지하는 것이 중요하다. 이 운동을 올바르게 수행하면 정강이는 거의 수직을 유지한다. 힌지를 고관절에서 시작하고, 허리에서 시작하지 않도록 하기 위해 나는 클라이언트에게 종종 고관절에 밧줄이 묶여 뒤로 당겨지는 것을 상상하라고 말한다. 또한, 가슴을 들어 올리라는 것도 하나의 큐로 사용할 수 있으며, 이는 허리를 둥글게 만들지 않도록 하는 방법이다. 바닥에서 약 3m 앞의 지점을 응시하는 것도 좋은 방법이다.

로딩 전 워밍업과 점진적 진행

브루스 리의 실수에서 배울 필요가 있다. 워밍업 없이 바로 이 운동에 뛰어들지 마라. 많은 사람들이 가벼운 무게(바벨만 사용하거나 밴드를 사용하는) 굿모닝을 데드리프트의 워밍업으로 사용한다. 로딩을 추가할 때도 같은 방식으로 접근해야 한다. 또한 굿모닝 운동은 햄스트링을 과도하게 자극해 심한 근육통을 유발할 수 있다는 점도 염두에 두어라. 이는 서서히 진행하고 세트와 반복 범위를 낮게 유지해야 한다는 신호이다(처음에는 23세트에 812회 반복하는 것이 좋다).

너무 무거운 무게로 하지 마라

만약 둔근 훈련에만 관심이 있다면, 굳이 이 운동에서 매우 무거운 무게를 사용할 필요가 없다. 가벼운 무게로 유지하고 근육과의 연결에 집중하라. 데드리프트에서 개인 기록을 추구하는 경우는 이야기가 다르겠지만, 그럴 때조차도 완벽한 폼을 유지하고 절대 최대치나 실패 지점까지 가지 않도록 하며, 반복 범위와 로딩을 적당히 유지하는 것이 좋다.

가동범위 제어

굿모닝 운동의 목표는 상체를 바닥과 평행하게 만드는 것이다. 하지만 이는 햄스트링 유연성과 고관절 굴곡 가동범위가 충분히 있을 때만 가능하다. 허리가 평평한 상태에서 더 이상 고관절에서 힌지할 수 없을 때가 하강 동작의 멈추는 지점이다. 만약 허리의 아치가 깨지기 시작하거나 앞으로 둥글게 말리면, 너무 깊이 내려간 것이다. 햄스트링의 유연성이 한계에 다다랐을 때 이를 느낄 수 있을 것이며, 그때 동작을 반대로 진행하여 일어선다.

문제점과 교정

굿모닝 운동에서 부상을 피하고 최대의 효과를 얻기 위한 가장 중요한 가이드라인을 이미 제공했다. 간단히 말해, 가이드라인과 큐를 따르기만 하면 부상을 일으킬 확률은 매우 낮다. 그러나 반드시 피해야 할 두 가지 오류가 있다. 상체를 앞으로 너무 둥글게 만드는 것과 허리를 과도하게 신전하는 것이다.

실수: 허리 둥글게 말기

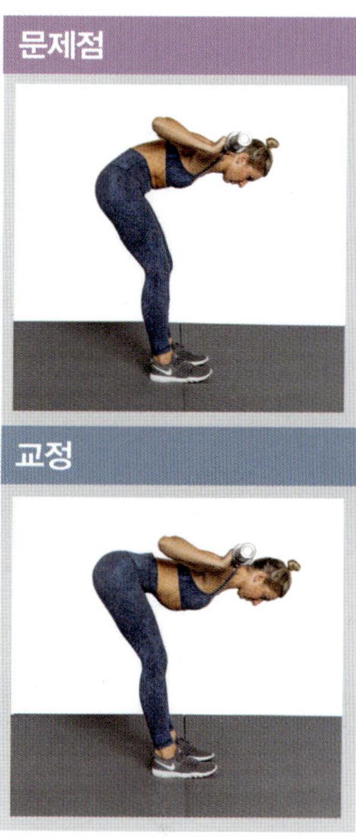

굿모닝 운동을 수행할 때 척추에서 굽히면, 척추를 안정화하는 역할 대신 주요 움직임 근육으로 사용하게 된다. 이는 고관절을 통해서만 움직이는 것이 아니라, 고관절과 척추를 동시에 움직이는 것이다. 이로 인해 척추 디스크와 허리 부분의 일부 인대에 가해지는 압력이 증가하고, 척추 기립근에 무리가 갈 위험이 커진다. 이러한 문제는 주로 초반에 발생하는데, 이는 부적절한 코디네이션과 올바른 자세에 대한 부족한 지식으로 인해 발생한다. 또는 운동의 하단 위치에서 햄스트링의 유연성이 한계에 도달하면, 더 깊이 내려가려고 할 때 허리를 둥글게 만들게 된다.

교정:

가장 좋은 예방 방법은, 로딩을 추가하기 전에 체중을 이용한 굿모닝을 완벽히 익히는 것이다. 척추를 안정화하고 단단하게 유지해라(평평하거나 약간 아치형). 가벼운 무게로 시작하고, 충분히 워밍업하며, 가동범위를 넘어서지 않도록 하라. 또한, 약 3m 앞의 지점을 바라보며 시선을 유지하는 것이 도움이 될 수 있다.

실수

굿모닝 운동과 관련된 또 다른 오류는 척추 과신전이다. 이는 주로 여성에게서 더 자주 발생하는데, 아마도 여성들이 남성보다 더 높은 수준의 척추 과신전 가동성을 가지고 있기 때문일 것이다. 이유가 무엇이든, 척추를 중립 상태로 설정하고 이 자세를 가동범위 전반에 걸쳐 유지하는 것이 중요하다. 많은 사람들이 과도하게 아치형으로 세팅하는데, 이로 인해 척추와 인대가 상단과 하단 위치에서 부상의 위험에 더 많이 노출된다.

교정:

바벨만으로 시작하고, 숙련도가 향상됨에 따라 점진적으로 로드와 볼륨을 추가해라. 척추를 중립 상태로 유지하고, 본인이 가능한 가동범위 내에서 움직이며, 무게 선택 시 과도한 자신감을 피해라. 바벨을 사용할 경우, 바벨이 등 위에 중앙에 위치하고 대칭적으로 배치되었는지 확인하라. 상체가 직립되고 둔근이 엉덩이를 앞으로 밀면 락아웃을 멈추고, 척추를 과도하게 뒤로 젖히지 않도록 하라.

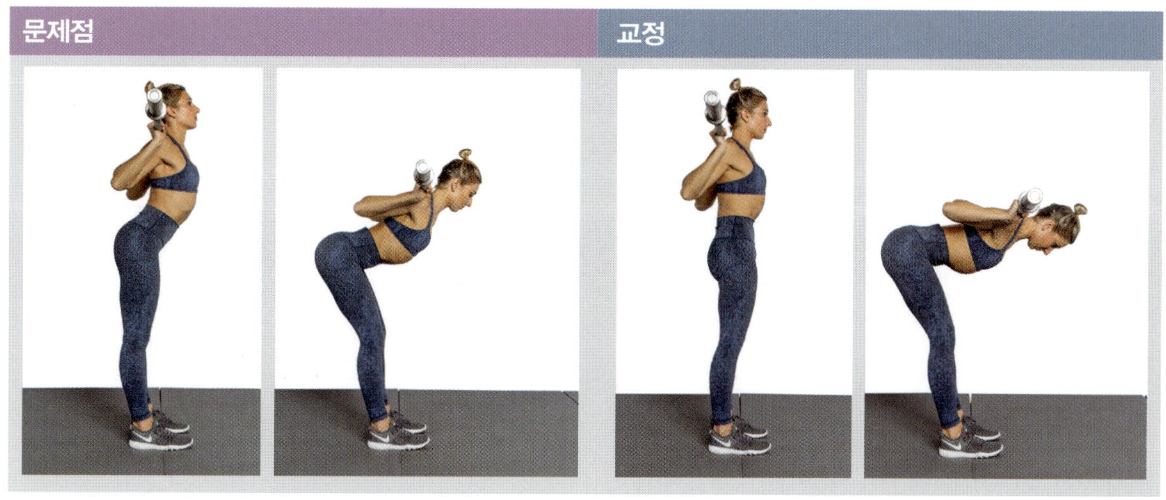

굿모닝 운동의 베리에이션

나는 클라이언트와 훈련을 시작할 때, 처음 몇 번의 세션에서 다양한 운동을 시도하고, 그들의 피드백을 면밀히 관찰한다. 이렇게 해서 그들이 좋아하는 운동과, 중요한 것은 잘 소화할 수 있는 운동을 파악한다. 만약 클라이언트가 웨이트 트레이닝을 처음 접하는 경우, 나는 체중을 이용한 운동부터 시작해서 다양한 스탠스를 소개한 후, 경험이 쌓이면 더 발전된 베리에이션을 추가한다. 굿모닝 운동은 클라이언트가 데드리프트에 대한 자신감을 느끼고 기술적으로 능숙해졌을 때만 도입한다.

예를 들어 어떤 경험 있는 클라이언트가 햄스트링, 둔근, 그리고 척추 기립근을 강화하고 스쿼트와 데드리프트를 향상시키고 싶다고 가정해보자. 나는 먼저 기본적인 기술을 설명하고 로딩 없이 바벨을 사용해 다양한 스탠스를 소개한다. 만약 그들이 좋은 폼으로 동작을 수행하고 이 운동을 즐긴다면, B-스탠스 굿모닝이나 이센트릭 강조 혹은 멈춤 베리에이션과 같은 변형을 실험한다. 반대로, 그들이 이 운동을 좋아하지 않거나, 신체 목표와 맞지 않거나, 허리 통증 이력이 있다면 이 운동을 하지 않는다.

굿모닝 운동은 여러 가지 방식으로 수행할 수 있다. 체중을 이용해 도울이나 PVC 파이프, 빗자루 등을 사용하거나, 바벨을 등에 얹거나, 밴드를 사용하여 할 수 있으며, 좁은 스탠스, 중간 스탠스, 넓은 스탠스로 수행할 수 있다. 다음 페이지에서는 각 굿모닝 베리에이션을 세부적으로 설명하며, 이 운동이 어떤 부분에 좋고, 어떻게 올바르게 수행하는지 설명한다.

체중(빗자루/도울/PVC 파이프) 굿모닝

굿모닝 운동을 가르치거나 배우는 가장 좋은 방법은 도울이나 PVC 파이프, 빗자루와 같은 가벼운 막대를 사용하는 것이다. 도울을 등을 따라 길게 배치하여 머리 뒤, 흉추, 천골 세 지점을 동시에 접촉하게 하여 척추를 중립 상태로 유지하면서 고관절을 굽히는 법을 배운다. 만약 도울과의 접촉을 잃으면 척추가 더 이상 중립 상태가 아니며, 허리가 둥글게 말리거나 과도하게 아치형으로 변한 것을 알 수 있다. 이는 본인의 가동범위를 정확하게 조절할 수 있는 중요한 방법이다. 초보자의 경우 812회 반복으로 23세트를 수행하는 것이 좋은 시작점이다. 다음 날 약간의 근육통을 느낄 수 있을 것이다. 이 운동은 햄스트링과 고관절 힌지 운동을 위한 워밍업으로 사용하거나 햄스트링 유연성을 향상시키는 데에도 유용하다.

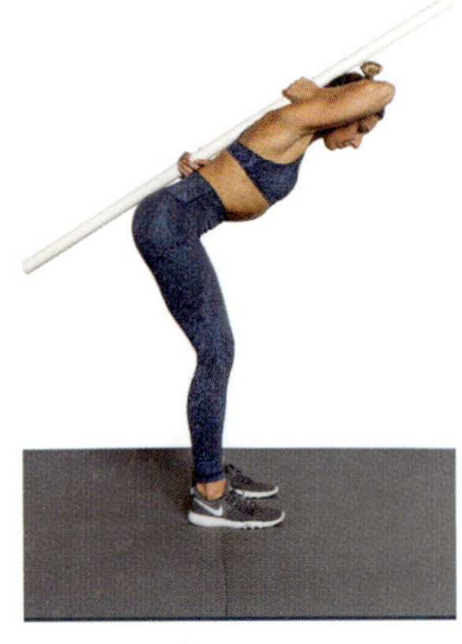

도울을 등을 따라 배치하고 한 팔은 허리 뒤로, 다른 팔은 목 뒤로 둬서 편안한 오버/언더 그립을 형성하라. 굿모닝 스탠스를 취한 후 척추를 안정화한다. 동작을 시작하려면 여러 가지를 동시에 수행해야 한다. 척추를 단단하게(평평하거나 약간 아치형으로) 유지하면서 엉덩이를 뒤로 밀고 상체를 앞으로 기울이며 무릎을 약간 구부린다. 이때 정강이는 가능한 한 수직으로 유지하라. 허리를 둥글게 만들지 않고 내려갈 수 있는 만큼만 내려가라. 다시 말해, 내려갈 깊이는 본인의 햄스트링 유연성에 따라 달라진다. 어떤 사람은 45도까지만 내려갈 수 있고, 다른 사람은 90도까지 내려가 상체가 바닥과 평행해질 수 있다. 상체를 앞으로 기울일 때 체중이 발 전체에 고르게 분포되도록 하고, 뒤꿈치를 바닥에서 들지 않도록 한다. 동작을 반대로 할 때는 둔근을 수축하여 엉덩이를 신전하고 동시에 상체를 들어 올리며 무릎을 펴는 것을 생각하라.

밴드를 사용한 굿모닝

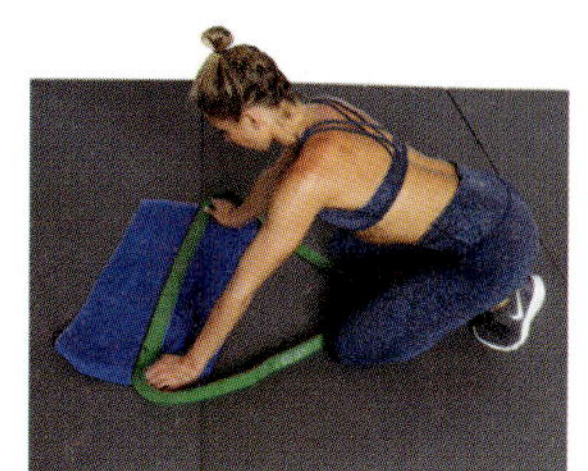

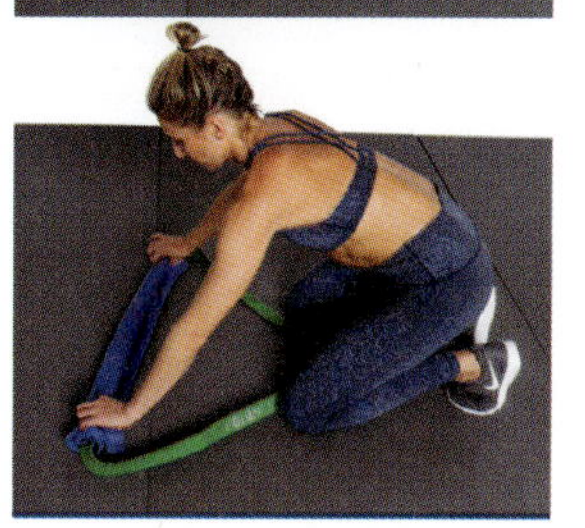

41인치 길이의 저항 밴드를 발과 목 뒤에 감으면 굿모닝 동작에 효과적으로 저항을 추가할 수 있다. 이 변형을 워밍업으로 사용하거나, 더 두꺼운 밴드(여러 개의 밴드도 사용 가능)를 사용해 저항을 높여 운동을 더 도전적으로 만들 수 있다. 대부분의 경우 밴드를 사용한 변형은 고반복(23세트, 1220회)으로 수행된다. 또한, 고관절을 힌지할수록 저항이 줄어들어 척추에 가해지는 부담이 줄어든다. 많은 사람들이 동작을 반대로 할 때 하단 위치에서 허리를 다치기 쉬운데, 이 범위에서 저항이 적은 것은 부상 방지에 좋다.

나는 또한 밴드와 목 사이에 수건을 끼우는 것을 추천한다. 이렇게 하면 마찰을 줄일 수 있을 뿐만 아니라 운동 후 고무 냄새가 나는 것을 방지할 수 있다. 과거 여자친구가 내가 이 운동을 한 후에 콘돔 냄새가 난다고 놀렸던 적이 있었는데, 수건이 그 문제를 해결해주었다.

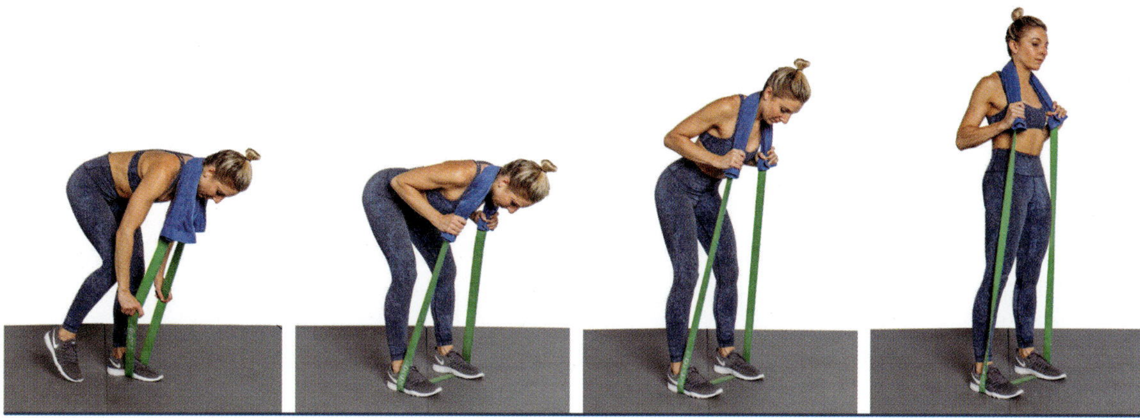

수건을 밴드에 감싼 후 그 부분을 목 뒤에 배치하고, 목 아래쪽에 최대한 낮게 위치시킨다. 밴드를 발의 아치에 걸고, 밴드에 느슨함을 유지하기 위해 좁은 스탠스를 취한다. 밴드에 머리를 통과시키고 두 손으로 밴드를 위쪽으로 당기면서 앞으로 몸을 기울여야 할 수도 있다. 상체를 똑바로 세운 후 스탠스를 넓히는 등 필요한 조정을 한다. 밴드가 목 아래쪽에 위치하면, 밴드를 잡고(불편하면 목의 긴장을 줄이기 위해 살짝 당길 수 있음), 척추를 안정화한 후 엉덩이를 뒤로 밀고 무릎을 살짝 구부려 정강이가 최대한 수직으로 유지되도록 하며 상체를 내린다. 최대 가동범위에 도달하면, 엉덩이와 무릎을 펴며 상체를 세우고 둔근을 수축하여 서 있는 자세로 돌아간다.

바벨 굿모닝

허리 통증 이력이 있거나 체중을 이용한 굿모닝이나 밴드를 사용한 변형에서 허리에 부담이 느껴진다면, 이 운동은 하지 않는 것이 좋다. 그러나 이 운동이 잘 맞고, 스쿼트와 데드리프트의 근력을 기르고 싶다면, 바벨 굿모닝은 훌륭한 선택이다.

이 운동을 처음 시작하는 사람은 바벨만을 사용해 시작하고, 점진적으로 무게를 추가하는 것이 좋다. 특히 중요한 점은, 파워 랙에서 안전핀을 최대 가동범위보다 몇 인치 낮게 설정한 후 무거운 굿모닝을 수행하는 것을 추천한다. 이렇게 하면, 만약 허리가 둥글게 말리거나 폼이 무너졌을 때 엉덩이를 낮추고 무릎을 구부려 바벨을 내려놓을 수 있으며, 의심스러운 자세로 운동을 마무리할 필요가 없다.

바벨 위치에 관해서는, 백 스쿼트에서처럼 하이바 또는 로우바 변형으로 수행할 수 있다. 대부분의 사람들은 하이바 포지션을 선호하는데, 이 자세가 햄스트링에 더 많은 자극을 준다고 느끼기 때문이다. 그러나 로우바 포지션은 더 많은 하중을 사용할 수 있다. 두 가지 변형을 모두 실험해보고 어떤 것이 더 나은지 알아보라. 하이바와 로우바 굿모닝은 유사한 기술로 수행할 수 있지만, 나는 하이바 변형을 수행할 때 다리를 더 똑바로 유지하고, 로우바 변형에서는 무릎을 더 많이 구부리는 것을 선호한다. 내 로우바 기술은 엉덩이가 바닥에서 튀어 오르는 스쿼트 동작처럼 보일 정도이다.

굿모닝을 데드리프트 개선을 위해 사용하는 경우, 하이바 변형을 추천한다. 이 변형이 해당 동작 패턴에 더 잘 맞기 때문이다. 스쿼트를 개선하려면, 무릎을 더 많이 굽힌 로우바 변형이 스쿼트 동작 패턴과 더 유사하다. 둔근을 키우기 위해 굿모닝을 수행하는 경우, 다양한 바벨 배치와 스탠스를 시도해보고, 둔근에 가장 많은 긴장이 느껴지는 변형을 우선적으로 수행해라.

하이바 굿모닝

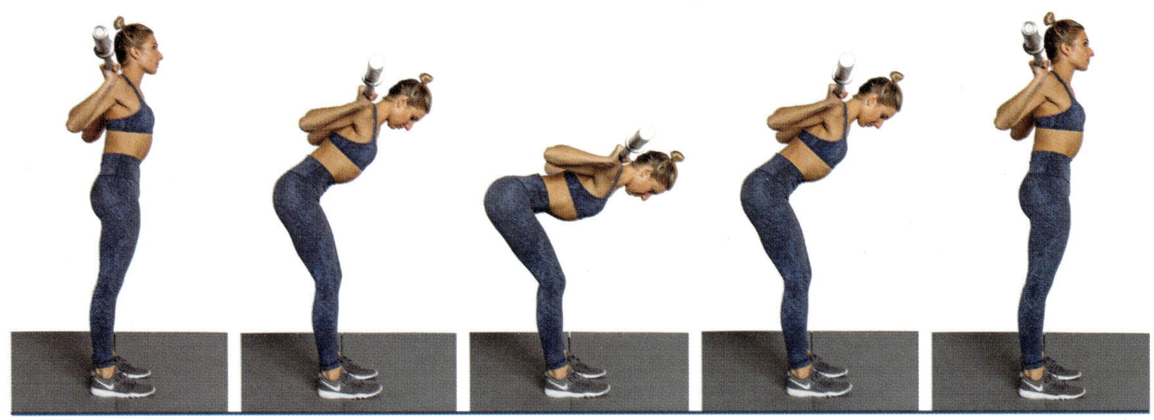

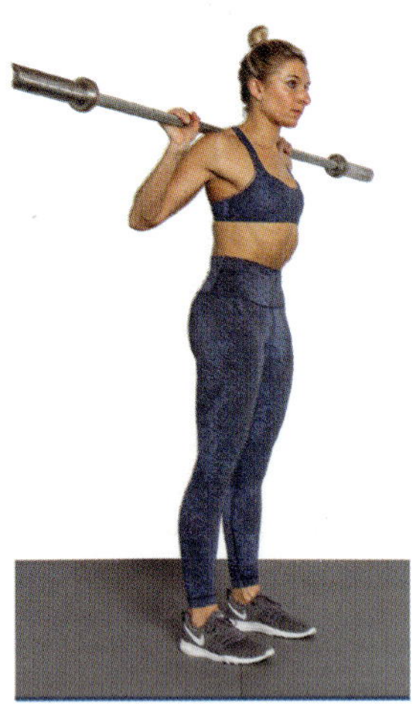

파워 랙에 바벨을 올려두고, 바벨을 목 아래쪽 승모근에 위치시킨다. 손목이 중립이 되도록 그립을 잡고, 팔꿈치를 바벨 뒤로 당겨 등 상부에 긴장감을 만든다. 안정적인 스탠스를 취한 후, 상체를 세우고 바벨을 랙에서 들어 올린다. 두세 걸음 뒤로 물러서서 굿모닝 스탠스(좁거나 스모 스탠스)를 취하고, 깊게 숨을 들이마시고 횡격막과 몸통 근육을 조여 척추를 안정화한다. 동작을 시작하려면 엉덩이를 뒤로 밀고 상체를 앞으로 기울이면서 척추를 단단하게 유지하라(약간 아치형이거나 곧게). 이때 무릎을 약간 구부리고 정강이를 가능한 수직으로 유지하며 체중을 양발에 고르게 분포시킨다. 가동범위 끝에 도달하거나 상체가 바닥과 평행해지면, 발뒤꿈치를 통해 힘을 주어 엉덩이와 무릎을 펴고 상체를 세워라. 엉덩이를 신전하며 서 있는 동안 둔근을 수축한다.

로우바 굿모닝

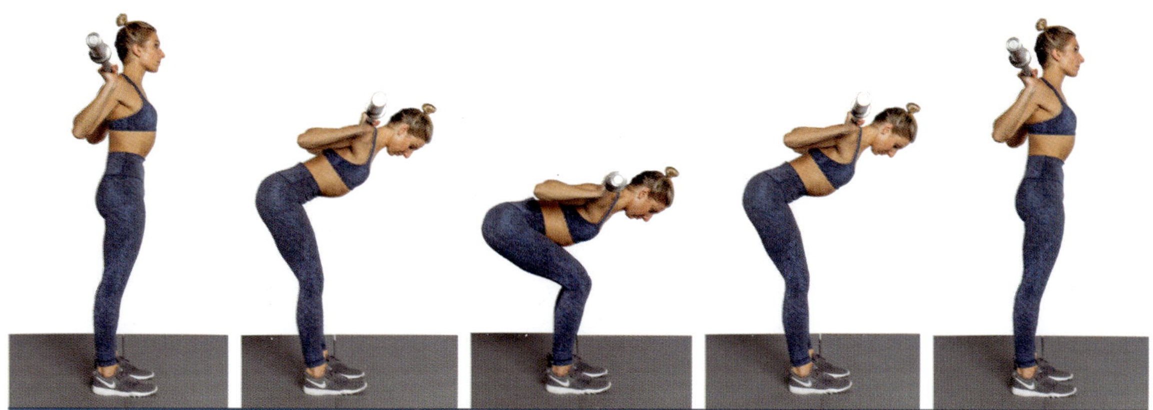

무릎을 구부리면 가동범위를 늘릴 수 있으며, 약간 더 몸통을 기울이면서 로우바 백 스쿼트를 모방할 수 있다. 다만, 무릎 굽힘은 약간 적고 몸통 기울임은 약간 더 크다. 로우바 변형의 셋업은 하이바 변형과 동일하지만, 바벨을 목 바로 아래에 위치시키는 대신, 승모근 위에서 2~3인치 정도 더 아래, 후면 어깨 근육(후면 삼각근) 바로 위에 바벨을 배치한다. 바벨을 랙에서 들고 굿모닝 스탠스를 취한 후, 척추를 안정화하고 엉덩이를 뒤로 밀고 상체를 앞으로 기울이면서 척추를 단단하게 유지하라(약간 아치형이거나 평평하게). 신체 구조와 햄스트링 유연성에 따라 하단 위치에서 상체 각도는 수직에 대해 60~90도 사이일 수 있다. 동작을 반대로 하여 발뒤꿈치를 통해 힘을 주어 엉덩이와 무릎을 펴고 한 번에 동작을 완료한다. 상체를 세우면서 둔근을 수축하고 중립 자세로 돌아간다.

B-스탠스 굿모닝

굿모닝은 교차 스탠스 또는 B-스탠스(일명 '킥스탠스')로도 수행할 수 있다. 모든 B-스탠스 변형에서의 목표는 전방(작업하는) 다리에 약 70%의 부하를, 후방(지지하는) 다리에 약 30%의 부하를 두는 것이다. 양측성 굿모닝을 좋아하지 않는 많은 사람들이 B-스탠스를 잘 받아들인다.

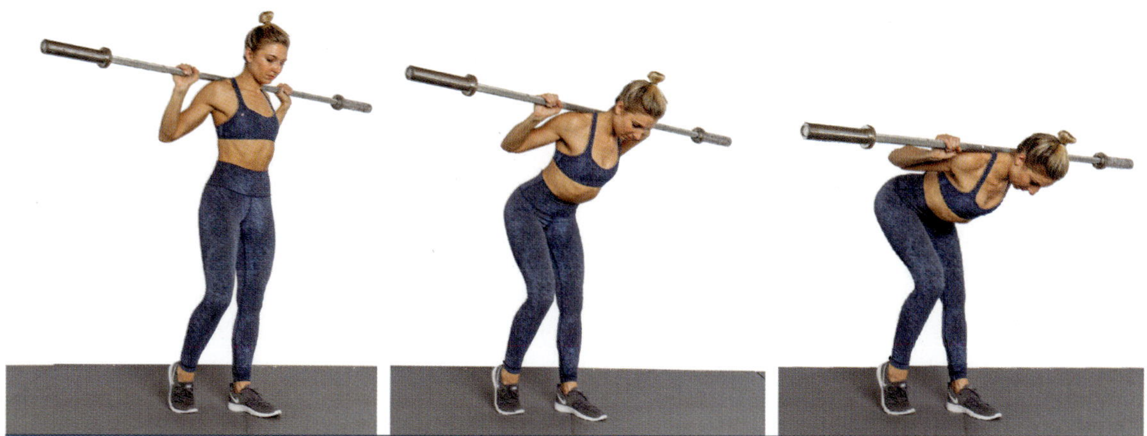

바벨을 랙에서 들고 두세 걸음 뒤로 물러나라. 대부분의 체중을 한쪽 다리에 두고, 다른 다리의 발을 앞발의 뒤꿈치에 두어라. 다시 말해, 지지하는 다리를 앞다리 길이만큼 뒤로 미끄러뜨려라. 뒷발을 약 45도 바깥쪽으로 돌린다. 척추를 중립 상태로 유지하면서 엉덩이를 뒤로 밀고 고관절에서 굽히며 상체를 앞으로 기울이고 무릎을 살짝 구부린다. 앞다리의 정강이가 수직을 유지하면서 최대한 뒤로 앉고 햄스트링의 유연성이 한계에 도달하면 동작을 반대로 하여 엉덩이와 무릎을 펴고 상체를 세운다.

운동

3 백 익스텐션

전통적으로 백 익스텐션 운동은 등허리를 강화하는 데 사용되며, 실제로 그렇게 작용한다. 그러나 이 운동은 햄스트링과 둔근도 매우 높은 정도로 활성화시킨다. 사실 운동의 메커니즘을 살펴보면, 이 운동의 명칭은 정확하지 않는다. 왜냐하면 등허리 근육이 아니라 둔근과 햄스트링의 힘으로 고관절을 신전하기 때문이다. 따라서 이 운동은 '힙 익스텐션'이라고 불러야 할지 모르지만, 그 명칭은 다소 일반적이므로 전통적인 용어를 유지하겠다.

백 익스텐션을 수행하려면 하이퍼 익스텐션 벤치가 필요하다. 이는 45도 하이퍼 익스텐션, 수평 백 익스텐션, 또는 글루트 햄 디벨로퍼(GHD) 중 하나일 수 있다. 발을 고정시키고 다리를 곧게 뻗은 상태에서, 굿모닝이나 스티프 레그 데드리프트와 마찬가지로 고관절에서 굽히고 신전한다. 그러나 서 있는 대신, 몸이 수평 또는 45도 각도로 기울어져 있어 다른 토크 각도 곡선을 만든다. 간단히 말해, 굿모닝은 하단 위치에서 더 어렵고 엉덩이를 신전할수록 더 쉬워지지만, 백 익스텐션은 반대로 하단 위치에서는 더 쉽고 상단 위치로 갈수록 어려워진다. 이 상단 위치에서 둔근 활성화가 최대화된다. 즉, 굿모닝은 더 긴 근육 길이에서 둔근 활성화가 최고조에 달하는 반면, 백 익스텐션은 더 짧은 근육 길이에서 둔근 활성화가 최대화된다. 내 EMG 실험과 연구에 따르면, 백 익스텐션은 힙 쓰러스트 다음으로 높은 둔근 활동을 보여준다.

45도 하이퍼 익스텐션의 특징은 상체가 수평에 도달했을 때 가장 힘들다는 점이다. 엉덩이에 가해지는 부하가 평행에서 올라가거나 평행보다 더 내려가면(중심이 회전축에 가까워지기 때문에) 더 쉽게 느껴진다. 따라서 이 운동은 U자형 역전된 힙 익스텐션 토크-각도 곡선을 만든다. 45도 하이퍼 익스텐션의 독특한 점은 운동 전반에 걸쳐 엉덩이에 일관된 긴장이 유지된다는 것이다. 왜냐하면 항상 높은 토크 요구가 있기 때문이다.

이러한 이유로, 백 익스텐션은 내가 가장 선호하는 비-둔근 지배적 둔근 발달 운동이다. 여전히 다리가 곧게 펴져 있고 고관절 힌지 패턴을 사용하므로 햄스트링 지배적 운동으로 분류되지만, 이 운동은 몸의 후면 사슬 전체를 작업하는 운동이다. 따라서 백 익스텐션은 둔근 발달뿐만 아니라 허리와 햄스트링 강화에도 탁월하여, 데드리프트를 위한 훌륭한 보조 및 추가 운동이 된다. 그러나 이 운동은 일반적으로 많은 중량을 사용하는 운동이 아니므로 훈련 세션의 첫 번째 운동으로 배치하지 않는다. 대부분의 경우 중간 또는 끝부분에 중간에서 고반복(2~3세트, 10~30회)이 이상적이며, 주당 1~2회 정도 프로그램에 포함된다.

이 섹션에서는 전체 후면 사슬을 작업하는 전통적인 백 익스텐션 수행 방법을 가르치며, 또한 이 운동을 둔근 지배적 운동으로 변형하는 방법도 설명한다. 개별 운동 변형에 대해 자세히 알아보기 전에, 올바른 방향으로 나아가기 위한 전반적인 가이드라인과 큐를 먼저 검토하겠다.

가이드라인과 큐

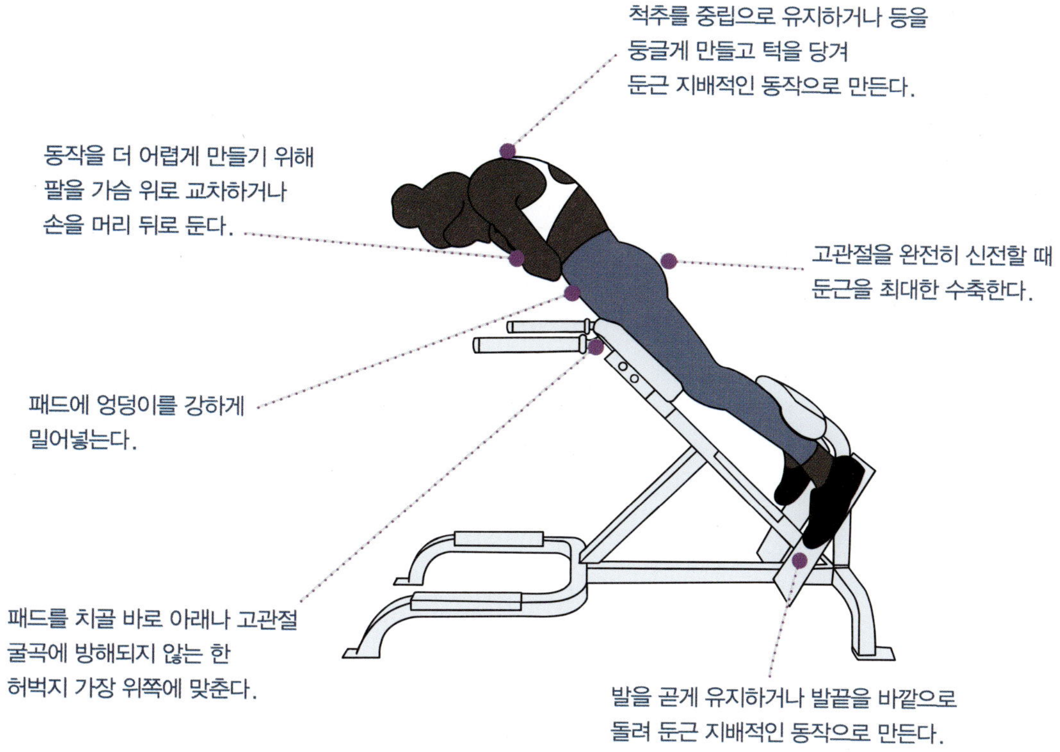

백 익스텐션을 수행할 수 있는 기구는 두 가지가 있다. 몸을 대각선으로 위치시키는 45도 하이퍼에서 하거나, 몸을 수평으로 위치시키는 수평 백 익스텐션 또는 GHD에서 할 수 있다. (각 동작을 나중에 이 섹션에서 자세히 설명한다.) 대각선과 수평 두 가지 방법 모두 효과적이며, 둘 사이의 큰 차이는 없다. 요약하자면, 여기에서 다루는 가이드라인은 두 변형 모두에 적용된다.

셋업: 패드를 치골에 맞추기

백 익스텐션을 올바르게 수행하려면 패드를 적절한 위치에 조정하는 것이 중요하다. 일반적으로 패드는 치골 바로 아래에 위치시키거나, 고관절 굽힘에 방해되지 않도록 허벅지 가장 높은 곳에 위치해야 한다. 패드가 방해되지 않도록 허리가 평평하게 유지된 상태에서 고관절에서 힌지하며 햄스트링을 최대한으로 늘려야 한다. 만약 패드가 엉덩이에 너무 높이 위치하면, 앞으로 힌지할 때 허리가 둥글게 말리게 되어 햄스트링과 둔근의 스트레칭이 줄어들고 허리에 불필요한 스트레스를 가할 수 있다. 반대로 패드가 너무 낮아서 엉덩이와 패드 사이에 큰 간격이 생기면, 둔근이 제대로 활성화되지 않고 햄스트링이 운동을 주도하게 될 것이다.

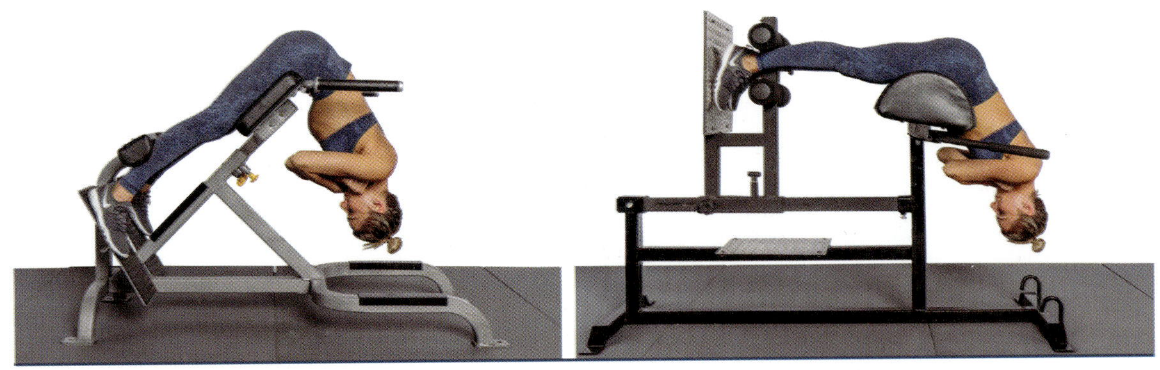

45도 하이퍼 패드 포지션 **수평 백 익스텐션 패드 포지션**

패드는 치골 바로 아래에 위치시키거나 고관절 굽힘에 방해되지 않도록 허벅지 가장 높은 곳에 맞추어라.

발 위치: 둔근을 강조하려면 발을 바깥쪽으로 돌리기

발 위치는 타깃으로 삼고 싶은 근육에 따라 달라진다. 후면 사슬 전체(둔근, 햄스트링, 척추 기립근)를 작업하고 싶다면, 발을 똑바로 또는 중립 위치에 두어라. 만약 둔근을 강조하고 싶다면, 발을 바깥쪽으로 돌려라. 발을 바깥쪽으로 돌려 고관절을 외회전하면 둔근 활성화가 최대 30%까지 증가하는 것으로 나타났다. 그러나 발을 돌리면 내측 햄스트링보다는 외측 햄스트링에 더 많은 자극을 주게 된다. 하지만 데드리프트나 굿모닝과 같이 더 중립적인 발 정렬로 고관절 신전 운동을 계속 수행한다면, 큰 문제는 없다. 나는 발을 대략 45도 정도로 바깥쪽으로 돌리지만, 다른 사람들은 더 많이 돌리는 것을 선호하기도 한다. 발의 각도와 스탠스 너비를 조절해보며, 자신의 몸에 가장 잘 맞는 위치를 찾아보라.

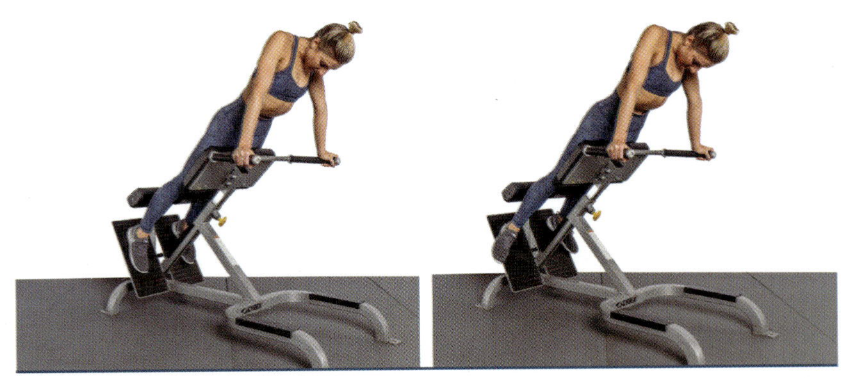

발을 바르게 **발끝을 바깥으로**

척추 메커니즘: 둔근을 강조하려면 등을 둥글게 만들기

발 위치를 변경하면 작용하는 근육에 변화를 줄 수 있듯이, 척추의 움직임에 따라 이 운동에서 타깃팅하는 근육이 달라진다. 백 익스텐션에서 적용할 수 있는 척추 전략은 세 가지가 있으며, 각각은 후면 사슬에 고유한 방식으로 자극을 준다.

첫 번째 전략은 전체 가동범위 동안 중립 척추를 유지하는 것이다. 이 전략은 후면 사슬 전체를 타깃으로 하고 싶은 사람들에게 좋다. 안전하고 효과적이며 둔근, 햄스트링, 척추 기립근을 모두 작업할 수 있다.

중립 척추

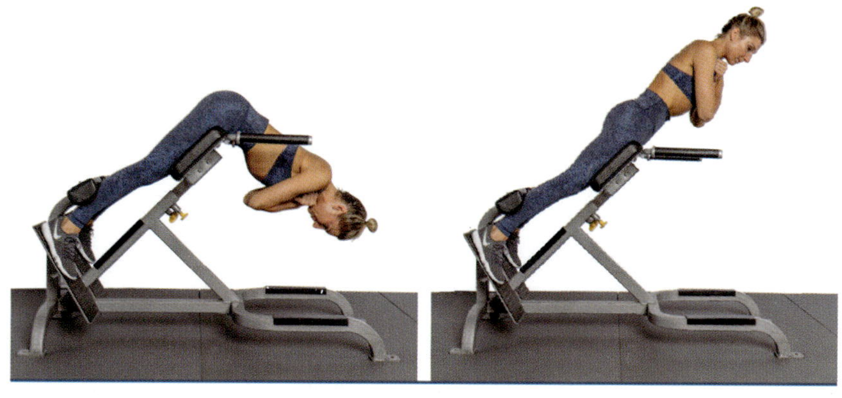

(아래에서) 둥글게 (위에서) 중립

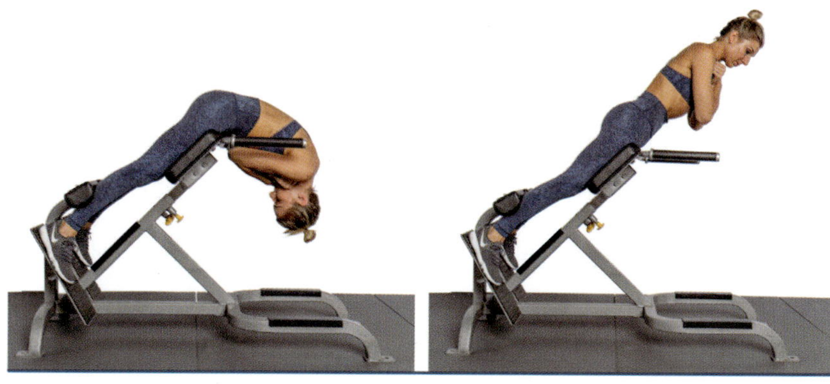

두 번째 전략은 하단 위치에서 등을 둥글게 만들고 상단 위치에 도달할 때 척추를 곧게 펴며 아치형으로 만드는 것이다. 이는 등 지배적 전략으로, 척추 기립근에 더 많은 자극을 준다. 일부 사람들은 척추 기립근을 타깃으로 할 때 패드를 배꼽 높이에 배치하는 것을 선호한다. 이는 고관절 굽힘을 방지하고 모든 움직임을 척추로 집중시키기 때문이다.

세 번째 전략은 고관절을 약간 후방경사시키고 전체 가동범위 동안 등을 둥글게 유지하는 것이다. 등을 둥글게 유지하면 척추 기립근의 긴장이 줄어들고 둔근에 더 많은 자극을 줄 수 있어, 둔근 지배적 변형으로 만들 수 있다. 척추 기립근의 역할은 척추를 세우는 것이므로, 상체를 세우지 않으면 척추 기립근의 활동이 줄어든다. 이 전략은 주로 둔근을 타깃으로 하고 싶은 사람들에게 추천된다. 척추 기립근이 피로해져 세트를 끝내는 대신, 둔근과 햄스트링이 더 이상 일을 하지 못할 때 세트를 끝내게 된다.

이 변형을 수행하려면 하단 위치에서 상체를 이완시키고 턱을 당기며 전체 등을 둥글게 만들어라. 이 자세를 유지한 채로 엉덩이를 패드에 밀어넣으며 둔근을 수축한다. 척추를 곧게 펴지 말고 굽힌 상태를 유지해라. 이 운동의 핵심은 상체를 들어 올릴 때 엉덩이를 앞으로 밀어내며 상체는 둥글게 유지하고 턱은 당긴 상태로 진행하는 것이다.

둔근 우세 백 익스텐션

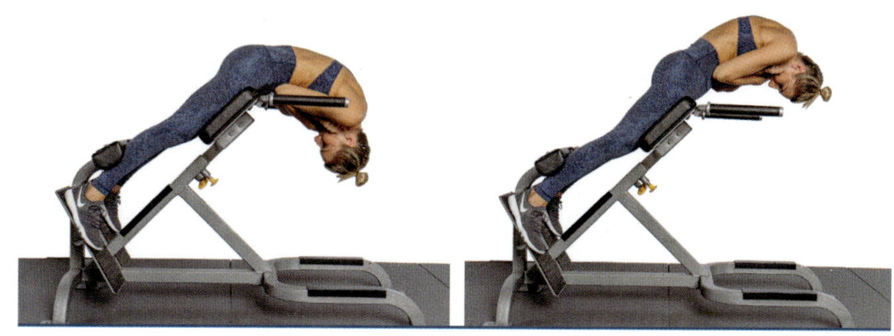

문제점과 교정

백 익스텐션을 수행할 때 주의해야 할 두 가지 오류만 있다. 첫 번째는 이미 언급한 올바른 셋업을 하지 않는 것이고, 두 번째는 목표로 하는 변형에 맞는 척추 메커니즘을 달성하지 못하는 것이다. 척추 기립근을 타깃으로 한다면, 통증을 느끼지 않는 한 척추를 동적으로 움직일 수 있다. 그러나 전통적인 백 익스텐션을 수행하고 있다면, 거의 고관절에서만 움직여야 하며 척추의 움직임은 최소화해야 한다. 둔근을 타깃으로 하려면 척추를 굽힌 상태로 유지하고 상체를 들어 올릴 때 척추를 곧게 펴지 않도록 해야 한다. 많은 사람들이 이 점에서 어려움을 겪는다. 완전한 고관절 신전에 도달하지 못했다고 생각하여 척추를 풀고 곧게 펴려고 한다. 이는 척추 기립근을 강화하려는 경우에는 괜찮지만, 둔근 지배적 변형을 수행할 때는 오류이다. 이 오류를 수정하려면 세 가지에 집중하라. 턱을 당기고, 갈비뼈를 내리고(등을 둥글게 유지), 고관절 신전이 완전히 이루어질 때 둔근을 최대한 수축해라.

등을 둥글게 만들어도 안전한 경우와 그렇지 않은 경우

이제 왜 내가 스쿼트, 데드리프트, 굿모닝에서는 등을 둥글게 하지 말라고 경고하면서도, 백 익스텐션에서는 등을 둥글게 하라고 조언하는지 궁금할 수 있다. 짧은 답은 경험이다. 지난 28년 동안 체육관에서 많은 시간을 보낸 결과, 어떤 운동과 어떤 형태가 사람들을 다치게 하는지 알게 되었다. 척추 굽힘(둥글게 만듦)을 포함한 저부하 운동, 예를 들어 크런치, 행잉 레그 레이즈, 싯업, 할로우 바디 홀드, RKC 플랭크, 둔근 지배적 백 익스텐션 등은 중립 영역을 초과하더라도 잘 견딘다. 그러나 스쿼트, 데드리프트, 굿모닝과 같은 서 있는 자세에서 수행하는 무거운 바벨 운동은 특히 등을 과도하게 굽혔을 때 안전하지 않는다(중립 영역을 벗어났을 때).

긴 답은, 척추는 적은 부하에서 많은 굽힘을 감당하거나 많은 부하에서 적은 굽힘을 감당할 수 있지만, 많은 굽힘과 많은 부하를 동시에 감당하지는 못한다는 것이다. 흥미로운 점은, 높은 척추 부하를 발생시키는 것이 바벨 자체가 아니라 척추를 안정화해야 하는 요구 사항이라는 것이다. 척추 기립근은 무거운 리프팅 동안 척추를 안정화하기 위해 열심히 작용하며, 이는 척추 디스크에 많은 압박을 가한다. (척추 기립근이 강하게 수축하며 갈비뼈와 골반 사이에서 긴장을 생성하는 것을 상상해보라.) 즉, 척추 기립근이 척추를 안정화하기 위해 수축할 때 디스크가 압박된다. 그리고 척추 굽힘을 추가하면, 굽히는 척추뼈가 각 디스크의 앞쪽을 눌러 디스크의 핵이 뒤쪽으로 밀려나면서 탈장이 발생한다. 간단히 말해, 척추 안정화 요구가 높은 운동을 할 때 등을 둥글게 만들면 척추 손상과 부상 위험이 더 커진다.

따라서 서 있는 자세에서 바벨 운동을 할 때는 척추를 중립 영역에 유지해야 하지만, 백 익스텐션 변형에서는 더 많은 자유를 가질 수 있다는 점을 기억해라.

백 익스텐션 변형

백 익스텐션을 수행하는 가장 좋은 방법은 45도 하이퍼, 수평 백 익스텐션, 또는 글루트 햄 디벨로퍼(GHD)에서 수행하는 것이다. 45도 하이퍼는 몸을 45도 각도로 배치하고, 후자의 두 가지 변형은 몸을 수평으로 배치한다. 앞서 말했듯이 둔근에 작용하는 방식에 큰 차이는 없으며, 두 장비 모두 같은 기술을 사용할 수 있다. 다시 말해, 45도 하이퍼에서 할 수 있는 모든 것을 수평 위치에서도 수행할 수 있다. 따라서 선택은 접근성과 개인 선호도에 따라 결정된다. 하이퍼익스텐션 벤치가 없다면, 평평한 벤치에서 동작을 수행할 수 있으며, 이 방법은 543쪽에서 설명한다.

45도 하이퍼

45도 하이퍼는 가장 흔하고 인기 있는 백 익스텐션 변형이다. 몸이 대각선으로 배치되어 운동 중 어지럼증을 덜 느끼며, 많은 사람들이 수평 변형에 비해 둔근 펌프가 약간 더 잘 느껴진다고 보고한다. 또한 45도 하이퍼는 일반적인 체육관에서 흔히 볼 수 있는 장비이며, 대부분의 상업용 체육관에서 필수적인 장비다. 게다가 가격이 합리적이고, GHD에 비해 공간을 많이 차지하지 않아 홈짐에서 더 좋은 선택이 될 수 있다. 체중을 사용한 백 익스텐션의 경우, 일반적으로 세트당 20~30회 반복을 3세트, 세트 간 1분 휴식을 권장한다.

둔근 우세 백 익스텐션 **중립 백 익스텐션(프리즈너 포지션)**

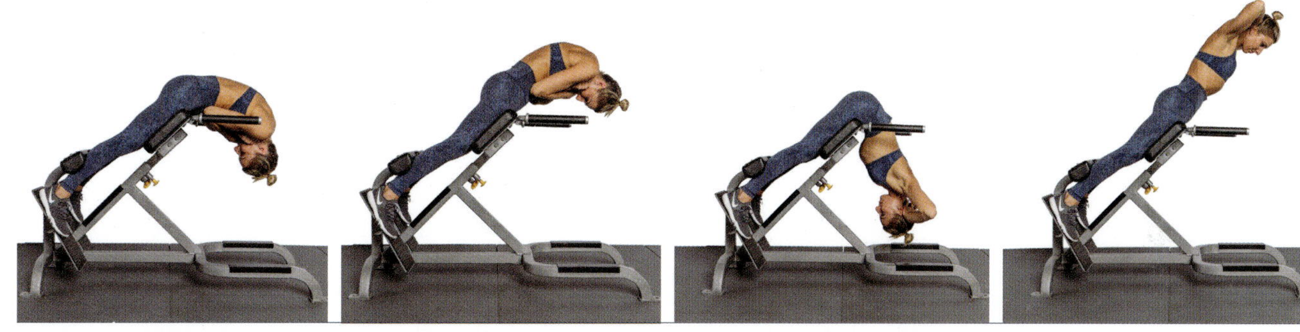

셋업하려면 패드를 치골과 맞추고, 허벅지 위쪽에 위치시키되 고관절 굽힘에 방해되지 않도록 조정하라. 허리가 둥글지 않게 고관절에서 힌지할 수 있어야 한다. 둔근을 타깃으로 하고 싶다면, 발을 약 45도 바깥쪽으로 돌리고 일부러 등을 둥글게 하며, 팔은 가슴 위에 교차시키고 턱을 당겨라(둔근 지배적 백 익스텐션 참조). 이제 엉덩이를 패드에 밀어넣고 둔근을 수축하며 상체를 들어 올려라. 등을 둥글게 유지하고 풀지 마라. 즉, 갈비뼈와 골반 사이의 거리는 세트 내내 변하지 않아야 한다. 고관절 신전이 완전히 이루어지면 동작을 멈추고 잠시 멈추며 둔근을 최대한으로 수축하라. 후면 사슬 전체를 타깃으로 하고 싶다면 발과 등을 똑바로 유지하라(중립적 백 익스텐션 참조). 다시 강조하자면, 허리는 평평하게 유지하고 과도한 아치를 피하라. 체중 운동을 더 어렵게 만들고 싶다면, 가슴 위에 손을 두는 대신 머리 뒤로 손을 두는 '죄수 자세'를 취할 수 있다.

싱글 레그 백 익스텐션

모든 45도 하이퍼와 수평 백 익스텐션 운동에서 싱글 레그 변형도 수행할 수 있다. 그러나 이 변형은 주로 햄스트링에 작용하며, 둔근에는 더블 레그 변형만큼 효과적이지 않다.

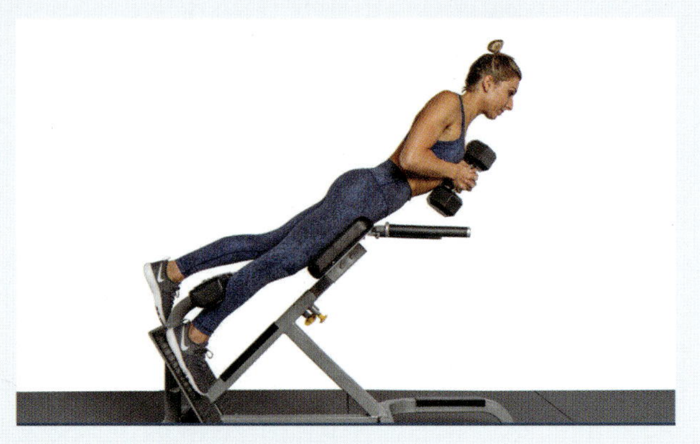

수평 백 익스텐션

수평 백 익스텐션은 45도 하이퍼 변형과 동일한 둔근 강화 효과를 제공한다. 그러나 일부 사람들은 글루트 햄 디벨로퍼(GHD) 기계를 선호하며, 수평 변형에서 둔근에 약간 더 높은 최대 긴장을 느끼기도 한다. 주요 단점은 수평 위치에서 일부 사람들이 어지러움을 느끼며, 이 장비는 상업용 체육관에서도 흔하지 않다는 것이다. 또한, 45도 하이퍼보다 훨씬 비싸고 공간도 더 많이 차지한다. 글루트 햄 레이즈와 같은 추가적인 운동 옵션을 제공하지만, 대부분의 홈짐에는 실용적이지 않을 수 있다. 45도 하이퍼와 마찬가지로, 체중을 이용한 20~30회씩 3세트를 목표로 하면 좋다.

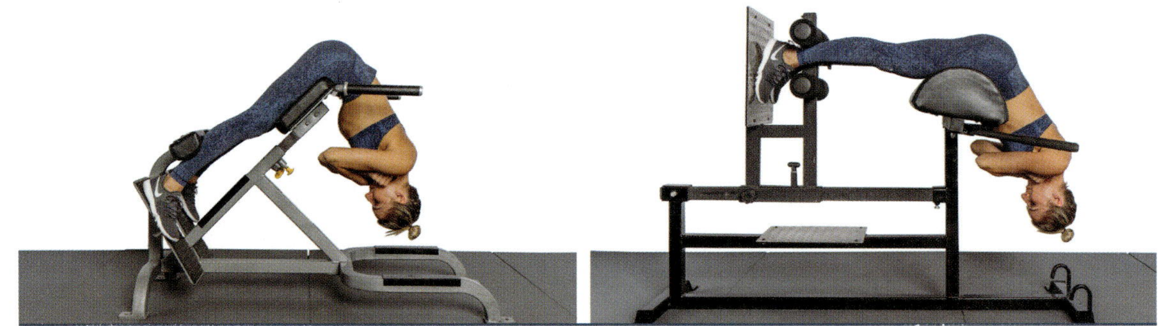

수평 백 익스텐션의 셋업과 실행은 45도 하이퍼와 완전히 동일하다. 유일한 차이는 몸의 위치다. 다시 말해, 발을 바깥쪽으로 돌리고, 상체를 아래로 떨어뜨리며 등을 둥글게 하고 턱을 당긴 상태에서, 엉덩이를 패드에 밀어 넣고 둔근을 수축하여 상체를 들어 올린다. 추가 부하를 위해 손을 가슴 위에 올리거나 머리 뒤로 둘 수 있다. 둔근을 수축하며 잠시 상체를 멈추고, 허리를 아치형으로 만들거나 과도하게 신전하는 것을 피하라.

백 익스텐션 장비 대체법

많은 사람들이 하이퍼익스텐션 벤치 없이 홈짐에서 백 익스텐션을 수행하는 방법을 궁금해한다. 다음은 그 방법이다.

수평 백 익스텐션을 수행하려면 평평한 벤치와 무거운 덤벨이 필요하다. 대부분의 홈짐과 모든 상업용 체육관에는 이 장비가 있다. 밸런스 패드가 있다면, 엉덩이 아래에 놓아 쿠션을 추가할 수 있다. 벤치를 설정하려면 한쪽에 무거운 덤벨을 놓고, 골반을 벤치 끝에 맞춘 후 발을 벤치 아래에 걸어 고정해라(누군가가 벤치에 앉아 발을 잡아줄 수도 있다). 발을 벤치 아래에 고정하는 것은 개구리 자세를 모방한 것으로, 고관절 벌림과 외회전을 특징으로 한다. 이 자세는 둔근과 외측 햄스트링(내측이 아닌)에 더 많은 자극을 준다. 여기서부터 동작을 실행할 준비가 된 것이다.

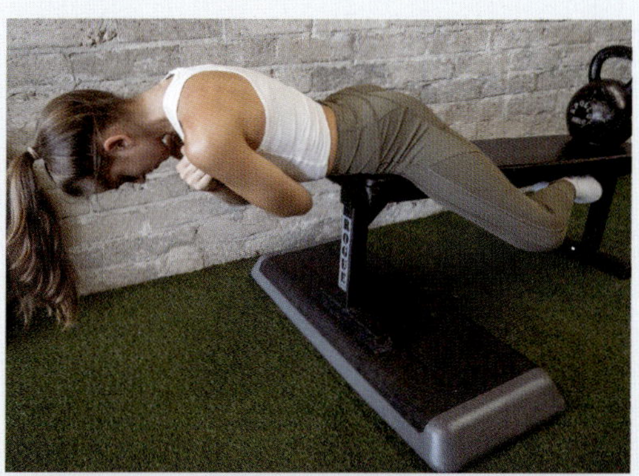

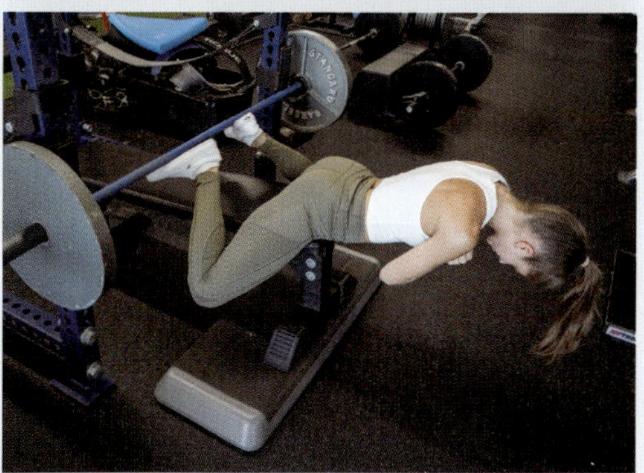

중요한 점은 벤치가 바닥에 평평하게 놓여 있을 경우, 전체 운동 범위를 사용할 수 없다는 것이다. 이 문제를 해결하려면, 벤치의 양 끝을 플라이오메트릭 박스 위에 쌓아 올리거나, 한쪽 끝만 높여 45도 하이퍼 변형으로 수행할 수 있다. 후자가 더 선호되는 방법이다. 또한, 아치를 바벨에 대고 굽은 다리 변형을 수행할 수도 있다.

파워 랙에서 백 익스텐션을 수행할 수도 있으며, 이는 45도 하이퍼 장비에서 수행하는 것만큼 효과적이다. 이 방법에는 랙, 두 개의 바벨, 그리고 두꺼운 바 패드 두 개가 필요하다(발목과 엉덩이를 보호하기 위해 필수다). 사진에서 보듯이, 바닥에 있는 바벨에 상당한 무게를 추가하고, 움직이지 않도록 두 개의 범퍼 플레이트 사이에 끼워야 한다. 높여진 바벨은 랙 바깥쪽에 위치시키고, 설정할 때 몸이 바벨을 스틸 업라이트에 밀어넣도록 해야 하며, 핀의 열림 쪽으로 밀어넣지 않도록 주의해라. 높이와 거리를 조정해야 하지만, 한 번 적절하게 맞추면 대부분의 45도 하이퍼 기계와 크게 다르지 않게 느껴진다.

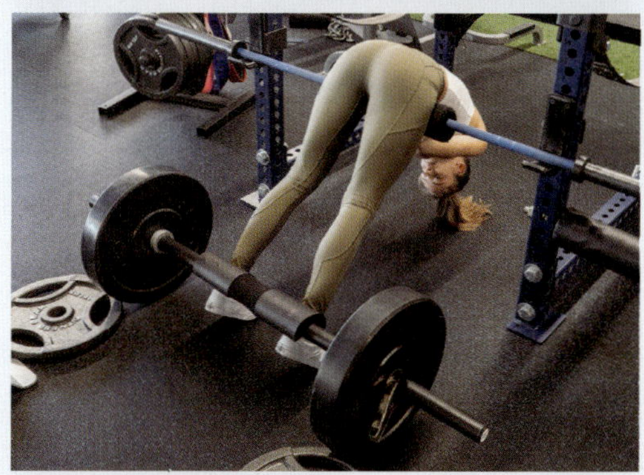

이러한 변형들은 실제 장비를 사용하는 것만큼 좋지는 않지만, 몸에 맞는 느낌이라면 여전히 유용한 방법이다.

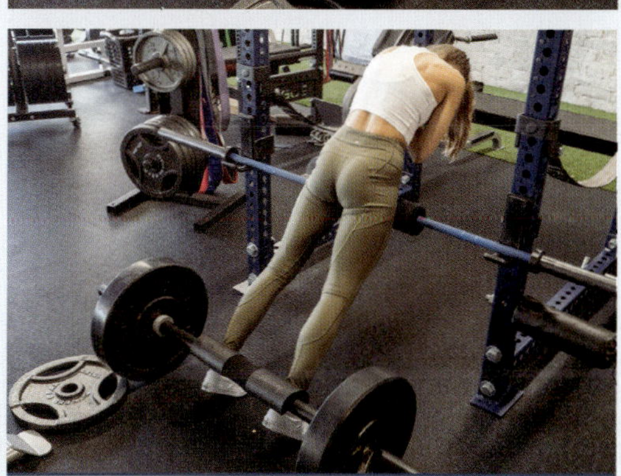

로딩 및 장비 변형

백 익스텐션 변형 운동은 밴드를 사용하거나 덤벨이나 바벨을 들고 수행할 수 있다.

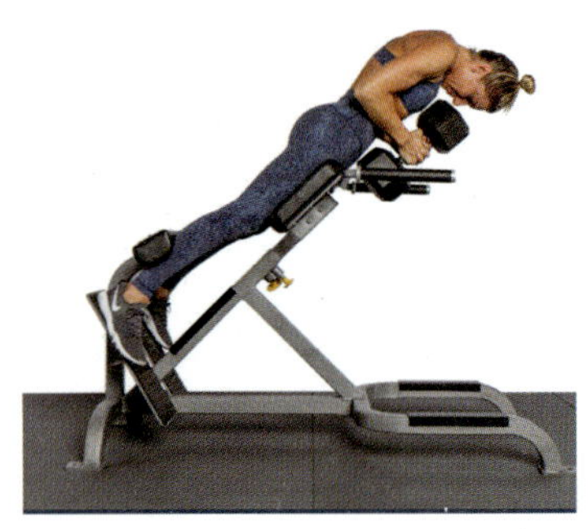

덤벨 변형

덤벨은 아마도 백 익스텐션 운동을 로딩하는 가장 쉽고 일반적인 방법일 것이다. 가벼운 덤벨로 고반복 운동을 할 수 있지만, 일반적으로 3세트 12회 반복이 도전적으로 느껴질 수 있는 적절한 무게를 선택하는 것을 추천한다. 이 변형을 수행하려면 덤벨을 패드 아래 또는 앞에 위치시키고 기계에 들어간다. 준비가 되면 하단 위치로 내려가 두 손으로 핸들을 잡고, 덤벨을 가슴 중앙에 가져가 턱 아래에 수직으로 유지한다.

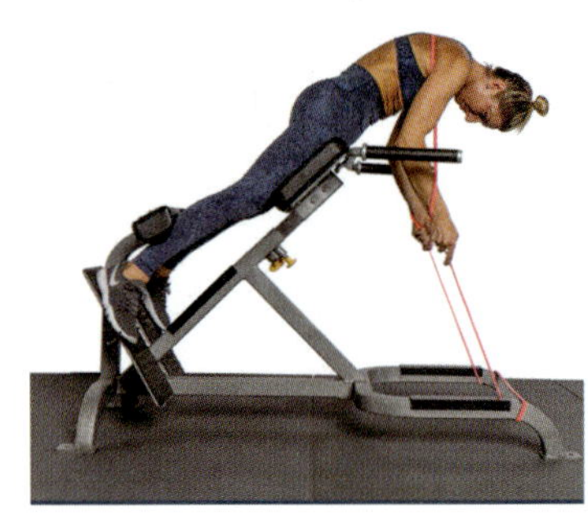

밴드 변형

밴드 백 익스텐션 변형을 수행하려면 41인치 저항 밴드가 필요하다. 밴드의 장점은 잠금 구간에서 둔근 활성화가 가장 높아진다는 것이다. 유일한 문제는 세팅이다. 일부 백 익스텐션 기계에는 밴드 부착 장치가 있지만, 대부분의 기계에는 그렇지 않다. 이 경우, 창의적으로 세팅해야 할 수 있다. 밴드를 기계의 발 부분에 고정하거나, 그렇지 않으면 무거운 덤벨을 사용하여 밴드를 고정할 수 있다.

바벨 변형

바벨 변형은 주로 힘을 향상시키기 위해 사용된다. 예를 들어 데드리프트를 개선하는 것이 주요 목표라면, 3세트 6~10회 무거운 바벨 45도 하이퍼를 수행하는 것이 좋다. 로드된 바벨을 기구 앞에 놓고, 바벨을 넓게 잡은 후(이 경우 손목 스트랩을 사용하는 것을 고려해라), 앞서 설명한 방식으로 상체를 들어 올린다. 또는, 바벨을 백 스쿼트처럼 상부 등에 위치시킬 수도 있다.

반면, 둔근 강화에 중점을 둔다면, 체중, 덤벨, 또는 밴드 변형에 집중할 수 있다.

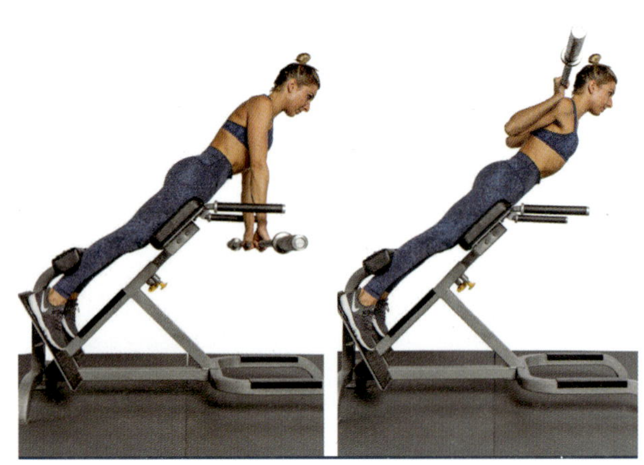

운동 4

리버스 하이퍼

리버스 하이퍼 운동은 백 익스텐션과 유사하지만, 반대로 진행되는 운동이다. 다리를 고정하고 고관절을 축으로 상체를 움직이는 대신, 상체를 고정하고 고관절을 축으로 하체를 움직이는 방식이다. 전통적으로 가르치는 방식으로 수행할 때, 리버스 하이퍼 변형 운동은 햄스트링, 둔근, 그리고 허리 근육을 포함한 후방 사슬을 모두 강화할 수 있다. 하지만 내가 가르치는 변형 운동은 둔근 지배적이다. 이러한 변형은 햄스트링 지배 운동과 둔근 지배 운동 간의 경계를 흐리게 만들어, 지배적인 근육에 따라 분류하는 전통적인 분류 시스템이 완벽하게 맞지 않게 한다.

리버스 하이퍼는 고관절을 중심으로 움직이는 운동으로, 이는 햄스트링 지배적 운동의 특징을 갖지만, 이 운동을 둔근에 더 집중하도록 수정할 수 있다. 예를 들어 전통적인 리버스 하이퍼는 다리를 모아 곧게 펴고 수행하는데, 이는 햄스트링 지배적 운동이다. 하지만 무릎을 굽히면 햄스트링의 역할을 줄이고 둔근 지배적 운동으로 변형할 수 있다. 또한 무릎에 밴드를 사용하는 '스프레드 이글' 변형 등 다양한 방법으로 둔근 지배적 운동으로 만들 수 있다.

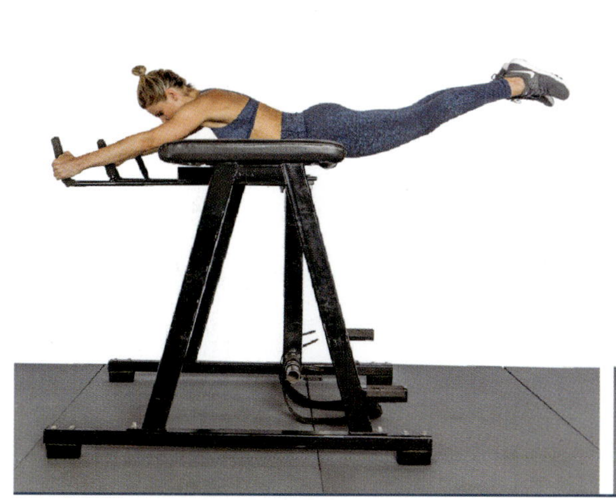

햄스트링 지배적 리버스 하이퍼
(다리 곧게)

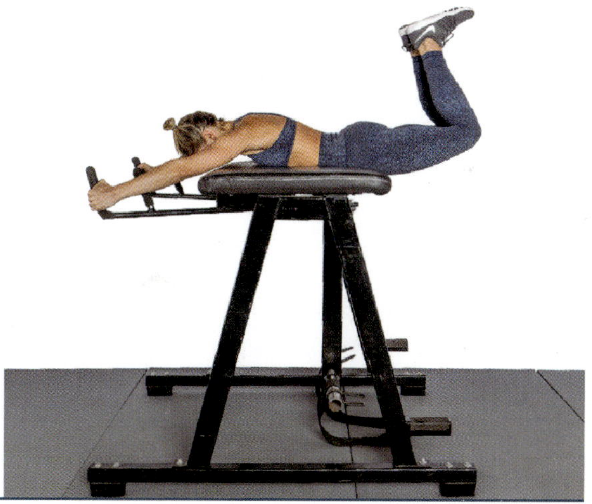

둔근 지배적 리버스 하이퍼
(다리 굽힘)

간단히 말해, 리버스 하이퍼는 무릎의 움직임, 로딩, 그리고 운동 전략(속도)에 따라 둔근 또는 햄스트링 지배 운동으로 만들 수 있다. 그러나 둔근 지배 변형이든 햄스트링 지배 변형이든, 모든 리버스 하이퍼 운동은 허리 근육을 강화하는 데 효과적이다. 실제로 리버스 하이퍼의 주요 이점 중 하나는 허리 근육을 강화하는 것이며, 이로 인해 허리 통증의 빈도를 줄일 수 있다.

여러 하체 운동들처럼, 리버스 하이퍼는 전설적인 파워리프터이자 코치인 루이 시몬스Louie Simmons에 의해 널리 알려졌다. 그는 리버스 하이퍼 운동 기계를 개발하고 이를 통해 직선 다리 리버스 하이퍼 운동을 파워리프팅 및 운동 훈련 커뮤니티에 널리 알렸다. 특히, 그는 리버스 하이퍼 운동과 허리 건강의 개선 사이의 연관성을 강조했다. 저 또한 내 실습에서 이러한 점을 발견했다. 허리 통증을 가지고 있거나 허리 통증에 취약한 사람들이 리버스 하이퍼 운동을 정기적으로 수행했을 때, 허리 상태가 개선되고 통증 재발 빈도가 줄어드는 경향이 있었다. 예를 들어 데드리프트를 하다가 허리를 다친 고객에게는 종종 리버스 하이퍼 운동(다리를 굽힌 변형과 곧게 편 변형 모두)을 사용해 허리를 강화하고 재활을 돕는다.

그러나 리버스 하이퍼 운동을 통해 허리와 둔근을 강화하려면 올바른 기술을 적용해야 한다. 잘못된 방법으로 운동을 수행하면 허리 통증에 걸릴 위험이 높아지거나 기존 문제를 악화시킬 수 있다. 또한, 리버스 하이퍼 운동을 더 둔근 지배적으로 만들려면 전통적으로 가르치지 않는 특정한 수정이 필요하다. 이 섹션에서는 햄스트링을 더욱 강화하고 허리 통증을 줄일 수 있는 리버스 하이퍼 운동을 올바르게 수행하는 방법과 둔근 지배적 운동으로 만드는 전략을 배울 수 있다.

가이드라인과 큐

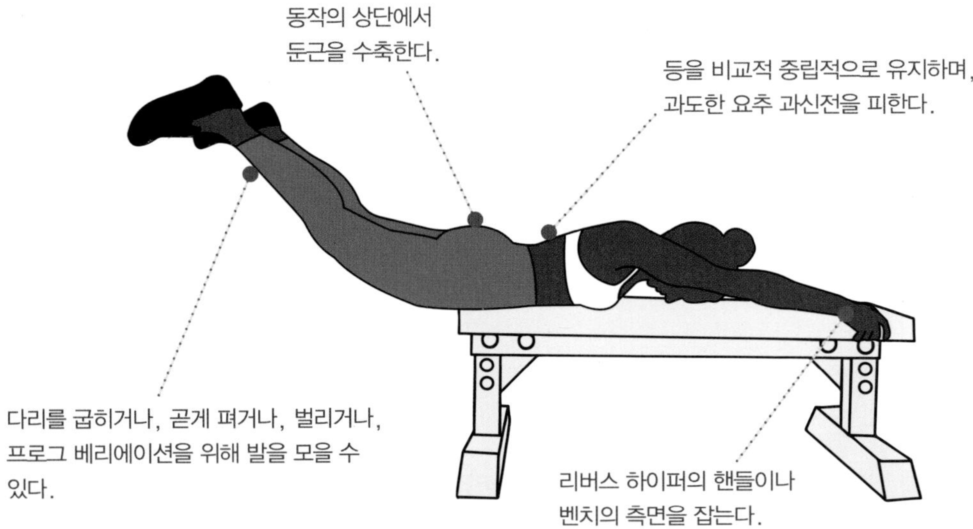

리버스 하이퍼 운동을 가장 효과적으로 수행할 수 있는 방법은 리버스 하이퍼 기계를 사용하는 것이다. 문제는 대부분의 상업용 체육관에 이 특수 기계가 없다는 것이다. 대신 안정적이고 평평한 표면이 있는 카운터탑이나 테이블 등으로 대체할 수 있다. 또한, 대부분의 홈짐과 모든 상업용 체육관에 있는 벤치를 사용할 수도 있다(이상적으로는 매트나 플라이오매트릭 박스 위에 올려서 높이를 맞추는 것이 좋다).

셋업: 벤치/패드의 가장자리를 치골 상단에 맞추기

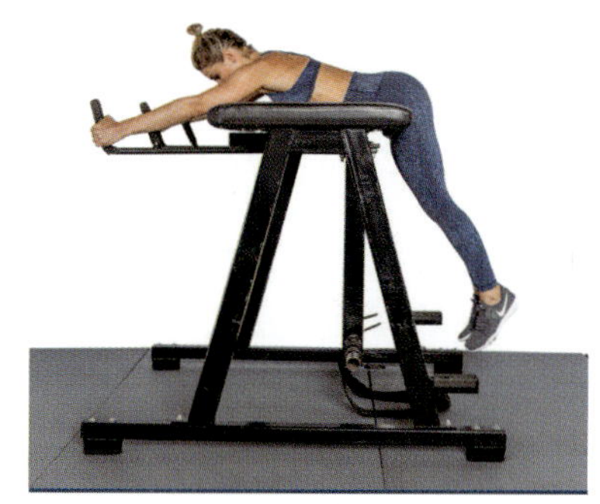

리버스 하이퍼 머신, 벤치 또는 테이블을 사용할 때 셋업은 동일하다. 배를 대고 누운 상태에서 기구의 가장자리를 고관절 굴곡에 방해되지 않는 복부 아래쪽에 위치시켜라. 일반적으로 치골 바로 위에 맞추는 것이 좋다.

안정적인 그립 형성하기

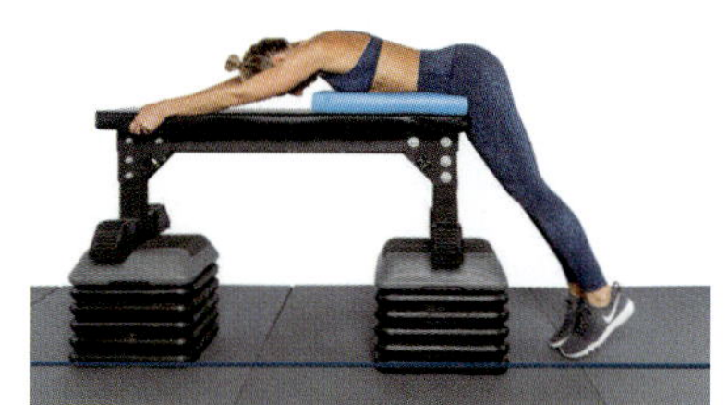

리버스 하이퍼 머신의 핸들이나 벤치 가장자리를 잡아주면 안정성을 제공하고 기구에서 위아래로 미끄러지는 것을 방지할 수 있다. 또한 상체 근육도 활성화된다. 특히 펜듈럼 변형을 수행할 때 팔뚝, 광배근, 그리고 코어가 최대한으로 긴장하며 이 운동을 전신 운동으로 만들어준다.

척추의 중립 유지 및 척추 움직임 최소화

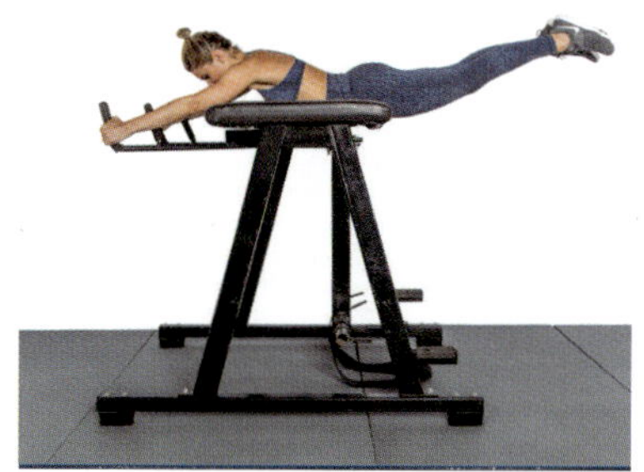

리버스 하이퍼 운동은 하부 등 근육을 강화하는 데 매우 효과적이며, 허리 통증을 예방하고 치료하는 데도 사용할 수 있다. 그러나 척추 움직임을 주의하지 않으면 반대로 허리 통증을 유발할 수 있다. 운동 중 척추의 중립 상태를 유지하는 것이 중요하다. 다리를 내릴 때 허리를 둥글게 만들지 않도록 주의하고, 다리를 올릴 때 허리를 과도하게 젖히지 마라. 간단히 말해, 척추와 골반보다는 주로 고관절에서 움직임이 이루어지도록 해야 한다.

최고 위치에서 둔근을 조이고 천천히 다리를 내리기

리버스 하이퍼 변형 운동의 근육 성장 효과를 극대화하려면, 상단에서 둔근을 꽉 조이고 잠시 멈춘 후 천천히 다리를 내리는 것이 좋다. 예외는 리버스 하이퍼 머신에서 펜듈럼 변형을 수행할 때인데, 이 경우 상단에서 멈추지 않고 계속해서 움직인다.

문제점과 교정

이미 설명한 필수 가이드라인을 따르면, 부상을 예방하고 리버스 하이퍼 운동의 효과를 극대화할 수 있다. 그러나 두 가지 주요 실수를 반드시 피해야 한다. 허리를 과도하게 젖히는 것(과신전)과 둥글게 만드는 것(라운딩)이다.

문제점: 허리 과신전 및 둥글게 만들기

많은 코치들과 파워리프터들이 스트레이트 레그 리버스 하이퍼를 독특한 방식으로 가르친다. 천천히 수행하는 대신, 동작의 집중적인 위상에서 하단 위치에서 폭발적으로 움직이고, 이완하는 동작에서는 느슨하게 수행하는 방식이다. 이 방법을 사용할 때, 허리가 하단 위치에서 둥글게 되고 상단 위치에서 과신전되는 경향이 있다. 이는 허리를 스트레칭하고 강화시키지만, 척추의 굽힘과 과도한 신전은 일부 사람들에게 문제를 일으킬 수 있다. 물론, 모든 사람이 이러한 기술로 인해 허리 통증을 경험하지는 않으며, 시간이 지나면 내성을 개발할 수도 있다. 그러나 내 경험에 따르면, 다리를 빠르게 흔들든 천천히 운동하든 척추 움직임을 최소화하는 것이 가장 좋다.

교정:

허리 통증이 있는 경우, 동작의 이완 및 집중적인 구간을 모두 제어하며 척추 중립 범위 내에서 운동하는 것이 좋다.

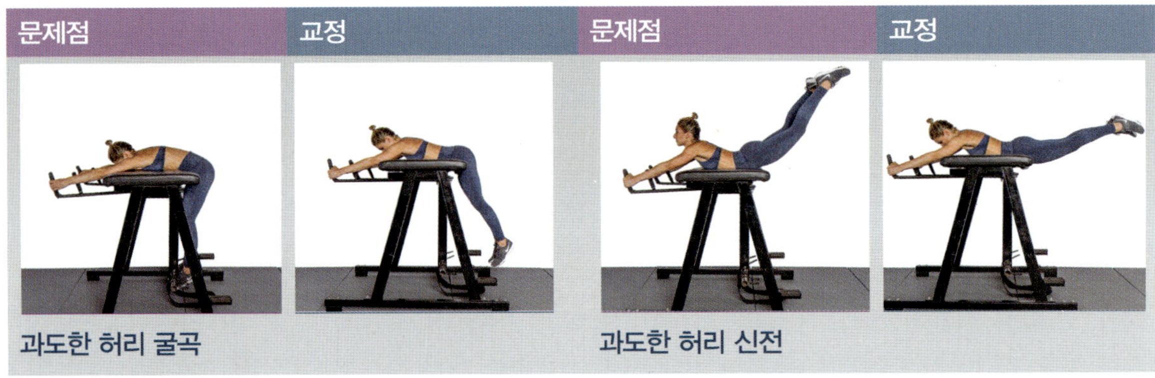

과도한 허리 굴곡

과도한 허리 신전

리버스 하이퍼 변형 운동

리버스 하이퍼 운동은 다리를 뻗은 상태에서 수행하거나 무릎을 구부린 상태에서 수행할 수 있다. 이 변형 운동들은 저항과 무릎 동작에 따라 추가적인 하위 범주로 나눌 수 있다. 예를 들어 다리를 뻗고 발을 모은 상태로 수행하는 스트레이트 레그 리버스 하이퍼는 햄스트링 지배적인 운동이며, 무릎에 밴드를 사용한 스프레드 이글 변형이나 모든 무릎 구부린 변형은 둔근 지배적인 운동이다.

대부분의 사람들은 근육을 성장시키기 위해 많은 반복을 수행해야 하므로, 체중만으로 2~3세트 20~30회 반복을 무리 없이 수행할 수 있다면, 밴드를 사용한 스프레드 이글 변형이나 발목 웨이트 변형과 같은 추가 저항을 사용하는 방법을 권장한다. 또는 체중 운동만으로도 둔근을 최대로 수축하고 동작 속도를 제어하면서 마인드-머슬 연결에 집중할 수 있다.

스트레이트 레그 리버스 하이퍼

다리를 뻗고 발을 모은 상태로 수행하는 것이 리버스 하이퍼의 전통적인 방식이다. 체중만으로 수행할 경우 주로 둔근과 척추 기립근을 사용한 운동이다. 햄스트링을 더 집중적으로 사용하려면, 리버스 하이퍼 머신에서 펜듈럼 변형을 수행하여 저항을 추가해야 한다. 이 기술은 양다리와 단일 다리로 모두 수행할 수 있다. 그러나 이러한 기술을 실행하려면 다리가 바닥에 닿지 않도록 기구에서 충분히 높이 올라가 있어야 한다. 리버스 하이퍼 머신이 없는 경우, 두 개의 동일한 크기의 플라이오메트릭 박스 위에 벤치를 올려놓거나 높은 카운터탑이나 테이블에서 운동을 수행할 수 있다.

바디웨이트 스트레이트 레그 리버스 하이퍼(양다리)

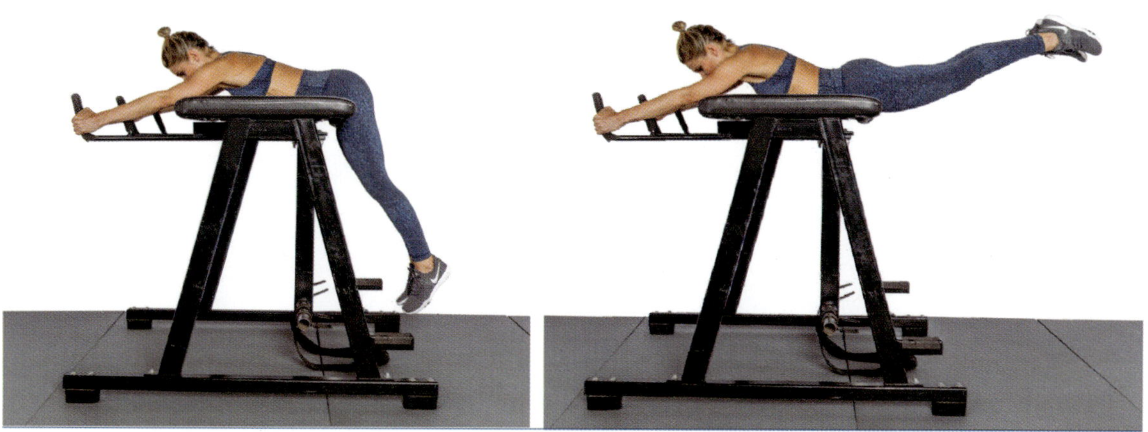

양측 체중 스트레이트 레그 리버스 하이퍼는 느리고 신중한 템포로 수행되며, 다리를 들어 올리고 동작의 상단에서 잠시 수축을 유지한 후 천천히 이완하는 구간을 제어하는 방식이다. 세팅하려면, 골반 상단 또는 하복부를 기구의 가장자리와 맞추고 다리를 끝에서 매달아 발을 모으고 리버스 하이퍼 머신의 핸들이나 벤치의 가장자리를 잡는다. 상체를 벤치에 평평하게 두고, 다리를 곧게 펴거나 무릎을 살짝 구부린 상태에서 다리를 들어 올리며 둔근을 수축하여 고관절을 완전히 신전한다. 상단 위치에서 허리가 과도하게 신전되지 않도록 하고, 하단 위치에서 과도하게 둥글지 않도록 한다. 간단히 말해, 허리를 둥글게 만들지 않을 정도로 최대한 내려가고, 과신전되지 않을 정도로 최대한 높이 들어 올려야 한다. 척추는 중립을 유지하고, 대부분의 움직임은 고관절에서 일어나야 한다.

앵클 웨이트 스트레이트 레그 리버스 하이퍼(한 다리 및 양다리)

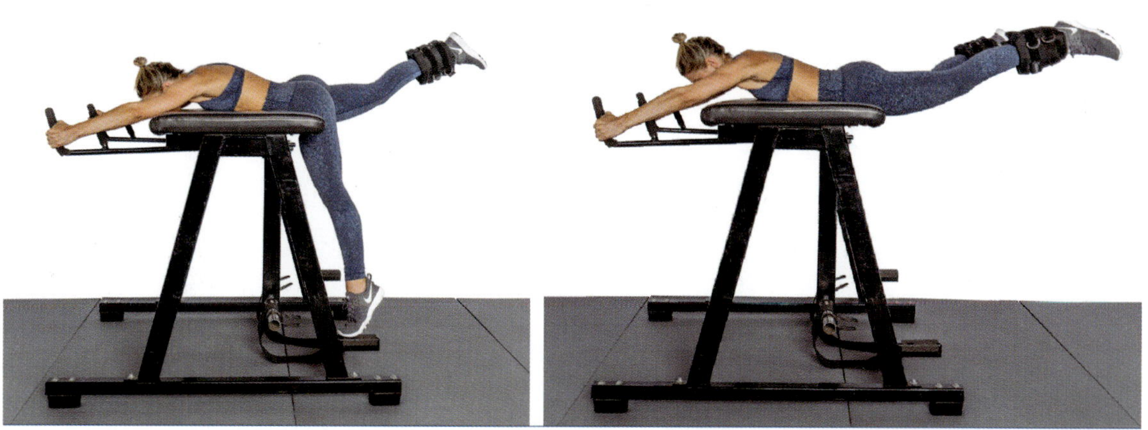

싱글 레그 스트레이트 레그 리버스 하이퍼도 수행할 수 있다. 기술은 양측 리버스 하이퍼와 본질적으로 동일하며, 유일한 차이점은 양측 변형에서는 두 다리를 들어 올리고, 단일 다리 변형에서는 한 다리만 들어 올린다는 점이다. 가능하다면, 비활동 다리를 박스나 벤치 위에 올려놓아라. 단일 다리 변형은 중간 중량 운동으로 중간 횟수로 수행할 수 있으며, 워크아웃 전에 워밍업으로 하거나 후방 체인의 불균형을 최소화하기 위한 방법으로 사용할 수 있다. 발목 웨이트를 사용하여 단일 다리와 양측 스트레이트 레그 변형 모두에 하중을 추가할 수 있다. 이 운동도 느리고 통제된 방식으로 수행해야 한다. 모멘텀에 너무 의존하지 말고 척추는 중립을 유지한 상태에서 주로 고관절을 이용하여 움직여라.

펜듈럼 리버스 하이퍼

펜듈럼 리버스 하이퍼를 수행하는 방법은 두 가지가 있다. 콘센트릭만 수행하는 방법과 콘센트릭/이센트릭 반복을 수행하는 방법이다. 주의: 이 변형을 위해서는 리버스 하이퍼 머신이 필요하다.

콘센트릭만 수행

콘센트릭만 수행한다는 것은 집중적인 동작(콘센트릭 단계)에서 근육을 활성화하고, 이완적인 동작(이센트릭 단계)에서는 근육을 이완한다는 의미이다. 이 기술은 올라가는 동안 약간의 척추 신전을 하고, 내려가는 동안 척추 굴곡을 하는 방식으로 수행되며, 이는 보통 오류로 간주된다. 하지만 이 경우, 이완적인 단계에서 근육을 이완하고 중력에 의해 다리가 스트레칭되도록 하며, 펜듈럼의 모멘텀을 사용해 다리를 다시 올리기 때문에 위험하지 않는다. 스윙의 모멘텀을 활용하면 척추 굴곡과 신전 시 허리에 큰 긴장이 가해지지 않아 부상 위험을 줄일 수 있다. 실제로는 반대의 효과를 가져온다. 많은 파워리프터와 운동선수들이 이 기술을 재활 도구로 사용하여 허리 통증을 예방하고 치료한다. 척추를 스트레칭하는 것 외에도, 이센트릭 단계를 생략하면 근육통이 덜하고 등 근육에 손상을 주지 않는다. 또한, 역동적이고 폭발적인 동작은 속도와 폭발력을 향상시키며, 이는 파워리프터와 운동선수에게 필수적이다. 따라서 근력 운동보다는 컨디셔닝 운동으로 훌륭하다.

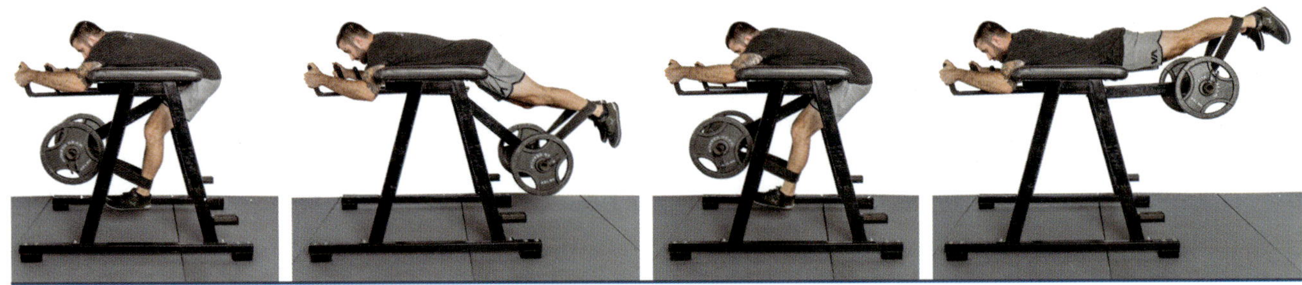

콘센트릭만 수행하는 기술을 실행하려면, 콘센트릭 단계에서 폭발적으로 다리를 들어 올리고(큰 가속도로 다리를 들어 올림), 이센트릭 단계에서는 이완하듯(다리를 내리며 중력이 일을 하도록 함) 동작을 수행한다. 다시 말해, 천천히 반복하는 것이 아니라 다리를 역동적으로 흔드는 것이다. 시작하려면 다리를 뒤로 당겨 모멘텀을 생성하고, 하단 위치에서 이완한다. 멈추지 않고 모멘텀을 활용하여 다리를 폭발적으로 다시 들어 올린다. 이 과정을 반복하여 다리를 위로 폭발적으로 올리고 하강을 제어하며 상단 위치에 도달할 때까지 수행한다. 예를 들어 첫 번째 시도에서는 다리를 4분의 1 정도 올리고, 내려놓은 후 두 번째 시도에서는 절반 정도 올리고, 다시 내려놓은 후 세 번째 시도에서 상단 위치에 도달한다. 그 시점에서 세트가 시작된다. 그 이후로는 후면 사슬을 활성화하여 다리를 중립 위치까지 들어 올리고, 이완하여 모멘텀과 중력이 나머지 일을 하도록 한다.

콘센트릭/이센트릭 수행

근육을 키우는 데 더 좋은 방법은 동작의 상단에서 잠시 수축을 유지하고 이센트릭 단계를 제어하는 등 더 느리고 신중한 반복을 수행하는 것이다. 이것이 콘센트릭/이센트릭 반복이다. 이 방법에서는 상단 위치에서 허리를 과도하게 신전하거나 하단 위치에서 과도하게 둥글게 만들지 않는다. 간단히 말해, 허리를 둥글게 만들지 않을 정도로 최대한 내려가고, 과신전되지 않을 정도로 최대한 높이 들어 올린다.

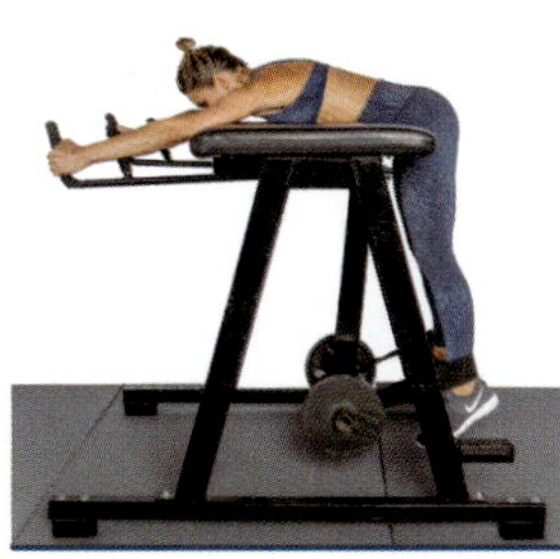
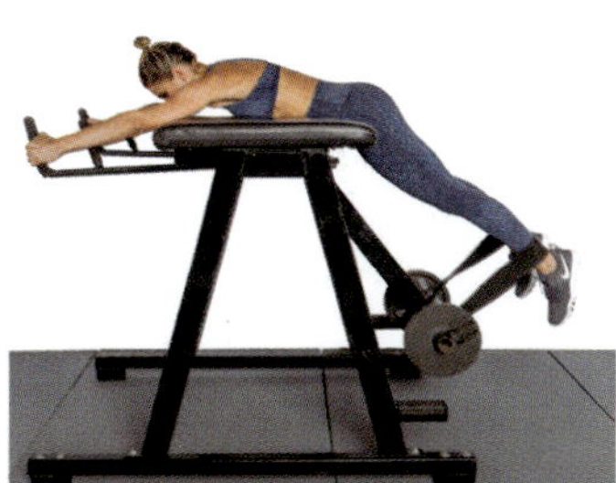
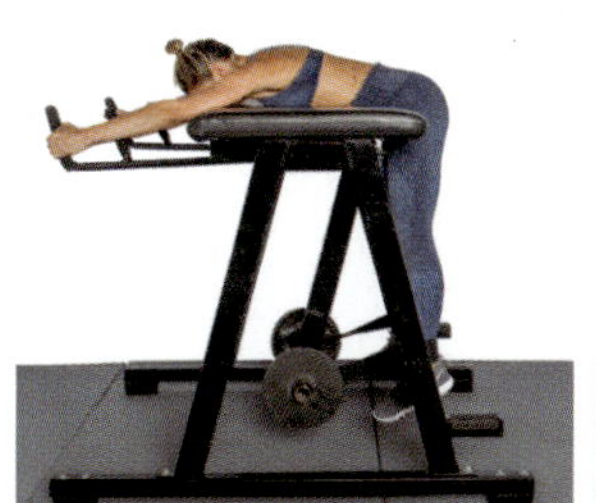
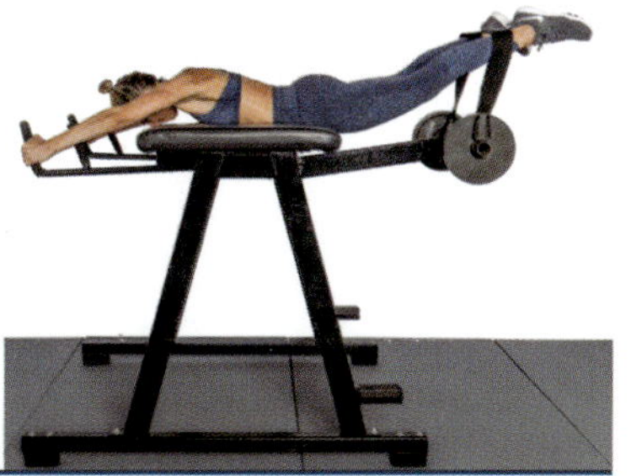

폭발적이든 느린 반복을 수행하든, 셋업과 무릎 동작은 동일하다. 골반 상단 또는 하복부를 기구의 가장자리와 맞추고, 다리를 끝에서 매달아 발을 모으고, 다리를 스트랩에 넣은 후 리버스 하이퍼 머신의 핸들을 잡는다. 상체를 벤치에 평평하게 두고, 다리를 곧게 펴거나 무릎을 살짝 구부린 상태에서, 전체 반복을 수행하기 전에 두 번의 '스윙'을 한다. 이는 첫 번째 스윙에서 펜듈럼을 4분의 1 정도 올리고, 두 번째 스윙에서 절반 정도 올린 후, 전체 운동 범위로 작업 반복에 들어가는 것을 의미한다. 고관절 신전이 완전히 이루어질 때 둔근을 수축하고, 다리를 시작 위치로 제어하며 내린다. 척추를 중립 범위 내에 유지하고 고관절에서만 움직임이 이루어지도록 한다.

스프레드 이글 리버스 하이퍼

스프레드 이글 리버스 하이퍼는 다리를 곧게 펴는 변형으로, 둔근이 더 많이 작동하는 운동이다. 고관절이 외전된 상태에서 발을 모은 경우보다 더 높은 수준의 둔근 활성화를 경험할 수 있다. 이 운동의 장점 중 하나는 다양한 방식으로 저항을 추가할 수 있다는 것이다. 예를 들어 무릎에 밴드를 감고 수행하면 다리를 밴드 밖으로 밀어내는 힘이 필요해져, 운동 전반에 걸쳐 둔근 활성화가 증가한다. 또한, 이 변형은 앵클웨이트(발목 무게), 수동 저항 또는 이 두 가지를 조합하여 수행할 수 있다.

바디웨이트 스프레드 이글

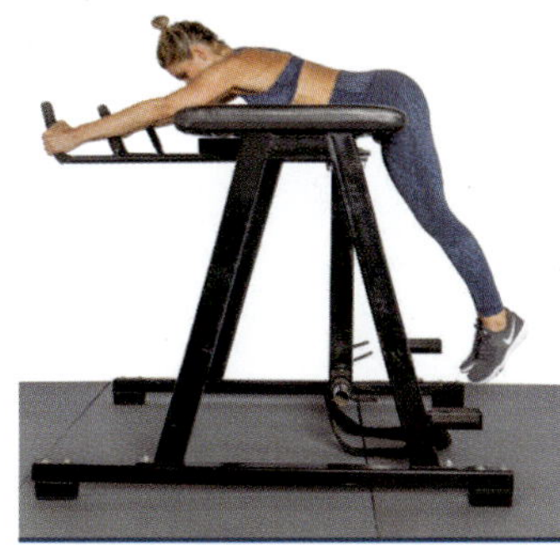
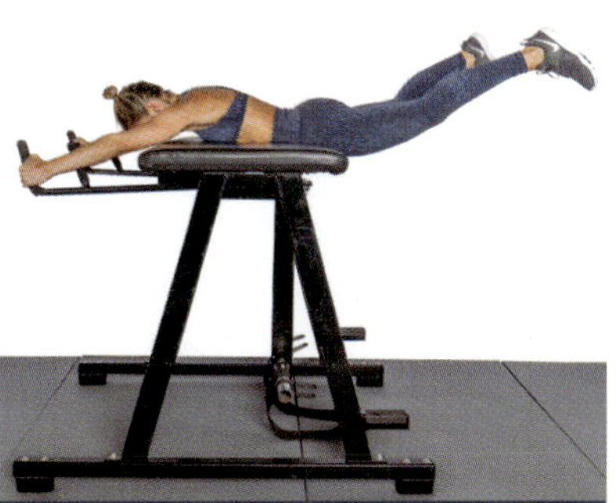

스프레드 이글 리버스 하이퍼를 수행하는 방법은 두 가지가 있다. 첫 번째 방법은 운동 범위 전체에서 다리를 벌리고 수행하는 것이다. 두 번째 방법은 하단 위치에서 다리를 모은 상태로 시작하여 상단 위치로 다리를 들어 올릴 때 다리를 벌리는 방법이다. 어느 방법을 선택하든 셋업은 동일하다. 골반 상단 또는 하복부를 기구의 가장자리와 맞추고, 다리를 끝에서 매달아 발을 모으거나 살짝 벌린 상태로 두고, 리버스 하이퍼 머신의 핸들이나 벤치 가장자리를 잡는다. 그다음 다리를 들어 올려, 다리를 곧게 펴거나 무릎을 살짝 구부린 상태에서 둔근을 수축하며 고관절 신전을 완전히 이루고, 다리를 조절하며 내린다. 상단 위치에서 허리를 과도하게 신전하거나 하단 위치에서 과도하게 굴곡하지 않도록 주의하라. 허리를 굴곡하지 않는 범위 내에서 최대한 내려가고, 과신전되지 않는 범위 내에서 최대한 높이 들어 올려라.

니 밴드 스프레드 이글

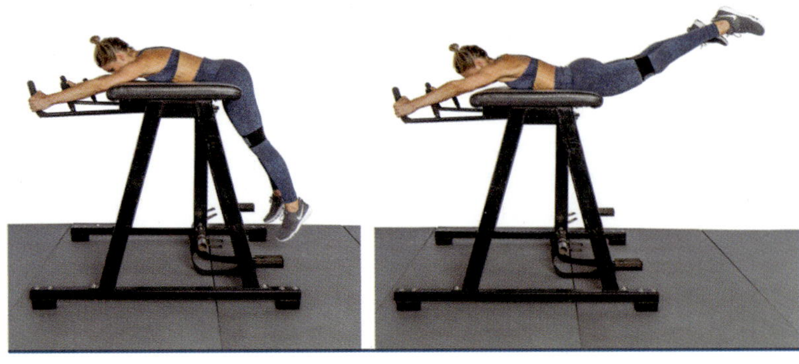

무릎에 밴드를 감고 수행하는 변형은 체중으로 수행하는 스프레드 이글 리버스 하이퍼와 같은 셋업과 실행 방식을 공유한다. 유일한 차이점은 무릎 위나 아래에 밴드를 감고 다리를 들어 올리거나 내릴 때 밴드에 저항하여 다리를 바깥쪽으로 밀어낸다는 것이다.

앵클 웨이트 스프레드 이글

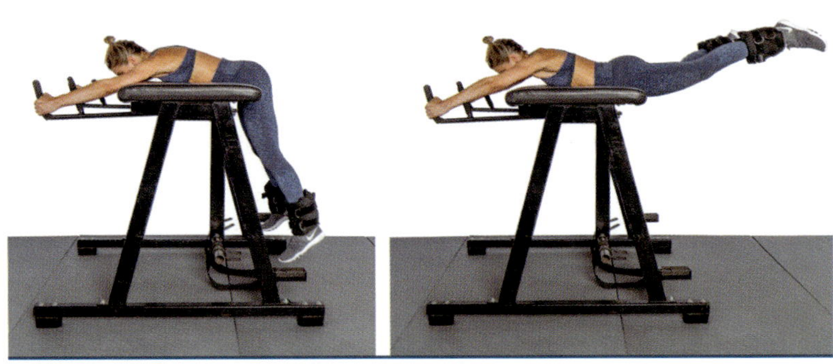

앵클 웨이트를 사용하여 부하를 증가시킬 수 있다. 다시 말해, 체중만으로 수행하는 것과 무릎에 밴드를 감은 리버스 하이퍼 변형과 같은 셋업 및 실행 방식을 따른다. 이 변형에서 중요한 점은 이센트릭(내리는) 단계에서 다리를 조절하여 하단 위치에서 허리가 과도하게 굴곡되지 않도록 하는 것이다.

인핸스드 이센트릭 수동 저항 스프레드 이글

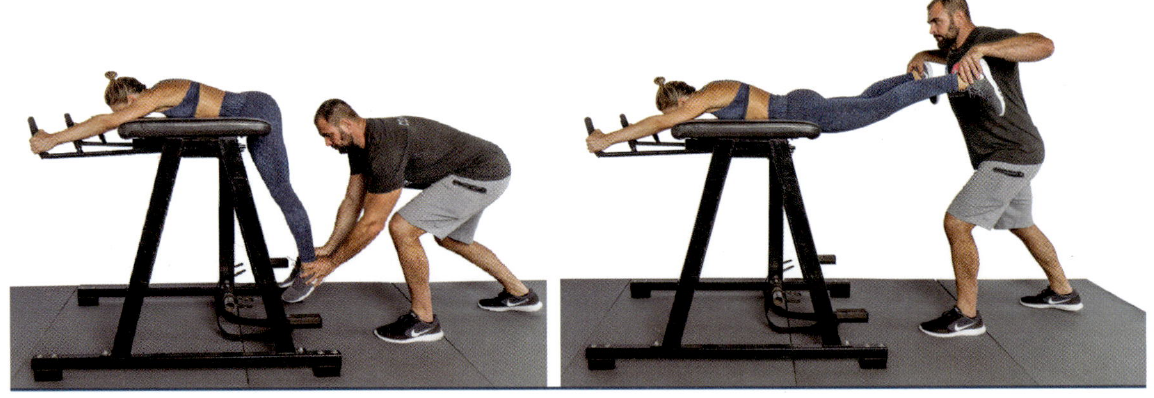

훈련 파트너 또는 코치가 다리 사이에 서서 이센트릭 단계(다리를 내리는 과정) 동안 발뒤꿈치 뒷부분을 아래로 눌러준다. 여기서 중요한 점은 파트너가 아래로 누를 뿐만 아니라 안쪽으로 밀어줘야 한다는 것이다. 이렇게 하면 고관절 신전과 외전을 저항해야 하므로 둔근과 햄스트링이 활성화된다. 적절한 리듬과 느낌을 맞추는 데에는 약간의 연습이 필요하다. 일반적인 스프레드 이글 리버스 하이퍼처럼 다리를 들어 올린다. 상단 위치에서 엉덩이가 신전되고 다리가 외전된 상태(지면과 평행하며 다리가 벌어진 상태)가 되면 파트너가 다리를 아래로 그리고 안쪽으로 눌러준다. 이때 둔근과 햄스트링을 사용하여 아래쪽으로 밀리는 힘에 저항하고, 상부 둔근을 사용하여 안쪽으로 밀리는 힘에 저항하게 된다.

프로그 리버스 하이퍼

이 변형은 사실상 오픈 체인 프로그 펌프(폐쇄 체인, 앙와위로 수행하는 프로그 펌프와 비교한 것임)로, 리버스 하이퍼 또는 벤치에서 수행된다. 특히 이 변형의 장점은 다리를 굽힌 상태로 벤치에서 수행할 수 있으며, 벤치를 들어 올릴 필요 없이 앵클 웨이트를 추가해 저항을 증가시킬 수 있다는 점이다. 일반적인 프로그 펌프에서 둔근을 느끼지 못하는 사람들도 프로그 리버스 하이퍼를 수행할 때는 둔근에 크게 자극이 가는 것을 느낀다는 점이 특이하다. 이는 움직임 패턴이 유사한데도 이러한 차이가 발생하기 때문이다.

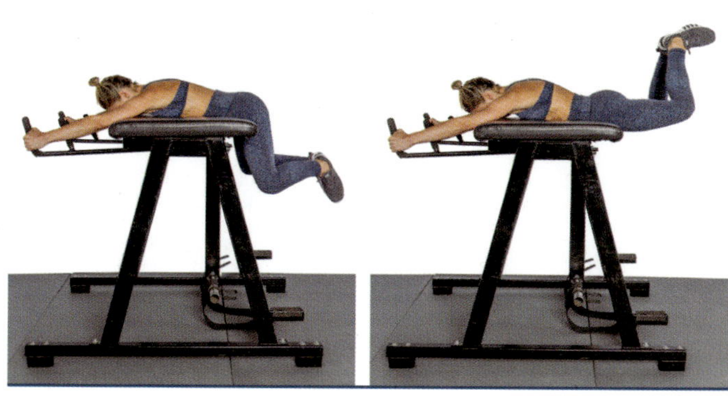

벤치 위에 엎드린 상태로, 하복부가 벤치의 끝에 맞춰지도록 설정한다. 상체는 패드에 평평하게 고정하고, 벤치의 바깥쪽을 잡고 두 발바닥 또는 발 안쪽을 모아 발을 고정시킨다. 둔근을 짜듯 수축하며 다리를 들어 올리고, 두 발의 뒤꿈치를 계속 모은 상태를 유지한다. 모든 리버스 하이퍼 기술과 마찬가지로, 동작의 상단에서 잠깐 멈추며 둔근을 수축하고, 내릴 때는 천천히 제어한다.

벤트 레그 리버스 하이퍼

벤트 레그 리버스 하이퍼를 수행하는 여러 방법이 있다. 다리를 계속 굽힌 상태로 운동을 수행하거나 다리를 들어 올리면서 펴서 킥백 동작과 유사하게 만들 수도 있다. 무릎 밴드, 앵클 웨이트 또는 이 둘을 조합하여 저항을 증가시킬 수 있으며, 싱글 레그 및 더블 레그 변형으로도 수행할 수 있다. 프로그 변형과 마찬가지로, 이 운동은 벤치만 있으면 어디서든 수행할 수 있다.

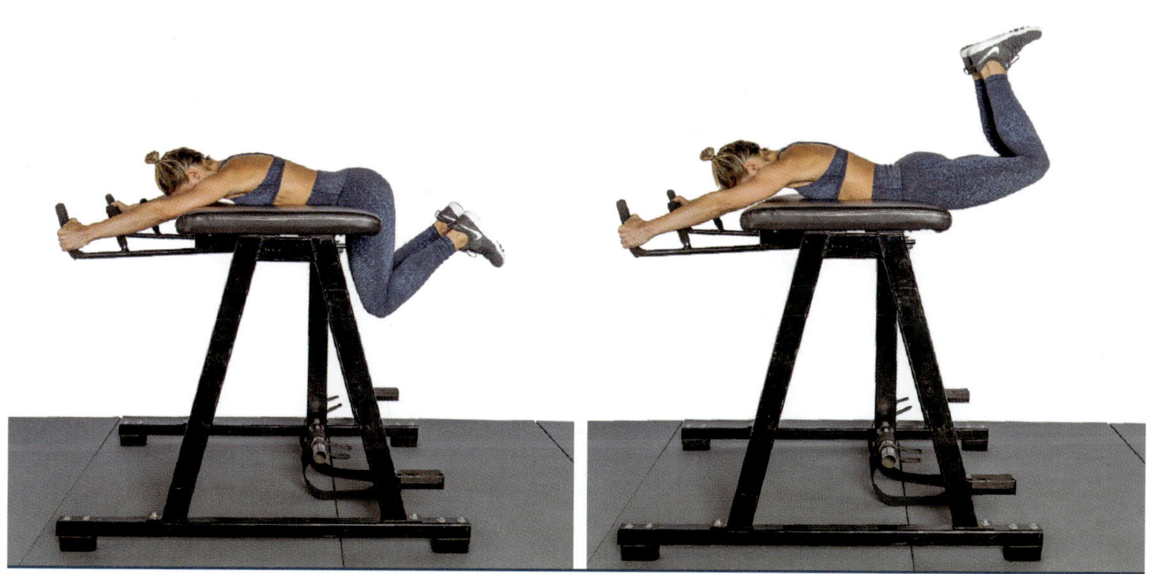

하복부를 벤치 끝에 맞춰 고정한 상태로 시작한다. 벤치의 바깥쪽을 잡고, 다리를 약 90도로 굽힌다. 다리를 굽힌 상태로 유지하고 상체는 벤치에 평평하게 고정한 상태로, 둔근을 수축하며 다리를 들어 올려 허벅지가 지면과 평행이 되도록 한다. 무릎 밴드를 사용하는 경우, 동작 전반에 걸쳐 밴드를 향해 무릎을 바깥으로 밀어낸다. 모든 변형과 마찬가지로, 상단 위치에서 최대 둔근 수축을 잠시 유지한 후 천천히 동작을 제어한다.

벤트 투 스트레이트 레그 변형

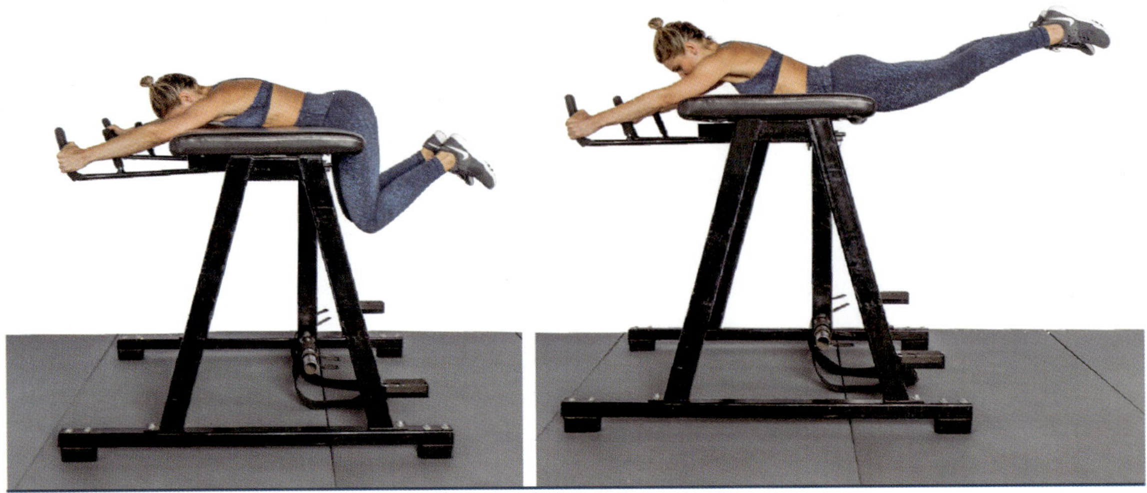

이 변형은 앞서 설명한 벤트 레그 변형과 유사하지만, 상단 위치에 도달할 때 다리를 굽힌 상태로 유지하지 않고 다리를 펴는 것이 차이점이다.

벤트 투 스프레드 이글 변형

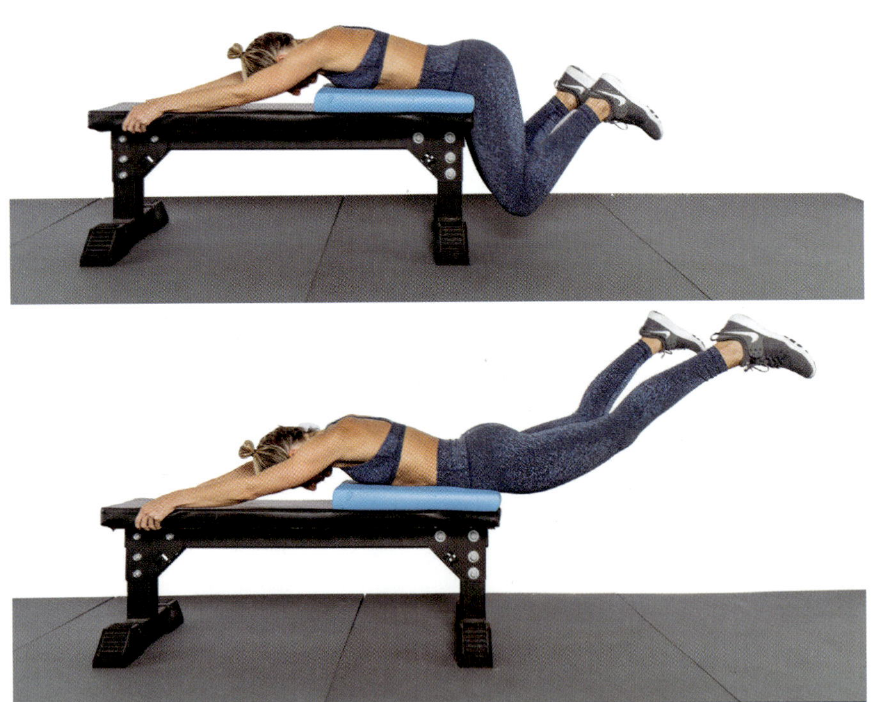

이 변형은 다리를 펴고 올라가면서 다리를 바깥으로 벌리고, 내려올 때는 다리를 굽히거나 접으며 수행한다.

운동

5 스윙

케틀벨 스윙은 피트니스 업계에서 가장 인기 있고 널리 사용되는 운동 중 하나이다. 군인, 격투기 선수, 올림픽 역도 선수, 파워리프터, 운동선수, 크로스핏 선수부터 일반적인 피트니스 애호가까지 거의 모든 사람들이 훈련에 케틀벨 스윙을 활용한다.

이 운동이 인기를 얻게 된 이유 중 하나는 세계적으로 유명한 케틀벨 마스터이자 피트니스 강사, 그리고 작가인 파벨 차졸린Pavel Tsatsouline 덕분이다. 그는 케틀벨 훈련을 러시아에서 서구로 소개해 대중화시켰다. 한때는 러시아 군인과 운동선수들만 사용하던 이 운동이 이제는 모든 피트니스 수준의 사람들이 체력 향상, 근력 강화, 체형 개선을 위해 활용하는 운동 방식으로 자리 잡았다.

이 책의 다른 부분이나 나의 블로그 및 소셜 미디어 플랫폼을 자주 방문해본 적이 있다면, 나는 케틀벨을 스쿼트와 데드리프트 운동 패턴을 부하하는 도구로 자주 사용하는 것을 알 수 있다. 이번 섹션에서는 케틀벨 스윙 동작에 대해 다루며, 이는 둔근 훈련에 독특한 가치를 제공한다.

다른 운동 패턴들이 대체로 안정적이고 느리게 수행되는 반면, 스윙은 폭발적이다. 스윙이 특히 좋은 점은 파워 클린Power Clean이나 스내치Snatch와 같은 다른 폭발적인 운동들에 비해 가르치고 배우기가 어렵지 않다는 것이다. 예를 들어 제한된 시간 내에 운동선수를 훈련시키거나 초보자 또는 많은 운동선수를 대상으로 폭발적인 요소가 포함된 컨디셔닝 운동을 프로그래밍해야 할 때 스윙은 가장 안전하고 효과적일 뿐만 아니라 다양한 이점을 제공하기 때문에 매우 유용하다.

또한, 케틀벨 스윙은 스쿼트, 데드리프트, 힙 쓰러스트와 같은 운동 패턴에 중요한 요소들을 가르쳐 주는 기본 운동 기법을 확립한다. 이는 곧 척추 중립 상태 유지, 고관절로부터 힌지Hinge 동작 수행, 고관절 신전 시 둔근을 최대한 활용하면서 허리 과신전을 피하는 방법을 배우는 데 도움이 된다. 다시 말해, 스윙을 배우는 과정에서 얻는 기법은 스쿼트, 데드리프트, 힙 쓰러스트의 기본 동작에 영향을 미쳐 이 운동들을 더 좋은 기술로 수행할 수 있게 해준다.

케틀벨 스윙은 폭발적인 파워를 기르고, 중요한 운동 패턴들의 학습 곡선을 짧게 만들어줄 뿐만 아니라 훌륭한 컨디셔닝 운동으로서 약간의 근육 및 힘 증가 효과도 있다. 비록 힙 쓰러스트, 스쿼트, 데드리프트만큼 둔근을 강화하는 데는 탁월하지 않지만, 여전히 둔근을 독특한 방식으로 자극하며 훈련 프로그램에 재미와 변화를 줄 수 있다. 마치 매일 같은 음식을 먹다가 가끔씩 다른 음식을 먹는 것처럼 변화를 주는 것이다.

내가 주로 체형 개선을 목표로 하는 사람들과 일하지만, 거의 모든 사람들이 운동선수처럼 훈련하는 것을 즐긴다는 점도 알고 있다. 사람들은 폭발적인 동작을 수행하고 강렬한 운동을 하는 것을 좋아하며, 스윙은 이러한 요구를 충족시켜 주는 완벽한 운동이다. 예를 들어 내가 Booty by Bret 회원을 위한 프로그램을 설계할 때, 주 3회의 전신 둔근 강조 운동과 함께 2회의 선택적 운동을 제공하는데, 그중 하나로 케틀벨 스윙을 배치한다. 이를 통해 훈련의 옵션과 변화를 제공하면서 동시에 좋은 기술을 강화하고, 더 강하고 성능이 뛰어난 둔근을 키울 수 있는 이점을 얻을 수 있다.

가이드라인과 큐

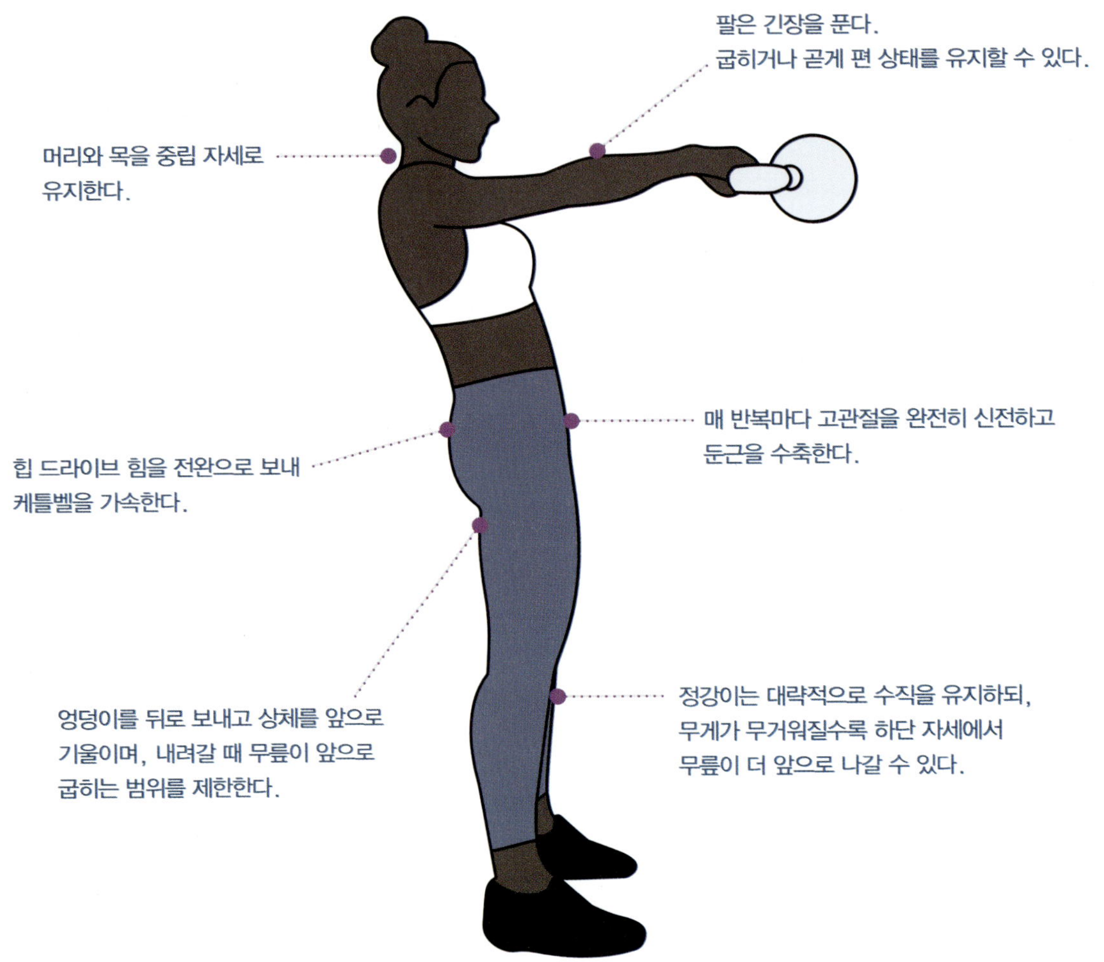

케틀벨 스윙은 다른 리프팅 동작의 요소들과 폭발적인 요소를 결합한 훌륭한 운동이다. 가이드라인과 큐를 따르면 학습 곡선을 단축하고 최적의 스윙 기술을 익힐 수 있다.

셋업과 스탠스

케틀벨 스윙 자세는 대부분의 사람들이 발을 곧게 하고 어깨너비보다 약간 넓게 벌리는 것을 선호한다. 이는 다리 사이로 케틀벨을 흔들 수 있는 충분한 공간을 제공하며, 안정적인 지지 기반을 만들어준다.

스윙을 준비하려면, 케틀벨을 몸의 중심선 앞쪽 몇 피트 지점에 놓는다. 고관절에서 힌지하면서 몸을 구부리고, 케틀벨을 45도 각도로 잡는다. 사진에서 볼 수 있듯이, 이때 광배근과 팔은 늘어나 있고, 등이 평평하며 정강이는 수직에 가깝다. 여기서 케틀벨을 다리 사이로 밀어내어 스윙의 모멘텀을 생성한다. 그 후, 상체를 들어 올리고 고관절을 신전시키면서 이 모멘텀을 활용한다.

바텀업 셋업

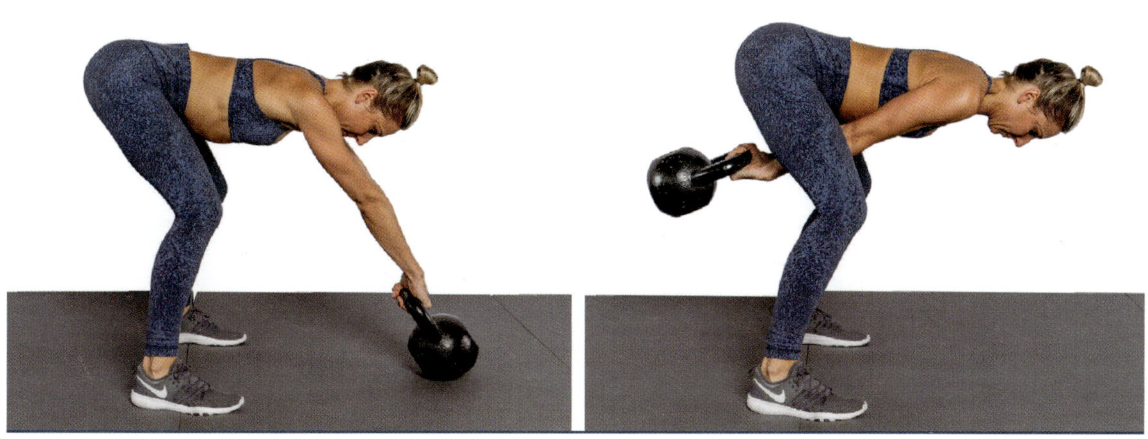

위에서 설명한 하이크 방식은 흔히 사용되지만, 초보자에게는 다소 어려울 수 있다. 케틀벨 스윙이 처음인 경우, 서 있는 상태에서 시작해 스윙 동작으로 내려가면서 배울 수 있다. 펜듈럼 리버스 하이퍼처럼 처음부터 전체 동작을 수행할 필요는 없다. 일반적으로 첫 번째 반복은 모멘텀을 얻기 위한 것이고, 두 번째 반복은 리듬을 맞추는 것이며, 세 번째 반복이 세트의 시작이 되도록 지도한다. 스윙을 연습하면서 하이크 동작만 따로 연습해도 좋다. 스윙에 숙달되면 상체부터 시작하는 방식에서 하이크 방식으로 전환할 수 있으며, 무거운 스윙에서는 한 방법을, 가벼운 스윙에서는 다른 방법을 선호할 수도 있다.

탑다운 셋업

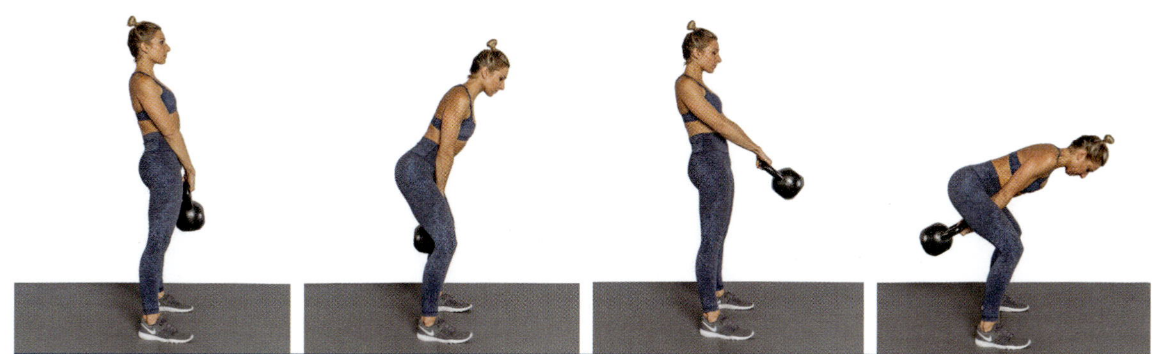

고관절 및 팔의 메커니즘: 고관절의 힘을 사용하고 팔은 편안하게 유지

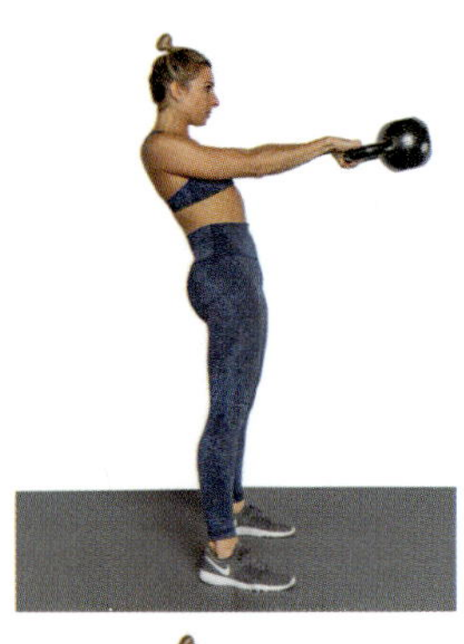

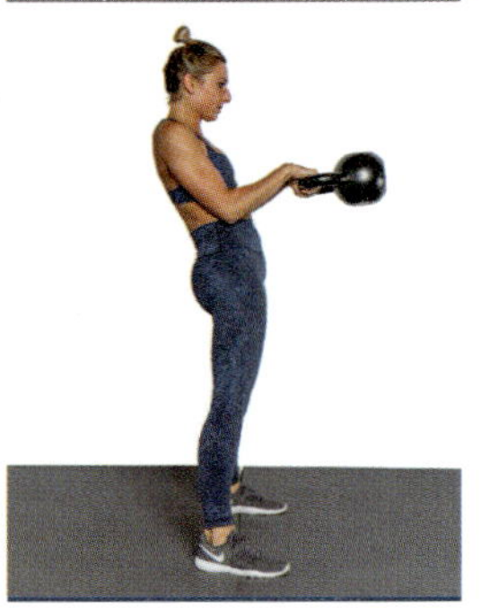

케틀벨이 다리 사이를 지나갈 때 팔을 곧게 유지하고 고관절을 뒤로 보낸다. 동작을 되돌리기 위해 고관절을 팔뚝 쪽으로 밀어내면서 고관절, 상체, 무릎을 한 번에 신전시키는 것이 중요하다. 케틀벨을 들어 올리는 것은 고관절의 힘을 사용해야 하며, 팔은 편안하게 유지해야 한다.

팔을 들어 케틀벨이 머리 높이까지 올라가는 것은 괜찮지만, 이렇게 하면 팔을 사용하게 되어 자연스럽게 전면 거상 운동과 삼각근을 이용하게 된다. 만약 팔을 과도하게 사용하는 경향이 있다면, 겨드랑이에 연필을 끼고 있다고 상상해보라. 그러면 팔이 상체와 일직선을 유지하게 되고 팔꿈치가 구부러질 것이다. 이렇게 하면 팔의 힘 대신 오로지 고관절의 힘만을 사용하게 되어 케틀벨이 그렇게 높이 올라가지 않겠지만, 개인적으로는 이 방법이 더 나은 방식이라고 생각한다.

동작의 상단에서 중력에 맡겨 케틀벨이 떨어지도록 하거나 케틀벨을 당겨서 스윙을 가속할 수 있다. 케틀벨이 떨어질 때는 케틀벨이 절반 정도 내려오기 전까지 몸을 수직으로 유지하고, 그 후에 고관절을 뒤로 밀고 상체를 앞으로 숙여야 한다. 균형을 유지하기 위해 하강 시에는 몸을 약간 앞으로 기울이고, 상승 시에는 약간 뒤로 기울여 케틀벨이 다리 사이를 통과하게 해야 한다.

고관절 신전 시 둔근을 강하게 수축하기

하단 위치에서는 고관절과 둔근에 긴장이 느껴져야 한다. 동작을 되돌리기 위해 고관절을 빠르게 신전시켜 팔뚝 쪽으로 밀어내며, 둔근을 강하게 수축하여 완전한 고관절 신전에 도달해야 한다. 케틀벨이 올라가면서, 그리고 떨어지기 시작할 때까지 둔근을 수축한 상태로 유지하며, 케틀벨이 허벅지에 가까워질 때까지 유지한다. 초보자들은 종종 케틀벨이 몸에 가까워지기 전에 고관절을 너무 일찍 뒤로 밀어 리듬과 균형을 방해하게 된다. 이를 방지하려면 케틀벨이 떠오르고 하강하는 동안 플랭크 자세를 유지한다고 생각하라. 즉, 스윙의 상승 구간 동안과 하강 구간의 절반 동안 둔근을 수축하고 척추를 중립 상태로 유지하는 것이 핵심이다.

척추 메커니즘: 머리와 척추를 중립 상태로 유지

스쿼트나 데드리프트에서 척추를 중립 상태로 유지하는 것이 중요한 것처럼, 스윙에서도 마찬가지이다. 하단 위치에서 목을 지나치게 젖히거나 척추의 견고한 상태를 무너뜨리지 않기 위해, 약 3m 정도 앞을 응시하는 것이 좋다. 즉, 전체 동작 동안 머리와 목을 중립 상태로 유지해야 한다. 무게가 무거워질수록 하단에서는 더 앞으로 숙이고, 상단에서는 더 뒤로 젖히게 되겠지만, 척추는 여전히 중립 상태를 유지해야 한다.

문제점과 교정

스윙은 데드리프트와 스쿼트와 유사한 동작 패턴을 가지기 때문에 많은 동일한 문제점이 발생한다. 특히, 상단 위치에서 허리를 과도하게 신전하거나 하단에서 등을 둥글게 만드는 것을 피해야 한다. 예를 들어 케틀벨이 무릎 사이를 지나가도록 몸을 과도하게 숙이는 것이 일반적인 문제점이다. 이를 수정하기 위해, 코치들은 흔히 '지퍼를 공격하라'는 신호를 주는데, 이는 손목이 사타구니와 일직선을 이루고 케틀벨이 허벅지 위쪽을 지나가도록 해야 한다는 의미이다.

또 다른 흔한 문제점은 허리를 과도하게 신전하여 고관절의 완전한 신전에 도달하기 전에 팔의 힘으로 무게를 들어 올리려는 것이다. 이 경우, 케틀벨을 팔의 힘으로 들어 올리려는 시도가 프런트 레이즈처럼 보이게 된다. 이런 문제를 피하려면 팔을 편안하게 유지하고, 고관절의 힘을 사용하여 무게를 조절하며, 둔근을 수축하여 고관절을 잠그는 것에 집중해야 한다.

스윙 베리에이션

케틀벨 스윙은 여러 방법으로 수행할 수 있다. 두 팔을 사용하여 스윙하거나, 한 팔로 스윙을 하거나, 가슴 높이까지 올리거나 머리 위까지 올릴 수 있다. 또한, 스윙하는 동안 몸을 움직이는 방법에도 차이가 있다. 예를 들어 스윙 시 고관절을 뚜렷하게 굽히거나 더 똑바로 선 스쿼트 스타일로 수행할 수 있다. 이 섹션에서는 두 팔을 사용한 스윙으로 고관절 힌지 동작 패턴을 강조하는 두 가지 카테고리를 설명한다. 한 팔 스윙 같은 다른 스윙들이 틀린 것은 아니지만, 배우고 익히기가 더 어려우며, 둔근에 효과적이지 않거나 데드리프트로의 전환이 더 어렵다. 간단히 말해서, 다음에 설명할 두 가지 스윙 베리에이션은 가장 쉽게 수행할 수 있으며, 체력 단련, 근육 발달, 고관절 힌지 메커니즘과 폭발적인 힘을 개발하는 데 더 효과적이다.

고관절 지배적 스윙

내 생각에, 고관절 지배적 스윙(일명 RKC 스윙 또는 러시안 스윙)은 대부분의 사람들이 사용해야 하는 스윙 패턴이다. 이 스윙은 오직 고관절의 힘에 의존하여 케틀벨을 들어 올리기 때문이다. 이 방식으로는 가벼운 무게와 무거운 무게를 모두 들 수 있으며, 근육 발달, 폭발적인 힘, 체력 향상에 집중할 수 있다. 케틀벨 스윙의 높이는 고관절의 폭발적인 힘과 케틀벨의 무게에 의해 결정된다. 예를 들어 무거운 케틀벨을 스윙할 때는 팔이 올라가는 동안 구부러지며 케틀벨이 배꼽 높이까지만 올라갈 수 있으며, 이는 괜찮다. 반면, 가벼운 케틀벨을 스윙할 때는 팔이 곧게 펴지거나 약간 구부러지며 몸 앞에서 더 멀리 나아가 가슴 높이까지 올라갈 수 있다. 고관절 지배적 스윙의 단점은 매 반복마다 폭발적인 힘을 사용하기 때문에 지구력 운동에는 적합하지 않다는 것이다. 무거운 케틀벨을 스윙하여 폭발적인 힘을 키우기 위해서는 3~4세트에 8회 반복이 좋은 시작점이다. 체력 단련을 위해서는 3~4세트에 20~30회 반복하는 것이 글루트 랩에서 사용하는 방식이다.

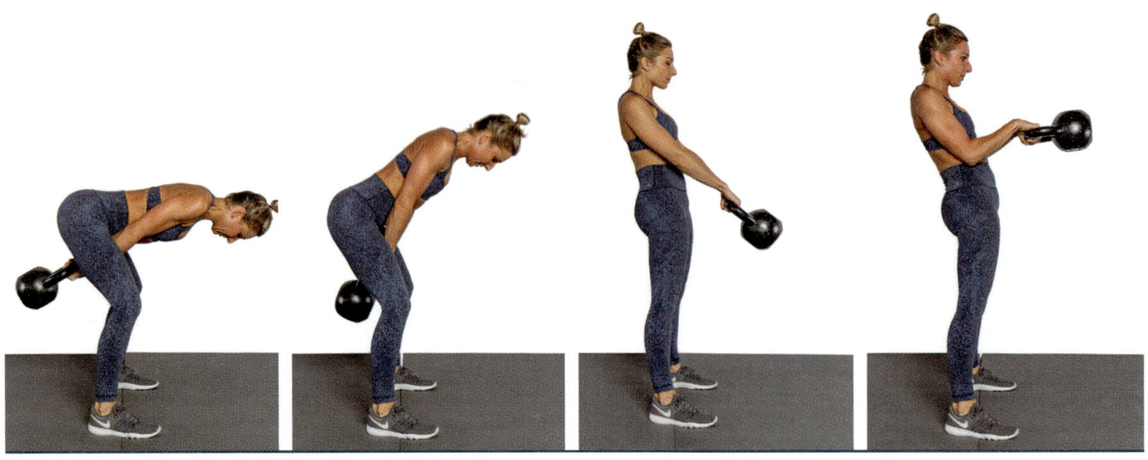

케틀벨 스윙 자세를 잡고, 케틀벨을 몸 중심선 앞에 몇 피트 떨어져 위치시킨다. 고관절을 접고 무릎을 약간 굽히며, 허리를 곧게 펴고 정강이는 수직으로 유지한다. 케틀벨을 45도로 기울여 잡은 후 다리 사이로 힘차게 밀어넣는다. 케틀벨이 다리 사이로 지나고 전완이 사타구니에 닿으면, 고관절을 가능한 한 빠르고 강하게 펴며 엉덩이에 힘을 준다. 팔은 편안하게 유지하고 고관절을 신전할 때 척추는 중립 상태를 유지한다. 상체에서 시작하는 경우, 몇 번의 스윙을 통해 케틀벨이 전체 궤적을 통과하도록 만든다. 팔로 들어 올리지 말고 고관절의 힘으로 케틀벨을 위로 밀어 올리는 것을 잊지 마라. 또한 발바닥 전체가 바닥에 밀착되도록 하여 발끝에서 뒤꿈치로 체중이 흔들리지 않게 한다.

B-스탠스 고관절 지배적 스윙

B-스탠스 고관절 지배적 스윙은 다양한 변화를 줄 수 있으며, 더 가벼운 케틀벨이나 덤벨만 사용할 수 있을 때 난이도를 높이는 효과적인 방법이다. 모든 B-스탠스 변형과 마찬가지로, 체중의 약 70%를 한쪽 다리에 집중시키게 된다. 자세가 비대칭이므로 케틀벨 하나로 다리 사이로 스윙하는 것은 비효율적이다. 따라서 B-스탠스 스윙은 양옆에 두 개의 케틀벨 또는 덤벨을 사용하는 것이 더 좋다.

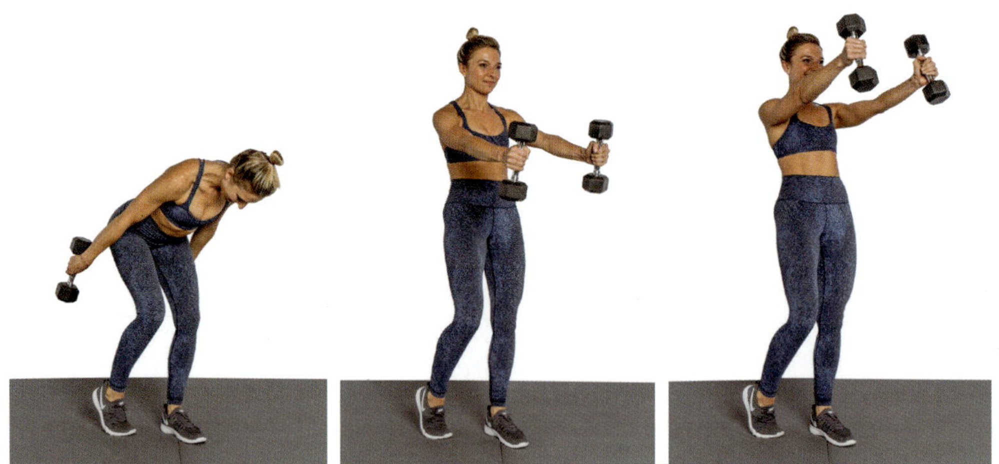

발을 엉덩이 너비로 벌리고 발은 곧게 유지한다. 그런 다음 한 발을 뒤로 미끄러뜨려 발가락이 반대쪽 뒤꿈치에 맞닿도록 만든다. 체중의 대부분을 앞다리에 실고, 엉덩이를 뒤로 빼며 몸을 앞으로 기울인다. 덤벨을 뒤로 스윙한 후 엉덩이를 앞으로 밀면서 상체를 들어 올린다. 팔은 편안하게 두고 덤벨이 앞으로 자연스럽게 스윙되도록 한다.

밴드 고관절 지배적 스윙

밴드를 사용하는 변형은 스윙의 이센트릭(하강) 구간을 과부하하여 더 폭발적인 고관절 추진력을 촉진한다. 즉, 밴드의 긴장감이 케틀벨의 하강 속도를 가속화하여, 이를 상쇄하기 위해 빠른 고관절 신전 동작이 필요하다. 이를 수동 저항으로 모방하려면 누군가가 움직임의 상단에서 케틀벨을 아래로 눌러주면 된다.

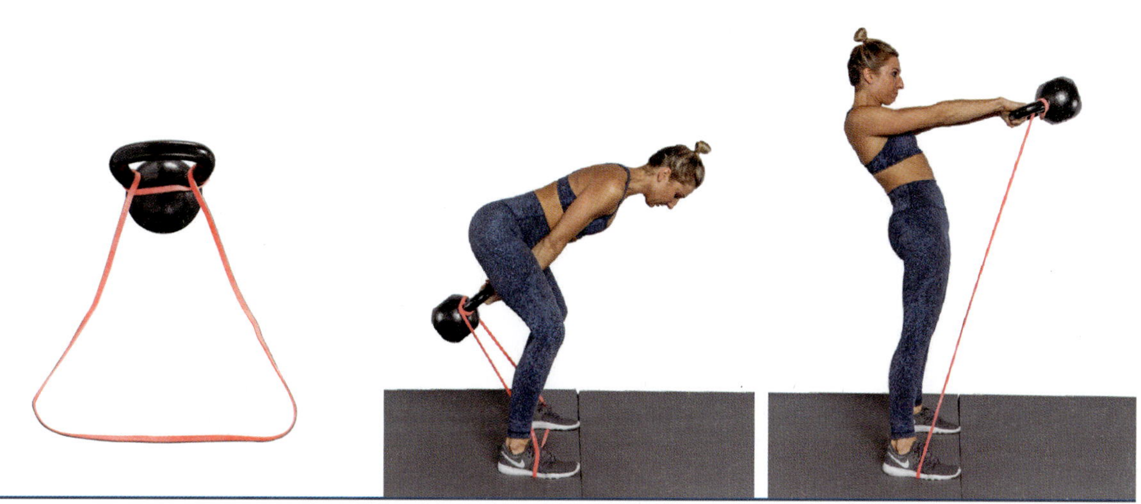

얇은 41인치 밴드를 케틀벨 손잡이와 본체가 만나는 부분에 감고, 밴드를 손잡이 사이로 끼워 넣는다. 밴드를 밟고 나서 이전에 설명한 힙 지배적 스윙 동작을 실행한다.

힙 밴드를 사용한 고관절 지배적 스윙

밴드를 고관절 주위에 감아 고관절 신전 단계를 더욱 강화할 수도 있다.

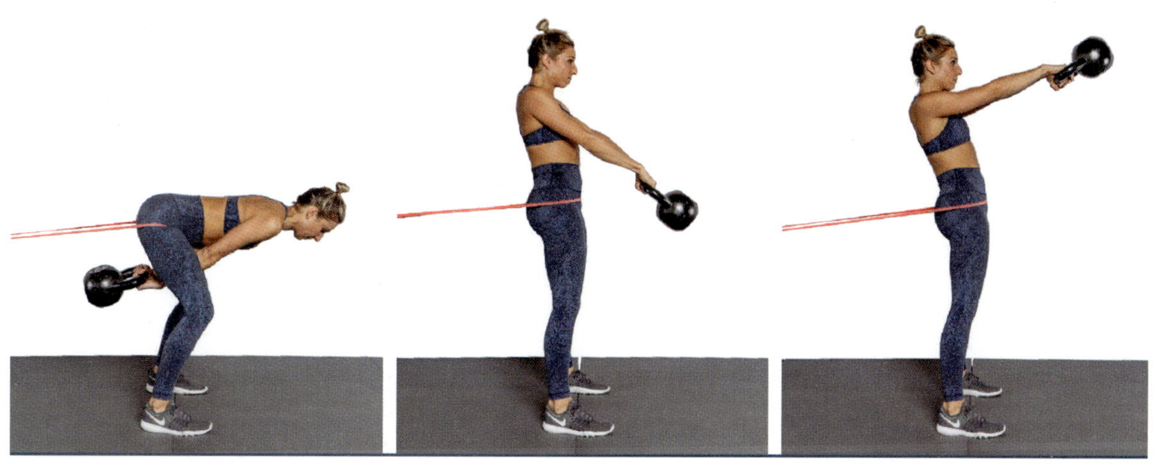

41인치 밴드를 기둥이나 파워 랙에 연결하고 밴드를 고관절 주위에 감는다. 케틀벨을 들고 앞으로 걸어가 밴드에 긴장을 준다. 그런 다음, 이전에 설명한 힙 지배적 스윙 동작을 수행한다.

아메리칸 스윙

크로스핏에서 대중화된 아메리칸 스윙은 고관절 지배적 스윙과 달리 케틀벨을 머리 위로 들어 올려 가동범위를 확장한다. 동작의 상단에서 케틀벨은 당신의 머리 바로 위에 위치하게 되며, 이는 상체와 전신의 더 많은 근육을 사용하여 전신 운동으로 변모시키며 주로 컨디셔닝에 사용된다. 아메리칸 스윙은 케틀벨을 더 멀리, 더 오랜 시간 동안 가속해야 하므로 무거운 케틀벨을 사용하기는 어렵다.

아메리칸 스윙은 고관절 지배적 스윙보다 약간 더 스쿼트 자세로 케틀벨을 들어 올리며, 케틀벨이 몸에 조금 더 가까이 붙어야 한다. 어깨 유연성이 부족하거나 둔근 운동에만 집중하고 싶다면 고관절 지배적 스윙을 선택하는 것이 좋다.

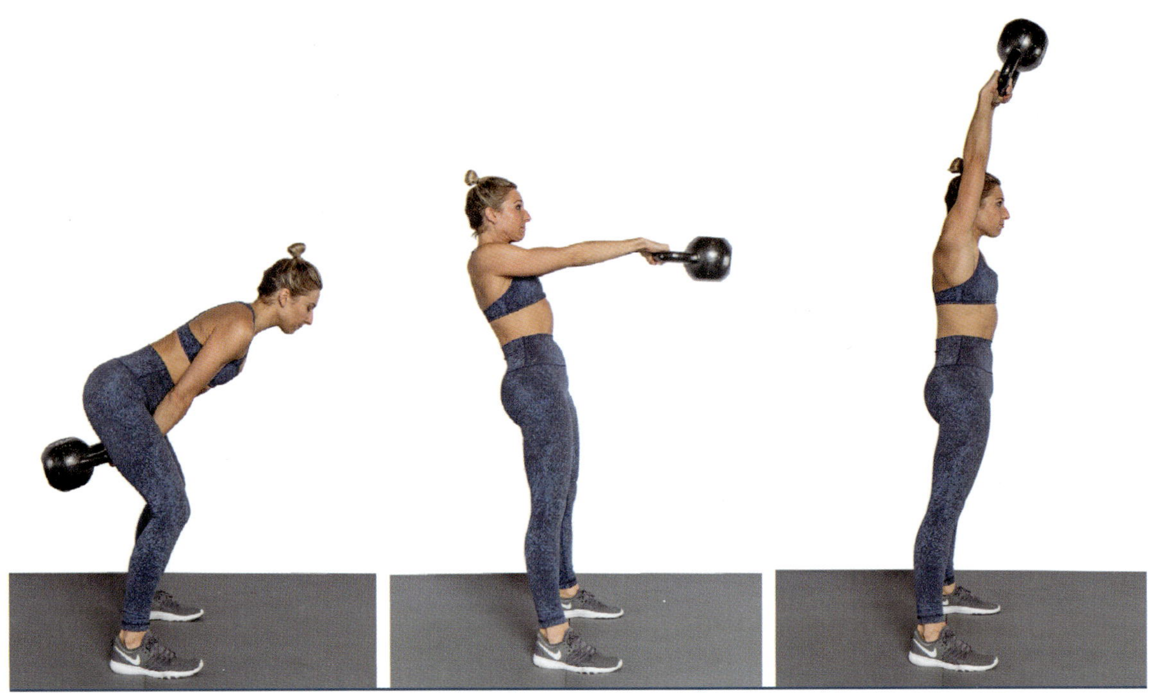

아메리칸 스윙의 셋업과 실행은 고관절 지배적 스윙과 유사하게, 고관절의 힘을 사용하여 케틀벨의 움직임을 촉진해야 한다. 그러나 케틀벨을 머리 위로 들어 올리며, 동작 중 약간 더 직립된 자세를 유지하고, 무릎을 고관절 지배적 스윙보다 조금 더 굽힌다.

운동 **6**

스트레이트 레그 브릿지

스트레이트 레그 브릿지 기술은 헬스장에 갈 수 없을 때 햄스트링을 훈련하기 위한 최고의 체중 운동 중 하나이다.

헬스장에 접근할 수 있다면 햄스트링을 단련할 수 있는 훌륭한 옵션이 많이 있지만, 때로는 체중만을 사용해야 하는 상황이 있을 수 있다. 예를 들어 집에서 훈련을 하거나, 여행 중 호텔 체육관이 완비되어 있다고 광고했지만 낡은 유산소 기구 몇 대밖에 없는 경우다. 이런 상황에서는 스트레이트 레그 브릿지 변형 운동이 매우 유용하다.

가이드라인 및 큐

스트레이트 레그 브릿지의 좋은 점은 특별히 복잡한 기술이 필요하지 않다는 것이다. 즉, 매우 쉽게 수행할 수 있다. 올바르게 자세를 잡고 척추와 무릎을 똑바로 유지하면 된다.

설정 및 자세

스트레이트 레그 브릿지를 수행하려면 발을 약 16인치(약 40cm) 정도 바닥에서 들어 올려야 한다. 대부분의 표준 벤치가 적합하지만, 오토만, 의자의 가장자리, 플라이오메트릭 박스 등 사용할 수 있는 다양한 플랫폼을 활용할 수 있다. 플랫폼이 너무 높으면 운동이 쉽게 진행되며 햄스트링에 대한 자극이 줄어든다. 반대로 발이 너무 낮으면 충분한 가동범위를 얻지 못한다. 이상적인 높이는 16인치 전후이며, 개인의 신장에 따라 약간 차이가 있을 수 있다.

셋업은 간단하다. 등을 바닥에 댄 채로 누워서 발꿈치를 벤치 또는 사용하는 플랫폼 가장자리에 올리고 발을 어깨너비로 벌린다.

햄스트링 전체를 단련하려면 발을 똑바로 세운 상태를 유지해라. 외측 햄스트링을 더 강조하고 싶다면 발을 바깥쪽으로 돌리면 된다.

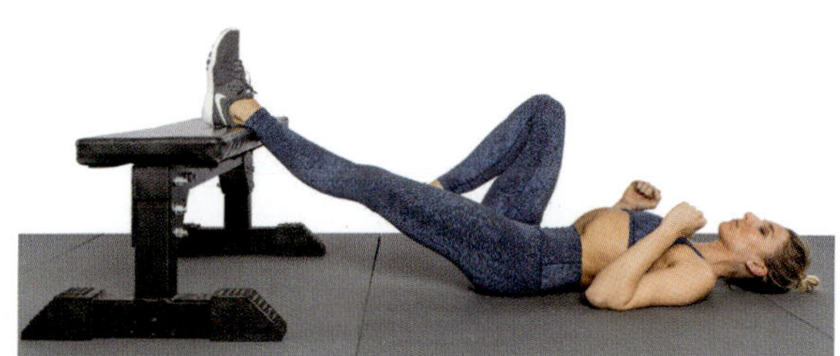

싱글 레그 스트레이트 레그 브릿지

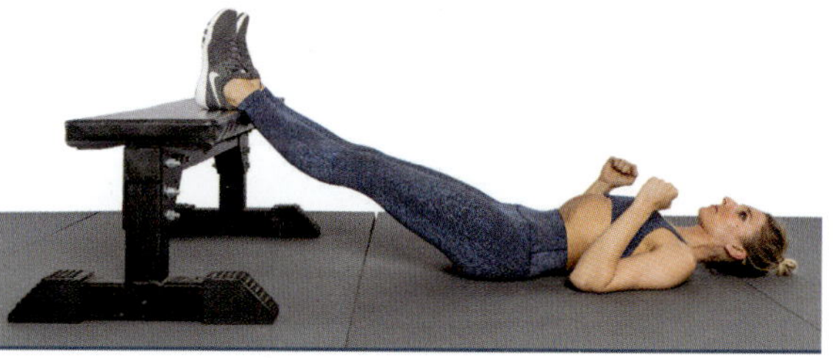

더블 레그 스트레이트 레그 브릿지

척추와 무릎의 움직임

스트레이트 레그 브릿지는 글루트 브릿지와 유사하지만, 다리를 구부린 상태에서 발뒤꿈치를 통해 힘을 주는 대신, 다리를 똑바로 펴고 발뒤꿈치의 뒷면을 통해 힘을 준다. 핵심은 등을 평평하게 유지하고 고관절을 신전할 때 햄스트링에 집중하는 것이다. 브릿지 상단에서 몸은 어깨부터 발까지 일직선을 이루어야 한다.

스트레이트 레그 브릿지 변형

스트레이트 레그 브릿지를 수행하는 방법은 두 가지뿐이다. 양다리와 싱글 레그이다. 사람들이 어깨와 발을 올린 상태에서 스트레이트 레그 브릿지를 할 수 있는지 묻곤 한다. 할 수는 있지만, 브릿지를 하여 몸을 위로 올리면 몸이 곧게 펴지므로 축점이 바뀌어야 한다. 이를 위해 링을 잡거나 발목 뒤를 롤러에 올려야 한다. 나는 두 가지 방법을 모두 시도해봤으며 둘 다 효과가 있었지만, 내 생각에는 백 익스텐션과 스티프 레그 데드리프트만큼 좋지는 않았다. 스트레이트 레그 브릿지의 목적은 장비가 없을 때 햄스트링을 훈련할 수 있는 옵션을 제공하는 것이므로 기본적인 변형만 다루겠다.

양다리 스트레이트 레그 브릿지

이 운동은 안정적이고 싱글 레그 변형보다 수행하기 쉽기 때문에 초보자에게 적합하다. 발을 벤치나 박스 같은 안정된 표면에 놓아라. 좋은 세트 및 반복 횟수는 12회씩 3세트이다. 난이도를 높이기 위해 무릎 위에 덤벨을 놓을 수 있는데, 엉덩이를 들어 올릴 때 덤벨이 몸 아래로 굴러가지 않도록 주의해라.

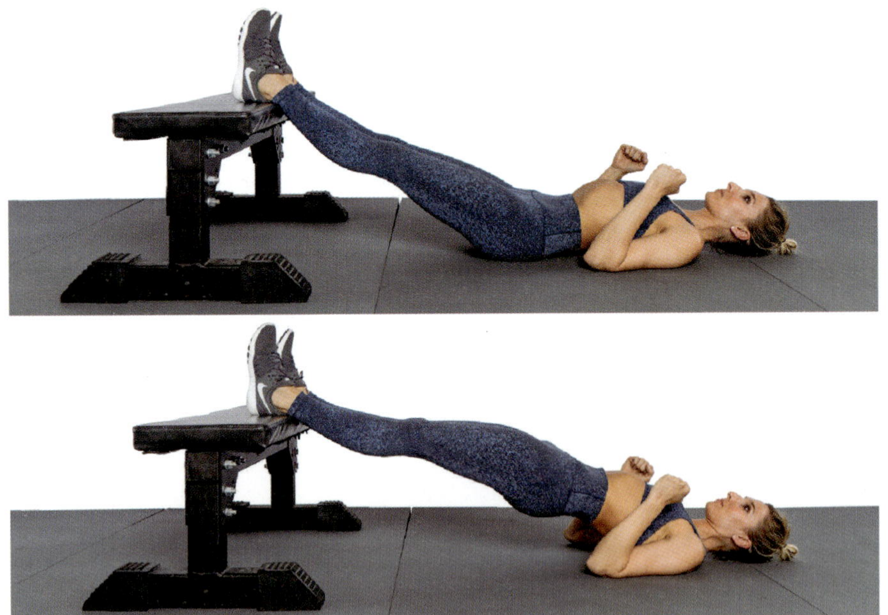

등을 대고 누워 발을 16인치 높이의 벤치(또는 박스, 의자, 오토만 등)를 향해 두어라. 발뒤꿈치를 벤치의 가장자리에서 몇 인치 떨어진 곳에 두고, 발을 엉덩이 너비 정도로 벌린다. 발뒤꿈치를 벤치에 눌러 엉덩이를 들어 올리면서 등과 무릎을 곧게 유지하라. 고관절을 완전히 신전하기 위해 둔근을 수축하고 상단 자세에서 잠깐 멈춘다.

싱글 레그 스트레이트 레그 브릿지

싱글 레그 변형은 더 도전적이며, 양다리 변형이 너무 쉬울 때 사용하기 좋다. 나의 EMG 연구 결과에 따르면, 싱글 레그 스트레이트 레그 브릿지는 내측 햄스트링을 매우 잘 활성화시킨다. 따라서 허벅지 안쪽 뒷부분을 집중적으로 훈련하고 싶다면, 이 운동이 효과적이다. 대부분의 체력이 좋은 사람들은 10~12회씩 3세트를 수행하면 좋은 운동 효과를 얻을 수 있다.

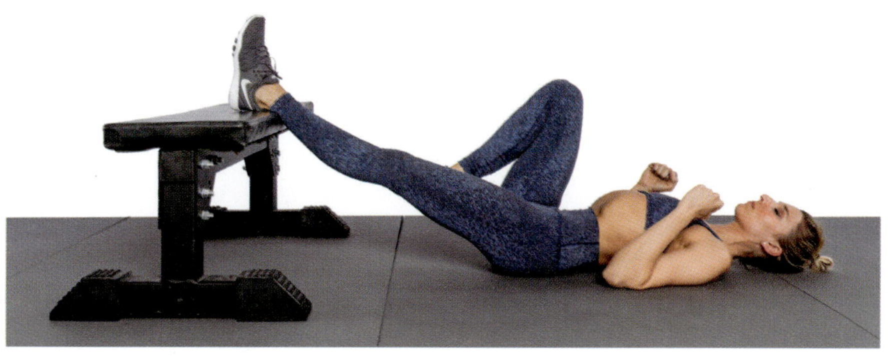

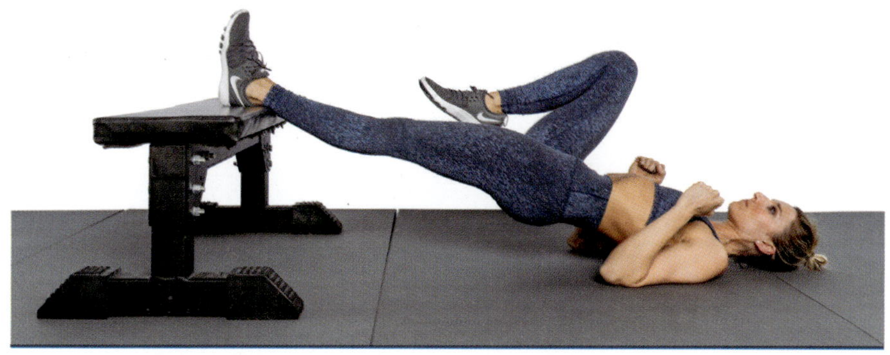

등을 대고 벤치(또는 안정적인 16인치 높이의 플랫폼) 앞에 누워, 한쪽 발뒤꿈치를 벤치의 가장자리에서 몇 인치 떨어진 곳에 올려놓는다. 반대쪽 다리는 무릎을 구부리거나 다리를 똑바로 위로 들어 올린다. 수행 방법은 양다리 변형과 동일하지만, 한 다리로 수행한다. 발뒤꿈치를 통해 힘을 주며 엉덩이를 들어 올린다.

운동

7 니 플렉션

내가 가장 좋아하는 요일 중 하나는 글루트 스쿼드를 코칭하는 날이다. 글루트 스쿼드는 피지크 대회 출전자들로 구성된 그룹이며, 이들은 둔근을 혹독한 운동으로 단련하는 것을 좋아한다. 구성원이 많기 때문에, 개인 트레이닝과는 다르게 세션을 구성한다. 모두가 같은 운동을 수행하는 대신, 각 회원이 운동 스테이션에 배치되어 정해진 시간이나 세트 및 반복 계획에 따라 스테이션을 순환하도록 한다.

각 세션 전에, 모든 스테이션을 돌아다니며 그들이 해야 할 일을 확실히 이해하도록 한다. 대부분의 스테이션은 둔근 지배적인 운동들로 구성되어 있지만, 쿼드와 햄스트링 지배적인 운동들도 프로그램에 포함시킨다.

많은 수업을 진행하면서 스쿼트, 런지, 데드리프트 또는 힙 쓰러스트 같은 운동 패턴이 가장 인기가 있을 거라 생각했지만, 놀랍게도 그렇지 않았다. 의외로 우리가 수행하는 모든 운동 중에서 글루트 스쿼드 회원들이 가장 좋아하는 운동은 노르딕 햄스트링 컬(NHC Nordic Ham Curl) 스테이션이었다. 내가 이 운동을 소개할 때마다 회원들은 흥분하며, 그 스테이션에 먼저 자리 잡으려 경쟁한다. 이들의 관심 덕분에 노르딕 햄스트링 컬에 더 주목하게 되었다.

나 역시 노르딕 햄스트링 컬을 좋아하지만, 몇 가지 이유로 대회 출전 예정자들에게는 이 운동을 제한적으로 사용했다. 첫째, 레그 익스텐션, 니 플렉션 운동(레그 컬, 노르딕 햄스트링 컬, 글루트 햄 레이즈 같은 운동) 같은 쿼드와 햄스트링을 목표로 하는 고립 운동을 추가하거나 이 운동들을 우선순위에 두면, 시간이 지남에 따라 일부 회원들은 그들이 원하는 둔근의 두드러짐이 부족하고, 다리 크기가 너무 커지기도 했다. 물론 모든 회원에게 해당되는 것은 아니었지만, 몇 년간의 점진적인 훈련 후에는 특히 일부 회원들에게 그러한 현상이 나타났다. 둘째, 런지와 백 익스텐션 같은 쿼드 및 햄스트링 지배적 둔근 운동을 항상 균형 있게 프로그램에 포함시켰기 때문에, 쿼드나 햄스트링을 단일 관절 운동으로 고립시키지 않아도 이 부위들이 잘 발달했다.

여기서 중요한 점은, 니 플렉션 운동(레그 컬, 노르딕 햄스트링 컬, 글루트 햄 레이즈 포함)은 햄스트링 지배 운동 중에서도 가장 햄스트링을 많이 사용하는 운동이라는 것이다. 데드리프트, 백 익스텐션, 스윙, 리버스 하이퍼 같은 운동들은 후면 사슬 전체를 단련하는 반면, 니 플렉션 운동은 햄스트링을 고립시켜 다른 근육들을 거의 사용하지 않기 때문에, 나는 클라이언트에게 이 운동들을 우선시하지 않았다.

그러나 글루트 스쿼드를 코칭하면서 니 플렉션 운동의 중요성을 깨닫게 되었다. 특히 우리 체육관에는 노르딕 햄스트링 컬 머신이 설치되어 있어, 회원들로부터 그 운동을 얼마나 자주 사용하는지, 그리고 얻는 결과에 대해 피드백을 받았다. 그들은 이 운동을 매우 좋아할 뿐만 아니라, 몇 개월간 노르딕 햄스트링 컬 같은 니 플렉션 운동을 더 많이 수행한 후, 그들의 햄스트링 발달이 전보다 훨씬 좋아졌다. 심사위원들로부터 글루트-햄스트링 연결 부위에 대한 칭찬을 받았으며, 체육관에서의 퍼포먼스도 향상되었다. 사실, 연구에 따르면 노르딕 햄스트링 컬과 기타 니 플렉션 베리에이션은 햄스트링 부상을 줄이고 달리기 속도를 향상시키는 것으로 나타났다. 따라서 햄스트링의 비대와 강화를 도울 뿐만 아니라 부상에 대한 민감성을 줄이고 운동 능력을 향상시킨다.

나는 여전히 노르딕 햄스트링 컬을 보조 운동으로 간주하고 주요 리프트 후에 배치하지만(물론 누군가의 주요 목표가 보조 없이 NHC를 수행하는 것이라면 운동의 첫 번째에 배치한다), 예전보다 이 운동을 훨씬 더 자주 사용한다. 피지크 대회 출전자, 운동선수 또는 단순히 더 크고 강한 햄스트링을 기르고 싶은 사람이라면, 니 플렉션 운동이 프로그램에 포함되어야 한다.

이 섹션에서는 노르딕 햄스트링 컬과 글라이딩 레그 컬, 글루트 햄 레이즈 같은 다른 니 플렉션 운동들을 설정하고 수행하는 다양한 방법을 배울 수 있다. 이러한 운동들은 햄스트링 발달뿐만 아니라 더 어려운 노르딕 햄스트링 컬 베리에이션으로 나아가는 데도 유용하다.

글루트-햄 연결 부위

보디빌딩 세계에서는 '글루트-햄 연결 부위'가 많은 주목을 받는다. 심사위원들은 이 부위를 세심하게 관찰하며, 둔근에서 햄스트링으로의 매끄러운 전환이 이루어졌는지 확인한다. 따라서 피지크 대회 출전자들에게는 이 부위의 외관을 최적화하는 것이 매우 중요하다.

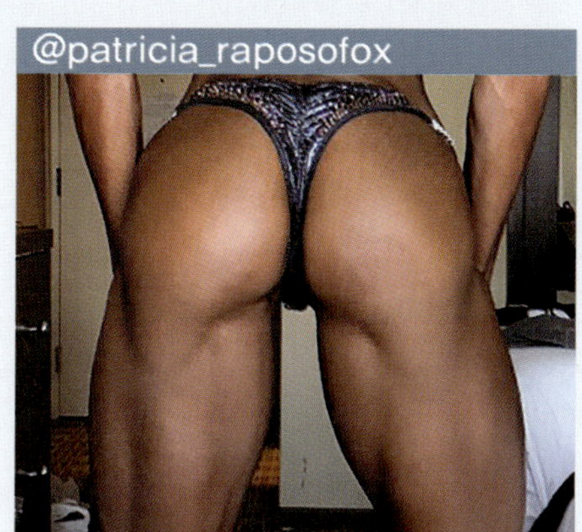

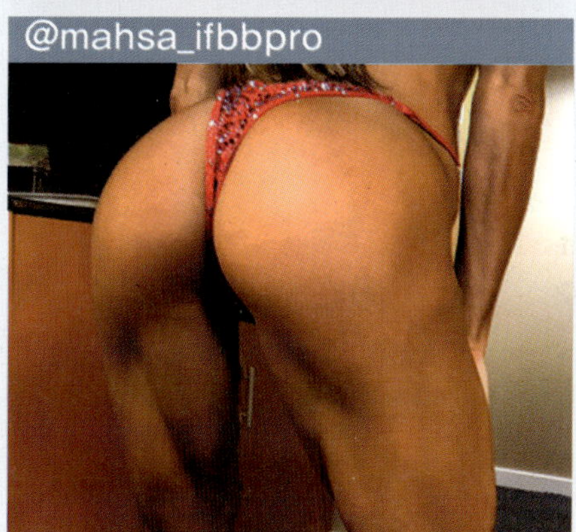

만약 글루트-햄 연결 부위를 개선하고 싶은 보디빌더라면, 나는 다음 세 가지를 추천한다.

1. 둔근을 강화해라
2. 햄스트링을 강화해라
3. 체지방을 줄여라

이 추천 사항에서 알 수 있듯이, '글루트-햄 연결 부위'라는 근육은 없다. 둔근과 햄스트링이 있을 뿐이다. 그러니 "이 운동은 글루트-햄 연결 부위를 단련시켜"라는 말을 하지 마라. 물론, 런지, 불가리안 스플릿 스쿼트, 스쿼트는 하부 둔근을 단련하며, 데드리프트, 굿모닝, 백 익스텐션은 둔근과 햄스트링을 함께 잘 발달시킨다. 하지만 다양한 고관절 신전근은 별개의 근육들이므로 둔근과 햄스트링의 모양을 극대화하기 위해서는 다양한 운동을 수행해야 한다.

둔근을 위해서는 바벨 힙 쓰러스트와 힙 앱덕션 같은 둔근 지배 운동뿐만 아니라, 스쿼트와 런지 같은 쿼드 지배 운동도 충분히 포함시켜야 한다. 햄스트링을 위해서는 이 섹션에서 다룬 니 플렉션 운동과 이 장에서 다룬 다른 햄스트링 지배 운동들을 수행해야 한다. 마지막으로, 적절한 영양 섭취를 통해 체지방을 줄여라. 이러한 과정을 통해 보디빌딩 기준에 맞는 글루트-햄 연결 부위를 개선할 수 있다.

또한, 미적으로 만족스러운 글루트-햄 연결 부위를 얻는 것은 개인의 선호도와 관련이 깊다는 점을 언급하고 싶다. 나와 운동하는 대부분의 여성들은 다리에서 둔근이 돌출되기를 더 원하며, 글루트-햄 연결 부위에는 크게 신경 쓰지 않는다. 간단히 말해, 글루트-햄 연결 부위는 보디빌더들이 선호하며, 일반적인 사람들은 둔근과 햄스트링 사이의 분리되어 보이는 것을 더 선호되는 경향이 있다.

가이드라인과 큐

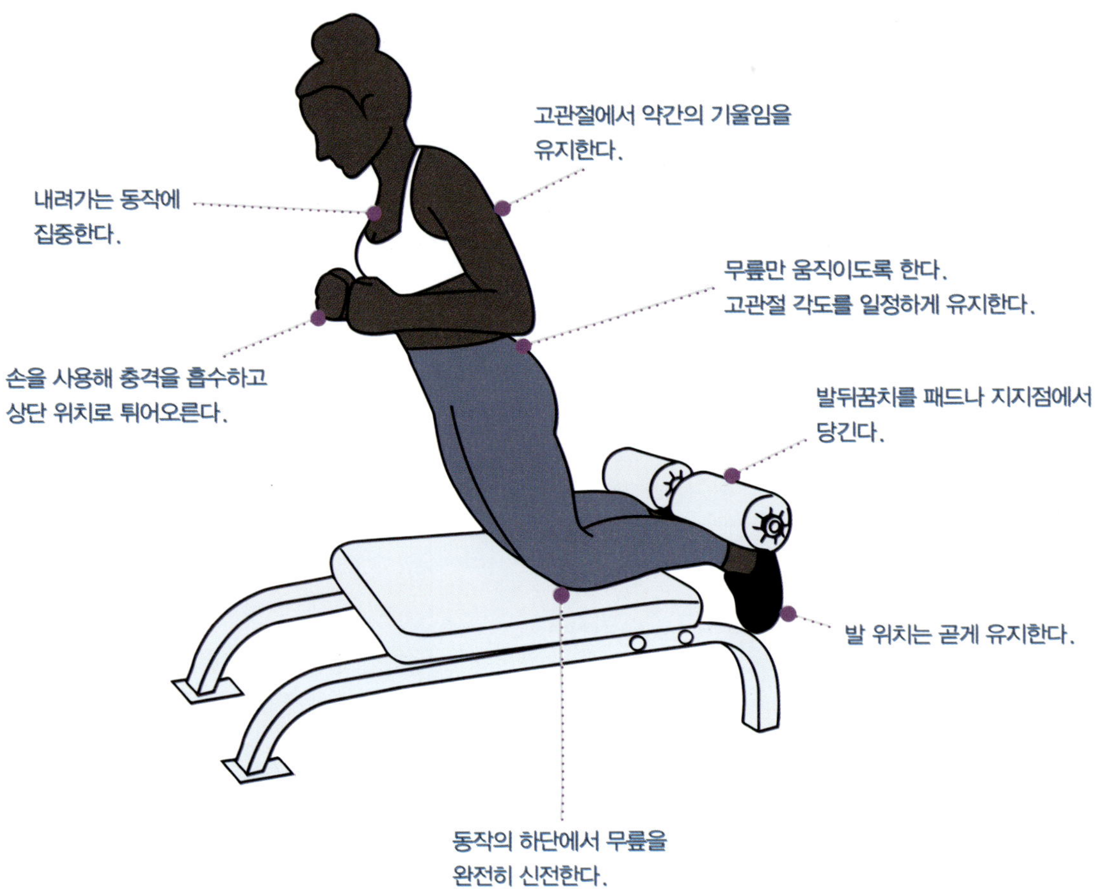

무릎 굴곡 운동은 햄스트링을 고립시키고, 작은 비율로는 종아리(비복근) 근육도 사용하며, 레그 컬 동작을 포함한다. 이 운동에는 쉬운 것부터 매우 어려운 베리에이션까지 다양한 종류가 있지만, 기술적으로는 복잡하지 않는다. 여기서 다룬 두 가지 가이드라인은 모든 베리에이션에 적용되며, 무릎 굴곡 운동을 배울 때 가장 중요하게 기억해야 할 사항이다. 추가로 언급할 만한 일반적인 가이드라인은 '정신-근육 연결'에 집중하고, 운동을 운동선수의 동작처럼 취급해야 한다는 점이다. 즉, 폼을 진지하게 고려해야 한다는 뜻이다. 앱덕션 운동처럼, 동작이 복잡하지 않다고 해서 기술에 대한 고려 없이 접근해서는 안 된다.

무릎에서만 움직여야 한다(고관절 각도를 유지해라)

무릎 굴곡 운동(레그 컬이라고도 함)을 무릎을 사용하여 수행하든(예: 노르딕 햄 컬), 엎드린 자세에서 수행하든(예: 글루트 햄 레이즈), 항상 무릎에서만 움직이고 고관절 각도는 동일하게 유지해야 한다. 스태빌리티 볼이나 글라이딩 레그 컬 같은 일부 무릎 굴곡 베리에이션은 고관절 각도를 변경해야 하기 때문에 이 가이드라인은 무릎을 사용한 굴곡 운동과 엎드린 자세에서의 운동에만 적용된다.

약간의 고관절 굴곡 상태에서 시작하더라도, 운동의 전체 가동범위 동안 그 고관절 각도를 일정하게 유지하는 것이 중요하다. 대부분의 코치들은 고관절이 완전히 신전된 중립 상태에서 고관절이 유지될 때 좋은 노르딕 햄 컬이라고 말하지만, 사람들이 중립적인 골반 위치에서 노르딕을 시도할 때 세트 내내 그 자세를 유지하지 못한다. 대부분 전방 골반경사를 하고 이는 요추 과신전을 유발한다. 몸을 약간 앞으로 기울이면 햄스트링이 더 길어지면서 힘이 증가하고, 더 생산적인 반복을 만들 수 있다. 또한 전방 골반경사와 요추 과신전을 방지하여 척추에 가해지는 압박력을 줄이고 허리에 불필요한 스트레스를 피할 수 있다. 다만, 고관절 각도를 변경해서는 안 된다. 약 30도 앞으로 기울인 후, 그 각도를 운동의 전체 가동범위 동안 유지해라. 이렇게 하면 브레이킹 포인트가 늘어나고, 하강하는 단계에서 더 많은 통제력을 가질 수 있으며, 근육에 가해지는 긴장 시간을 늘릴 수 있다.

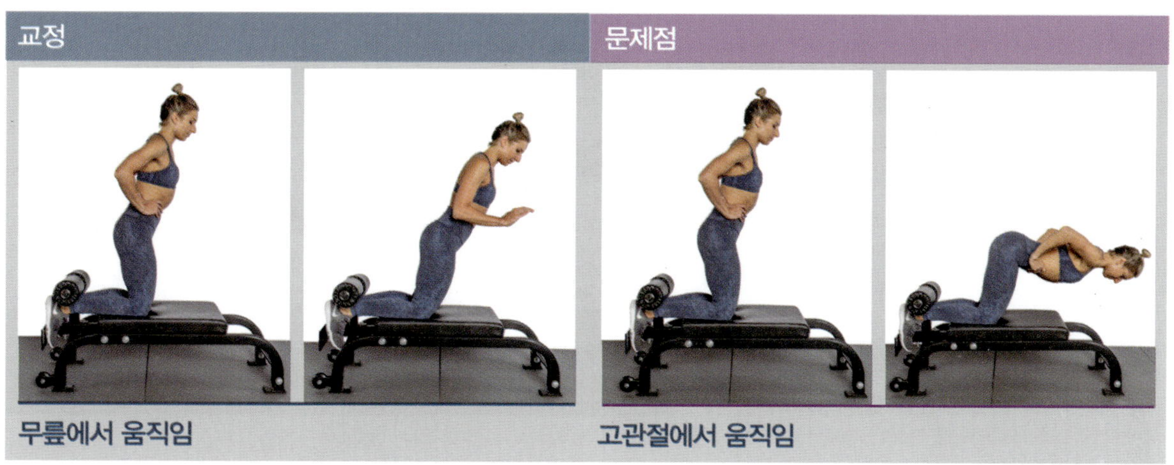

완전한 가동범위 수행

일반적인 실수는 햄스트링이 충분히 늘어나기 전에 동작을 반대로 하거나, 무릎 완전 신전 범위에 도달하기 전에 중단하는 것이다. 니 플렉션 운동에서 최대 효과를 얻기 위해서는 무릎 굽힘과 신전을 완전하게 수행해야 한다. 예를 들어 스태빌리티 볼 레그 컬과 같은 앙와위에서 니 플렉션 운동을 수행할 때, 다리를 똑바로 펴며 무릎을 완전히 신전하고, 발뒤꿈치를 엉덩이에 최대한 가깝게 당긴다. 노르딕 햄스트링 컬이나 글루트 햄 레이즈를 수행할 때는 허벅지가 패드에 닿거나 무릎이 완전히 신전될 때까지 동작을 진행한다. 허벅지가 패드에 닿기 전에 동작을 반대로 하여 상체를 다시 세우거나 끌어올리지 않도록 한다. 손을 사용하여 동작을 조절하며 내려가는 것은 괜찮지만, 햄스트링에 긴장을 유지하고 일관된 속도로 운동을 수행하려고 노력해야 한다.

전 가동범위 레그 컬

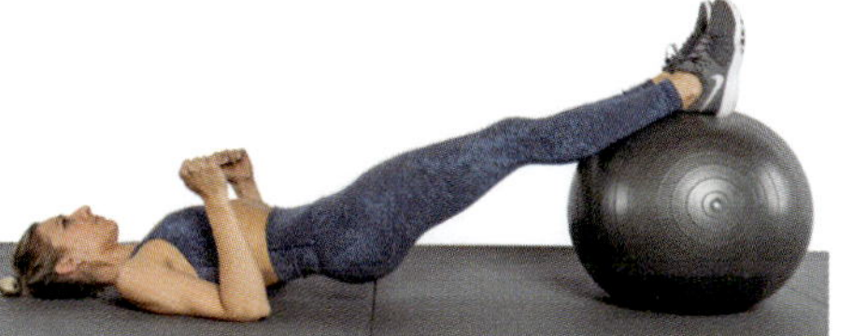

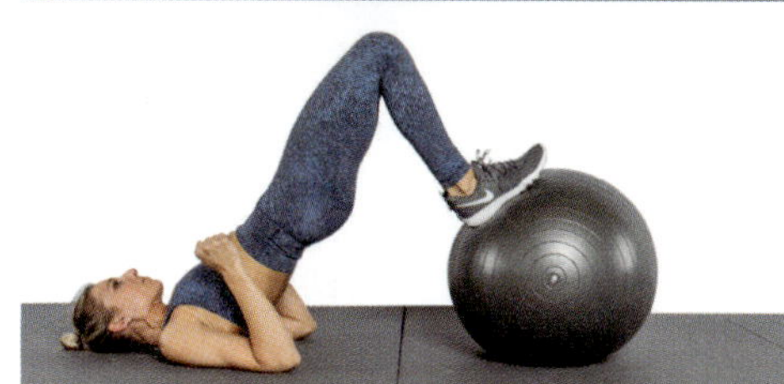

전 가동범위 노르딕

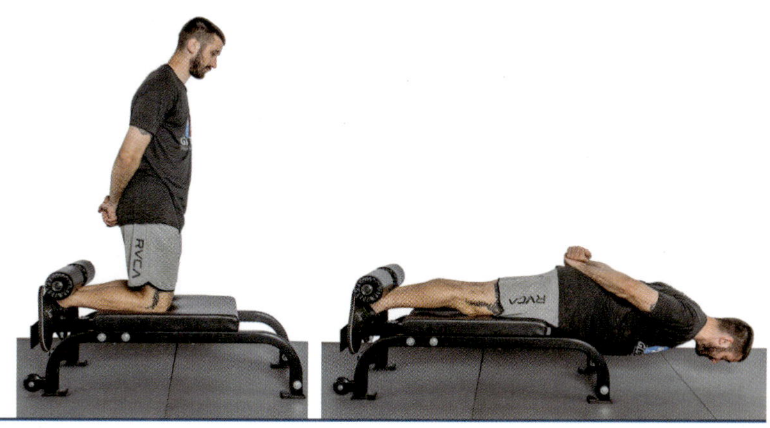

발을 곧게 유지하기

니 플렉션 운동을 할 때, 외측과 내측 햄스트링을 강화하려면 발을 곧게 유지하는 것이 좋다. 이러한 운동을 수행할 때 햄스트링의 양쪽을 모두 타깃팅하는 것이 최적이므로, 발을 바깥쪽으로 돌리는 것은 권장하지 않는다.

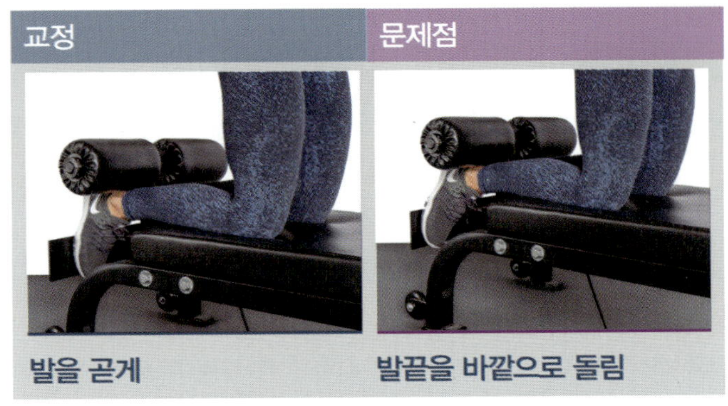

발을 곧게 / 발끝을 바깥으로 돌림

문제점과 교정

가장 흔한 무릎 굽힘 오류를 방지하려면 가이드라인과 큐를 따르는 것이 중요하다. 여기서 강조하고 싶은 오류는 과도한 요추 과신전과 골반 전방경사이다. 약간의 과신전은 허용되지만, 너무 과도한 경우는 문제를 일으킬 수 있으며, 이는 허리 불편함과 통증을 유발할 수 있다. 요추-골반 자세를 신경 쓰고 중립 범위 내에서 유지해라.

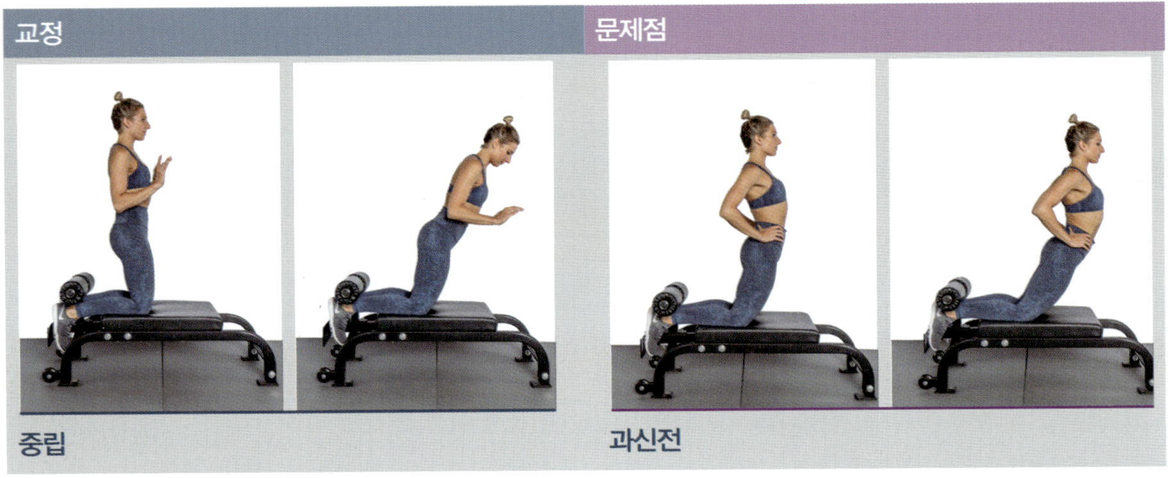

중립 / 과신전

무릎 굽힘 카테고리 및 변형

이 섹션에서는 각 니 플렉션 운동의 목적, 자신의 강도와 능력에 맞게 운동을 퇴보시키거나 진보시키는 방법, 그리고 모든 변형을 최적의 기술로 수행하는 방법을 배울 수 있다.

앙와위 니 플렉션 운동

앙와위 니 플렉션 운동은 스태빌리티 볼 레그 컬, 슬라이딩 레그 컬, 글라이딩/해링 레그 컬을 포함한 모든 다리 컬 변형을 포함하며, 이 운동들은 햄스트링을 강화하는 데 탁월하다. 이러한 변형은 더 어려운 노르딕 햄스트링 컬을 수행하기 전에 적합한 단계적 운동으로 작용한다. 만약 노르딕 햄스트링 컬이 너무 어렵거나 수행하는 것이 불편하다면, 앙와위 니 플렉션 운동이 좋은 시작점이 될 수 있다. 일반적인 세트 및 반복 계획은 3세트 10~12회이다.

스태빌리티 볼 레그 컬 베리에이션

스태빌리티 볼을 사용한 레그 컬은 초보자와 숙련자 모두에게 적합한 쉬운 저비용 옵션이다. 55cm 또는 65cm 볼을 사용하는 것을 권장한다. 레그 컬에 처음 도전하는 경우, 더블 레그 베리에이션으로 시작해라. 힘이 붙으면 두 다리로 당기고 한 다리로 내리는 방법을 결합해보라. 이 방법이 어려움 없이 가능해지면, 싱글 레그 베리에이션에 집중해보라.

더블 레그 스태빌리티 볼 레그 컬

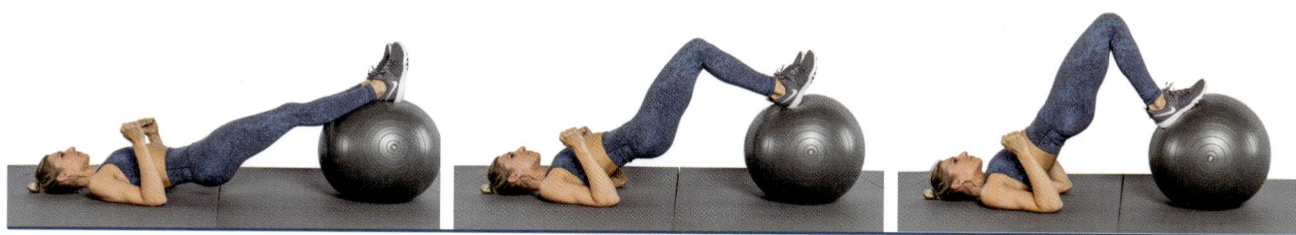

등을 대고 누워 다리를 곧게 펴서 볼 위에 올려놓는다. 엉덩이를 들어 올리면서 다리를 구부려 발뒤꿈치를 엉덩이 쪽으로 당긴다. 이는 발을 올린 글루트 브릿지와 레그 컬을 결합한 동작으로 생각하면 된다. 완전한 힙 익스텐션 또는 부분적인 힙 익스텐션을 모두 수행할 수 있으며, 두 방법 모두 훌륭한 효과를 낸다. 볼이 앞뒤로 직선으로 굴러가도록 하려면, 발을 볼의 중앙에 위치시키고 발을 모은 상태에서 양쪽 다리로 동일한 압력을 가해야 한다. 이 동작은 천천히, 컨트롤된 방식으로 수행하는 것이 중요하다. 추가적인 좌우 안정성을 위해 팔을 벌리고 바닥에 닿게 하는 것도 도움이 된다. 발바닥이 볼과 완전히 접촉할 때까지 엉덩이를 들어 올려라.

두 다리로 올라가고 한 다리로 내려오는 스태빌리티 볼 레그 컬

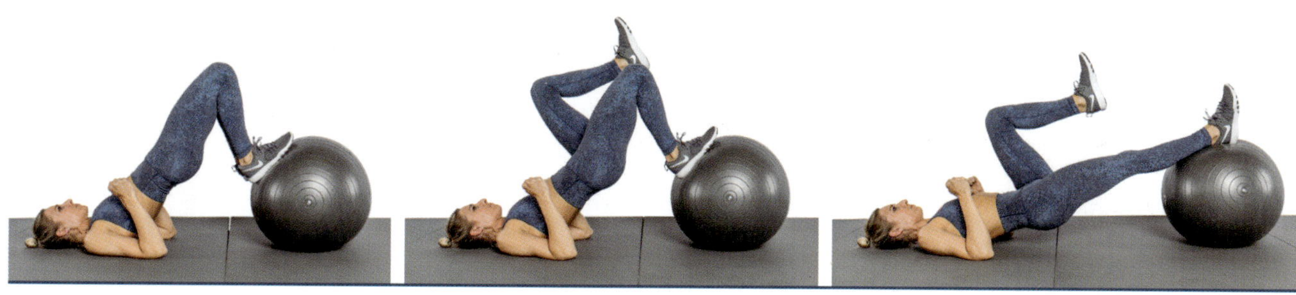

싱글 레그 스태빌리티 볼 레그 컬

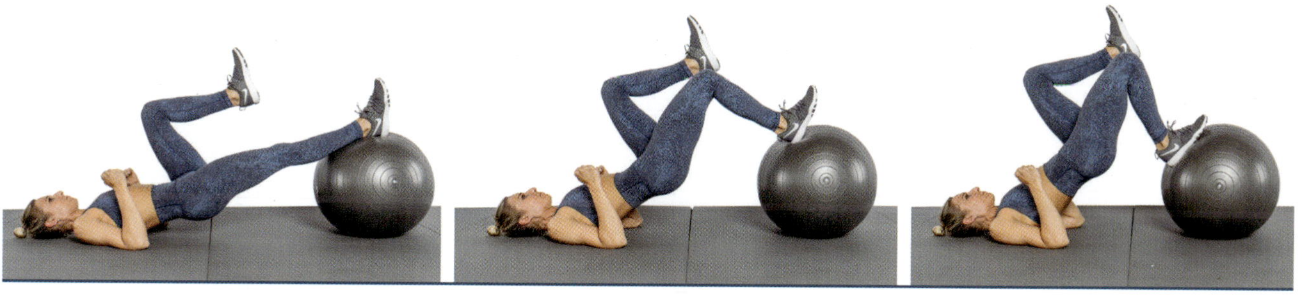

싱글 레그 베리에이션은 동일한 기술을 따르지만, 두 다리로 당기는 대신 한 다리로만 당긴다. 이 동작은 훨씬 더 많은 컨트롤이 필요하며, 발 위치를 조정하고 팔을 바닥에 벌려서 베이스를 넓혀 공이 좌우로 굴러가지 않도록 해야 할 수도 있다. 반대쪽 다리는 펴거나 구부린 상태로 유지할 수 있다. 당기는 단계가 너무 어렵다면, 두 다리로 당기고 한 다리로 낮추는 방법(투 업/원 다운)을 결합할 수도 있다.

슬라이딩 레그 컬 베리에이션

슬라이딩 레그 컬은 스태빌리티 볼 레그 컬과 유사하지만, 발이 바닥에 닿아 있어 몸무게의 더 많은 비율을 들어 올려야 하기 때문에 약간 더 어렵다. 이 동작을 수행하는 여러 방법이 있다. 마룻바닥, 리놀륨, 라미네이트 등 미끄러운 표면에서 진행할 경우, 발 밑에 수건이나 종이 접시를 놓거나 두꺼운 양말을 신을 수 있다(슬라이드 보드에서 수행하는 것이 가장 좋다). 카펫이 깔린 바닥에서는 발슬라이드Valslides를 사용하거나 가구 슬라이더를 사용할 수 있다. 스태빌리티 볼 베리에이션과 마찬가지로 두 다리로, 두 다리로 올라가 한 다리로 내려가는 방법, 또는 한 다리로 수행할 수 있다.

더블 레그 슬라이딩 레그 컬

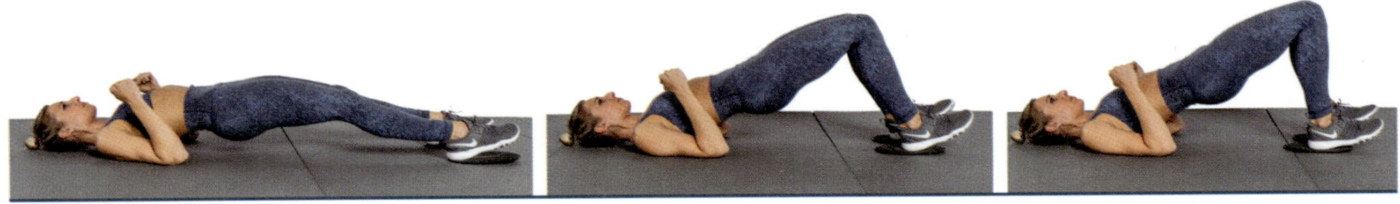

두 다리로 올라가고 한 다리로 내려오는 슬라이딩 레그 컬

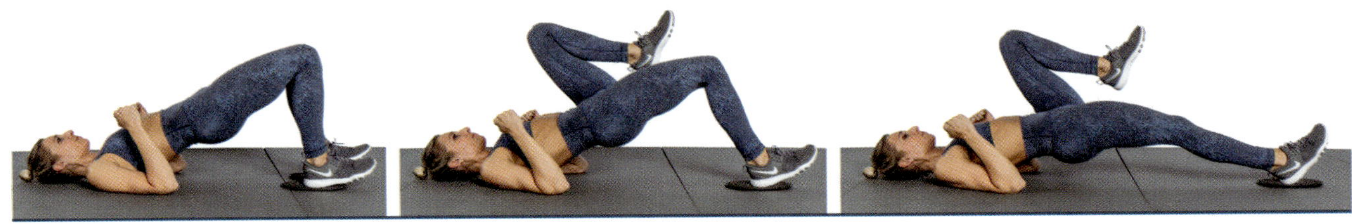

싱글 레그 슬라이딩 레그 컬

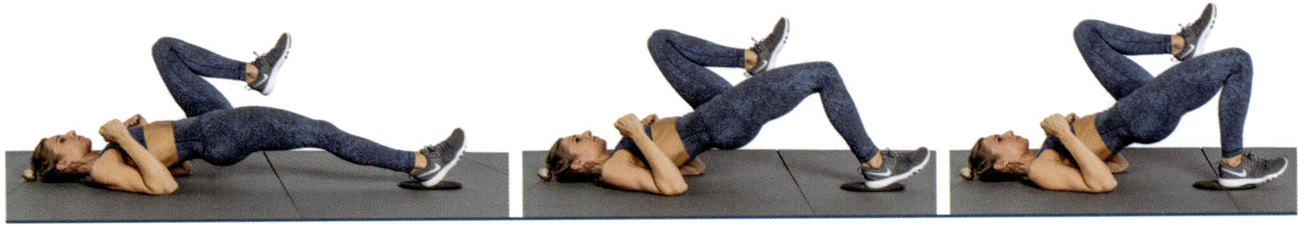

다리를 펴고 발뒤꿈치를 바닥에서 미끄러질 수 있는 물체 위에 올려놓고 시작하라. 팔을 옆에 두거나 베이스를 넓히기 위해 팔을 벌리거나 구부린 상태로 유지할 수 있다. 동작을 수행하기 위해, 발뒤꿈치를 엉덩이 쪽으로 당기면서 엉덩이를 바닥에서 들어 올린다. 매 반복에서 엉덩이를 완전히 또는 부분적으로 신전할 수 있으며, 원하는 대로 선택하라. 일관되게 동작을 수행하는 것이 중요하다. 이때 발뒤꿈치에서 발 전체로 체중을 옮기게 된다. 발뒤꿈치를 엉덩이에 최대한 가깝게 당겨라. 싱글 레그 베리에이션을 수행할 때는, 반대쪽 다리를 펴거나 구부릴 수 있다. 또한, 두 다리로 당기고 한 다리로 내리는 투 업/원 다운 베리에이션을 수행할 수도 있다.

롤링 레그 컬 베리에이션

롤링 레그 컬 베리에이션은 슬라이딩 레그 컬과 동일한 장점과 기술을 공유하지만, 발을 바닥에서 미끄러뜨리는 대신 바퀴가 달린 도구를 사용한다. 예를 들어, 파워 휠이나 글루트 햄 롤러와 같은 장비를 사용할 수 있다. 글루트 랩에서는 소리넥스Sorinex 글루트 햄 롤러를 사용하지만, 인터넷에서 다양한 옵션을 찾을 수 있다. 글루트 햄 롤러를 파워 휠이나 유사한 장비보다 사용할 때의 장점은 두 가지다. 첫째, 더 안정적이어서 부드러운 미끄러짐을 제공한다. 둘째, 싱글 레그 베리에이션과 밴드 저항과 같은 더 많은 로딩 옵션을 제공한다.

더블 레그 롤링 레그 컬

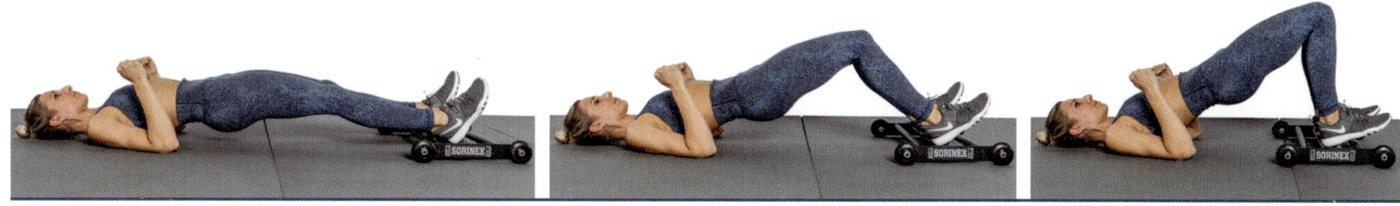

두 다리로 올리고 한 다리로 내리는 롤링 레그 컬

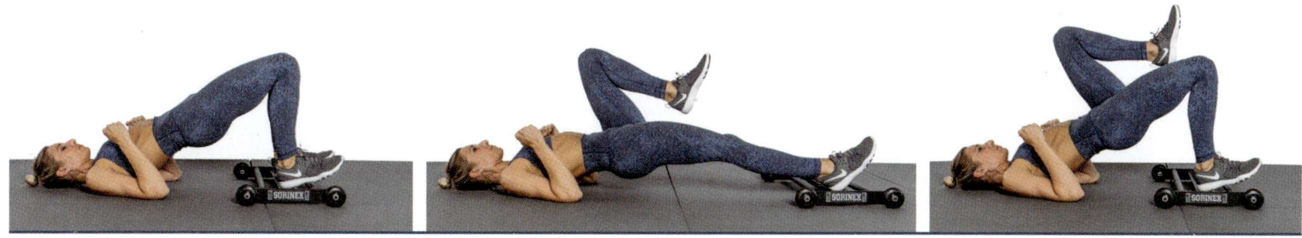

싱글 레그 롤링 레그 컬

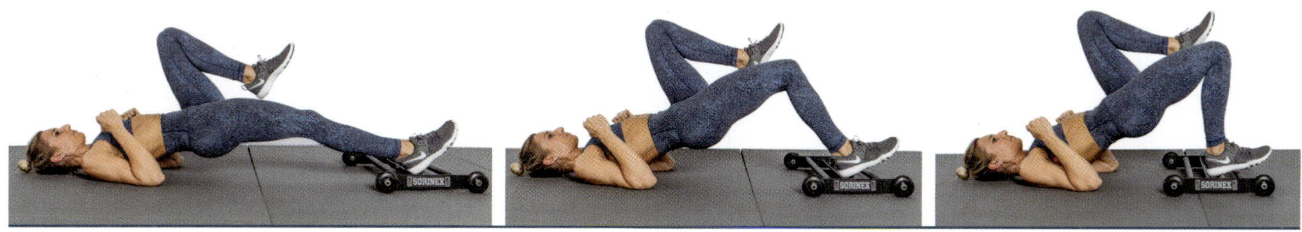

등을 대고 누운 상태에서 팔은 굽히거나 옆으로 벌린다. 발뒤꿈치를 글루트 햄 롤러의 홈에 놓고 다리를 곧게 편다. 팔을 몸 옆에 두지 않도록 주의한다. 바퀴가 손가락 위로 굴러가면 고통스러운 경험이 될 수 있다. 동작을 실행하려면 다음을 동시에 수행한다: 엉덩이를 들어 올리고, 발뒤꿈치로 롤러를 눌러 내리며, 발을 엉덩이 쪽으로 당긴다. 다른 슬라이딩 베리에이션과 마찬가지로 발뒤꿈치를 엉덩이에 최대한 가깝게 당기는 것이 목표다. 이 운동을 더 어렵게 만들고 싶다면 엉덩이에 덤벨을 올려 고관절 신전에 저항을 더하거나, 롤러에 밴드를 연결해 무릎 굴곡 저항을 증가시키거나, 싱글 레그 또는 두 다리로 올리고 한 다리로 내리는 베리에이션을 수행할 수 있다.

글라이딩/행잉 레그 컬 베리에이션

글라이딩 레그 컬 운동(또는 행잉 레그 컬로도 불림)은 내가 2009년에 차고에서 생각해낸 운동이다. 나는 그 당시 스티프 레그 데드리프트, 글루트 햄 레이즈, 굿모닝, 리버스 하이퍼, 백 익스텐션 등 훌륭한 햄스트링 발달 운동을 하고 있었지만, 고반복 펌프와 번(근육에 강한 자극을 주는 느낌)을 느낄 수 있는 옵션을 원했다. 다리 컬 머신을 사용할 수 없었고, 스태빌리티 볼이나 슬라이딩/롤링 레그 컬보다는 약간 더 도전적인 운동을 원했지만, 노르딕 햄 컬(NHC)이나 글루트 햄 레이즈처럼 매우 힘들지는 않은 운동을 찾고 있었다. 그래서 실험을 시작했고, 결국 글라이딩 레그 컬을 생각해냈다.

이 운동을 고반복(20회 정도)으로 운동 후반에 배치했을 때 원하는 효과를 얻을 수 있었다. 이 운동은 스태빌리티 볼이나 슬라이딩/롤링 레그 컬보다 더 도전적이다. 왜냐하면 체중의 더 높은 비율을 들어 올리며, 다리로 공을 굴리는 것과는 달리 몸을 위로 당겨야 하기 때문이다. 그러나 노르딕 햄 컬(NHC)이나 글루트 햄 레이즈보다는 덜 힘들다. 이 운동은 NHC와 비교했을 때 신전된 상태에서는 더 쉽고, 수축된 상태에서는 더 어렵기 때문에 햄스트링을 펌핑하고 불태우는 데 완벽한 운동이다. 다른 슈파인 니 플렉션 운동과 마찬가지로, 양다리로 하거나, 투 업/원 다운, 또는 싱글 레그 베리에이션으로 수행할 수 있다.

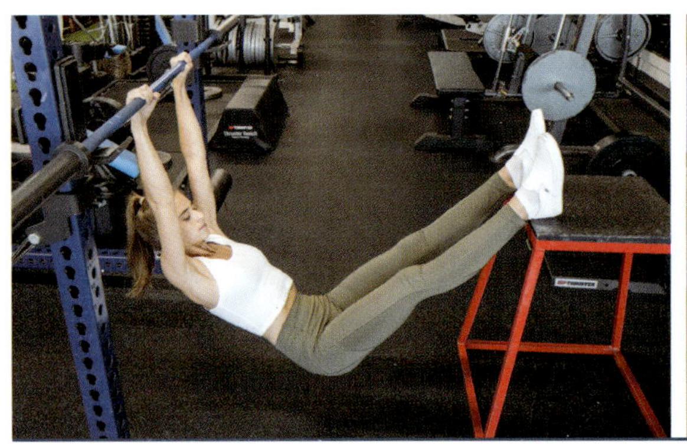
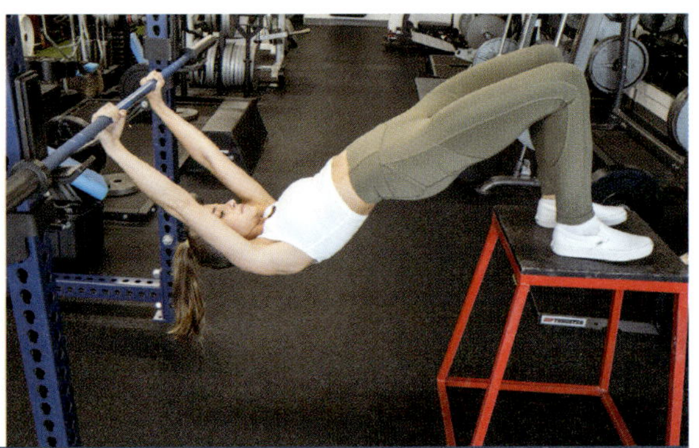

높은 플라이오메트릭 박스가 필요하다. 만약 가벼운 박스를 사용 중이고 측면이 없다면, 덤벨을 박스 밑에 두어 기울어지지 않도록 하라. 중간 크기의 박스를 사용하는 경우에는 적절한 높이를 맞추기 위해 웨이트를 쌓을 수 있다. 벤치는 높이가 충분하지 않고 기울어질 위험이 있기 때문에 권장하지 않는다. 몸을 매달려 수행하려면 파워랙 안에 있는 바벨이나 링에서 매달리면 된다. 바벨에 매달리는 경우, 파워 랙의 개방 부분이 아니라 강철 기둥(폴) 쪽을 바라보고 그립을 형성하여 바벨을 안정적으로 고정하라. 바벨의 높이는 어깨가 박스와 대략 같은 수평면에 위치하도록 하고, 강도에 따라 박스 높이를 조정한다. 낮은 박스는 더 쉽고, 높은 박스는 더 어렵다. 박스를 충분히 멀리 떨어뜨려 엉덩이가 약 135도 정도 굽히는 상태로 시작하라. 운동을 수행하려면, 바벨에 매달려 당기는 것처럼 팔과 다리를 곧게 펴고 엉덩이를 굽힌 상태로 시작한다. 그다음, 다리의 힘으로 몸을 위로 당겨서 발뒤꿈치를 박스에 밀어넣고, 무릎을 굽히면서 엉덩이를 신전시킨다. 몸을 위로 당겨가는 동안 다리의 힘만으로 자신을 끌어올리면서 상체가 앞으로 나아가게 하라. 팔은 후크처럼 사용하며, 팔을 굽히거나 상체를 당겨 올리려고 하지 마라. 엉덩이를 완전히 신전할 때 발이 박스에 닿게 하고, 천천히 하강하여 처음의 자세로 돌아간다.

닐링 니 플렉션 운동

니 플렉션 운동에는 노르딕 햄 컬 베리에이션(러시안 린, 러시안 햄 컬, 가난한 자의 글루트 햄 레이즈poor mans's glute ham raises, 내추럴 글루트 햄 레이즈, 체중 레그 컬, 노르딕 로어, 노르딕스 등 다양한 이름으로도 알려짐)이 포함된다. 이 운동은 햄스트링의 비대 및 힘 발달에 탁월하다. 그러나 이 운동은 고반복 슈파인 레그 컬을 할 때처럼 번이나 펌프를 느끼기는 어렵다. 이 점에서 런지와 유사하다. 런지를 할 때 엉덩이에 펌프나 번을 느끼지 않지만, 런지는 엉덩이 근육을 아프게 하고 근육 비대에 기여한다. 노르딕 햄 컬도 마찬가지이다. 번이나 펌프를 느끼지 않더라도 햄스트링을 아프게 만들고, 햄스트링을 그 어떤 운동보다도 잘 발달시킨다. 이 때문에 노르딕스는 운동 초반에 풀 노르딕까지 진행하려는 목표가 있을 경우에 프로그래밍되거나, 엉덩이 발달이 주요 목표일 경우에는 주로 운동 중반에 배치된다. 이 운동은 운동의 어느 시점에서 수행하든 상관없이 일반적으로 3세트에 3~5회 반복하는 것이 좋다. 높은 반복수로 수행하기보다는 낮은 반복수로 진행하며, 특히 하강 구간에서 근육의 긴장을 유지하는 것이 중요하다.

노르딕스는 여러 방법으로 셋업 및 수행할 수 있다. 먼저 다양한 장비와 도구를 사용하는 여러 셋업 방법을 설명한 후, 가장 쉬운 베리에이션부터 가장 어려운 베리에이션까지 올바른 노르딕스 수행 방법을 보여주겠다.

다이어트할 때 체중 운동 개인 기록을 시도해라

노르딕 햄 컬과 풀업, 딥스 같은 어려운 체중 운동은 체중이 줄어들수록 쉽게 느껴진다는 점에서 매우 유용하다. 실제로 많은 비키니 선수들이 시합 직전 주에 처음으로 노르딕 햄 컬을 성공했다. 작년에는 내 글루트 스쿼드 멤버 세 명이 시합 직전 월요일에 처음으로 노르딕 햄컬의 집중적인 동작(푸시업 보조 없이 완전히 내려갔다가 다시 올라오는)을 성공했다.

대부분의 보디빌딩 코치들은 대회 직전 주에는 훈련을 거의 프로그램하지 않는다. 그들은 "근육을 더 만들 수 없고, 다이어트도 끝났으며 훈련도 끝났다"고 생각하며 이 시점에 집중하지 않는다. 그러나 나는 이런 생각을 좋아하지 않는다. 나는 선수들이 체중 운동에서 개인 기록(PR)을 세우도록 격려하는데, 이는 그들이 다이어트와 훈련을 통해 더 가볍고 강해졌기 때문이다. 바벨을 사용하는 리프팅에서 절대적인 힘은 감소할 수 있지만, 체중 운동에서의 근력 지구력은 증가한다. 따라서 힙 쓰러스트나 데드리프트에서 개인 기록을 세우지 못할지라도, 체중 운동에서는 가능하다. 더 많은 풀업을 하거나, 노르딕을 성공하는 것만으로도 자신감이 크게 상승하며, 이는 무대에서의 퍼포먼스와 결과에도 긍정적인 영향을 미친다.

또한, 노르딕, 풀업, 인버티드 로우, 딥스, 푸시업, 피스톨 스쿼트 같은 체중 운동에 집중하는 것은 다이어트를 통해 체중을 감량하는 사람들에게도 효과적이다. 대회 준비가 아니더라도 같은 효과를 볼 수 있다. 즉, 다이어트가 진행됨에 따라 노르딕에서 더 강해져 자신감을 얻고 성취감을 느끼게 된다.

노르딕 햄 컬 셋업

노르딕 햄 컬을 위한 셋업 방법은 다양하며, 사용 가능한 장비와 개인 선호도에 따라 달라진다.

노르딕 햄 컬 머신

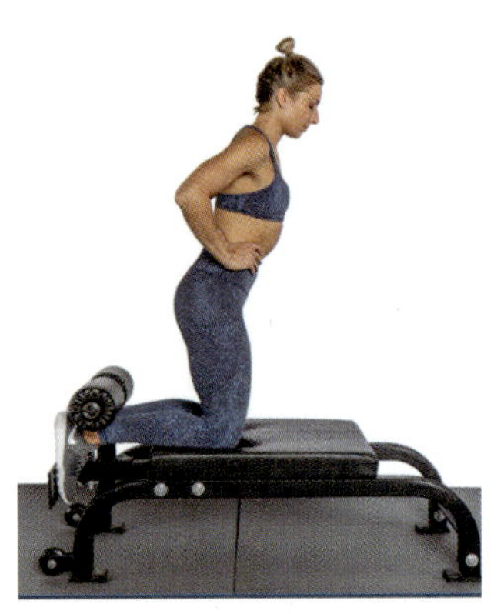

노르딕을 가장 잘 수행하는 방법은 이 운동을 위해 설계된 머신을 사용하는 것이다. 글루트랩에서는 Sorinex Poor Man's Glute Ham Raise 머신을 사용하며, 이는 매우 인기 있는 장비 중 하나이다. (Rogue와 같은 다른 회사에서도 유사한 제품을 제조한다.) 셋업이 따로 필요 없고, 바로 운동을 시작할 수 있다. 노르딕 햄 컬 머신은 최상의 장비 옵션이지만, 대형 상업 체육관에서도 이러한 머신은 드물게 볼 수 있다. 두 번째로 좋은 선택은 파트너 보조, 벤치 및 스트랩, 그리고 바벨 셋업이다.

파트너 보조

파트너 보조 셋업은 트레이닝 파트너나 코치와 함께 운동할 때 좋은 선택이다. 무릎을 위한 패드만 있으면 충분하다. 셋업을 위해 무릎을 패드 위에 놓고, 발목은 배측굴곡dorsiflexion 상태로 발가락을 지면에 눌러 고정시킨다. 만약 발가락이 유연하지 않거나 파트너가 눌러줄 때 발이 아프다면, 발등을 폼롤러 위에 놓거나 족저굴곡plantarflexion 상태로 운동을 수행할 수도 있지만, 이는 난이도를 높인다. 파트너는 당신의 뒤에 무릎을 꿇고 발뒤꿈치와 발목에 압력을 가해 다리를 지면에 고정해야 한다. 무릎을 펴고 앞으로 기울어질 때 파트너는 발목 뒤쪽에 하중을 가하면서 안정적으로 지지해야 한다. 파트너의 체중이 당신과 비슷하거나 더 무거워야 바닥까지 내려갔을 때 안정적으로 지지할 수 있다.

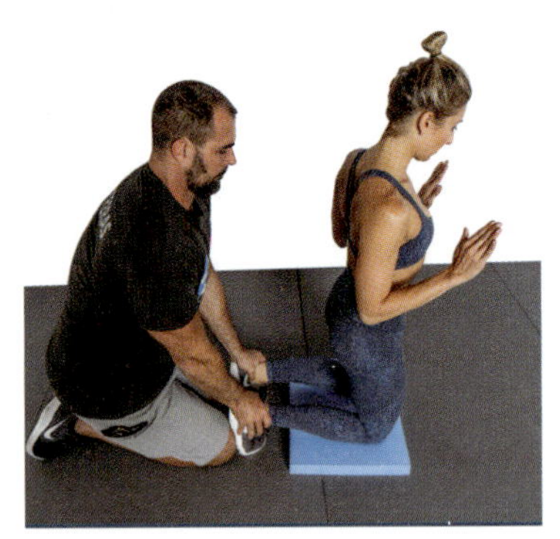

파트너의 안정성이 운동의 질에 큰 영향을 미치므로 이 셋업이 매우 중요하다. 이상적으로는 Airex 밸런스 패드처럼 무릎에 충분한 쿠션감을 제공하는 두꺼운 패드를 사용하고, 지면에서 약 8인치 높이로 올리는 것이 좋다. (스텝박스나 블록, 또는 여러 개의 패드를 쌓아 사용할 수 있다.) 이렇게 '데피싯deficit(추가적 깊이)'을 만들면 발이 더 편안하고 30도 기울기를 유지하며 운동의 최저점에서 더 큰 범위를 달성할 수 있다. 또한 발목을 능동적으로 배측굴곡시켜서 종아리 근육의 기여를 줄일 수 있어 햄스트링에 더 나은 훈련 자극을 준다.

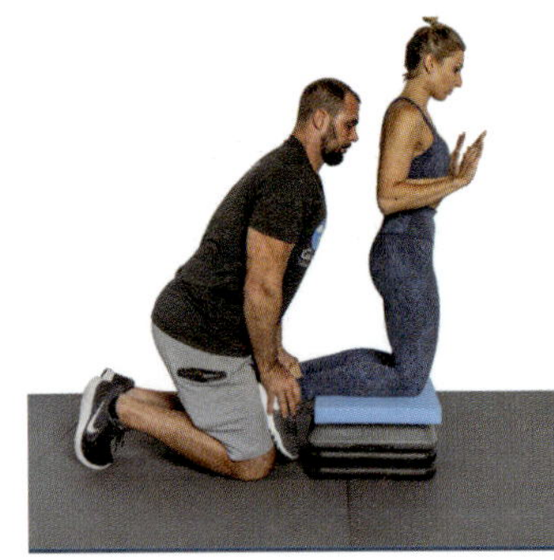
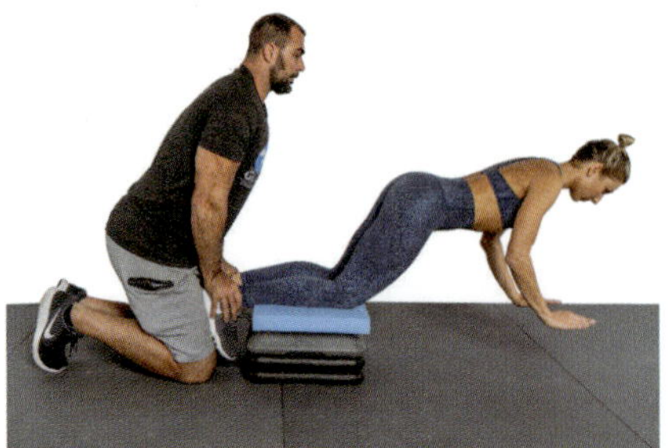
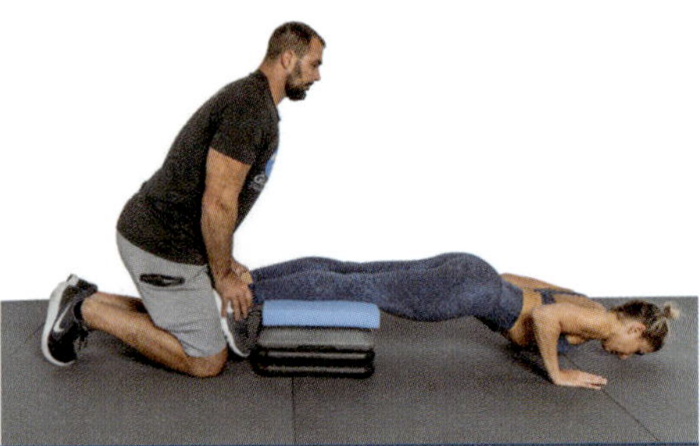

벤치와 스트랩

이 셋업은 노르딕 운동을 위한 저렴한 해킹 방법이다. Spud, Inc.에서 판매하는 글루트/햄 스트랩을 벤치에 감아 발을 고정할 수 있다. 심지어 벤치 프레스 스테이션에 스트랩을 감고 밴드 보조 변형 운동도 수행할 수 있다.

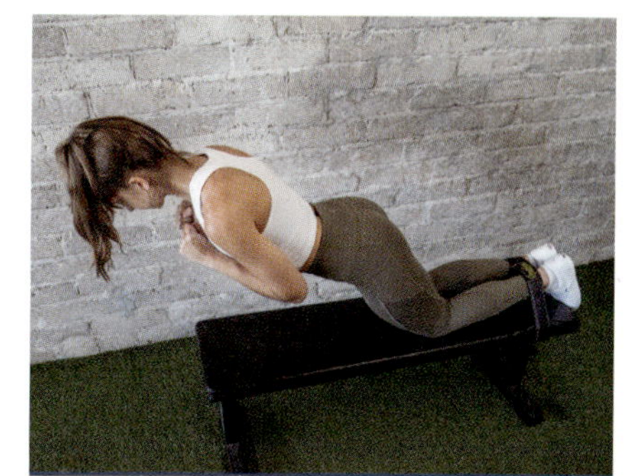

바벨

노르딕 햄 컬 기구나 글루트/햄 스트랩과 벤치가 없다면 바벨, 무게추, 스쿼트 스폰지, 패드를 사용할 수 있다. 먼저 바벨이 들리지 않거나 구르지 않도록 몸무게보다 더 많은 무게를 바벨에 로드하고, 발목 보호를 위해 두꺼운 스쿼트 스폰지를 바벨에 감는다. 무릎은 두꺼운 패드에 놓고, 바벨이 앞뒤로 움직이지 않도록 양쪽에 무게추나 쐐기를 배치하는 것이 중요하다.

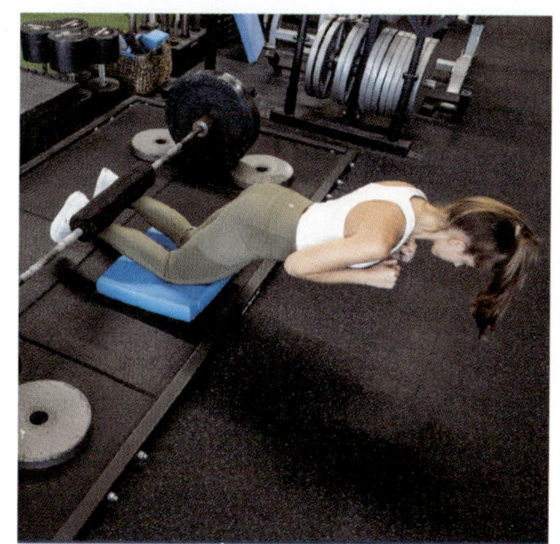

스미스 머신

파워 랙 대신 스미스 머신을 사용할 수도 있다. 셋업 방법은 파워 랙과 바벨 셋업과 동일하지만, 바벨 높이가 다를 수 있다. 많은 스미스 머신은 낮은 설정이 없으므로, 바벨 높이를 높게 설정하고 벤치, 블록, 또는 스텝박스 위에서 운동을 수행해야 할 수도 있다.

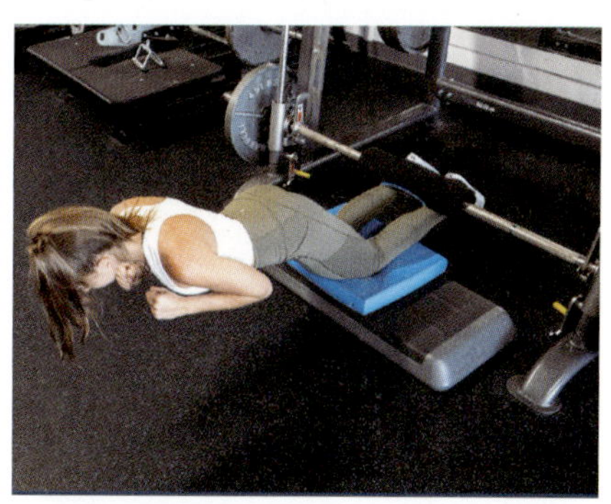

랫 풀다운 머신

상업적인 체육관에서 흔히 사용하는 또 다른 방법은 랫 풀다운 머신을 활용하는 것이다. 이는 머신의 원래 용도가 아니므로 이상적이지는 않다. 대부분 남성에게는 패드가 너무 좁고, 상체의 무게를 흡수할 수 있도록 앞에 벤치나 에어로빅 스텝을 적절한 높이로 배치해야 한다. 그러나 다른 옵션이 없고 무릎이 패드에 맞는다면 사용할 수 있는 실용적인 대안이다.

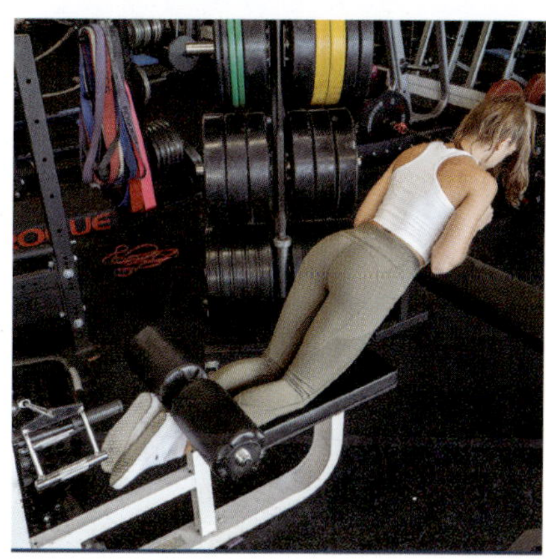

노르딕 햄 컬 리그레션 및 프로그레션

노르딕 햄스트링 컬을 처음 시작할 때는 상체를 천천히 내리면서 하강 단계에서 컨트롤을 잃기 쉽다. 무게 중심이 상체로 쏠리고 무릎이 더 많이 펴질수록 상체의 무게를 조절하기가 더 어려워지며, 어느 순간부터 더 이상 하강을 통제하지 못하고 '떨어지는' 지점이 생긴다. 처음에는 이 지점이 빠르게 찾아오지만, 목표는 훈련을 통해 이 지점을 점차적으로 늦추는 것이다.

이 때문에 노르딕 햄스트링 컬은 종종 '노르딕 로어링 운동'이나 '노르딕 드롭'이라고 불린다. 초반에는 완전한 운동을 시도하기보다는 가능한 한 천천히 하강하고, 보조적인 변형을 통해 하강 속도를 조절하는 것에 집중하는 것이 좋다. 컨센트릭(상승) 단계에서는 손으로 살짝 밀어 상체를 다시 시작 위치로 올리는 것이 목표다. 점차적으로 햄스트링의 힘만으로 상체를 끌어올릴 수 있게 된다. 최종 목표는 손의 도움 없이 전 운동을 수행하는 것이지만, 이는 매우 어렵고, 내가 함께 훈련한 운동선수들 중에서도 이를 해낸 사람은 극소수였다. 따라서 전 운동을 완벽하게 수행하지 못한다고 해서 좌절할 필요는 없다. 노르딕을 주 2회 정도 하고 있지만, 저 역시도 손의 도움 없이 완벽한 컨센트릭 반복을 수행하지는 못한다.

노르딕 변형을 단계적으로 발전시키기 위해, 이 기술을 가장 쉬운 단계부터 가장 어려운 단계까지 세 가지 카테고리로 나누었다. 보조된 변형, 체중을 이용한 변형, 저항을 추가한 변형이다.

보조된 노르딕

보조된 노르딕은 밴드, 트레이닝 파트너, 혹은 어떤 형태의 지지 장치를 사용하는 기술을 포함한다. 노르딕을 한 번도 해본 적이 없거나 체중을 이용한 노르딕을 할 때 통제할 수 없거나, 혹은 기술을 연습하고 점진적으로 더 어려운 변형으로 발전하고 싶다면 보조된 노르딕부터 시작하는 것이 좋다. 많은 반복을 수행하는 실수를 피하고, 보통 세트당 5회 이하의 반복을 수행하는 것이 좋다. 전 운동을 수행하기 위해서는 체중만으로 최소한 절반 정도는 통제할 수 있을 정도로 강해질 때까지 보조된 변형을 유지하는 것을 권장한다. 이 기초적인 힘과 기술을 기반으로, 앞으로 소개될 변형들이 완전한 노르딕에 한 걸음 더 가까이 갈 수 있게 도와줄 것이다.

손으로 보조하는 노르딕

트레이닝 파트너나 코치가 앞에 무릎을 꿇고 손을 잡아주는 것은 노르딕 하강을 통제하며 기술을 정확하게 수행하는 좋은 방법이다. 파트너의 손을 지지대 삼아, 햄스트링의 힘으로 다리를 곧게 펴면서 바, 발 패드, 혹은 상대방의 손에 몸을 밀착시키고, 천천히 하강할 수 있다. 파트너와 리프터가 리듬을 맞추면, 스포터는 가장 적절한 시점에 가장 적합한 도움을 줄 수 있어 가장 효과적인 세트를 수행할 수 있다.

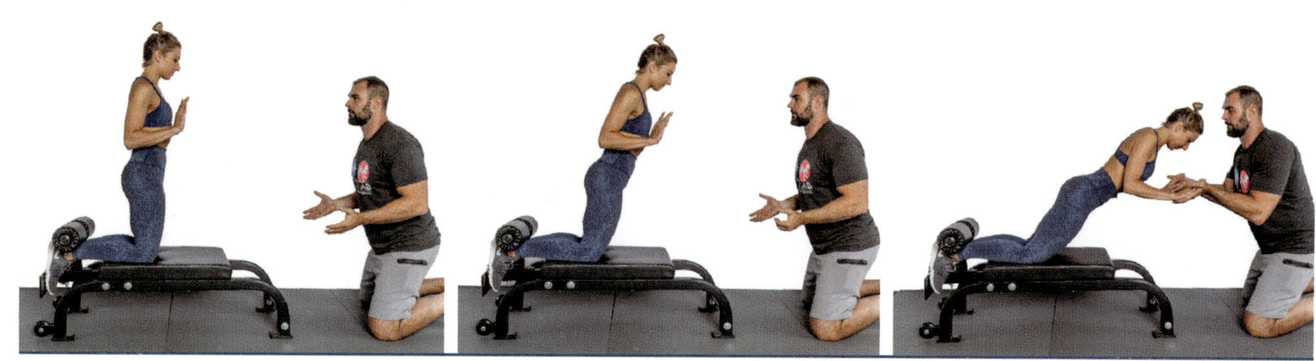

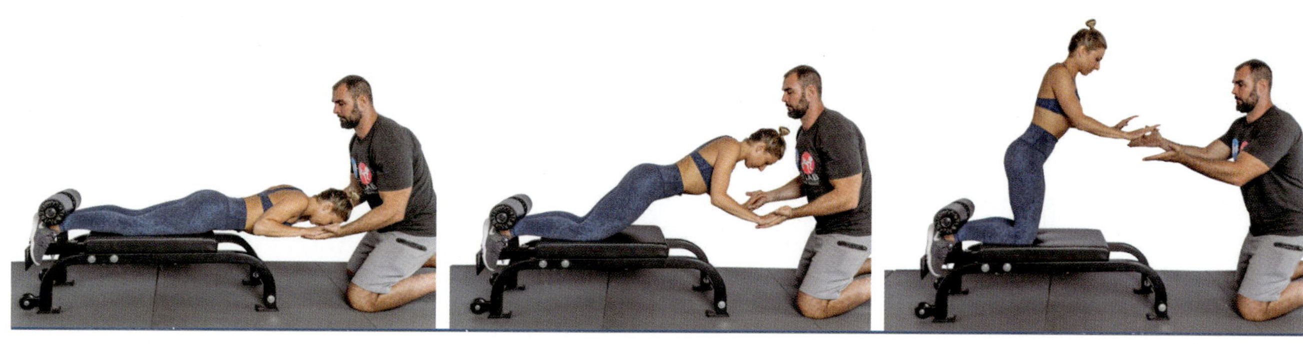

훈련 파트너가 당신 앞에 무릎을 꿇고 있는 상태에서, 다리를 굽히고 무릎을 펴며 천천히 몸을 아래로 내린다. 파트너는 당신의 능력과 힘에 맞춰 지원하는 정도를 조절해야 한다. 파트너는 손을 들어 당신을 도와주며, 앞으로 몸이 기울어질 때 상체의 무게를 흡수해 지원하는 방식이다. 당신이 더 아래로 떨어질수록, 파트너는 더 많은 서포트를 제공해야 한다. 바닥 위치에 도달하면, 파트너는 다시 당신을 위로 밀어 올려 원래 위치로 돌아갈 수 있도록 도와준다.

밴드 보조 노르딕

밴드는 노르딕 운동을 진행할 때 매우 유용한 도구로, 바닥 위치로 내려가는 동안 몸무게를 지지해준다. 보다 정확히 말하자면, 운동의 첫 번째 단계에서는 적은 보조를 제공하며, 두 번째 더 어려운 단계에서는 더 많은 보조를 제공한다. 즉, 밴드는 전체 운동 범위에서 저항을 고르게 분배해주며, 특히 가장 어려운 하단 위치에서 더 많은 보조를 제공해 운동을 끊김 없이 수행할 수 있게 도와준다. 밴드 덕분에 힘을 과도하게 쓰지 않고도 한 번의 완전한 반복을 완료할 수 있다.

보조 정도는 두께가 다른 밴드를 선택하거나 밴드의 궤도를 조정하여 맞출 수 있다. 밴드를 더 높은 곳에 고정할수록 하단 위치에서 더 많은 보조를 받게 된다.

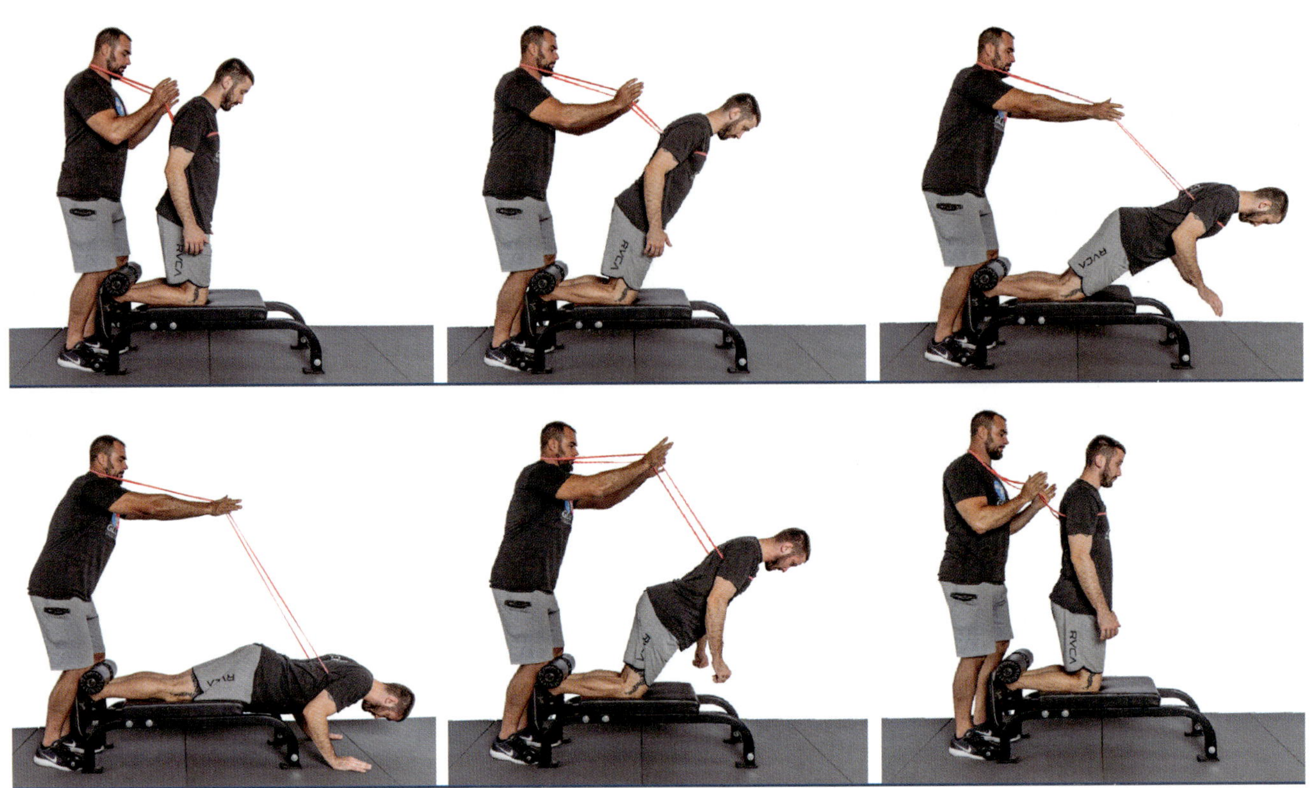

밴드 보조 노르딕 변형 운동은 몇 가지 방법으로 수행할 수 있다. 훈련 파트너가 당신 위에서 밴드를 잡고 있거나, 파워 랙, 벤치 프레스, 풀업 구조물에 밴드를 고정할 수 있다. 어떤 셋업이든, 밴드는 가슴과 겨드랑이 아래에 위치해야 한다. 파트너가 밴드를 잡고 있다면, 밴드를 목 뒤로 감고, 당신이 내려갈 때 밴드를 밀어 올려 더 수직으로 효과적인 지지 벡터를 제공해야 한다.

폴 보조 노르딕

이 리그레션(단순화된 버전)은 폴, 예를 들어 나무 봉이나 PVC 파이프를 사용하여 몸무게를 지지함으로써 운동 범위 전반에 걸쳐 도움을 받을 수 있다는 점이 독특하다. 대형 메디신볼을 이용해 지지하며 내려갈 수도 있지만, 나무 봉이 더 좋다. 이 변형은 바닥에서 수행할 수 있지만, GHD, 노르딕 햄 컬 장치, 벤치 또는 랫 풀다운 기구처럼 바닥에서 조금 더 높이 올려진 장치에서 수행하는 것이 더 좋다.

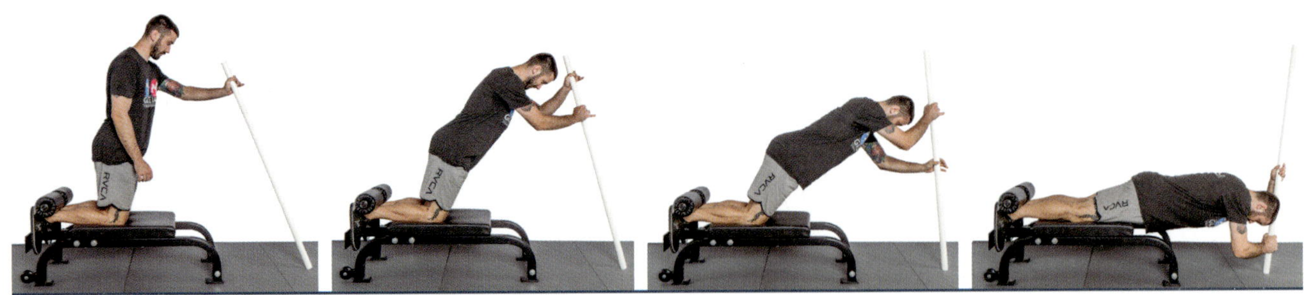

폴을 몸 앞에 위치시키고, 폴을 따라 몸을 아래로 그리고 다시 위로 올린다. 폴은 주로 균형과 지지를 위해 사용되며, 가능한 한 햄스트링에 최대한의 긴장을 유지한 채로 스스로 내려가려고 해야 한다.

바디웨이트 노르딕

스트렝스 코치로서, 나는 대부분의 주요 리프트에서 자신의 체중 이상의 무게를 들 수 있는 매우 강력하고 재능 있는 운동선수들과 함께 일하고 있다. 하지만 내가 만나는 코치들과 운동선수들 중에서, 완전한 맨몸 노르딕을 수행할 수 있는 사람은 거의 없다. 이러한 이유로, 나는 완전한 노르딕에 도달하는 데 도움을 줄 수 있는 여러 맨몸 변형 운동들을 포함시켰으며, 이 운동들은 햄스트링을 강화하고 발달시키는 데에도 매우 유용하다.

완전한 노르딕을 추구하지 않더라도 이 운동에서 많은 혜택을 얻을 수 있다. 여기에 포함된 변형 운동들은 햄스트링 발달과 스트렝스 향상에 매우 효과적이다.

이센트릭 액센튜레이티드 노르딕

맨몸 노르딕을 수행할 때, 초반에는 이센트릭(하강) 페이즈를 통제하는 것이 주된 목표다. 시간이 지나고 더 나아지면서, 목표는 하강을 더 오래 통제할 수 있는 '브레이킹 포인트'를 늘리는 것이다. 즉, 하강 단계에 집중하는 것이 상승(콘센트릭) 단계보다 더 빠르게 발전하고 햄스트링을 더욱 발달시키는 데 도움이 된다. 예를 들어 처음에 노르딕 햄 컬을 수행할 때 하강을 50% 정도만 통제할 수 있고, 각 반복에 3초가 걸린다면, 한 달 후에는 하강을 65% 정도 통제하고 각 반복을 5초 동안 수행할 수 있다면, 당신은 점진적 과부하를 달성한 것이며, 햄스트링이 약간 더 근육질이 되었을 것이다.

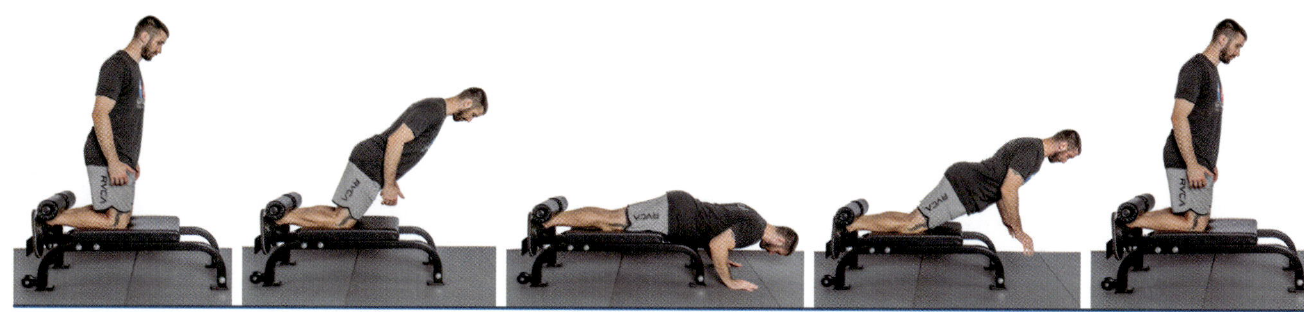

몸의 위치는 개인의 선호에 따라 다를 수 있다. 상체와 고관절을 중립으로 유지하거나 약간 앞으로 기울일 수 있는데, 30도 이상 넘어가지 않도록 주의하라. 그 이상 넘어가면 다른 기술(플렉스드 힙 변형)을 수행하게 된다. 동작을 실행할 때, 발을 장치나 훈련 파트너의 손에 단단히 고정하고, 몸을 하나의 유닛으로 천천히 낮춘다. 중요한 점은 고관절에서 꺾이지 않아야 하며, 무릎에서만 움직임이 발생해야 한다. 바닥으로 떨어질 때 상체의 무게를 팔로 흡수하되, 햄스트링에 긴장을 유지하라. 즉, 브레이킹 포인트에 도달했을 때, 단순히 떨어지지 말고 팔을 사용하여 하강을 계속 통제해야 한다. 하강 단계 동안 햄스트링에 지속적인 긴장을 느껴야 한다. 허벅지가 패드, 바닥 또는 벤치에 닿으면, 햄스트링을 이용해 자신을 시작 위치로 밀어 올리거나 손을 사용하여 상체를 위로 끌어 올릴 수 있다.

포즈 랩

포즈 랩pause rep은 자신의 한계점 근처에서 2초간 멈춘 후, 손을 사용해 동작의 이센트릭 및 컨센트릭 단계를 보조하는 방식으로 수행된다. 시간이 지남에 따라 목표는 자신의 한계점을 늘리고, 점차적으로 바닥에 가까워질 수 있도록 정지 위치를 낮추는 것이다. 이는 노르딕 운동을 진행시키고 이센트릭-액센튜레이티드 변형을 수행할 때 근육에 더 많은 긴장 시간을 제공하는 또 다른 방법이다.

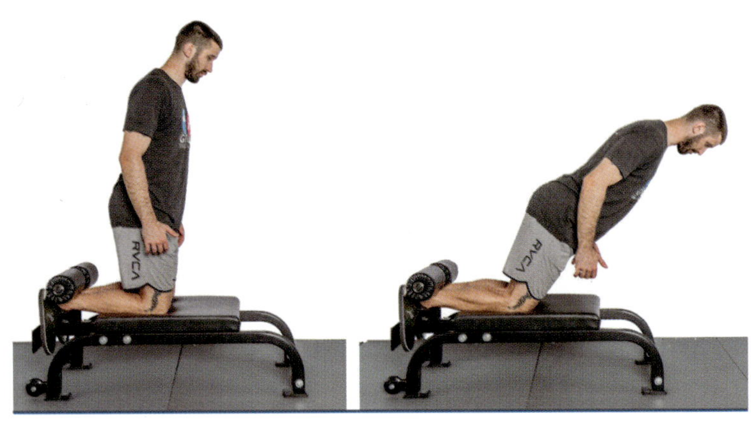

포즈 랩 노르딕 변형은 이센트릭-액센튜레이티드 노르딕과 동일한 기술을 사용한다. 유일한 차이점은 한계점 바로 위에서 2초간 멈추는 것이다.

펄스 메소드

펄스 메소드Pulse method는 하단 위치에서 3번의 펄스 움직임을 수행한다. 이는 운동의 가장 어려운 단계인 하단 위치에서 긴장 시간을 증가시킨다.

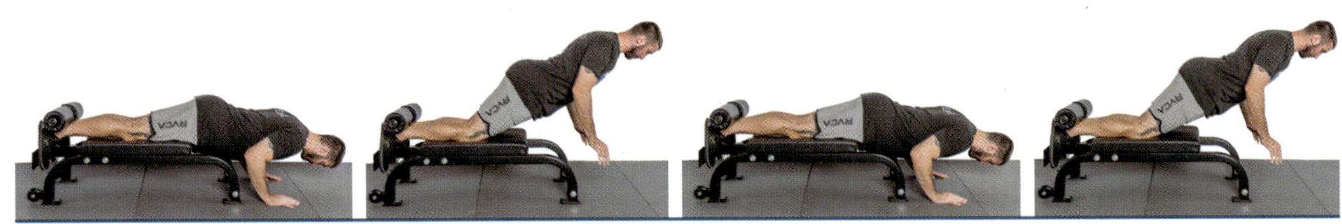

제어된 방식으로 무릎이 거의 완전히 펴질 때까지 몸을 내린다. 그다음 햄스트링에 최대한 긴장을 유지하며 3회 반복하여 위아래로 펄스를 수행한다. 즉, 햄스트링의 힘을 사용해 펄스를 수행하고, 팔은 보조 역할만 하도록 사용한다.

플렉스드-힙 노르딕

플렉스드-힙 노르딕flexed-hip nordic 변형은 엉덩이를 90도 구부린 상태로 유지하며 전체 동작 범위 동안 그 각도를 고정시키는 운동이다. 이는 햄스트링이 길어지기 때문에 바디웨이트 변형을 수행하기가 약간 더 쉬워진다. 벤치나 다른 높은 표면에서 셋업하여 엉덩이를 90도 구부린 상태로 전체 운동 범위를 수행하는 것이 가장 좋다.

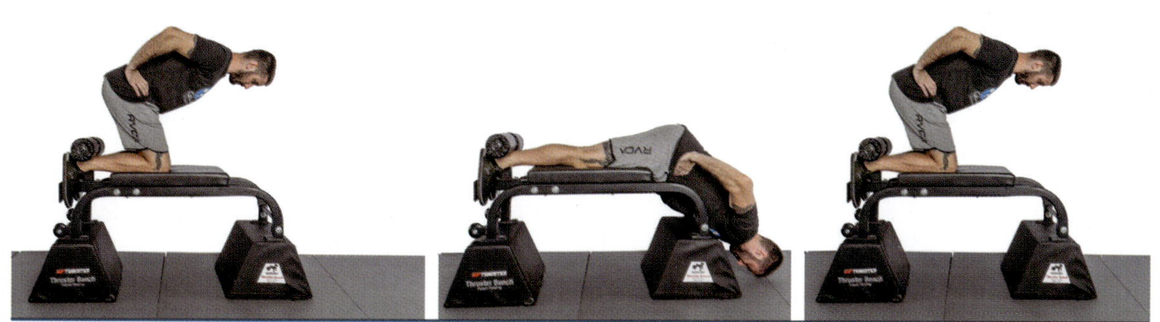

엉덩이를 90도까지 힌지한 후, 무릎을 펴면서 천천히 몸을 내린다. 만약 바디웨이트 변형을 완전히 수행할 수 없다면, 이센트릭-액센튜레이티드 노르딕에서 설명한 대로 손을 사용하여 한계점을 넘기는 보조 동작을 사용할 수 있다.

레이저 노르딕

레이저 노르딕razor nordic은 일반 노르딕과 플렉스드-힙 노르딕의 중간 변형이다. 이 변형에서는 햄스트링의 길이가 크게 변하지 않으며, 엉덩이 신전 시 짧아지지만 무릎 굽힘 시 길어진다. 따라서 햄스트링에 준등척성isometric 운동 효과를 제공한다.

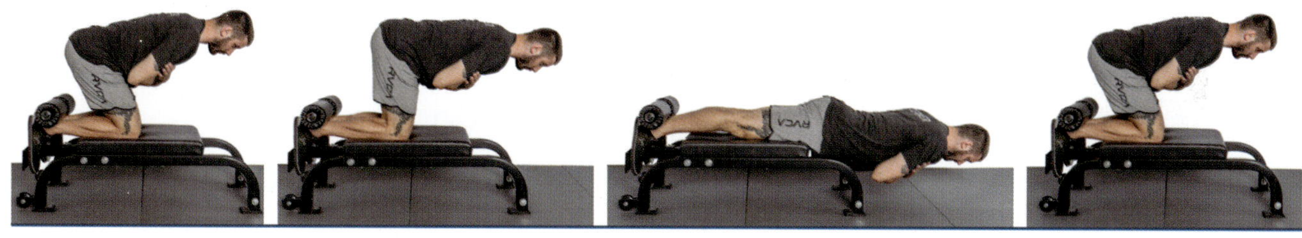

엉덩이를 90도 구부린 상태에서 시작한다. 내려갈 때 엉덩이를 신전하고, 상체는 전체 세트 동안 지면과 평행을 유지한다. 하단 위치는 전통적인 노르딕과 유사하지만, 올라올 때는 엉덩이를 뒤로 밀고 엉덩이를 구부린다.

풀 노르딕

궁극적인 목표는 보조 없이 완전한 바디웨이트 노르딕을 수행하는 것이다. 나도 실제로 이 동작을 수행할 수 있는 사람을 약 열두 명 정도만 훈련해보았기 때문에 이 수준의 힘을 달성하지 못하더라도 좌절하지 마라. 그러나 꾸준히 진행하고, 기술에 집중하며 지속적으로 훈련하면 결국 그 목표에 도달할 수 있을 것이다.

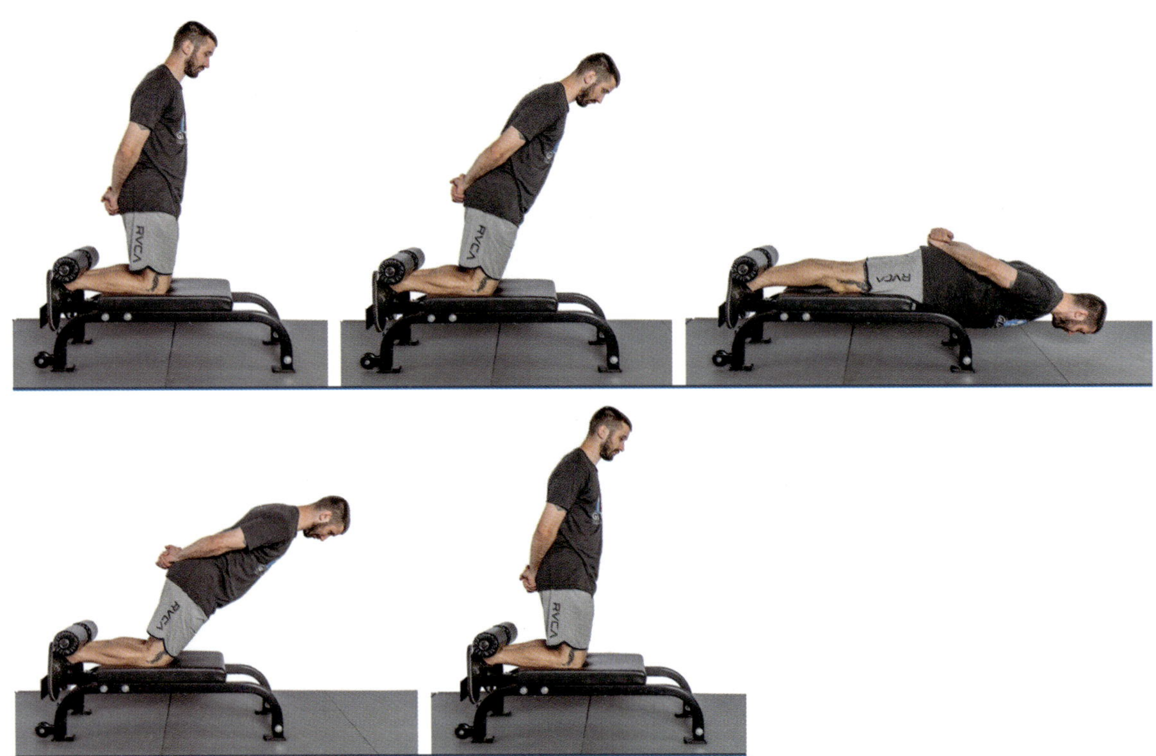

노르딕 셋업 중 하나를 사용하여 발을 고정시킨 후 엉덩이를 약간 구부리고 무릎을 펴면서 천천히 몸을 바닥 쪽으로 내린다. 이때, 발을 지지대(파트너의 손, 발 패드, 바벨 등)에 밀어넣으면서 상체를 천천히 낮춰 허벅지가 패드나 바닥에 닿을 때까지 내린다. 손을 땅에 대지 않고, 다리를 말아 올리면서 몸을 상단 위치로 다시 당겨온다. 이때, 무릎 위 질량 시스템의 지레를 증가시켜 운동을 더 어렵게 만들 수 있는 방법으로 손을 옆에 두는 것에서 팔을 교차시키는 것으로 진행할 수 있다.

레지스티드 노르딕Resisted Nordics

대부분의 사람들은 풀 바디웨이트 노르딕을 수행할 수 없기 때문에 풀 레인지 가중치나 저항 변형은 접근하기 어렵다. 그러나 이러한 변형을 조정하여 운동의 다양한 범위를 훈련할 수 있으며, 이를 통해 유용한 프로그레션을 만들 수 있다.

슬로우 메뉴얼리 레지스티드 노르딕Slow Manually Resisted Nordic

운동의 가장 쉬운 부분인 상단 위치에 저항을 더하기 위해, 트레이닝 파트너가 당신의 등을 밀어 저항을 가할 수 있다. 상단 위치와 동작 범위의 첫 번째 단계에서 저항을 가함으로써 상체가 낮아지는 첫 번째 절반 동안 긴장 시간을 늘리고 깊은 무릎 굽힘에서 햄스트링 힘을 키울 수 있다.

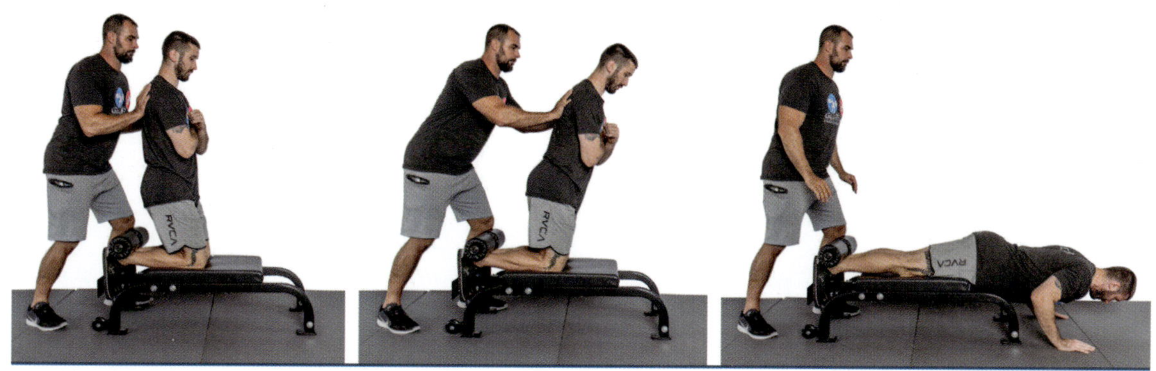

트레이닝 파트너가 상체의 상단 부분에 천천히 그리고 꾸준히 압력을 가한다. 이 상단 구간에서는 비교적 강한 저항을 만들어내야 하며, 45도 이하로 서서히 내려가면 파트너가 밀어주는 힘을 멈추고 신체 무게가 저항을 담당하도록 한다.

패스트 메뉴얼리 레지스티드 노르딕Fast Manually Resisted Nordic

이 변형은 슬로우 메뉴얼리 레지스티드 노르딕과 유사하나, 트레이닝 파트너가 더 빠르고 폭발적으로 상체를 밀어내며 가속화된 이센트릭 페이즈를 만들어낸다. 이 변형은 운동이 빠르게 전개되므로 스포츠 활동과 더 잘 맞아떨어질 수 있다.

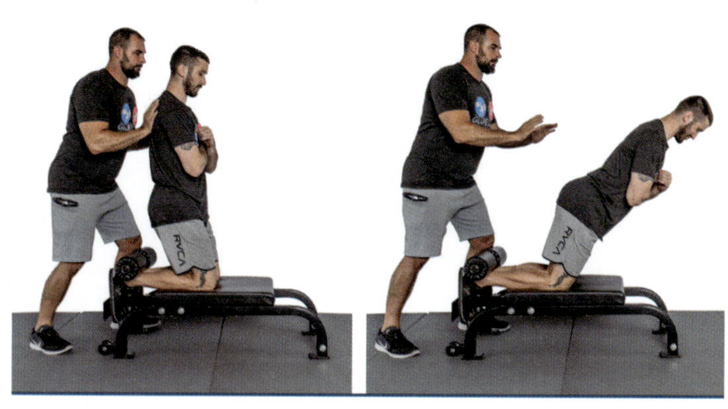

탑 포지션에서 셋업한 후 폭발적인 밀어내기를 대비한다. 파트너가 상체 상단에 폭발적으로 압력을 가하면, 저항을 느끼는 순간 저항을 최대한 줄이고 하강을 제어한다. 그 후 바닥에서 밀어내어 탑 포지션으로 돌아온다.

메뉴얼리 레지스티드 및 어시스티드 노르딕Manually Resisted and Assisted Nordic

이 변형은 전 범위에 걸쳐 꾸준한 햄스트링 긴장을 유지할 수 있는 매우 효과적인 방식이다. 하지만 바디웨이트 노르딕을 완전히 대체해서는 안 된다. 바디웨이트 노르딕의 주요 이점 중 하나는 내려갈수록 점점 더 어려워진다는 점이다. 이 변형은 힘의 곡선을 평탄하게 만들어주는 좋은 보완 운동으로 활용될 수 있다.

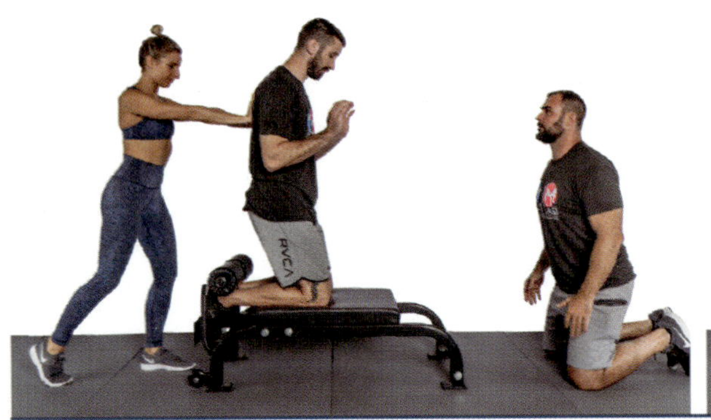

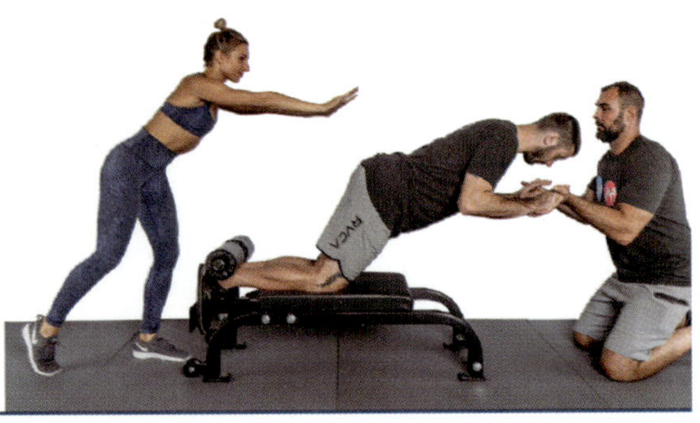

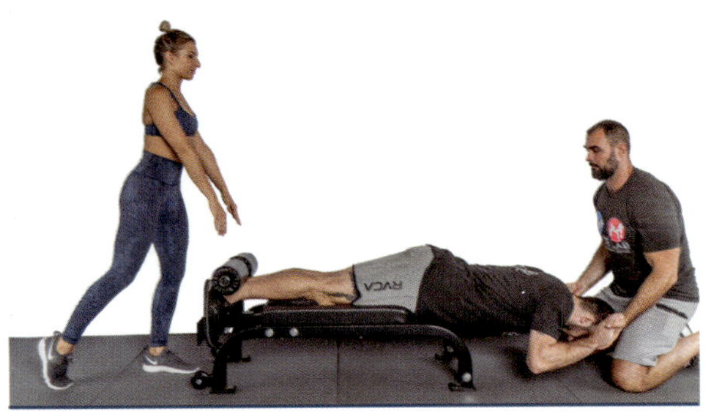

트레이닝 파트너가 탑 포지션에서 상체 상단에 천천히 그리고 꾸준히 압력을 가한다. 당신이 브레이킹 포인트에 도달할 때쯤, 파트너는 앞쪽으로 이동해 손을 위로 밀어 저항을 제공하여 당신이 바닥 포지션까지 제어하며 내려갈 수 있도록 도와준다(파트너 어시스티드 노르딕처럼). 이후, 파트너가 다시 탑 포지션으로 올라올 수 있도록 도와준다. 이 과정을 2번 더 반복한다.

밴드 레지스티드 노르딕Band-Resisted Nordic

이 변형의 장점은 밴드가 탑 포지션에서 가장 큰 저항을 제공한다는 것이다. 이 구간이 가장 쉬운 구간이며, 브레이킹 포인트를 지나 내려갈 때 손으로 지탱할 수 있다. 즉, 이 변형은 주로 하강 페이즈의 첫 번째 절반을 중점적으로 운동한다.

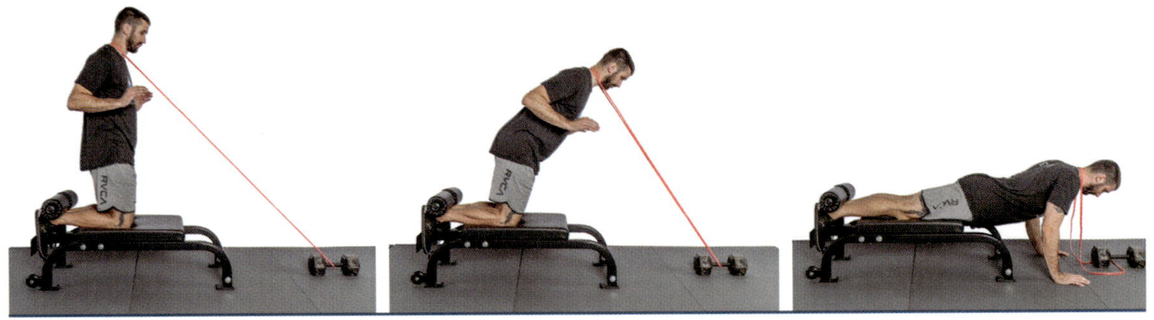

밴드를 바닥에 고정시키고(헤비 덤벨이나 파워 랙을 사용하여) 다른 한쪽 끝을 목 뒤에 감는다. 탑 포지션에서 밴드가 완전히 당겨진 상태에서 서서히 하강하며 첫 번째 절반의 운동 범위를 제어한다. 브레이킹 포인트에 도달하면 손을 사용해 도움을 받으며, 햄스트링에 가능한 한 많은 긴장을 유지하며 하강 페이즈를 완료한다. 그 후, 기어오르거나 밀어서 다시 탑 포지션으로 돌아온다.

덤벨 레지스티드 노르딕Dumbbell-Resisted Nordic

체중을 사용하여 노르딕을 제어하며 내려갈 수 있고 노르딕 운동에 익숙하다면, 덤벨을 사용해 저항을 추가할 수 있다. 하지만 손을 사용해 낙하를 제어할 수 없으므로 대부분의 하강을 제어할 수 있어야 한다.

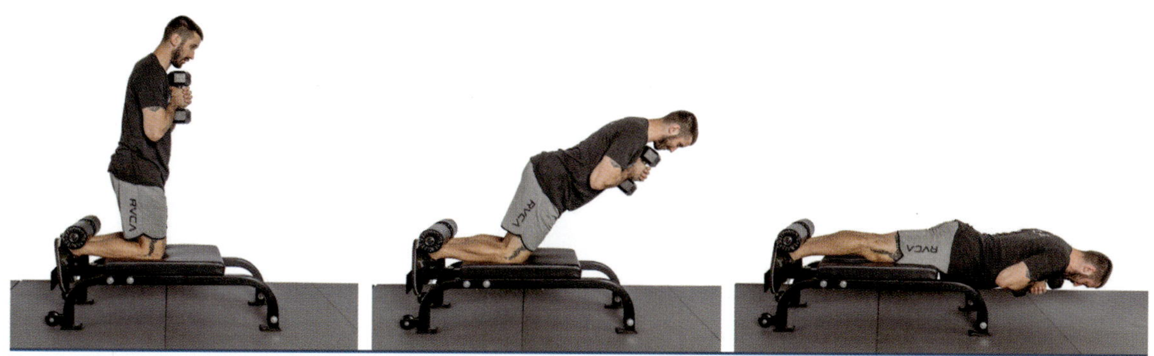

덤벨을 세로로 가슴 중앙에 위치시킨 후 양손으로 손잡이를 잡는다. 하강할 때는 덤벨을 떨어뜨리고 다시 올라온다. 만약 상승 페이즈를 수행하지 못한다면, 나머지 운동 범위를 수행하기 위해 손으로 도움을 받을 수 있다. 트레이닝 파트너가 덤벨을 탑 포지션에서 다시 건네주어 다음 반복을 수행할 수 있다. 이렇게 하면 강화된 이센트릭 변형으로 운동할 수 있다. 덤벨(또는 웨이트 베스트)을 사용해 풀 레프도 수행할 수 있다.

프론 니 플렉션 운동Prone Knee Flexion Exercises

복와 자세 무릎 굴곡 운동 범주는 주로 글루트 햄 레이즈(GHR)를 포함하며, 글루트 햄 디벨로퍼(GHD)에서 수행된다.

만약 GHD 장비가 없다면, 노르딕 햄스트링 컬 변형을 통해서도 햄스트링을 효과적으로 발달시킬 수 있다. 실제로 한 번은 글루트 햄 레이즈를 몇 달간 중단하고 노르딕에 집중했을 때, 글루트 햄 레이즈 강도가 증가했다. 이는 노르딕이 글루트 햄 레이즈만큼이나 햄스트링 강화를 효과적으로 할 수 있다는 것을 보여준다. 따라서 햄스트링을 훈련하기 위해 GHD를 반드시 구매할 필요는 없다. 이 섹션에서 다룬 다른 변형들도 동일하게 효과적이다. 그렇지만 GHD의 곡선 경로는 노르딕보다 운동이 조금 더 쉬워서 더 높은 반복 범위를 수행할 수 있다. 예를 들어 나는 노르딕에서 3세트 3회를 수행하지만, 글루트 햄 레이즈에서는 3세트 15회를 수행할 수 있다. 두 가지 모두 도전적이지만, 노르딕은 힘 강화에 더 좋을 수 있고, GHR은 근육 비대에 더 좋을 수 있다.

이후 페이지에서 GHR을 위한 포괄적인 진행 운동을 제공할 것이다. 기술에 들어가기 전에, GHD의 설정이 운동의 난이도와 반복수에 얼마나 큰 영향을 미치는지 이해해야 한다.

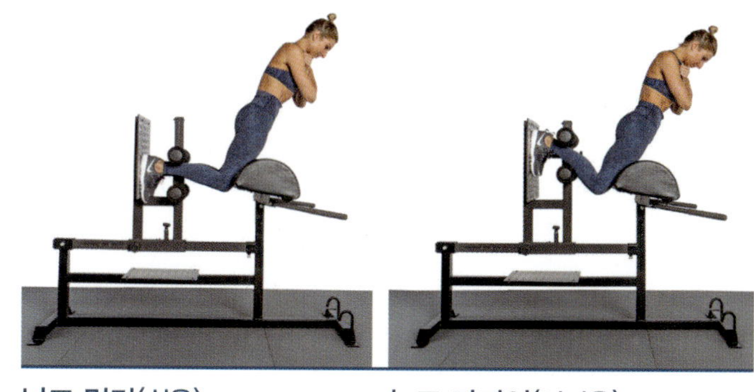

낮고 멀리(쉬움) 높고 가까이(어려움)

GHR을 쉽게 만들려면, 풋플레이트를 낮게 설정하거나 힙 패드에서 멀리 위치시킨다. GHR을 더 어렵게 만들려면, 풋플레이트를 높게 설정하거나 힙 패드에 더 가까이 위치시켜라. 반복 개인 기록을 시도할 때는 셋업을 일관되게 유지하는 것이 중요하다. 동일한 조건에서 동일한 동작 범위로 같은 형식을 사용할 때만 점진적 과부하를 달성할 수 있다는 점을 기억하라.

인버스 컬Inverse Curl

인버스 컬은 거의 아무도 하지 않지만 내가 가장 좋아하는 햄스트링 운동 중 하나이다. 엉덩이 신전 후 무릎 굴곡을 특징으로 하는 리드미컬한 2단계 운동으로, 글루트 햄 레이즈와 수평 백 익스텐션의 완벽한 조합이다. 20회씩 2~3세트를 목표로 하면 햄스트링이 비명을 지를 것이다.

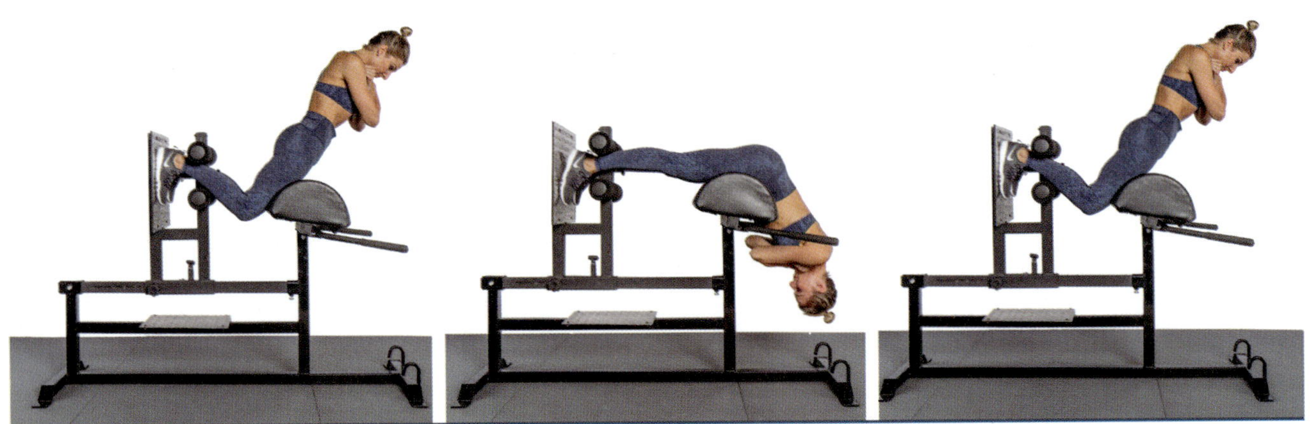

풋플레이트를 GHR과 백 익스텐션 풋플레이트 위치 사이에 배치하라. (GHR 풋플레이트 위치는 더 가깝고, 백 익스텐션 풋플레이트 위치는 더 멀리 있다.) 장치에 셋업한 후, 상체를 깊은 힙 플렉션으로 내린다. 여기서 엉덩이를 신전시키면서 상체를 올려라. 완전한 힙 신전에 도달한 후 무릎 굴곡을 통해 계속 상승한다. 덤벨을 들 수 있지만, 나는 체중을 이용한 고반복 운동을 선호한다. 무릎 패드가 더 멀리 배치되어 있기 때문에 일반 GHR만큼 높이 올라갈 수는 없다.

플렉스드 힙 GHRFlexed-Hip GHR

이 변형은 플렉스드 힙 노르딕과 유사하지만, 수행하기가 조금 더 쉽다.

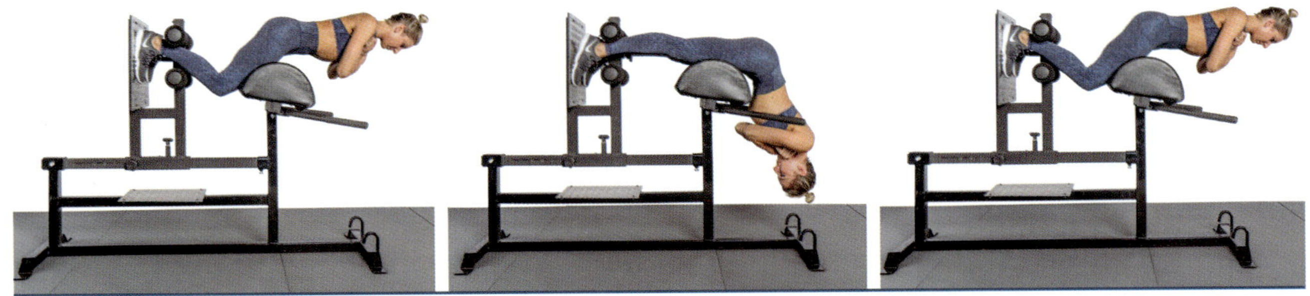

GHD에 셋업한 후 상체를 지면과 평행하게 위치시켜라. 무릎을 펴면서 상체를 내리고, 하단에서 몸이 L자 형태가 된다. 같은 힙 각도를 유지하면서 다리를 구부리고 무릎을 굽히면서 동작을 역으로 수행하라.

레이저 컬

레이저 컬은 일반 GHR과 굽힌 엉덩이 GHR 사이의 동작이다. 이 변형에서 햄스트링의 길이는 크게 변하지 않는다(엉덩이가 신전되면서 짧아지고, 무릎이 굽혀지면서 길어짐). 따라서 레이저 컬은 준등척성 햄스트링 운동으로 작용한다.

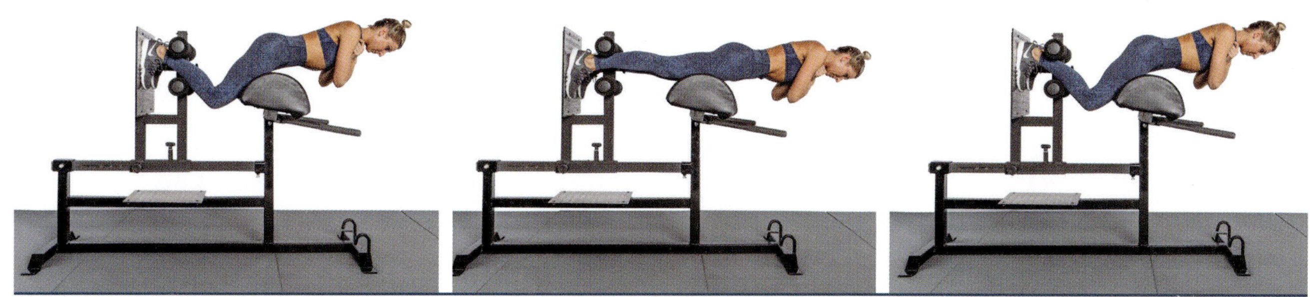

엉덩이를 굽혀 상체를 지면과 평행하게 유지한 상태에서 엉덩이와 무릎을 펴라. 엉덩이와 무릎이 완전히 펴지면 다리를 굽히고, 엉덩이를 뒤로 밀며 무릎을 굽혀 동작을 반전한다. 이 동작의 핵심은 운동 내내 상체를 지면과 평행하게 유지하는 것이다.

뉴트럴 힙 GHR

뉴트럴 힙 GHR은 보기보다 훨씬 어렵다. 무릎 굽힘 운동 중 엉덩이를 기울이거나 골반을 앞쪽으로 기울이는 것이 자연스럽다. 이렇게 하면 햄스트링의 길이가 길어지면서 힘이 더 생긴다.

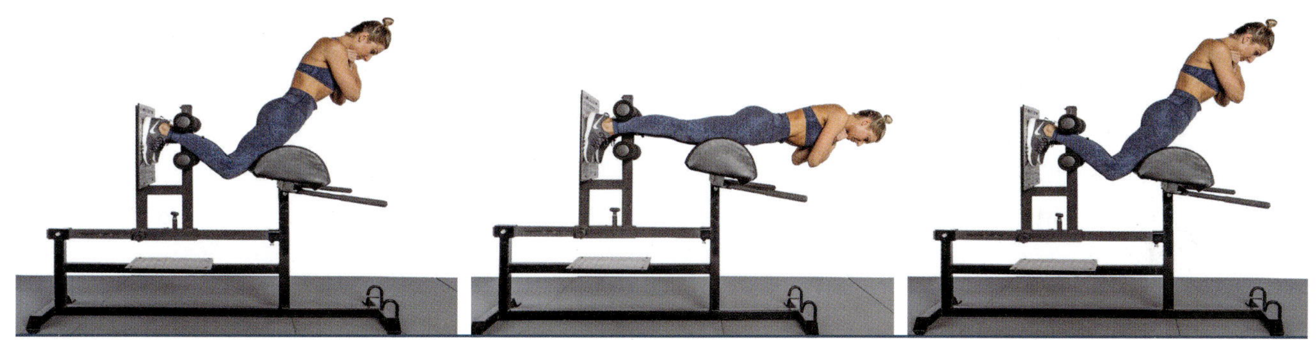

뉴트럴 힙 익스텐션 상태에서 자세를 잡고, 이 중립 상태와 골반 위치를 유지한 채로 운동의 내림 및 올림 동작을 수행한다.

프리즈너 GHR

GHR과 백 익스텐션 같은 운동을 할 때 팔을 올리면 저항 지레가 길어져 운동이 더 어려워진다.

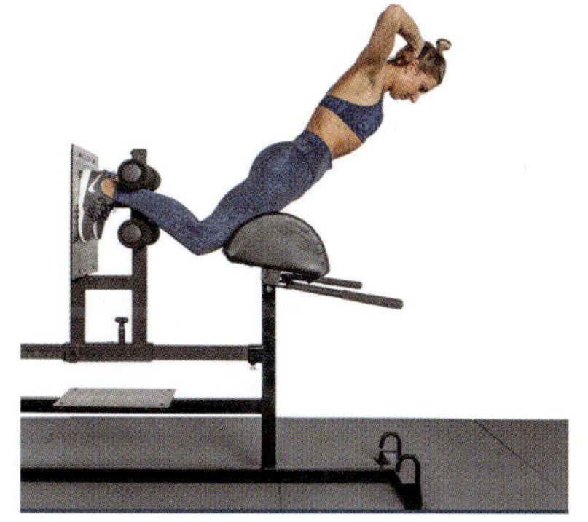

양손을 머리 뒤로 위치시키고 프리즌 포지션을 취한 후, 기존에 설명한 GHR 동작을 수행한다.

덤벨 GHR

GHR의 난이도를 높이기 위해 덤벨이나 웨이트 플레이트를 들고 운동할 수 있다.

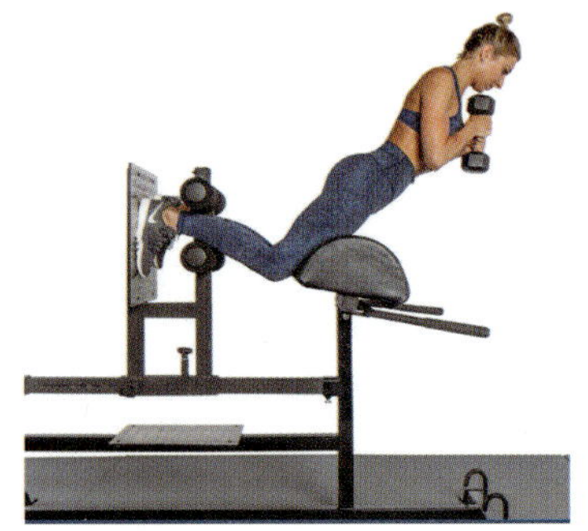

덤벨이나 웨이트 플레이트를 턱 아래에 위치시키고, 기존에 설명된 GHR 동작을 수행해라.

밴드 GHR

목에 긴 밴드를 착용하면 GHR의 난이도가 높아진다. 덤벨처럼 일정한 무게가 아니라 밴드는 늘어날수록 저항이 증가한다. 즉, 밴드가 덜 늘어난 낮은 위치에서는 햄스트링에 가해지는 긴장이 적고, 밴드가 많이 늘어나는 높은 위치에서는 햄스트링에 많은 긴장이 가해진다.

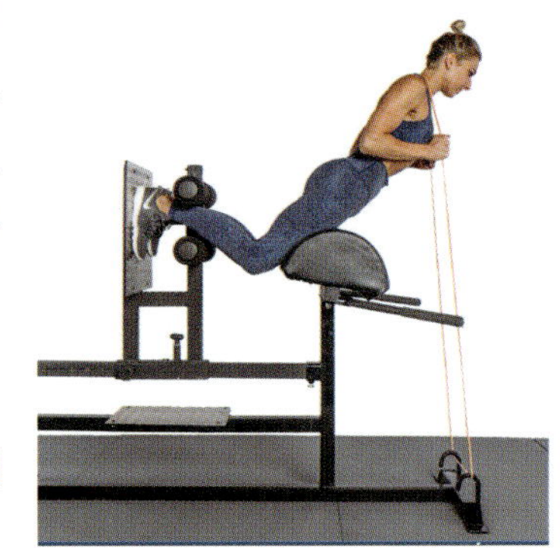

GHD 장치에 긴 밴드를 연결한 후 밴드를 목 뒤에 감고, 기존에 설명된 GHR 동작을 수행해라.

리어 엘리베이티드 GHR

GHR을 진행하는 또 다른 방법은 GHD 장치의 뒷부분을 높이는 것이다. 이렇게 하면 상단에서 운동이 더 어려워지고 하단에서는 쉽게 진행할 수 있게 된다. 예를 들어 일반 GHR에서는 20회를 할 수 있지만, 리어 엘리베이티드 GHR에서는 햄스트링이 피로해지기 전에 5회 정도만 할 수 있다.

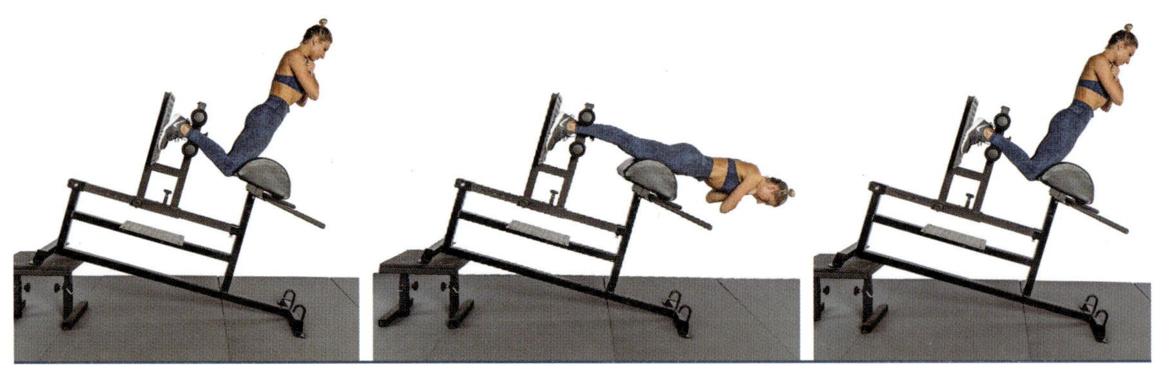

GHD의 뒷부분을 박스나 블록, 계단에 올려놓고, 기존에 설명된 GHR 동작을 수행하라. 이 변형은 매 회 반복 시 햄스트링이 정점에서 최대 수축을 요구하기 때문에 매우 어려운 운동이다.

결론

『글루트 랩』을 읽어주셔서 감사하다. 이 책을 통해 여러분의 트레이닝이 한 단계 더 발전할 수 있기를 바란다. 이번 판은 2019년 8월 기준 내가 알고 있는 모든 실용적인 방법과 과학적 이해를 반영한 것이다. 내 경험이 더 쌓이고 더 많은 연구가 발표되면서, 실용적인 방법과 과학적 이해는 계속 발전할 것이다. 과학은 그런 방식으로 작동한다. 글렌과 나는 이 책을 몇 년마다 업데이트하여 최신 정보와 종합적인 내용을 제공할 계획이다.

나의 방법을 적용해주시고 내 작업을 공유해주신 모든 사람들께 깊은 감사를 드린다. 여러분 덕분에 힙 쓰러스트와 다른 둔근 트레이닝 방법이 대중화될 수 있었으며, 여러분이 없었다면 이만큼 멀리 오지 못했을 것이다. 새로운 것을 시도하는 여러분의 신뢰와 열정 덕분에 피트니스 업계가 발전했으며, 내 방법이 여러분의 일상에 가치를 더해주길 바란다.

책을 읽고 유익하게 느끼셨다면, 여러분의 진행 상황을 공유해주시고, 인스타그램(@bretcontreras1)에서 자유롭게 질문해라. 또한, 아마존이나 Barnes & Noble에서 솔직한 리뷰를 남겨주시면 이 책의 성공에 큰 도움이 될 것이다. 여러분의 피드백과 지원은 이 책에서 무엇을 좋아하시는지, 글렌과 내가 책을 어떻게 개선할 수 있을지에 대한 지침을 제공하며, 다른 독자들에게도 영감을 줄 수 있다. 여러분의 리뷰는 다른 사람들에게도 이 책을 발견하고, 그들의 둔근 트레이닝 목표를 향해 나아가도록 도울 수 있다.

여러분이 친구들에게 소셜 미디어에서 이 책을 공유하거나 리뷰를 남겨준다면, 나는 여러분의 도움에 대해 진심으로 감사드릴 것이다.

나의 목표 중 하나는 여러분의 둔근 트레이닝을 개선하기 위한 편리하고 저렴한 솔루션을 제공하는 것이다. 이 책에서는 내가 제공하는 다양한 제품과 서비스에 대한 사진과 참조를 포함시켰다. 아래 링크를 통해 자세한 내용을 확인할 수 있다.

Booty by Bret 프로그램에 가입하려면 bootybybret.com을 방문하라.

온라인 트레이닝, 맞춤형 프로그램 및 기타 제품과 서비스는 bretcontreras.store를 방문하라.

글루트 루프, T-Bell, Hip Thruster, Thruster Bar, Thruster Plates 등 둔근 트레이닝 제품에 대한 자세한 정보는 bcstrength.com을 방문하라.

이 책에 수록된 운동 동작 시연 비디오 참조는 glutelabbook.com을 방문하라.

곧 출시 예정, Glute Lab 인증 및 가맹 프랜차이즈를 곧 제공할 예정이다.

참고 문헌

책에 수록된 '과학이 말하다' 박스의 각 인용 번호는 본 문장의 참고문헌을 나타낸다. 본문에 언급된 연구들을 포함한 전체 참고문헌 목록은 glutelabbook.com에서 확인할 수 있다.

Chapter 1: 아름다움을 위한 둔근 트레이닝

과학이 말하다: 아름다움 향상

1. Kanehisa, H., Nagareda, H., Kawakami, Y., Akima, H., Masani, K., Kouzaki, M., & Fukunaga, T. (2002). "Effects of equivolume isometric training programs comprising medium or high resistance on muscle size and strength." *European Journal of Applied Physiology* 87(2): 112–119.
2. Tracy, B. L., Ivey, F. M., Hurlbut, D., Martel, G. F., Lemmer, J. T., Siegel, E. L. & Hurley, B. F. (1999). "Muscle quality. II. Effects of strength training in 65- to 75-yr-old men and women." *Journal of Applied Physiology* 86(1): 195–201.
3. Seynnes, O. R., de Boer, M., & Narici, M. V. (2007). "Early skeletal muscle hypertrophy and architectural changes in response to high-intensity resistance training." *Journal of Applied Physiology* 102(1): 368–373.
4. Wakahara, T., Fukutani, A., Kawakami, Y., & Yanai, T. (2013). "Nonuniform muscle hypertrophy: its relation to muscle activation in training session." *Medicine & Science in Sports & Exercise* 45(11): 2158–65.
5. Børsheim, E., & Bahr, R. (2003). "Effect of exercise intensity, duration and mode on post-exercise oxygen consumption." *Sports Medicine* 33(14): 1037–60.
6. Heden, T., Lox, C., Rose, P., Reid, S., & Kirk, E. P. (2011). "One-set resistance training elevates energy expenditure for 72 h similar to three sets." *European Journal of Applied Physiology* 111(3): 477–484.
7. Farinatti, P., Castinheiras Neto, A. G., & da Silva, N. L. (2012). "Influence of resistance training variables on excess post-exercise oxygen consumption: a systematic review." International Scholarly Research Notices, 2013.
8. Paoli, A., Moro, T., Marcolin, G., Neri, M., Bianco, A., Palma, A., & Grimaldi, K. (2012). "High-intensity interval resistance training (HIRT) influences resting energy expenditure and respiratory ratio in non-dieting individuals." *Journal of Translational Medicine* 10: 237.

Chapter 2: 건강을 위한 둔근 트레이닝

과학이 말하다: 부상과 통증의 위험 감소

1. Alkjær, T., Wieland, M. R., Andersen, M. S., Simonsen, E. B., & Rasmussen, J. (2012). "Computational modeling of a forward lunge: towards a better understanding of the function of the cruciate ligaments." *Journal of Anatomy* 221(6): 590–597.
2. Stecco, A., Gilliar, W., Hill, R., Fullerton, B., & Stecco, C. (2013). "The anatomical and functional relation between gluteus maximus and fascia lata." *Journal of Bodywork and Movement Therapies* 17(4): 512.
3. Bryanton, M. A., Carey, J. P., Kennedy, M. D., & Chiu, L. Z. (2015). "Quadriceps effort during squat exercise depends on hip extensor muscle strategy." *Sports Biomechanics* 14(1): 122–138.
4. Lewis, C. L., Sahrmann, S. A., & Moran, D. W. (2009). "Effect of position and alteration in synergist muscle force contribution on hip forces when performing hip strengthening exercises." *Clinical Biomechanics* 24(1): 35–42.
5. See note 3 above.
6. Vigotsky, A. D., & Bryanton, M. A. (2016). "Relative muscle contributions to net joint moments in the barbell back squat." American Society of Biomechanics 40th Annual Meeting, North Carolina State University, Raleigh, NC.
7. Liu, H., Garrett, W. E., Moorman, C. T., & Yu, B. (2012). "Injury rate, mechanism, and risk factors of hamstring strain injuries in sports: a review of the literature." *Journal of Sport and Health Science* 1(2): 92–101.
8. Mendiguchia, J., Alentorn-Geli, E., Idoate, F., & Myer, G. D. (2013). "Rectus femoris muscle injuries in football: a clinically relevant review of mechanisms of injury, risk factors and preventive strategies." *British Journal of Sports Medicine* 47(6): 359–366.
9. Ryan, J., DeBurca, N., & McCreesh, K. (2014). "Risk factors for groin/hip injuries in field-based sports: a systematic review." *British Journal of Sports Medicine* 48(14): 1089–96.
10. Wiemann, K., & Tidow, G. (1995). "Relative activity of hip and knee extensors in sprinting-implications for training." *New Studies in Athletics* 10: 29–49.
11. Khayambashi, K., Ghoddosi, N., Straub, R. K., & Powers, C. M. (2016). "Hip muscle strength predicts noncontact anterior cruciate ligament injury in male and female athletes: a prospective study." *The American Journal of Sports Medicine* 44(2): 355–361.
12. Hollman, J. H., Ginos, B. E., Kozuchowski, J., Vaughn, A. S., Krause, D. A., & Youdas, J. W. (2009). "Relationships between knee valgus, hip-muscle strength, and hip-muscle recruitment during a single-limb step-down." *Journal of Sport Rehabilitation* 18(1): 104.
13. Hollman, J. H., Hohl, J. M., Kraft, J. L., Strauss, J. D., & Traver, K. J. (2013). "Modulation of frontal-plane knee kinematics by hip-extensor strength and gluteus maximus recruitment during a jump-landing task in healthy women." *Journal of Sport Rehabilitation* 22(3): 184–90.
14. Padua, D. A., Bell, D. R., & Clark, M. A. (2012). "Neuromuscular characteristics of individuals displaying

excessive medial knee displacement." *Journal of Athletic Training* 47(5): 525.
15. Nyman, E., & Armstrong, C. W. (2015). "Real-time feedback during drop landing training improves subsequent frontal and sagittal plane knee kinematics." *Clinical Biomechanics* 30(9): 988–994.
16. Thomson, C., Krouwel, O., Kuisma, R., & Hebron, C. (2016). "The outcome of hip exercise in patellofemoral pain: a systematic review." *Manual Therapy* 26: 1–30.
17. Zalawadia, A., Ruparelia, S. Shah, S., Parekh, D., Patel, S., Rathod, S. P., and Patel, S. V. (2010). "Study of femoral neck anteversion of adult dry femora in Gujarat region." *National Journal of Integrated Research in Medicine* 1(3): 7–11.
18. Beck, M., Kalhor, M., Leunig, M., & Ganz, R. (2005). "Hip morphology influences the pattern of damage to the acetabular cartilage femoroacetabular impingement as a cause of early osteoarthritis of the hip." *Journal of Bone & Joint Surgery,* British Volume 87(7): 1012–18.
19. Lewis, C. L., Sahrmann, S. A., & Moran, D. W. (2007). "Anterior hip joint force increases with hip extension, decreased gluteal force, or decreased iliopsoas force." *Journal of Biomechanics* 40(16): 3725–31.
20. Interview with Stuart McGill by Bret Contreras, retrieved from https://bretcontreras.com/transcribed-interview-with-stu-mcgill/
21. Neumann, D. A. (2010). "Kinesiology of the hip: a focus on muscular actions." *Journal of Orthopaedic & Sports Physical Therapy* 40(2): 82–94.
22. McGill, S. M., & Karpowicz, A. (2009). "Exercises for spine stabilization: motion/motor patterns, stability progressions, and clinical technique." *Archives of Physical Medicine and Rehabilitation* 90(1): 118–126.
23. Gibbons, S. G. T., & Mottram, S. L. (2004). "The anatomy of the deep sacral part of the gluteus maximus and the psoas muscle: a clinical perspective." Proceedings of the 5th Interdisciplinary World Congress on Low Back Pain. November 7–11, Melbourne, Australia.
24. Barker, P. J., Hapuarachchi, K. S., Ross, J. A., Sambaiew, E., Ranger, T. A., & Briggs, C. A. (2014). "Anatomy and biomechanics of gluteus maximus and the thoracolumbar fascia at the sacroiliac joint." *Clinical Anatomy* 27(2): 234–240.
25. Vleeming, A., Van Wingerden, J. P., Snijders, C. J., Stoeckart, R., & Stijnen, T. (1989). "Load application to the sacrotuberous ligament: influences on sacroiliac joint mechanics." *Clinical Biomechanics* 4(4): 204–209.
26. Snijders, C. J., Vleeming, A., & Stoeckart, R. (1993). "Transfer of lumbosacral load to iliac bones and legs: part 1: biomechanics of self-bracing of the sacroiliac joints and its significance for treatment and exercise." *Clinical Biomechanics* 8(6): 285–294.
27. Lafond, D., Normand, M. C., & Gosselin, G. (1998). "Rapport force/déplacement du sacrum et efficacité du mécanisme de verrouillage de l'articulation sacro-iliaque; Étude en conditions expérimentales in vivo." *The Journal of the Canadian Chiropractic Association* 42(2): 90.
28. Cohen, S. P. (2005). "Sacroiliac joint pain: a comprehensive review of anatomy, diagnosis, and treatment." *Anesthesia & Analgesia* 101(5): 1440–53.

Chapter 3: 스트렝스를 위한 둔근 트레이닝

과학이 말하다: 힙 쓰러스트 스트렝스

1. Contreras, B. (2015, August 4). "Squats versus hip thrusts part II: the twin experiment." [Blog post]. Retrieved from https://bretcontreras.com/squats-versus-hip-thrusts-part-ii-the-twin-experiment/.
2. Contreras, B., Vigotsky, A. D., Schoenfeld, B. J., Beardsley, C., McMaster, D. T., Reyneke, J. H., & Cronin, J. B. (2017). "Effects of a six-week hip thrust vs. front squat resistance training program on performance in adolescent males: a randomized controlled trial." *The Journal of Strength & Conditioning Research* 31(4): 999–1008.
3. Lin, K. H., Wu, C. M., Huang, Y. M., & Cai, Z. Y. (2017). "Effects of hip thrust training on the strength and power performance in collegiate baseball players." *Journal of Sports Science* 5: 178–184.
4. Hammond, A., Perrin, C., Steele, J., Giessing, J., Gentil, P., & Fisher, J. P. (2019). "The effects of a 4-week mesocycle of barbell back squat or barbell hip thrust strength training upon isolated lumbar extension strength." *PeerJ*, published ahead of print.

Chapter 4: 퍼포먼스를 위한 둔근 트레이닝

과학이 말하다: 기능 및 퍼포먼스

1. Shin, S. J., Kim, T. Y., & Yoo, W. G. (2013). "Effects of various gait speeds on the latissimus dorsi and gluteus maximus muscles associated with the posterior oblique sling system." *Journal of Physical Therapy Science* 25(11): 1391.
2. Kim, T. Y., Yoo, W. G., An, D. H., Oh, J. S., & Shin, S. J. (2013b). "The effects of different gait speeds and lower arm weight on the activities of the latissimus dorsi, gluteus medius, and gluteus maximus muscles." *Journal of Physical Therapy Science* 25(11): 1483.
3. Lewis, J., Freisinger, G., Pan, X., Siston, R., Schmitt, L., & Chaudhari, A. (2015). "Changes in lower extremity peak angles, moments and muscle activations during stair climbing at different speeds." *Journal of Electromyography and Kinesiology* 25(6): 982–989.
4. Savelberg, H. H. C. M., Fastenau, A., Willems, P. J. B., & Meijer, K. (2007). "The load/capacity ratio affects the sit-to-stand movement strategy." *Clinical Biomechanics* 22(7): 805–812.
5. McGill, S. M., & Marshall, L. W. (2012). "Kettlebell swing, snatch, and bottoms-up carry: back and hip muscle activation, motion, and low back loads." *The Journal of Strength & Conditioning Research* 26(1): 16.
6. McGill, S. M., McDermott, A., & Fenwick, C. M. (2009b). "Comparison of different strongman events: trunk muscle activation and lumbar spine motion, load, and stiffness." *The Journal of Strength & Conditioning Research* 23(4): 1148–61.
7. Winwood, P. W., Keogh, J. W., & Harris, N. K. (2012). "Interrelationships between strength, anthropometrics, and strongman performance in novice strongman athletes." *The Journal of Strength & Conditioning Research* 26(2): 513–522.
8. See note 6 above.

9. Beardsley, C., & Contreras, B. (2014). "The increasing role of the hip extensor musculature with heavier compound lower-body movements and more explosive sport actions." *Strength & Conditioning Journal* 36(2): 49–55.
10. Bryanton, M. A., & Chiu, L. Z. (2014). "Hip- versus knee-dominant task categorization oversimplifies multijoint dynamics." *Strength & Conditioning Journal* 36(4): 98–99.
11. Beardsley, C., & Contreras, B. (2014). "Increasing role of hips supported by electromyography and musculoskeletal modeling." *Strength & Conditioning Journal* 36(4): 100–101.
12. Dorn, T. W., Schache, A. G., & Pandy, M. G. (2012). "Muscular strategy shift in human running: dependence of running speed on hip and ankle muscle performance." *The Journal of Experimental Biology* 215(11): 1944–56.
13. Kyröläinen, H., Komi, P. V., & Belli, A. (1999). "Changes in muscle activity patterns and kinetics with increasing running speed." *The Journal of Strength & Conditioning Research* 13(4): 400–406.
14. Kyröläinen, H. K., Belli, A., & Komi, P. V. (2001). "Biomechanical factors affecting running economy." Medicine & Science Sports & Exercise 33(8): 1330–7.
15. Kyröläinen, H., Avela, J., & Komi, P. V. (2005). "Changes in muscle activity with increasing running speed." *Journal of Sports Sciences* 23(10): 1101–9.
16. Willson, J. D., Kernozek, T. W., Arndt, R. L., Reznichek, D. A., & Straker, J. S. (2011). "Gluteal muscle activation during running in females with and without patellofemoral pain syndrome." *Clinical Biomechanics* 26(7): 735–740.
17. Inaba, Y., Yoshioka, S., Iida, Y., Hay, D. C., & Fukashiro, S. (2013). "A biomechanical study of side steps at different distances." *Journal of Applied Biomechanics* 29(3): 336–345.
18. Shimokochi, Y., Ide, D., Kokubu, M., & Nakaoji, T. (2013). "Relationships among performance of lateral cutting maneuver from lateral sliding and hip extension and abduction motions, ground reaction force, and body center of mass height." *The Journal of Strength & Conditioning Research* 27(7): 1851–60.
19. Roach, N. T., & Lieberman, D. E. (2014). "Upper body contributions to power generation during rapid, overhand throwing in humans." *Journal of Experimental Biology* 217 (Pt 12): 2139–49.
20. Campbell, B. M., Stodden, D. F., & Nixon, M. K. (2010). "Lower extremity muscle activation during baseball pitching." *The Journal of Strength & Conditioning Research* 24(4): 964–971.
21. Oliver, G. D., & Keeley, D. W. (2010). "Gluteal muscle group activation and its relationship with pelvis and torso kinematics in high-school baseball pitchers." *The Journal of Strength & Conditioning Research* 24(11): 3015–22.

Chapter 5: 둔근의 해부학

과학이 말하다: 남성과 여성의 엉덩이 해부학 차이점

1. Wang, S. C., Brede, C., Lange, D., Poster, C. S., Lange, A. W., Kohoyda-Inglis, C., Sochor, M. R., Ipaktchi, K., & Rowe, S. A. (2004). "Gender differences in hip anatomy: possible implications for injury tolerance in frontal collisions." *Annals of Advances in Automotive Medicine* 48: 287–301.
2. Musielak, B., Rychlik, M., & Jozwiak, M. (2016). "Sexual dimorphism of acetabular anatomy based on three-dimensional computed tomography image of pelvises." *Journal of Orthopedics, Traumatology and Rehabilitation* 18(5): 451–459.
3. Seike, K., Koda, K., Oda, K., Kosugi, C., Shimizu, K., & Miyazaki, M. (2009). "Gender differences in pelvic anatomy and effects on rectal cancer surgery." *Hepatogastroenterology* 56(89): 111–5.
4. Bailey, J. F., Sparrey, C. J., Been, E., & Kramer, P. A. (2016). "Morphological and postural sexual dimorphism of the lumbar spine facilitates greater lordosis in females." *Journal of Anatomy* 229(1): 82–91.
5. Czuppon, S., Prather, H., Hunt, D. M., Steger-May, K., Bloom, N. J., Clohisy, J. C., Larsen, R., & Harris-Hayes, M. (2017). "Gender-dependent differences in hip range of motion and impingement testing in asymptomatic college freshman athletes." *Journal of Injury Function and Rehabilitation* 9(7): 660–667.
6. Hogg, J. A., Schmitz, R. J., Nguyen, A. D., & Shultz, S. J. (2018). "Passive hip range-of-motion values across sex and sport." *Journal of Athletic Training* 53(6): 560–567.
7. Grelsamer, R. P., Dubey, A., & Weinstein, C. H. (2005). "Men and women have similar Q angles: a clinical and trigonometric evaluation." *Journal of Bone and Joint Surgery* 87(11): 1498–1501.
8. Russell, K. A., Palmieri, R. M., Zinder, S. M., & Ingersoll, C. D. (2006). "Sex differences in valgus knee angle during a single-leg drop jump." *Journal of Athletic Training* 41(2): 166–171.
9. Norton, B. J., Sahrmann, S. A., & Van Dillen, L. R. (2004). "Differences in measurements of lumbar curvature related to gender and low back pain." *Journal of Orthopaedic & Sports Physical Therapy* 34(9): 524–534.
10. Preininger, B., Schmorl, K., von Roth, P., Winkler, T., Matziolis, G., Perka, C., & Tohtz, S. (2012). "The sex specificity of hip-joint muscles offers an explanation for better results in men after total hip arthroplasty." *International Orthopaedics* 36(6): 1143–8.

과학이 말하다: 근육 크기

11. Ito, J. (1996). "Morphological analysis of the human lower extremity based on the relative muscle weight." *Okajimas Folia Anatomica Japonica* 73(5): 247–251.
12. Ito, J., Moriyama, H., Inokuchi, S., & Goto, N. (2003). "Human lower limb muscles: an evaluation of weight and fiber size." *Okajimas Folia Anatomica Japonica* 80(2–3): 47–55.
13. Pohtilla, J. F. (1969). "Kinesiology of hip extension at selected angles of pelvifemoral extension." Archives of *Physical Medicine and Rehabilitation* 50(5): 241–250.
14. Arokoski, M. H., Arokoski, J. P., Haara, M., Kankaanpää, M., Vesterinen, M., Niemitukia, L. H., & Helminen, H. J. (2002). "Hip muscle strength and muscle cross sectional area in men with and without hip osteoarthritis." *The Journal of Rheumatology* 29(10): 2185–95.

15. Kamaz, M., Kiresi, D., Oguz, H., Emlik, D., & Levendoglu, F. (2007). "CT measurement of trunk muscle areas in patients with chronic low back pain." *Diagnostic and Interventional Radiology* 13(3): 144–148.
16. Wu, G. A., & Bogie, K. (2009). "Assessment of gluteus maximus muscle area with different image analysis programs." *Archives of Physical Medicine and Rehabilitation* 90(6): 1048–54.
17. Ahedi, H., Aitken, D., Scott, D., Blizzard, L., Cicuttini, F., & Jones, G. (2014). "The association between hip muscle cross-sectional area, muscle strength, and bone mineral density." *Calcified Tissue International* 95(1): 64–72.
18. Yasuda, T., Fukumura, K., Fukuda, T., Uchida, Y., Iida, H., Meguro, M., & Nakajima, T. (2014). "Muscle size and arterial stiffness after blood flow-restricted low-intensity resistance training in older adults." *Scandinavian Journal of Medicine & Science in Sports* 24(5): 799–806.
19. Niinimäki, S., Härkönen, L., Nikander, R., Abe, S., Knüsel, C., & Sievänen, H. (2016). "The cross-sectional area of the gluteus maximus muscle varies according to habitual exercise loading: Implications for activity-related and evolutionary studies." *HOMO–Journal of Comparative Human Biology* 67(2): 125–137.
20. Uemura, K., Takao, M., Sakai, T., Nishii, T., & Sugano, N. (2016). "Volume increases of the gluteus maximus, gluteus medius, and thigh muscles after hip arthroplasty." *The Journal of Arthroplasty* 31(4): 906–912.
21. See note 10 above.
22. See note 19 above.

과학이 말하다: 근육 구조

23. Lieber, R. L., & Fridén, J. (2000). "Functional and clinical significance of skeletal muscle architecture." *Muscle & Nerve* 23(11): 1647–66.
24. Ward, S. R., Eng, C. M., Smallwood, L. H., & Lieber, R. L. (2009). "Are current measurements of lower extremity muscle architecture accurate?" *Clinical Orthopaedics and Related Research* 467(4): 1074–82.
25. Barker, P. J., Hapuarachchi, K. S., Ross, J. A., Sambaiew, E., Ranger, T. A., & Briggs, C. A. (2014). "Anatomy and biomechanics of gluteus maximus and the thoracolumbar fascia at the sacroiliac joint." *Clinical Anatomy* 27(2): 234–240.
26. Friederich, J. A., & Brand, R. A. (1990). "Muscle fiber architecture in the human lower limb." *Journal of Biomechanics* 23(1): 91–95.
27. Horsman, M. K., Koopman, H. F. J. M., Van der Helm, F. C. T., Prosé, L. P., & Veeger, H. E. J. (2007). "Morphological muscle and joint parameters for musculoskeletal modelling of the lower extremity." *Clinical Biomechanics* 22(2): 239–247.

Chapter 6: 둔근의 기능

관절 동작

1. Neumann, D. A. (2010). "Kinesiology of the hip: a focus on muscular actions." *Journal of Orthopaedic & Sports Physical Therapy* 40(2): 82–94.
2. Wilson, J., Ferris, E., Heckler, A., Maitland, L., & Taylor, C. (2005). "A structured review of the role of gluteus maximus in rehabilitation." *New Zealand Journal of Physiotherapy* 33(3).

과학이 말하다: 고관절 신전과 골반 후방경사

3. Gibbons, S. G. T., & Mottram, S. L. (2004). "The anatomy of the deep sacral part of the gluteus maximus and the psoas muscle: a clinical perspective." Proceedings of the 5th Interdisciplinary World Congress on Low Back Pain. November 7–11, Melbourne, Australia.
4. Dostal, W. F., Soderberg, G. L., & Andrews, J. G. (1986). "Actions of hip muscles." *Physical Therapy* 66(3): 351.
5. Blemker, S. S., & Delp, S. L. (2005). "Three-dimensional representation of complex muscle architectures and geometries." *Annals of Biomedical Engineering* 33(5): 661–673.
6. Németh, G., & Ohlsén, H. (1985). "In vivo moment arm lengths for hip extensor muscles at different angles of hip flexion." *Journal of Biomechanics* 18(2): 129–140.
7. Contreras, B., Vigotsky, A. D., Schoenfeld, B. J., Beardsley, C., & Cronin, J. (2015). "A comparison of two gluteus maximus EMG maximum voluntary isometric contraction positions." *PeerJ* 3: e1261.
8. Anders, M. (2006). *Glutes to the Max.* ACE, 7.
9. Yamashita, N. (1988). "EMG activities in mono- and bi-articular thigh muscles in combined hip and knee extension." *European Journal of Applied Physiology and Occupational Physiology* 58(3): 274–277.
10. Fischer, F. J., & Houtz, S. J. (1968). "Evaluation of the function of the gluteus maximus muscle: an electromyographic study." American Journal of Physical Medicine & Rehabilitation 47(4): 182.
11. Worrell, T. W., Karst, G., Adamczyk, D., Moore, R., Stanley, C., Steimel, B., & Steimel, S. (2001). "Influence of joint position on electromyographic and torque generation during maximal voluntary isometric contractions of the hamstrings and gluteus maximus muscles." *The Journal of Orthopaedic and Sports Physical Therapy* 31(12): 730.
12. Kang, S. Y., Jeon, H. S., Kwon, O., Cynn, H. S., & Choi, B. (2013). "Activation of the gluteus maximus and hamstring muscles during prone hip extension with knee flexion in three hip abduction positions." *Manual Therapy* 18(4): 303–307.
13. Suehiro, T., Mizutani, M., Okamoto, M., Ishida, H., Kobara, K., Fujita, D., & Watanabe, S. (2014). "Influence of hip joint position on muscle activity during prone hip extension with knee flexion." *Journal of Physical Therapy Science* 26(12): 1895.
14. Queiroz, B. C., Cagliari, M. F., Amorim, C. F., & Sacco, I. C. (2010). "Muscle activation during four Pilates core stability exercises in quadruped position." *Archives of Physical Medicine and Rehabilitation* 91(1): 86–92.
15. Sakamoto, A. C. L., Teixeira-Salmela, L. F., de Paula-Goulart, F. R., de Morais Faria, C. D. C., & Guimarães, C. Q. (2009). "Muscular activation patterns during active prone hip extension exercises." *Journal of Electromyography and Kinesiology* 19(1): 105–112.
16. Park, S. Y., & Yoo, W. G. (2014). "Effects of hand and knee positions on muscular activity during trunk extension exercise with the Roman chair." *Journal of Electrophysiology and Kinesiology* 24(6): 972–976.

17. Kim, S. M., & Yoo, W. G. (2015). "Comparison of trunk and hip muscle activity during different degrees of lumbar and hip extension." *Journal of Physical Therapy Science* 27(9): 2717.
18. See note 15 above.

과학이 말하다: 고관절 외회전

19. See note 1 above.
20. See note 3 above.
21. Stecco, A., Gilliar, W., Hill, R., Fullerton, B., & Stecco, C. (2013). "The anatomical and functional relation between gluteus maximus and fascia lata." *Journal of Bodywork and Movement Therapies* 17(4): 512.
22. See note 4 above.
23. Delp, S. L., Hess, W. E., Hungerford, D. S., & Jones, L. C. (1999). "Variation of rotation moment arms with hip flexion." *Journal of Biomechanics* 32(5): 493–501.
24. Macadam, P., Cronin, J., & Contreras, B. (2015). "An examination of the gluteal muscle activity associated with dynamic hip abduction and hip external rotation exercise: a systematic review." *International Journal of Sports Physical Therapy* 10(5): 573.

Chapter 7: 유전자의 역할

과학이 말하다: 근비대에 대한 유전적 영향의 메커니즘

1. Petrella, J. K., Kim, J. S., Mayhew, D. L., Cross, J. M., & Bamman, M. M. (2008). "Potent myofiber hypertrophy during resistance training in humans is associated with satellite cell-mediated myonuclear addition: a cluster analysis." *Journal of Applied Physiology* 104: 1736–42.
2. Bamman, M. M., Petrella, J. K., Kim, J. S., Mayhew, D. L., & Cross, J. M. (2007). "Cluster analysis tests the importance of myogenic gene expression during myofiber hypertrophy in humans." *Journal of Applied Physiology* 102: 2232–9.
3. Puthucheary, Z., Skipworth, J. R., Rawal, J., Loosemore, M., Van Someren, K., & Montgomery, H. E. (2011). "Genetic influences in sport and physical performance." *Sports Medicine* 41(10): 845–859.
4. Seeman, E., Hopper, J. L., Young, N. R., Formica, C., Goss, P., & Tsalamandris, C. (1996). "Do genetic factors explain associations between muscle strength, lean mass, and bone density? A twin study." *The American Journal of Physiology* 270(2 Pt 1): E320.
5. Arden, N. K., & Spector, T. D. (1997). "Genetic influences on muscle strength, lean body mass, and bone mineral density: a twin study." *Journal of Bone and Mineral Research* 12(12): 2076–81.
6. Nguyen, T. V., Howard, G. M., Kelly, P. J., & Eisman, J. A. (1998). "Bone mass, lean mass, and fat mass: same genes or same environments?" *American Journal of Epidemiology* 147(1): 3–16.
7. Bray, M. S., Hagberg, J. M., Pérusse, L., Rankinen, T., Roth, S. M., Wolfarth, B., & Bouchard, C. (2009). "The human gene map for performance and health-related fitness phenotypes: the 2006–2007 update." *Medicine & Science in Sports & Exercise* 41(1): 35.
8. Pescatello, L. S., Devaney, J. M., Hubal, M. J., Thompson, P. D., & Hoffman, E. P. (2013). "Highlights from the functional single nucleotide polymorphisms associated with human muscle size and strength or FAMuSS Study." BioMed Research International, 2013.

Chapter 8: 근육은 어떻게 발달하는가

과학이 말하다: 근육 섬유

1. Scott, W., Stevens, J., & Binder-Macleod, S. A. (2001). "Human skeletal muscle fiber type classifications." *Physical Therapy* 81(11): 1810–16.
2. Ogborn, D., & Schoenfeld, B. J. (2014). "The role of fiber types in muscle hypertrophy: implications for loading strategies." *Strength & Conditioning Journal* 36(2): 20–25.
3. Mitchell, C. J., Churchward-Venne, T. A., West, D. W., Burd, N. A., Breen, L., Baker, S. K., & Phillips, S. M. (2012). "Resistance exercise load does not determine training-mediated hypertrophic gains in young men." *Journal of Applied Physiology* 113(1): 71–77.
4. Campos, G. E., Luecke, T. J., Wendeln, H. K., Toma, K., Hagerman, F. C., Murray, T. F., & Staron, R. S. (2002). "Muscular adaptations in response to three different resistance-training regimens: specificity of repetition maximum training zones." *European Journal of Applied Physiology* 88(1–2): 50–60.
5. Johnson, M., Polgar, J., Weightman, D., & Appleton, D. (1973). "Data on the distribution of fibre types in thirty-six human muscles: an autopsy study." *Journal of the Neurological Sciences* 18(1): 111–129.
6. Širca, A., & Sušec-Michieli, M. (1980). "Selective type II fibre muscular atrophy in patients with osteoarthritis of the hip." *Journal of the Neurological Sciences* 44(2): 149–159.

Chapter 10: 운동 분류

과학이 말하다: 운동 분류

1. Loturco, I., Tricoli, V., Roschel, H., Nakamura, F. Y., Abad, C. C. C., Kobal, R., & González-Badillo, J. J. (2014). "Transference of traditional versus complex strength and power training to sprint performance." *Journal of Human Kinetics* 41(1): 265–273.
2. Siff, Mel. *Supertraining.* 5th Ed. Supertraining Institute, 2003: 201.
3. Siff, 240.

과학이 말하다: 모멘트 암과 운동 평면

4. Dostal, W. F., Soderberg, G. L., & Andrews, J. G. (1986). "Actions of hip muscles." *Physical Therapy* 66(3): 351.

과학이 말하다: 무릎 동작

5. Sakamoto, A. C. L., Teixeira-Salmela, L. F., de Paula-Goulart, F. R., de Morais Faria, C. D. C., & Guimarães, C. Q. (2009). "Muscular activation patterns during active prone hip extension exercises." *Journal of Electromyography and Kinesiology* 19(1): 105–112.
6. Kwon, Y. J., & Lee, H. O. (2013). "How different knee flexion angles influence the hip extensor in the prone position." *Journal of Physical Therapy Science* 25(10): 1295.

저자에 관하여

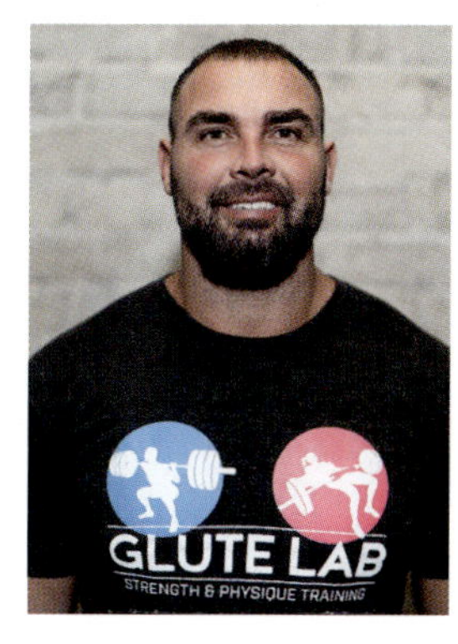

브렛 콘트레라스Bret Contreras 박사

강사, 혁신가, 개인 트레이너, 베스트셀러 작가, 연구자, 국제 강연자, 그리고 리프터로 활동하고 있으며, 특히 대둔근 훈련 방법으로 유명하다. 그는 대둔근 근육의 기능과 발달, 근력 훈련, 그리고 훈련 프로그램 설계 분야에서 최고의 권위자로 인정받고 있다. 그는 종합적인 대둔근 훈련 시스템을 개발했으며, 바벨 힙 쓰러스트 운동을 발견하고 대중화했을 뿐만 아니라, 힙 쓰러스터Hip Thruster와 스코처Skorcher라는 훈련 기구를 발명하기도 했다. 그의 대표 저서로는 베스트셀러인 『보디웨이트 트레이닝 아나토미』(2014)와 『스트롱 커브스』(2013)가 있으며, 근력 훈련과 관련된 50편 이상의 학술 논문을 발표했다. 또한, 《Men's Health》, 《Men's Fitness》, 《Oxygen, Muscle & Fitness》 등의 저명한 매체에도 기고한 바 있다. 그는 캘리포니아 샌디에이고에 위치한 Glute Lab Gym을 운영하며, 자신의 웹사이트 bretcontreras.com에서 원격 코칭과 교육을 이어가고 있다.

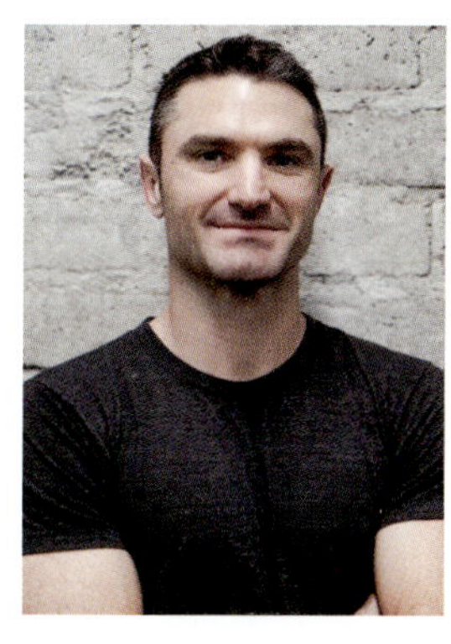

글렌 코르도자Glen Cordoza

글렌 코르도자는 MMA, 주짓수, 무에타이 복싱, 피트니스와 관련된 책 26권을 저술하며, 이 분야에서 세계적으로 가장 많은 책을 출판한 작가 중 한 명이다. 그는 MMA 스타인 Randy Couture, BJ Penn, Anderson Silva, Fedor Emelianenko, Lyoto Machida와 주짓수 레전드인 Eddie Bravo, Marcelo Garcia와 공동 집필한 바 있다. 또한, 브라이언 맥켄지Brian MacKenzie의 『파워, 스피드 그리고 지구력』, 켈리 스타렛Kelly Starrett의 『비커밍 어 서플 레오파드』 및 『데스크바운드』와 《뉴욕 타임스》 및 《월스트리트 저널》 베스트셀러의 공동 저자로도 활동했다. 글렌은 프로 태국 복싱에서 12전 전승의 기록을 보유하고 있으며, MMA 프로 경기에서도 3승 1패를 기록했다. 또한, 10th Planet Jiu-Jitsu에서 블랙벨트를 취득했다.

역자에 관하여

강주한

- (주)웰니스 웍스 공동대표
- 벨로짐 퍼스널 트레이닝 대표
- 에피키오 공동대표
- DVRT 국제 강사
- ACSM-CPT, FMS2, 前SFG2, SFL

조욱래

- 현 모스트피티랩 대표
- (주)웰니스 웍스 교육이사
- 전 신라호텔 반트 AT 교육강사
- 전 현대 캐피탈 스카이워커스 배구단 선수트레이너
- 전 JDI 스포츠 재활트레이너
- 선수 입상: IPF korea 2016 -83 은메달
  IPF korea 2017 -83 금메달
  IPF korea 2017 -74 은메달
  IPF korea 2018 -66 금메달
- 번역 서적: 『NSCA 트레이닝 정수』 2판, 『파워 투더 피플 프로패셔널』, 『파워 투더 피플』,
  『매스 메이드 심플』, 『스트롱 커브스』, 『리턴 오브 더 케틀벨』, 『비욘드 보디빌딩』,
  『뉴 펑셔널 트레이닝 포 스포츠』, 『RKC 북』

차민기

- 현 경희희망한의원 원장
- KSCPA 공동 협회장
- FMS 인스트럭터

글루트 랩
GLUTE LAB

1판 1쇄 펴냄: 2025년 7월 21일

지은이: 브렛 콘트레라스 박사, 글렌 코르도자
감　수: 김재걸
옮긴이: 강주한, 조욱래, 차민기
펴낸이: 권오현
펴낸곳: 대성의학사

출판등록 2009년 6월 22일(제301-2013-095호)
서울특별시 중구 을지로 126-1 (을지로3가, 3층)
전화 02)2279-3444 / 팩스 02)2285-0108
Homepage www.medibook.co.kr

값 100,000원

ISBN 979-11-90868-50-1(13690)